Ernährung und Tumorerkrankungen

Ernährung und Tumorerkrankungen

Herausgeber
P. Schauder, Göttingen

63 Abbildungen und 105 Tabellen, 1991

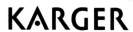

Basel · München · Paris · London · New York · New Delhi · Bangkok · Singapore · Tokyo · Sydney

Prof. Dr. med. Peter Schauder
Zentrum für Innere Medizin
Abt. Gastroenterologie und Endokrinologie
Robert-Koch-Straße 40
D-3400 Göttingen (BRD)

Die Deutsche Bibliothek – CIP-Einheitsaufnahme
Ernährung und Tumorerkrankungen / Hrsg. P. Schauder. –
Basel ; München ; Paris ; London ; New York ; New Delhi ;
Bangkok ; Singapore ; Tokyo ; Sydney : Karger, 1991
NE: Schauder, Peter [Hrsg.]
ISBN 3-8055-5383-8

Dosierungsangaben von Medikamenten

    Autoren und Herausgeber haben alle Anstrengungen unternommen, um sicherzustellen, daß Auswahl und Dosierungsangaben von Medikamenten im vorliegenden Text mit den aktuellen Vorschriften und der Praxis übereinstimmen. Trotzdem muß der Leser im Hinblick auf den Stand der Forschung, Änderungen staatlicher Gesetzgebungen und den ununterbrochenen Strom neuer Forschungsergebnisse bezüglich Medikamentenwirkung und Nebenwirkungen darauf aufmerksam gemacht werden, daß unbedingt bei jedem Medikament der Packungsprospekt konsultiert werden muß, um mögliche Änderungen im Hinblick auf Indikation und Dosis nicht zu übersehen. Gleiches gilt für spezielle Warnungen und Vorsichtsmaßnahmen. Ganz besonders gilt dieser Hinweis für empfohlene neue und/oder nur selten gebrauchte Wirkstoffe.

Alle Rechte vorbehalten.
    Ohne schriftliche Genehmigung des Verlages dürfen diese Publikationen oder Teile daraus nicht in andere Sprachen übersetzt oder in irgendeiner Form mit mechanischen oder elektronischen Mitteln (einschließlich Fotokopie, Tonaufnahme und Mikrokopie) reproduziert oder auf einem Datenträger oder einem Computersystem gespeichert werden.

©   Copyright 1991 by
    S. Karger GmbH, Postfach 1724, D-8034 Germering/München und
    S. Karger AG, Postfach, CH-4009 Basel (Schweiz)
    Printed in Germany by Mühlberger GmbH, D-8906 Gersthofen
    ISBN 3-8055-5383-8

Inhalt

Vorwort VII

Autorenverzeichnis IX

Einleitung

Schauder, P. (Göttingen): Ernährung und Tumorerkrankungen: Prinzipien und Standortbestimmung. 1

Arends, J. (Göttingen): Bedeutung ernährungsmedizinischer Aspekte bei Tumorerkrankungen: Eine Übersicht über die Weltliteratur 1989 19

Tumorentstehung und Ernährung

Canzler, H.; Brodersen, H. (Hannover): Ernährung und Tumorhäufigkeit 28

Seitz, H.K.; Egerer, G.; Simanowski, U. A. (Heidelberg): Alkoholkonsum und Tumorgenese. 57

Kluthe, R.; Lindemann, E. (Freiburg): Cholesterin und Tumorerkrankungen 94

Kübler, W. (Gießen): Vitamine und Tumorgenese 114

Elmadfa, I.; König, J. S. (Wien): Vitamin C und Vitamin E in der Tumorgenese . . . 133

Schrauzer, G. N. (San Diego): Spurenelemente und Tumorgenese 147

Fink-Gremmels, J. (Utrecht); Leistner, L. (Kulmbach): Mutagene in der Nahrung. . . 168

Feldheim, W. (Kiel): Radioaktive Belastung von Nahrungsmitteln und Krebsrisiko . . 185

Tumorkachexie

Selberg, O.; Weimann, A.; Müller, M. J. (Hannover): Genese der Tumorkachexie . . . 198

Keller, U. (Basel): Physische und biochemische Charakteristika der Tumorkachexie . . 213

Jungi, W. F. (St. Gallen): Kachexie als eigenständiger Prognosefaktor bei Tumorleiden 223

Wendler, J.; Kalden, J. R. (Erlangen): Immunkompetenz und Kachexie 234

Intermediärstoffwechsel bei Tumorleiden

Schusdziarra, V. (München): Grundumsatz bei Tumoren unterschiedlicher Histologie 260

Dröge, W.; Eck, H. P. (Heidelberg): Immunologisch relevante metabolische Veränderungen bei Krebspatienten. 271

Roth, E. (Wien): Besonderheiten des Intermediärstoffwechsels tumorkranker Patienten und ihre Bedeutung für die Ernährungstherapie 286

Hartl, W. H.; Butzenlechner, M.; Jauch, K. W. (München): Einsatz von stabilen Isotopen zur Erforschung der Ernährungsbedürfnisse von Tumorpatienten 305

Therapeutische Ziele

Thomas, W.; Ollenschläger, G. (Köln): Ernährung und subjektives Wohlbefinden 343

Schlag, P.; Decker-Baumann, C. (Heidelberg): Verbesserung der Erfolge und Reduktion von Nebenwirkungen der Tumorchirurgie durch künstliche Ernährung 363

Faist, E. (München); Kabbash, L. (Boston); Storck, M.; Hartl, W. H. (München): Chirurgie, Ernährung und Immunsystem: Ein Überblick 384

Beyer, J. H. (Göttingen): Total parenterale und enterale Ernährung: Verbesserung der Erfolge und Reduktion von Nebenwirkungen der Chemotherapie. 399

Roth, S. L. (Düsseldorf); Müller, F. G. (Bern): Verbesserung der Erfolge und Reduktion von Nebenwirkungen der Strahlentherapie durch ernährungsmedizinische Maßnahmen. 411

Sailer, D. (Erlangen): Ernährung und Lebenserwartung beim onkologischen Patienten 427

Ernährungstherapie

Herrmann, R. (Berlin): Ernährungstherapie bei Tumorleiden: Ethische Überlegungen 434

Kasper, H. (Würzburg): Tumordiät – Fakt oder Phantasie? 440

Holm, E. (Mannheim): Ernährungstherapie bei Tumorkrankheiten: Wird der Tumor «gefüttert»? 454

Bürger, B.; Ollenschläger, G.; Moll, H. (Köln): Erhebung der Ernährungsanamnese 477

Leweling, H. (Mannheim): Erhebung des Ernährungszustandes und Therapiekontrolle 490

Borghardt, J. (Bad Münder): Medikamentöse Therapie der tumorbedingten Anorexie 514

Marschner, N. (Göttingen): Medikamentöse Therapie des Erbrechens bei Tumorpatienten. 525

Ollenschläger, G. (Köln): Orale Ernährungstherapie bei Tumorkranken 536

Thul, P. (Köln): Sondenernährung bei Tumorkranken – technische Aspekte 560

Richter, G. (Marburg): Sondenernährung und Aspekte zur Wahl geeigneter Sondenkosten bei onkologischen Patienten 578

Schauder, P. (Göttingen): Parenterale Ernährung bei Tumorerkrankungen. 601

Heine, W.; Berthold, H. (Rostock): Probleme der Ernährungstherapie in der pädiatrischen Onkologie 623

Kleeberg, U. R. (Hamburg): Zur Bedeutung der Ernährung bei der häuslichen Betreuung Krebskranker 644

Kleinberger, G. (Steyr): Komplikationen der Ernährungstherapie 660

Sachwortverzeichnis 695

Vorwort

Das Problem «Ernährung und Tumorerkrankungen» findet bei Ärzten und Laien seit langem großes Interesse. Erstaunlicherweise ist die wissenschaftliche Bearbeitung dieser Problematik aber noch vergleichsweise selten. Dies belegen zahlreiche Fakten. Beispielsweise übersteigt die Zahl wissenschaftlicher Veröffentlichungen auf dem Teilgebiet «Chemotherapie von Tumoren» um mehrere Größenordnungen die Zahl aller Publikationen zum Gesamtkomplex «Ernährung und Tumorerkrankungen». Es ist daher nicht verwunderlich, daß Ärzte und Laien mit manchen unklaren, tendenziösen und widersprüchlichen Ansichten über Zusammenhänge zwischen Ernährung und Tumorleiden konfrontiert werden. Dies löst letztlich Verunsicherung über den Stellenwert ernährungsmedizinischer Maßnahmen zur Linderung des Tumorproblems aus, mit der Konsequenz, daß sinnvolle ernährungsmedizinische Maßnahmen häufig unterbleiben.

Mehr als 40 Autoren haben den Versuch unternommen, das aktuelle Wissen über die vielfältigen und häufig noch unklaren Beziehungen zwischen Ernährung und Tumorleiden zusammenzufassen. Der Bogen behandelter Themen spannt sich von der Tumorinduktion über die Tumorprävention zur Tumortherapie sowie zur Beseitigung tumorassoziierter oder durch Tumortherapie induzierter Mangelernährung. Aus den einzelnen Darstellungen ergibt sich, welchen wichtigen Beitrag ernährungsmedizinische Maßnahmen zur Linderung des Tumorproblems leisten können. So manche Frage bedarf zu ihrer Beantwortung noch intensiver Forschung. Eine Reihe von Beiträgen beschäftigt sich mit den vielfältigen wissenschaftlichen Strategien und experimentellen Techniken, die für diese Aufgabe zur Verfügung stehen.

Das Buch soll dazu beitragen, ernährungsmedizinischen Maßnahmen einen festen Platz im Gesamtkonzept der Tumorbehandlung einzuräumen. Darüber hinaus soll es das Bewußtsein dafür wecken, daß die wissenschaftliche Auseinandersetzung mit dem Problem «Ernährung und Tumorerkrankung» intensiver als bisher geführt werden muß.

Ich danke allen Autoren für ihre kompetente Mithilfe. Es war eine angenehme Zusammenarbeit, die dazu beigetragen hat, alte Freundschaften zu festigen und neue zu begründen. Der Karger-Verlag hat die Herausgabe des Buches kompetent und mit großem Einsatz gefördert. Dafür danke ich besonders Herrn Horst Bruch. Mein Dank gilt auch Frau Dr. Gertrud Schäfer und Frau Dipl. oec. troph. Brigitte Koch für die sorgfältige Durchsicht der Manuskripte und für ihre Mithilfe bei der Erstellung des Sachwortverzeichnisses. Schließlich lade ich alle Leser des Buches ein, uns ihre Kritik bzw. ihre Verbesserungsvorschläge mitzuteilen.

Göttingen, 1991   P. Schauder

Autorenverzeichnis

Jann Arends, Dr. med.
Abteilung Gastroenterologie und Endokrinologie
Georg-August-Universität
Robert-Koch-Straße 40
D-3400 Göttingen (BRD)

Heiner Berthold, Dr. med.
Kinderklinik der Universität Rostock
Rembrandtstraße 16/17
0-2500 Rostock (BRD)

Jörg-Herbert Beyer, Privatdozent Dr. med.
Abteilung Hämatologie und Onkologie
Georg-August-Universität
Robert-Koch-Straße 40
D-3400 Göttingen (BRD)

Jürgen Borghardt, Dr. med.
Deister-Süntel-Klinik
Deisterallee 36
D-3252 Bad Münder 1 (BRD)

Hans Brodersen, Dipl. oec. troph.
Arbeitsbereich Ernährungsmedizin und klinische Diätetik
Medizinische Hochschule Hannover
Konstanty-Gutschow-Straße 8
D-3000 Hannover 61 (BRD)

Babette Bürger, Dipl. oec. troph.
Medizinische Universitätsklinik II
Universität Köln
Josef-Stelzmann-Straße 9
D-5000 Köln 41 (BRD)

Maria Butzenlechner, Dr. med.
Chirurgische Klinik und Poliklinik
Klinikum Großhadern
Ludwig-Maximilians-Universität
Marchioninistraße 15
D-8000 München 70 (BRD)

Helmut Canzler, Prof. Dr. med.
Arbeitsbereich Ernährungsmedizin und klinische Diätetik
Medizinische Hochschule Hannover
Konstanty-Gutschow-Straße 8
D-3000 Hannover 61 (BRD)

Christiane Decker-Baumann, Dipl. oec. troph.
Chirurgische Universitätsklinik
Ruprecht-Karls-Universität
Im Neuenheimer Feld 110
D-6900 Heidelberg 1 (BRD)

Wulf Dröge, Prof. Dr. rer. nat.
Institut für Immunologie und Genetik
Deutsches Krebsforschungszentrum
Im Neuenheimer Feld 280
D-6900 Heidelberg 1 (BRD)

Hans-Peter Eck, Dr. rer. nat.
Institut für Immunologie und Genetik
Deutsches Krebsforschungszentrum
Im Neuenheimer Feld 280
D-6900 Heidelberg 1 (BRD)

Gerlinde Egerer, Dr. med.
Medizinische Klinik
Ruprecht-Karls-Universität
Bergheimer Straße 58
D-6900 Heidelberg 1 (BRD)

Ibrahim Elmadfa, Prof. Dr. Agr.
Institut für Ernährungswissenschaft der Universität Wien
Lammgasse 8
A-1080 Wien (Österreich)

Eugen Faist, Privatdozent Dr. med.
Chirurgische Klinik und Poliklinik
Klinikum Großhadern
Ludwig-Maximilians-Universität
Marchioninistraße 15
D-8000 München 70 (BRD)

Walter Feldheim, Prof. Dr. med.
Institut für Humanernährung und Lebensmittelkunde
Christian-Albrechts-Universität
Düsternbrooker Weg 17–19
D-2300 Kiel 1 (BRD)

Johanna Fink-Gremmels, Prof. Dr.
Faculty of Veterinary Medicine
Department of Veterinary Pharmacology,
Pharmacy and Toxicology
Utrecht University
Yalelaan 2, De Vithoff
NL-3508 TD Utrecht (Niederlande)

Wolfgang H. Hartl, Dr. med.
Chirurgische Klinik und Poliklinik
Klinikum Großhadern
Ludwig-Maximilians-Universität
Marchioninistraße 15
D-8000 München 70 (BRD)

Willi Heine, Prof. Dr. med.
Kinderklinik der Universität Rostock
Rembrandtstraße 16/17
O-2500 Rostock (BRD)

Richard Herrmann, Prof. Dr. med.
Abteilung für Innere Medizin und Poliklinik
Universitätsklinikum Rudolf Virchow
Standort Charlottenburg
Freie Universität Berlin
Spandauer Damm 130
D-1000 Berlin 19 (BRD)

Autorenverzeichnis

Eggert Holm, Prof. Dr. med.
Abteilung für Pathophysiologie
I. Medizinische Klinik
Theodor-Kutzer-Ufer
D-6800 Mannheim (BRD)

Karl W. Jauch, Privatdozent Dr. med.
Chirurgische Klinik und Poliklinik
Klinikum Großhadern
Ludwig-Maximilians-Universität
Marchioninistraße 15
D-8000 München 70 (BRD)

Walter F. Jungi, Dr. med.
Innere Medizin
Kantonsspital St. Gallen
Medizinische Klinik C
CH-9007 St. Gallen (Schweiz)

Linda Kabbash, MD
Cancer Research Institute
Deaconess Hospital
Harvard Medical School
Boston, MA (USA)

Joachim R. Kalden, Prof. Dr. med.
Institut für klinische Immunologie und Rheumatologie
Friedrich-Alexander-Universität
Krankenhausstraße 12
D-8520 Erlangen (BRD)

Heinrich Kasper, Prof. Dr. med.
Medizinische Universitätsklinik
Luitpoldkrankenhaus
Josef-Schneider-Straße 2
D-8700 Würzburg (BRD)

Ulrich Keller, Prof. Dr. med.
Abteilung Endokrinologie und Stoffwechsel
Kantonsspital Basel
Universitätskliniken
Petersgraben 4
CH-4031 Basel (Schweiz)

Ulrich R. Kleeberg, Prof. Dr. med.
Max-Brauer-Allee 52
D-2000 Hamburg 50 (BRD)

Gunter Kleinberger, Prof. Dr. med.
Allgem. öffentl. Landeskrankenhaus Steyr
Sierninger Straße 170
A-4400 Steyr (Österreich)

Reinhold Kluthe, Prof. Dr. med.
Sektion Ernährungsmedizin und Diätetik
Albert-Ludwigs-Universität
Hartmannstraße 1
D-7800 Freiburg (BRD)

Jürgen S. König, Dr. oec. troph.
Institut für Ernährungswissenschaft der Universität Wien
Lammgasse 8
A-1080 Wien (Österreich)

Werner Kübler, Prof. Dr. med.
Institut für Ernährungswissenschaft
Justus-Liebig-Universität
Goethestraße 55
D-6300 Gießen (BRD)

Lothar Leistner, Prof. Dr. med. vet.
Bundesanstalt für Fleischforschung
E.-C.-Baumann-Straße 20
D-8650 Kulmbach (BRD)

Hans Leweling, Dr. oec. troph.
Abteilung für Pathophysiologie
I. Medizinische Klinik
Theodor-Kutzer-Ufer
D-6800 Mannheim (BRD)

Ellen Lindemann, Dr. med.
Sektion Ernährungsmedizin und Diätetik
Albert-Ludwigs-Universität
Hartmannstraße 1
D-7800 Freiburg (BRD)

Norbert Marschner, Dr. med.
Abteilung Hämatologie und Onkologie
Georg-August-Universität
Robert-Koch-Straße 40
D-3400 Göttingen (BRD)

Heike Moll, Diätassistentin
Medizinische Universitätsklinik II
Universität Köln
Josef-Stelzmann-Straße 9
D-5000 Köln 41 (BRD)

Ferdinand G. Müller, Dr. med.
Klinik für Strahlentherapie
Inselspital
Freiburgstraße 1
CH-3010 Bern (Schweiz)

Manfred J. Müller, Privatdozent Dr. med.
Abteilung Gastroenterologie und Hepatologie
Medizinische Hochschule Hannover
Konstanty-Gutschow-Straße 8
D-3000 Hannover 61 (BRD)

Günter Ollenschläger, Privatdozent Dr. Dr. med.
Bundesärztekammer
Herbert-Lewin-Straße 1
D-5000 Köln 41 (BRD)

Gerd Richter, Dr. med.
Klinikum der Philipps-Universität
Abteilung für Innere Medizin
Schwerpunkt Verdauungs- und Stoffwechselkrankheiten
Baldinger Straße
D-3550 Marburg (BRD)

Erich Roth, Prof. Dr. med.
Chirurgische Universitätsklinik
Alserstraße 4
A-1097 Wien (Österreich)

Stephan L. Roth, Prof. Dr. med.
Klinik für Strahlentherapie
Universität Düsseldorf
Moorenstraße 5
D-4000 Düsseldorf 1 (BRD)

Dietmar Sailer, Prof. Dr. med.
Medizinische Klinik I mit Poliklinik
Friedrich-Alexander-Universität
Krankenhausstraße 12
D-8520 Erlangen (BRD)

Autorenverzeichnis

Peter Schauder, Prof. Dr. med.
Abteilung Gastroenterologie und Endokrinologie
Georg-August-Universität
Robert-Koch-Straße 40
D-3400 Göttingen (BRD)

Peter Schlag, Prof. Dr. med.
Chirurgische Klinik
Ruprecht-Karls-Universität
Im Neuenheimer Feld 110
D-6900 Heidelberg 1 (BRD)

Gerhard N. Schrauzer, Prof.
University of California
San Diego, CA (USA)

Martin Storck, Dr. med.
Chirurgische Klinik und Poliklinik
Klinikum Großhadern
Ludwig-Maximilians-Universität
Marchioninistraße 15
D-8000 München 70 (BRD)

Volker Schusdziarra, Prof. Dr. med.
II. Medizinische Klinik und Poliklinik
Technische Universität München
Klinikum Rechts der Isar
Ismaninger Straße 22
D-8000 München 80 (BRD)

Helmut K. Seitz, Prof. Dr. med.
Medizinische Klinik
Abteilung für Gastroenterologie
Ruprecht-Karls-Universität
Bergheimer Straße 58
D-6900 Heidelberg 1 (BRD)

Oliver Selberg, Dr. med.
Abteilung Gastroenterologie und Hepatologie
Medizinische Hochschule Hannover
Konstanty-Gutschow-Straße 8
D-3000 Hannover 61 (BRD)

Ulrich A. Simanowski, Dr. med.
Medizinische Klinik
Abteilung für Gastroenterologie
Ruprecht-Karls-Universität
Bergheimer Straße 58
D-6900 Heidelbert 1 (BRD)

Walter Thomas, Dr. phil.
Institut für Psychosomatik und Psychotherapie
Universität Köln
Josef-Stelzmann-Straße 9
D-5000 Köln 41 (BRD)

Paul Thul, Privatdozent Dr. med.
Klinik und Poliklinik für Chirurgie
Universität Köln
Josef-Stelzmann-Straße 9
D-5000 Köln 41 (BRD)

Arved Weimann, Dr. med.
Klinik für Abdominal- und Transplantationschirurgie
Medizinische Hochschule Hannover
Konstanty-Gutschow-Straße 8
D-3000 Hannover 61 (BRD)

Jörg Wendler, Dr. med.
Medizinische Klinik III mit Poliklinik
Friedrich-Alexander-Universität
Krankenhausstraße 12
D-8520 Erlangen (BRD)

Schauder P (Hrsg): Ernährung und Tumorerkrankungen.
Basel, Karger, 1991, pp 1–18.

Ernährung und Tumorerkrankungen: Prinzipien und Standortbestimmung

Peter Schauder

Medizinische Universitätsklinik Göttingen

Ernährung wurde im Verlauf der menschlichen Geschichte immer als wesentliche Voraussetzung für Gesundheit und als Beitrag zur Krankheitsprophylaxe eingestuft. In manchen Zeiten war dies besonders ausgeprägt, beispielsweise mit dem Aufkommen des Yin-Yang-Konzepts [35], im alten Ägypten [13] oder im Mittelalter [12]. Gleichzeitig war im allgemeinen Bewußtsein auch die Überzeugung tief verwurzelt, daß Ernährung eine heilende Funktion besitzt, «Iß, damit du wieder gesund wirst», d. h. Ernährung als Beitrag zur Krankheitstherapie.

Die wissenschaftliche Basis für diese Überzeugung wurde erst vorwiegend in den beiden letzten Jahrhunderten gelegt [26, 38, 54]. Viele Teilbereiche der Naturwissenschaften und der Medizin haben dabei wichtige Beiträge geleistet und tun es noch immer. In jüngster Zeit kommen z. B. wesentliche Anstöße aus dem Bereich der Immunologie [9, 21]. Die technischen Möglichkeiten zur Erforschung des Intermediärstoffwechsels des Menschen unter in vivo Bedingungen haben sich erheblich verbessert. Beispielsweise gewinnen stabile Isotope, Elektronenspinresonanz und Kernmagnetresonanz zunehmende Bedeutung für die Erforschung von Physiologie und Pathophysiologie der Ernährung [23, 58]. Dadurch wurde die Entwicklung neuer ernährungstherapeutischer Konzepte gefördert, und es ist zu erwarten, daß auch Tumorpatienten zunehmend davon profitieren. Jedenfalls findet das Problem Ernährung und Tumorleiden inzwischen zunehmende Beachtung.

Allerdings sind die Ansichten über den angemessenen Platz ernährungsmedizinischer Maßnahmen im Rahmen von Tumorprophylaxe und

Tumortherapie noch durchaus geteilt. Ärzte neigen vielfach zur Unterschätzung ernährungstherapeutischer Strategien. Die Betroffenen selbst tendieren eher zur Überschätzung und zu unrealistischen Erwartungen. Hinwendung zu wissenschaftlich nicht überprüften, u. U. schädlichen ernährungsmedizinischen Maßnahmen, sind nicht selten die Folge. Es besteht somit offensichtlich Bedarf an einer kritischen Bestandsaufnahme der Möglichkeiten und Grenzen erzährungsmedizinischer Maßnahmen zur Prophylaxe und Therapie von Tumorleiden.

Ernährung besitzt in dreierlei Hinsicht eine Beziehung zur Krebserkrankung, 1. als ätiologischer Faktor von Tumorerkrankungen, 2. als Therapie von Tumorerkrankungen und 3. als Therapie tumorbedingter Ernährungsstörungen.

Die unmittelbar praktische Relevanz der drei Bereiche ist unterschiedlich und zahlreiche Teilaspekte bedürfen zu ihrer Klärung weiterer Forschung. Im folgenden sollen die allgemeinen Prinzipien der «Ernährung zur Prophylaxe und Therapie von Tumorleiden» vorwiegend aus praktisch klinischer Sicht besprochen werden. Die Schilderung der komplexen Einzelheiten sowie eine detailliertere Diskussion des wissenschaftlichen Hintergrundes ist Inhalt anderer Kapitel.

Hintergrund

In den letzten Jahrzehnten wurden erhebliche Anstrengungen sowohl zur Etablierung von Maßnahmen der Tumorfrüherkennung unternommen als auch zur Entwicklung und Verbesserung «klassischer» Therapieverfahren, d. h. von Chemotherapie, Strahlenbehandlung und Tumorchirurgie. Als neuer Hoffnungsträger hat sich in jüngster Zeit der Forschungszweig der Immunmodulation durch Zytokine hinzugesellt [3].

Trotz dieser Anstrengungen ist in den Altländern der Bundesrepublik eine kontinuierliche Zunahme an Todesfällen infolge bösartiger Neubildungen zu verzeichnen. Im Jahre 1963 erlagen 127.518 Patienten einem Tumorleiden, im Vergleich zu 170.485 im Jahre 1989. Das entspricht einem Anstieg der Krebsmortalität von 221,4 auf 274,5 bezogen auf 100.000 Einwohner [14].

Hinsichtlich der Effektivität gesetzlicher Früherkennungsmaßnahmen ist aus den «Daten des Gesundheitswesens – Ausgabe 1989» folgendes zu entnehmen: «Des weiteren stellt sich die Frage, ob durch die Krebsfrüherkennungsmaßnahmen die frühen Erkrankungsstadien auf

Kosten der fortgeschrittenen evtl. zugenommen haben. Auch hier zeigt der Vergleich mit den Ergebnissen der früheren Jahre, daß zumindest auf diese Weise Auswirkungen des Früherkennungsprogramms nicht erkennbar sind. Die Frage nach der Effektivität der gesetzlichen Früherkennungsmaßnahmen läßt sich daher aus der Sicht der Krebsregisterergebnisse bislang kaum beantworten» [14].

Hinsichtlich der Effektivität «klassischer» Therapieverfahren läßt sich seit einiger Zeit ebenfalls kein weiterer Fortschritt konstatieren, wie aus den Angaben über die Fünf-Jahresüberlebensrate aller Tumorarten entnommen werden kann [14]. Ähnlich stellt sich die Situation in anderen Ländern dar. Beispielsweise hat sich die Fünf-Jahresüberlebensrate weißer US-Amerikaner, ebenfalls bezogen auf alle Tumorarten, zwischen 1973 (48,8%) und 1978 (49,1%) nicht verbessert [5].

Welchen praktischen Beitrag können nun ernährungsmedizinische Strategien zur Tumorprophylaxe und Tumortherapie derzeit leisten, und wo besteht Forschungsbedarf?

Ernährung und Tumorprävention

Am prinzipiellen Zusammenhang zwischen Ernährung und Karzinogenese besteht kein begründeter Zweifel [52]. Damit existiert auch eine rationale Basis für den Versuch «Tumorprävention durch Ernährung» zu betreiben. Der beliebte medizinische Allgemeinplatz «Vorbeugen ist besser als heilen» ist bei wenigen Erkrankungen so berechtigt wie bei Tumorleiden. Man vergegenwärtige sich nur die psychischen Belastungen der Betroffenen oder die oft erheblichen somatischen Beschwerden durch Behandlungsverfahren, die sogar in der zu Euphemismen neigenden Diktion vieler Therapeuten als «aggressive Therapieverfahren» eingestuft werden. In einer Zeit, da die Kosten für Diagnostik und Behandlung von Tumorleiden eskalieren, muß es auch erlaubt sein, daran zu erinnern, daß «Tumorprävention durch Ernährung» wirtschaftlich sinnvoll wäre.

Der Nachweis eines Zusammenhangs zwischen Tumorinzidenz und Ernährung beruht vorwiegend auf epidemiologischen Untersuchungen von Nahrungsgewohnheiten definierter Bevölkerungsgruppen. Effekte der Ernährung per se sind zu trennen von Einflüssen des Lebensstils, die erwiesenermaßen das Tumorrisiko steigern, z. B. Alkoholkonsum und Nikotinabusus [48]. Auch karzinogene Umweltfaktoren, die mit der Nahrung aufgenommen werden können, erschweren die Zuordnung. Viele

Untersuchungen dokumentieren zwar einen deutlichen Zusammenhang zwischen Eßgewohnheiten und Tumorinzidenz, ohne allerdings zweifelsfrei die ätiologische Bedeutung der Nahrung per se zu belegen. Ein gutes Beispiel ist die Arbeit von J. E. Dunn, Jr. [16]. Im Vergleich zu den USA ist in Japan die Inzidenz des Magenkarzinoms hoch und die des Mammakarzinoms niedrig. Bei japanischen Einwanderern in die USA, die im Verlaufe mehrerer Generationen ihre Eßgewohnheiten denen des neuen Heimatlandes angepaßt hatten, nahm die Inzidenz des Magenkarzinoms ab, während die des Mammakarzinoms auf den in den USA üblichen Wert anstieg. Welchen Anteil daran hatten nun die Änderungen des Eßverhaltens im Vergleich zu Änderungen des Lebensstils oder zu Umweltsubstanzen, die mit der Nahrung aufgenommen wurden?

Nahrung besteht aus Makronährstoffen und Mikronährstoffen, d. h. aus Fetten, Kohlenhydraten, Eiweiß, Spurenelementen, Elektrolyten und Vitaminen. Alle Makronährstoffe sowie verschiedene Substanzen aus der Gruppe der Spurenelemente, Vitamine und Elektrolyte wurden schon mit Karzinogenese, aber auch mit Tumorprotektion in Zusammenhang gebracht. Als Beispiel seien die positiven Korrelation zwischen Fettverzehr und Inzidenz des Mammakarzinoms sowie die negative Korrelation zwischen der Aufnahme von Carotinoiden und der Inzidenz des Bronchialkarzinoms angeführt [8].

Isolierte Betrachtung eines einzelnen Nahrungsbestandteils ist problematisch, da sich die verschiedenen Makro- und Mikronährstoffe gegenseitig beeinflussen und in einer Vielzahl ihrer biochemischen Wirkungen verstärken oder abschwächen können [16, 8]. Darüber hinaus kann die gleiche Nahrungskomponente, je nach Konzentration, karzinogen oder protektiv wirken [52]. Alle diese Zusammenhänge erschweren die Beurteilung von Nahrungsstoffen als potentiell ätiologische Faktoren der Karzinogenese.

Erhöhtes Krebsrisiko kann auch aus besonderen Formen der Nahrungszubereitung resultieren, z. B. durch Pökeln oder Räuchern von Fleisch. Bei diesen Verfahren entstehen kanzerogen wirkende Nitrosamine sowie polyzyklische Kohlenwasserstoffe [18]. Schließlich sei noch das Problem der Nahrungskontamination durch «natürliche» Karzinogene angesprochen. Das ausgeprägt karzinogen wirkende Aflatoxin B_1, ein Metabolit der Schimmelpilze Aspergillus flavus und Aspergillus parasiticus, wurde beispielsweise ursprünglich aus Erdnußmehl isoliert [4]. Aflatoxine können Leberkarzinome induzieren, und sie gelten in gewissen Gegenden Afrikas als wesentlicher Grund für das Auftreten des primären

Leberkarzinoms [57]. Angesichts dieser komplexen Zusammenhänge ist bei der Abfassung von Ernährungsempfehlungen Vorsicht angebracht, wenn man nicht Gefahr laufen will, den Boden des wissenschaftlich Gesicherten zu verlassen.

Das Committee on Diet, Nutrition and Cancer der National Academy of Sciences in Washington, D. C., USA, hat folgende Ernährungsrichtlinien formuliert, die wahrscheinlich geeignet sind, das Krebsrisiko zu reduzieren [32]:

1. Reduktion des Fettkonsums um 25%, sowohl im Hinblick auf gesättigte wie ungesättigte Fettsäuren.
2. Steigerung des täglichen Verzehrs von Obst, Gemüse und Vollkornprodukten.
3. Möglichst geringer Verzehr von gepökelten Fleischwaren und Räucherwaren.
4. Möglichst geringe Alkoholzufuhr, besonders bei gleichzeitigem Vorliegen eines Nikotinabusus.

Diese Richtlinien unterscheiden sich somit nicht von den Empfehlungen für eine generell «vernünftige» Diät. Damit sind die Möglichkeiten zur «Tumorprophylaxe durch Ernährung» aber wahrscheinlich keineswegs erschöpft. Jedenfalls existieren vielversprechende Hinweise auf zusätzliche Möglichkeiten, die derzeit aber wegen mangelnder Förderung leider nur zögerlich verfolgt werden.

Ernährung zur Tumortherapie

Wenn man im Zusammenhang mit Tumorleiden über die «therapeutische» Anwendung ernährungsmedizinischer Prinzipien spricht, ist es notwendig, zunächst vor der weitverbreiteten Ansicht zu warnen, «vernünftige Diäten», wie sie zur Tumorprophylaxe sinnvoll sind, seien auch in der Lage, Tumorleiden zu heilen. Von diesem Mißverständnis profitieren die Protagonisten verschiedener, wissenschaftlich nicht überprüfter Tumordiäten [25]. Es mag ja noch angehen, in gewissem Umfang mit «vernünftigen Diäten» Psychotherapie zu betreiben. Es muß allerdings darauf geachtet werden, daß tumorkranke Patienten nicht durch fehlerhaft zusammengesetze «Tumordiäten» gesundheitlich zusätzlich gefährdet werden. Hier ist die Ärzteschaft aufgefordert, tumorkanke Patienten mit kompetenten ernährungsmedizinischen Informationen zu versehen.

Versuche einer Tumortherapie durch Ernährung basieren auf Beobachtungen von Stoffwechselunterschieden zwischen malignen und nicht malignen Zellen. Beispielsweise sind manche Tumorzellen glykolyseabhängiger und besitzen eine geringere oxidative Kapazität als normale Zellen. Basierend auf solchen Besonderheiten wurden tumortragende Tiere mit Fett oder Xylit als Hauptenergieträger ernährt. Dies führte zu einem stärkeren Wachstum des Tumorwirts im Vergleich zum Tumorgewebe [7, 43]. Die Bedeutung dieser Befunde für die Behandlung tumorkranker Patienten bedarf allerdings noch der Überprüfung. Auch der Nutzen einer Supplementierung der Nahrung mit Mikronährstoffen (Vitamine, Spurenelemente) zum Zwecke der Tumortherapie ist nicht belegt.

Der Einsatz von «Ernährung zur Therapie von Tumorerkrankungen» befindet sich derzeit noch im tierexperimentellen Stadium. Auch hier wäre es wünschenswert, erfolgversprechende Konzepte mehr als bisher zu fördern. Der praktische Beitrag der Ernährung zum Problem Tumorerkrankungen liegt derzeit eindeutig auf dem Gebiet der Behandlung tumorbedingter Ernährungsstörungen.

Ernährung zur Therapie tumorbedingter Ernährungsstörungen

Ernährungsstörungen bei Tumorleiden können primär oder sekundär sein. Primäre Störungen sind Folge des Tumorleidens per se, während die sekundären iatrogen bedingt sind, d. h. Folgen bzw. Nebenwirkungen therapeutischer Maßnahmen, wie Chemotherapie, Strahlenbehandlung oder chirurgischer Interventionen. Die Formen der Ernährungsstörungen sind vielgestaltig. Sie reichen von isolierten Defiziten einzelner Substanzen, z. B. Spurenelementen bis hin zur Tumorkachexie.

Ernährungsstörungen von Tumorpatienten sind häufig. Tumorpatienten bilden diejenige Gruppe stationärer Patienten mit dem höchsten Anteil verschiedener Ernährungsprobleme [34]. Gewichtsverlust ist bei einigen Tumorarten der häufigste Anlaß zur Klinikseinweisung [11]. Die Inzidenz hängt von der Art des Tumors ab. Zu den Tumorarten, die besonders dazu neigen, einen Gewichtsverlust zu induzieren, gehören bösartige Neubildungen des Gastrointestinaltrakts. DeWys berichtet, daß zum Zeitpunkt der Klinikaufnahme über 80 % der Patienten mit Karzinomen des Magens oder des Pankreas einen Gewichtsverlust von mehr als 10 % vom Ausgangswert zeigten [15].

Präzise Informationen über die Zahl von Tumorpatienten mit Ernährungsstörungen in Deutschland sowie über die Art dieser Störungen liegen nicht vor. In den «Daten des Gesundheitswesens – Ausgabe 1989» wird die Anzahl der 1986 in der Bundesrepublik Deutschland an Krebs Erkrankender mit 254.550 angegeben, davon 121.300 Männer sowie 133.250 Frauen. Die Zahl der Tumoren der Verdauungsorgane lag bei 80.000 [14]. Wenn man davon ausgeht, daß in Deutschland etwa 30% bis 50% aller Tumorpatienten zum Zeitpunkt der Diagnose Zeichen der Mangelernährung aufweisen, d. h. von Zahlen, wie sie aus anderen Ländern berichtet werden [11, 15, 34], liegt bei etwa 100.000 der jährlich diagnostizierten Tumorpatienten die Indikation zu einer Ernährungstherapie vor.

Folgen der Mangelernährung

Die Folgen der Mangelernährung von Tumorpatienten, die sich in ihrer ausgeprägtesten Form als Tumorkachexie präsentiert, sind in Tabelle 1 dargestellt. Zunehmender Mangel an Makro- und Mikronährstoffen betrifft die einzelnen Organe unterschiedlich. Für das Überleben wichtigere Organe verlieren langsamer und weniger an Gewicht als unwichtigere Organe (Tabelle 2). Bereits in einem frühen Stadium der Mangelernährung ist die Funktion vieler Organe deutlich gestört [31]. Dies gilt auch für

Tabelle 1. Mögliche Konsequenzen der Malnutriton für Tumorwirt und Tumor

Bezogen auf den Wirt	Eingeschränkte Lebensqualität
	Erhöhte Morbidität z. B
	– Pneumonie
	– Harnwegsinfekte
	– Abszesse
	– Wundheilungsstörungen
	Erhöhte Mortalität
	Erhöhte Komplikationsrate nach
	– Chemotherapie
	– Tumorchirurgie
	– Strahlentherapie
	Standardtherapie nicht möglich
Bezogen auf den Tumor	Verminderte Hemmung der Tumorprogredienz

Tabelle 2. Relativer Gewichtsverlust von Tierorganen während einer Hungerperiode

Organ	Gewichtsverlust (%)	
	Taube[1]	Katze[2]
Fettgewebe	93	97
Milz	71	69
Pankreas	64	17
Leber	52	54
Herz	45	3
Skelettmuskeln	42	31
Intestinaltrakt	42	18
Haut und Haare	33	21
Lunge	22	18
Gehirn	2	3

[1] Nach Chossat [10];   [2] Nach Voit [53]

verschiedene Komponenten des Immunsystems, ein Fakt, dessen Bedeutung für die Tumorentstehung und Tumorbegrenzung noch weitgehend unklar ist [9, 21]. Hingegen ist gut belegt, daß mangelernährte Tumorpatienten, ebenso wie mangelernährte Patienten auf dem Boden einer «benignen» Grunderkrankung, gehäuft an Infekten leiden [9, 21, 31, 48]. Zu den wesentlichen Folgen der Malnutrition gehören die Verminderung der Lebensqualität sowie eine Zunahme der Morbidität und Mortalität.

Lebensqualität beinhaltet physisches, psychisches sowie soziales Wohlbefinden und entspricht damit der WHO-Definition für Gesundheit. Physisches Wohlbefinden steht in engem Zusammenhang mit einer ungestörten Organfunktion. Ernährungsmedizinische Maßnahmen können kachexiebedingte Organfunktionsstörungen bessern. Nahrungszufuhr ist aber keineswegs nur eine Maßnahme zur Steigerung des physischen Wohlbefindens, sondern für viele Menschen auch deswegen wesentlicher Bestandteil ihrer Lebensqualität, weil sie das psychische und soziale Wohlbefinden steigert. In dieser Beziehung bilden Tumorpatienten keine Ausnahme [29, 37]. Die Bedeutung der Ernährung für die Lebensqualität wird im Gesamtkonzept der Tumortherapie bisher ungenügend gewürdigt.

Erhöhte Mortalität ist die extremste Folge kachexiebedingter Organfunktionsstörungen. Die unmittelbaren Todesursachen von Tumorpatienten sind vielgestaltig, z. B. Massenblutung bei Bronchialkarzinom. Extremer Gewichtsverlust spielt jedoch eine nicht zu vernachlässigende Rolle.

Wie häufig Tumorkachexie als wesentliche Todesursache eingestuft werden muß, ist nicht ausreichend untersucht. Die entsprechenden Zahlen schwanken in Abhängigkeit von der Art des Tumorleidens [24, 55]. Bereits 1932 berichtete Warren in einem Beitrag mit dem Titel «The immediate causes of death in cancer» über diese Zusammenhänge. Bei 500 Autopsien von Patienten mit Tumorleiden fand er in über 20% der Patienten keine andere erkennbare Todesursache als Kachexie [55]. Aus pathophysiologischer Sicht sind diese Patienten verhungert.

Behandlungsstrategien

Wie in Abbildung 1 gezeigt, hat die tumorassoziierte Malnutrition viele Ursachen. Eine wichtige Teilkomponente ist jedoch die verminderte Nahrungsaufnahme. Als deren wesentliche Gründe sind tumorassoziierte

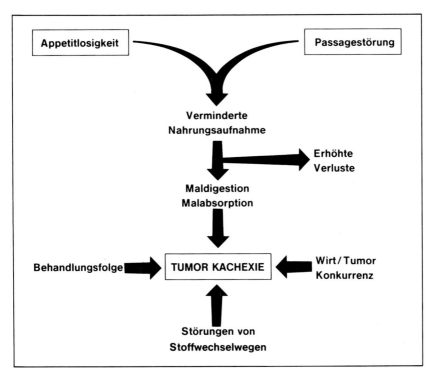

Abb. 1. Mechanismen, die zur Entwicklung der Tumorkachexie beitragen.

Appetitstörungen sowie Passagebehinderungen, etwa durch Verlegung des Ösophagus infolge eines Karzinoms, anzuschuldigen.

Vorbeugen ist besser als behandeln. Wie bereits erwähnt, gelangt ein hoher Prozentsatz tumorkranker Patienten erst in einem fortgeschrittenen Stadium der Malnutrition zur Behandlung [15, 33]. Tumorpatienten müssen deswegen intensiver als bisher ernährungsmedizinisch betreut werden. Tabelle 3 zeigt ein diagnostisches Minimalprogramm, mit dem nach Zeichen der Malnutrition gefahndet werden sollte [1]. Erstrebenswerter wäre aber der Einsatz zusätzlicher anthropometrischer und laborchemischer Verfahren, um z. B. isolierte Defizite an Vitaminen und Spurenelementen sowie Änderungen der Körperzusammensetzung, z. B. wegen Zunahme von extrazellulärer Flüssigkeit frühzeitig zu erkennen.

Spätestens beim Vorliegen der in Tabelle 3 aufgeführten Befunde benötigen tumorkranke Patienten eine ernährungsmedizinische Therapie. Therapeutisches Ziel ist die Beseitigung der Malnutrition durch Maßnahmen, die geeignet sind, eine ausreichende und ausgewogene Zufuhr von Makro- und Mikronährstoffen zu gewährleisten. Dazu steht eine Reihe von Möglichkeiten zur Verfügung, angefangen von der Diätberatung bis hin zum Einsatz der totalen parenteralen Ernährung (Abb. 2).

Tabelle 3. Diagnostisches Minimalprogramm zur Erfassung einer Mangelernährung

Parameter	Die Diagnose stützendes Resultat
Gewichtsverlauf (Erwachsene)	
– Gewichtsverlust (%) im vergangenen Monat	$\geq$ 5%
– Gewichtsverlust (%) in den vergangenen sechs Monaten	$\geq$ 10%
Gewichtsverlauf (Kinder)	
– Abfall der Perzentile in Gewichtskarten während eines halben Jahres	$\geq$ 20 Perzentilen
Serum Albumin	$\leq$ 28 g/dl
Serum Transferrin	$\leq$ 150 mg/dl
Lymphozytenzahl	$\leq$ 1200 Zellen/mm^3

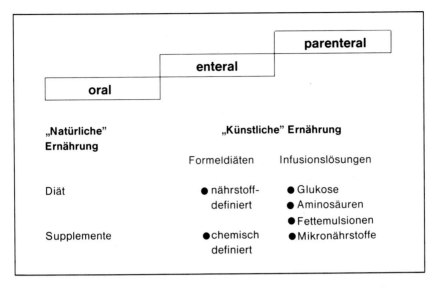

Abb. 2. Ernährungsmedizinische Strategien zur Behandlung der tumorassoziierten Malnutrition

Die Erfolge der verschiedenen Verfahren hängen wesentlich vom ernährungsmedizinischen Wissen des Therapeuten ab. Zu den wichtigsten Voraussetzungen für eine erfolgreiche Therapie gehören die richtige Indikationsstellung für orale, enterale oder parenterale Ernährung, die präzise Beachtung des Bedarfs sämtlicher Makro- und Mikronährstoffe, Sicherstellung, daß diese Komponenten in der verordneten natürlichen oder künstlichen Nahrung in ausreichender Menge enthalten sind, sowie Erfahrungen in der Behandlung metabolischer und mechanischer Komplikationen [27, 39].

Nach Diagnose einer tumorassoziierten Malnutrition muß zunächst entschieden werden, ob die Voraussetzungen für eine natürliche Ernährung gegeben sind. Natürliche Ernährung ist physiologisch, nahezu komplikationsfrei und vergleichsweise preiswert. Voraussetzungen für natürliche Ernährung sind ein anatomisch weitgehend intakter Gastrointestinaltrakt, ausreichende Kapazitäten zur Digestion und Absorption, die psychische Bereitschaft zu essen sowie weitgehendes Fehlen von klinischen Beschwerden, die mit oraler Nahrungsaufnahme interferieren, z. B. neurogene Schluckstörungen. Durch Erheben einer aussagekräftigen Ernährungsanamnese und Verordnung einer ernährungsphysiologisch sinnvollen Diät kann mangelernährten Tumorpatienten häufig eine künstliche Ernährung erspart werden.

Wenn die Voraussetzungen für eine natürliche Ernährung fehlen, kommt die künstliche Ernährung zum Einsatz. Im Vergleich zur natürlichen Ernährung ist diese Form der Behandlung weniger physiologisch, komplikationsträchtiger sowie teurer. Dies gilt besonders für die parenterale Ernährung. Formeldiäten zur künstlichen enteralen Ernährung sind unterschiedlich zusammengesetzt und für verschiedene Grade und Formen von Malabsorption und Maldigestion konzipiert. Vom sinnvollen Einsatz der verschiedenen Formeldiäten kann es abhängen, ob sich die komplikationsträchtigere totale parenterale Ernährung vermeiden läßt [40].

Bei totaler parenteraler Ernährung müssen entsprechend den individuellen Bedürfnissen Aminosäuren, Fette, Kohlenhydrate, Vitamine, Spurenelemente und Elektrolyte zugeführt werden. Der Begriff «totale parenterale Ernährung» ist derzeit noch ein Euphemismus, u. a. weil aus technischen Gründen nicht alle Komponenten einer natürlichen Nahrung intravenös zugeführt werden können. Beispielsweise gibt es keine «kompletten» Aminosäurelösungen, da einige Aminosäuren in Lösung nicht stabil sind. Zusätzlich muß man davon ausgehen, daß die Ernährung gelegentlich weniger «total» ist als technologisch möglich wäre, weil die Kenntnisse über die Prinzipien der Zusammensetzung und Durchführung einer «totalen parenteralen Ernährung» noch ungenügend verbreitet sind.

Auf dem Gebiet der künstlichen Ernährung wurden in den letzten Jahren erhebliche Fortschritte erzielt. Sie betreffen die Entwicklung spezieller «Formeldiäten», neue Infusionslösungen, z. B. von Fettemulsionen, technisch apparative Neuentwicklungen von Ernährungssonden und Kathetersystemen sowie die Inauguration operativer Verfahren, wie der perkutanen endoskopischen Gastrostomie. Dies hat u. a. dazu geführt, daß viele Patienten, die vor wenigen Jahren noch total parenteral ernährt wurden, inzwischen durch enterale künstliche Ernährung behandelt werden können. Vermutlich wird sich der Trend weiter zugunsten der enteralen künstlichen Ernährung verstärken, z. B. durch Entwicklung der Voraussetzungen für eine enterale Nahrungszufuhr, die weiter distal als bisher üblich erfolgt.

Seit einigen Jahren besteht die Möglichkeit, die verschiedenen Formen der künstlichen Ernährung auch zu Hause durchzuführen [43]. Dies bedeutet einen erheblichen Gewinn an Lebensqualität. Auch angesichts zunehmender Bestrebungen, aus Kostengründen bisher stationäre Therapieverfahren soweit als möglich in den ambulanten Bereich zu verlagern, wird die künstliche Heimernährung von Tumorpatienten wohl wachsende Bedeutung gewinnen.

Therapieerfolge

Eine Vielzahl von Studien, einige unter ihnen kontrolliert-randomisiert, belegt, daß sich durch Steigerung der Nahrungszufuhr anthropometrische und laborchemische Zeichen der tumorassoziierten Malnutrition bessern oder beheben lassen [6]. Dies unterstreicht die ätiologische Bedeutung der ungenügenden Nahrungszufuhr für die Entstehung der tumorassoziierten Malnutrition, auch wenn zweifelsohne zahlreiche sonstige Faktoren mitbeteiligt sind. Zur Zeit erwecken in diesem Zusammenhang Zytokine, z. B. der Tumornekrosefaktor α (TNF), großes Interesse. TNF ist ein von Monozyten und Gewebsmakrophagen gebildetes Polypeptid, dessen Gabe beim Menschen sowie im Tierversuch einen der Tumorkachexie ähnlichen Zustand induzieren kann. Dazu gehören ausgeprägte Anorexie [30], ein passagerer Hypermetabolismus [17], vermehrte Lipolyse [20], verminderte Proteinsynthese bei gleichzeitiger Steigerung der Proteolyse in der Skelettmuskulatur [19, 49], verbunden mit einem progredienten Verlust an Muskulatur und Fettgewebe [36, 49].

Angesichts des eindeutigen Belegs, daß ernährungsmedizinische Maßnahmen Symptome der tumorassoziierten Mangelernährung beseitigen können [6], muß man sich natürlich fragen, warum diese Maßnahmen so zögerlich eingesetzt werden. Eine derartige Zurückhaltung ist bei Malnutrition auf dem Boden einer «benignen» Grunderkrankung ja nicht üblich, und sie würde wohl auch als wenig ärztlich eingestuft.

Vielleicht spielen wissenschaftliche Diskussionen eine Rolle, die sich kritisch zum Wert der Verbesserungen äußern, die sich durch ernährungsmedizinische Maßnahmen erreichen lassen. Man kann natürlich fragen, was die Beseitigung von Zeichen der Mangelernährung, z. B. der Anstieg des Körpergewichts, dem Tumorpatienten eigentlich nutzt. Verbessert sich mit der Beseitigung der Malnutrition die Lebensqualität, vermindern sich Morbidität und Mortalität, steigt die Toleranz gegenüber den Nebenwirkungen der «klassischen» Therapieverfahren, wie Chemotherapie, Tumorchirurgie oder Strahlentherapie? Zur Mehrzahl dieser Fragen existieren keine prospektiv-randomisierten Doppelblindstudien [6, 45]. Man wird aber wohl davon ausgehen können, daß die Mehrzahl dieser Fragen mit ja beantwortet werden wird. Unabhängig davon ist es nicht vertretbar, Tumorpatienten eine ernährungsmedizinische Behandlung vorzuenthalten, mit dem Argument, verschiedene Aspekte zum Nutzen eines verbesserten Ernährungszustandes seien wissenschaftlich noch nicht geklärt.

Ausblick

«Tumorprophylaxe durch Ernährung» ist derzeit nur begrenzt möglich. Die Weiterverfolgung dieser im Prinzip besten Strategie zur Linderung des Tumorproblems bleibt eine wichtige Aufgabe ernährungsmedizinischer Forschung.

«Tumortherapie durch Ernährung» könnte Bedeutung gewinnen, wenn umfassendere Informationen über Unterschiede im Stoffwechsel von Tumor und Tumorwirt vorliegen [52].

«Ernährung zur Therapie tumorbedingter Ernährungsstörungen» ist hingegen keine Zukunftserwartung, sondern Realität. Die Bedeutung dieser Behandlungsform wird vermutlich schnell wachsen. Dazu werden zwei Entwicklungen beitragen, erstens, die Verbesserung der Therapie und zweitens, die zunehemende Einsicht in den Nutzen ernährungsmedizinischer Maßnahmen.

Behandlungsfortschritte, mit denen sehr bald gerechnet werden kann, betreffen Produktverbesserungen, z.B. die Entwicklung von neuen Formeldiäten, Fettemulsionen und «kompletteren» Aminosäurelösungen. Beispielsweise läßt sich das in konventionellen Lösungen aus Stabilitätsgründen fehlende Glutamin als stabiles Dipeptid zusetzen. Dadurch verstärkt sich der anabole Effekt dieser Lösungen [25]. Weitere Verbesserungen zeichnen sich durch die Adaptation neuer Strategien und Konzepte der klinischen Ernährung auf die Besonderheiten tumorkranker Patienten ab, z.B. der «gewebespezifische» Einsatz einzelner Nahrungskomponenten [56]. Erneut sei Glutamin erwähnt, welches wegen seiner großen Bedeutung für den Stoffwechsel von Enterozyten und Lymphozyten eine «gewebsspezifische» Beeinflussung der intestinalen Schleimhaut sowie des Immunsystems ermöglicht [2, 56]. Damit besteht eine theoretische Basis für Immunonutrition.

Immunonutrition ist im Prinzip eine Variante der Immunotherapie. Immuntherapie humaner Tumorformen mit pharmakologischen Dosen von Monokinen und Lymphokinen hat sich in den letzten Jahren zu einem bedeutenden Feld klinischer und experimenteller Forschung entwickelt [3]. Inzwischen liegen besonders in der Anwendung von Interleukin-2, einem Lymphokin aus T-Helfer-Lymphozyten, Erfahrungen vor [3, 51]. Interleukin-2 aktiviert Lymphozytensubpopulationen, veranlaßt sie u. a. zur Sekretion von Interferon Gamma oder Tumornekrosefaktor β und soll dadurch zu einer Lyse von Tumorzellen beitragen [3]. Glutamin, welches wichtige Funktionen im Stoffwechsel proliferierender Lymphozyten wahrnimmt [2, 28, 46], stimuliert in physiologischer Konzentration die Freisetzung von Interleukin-2 aus humanen Lymphozyten [44]. Immunonutrition mit Glutamin oder mit anderen Komponenten der Nahrung könnte als «physiologische» Variante der derzeit große Aufmerksamkeit erregenden Immunotherapie mit pharmakologischen Dosen von Monokinen und Lymphokinen erhebliche Bedeutung gewinnen. Dieses Konzept ließe sich auch in die Rubrik «Tumortherapie durch Ernährung» einreihen.

Der schnellste Weg zur Verbesserung der ernährungsmedizinischen Versorgung von Tumorpatienten wäre die vermehrte Anwendung verfügbarer Behandlungsmethoden. Die Zahl der Kliniker, die routinemäßig Ernährungstherapie bei Tumorpatienten anwenden, muß wachsen. Ernährungstherapie sollte einen festen Platz im Gesamtkonzept der Behandlung tumorkranker Patienten einnehmen. Bisher steht offensichtlich für die meisten Therapeuten das Grundleiden so im Vordergrund, daß im Vergleich dazu die Beseitigung von Malnutrition oder Kachexie wenig bedeutsam erscheinen. Es ist uns somit noch nicht gelungen, die Ärzteschaft davon zu überzeugen, daß die komplexen Wechselwirkungen zwischen Tumor und Ernährung für den Ablauf des Leidens große Bedeutung besitzen, und daß ernährungsmedizinische Maßnahmen den Zustand tumorkranker Patienten erheblich verbessern können. Hier muß auf der Basis der verfügbaren Fakten ein Umdenken erfolgen, das bereits bei der Ausbildung der Medizinstudenten beginnen sollte. Derzeit besteht an vielen Universitäten kaum Gelegenheit, sich über Möglichkeiten der Ernährung zur Prophylaxe und Therapie von Tumorleiden zu informieren.

Die Strategie, zur Bewältigung eines vielschichtigen Problems bei der akademischen Jugend anzusetzen, entspricht auch den Vorstellungen von Bertrand Russell: «The sum of human knowledge and the complexity of human problems are perpetually increasing. Therefore every generation must overhaul its educational methods if time is to be found for what is new» [41].

Literatur

1. Alpers DH, Clouse RE, Stenson WF: Manual of Nutritional Therapeutics. Boston, Little, Brown, 1988.
2. Ardawi MSM, Newsholme EA: Metabolism in lymphocytes and its importance in the immune response. Essays Biochem 1985;21:1–44.
3. Atzpodien J, Kirchner H: Cancer, cytokines, and cytotoxic cells: Interleukin-2 in the immunotherapy of human neoplasms. Klin Wochensch 1990;68:1–11.
4. Austwick PKC, Ayerst G: Groundnut microflora and toxicity. Chem Ind 1963;2:55–61.
5. Bailer JC, Schmit EM: Progress against cancer? N Engl J Med 1984;314:1226–1232.
6. Bozetti F: Effects of artificial nutrition on the nutritional status of cancer patients. JPEN 1989;13:406–420.
7. Buzby GP, Mullen JL, Stein TP, Miller EE, Hobbs CL, Rosato EF: Host-tumor interaction and nutrient supply. Cancer 1980;45:2940–2948
8. Canzler H, Brodersen H: Ernährung und Tumorhäufigkeit, in Schauder P (ed): Ernährungstherapie bei Tumorerkrankungen. Basel, Karger, 1991, pp 28–56.
9. Chandra RK (ed): Nutrition and immunology. New York, Liss, 1988.
10. Chossat C: Recherches experimentales sur l'inanition. Mémoires de l'académie des sciences, tome 8. Paris, Institut de France, 1843.
11. Chute CG, Greenberg ER, Baron J, Korson R, Baker J, Yates J: Presenting conditions of 1539 population pased lung cancer patients by cell type and stage in New Hampshire and Vermont. Cancer 1985;56:2107–2111.
12. Cosmen MP: Fabulous feasts: medieval cookery and ceremony. New York, Brasiller, 1978.
13. Darby WJ: Food, the gift of Osiris. New York, Academic Press, 1977.
14. Schriftenreihe des Bundesministers für Jugend, Familie und Gesundheit. Stuttgart, Kohlhammer, 1989.
15. DeWys WD, Begg C, Lavin PT, Band PR, Bennet JM, Bertino JR, Cohen MH, Douglass HO Jr, Engstrom PF, Ezdinli EZ, Horton J, Johnson GJ, Moertel CG, Oken MM, Perlia C, Rosenbaum C, Silverstein HN, Skeel RT, Sponzo RW, Tormey DC: Prognostic effect of weight loss prior to chemotherapy in cancer patients. Am J Med 1980;69:491–497.
16. Dunn JE Jr: Cancer epidemiology in populations of the United States – with emphasis on Hawaii and California – and Japan. Cancer Res 1975;35:3240–3245.
17. Evans DA, Jacobs DO, Revhaug A, Wilmore DW: The effects of tumor necrosis factor and their selective inhibition by ibuprofen. Ann Surg 1989;209:312–321.
18. Fink-Gremmels J, Leistner L: Mutagene in der Nahrung, in Schauder P (ed): Ernährungstherapie bei Tumorerkrankungen. Basel, Karger, 1991, pp 168–184.
19. Flores EA, Bistrian BR, Pomposelli JJ, Dinarello CA, Blackburn GL, Istfan NW: Infusion of tumor necrosis factor/cachectin promotes muscle catabolism in the rat. A synergistic effect with interleukin 1. J Clin Invest 1989;83:1614–1622.
20. Fong Y, Moldawer LL, Marano M, Wei H, Barber A, Manogue K, Tracey KJ, Kuo G, Fischman DA, Cerami A, Lowry SF: Cachectin/TNF of IL-1α induces cachexia with redistribution of body proteins. Am J Physiol 1989;256:R659–R665.

21 Gershwin ME, Beach RS, Hurley LS: Nutrition and immunity. Orlando, Academic Press, 1985.
22 Greger LL: Effect of variations in dietary protein, phosphorus, electrolytes, and vitamin D on calcium and zinc metabolism, in Bodwell CE, Erdman JW Jr (eds): New York, Dekker 1988, pp 205–227.
23 Hillmann GC, Robins GV, Oderwole D, Sales KD, MacNeil DAC. Thermal histories of ancient cereal grains from spin resonance spectroscopy. J Archaeol Sci 1985;12:49–57.
24 Inagaki J, Rodriguez V, Bodey GP: Causes of death in cancer patients. Cancer 1974;33:568–573.
25 Kasper H: Tumordiät – Fakt oder Phantasie? in Schauder P (ed): Ernährungstherapie bei Tumorerkrankungen. Basel, Karger, 1991, pp 440–453.
26 Kleiber M: The fire of life. An introduction to animal energetics. New York, Krieger, 1975.
27 Kleinberger G, Dölp R: Basis der parenteralen und enteralen Ernährung. München, Zuckschwerdt, 1982.
28 Koch B, Schäfer G, Schauder P: Comparison between transport and degradation of leucine and glutamine by human peripheral lymphocytes exposed to concanavalin A. J Cell Physiol 1990;143:94–99.
29 Lanhan RJ, Digiannantonio AF: Quality of life of cancer patients. Oncol 1988;45:1–7.
30 Mahony SM, Beck SA, Tisdale MJ: Comparison of weight loss induced by recombinant tumour necrosis factor with that produced by a cachexia-inducing tumour. Br J Cancer 1988;57:385–389.
31 Michael H, Golden N, Jackson AA: Chronic severe undernutrition, in Present Knowledge in Nutrition. Washington, DC, Nutrition Foundation, 1984, pp 57–67.
32 National Academy of Sciences: Diet, Nutrition and Cancer. Assembly of Life Sciences. National Research Council. Washington, DC, Academy Press, 1982.
33 Nixon DW, Heymsfield S, Cohen A, Kutner MH, Ansley J, Lawson DH, Rudman D: Protein-calorie undernutrition in hospitalized cancer patients. Am J Med 1980;68:683–690.
34 Nixon DW, Moffit S, Lawson DH, Ansley J, Lynn MJ, Kutner MH, Heymsfield SB, Wesley M, Chawla R, Rudman D: Total parenteral nutrition as an adjunct to chemotherapy of metastatic colorectal cancer. Cancer Treat Rep 1981;65(suppl 5):121–128.
35 Nutritional anthropology: contemporary approches to diet and culture. Bedford, NY, Regrave Publishers, 1980.
36 Oliff A, Defeo-Jones D, Boyer M, Martinez D, Kiefer D, Vuoculo G, Wolfe A, Socher SH: Tumors secreting human TNF/cachectin induce chachexia in mice. Cell 1987;50:555–563.
37 Padilla GV: Psychological aspects of nutrition and cancer. Surg Clin N Amer 1986;66:1121–1135.
38 The nutrition Foundation: Present knowledge in nutrition. Washington, DC, 1984.
39 National Academy of Sciences: Recommended dietary allowances. Washington, DC, 1980.
40 Richter G: Sondenernährung und Aspekte zur Wahl geeigneter Sondenkosten bei onkologischen Patienten, in Schauder P (ed): Ernährungstherapie bei Tumorerkrankungen. Basel, Karger, 1991, pp 578–600.
41 Russell B: Education and the good life. New York, Horace Liveright, 1926, p 29.

42 Sailer D, Kolb S, Neff H (eds): Künstliche Ernährung zu Hause. Basel, Karger, 1986.
43 Sato J, Wang YM, van Eys J: Metabolism of Xylitol and glucose in rats bearing hepatocellular carcinoma. Cancer Res 1981;41:3192–3199.
44 Schäfer G, Koch B, Schröder MT, Stöter M, Schenk HD, Schauder P: Relationship between amino acid metabolism and immune functions in human lymphocytes. Clin Nutr (in press).
45 Schlag P, Decker-Baumann C: Verbesserung der Erfolge und Reduktion von Nebenwirkungen der Tumorchirurgie durch künstliche Ernährung, in Schauder P (ed): Ernährungstherapie bei Tumorerkrankungen. Basel, Karger, 1991, pp 363–383.
46 Schröder MT, Schäfer G, Schauder P: Characterization of glutamine transport into resting and concanavalin A-stimulated peripheral human lymphocytes. J Cell Physiol 1990;145:155–161.
47 Seitz HK, Egerer G, Simanowski UA: Alkoholkonsum und Tumorgenese, in Schauder P (ed): Ernährungstherapie bei Tumorerkrankungen. Basel, Karger, 1991, pp 57–93.
48 Souba WW, Copeland EM III: Parenteral nutrition and metabolic observations in cancer. Nutr Clin Prac 1988;3:183–190.
49 Starns JF Jr, Warren RS, Jeevanadam M, Gabrilove JL, Larchian W., Oettgen HF, Brennan MF: Tumor necrosis factor and the acute metabolic response to tissue injury in man. Clin Invest 1988;82:1321–1325.
50 Stehle P, Zander J, Mertes N, Albers S, Puchstein C, Lawin P, Fürst P: Effect of parenteral glutamine peptide supplements on muscle glutamine loss and nitrogen balance after major surgery, Lancet 1989;231–233.
51 Taniguchi T, Matsui H, Fujita T, Hatakayama M, Kashima N, Fuse A, Hamuro J, Nishi-Takaoka C, Yamada G: Molecular analysis of the interleukin-2 system. Immunological Rev 1986;92:121–133.
52 van Eys J: Nutrition and Neoplasia, in: Present Knowledge in Nutrition. Washington, DC, Nutrition Foundation, 1984; pp 840–851.
53 Voit E: Über die Größe des Energiebedarfs der Tiere im Hungerzustand. Zschr Biol 1901;41:113–153.
54 Wahlqvist ML, Vobecky JS: Patient problems in clinical nutrition. London, Libbey, 1987.
55 Warren S: The immediate causes of death in cancer. Am J Med Sci 1932;184:610–615.
56 Wilmore DM: The practice of clinical nutrition: How to prepare for the future. JPEN 1989;13:337–343.
57 Wogan GN: Dietary factors and special epidemiological situations of liver cancer in Thailand and Africa. Cancer Res 1975;35:3499–3502.
58 Wolfe RR: Tracers in metabolic research. Radioisotope and stabile isotope/mass spectrometry methods. New York, Liss, 1984.

Schauder P (Hrsg): Ernährung und Tumorerkrankungen.
Basel, Karger, 1991, pp 19–27.

Bedeutung ernährungsmedizinischer Aspekte bei Tumorerkrankungen: Eine Übersicht über die Weltliteratur 1989

Jann Arends

Medizinische Universitätsklinik Göttingen

Hintergrund

Tumorpatienten haben unter allen stationär behandelten Patienten den höchsten Anteil an Ernährungsproblemen [1], und Gewichtsverlust ist bei einigen Tumorarten das häufigste zur Aufnahme führende Symptom [2]. Gewichtsverlust von mehr als zehn Prozent des ursprünglichen Körpergewichts findet sich abhängig von der Art des Tumors bei 30% (z. B. Non-Hodgkin Lymphome niedrigen Malignitätsgrades, Mammakarzinome, Sarkome) bis zu über 85% (Pankreas- und Magenkarzinome) der Patienten [3]. Nach Angaben unterschiedlicher Autoren ist in bis zu 23% der Fälle eine Kachexie primäre Todesursache [4–7].

Gewichtsverlust bei Tumorpatienten beeinflußt die Lebensqualität [3], Morbidität [8–10], Lebenserwartung [3, 8, 11–14] und wahrscheinlich das Ansprechen auf chemotherapeutische Interventionen [15–17]. Der Zusammenhang zwischen Tumorerkrankung und Ernährung erscheint daher innig und von zentraler Bedeutung.

Unter diesen Vorzeichen stellt sich die vorliegende Übersicht die Frage, ob sich diese enge Beziehung zwischen Tumorerkrankungen und Ernährungsproblemen in den thematischen Prioritäten der aktuellen medizinischen Forschung spiegelt. Die Analyse erfolgt an Hand der «Medline»-Daten für medizinische Publikationen im Jahr 1989.

Methodik

Grundlage der Untersuchung war die Datenbank der U.S. National Library of Medicine für das Jahr 1989 («Medline»). Die unterschiedlichen Themenbereiche wurden durch Suchstrategien mit Stichwortlisten eingegrenzt. Das Titelwort eines Bereiches ist im folgenden jeweils durch Anführungszeichen markiert. Eckige Klammern bezeichnen Stichworte, deren Suche eingegrenzt wurde auf das Vorkommen in Titeln (TI), Kurzzusammenfassungen (AB) oder standardisierten Stichwortlisten (Medical Subject Headings, MESH). Sterne (*) stehen für beliebige Folgebuchstaben. Die einzelnen Suchstrategien bestanden aus folgenden Stichwortlisten:

«Ernährung»: [nutrition*, (TI, AB, MESH)] oder [feeding oder food oder diet oder dietary, (TI, MESH)] oder [energy expenditure]. *«Tumor»:* [tumor* oder tumour* oder cancer* oder onco* oder neoplas* oder leukemia, (TI, AB, MESH)]. *«Chirurgie»:* [surgery oder surgical, (TI, (MESH)] oder [operative oder operation oder resect*, (TI, AB, MESH)]. *«Chemotherapie»:* [chemotherapy oder antineoplastic agents, (TI, AB, MESH)]. *«Strahlentherapie»:* [radiation oder radiotherapy, (TI, AB, MESH)]. *«Adipositas»:* [obese oder obesity, (TI, AB, MESH)]. *«Diabetes»:* [diabetes oder diabetic, (TI, AB, MESH)]. *«Hypoglykämie»:* [hypoglycemi*, (TI, AB, MESH)]. *«Hepatitis»:* [hepatitis, (TI, MESH)]. *«Anämie»:* [anemi*, (TI, MESH)]. *«Transfusion»:* [transfusion*, (TI, MESH)].

Für unterschiedliche Themenbereiche wurden repräsentative Zeitschriften ausgewählt. *Deutsche Zeitschriften für Innere Medizin/Allgemeinmedizin:* Klin Wochenschr, Dtsch Med Wochenschr, Internist, Med Klin, Ther Umsch. *Onkologische Fachzeitschriften:* Cancer, Cancer Res, Int J Cancer, Eur J Cancer Clin Oncol, Acta Oncol, Br J Cancer, Oncology, J Natl Cancer Inst. *Fachzeitschriften für Ernährungsforschung:* Am J Clin Nutr, J Nutr, Infusionsther. Internationale Zeitschriften aus den Gebieten der Allgemeinmedizin und der Inneren Medizin wurden nach ihrem Wirkungsgrad (impact factor) in vier Gruppen eingestuft. Zugrunde gelegt wurden hierfür Angaben des Institute for Scientific Information aus Philadelphia, PA, USA [18]. Der Impact Factor einer Zeitschrift ist definiert als Anzahl der Zitierungen pro publizierter Arbeit innerhalb eines Jahres. *Gruppe I:* N Engl J Med, Lancet, Ann Intern Med, JAMA, Am J Med, Br Med J (mittlerer Impact Factor: 9,37). *Gruppe II:* Dtsch Med Wochenschr, Am J Med Sci, Can Med Assoc J, NZ Med J, Presse Med, J Gen Intern Med (Impact 0,87). *Gruppe III:* Fam Pract, Cleve Clin J Med,

Ethiop Med J, Am Fam Physician, Wien Klin Wochenschr, Postgrad Med (Impact 0,26). *Gruppe IV:* Practitioner, Wien Med Wochenschr, Ir Med J, Ulster Med J, Ther Umsch, Panminerva Med (Impact 0,06).

Ergebnisse

Die Medline-Datenbank enthielt Angaben zu 224.622 Artikeln des Jahres 1989. 32.168 Artikel (14,3 Prozent) enthielten Stichworte aus dem

Tabelle 1. Anzahl der Artikel in Abhängigkeit vom Publikationsland

Quelle	Gesamt-anzahl	«Tumor»		«Ernährung»		Kombination	
		n	%	n	%	n	%
Gesamtliteratur	224.622	32.168	14,3	6.798	3,0	465	0,21
USA	110.978	16.126	14,5	3.709	3,3	289	0,26
Großbritannien	31.785	3.669	11,5	1.059	3,3	50	0,16
Deutschland (BRD)	16.486	2.860	17,3	350	2,1	19	0,12
Frankreich	4.714	776	16,5	102	2,2	9	0,19
Dänemark	3.286	318	9,7	62	1,9	1	0,03

Kombination: Artikel, die sowohl durch «Tumor» als auch durch «Ernährung» erfaßt werden.

Tabelle 2. Anzahl der Artikel in Zeitschriften für Allgemeinmedizin und Innere Medizin in Abhängigkeit vom Impact Factor

Quelle	Gesamt-anzahl	«Tumor»		«Ernährung»		Kombination		Mittlerer Impact Factor
		n	%	n	%	n	%	
Gesamtliteratur	224.622	32.168	14,3	6.798	3,0	465	0,21	
Gruppe I	6.434	648	10,1	252	3,9	23	0,36	9,37
Gruppe II	1.831	223	12,2	53	2,9	3	0,16	0,87
Gruppe III	826	104	12,6	31	3,8	2	0,24	0,26
Gruppe IV	255	25	9,8	9	3,5	0	0,00	0,06
Deutsche Zeitschriften	791	156	19,7	21	2,7	4	0,51	0,58

Kombination: Artikel, die sowohl durch «Tumor» als auch durch «Ernährung» erfaßt werden.

Tabelle 3. Artikel in Zeitschriften unterschiedlicher Gebiete

Quelle	Gesamt-zahl	«Tumor» %	«Ernäh-rung» %	Kombi-nation %	Ern. bei Tu. %	Tu. bei Ern. %
Gesamtliteratur	224.622	14,3	3,0	0,21	1,4	6,8
Allgemeinmedizin/ Innere Medizin	9.346	13,7	3,6	0,30	2,1	8,6
Onkologie	3.031	90,0	3,2		3,2	
Ernährungsmedizin	547	6,9	68,0			6,9

Kombination: Artikel, die sowohl durch «Tumor» als auch durch «Ernährung» erfaßt werden.
Ern. bei Tu.: Anteil von «Kombinations»-Artikeln bei «Tumor»-Artikeln.
Tu. bei Ern.: Anteil von «Kombinations»-Artikeln bei «Ernährungs»-Artikeln.

Themenbereich «Tumor», 6798 Arbeiten (3,0 Prozent) enthielten Stichworte der Liste «Ernährung» und 465 Publikationen (0,21 Prozent) enthielten Stichworte aus beiden Listen (Tab. 1). Mit dem Stichwortkomplex «Tumor» konnten in der Auswahl onkologischer Zeitschriften 90% der Artikel angesprochen werden, mit dem Komplex «Ernährung» 68% der Artikel in der Auswahl ernährungsmedizinischer Zeitschriften (siehe auch Tab. 3).

Der Anteil publizierter Arbeiten zum Bereich «Tumor» lag in Deutschland (Bereich West) und Frankreich etwas höher als in Großbritannien und den USA, Variationen zwischen den Ländern waren jedoch gering (Tab. 1). Zeitschriften aus dem Bereich Allgemeinmedizin/Innere Medizin enthielten einen etwas geringeren Prozentsatz an «Tumor»-Arbeiten als die Literaturgesamtheit (Tab. 2); dies ist wahrscheinlich bedingt durch die Kumulation onkologischer Arbeiten in speziellen Fachzeitschriften (Tab. 3). Die Qualität der Zeitschriften gemessen am Impact Factor hatte dagegen keinen Einfluß auf die Frequenz publizierter Arbeiten zum Gebiet «Tumor». Ebenso hatten weder der Publikationsort noch der Wirkungsgrad der publizierenden Zeitschriften einen wesentlichen Einfluß auf die relative Publikationsmenge für das Gebiet «Ernährung» sowie für die Kombination «Tumor und Ernährung» (Tab. 1, 2).

Das Thema «Ernährung» wurde insgesamt bei 1,4 Prozent der Arbeiten zum Thema «Tumor» aufgefunden, dieser Anteil lag geringfügig höher in Zeitschriften der Allgemeinmedizin/Innere Medizin (2,1 Prozent) und in onkologischen Zeitschriften (3,2 Prozent) (Tab. 3). Das Thema «Tumor» war in etwa sieben Prozent der Artikel des Themas «Ernährung» vertreten; dieser Anteil war in Zeitschriften der Allgemeinmedizin/ Innere Medizin und in ernährungsmedizinischen Fachzeitschriften vergleichbar mit dem der Gesamtliteratur.

Tabelle 4 vergleicht die Häufigkeit, mit der das Thema «Ernährung» in Arbeiten zu anderen Themen angesprochen wird. Es wird deutlich, daß der Bereich «Tumor» keine besondere Affinität zum Thema «Ernährung» hat. Stichworte der Liste «Ernährung» kommen bei Arbeiten des Bereichs «Tumor» ähnlich selten vor wie bei den willkürlich gewählten The-

Tabelle 4. Vorkommen des Stichworts «Ernährung» bei Artikeln zu unterschiedlichen Themen

Referenz-Thema	Gesamtzahl	Kombination mit «Ernährung»	
		n	%
Gesamtliteratur	224.622	6.798	3,0
Tumor	32.168	465	1,4
Adipositas	1.020	259	25,4
Diabetes	3.735	254	6,8
Diabetes – Adipositas*	3.519	215	6,1
Hypoglykämie	309	22	7,1
Hepatitis	1.443	17	1,2
Anämie	1.050	37	3,5
Transfusion	1.005	9	0,9

* Thema «Diabetes» mit Ausgrenzung von «Adipositas»

Tabelle 5. Vorkommen des Stichworts «Tumor» bei Artikeln zu unterschiedlichen Themen

Referenz-Thema	Gesamtzahl	Kombination mit Tumor (n)	Anteil am Thema «Tumor» (%)
Tumor	32.168		100,0
Ernährung	6.798	465	1,4
Chirurgie	21.217	5.741	17,8
Chemotherapie	4.365	3.683	11,4
Strahlentherapie	5.994	3.203	10,0

Tabelle 6. Artikel zu den Themen «Tumor» und «Ernährung»

	Anzahl	Anteil (%)
Gesamtzahl	387	100
Grundlagenforschung		
In-vitro-Modelle	11	
In-vivo-Tiermodelle	118	33
Klinische Arbeiten		
Epidemiologie	175	45
Ernährungsstatus	32	
Therapie	51	21

Tabelle 7. Klinische Therapiestudien zu den Themen «Tumor» und «Ernährung»

	Anzahl
Kontrollierte Studien	10
Nicht kontrollierte Studien	4
Retrospektive Analysen	2
Erfahrungsberichte	16
Fallstudien	2
Reviewartikel	17

menbereichen «Hepatitis», «Anämie» oder «Transfusion». Als Kontrast ist die offensichtliche Affinität der Bereiche «Adipositas» und «Diabetes» (auch unabhängig voneinander) zum Thema «Ernährung» aufgeführt.

Die Bedeutung des Themas «Ernährung» für den Bereich «Tumor» wird in Tabelle 5 in Relation gebracht zu traditionellen Gebieten der Tumortherapie. Die Anzahl der Arbeiten zu jedem der Themen «Chirurgie», «Chemotherapie» und «Strahlentherapie» übersteigt die «Ernährungs»-Artikel um mindestens das Siebenfache.

Eine Analyse der 465 Arbeiten, die Stichworte aus den beiden Bereichen «Ernährung» und «Tumor» enthalten, ergibt, daß 78 dieser Arbeiten (17%) Fehleinordnungen aufgrund des Stichwort-Suchprinzips sind. Von den verbleibenden 387 Artikeln berichtet ein Drittel über Grundlagenforschung an Zell- und Tiermodellen (Tab. 6). Etwas weniger als die Hälfte der Arbeiten beschäftigt sich mit epidemiologischen Fragen, insbesondere zu ernährungsphysiologischen Einflüssen auf die Karzinogenese. Lediglich 21% der Arbeiten (n = 83) untersuchen den Ernährungszustand oder therapeutische Maßnahmen bei Tumorerkrankten.

Nur 10 der 51 klinischen Arbeiten zum Thema «Tumor und Ernährung» waren kontrollierte Studien, der größere Teil waren Erfahrungsberichte (n = 16) und Review-Artikel (n = 17) (Tabelle 7).

Diskussion

Nach den vorliegenden Daten behandelten 1989 weltweit etwa 14 Prozent der medizinischen Publikationen onkologische Themen, während sich rund drei Prozent mit Themen der Ernährung beschäftigten; eine Behandlung beider Themen fand sich in etwa 0,2 Prozent der Arbeiten. Diese Verteilung war weitgehend unabhängig vom Ort der Publikation und der Bedeutung der publizierenden Zeitschrift.

Trotz der Bedeutung der Ernährungsproblematik bei Tumorerkrankungen [19] fand sich überraschenderweise im Rahmen der onkologischen Literatur nur ein sehr geringes Interesse für ernährungsmedizinische Aspekte. Der Anteil der Ernährungsthematik war mit insgesamt ein bis zwei Prozent innerhalb der Tumorliteratur deutlich unterrepräsentiert. Diese Unterrepräsentation besteht sowohl gemessen am Anteil des Ernährungsbereichs an der Gesamtliteratur (drei Prozent) als auch im Vergleich zu der klinischen Häufigkeit ernährungsmedizinischer Probleme bei Tumorpatienten [20]. Die Bedeutung von Ernährungsproblemen im Rahmen der Onkologieliteratur ist fast vernachlässigbar im Vergleich zum Gewicht chirurgischer, chemotherapeutischer und strahlentherapeutischer Themen.

Die Ursachen für die Diskrepanz zwischen klinischer Bedeutung der Ernährungsprobleme für die Tumormedizin und fehlender Präsenz in den Forschungsschwerpunkten sind nicht offensichtlich. Es ist denkbar, daß Ernährung meist als unspezifisches sekundäres Problem des Tumorpatienten gedeutet wird, das sich bereits im Rahmen der spezifischen Tumortherapie lösen läßt. Es gibt einige wenige Hinweise, daß der Einfluß gezielter Ernährungskontrolle konventionelle Therapieverfahren unterstützen kann [20]. Gerade zu diesem Thema sind allerdings weitere ausführliche Untersuchungen dringend erforderlich.

Die Sensitivität des angewandten Suchverfahrens lag für onkologische Artikel bei 90%, für ernährungsspezifische Arbeiten bei etwa 70%.

Das heißt, daß zehn bzw. 30 Prozent der Publikationen in repräsentativen Fachzeitschriften nicht erkannt wurden. Die Spezifität wurde nur für den Ernährungsbereich geprüft und lag hier bei 83%, d. h., 17 von 100 Arbeiten wurden durch das Suchschema unzutreffend markiert. Diese Parameter könnten durch Variationen der Suchstrategien optimiert werden, eine dramatische Änderung in den beobachteten Zusammenhängen erscheint jedoch unwahrscheinlich.

Von den 387 Arbeiten, die sich mit den Themen «Tumor» und «Ernährung» gleichzeitig befaßten, entfielen lediglich 20 Prozent auf klinische Untersuchungen. Unter diesen waren schließlich nur 10 Studien kontrolliert. Gemessen an der Frequenz und Bedeutung ernährungsphysiologischer Probleme bei Tumorerkrankten, erscheint daher eine intensivere Bearbeitung dieser Problematik dringend geboten.

Literatur

1   Nixon DW, Moffitt S, Lawson DH, Ansley J, Lynn MJ, Kutner MH, Heymsfield SB, Wesley M, Chawla R, Rudman D: Total parenteral nutrition as an adjunct to chemotherapy of metastatic colorectal cancer. Cancer Treat Rep 1981;65(suppl 5):121–128.
2   Chute CG, Greenberg ER, Baron J, Korson R, Baker J, Yates J: Presenting conditions of 1539 population-based lung cancer patients by cell type and stage in New Hampshire and Vermont. Cancer 1985;56:2107–2111.
3   DeWys WD, Begg C, Lavin PT, Band PR, Bennett JM, Bertino JR, Cohen MH, Douglass HO Jr, Engstrom PF, Ezdinli EZ, Horton J, Johnson GJ, Moertel CG, Oken MM, Perlia C, Rosenbaum C, Silverstein MN, Skeel RT, Sponzo RW, Tormey DC: Prognostic effect of weight loss prior to chemotherapy in cancer patients. Am J Med 1980;69:491–497.
4   Ambrus JL, Ambrus CM, Mink IB, Pickren JW: Causes of death in cancer patients. J Med 1975;6:61–64.
5   Inagaki J, Rodriguez V, Bodey GP: Causes of death in cancer patients. Cancer 1974; 33:568–573.
6   Klastersky J, Daneau D, Verhest A: Causes of death in patients with cancer. Eur J Cancer 1972;8:149–154.
7   Warren S: The immediate cause of death in cancer. Am J Med Sci 1932;184:610–615.
8   Fein R, Kelsen DP, Geller N, Bains M, McCormack P, Brennan MF: Adenocarcinoma of the esophagus and gastroesophageal junction: Prognostic factors and results of therapy. Cancer 1985;56:2512–2518.
9   Meguid MM, Meguid V: Preoperative identification of the surgical cancer patient in need of postoperative supportive total parenteral nutrition. Cancer 1985;55:258–262.
10 Harvey KB, Moldawer LL, Bistrian BR, Blackburn GL: Biological measures for the formulation of a hospital prognostic index. Am J Clin Nutr 1981;34:2013–2022.
11 Tubiana M, Attie E, Flamant R, Gerard-Marchant R, Hayat M: Prognostic factors in 454 cases of Hodgkin's disease. Cancer Res 1971;31:1801–1810.

12 Pedersen H, Hansen HS, Cederqvist C, Lober J: The prognostic significance of weight loss and its integration in stage-grouping of oesophageal cancer. Acta Chir Scand 1982; 148:363–366.

13 Levi JA, Fox RM, Tattersall MH, Woods RL, Thomson D, Gill G: Analysis of a prospectively randomized comparison of Doxorubicin vs 5-Fluorouracil, Doxorubicin, and BCNU in advanced gastric cancer: Implications for future studies. J Clin Oncol 1986;4:1348–1355.

14 Evans WK, Nixon DW, Daly JM, Ellenberg SS, Gardner L, Wolfe E, Shepherd FA, Feld R, Gralla R, Fine S, Kemeny N, Jeejeebhoy KN, Heymsfield S, Hoffman FA: A randomized study of oral nutritional support versus ad lib nutritional intake during chemotherapy for advanced colorectal and non-small cell lung cancer. J Clin Oncol 1987;5:113–124.

15 Swenerton KD, Legha SS, Smith T, Hortobagyi GN, Gehan EA, Yap HY, Gutterman JU, Blumenschein GR: Prognostic factors in metastatic breast cancer treated with combination chemotherapy. Cancer Res 1979;39:1552–1562.

16 DeWys WD, Begg C, Band P, Tormey D: The impact of malnutrition on treatment results in breast cancer. Cancer Treat Rep 1981;65(suppl 5):87–91.

17 Bonadonna G, Valagussa P, Santoro A: Alternating non-cross-resistant combination chemotherapy or MOPP in stage IV Hodgkin's disease: A report of 8-year results. Ann Intern Med 1986;104:739–746.

18 Science Citation Index (SCI): Journal Citation Reports. Philadelphia, PA, USA, Institute for Scientific Information, 1988.

19 Bozzetti F: Effects of artificial nutrition on the nutritional status of cancer patients. JPEN 1989;13:406–420.

Ernährung und Tumorhäufigkeit

Helmut Canzler, Hans Brodersen

Medizinische Hochschule Hannover

Zusammenhänge zwischen Ernährungsweise und Auftreten von Krebserkrankungen finden seit einigen Jahren lebhaftes Interesse. Es wurde durch einige große Übersichten ausgelöst, die einen Zusammenhang zwischen Nahrungsfaktoren und Tumorinzidenz nahelegen. Vor allem der NRC-Report «Diet, nutrition, and cancer» [66] oder die Übersicht «Dietary carcinogens and anticarcinogens» [2] haben intensive Forschung und eine kaum noch überschaubare Flut von Publikationen auf diesem Gebiet angeregt. Die in solchen Reviews gezogenen Schlußfolgerungen reichen von Äußerungen wie «... die Krebsraten ließen sich durch praktikable Diätmaßnahmen insgesamt um 35 % und speziell für Magen- und Dickdarmkarzinome sogar um 90 % reduzieren» [20] über «Diet and cancer: A whirlwind Odyssey through a sea of inconsistency» [99] bis zur völligen Ablehnung von Zusammenhängen und Möglichkeiten einer diätetischen Prävention [68].

Nimmt die Krebsmortalität zu?

Im Gegensatz zur eindeutigen Zunahme von Herz-Kreislauf-Erkrankungen ist bei Tumorerkrankungen keine sichere Zunahme in den letzten 50 Jahren zu erkennen – trotz aller Umweltbelastungen. Es scheint so, als ob nur eine Verschiebung der Organlokalisationen stattgefunden habe:

1. Der alterskorrigierte Anteil der Krebsmortalität an der Gesamtmortalität liegt in den meisten Ländern bei ca. 21,5 % für Männer und 19 % für Frauen. Auch das «Massenexperiment» der beiden Weltkriege hat keinen sicheren Einfluß darauf gehabt (Tab. 1) [8].

Tabelle 1. Sterbefälle in verschiedenen Ländern je 100.000 Einwohner und prozentualer Anteil der wichtigsten Todesursachen an der Gesamtmortalität [8]

	Bundesrepublik Deutschland						Italien		Österreich		Japan		USA	
	1980	%	1982	%	1984	%	1982	%	1982	%	1982	%	1982	%
Sämtliche Todesursachen	1170,8	(100,0)	1161,4	(100,0)	1137,8	(100,0)	971,6	(100,0)	1216,2	(100,0)	599,8	(100,0)	875,8	(100,0)
darunter Krankheiten des Herz- und Kreislaufsystems	595,3	(50,8)	585,0	(50,4)	576,1	(50,6)	465,3	(47,9)	643,4	(52,9)	248,7	(41,5)	437,2	(49,9)
darunter Bluthochdruck	23,1	(2,0)	21,4	(1,8)			29,8	(3,1)	29,7	(2,4)	11,6	(1,9)	14,4	(1,6)
Ischämische Herzkrankheiten	214,1	(18,3)	214,2	(18,5)	222,1	(19,5)	74,2	(7,6)	135,6	(11,2)	24,9	(4,2)	131,9	(15,9)
Akuter Herzinfarkt					134,3	(11,6)								
Hirngefäßerkrankung	168,9	(14,4)	161,6	(13,9)	152,3	(13,5)	133,3	(13,7)	187,8	(15,4)	124,3	(20,7)	74,9	(8,6)
Bösartige Neubildg.	257,1	(22,0)	244,4	(21,0)	244,4	(21,5)	213,5	(22,0)	253,6	(20,9)	143,3	(23,9)	183,3	(20,9)
Leberzirrhose	26,9	(2,3)	25,2	(2,2)	22,1	(1,9)	34,3	(3,5)	28,7	(2,4)	14,0	(2,3)	13,5	(1,5)
KFZ-Unfälle	18,3	(1,6)	17,8	(1,5)	15,9	(1,4)	19,2	(2,0)	25,0	(2,1)	10,2	(1,7)	22,9	(2,6)
Selbstmord	21,7	(1,9)	21,3	(1,8)	20,5	(1,8)	7,3	(0,7)	27,6	(2,3)	17,4	(2,9)	11,8	(1,4)

2. In der Bundesrepublik Deutschland ist – ebenso wie in anderen «zivilisierten» Ländern – ein Anstieg der Mortalität für Kolon-, Bronchial- sowie Mammakarzinomen zu beobachten bei gleichzeitig deutlichem Rückgang der Mortalität an Magenkarzinomen (Abb. 1) [85].

3. Diese Verschiebungen in der Organlokalisation von Tumoren scheinen durch Umwelteinflüsse bedingt zu sein; denn Migrationsstudien zeigen, daß Einwanderer aus Ländern mit ganz anderer Verteilung der Krebsmortalität nach zwei bis drei Generationen die gleichen Mortalitätsziffern für einzelne Krebsarten erreichen, wie sie im Gastland bestehen (Abb. 2) [35, 102].

4. Ziemlich übereinstimmend weisen epidemiologische Korrelationen sowie Tierexperimente auf Zusammenhänge zwischen Fettkonsum (oder Überernährung?) und Häufigkeit von Mamma-, Prostata- und vielleicht auch Dickdarmkarzinomen hin. Dagegen ist der Zusammenhang zwischen ballaststoffarmer Ernährung und Dickdarmkarzinomen nach dem NRC-Report nicht so gut belegt, wie man nach vielen Veröffentlichungen annehmen sollte.

5. Tierexperimente wie epidemiologische Studien haben gezeigt, daß Nahrung auch Krebs-protektiv wirkende Stoffe enthalten kann. Ob sich daraus praktische Konsequenzen für präventive Maßnahmen ergeben, bedarf weiterer Forschung.

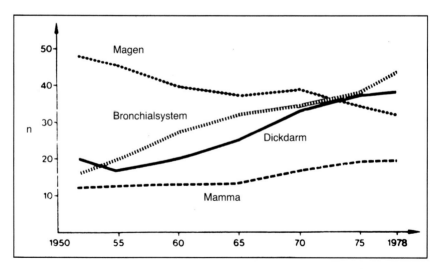

Abb. 1. Veränderungen der Krebsmortalität 1952–1978 in der Bundesrepublik Deutschland (Sterbefälle pro 100.000 Einwohner).

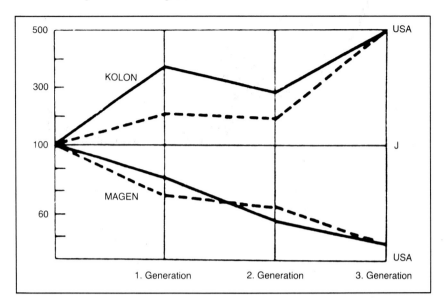

Abb. 2. Veränderungen in der Mortalität an Kolon- und Magenkarzinomen bei japanischen Einwanderern in den USA [35]. —— männlich, ---- weiblich, . J = japanische Standardrate, USA = Rate weißer US-Einwohner.

Im Hinblick auf die viel höhere Mortalität unserer Bevölkerung an Herz-Kreislauf-Erkrankungen scheint das Krebsproblem an zweiter Stelle zu stehen. Die gesundheitspolitische Bedeutung ist aber nicht allein eine Frage von Mortalitätsziffern. Zwar sind – bezogen auf alle Sterbefälle – Herz-Kreislauf-Erkrankungen als Todesursache etwa 2,5mal so häufig wie Krebserkrankungen, bezieht man jedoch nur auf die «vorzeitig Gestorbenen», dann liegen für Männer Kreislauferkrankungen und Krebs etwa gleich (1:1), für Frauen kehrt sich das Verhältnis sogar um und beträgt 1:2 [42].

Das liegt daran, daß das mittlere Sterbealter für Herz-Kreislauf-Erkrankungen etwa sieben Jahre höher, das für Krebserkrankungen hingegen sechs bis zwölf Jahre niedriger liegt, als das mittlere Sterbealter der Bevölkerung.

Berechnet man die «verlorenen Lebensjahre», so ist der Wert bei den Herz-Kreislauf-Erkrankungen für Männer etwa dreimal so hoch wie für Frauen. Bei den Krebserkrankungen ist die Zahl der verlorenen Lebensjahre für beide Geschlechter etwa gleich.

Das mittlere Sterbealter bei Krebserkrankungen ist übrigens in den letzten Jahren angestiegen. Dieser günstige Trend ist vor allem bei Frauen zu beobachten.

Bis jetzt hat keine epidemiologische Studie zeigen können, daß Nahrungsfaktoren die Gesamtmortalität für Krebserkrankungen beeinflussen, sondern höchstens die Inzidenz bzw. Mortalität für einzelne Krebsarten.

Aussagekraft experimenteller und epidemiologischer Studien

Unser Wissen über Stoffe mit karzinogenen und antikarzinogenen Eigenschaften stammt nahezu ausschließlich aus Tierexperimenten und Studien an Zellkulturen. Auch zum Einfluß verschiedener Nahrungsfaktoren auf die Karzinogenese liegen Tierexperimente vor. Sie haben zum Teil Modellcharakter und liefern interessante Hinweise, ihre Übertragbarkeit auf menschliche Verhältnisse unterliegt jedoch starken Einschränkungen.

Epidemiologische Studien zur Frage «Ernährung und Krebsentwicklung» wurden früher meist als Querschnittsstudien an Bevölkerungen mit unterschiedlicher Lebensweise durchgeführt, wobei Ernährungsdaten aus Wirtschaftsstatistiken mit der Krebsmortalität verglichen werden. Sie können Korrelationen aufzeigen und pauschal auf mögliche Zusammenhänge hinweisen. In die Krebsinzidenz geben *Fallkontrollstudien* mehr Einblick. Dabei werden retrospektiv bei Krebskranken erhobene Ernährungsdaten mit denen randomisierter tumorfreier Kontrollpersonen verglichen. Die Fallzahl solcher Studien ist beschränkt und ihre Aussagekraft hängt wesentlich von der Sorgfalt der Ernährungserhebung und Zuverlässigkeit der Angaben ab. Meist wird aus Verzehrshäufigkeit oder Beliebtheitsgrad bestimmter Lebensmittel auf die zugeführten Mengen einzelner Nährstoffe geschlossen. Dieser Punkt gibt bei vielen Studien Anlaß zu Kritik und Skepsis gegenüber den Resultaten. Zudem beziehen sich Fallkontrollstudien gewöhnlich nur auf eine Art von Tumoren, aber nicht auf die Gesamtinzidenz für Krebserkrankungen.

Prospektive Studien, wie sie auf dem Gebiet der koronaren Herzkrankheiten vor 20 Jahren die entscheidenden Ergebnisse über die Rolle bestimmter Risikofaktoren des Herzinfarkes geliefert haben, liegen für Tumorerkrankungen nicht vor. Vermutlich könnte man aus solchen Studien nicht schon nach fünf bis zehn Jahren, wie bei koronaren Herzerkrankungen, sondern erst nach 20–30 Jahren signifikante Daten für das Krebsrisiko erhalten. In einigen Fällen wurden die Daten prospektiver

Studien mit anderen Zielen nachträglich im Hinblick auf das Krebsrisiko ausgewertet, wie z. B. bei der Baseler Studie [92].

Es gibt ferner einige Interventionsstudien zum Thema in Form sogenannter «Kohortenstudien». Ihnen fehlt aber das klare Konzept der Ausschaltung definierter «Risikofaktoren», welches den Interventionsstudien bei koronaren Herzerkrankungen zugrunde liegt und dort zu so großen Erfolgen geführt hat. Nicht einzelne Nahrungsfaktoren sind ausschlaggebend für das Atherosklerose-Risiko, sondern eine überschaubare Anzahl gut meßbarer und therapeutisch beeinflußbarer Parameter, wie Serum-Cholesterinspiegel, Bluthochdruck, Diabetes mellitus, Zigarettenkonsum. Ernährung beeinflußt die Atherogenese nicht direkt, sondern nur insoweit, wie sie Einfluß auf die primären Risikofaktoren nehmen kann. Auf dem Krebsgebiet fehlt ein solches Konzept und Ernährungsstudien untersuchen deshalb ganz global die Beziehungen zu einzelnen Nährstoffen oder zu bestimmten Lebensmitteln oder manchmal zu ganzen Ernährungs- und Lebensweisen, in denen eine unüberschaubare Vielzahl von Faktoren eine Rolle spielt. Das macht die Interpretation solcher Studien äußerst schwierig.

Konzept der Kanzerogenese

Die Vorstellungen darüber, wie Nahrungsbestandteile die Entwicklung von Tumorerkrankungen bewirken können, gehen davon aus, daß Karzinogene als spezielle Mutagene aufzufassen sind (Abb. 3). Die Proliferation der mutierten Zelle beginnt jedoch, falls sie nicht der Lyse verfällt, erst unter dem Einfluß von Promotoren, die selbst nicht mutagen oder karzinogen wirken. Bestimmte Bestandteile der Nahrung können Promotion-Effeke haben und die Proliferation von Tumorzellen fördern. Über den Mechanismus solcher Wirkungen ist so gut wie nichts bekannt. In Betracht kommen u. a. Einflüsse auf Hormone (z. B. Östrogene). Daneben können in der Nahrung auch Antipromotoren und Antikarzinogene vorkommen, die die Krebsentwicklung durch Elimination oder Zerstörung der oben genannten Faktoren inhibieren. Auch deren Wirkungsmechanismus ist nur teilweise bekannt. Karzinogene wie Promotoren können in der Nahrung natürlicherweise vorhanden sein, aus der Umwelt hineingetragen oder erst bei Garprozessen oder im Verdauungskanal (z. B. durch Bakterien) aus Vorstufen entstehen [15, 19, 32, 33, 73, 74, 77].

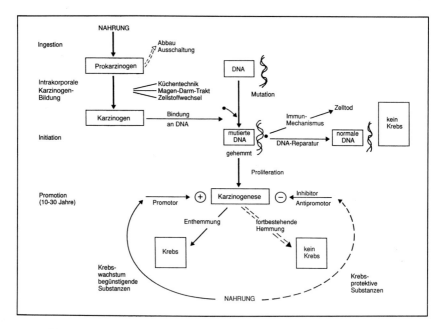

Abb. 3. Konzept der Kanzerogenese durch Nahrungsfaktoren. Die Nahrung kann kanzerogene Stoffe enthalten oder Prokanzerogene, die erst durch Behandlung der Lebensmittel, küchentechnische Prozesse oder im Verdauungskanal in wirksame Karzinogene umgewandelt werden. Sie wirken als Mutagene. Zur Proliferation der mutierten Zellen kommt es jedoch erst unter dem Einfluß von Promotion-Effekten. Verschiedene Nahrungsbestandteile können wahrscheinlich als Promotoren oder Inhibitoren die Proliferation der mutierten Zellen begünstigen oder hemmen [15].

Nährstoffbedingte Promotion-Effekte

Tabelle 2 bringt einige wichtige Stoffgruppen, die als Karzinogene in Lebensmitteln vorkommen können. Tabelle 3 gibt eine Übersicht über Nahrungsfaktoren, denen Promotion- bzw. Antipromotion-Effekte zugeschrieben werden. In den letzten 15 Jahren wurde ihre Beziehung zur Inzidenz von Krebserkrankungen in zahlreichen Fallkontrollstudien geprüft [100]. Im Folgenden soll vor allem auf neue Studien und ihre Ergebnisse eingegangen werden zur Frage, inwieweit die in den siebziger Jahren erhobenen Befunde und die Aussagen des NRC-Reports [66] durch sie bestätigt wurden.

Überernährung, Fettsucht, hoher Fettverzehr sind als epidemiologische

Tabelle 2. Karzinogene in der Nahrung

Stoffgruppe	Herkunft
Nitrat Nitrit Nitrosamin	geräucherte und gepökelte Fleisch- und Fischwaren Pökelsalze Wurzelgemüse, Rote Beete, Rettich, Radieschen, Spinat
Aflatoxine	Schimmelpilze, insbesondere verschimmelte Erdnüsse (Viehfutter!)
Benzpyren, polyzyklische Kohlenwasserstoffe	Toasten, Holzkohlengrill, Zigarettenrauch
Protein-Pyrolyse Produkte	trockenes Erhitzen eiweißreicher Lebensmittel
Peroxide, Sauerstoffradikale	erhitzte hochungesättigte Fette, ranzige Fette

Faktoren kaum voneinander zu trennen [27]. In Korrelationsstudien sind sie weitgehend mit höheren Mortalitätsraten für verschiedene Tumorerkrankungen verbunden [26]. Auch die Mehrzahl der Fallkontrollstudien zeigt positive Korrelationen vor allem mit hormonabhängigen Tumoren und Dickdarmtumoren. Von 20 neueren Studien zum Thema (Tab. 4, 5) belegen 12 positive Korrelationen, acht fanden jedoch keine und eine für spezielle Umstände sogar eine negative Beziehung zwischen Übergewicht und Brustkrebs [41]. Eine große, in den Jahren 1970–1975 begonnene prospektive Kohortenstudie [47] an 5485 Frauen ergab für die nach zehn Jahren aufgetretenen 99 Fälle von Brustkrebs keine Differenzen in Bezug auf die mittlere Zufuhr an Fett oder an gesättigten Fetten, eher errechnete sich für hohe Fettzufuhr ein etwas niedrigeres Risiko. Da jedoch die Ernährungsdaten auf einem 24-Stunden-Recall basieren, können daraus keine weitgehenden Schlüsse gezogen werden.

Proteinzufuhr (Tab. 6, 7): Die meisten neueren Fallkontrollstudien finden Korrelationen zwischen Fleischkonsum und höherem Risiko für gastronintestinale Tumoren sowie Mammakarzinomen. Wird dagegen «hohe Proteinaufnahme» geprüft, sind die Beziehungen zum Krebsrisiko nicht so einheitlich. Da der Verzehr von Fleisch und Proteinen eng mit dem Verzehr gesättigter Fette korreliert ist, bleibt offen, welcher Nah-

Tabelle 3. Nahrungsbestandteile und Ernährungseinflüsse, die als Promotoren oder Anti-Promotoren diskutiert werden

Promotoren	
Überernährung, Übergewicht	Mamma-, Korpus-, Kolon-, Rektumkarzinom
Fette	Mamma- (?), Uterus-, Ovarial-, Kolon-, Rektum-, Pankreas-, Prostatakarzinom
Kohlenhydrate Zucker (?) Stärke	Mamma-, Magen-, Kolon-, Rektumkarzinom
Proteine	Kolon-, Rektum-, Prostata-, Mammakarzinom
Fleischverzehr	Mamma-, Kolon-, Rektumkarzinom
Alkohol	Ösophaguskarzinom
	Larynx-, Pharynx-Tumoren
	Magen-, Kolon-, Rektum-, Pankreaskarzinom
	Mammakarzinom

Anti-Promotoren	
Antioxidantien	Retinol, Karotin
	Tokopherole
	Ascorbinsäure
	Selen (Glutathion-Peroxidase)
Adsorbentien	Ballaststoffe
	Adsorption, Passagebeschleunigung
	Beeinflussung der Flora
	Butyratbildung
Weitere:	Kalzium, Magnesium
	Phytosterine
	Lignane
	Milchsäurebakterien, milchsaure Produkte
	Zink?

rungsfaktor primär für den Promotion-Effekt verantwortlich ist. Abgesehen davon können Karzinogene durch bestimmte Behandlungen des Fleisches (z. B. Räuchern, Pökeln) entstehen. Noch verwirrender sind Ergebnisse wie die von West et al. [98], die für die Proteinzufuhr bei Männern eine erhebliche Erhöhung des Risikos für Tumoren im Colon descendens errechneten, nicht aber für solche im Colon ascendens. Für die Fettzufuhr lagen die Verhältnisse umgekehrt: Die Zufuhr von Fetten, besonders von

Tabelle 4. Korrelationen des Krebs-Risikos mit erhöhter Energiezufuhr und Übergewicht nach Fallkontrollstudien

Karzinom	Korrelation		
	positiv	keine	negativ
Mammakarzinom	[41]*	[4]	[41]**
Korpuskarzinom	[56]		
Zervixkarzinom		[6]	
Kolonkarzinom	[28]		
	[71]		
	[72]		
Rektumkarzinom	[69]		
	[72]		
Prostatakarzinom		[69]	

* Nur bei postmenopausalen Frauen Risikoerhöhung durch Übergewicht
** Übergewicht in Kindheit und Jugend reduzierte das prämenopausale Mammakarzinomrisiko

Tabelle 5. Korrelationen des Krebsrisikos mit erhöhter Fettaufnahme (Fallkontrollstudien)

Karzinom	Korrelation		
	positiv	keine	negativ
Mammakarzinom	[41]	[39]	
	[49]	[40]	
	[59]	[51]	
		[82]	
Korpuskarzinom	[56]		
Zervixkarzinom	[62]		
Ovarialkarzinom	[49]		
Kolonkarzinom	[28]	[60]	
	[55]		
	[64]		
Rektumkarzinom	[55]	[60]	
	[64]		
Pankreaskarzinom	[22]		
Prostatakarzinom	[37]*	[69]	[50]**
Blasenkarzinom	[88]+		
Lungenkarzinom	[11]++		

* Nur für Fette insgesamt und gesättigte Fette
** Für Linolsäurezufuhr bei Personen über 50 Jahren negative Korrelation
+ Nur für Cholesterinzufuhr schwach positive Korrelation
++ Bei Männern Signifikanz zwischen oberer und unterer Quartile, jedoch Trend n. s.

Tabelle 6. Korrelationen des Krebsrisikos mit hoher Proteinaufnahme (Fallkontrollstudien)

Karzinom	Korrelation		
	positiv	keine	negativ
Mammakarzinom	[59]	[4]	
		[39]	
Pankreaskarzinom		[22]	
Kolonkarzinom	[72]		
Rektumkarzinom	[72]		
Prostatakarzinom	[37]	[69]	

Tabelle 7. Korrelationen des Krebsrisikos mit hohem oder häufigem Fleischverzehr (Fallkontrollstudien)

Karzinom	Korrelation		
	positiv	keine	negativ
Mammakarzinom	[41]*		
	[65]		
Kolonkarzinom	[55]	[71]	
	[58]		
	[61]		
Rektumkarzinom	[55]		
	[58]**	[71]	
	[61]		
	[64]***		

  * prämenopausal Rind- und Schweinefleisch, postmenopausal nur Schweinefleisch, ferner negative Korrelation zum Fischverzehr
 ** für Rind- und Kalbfleisch
*** signifikante Risikoerhöhung nur bei Männern für Rindfleisch- und Eierverzehr, nicht für Schweinefleischverzehr

ungesättigten, korrelierte mit einer ausgeprägten Erhöhung des Risikos für Tumoren im Colon ascendens, nicht aber im Colon descendens. Auf Kolontumoren bei Frauen hatten beide Nahrungsfaktoren keinen wesentlichen Einfluß, aber Übergewicht erhöhte das Risiko bei beiden Geschlechtern. Divergierende Befunde für Dickdarmtumoren finden sich auch schon in älteren Fallkontrollstudien. Bei japanischen Einwanderern in Hawaii war Verzehr von Rindfleisch (und Bohnen) mit höherem Kolonkarzinom-Risiko assoziiert [34], bei Japanern in Japan nicht [36].

Kohlenhydrate: Auch für die Höhe der Kohlenhydratzufuhr ergaben einige Studien Beziehungen zur Häufigkeit maligner Tumoren verschiedener Organlokalisationen (Tab. 8). Von fünf neueren Fallkontrollstudien fanden zwei eine positive Korrelation, zwei fanden keine und eine ergab eine negative Korrelation. Als Beispiel sei das Ergebnis einer Studie aus Norditalien [58] angeführt: Das Kolonkarzinom-Risiko korrelierte mit dem Verzehr stärkereicher Lebensmittel (Pasta, Reis), für das obere Drittel der Zufuhr lag das Risiko dreimal so hoch wie für das untere. Im Gegensatz zu vielen anderen Studien erhöhte Fleischverzehr das Risiko

Tabelle 8. Korrelationen des Krebsrisikos mit hoher Kohlenhydrataufnahme (Fallkontrollstudien)

Karzinom	Korrelation		
	positiv	keine	negativ
Mammakarzinom		[4]	
Magenkarzinom	[80]		
Pankreaskarzinom			[22]
Prostatakarzinom		[69]	
Kolonkarzinom	[58]		
Rektumkarzinom	[58]		

Tabelle 9. Korrelationen des Krebsrisikos mit hohem Alkoholkonsum (Fallkontrollstudien)

Karzinom	Korrelation		
	positiv	keine	negativ
Mammakarzinom	[81]		
Magenkarzinom	[18]		
Pankreaskarzinom	[22]	[67]	[24]*
	[72]	[58]	
Kolonkarzinom		[61]	
	[64]	[58]	
Rektumkarzinom	[72]	[61]	

* Weinkonsum ergab Risikoreduzierung

weniger und für die Fettzufuhr waren die Korrelationen inkonsistent. Auch fand sich keine (negative) Korrelation zur Ballaststoffzufuhr durch Vollkornprodukte. Hoher Fettverzehr war jedoch in einer anderen, bereits erwähnen Studie dieser Autoren eng mit dem Risiko für Brustkrebs und Tumoren der weiblichen Genitalorgane korreliert [57].

Für *Zuckerverzehr* fanden Seely et al. [88] in einer Korrelationsstudie eine enge Beziehung zur Mortalität an Brustkrebs. Die Autoren spekulieren, daß Zuckerverzehr vermehrte Insulinsekretion zur Folge hat und Insulin die Proliferation entarteter Zellen fördern könnte. So ließe sich auch das höhere Risiko von Diabetikerinnen für Brustkrebs erklären.

Für *Alkoholkonsum* weisen epidemiologische Studien vor allem eine erhöhte Inzidenz für Tumoren des oberen Intestinaltraktes und des Larynx aus (Tab. 9). Möglicherweise ist von zusätzlicher Bedeutung, daß Alkohol- und Tabakkonsum häufig Hand in Hand gehen [89]. Übrigens gibt es auch Studien, die für Alkohol keine Korrelation finden, und eine, in der Weinkonsum sogar mit niedrigerem Tumorrisiko korreliert war [24].

Nahrungsfaktoren mit Krebs-protektiver Wirkung

Hier sind vor allem pflanzliche Faserstoffe sowie eine Reihe von Nahrungsbestanteilen mit Antioxydans-Wirkung zu besprechen.

Ballaststoffe: Seit den Arbeiten von Burkitt wird für Pflanzenfasern und Ballaststoffe eine protektive Wirkung gegen kolorektale Tumoren angenommen, weniger für Tumoren anderer Lokalisation. Burkitt [9] fand in Querschnittsstudien an weißen und schwarzen Populationen in Südafrika und anderen Ländern eine negative Assoziation der Mortalität an Dickdarmkrebs zum Verzehr faserreicher, grober Lebensmittel. Die Popularität dieser Arbeiten hat erheblichen Anteil an der derzeitigen Vollkornwelle in unserer Ernährung. Allerdings stellt der NRC-Report [66] fest, daß die in der Literatur vorhandenen Daten nicht ausreichen, die vermutete protektive Wirkung von Ballaststoffen beim Kolonkarzinom sicher zu belegen. Auch in neuen Fallkontrollstudien sind die Resultate kontrovers. Etwa die Hälfte der Untersucher findet protektive Effekte, die anderen können sie nicht nachweisen [45]. Das mag zum Teil daran liegen, daß der Begriff «Ballaststoffe» zu unscharf ist und daß sich von der Analytik her Definitionen geändert haben. Differierende Ergebnisse fin-

Ernährung und Tumorhäufigkeit

Tabelle 10. Krebsprotektive Wirkung von Ballaststoffen der Nahrung nach Fallkontrollstudien

Karzinom	Wirkung	
	protektiver Effekt	kein Effekt
Mammakarzinom	[59]	
Magenkarzinom	[80]	
Kolonkarzinom	[91]*	[60]
	[98]**	[64]
	[61]	[91]*
Rektumkarzinom		[60]
		[64]
Prostatakarzinom		[69]
Lungenkarzinom		[12]

* Protektiv wirkten «crude fiber», keine konsistente Beziehung zur Kolonkarzinom-Inzidenz zeigten «dietary fiber» und «neutral detergent fiber»
** West [89] und Slattery [91] beziehen sich auf die gleiche Fallkontrollstudie

den sich aber auch für unterschiedliche Lokalisationen von Kolontumoren (Tab. 10).

So gibt West [98] als Ergebnis einer in Utah durchgeführten Fallkontrollstudie für «Rohfaser» eine Minderung des Kolonkarzinom-Risikos bei Männern und Frauen auf weniger als 50% an bei Vergleich der untersten mit der obersten Quartile. Im gleichen Jahr berichtete der Koautor Slattery [91] über die gleiche Studie, daß «Pflanzenfasern» (bestimmt nach Bitner) nicht konsistent zum Kolonkarzinom-Risiko korreliert seien. Nur die Nicht-Zellulose-Ballaststoffe hätten einen protektiven Effekt, bei Männern allerdings nur die Mannose- und Galaktose-haltigen und bei Frauen nur die Galaktose- und Uronsäure-haltigen Ballaststoffe, und zwar beschränkt auf Tumoren des Colon ascendens. Dem entsprach, daß die Zufuhr von Früchten und Gemüsen mit vermindertem Risiko für Kolonkarzinom verbunden war, nicht aber hoher Verzehr von Getreideprodukten.

Andere Untersucher fanden protektive Effekte ebenfalls nur für Gemüse und Früchte [61]. Sie sind aber nicht sicher zu trennen von denen der oft gleichzeitig niedrigeren Fett- und Fleischzufuhr [72] oder von dem einer höheren Karotinzufuhr, für die ebenfalls ein protektiver Effekt diskutiert wird [57]. Darauf wird weiter unten eingegangen.

Ascorbinsäure: Vitamin C kann in Speisen wie auch im Magen die Bildung kanzerogener Nitrosamine reduzieren [7, 73, 78] und bei Laboratoriumstieren die Tumorbildung durch Nitrite bei gleichzeitiger Verabfolgung vermindern. Tatsächlich fällt auf, daß Populationen mit hoher Inzidenz für Magenkrebs wenig Obst und Gemüse konsumieren [15, 17, 92]. Fallkontrollstudien bestätigen zum Teil eine schwache protektive Wirkung von Vitamin C gegen Magenkarzinom [18], aber auch gegen Rektum- [72] und Zervixkarzinom [6]. Dagegen konnte sie für Lungenkarzinom nicht nachgewiesen werden [11, 16].

Karotinoide: Viele Querschnittsstudien finden negative Korrelationen für den Verzehr grün-gelber Gemüse und anderer Karotin-haltiger Lebensmittel zur Mortalität an Karzinomen unterschiedlicher Lokalisation. Ebenso sprechen viele Fallkontrollstudien für ein höheres Krebsrisiko bei niedriger Zufuhr solcher Lebensmittel [100]. Deshalb schließen die Empfehlungen des NRC-Reports [66] ausdrücklich eine adäquate Versorgung mit Vitamin A ein. Unklar ist, warum der protektive Effekt sich in erster Linie auf β-Karotin, die nur in Vegetabilien enthaltene Vorstufe des Vitamin A, bezieht. Nur wenige Studien belegen protektive Effekte auch für Retinol, die aus tierischen Quellen stammende aktive Form des Vitamin A. Retrospektive Ernährungserhebungen können primär nur die Häufigkeit des Verzehrs bestimmter Lebensmittel erfassen und daraus relativ grob die tatsächliche Zufuhr an Karotin bzw. Retinol schätzen. Ältere Studien geben «Vitamin A» global an, ohne zu differenzieren. Für den protektiven Effekt bestimmter Gemüse (z. B. Cruciferen) könnten aber auch andere, bisher nicht identifizierte Inhaltsstoffe verantwortlich sein, deren Gehalt zu dem von β-Karotin korreliert ist [15]. Neuere Studien erfassen deshalb häufig auch die Blutspiegel für β-Karotin, Retinol sowie Vitamin E. Dabei ist der β-Karotinspiegel ein guter Parameter für die Höhe der Zufuhr von β-Karotin, der Retinolspiegel dagegen wird durch die Nahrungszufuhr kaum beeinflußt und spiegelt eher den Körperbestand an Retinol wider.

In Tabelle 11 sind die Ergebnisse einiger neuerer Fallkontrollstudien zusammengefaßt. Sie zeigen, wie schwer die vermuteten protektiven Effekte Karotin-haltiger Gemüse zu beurteilen sind. So fanden Oishi et al. [69] bei 100 Patienten mit Prostatakarzinom niedrige Aufnahme von β-Karotin, Retinol, Brot, Spinat, verglichen mit Patienten mit benigner Prostata-Hyperplasie. Bei Brustkrebs (846 Fälle) fand Hislop [41] ein niedrigeres Risiko für höhere Karotinzufuhr nur bei postmenopausalen Frauen. Weniger eindeutig sind Ergebnisse von Brock [6], der bei 206

Tabelle 11. Ergebnisse neuerer Fallkontrollstudien zur Krebs-protektiven Wirkung von Karotinoiden und Gemüsen

Karzinom	Literatur	Ergebnis	
		protektiver Effekt	kein Effekt
Lunge	[12]	Vitamin A-Zufuhr (kleinzellige und Plattenepithel)	Vitamin A-Zufuhr (Adenokarzinome)
	[11]	Karotin aus Vegetabilien (nur bei Männern signif.)	
Malignes Mesotheliom	[86]	β-Karotin Cruciferen-Gemüse	
Prostata	[17]	Vitamin A	Protein, Fett, KH
	[69]	β-Karotin Retinol Spinat, Brot	Gesamtenergiezufuhr Fasern, Vitamin B und C
Mamma	[41]	β-Karotin (nur postmenopausale Fälle)	
	[51]	Vitamin A (β-Karotin nicht angeg.)	
	[82]	β-Karotin	Vitamin A
Uterus	[6]	β-Karotin Fruchtsäfte Vitamin C β-Karotinspiegel im Plasma	Retinol Übergewicht
	[56]	β-Karotin grüne Gemüse Vollkornprodukte Milch, Leber, Fisch	Karotten (!) Fleisch, Eier, Käse
	[62]	β-Karotin	Cruciferen-Gemüse (erhöhen Risiko !)
Ösophagus	[29]	β-Karotin grüne Gemüse	für Vitamin A Risiko-Anstieg (!)
Kolon und Rektum	[58]	grüne Gemüse	
	[64]		Cruciferen-Gemüse Pflanzenfasern
	[98]	β-Karotin Cruciferen-Gemüse	

Patientinnen mit Uteruskarzinom für Übergewicht, Retinolzufuhr und Plasma-Retinol keinen protektiven Effekt gegenüber Kontrollen fand, wohl aber ein um 80% reduziertes Risiko für hohe β-Karotinspiegel im Plasma, ferner für Zufuhr von Fruchtsäften und Vitamin C. La Vecchia (1986 [56]) fand bei Uteruskarzinomen negative Korrelationen zur Aufnahme von β-Karotin (und Fasern), aber nicht zu Karotten, sondern nur zu «grünen Gemüsen» und Früchten, ferner Vollkornprodukten, Milch, Eiern, Fisch. Viele Studien beschreiben protektive Effekte von Vitamin A bei Bronchialkarzinomen. Interessant ist eine Studie von Byers [12] mit 427 Fällen, in der dieser protektive Effekt auf bestimmte zytologische Subtypen des Bronchialkarzinoms beschränkt war. (Kleinzellige Bronchialkarzinome und Plattenepithelkarzinome, aber nicht Adenokarzinome.) Schiffmann et al. [86] fanden in einer kleinen Studie auch bei 37 Fällen von malignen Mesotheliomen einen verminderten Verzehr von Cruciferen-Gemüsen sowie eine signifikant negative Korrelation zur geschätzten β-Karotinzufuhr, unabhängig von Asbest-Exposition. Für kolorektale Tumoren liegen dagegen kaum Studien vor, die einen protektiven Effekt von Karotinoiden belegen. Eine Ausnahme stellt die Studie von La Vecchia [58] dar, wo grüne Gemüse das Risiko für kolorektale Tumoren auf 50% (oberste gegen unterste Quartile) verminderten. Übrigens ergab diese Studie für Kaffeekonsum einen nahezu gleichgroßen protektiven Effekt.

Einige *prospektiv angelegte Studien*, in denen auch die Blutspiegel der Vitamine A und E untersucht wurden, konnten keine eindeutigen Beziehungen zum Krebsrisiko verifizieren. Das gilt z. B. für die Basel-Studie (Stähelin [92]), in der zwar ein Trend zu niedrigeren β-Karotinspiegeln (für Bronchialkarzinom signifikant), aber nicht für die Blutspiegel der Vitamine A, E und C bestand. Auch Willet et al. [101] fanden in ihrer prospektiv angelegten Studie keine Korrelation der Blutspiegel für Retinol, Karotinoide und Vitamin E zu späterer Krebsmanifestation, wohl aber als einzige gesicherte Korrelation eine negative zur Höhe des Serum-Cholesterinspiegels.

Der Nutzen ernährungsprophylaktischer Maßnahmen kann letztlich nur durch entsprechende *Interventionsstudien* belegt werden. Bisher wurden kaum Interventionsstudien mit aussagekräftigen Resultaten zu dieser Fragestellung publiziert. Immerhin liegt jedoch eine größere japanische Kohortenstudie vor, in die ca. 122.000 Männer und ca. 142.000 Frauen im Alter über 40 Jahre einbezogen waren und 16 Jahre lang beobachtet wurden. Dabei konnten große präventive Erfolge durch Änderungen des

Lebensstiles erzielt werden. Das Erstaunliche war, daß bereits ganz einfache Maßnahmen, nämlich Anhebung des Verzehrs grün-gelber Gemüse, ausreichten, das Risiko für Tumoren unterschiedlicher Lokalisationen (z. B. Lunge, Kehlkopf, Mund, Pharynx, Ösophagus, Magen, Leber, Harnblase) signifikant zu reduzieren. Schon in den ersten Jahren der Intervention war ein Rückgang des (in Japan sehr hohen) Magenkarzinom-Risikos zu verzeichnen bei Gruppen mit ganz unterschiedlichen Gewohnheiten in bezug auf Rauchen, Trinken, Fleischverzehr. Man darf gespannt sein, ob andere Untersucher derartig günstige Resultate bestätigen werden.

Die Frage der möglichen protektiven Effekte von Karotinoiden ist zweifellos eine der interessantesten und aktuellsten der Ernährungspathologie von Krebserkrankungen. Vitamin A spielt u. a. eine regulierende Rolle bei der Differenzierung von Epitehlzellen und beeinflußt immunologische Vorgänge. β-Karotin könnte auch eine Wirkung durch Bindung freier Radikale haben. Durch die neueren Studien zieht sich wie ein roter Faden die Diskrepanz, daß sich für β-Karotin bzw. pflanzliche Quellen der Vorstufen des Vitamin A durchweg Senkungen des Tumorrisikos zeigen lassen, für Retinol und tierische Quellen des Vitamin A jedoch nicht. Eine neue Studie an 178 Fällen mit Ösophaguskarzinom [29] fand sogar ein dreifach erhöhtes Risiko bei Zufuhr von mehr als 113 000 I.E. gegenüber weniger als 41 000 I.E. Vitamin A pro Monat, unabhängig von den mit Rauchen und Alkoholkonsum verbundenen Risiken. Dagegen waren Verzehr von Salat, grünen Gemüsen, Tomaten und Zufuhr von β-Karotin mit einem um 40% niedrigeren Risiko (obere gegen untere Quartile) verbunden. Auf diesem wichtigen Gebiet sind zweifellos weitere und genauere Untersuchungen notwendig. Die Ernährungsdaten sollten eine bessere Unterscheidung von Retinol- und Karotinzufuhr ermöglichen. Auch könnten am Effekt der «grün-gelben» Gemüse noch andere Inhaltsstoffe beteiligt sein. Im übrigen sollten für potentiell toxische Nährstoffe, wie Retinol, obere Grenzen der Zufuhr in Ernährungsempfehlungen definiert werden.

Vitamin E: Über Vitamin E-Zufuhr in Verbindung mit Krebsmortalität bzw. Krebsinzidenz liegen nur wenige Daten vor, die nicht auf eine konsistente Beziehung schließen lassen [16]. In einem Teil der Tierexperimente wurden hemmende Effekte gefunden, in anderen nicht [100].

Selen: Gute Versorgung mit Selen scheint einen hemmenden Einfluß auf die Entwicklung maligner Tumoren zu haben; denn in Gebieten mit niedriger Selenzufuhr und niedrigen Selenspiegeln im Blut wurden höhere

Krebsraten gefunden [83]. Signifikant inverse Korrelationen wurden besonders für Brustkrebs und Dickdarmkrebs beschrieben [63]. Nach einem Leitartikel von Voigtmann [95] belegen 40 von 55 seit 1949 publizierten Studien einen protektiven Effekt für Selen. Auch in Tiermodellen lassen sich solche Effekte nachweisen. Als integrierender Bestandteil der Glutathionperoxidase könnte Selen seine Wirkung über die Beseitigung von Sauerstoffradikalen entfalten, aber auch Einflüsse auf Induktion und Proliferation von Tumoren sowie auf das Immunsystem werden diskutiert [31, 87]. Leider zeigten nur die älteren Humanstudien für Selen positive, protektive Effekte, in neueren konnten sie nicht gesichert werden. Zudem besteht eine Reihe methodischer Schwierigkeiten bei der Selenbestimmung [100] und als Folge eine große Varianz der Ergebnisse. In hoher Dosierung wirkt Selen toxisch und karzinogen, die für Krebs-protektive Effekte richtige Dosis ist nicht bekannt.

Experimentelle Studien zur Kanzerogenese im Kolon

Während die epidemiologischen Befunde über Nahrungsfaktoren, die am Anstieg der Inzidenz für Dickdarmtumoren beteiligt sein könnten, wenig einheitlich sind, gibt es neue experimentelle Daten, die Zusammenhänge zwischen fettreicher, ballaststoffarmer Ernährungsweise und Kanzerogenese in Kolon plausibel erscheinen lassen:

Zur Rolle der Gallensäuren fanden Reddy et al. [76] in einer Diätstudie an Frauen über 26 Tage und Follow-up nach einem Jahr, daß unter Kost mit nur 10 Energie% Fett und 37 g Ballaststoffen pro Tag Serum-Cholesterin und sekundäre Gallensäuren in der Tages-Stuhlmenge signifikant abfallen, während neutrale Sterole unverändert bleiben. In einer weiteren Diätstudie an 19 Personen mit hoher Mutagen-Aktivität im Stuhl über 3 mal 5 Wochen [75] konnte durch Zusätze von Weizenkleie oder Zellulose zur Kost ein Absinken der Konzentration von sekundären Gallensäuren und von Mutagenen im Stuhl erreicht werden. Hafer-Ballaststoffe blieben dagegen ohne Effekt.

Auch Allinger et a. [1] fanden in einem Ernährungsversuch an Gesunden, daß beim Übergang von gemischter auf lakto-vegetabile Kost lösliche saure Lipide und Desoxycholsäure im Stuhl abfallen. Gesamt-Gallensäuren und Zelltoxizität der wäßrigen Phase des Stuhls änderten sich dabei nicht.

Stern et al. [93] fanden in 14tägigen Versuchen an dreimal 69 Normalpersonen, daß die Gabe von drei g Natriumsulfat pro Tag das pH des Stuhles um 0,47 Einheiten senkt und dabei die Thymidin-Markierung kryptaler Zellen aus dem Rektum vermindert wird. Gabe von Fruchtsäften oder von 30 g Weizenkleie pro Tag hatten diese Effekte nicht.

Dubernet et al. [21] fanden bei in vitro-Versuchen, daß bei Inkubation mit Faserstoffen aus Hafer wie auch aus Weizen die Produktion von Fecapentaen, einem gentoxischen mutagenen Kohlenwasserstoff, im Stuhl sinkt. Taurin und Kalzium hatten keinen Effekt.

Scheppach [84] fand – ebenfalls in vitro –, daß N-Butyrat das Wachstum von Kolonzellen hemmt. N-Butyrat, Propionat, Azetat entstehen beim bakteriellen Abbau von Kohlenhydraten aus Nicht-Zellulose-Ballaststoffen im Kolon.

Aus diesen und vielen älteren Untersuchungen [25, 53] resultiert folgende Hypothese (Tab. 12): Fettreiche Kost führt zu höheren Cholesterinspiegeln im Serum und zu vermehrter Produktion und Sekretion von Galle. Im Kolon kommt es unter dem Einfluß von Bakterien zu vermehrter Bildung sekundärer Gallensäuren, die als potentielle Kokarzinogene gelten, und anderer mutagener Substanzen. Möglicherweise spielt dabei ein niedriges (saures) Stuhl-pH eine Rolle. Fettreiche, volumenarme Kost, wie sie bei uns üblich ist, verweilt außerdem länger im Darm, wor-

Tabelle 12. Ernährung und Kanzerogenese im Kolon

	Fettreiche Kost	*Ballaststoffarme Kost*
Erhöht:	Serumcholesterinspiegel	verlangsamt Darmpassage
	Gallensäureproduktion	bindet weniger saure Sterine
	Galle – Sekretion	verlängert Kontakt mit der Mucosa
Verändert:	Darmflora	verändert Darmflora

↘   ↙

vermehrte Bildung sekundärer Gallensäuren
hohe Konzentration saurer Lipide im Stuhl
Bildung wasserlöslicher zytotoxischer und mutagener Stoffe

↓

höhere Proliferationsraten der Kolon-Mukosa
Irritation der Kolonschleimhaut
Bildung von Kolon-Polypen
Maligne Entartung

aus sich längere Einwirkungszeiten potentieller Mutagene auf die Kolonschleimhaut ergeben. Ballaststoffe in der Nahrung vermehren die Stuhlmenge, beschleunigen die Darmpassage und vermögen Gallensäuren und andere Bestandteile der Faeces zu binden [54]. Zusätzlich könnten Antioxidantien, wie Ascorbinsäure, Vitamin E und Retinoide einen protektiven Effekt entfalten, obwohl die dazu vorliegenden Daten inkonsistent sind [94].

Beim Menschen sind jedoch die Einflüsse der Ballaststoffe auf die Konzentration von Gallensäuren im Stuhl und auf die bakterielle Degradation von Gallensäuren relativ gering und sehr unterschiedlich für verschiedene Arten von Pflanzenfasern [52]. Außerdem sprechen die epidemiologischen Befunde, wie schon ausgeführt, nicht für eine so gewichtige Rolle der Ballaststoffe bei der Entstehung oder Vermeidung von Kolontumoren.

Brustkrebs und Fettverzehr

Aus Querschnittsstudien in verschiedenen Ländern ist schon seit längerem eine Korrelation zwischen Brustkrebs und Fettverzehr bekannt [14]. Tierexperimente zum Einfluß der Fettmenge, des Fettsäuremusters, des Energie- und Vitamingehaltes der Nahrung auf mit Methylnitrosoharnstoff induzierte Mammatumoren weiblicher Ratten zeigten allerdings, daß nur die Verminderung der Energiezufuhr zu signifikanter Hemmung der Karzinomentwicklung führte [5]. Fallkontrollstudien, wie die von Hirohata et al. [39], konnten keinen Zusammenhang mit «Überernährung» (gemeint war Nahrung mit viel Fett und tierischem Protein) bestätigen. Dagegen korrelierte das Alter bei der ersten Geburt positiv mit der Häufigkeit von Brustkrebs. Frauen, die bei der Geburt ihres ersten Kindes älter als 35 Jahre waren, hatten ein fünffach erhöhtes Risiko gegenüber Frauen, die bei der ersten Geburt weniger als 20 Jahre alt waren. Nach de Waard [96] würde Überernährung in der Jugend das Auftreten präkanzeröser Läsionen in der Brust begünstigen. Diesem Prozeß wirken ausgetragene Schwangerschaften entgegen, je jünger die Frau desto mehr. Energiereiche Kost und Fettsucht nach der Menopause würde das Wachstum subklinisch bereits vorhandener präkanzeröser Veränderungen der Brust begünstigen. Dabei würden in beiden Lebensphasen Östrogene eine wichtige Rolle spielen [3].

Rückgang der Mortalität an Magenkarzinom

Während für maligne Tumoren des Kolons, des Bronchialsystems sowie Mamma und Prostata die Mortalitätsstatistiken einen deutlich ansteigenden Trend erkennen lassen, ist für das Magenkarzinom ein so ausgeprägter Rückgang zu verzeichnen, daß dieser die Zunahme bei allen anderen Malignomen kompensiert (Tab. 13, Abb. 1). Das erinnert an die berühmten Migrationsstudien an Japanern [35] und deren aufregendes Ergebnis, daß im Verlaufe dreier Generationen nach Auswanderung in die USA die Mortalität an Kolonkarzionomen von den niedrigen Raten in Japan auf die hohen Raten in den USA ansteigt, daß aber die zuvor sehr hohe Mortalität an Magenkarzinomen zurückgeht auf die in den USA üblichen niedrigen Raten (Abb. 2).

Neuere Studien zur Häufigkeit von Magenkrebs sind seltener als solche zur Häufigkeit von Dickdarmkrebs, obwohl die Klärung der Faktoren, die an seinem Rückgang beteiligt sind, mindestens ebenso interessant wäre, wie die der Ursachen des Anstiegs für Tumoren im Dickdarmbereich. Prüft man die Ergebnisse von Fallkontrollstudien aus unterschiedlichen Regionen der Erde, dann fällt Folgendes auf (Tab. 11):

– Regelmäßig kehren Räucherwaren, gesalzene Produkte und Alkohol als Risikofaktoren wieder [48].

– Keine Hinweise liegen vor, daß Fleisch- und/oder Fettkonsum (wie z. B. beim Kolonkarzinom) von Bedeutung sind.

– Fast immer erhöhten solche Lebensmittel das Risiko für Magenkarzinom, die in der Ernährung der untersuchten Region eine bevorzugte Rolle spielen. Das weist vielleicht auf Bearbeitungsvorgänge als eigentliche Ursache hin.

– Protektive Effekte werden für frische Früchte (Vitamin C, Anti-

Tabelle 13. Verschiebungen der Mortalität an malignen gastroenterologischen Tumoren von 1962–1983 bei über 60jährigen [8]

Sterbefälle pro 100.000 Einwohner an:						
	Magenkarzinom		Kolonkarzinom		Rektumkarzinom	
	♂	♀	♂	♀	♂	♀
1962	289,2	174,5	62,1	57,7	58,7	34,8
	↓	↓	↓	↓	↓	↓
1983	159,4	93,1	117,6	105,6	67,9	44,6

oxidans-Wirkung!) in mehreren Studien berichtet, für Gemüse und Getreideprodukte bzw. Ballaststoffe sind sie nicht in allen Studien zu verifizieren.

So sprechen Untersuchungen aus Kanada [80], Louisiana [18], Kolumbien [17] oder China [43] dafür, daß Bearbeitungsmethoden wie Räuchern, Pökeln, Salzen, Verwendung von Nitriten etc. für die Inzidenz des Magenkarzinoms größere Bedeutung haben als die Nährstoff- und Lebensmittelzufuhr selbst. Da diese Bearbeitungsmethoden in unserem und anderen Industrieländern heute in wesentlich geringerem Umfang als früher und wenn, dann schonender eingesetzt werden, könnte das den Rückgang von malignen Tumoren des Magens plausibel machen. Bewiesen ist es allerdings nicht. Es wäre jedoch fatal, wenn Maßnahmen, die einen Rückgang des Kolonkarzinoms bewirken, einen Anstieg der Inzidenz des Magenkarzinoms zur Folge hätten.

Müssen wir unsere Ernährung ändern?

Die bisherigen Daten zur Ernährungspathologie der Tumorerkrankungen lassen Skepsis aufkommen im Hinblick auf die Hoffnung, das Krebsproblem durch Änderung der Ernährungsweise lösen zu können. So sind auch die Schlußformulierungen des NRC-Reports [66] äußerst vorsichtig gehalten: «Das Komitee glaubt, daß es möglich ist, vorläufige Ernährungsrichtlinien zu formulieren, die konsistent mit guter Ernährung sind und wahrscheinlich das Krebsrisiko reduzieren» [68].

Tabelle 14 faßt die Empfehlungen des NRC-Reports kurz zusammen. Sie sind tatsächlich keineswegs sensationell und entsprechen dem, was als «Prudent Diet», vernünftige Ernährung, immer schon als richtig angesehen wurde und auch im Hinblick auf Herz-Kreislauf-Erkrankungen als sinnvoll gilt [10, 13, 23, 30, 44, 46, 70, 90, 97]. Der einzige Unterschied gegenüber Empfehlungen, wie sie z. B. die American Heart Association herausgab, besteht darin, daß keine besondere Empfehlung zur Anhebung des Verzehrs mehrfach ungesättigter Fettsäuren gegeben wird. Vielleicht ändert sich das, wenn man mehr über einige Effekte von Fischölen weiß.

Vorläufig werden wir uns damit abfinden müssen, daß ca. 20% der älteren Bevölkerung bei uns eine Tumorerkrankung entwickeln. Vordringlich müssen die therapeutischen Möglichkeiten ausgebaut werden,

Tabelle 14. Empfehlungen des «Committee on Diet, Nutrition and Cancer» [66]

Weniger Fett essen
Fettkonsum sollte um 25% gesenkt werden, sowohl im Hinblick auf
gesättigte wie auf ungesättigte Fette. Hoher Fettkonsum korreliert
mit hoher Inzidenz an Kolonkarzinomen und Mammakarzinomen.

Mehr Obst, Gemüse, Vollkornprodukte täglich verzehren
Damit soll vor allem eine adäquate Zufuhr von Vitamin C (Zitrusfrüchte),
Vitamin A (karotinreiche Gemüse) und Selen sichergestellt werden,
die protektive Effekte gegenüber Kanzerogenen haben.
Vitamin-Supplemente werden abgelehnt, weil exzessive Mengen an
Vitamin A und Selen toxisch sind.

Nur wenig gepökelte Fleischwaren und Räucherwaren essen
Solche Produkte können höhere Konzentrationen an Nitrosaminen und
polyzyklischen Kohlenwasserstoffen enthalten

Alkohol nur in Maßen trinken
Besonders Raucher sollten Alkohol meiden

Keine ausreichenden Befunde liegen vor:
Über die Effekte von Ballaststoffen, Cholesterin, Vitamin C,
gechlortem Wasser, Zucker, Eier, Koffein, Kaffee oder Tee.

weil sie bessere Erfolge versprechen als Maßnahmen der Ernährungsprävention. Zur Therapie der Tumorerkrankungen gehört allerdings auch die schwierige Aufgabe adäquater Ernährung und Verhütung der Tumorkachexie, was Gegenstand anderer Beiträge dieses Bandes ist.

Literatur

1   Allinger UG, Johansson GK, Gustafsson JA, Rafter JJ: Shift from a mixed to a lacto-vegetarian diet: influence on acidic lipids in fecal water – a potential risk factor for colon cancer. Am J. Clin Nutr 1989;50:992–996.
2   Ames BN: Dietary carcinogenes and anticarcinogens. Oxygen radicals and degenerative diseases. Science 1983;221:1256–1264.
3   Ammon A, Nagel GA: Regulationsmechanismen des Tumorwachstums. Östrogenabhängigkeit des Mammakarzinoms. Dtsch Med Wschr 1989;114:1760–1764.
4   Beaufort F: Die Ernährung in der Ätiologie des Mammakarzinoms – Ergebnisse einer Befragungsstudie in Österreich – Teil II. Öff. Gesundheitswesen 1985;47:618–624.

5 Beth M, Berger MR, Schmähl D: Brustkrebs und Ernährung. Einfluß des Fett-, Kalorien- und Vitamingehaltes der Nahrung auf die mit Methylnitrosoharnstoff induzierte Mammakarzinomentwicklung weiblicher Sprague Dawley-Ratten. Z Allg Med 1989; 65:57–67.
6 Brock KE, Berry G, Mock PA, MacLennan R, Truswell AS, Truswell LA, Brinton LA: Nutrients in diet and plasma and risk of in situ cervical cancer. J Natl Cancer Inst 1988;80:580–585.
7 Brubacher G, Hornig D, Salked R: Vitaminversorgung und Krebsrisiko, in Schlierf G (ed): Ernährung und Krebs. Symposium der Deutschen Gesellschaft für Ernährung, 18./19. 10. 1982 in Hamburg. Stuttgart, Wissensch Verlagsges, 1983.
8 Bundesminister für Jugend, Familie und Gesundheit: Daten des Gesundheitswesens. Ausgabe 1985. Schriftenreihe des BMJFG Band 154. Stuttgart, Kohlhammer, 1985.
9 Burkitt DP: Epidemiology of cancer of the colon and rectum. Cancer 1971;28:3–13.
10 Butrum RR, Clifford CK, Lanza E: NCI dietary guidelines: rationale. Am J Clin Nutr 1988;48:888–895.
11 Byers T, Graham S, Haughey BP, Marshall JR, Swanson MK: Diet and lung cancer risk: findings from the Western New York Diet Study. Am J Epidemiol 1987;125: 351–363.
12 Byers T, Vena J, Mettlin C, Swanson M, Graham S: Dietary vitamin A and lung cancer risk: an analysis by histologic subtypes. Am J Epidemiol 1984;120:769–776.
13 Campbell TC: A status report on diet, nutrition and cancer. ASCD J Dent Child 1985;52:65–67.
14 Carrol KK, Khor HT: Dietary fat in relation to tumorigenesis, in Carrol KK (ed): Lipids and tumors. Progr Biochem Pharmacol 1975;10:308.
15 Cohen LA: Ernährung und Krebs. Spektrum der Wissenschaft, 1988;108–114.
16 Colditz GA, Stamper MJ, Willet WC: Diet and lung cancer. A review of the epidemiologic evidence in humans. Arch Intern Med 1987;147:157–160.
17 Correa P, Cuello C, Fajardo LF, Haenszel W, Bolanos O, de Ramirez B: Diet and gastric cancer: nutrition survey in a high-risk area. J Natl Cancer Inst 1983;70: 673–678.
18 Correa P, Fontham E, Pickle IW, Chen V, Lin YP, Haenszel W: Dietary determinants of gastric cancer in South Louisiana inhabitants. J Natl Cancer Inst 1985;75:645–654.
19 Dahlquist A: Formation of mutagens in meat. Bibl Nutr Diet 1986;37:139–141.
20 Doll R, Peto R: The causes of cancer: Quantitative estimates of avoidable risks of cancer in the United States today. J Natl Cancer Inst 1981;66:1191–1308.
21 Dubernet T, Dietrich NF, Block JB: In vitro modulation of fecapentaene (F) production in clinical feces samples. Proc Ann Meet Am Assoc Cancer Res 1989;30:A792.
22 Durbec JP, Chevilotte G, Bidart JM, Berthezene P, Sarles H: Diet, alcohol, tobacco and risk of cancer of the pancreas: a case-control study. Br J Cancer 1983;47: 463–470.
23 Fink, DJ: Preventive strategies for cancer in women. Cancer 1987;60:1934–1941.
24 Gold EB, Gordis L, Diener MD, Seltser R, Boitnott JK, Bynum TE, Hutcheon DF: Diet and other risk factors for cancer of the pancreas. Cancer 1985;55:460–467.
25 Goldin BR: Chemical induction of colon tumors in animals: An overview. Progr Clin Biol Res 1988;279:319–333.
26 Goodwin PJ, Boyd NF: Critical appraisal of the evidence that dietary fat intake is related to breast cancer risk in humans. J Natl Cancer Inst 1987;79:473–485.

27 Graham S: Hypotheses regarding caloric intake in cancer development. Cancer 1986; 58(suppl 8):1814–17.
28 Graham S, Marshall J, Haughey B, Mittelman A, Swanson M, Zielezny M, Byers T, Wilkinson G, West D: Dietary epidemiology of cancer of the colon in western New York. Am J Epidemiol 1988;128:490–503.
29 Graham S, Marshall J, Haughey B et al: Nutritional epidemiology of cancer of esophagus. Am J Epidemiol 1990;131:454–467.
30 Grundy SM, Bilheimer D, Blackburn H, Brown WV, Kwiterovich PO jr, Mattson F, Schonfeld G, Weidman WH: Rationale of the diet-heart statement of the American Heart Association. Report of Nutrition Committee. Circ 1982;65:839A–854A.
31 Günster KH, Fröleke H: Die physiologisch-toxikologische Bedeutung des Selens. Ernährungs-Umschau 1986;33:116–120.
32 Habs M: Ernährung und Krebs. Dtsch Med Wschr 1980;105:1369–1371.
33 Habs M, Schmähl D: Diet and cancer. J Cancer Res Clin Oncol 1980;96:1–10.
34 Haenszel W, Berg JW, Segi M, Kurihara M, Locke FB: Large bowel cancer in Hawaiian Japanese. J Natl Cancer Inst 1973;51:1765–1779.
35 Haenszel W, Correa P: Developments in the epidemiology of stomach cancer over the past decade. Cancer Res 1975;35:3452–3459.
36 Haenszel W, Locke FB, Segi M: A case control study of large bowel cancer in Japan. J Natl Cancer Inst 1980;64:17–22.
37 Heshmat MY, Kaul L, Kovi J, Jackson MA, Jones GW, Edson M, Enterline JP, Worell RG, Perry SL: Nutrition and prostate cancer: a case-control study. Prostate 1985; 6:7–17.
38 Hirayama T: Nutrition and cancer – a large scale cohort study. Prog Clin Biol Res 1986;206:299–311.
39 Hirohata T, Shigematsu T, Nomura AM, Nomura Y, Horie A, Hirohata I: Occurence of breast cancer in relation to diet and reproductive history: a case-control study in Fukuoka, Japan. Natl Cancer Inst Monogr 1985;69:187–190.
40 Hirohata T, Nomura AM, Hankin JH, Kolonel LN, Lee J: An epidemiologic study on the association between diet and breast cancer. J Natl Cancer Inst 1987;78: 595–600.
41 Hislop TG, Coldman AJ, Elwood JM, Brauer G, Kan L: Childhood and recent eating patterns and risk of breast cancer. Cancer Detect Prev 1986;9:47–58.
42 Hoffmeister H, Junge B: Mortalität an ernährungsabhängigen Krankheiten, in Ernährungsbericht 1984. Frankfurt/Main, Deutsche Gesellschaft für Ernährung, pp 41–47.
43 Hu JF, Zhang SF, Jia EM, Wang QQ, Liu DS, Liu YY, Wu YP, Cheng YT: Diet and cancer of the stomach: a case-control study in China. Int J Cancer 1988;41:331–335.
44 Hutter RV: Cancer prevention and detection. Status report and future prospects. Cancer 1988;61:2372–2378.
45 Jacobs LR: Fiber and colon cancer. Gastroenterol Clin North Am 1988;17:747–760.
46 Jenkins DJ, Jenkins AL, Rao AV, Thompson LU: Cancer risk: possible protective role of high carbohydrate high fiber diets. Am J Gastroenterol 1986;81:931–935.
47 Jones DY, Schatzkin A, Breen SB, Block G, Brinton LA, Ziegler RG, Hoover R, Taylor PR: Dietary fat and breast cancer in the National Health and Nutrition Survey I epidemiologic follow-up study. J Natl Cancer Inst 1987;79:465–471.
48 Joossens JV, Geboers J: Nutrition and Cancer. Biomed Pharamcother 1986;40: 127–138.
49 Kato I, Tominaga S, Kuroishi T: Relationship between westernization of dietary habits

and mortality from breast and ovarian cancers in Japan. Jpn J Cancer Res 1987;78: 349–357.
50 Kaul L, Heshmat MY, Kovi J, Jackson MA, Jackson AG, Jones GW, Edson M, Enterline JP, Worrell RG, Perry SL: The role of diet in prostate cancer. Nutr Cancer 1987;9:123–128.
51 Katsouyanni K, Willett W, Trichopoulos D, Boyle P, Trichopoulous A, Vasilaros S, Papadiamantis J, MacMahon B: Risk of breast cancer among Greek women in relation to nutrient intake. Cancer 1988;61:181–185.
52 Kay RM: Effects of diet on the fecal excretion and bacterial modification of acidic and neutral steroids and implications for colon carcinogenesis. Cancer Res 1981;41: 3774–77.
53 Kritchevsky D: Diet, nutrition, and cancer. The role of fiber. Cancer 1986;58: 1830–1836.
54 Kritchevsky D (ed): The role of dietary factors in carcinogenesis. II. Fibers (Oncology overview). Washington, DC, Intern Cancer Res Data Bank, 1988, p 66.
55 Kune GA, Kune S: The nutritional causes of colorectal cancer: an introduction to the Melbourne study. Nutr Cancer 1987;9:1–4.
56 La Vecchia C, Decarli A, Fasoli M, Gentile A: Nutrition and diet in the etiology of endometrial cancer. Cancer 1986;57:1248–1253.
57 La Vecchia C, Decarli A, Negri E, Parazini F: Epidemiological aspects of diet and cancer: a summary review of case-control studies from northern Italy. Oncol 1988;45: 364–370.
58 La Vecchia C, Negri E, Decarli A, D'Avanzo B, Galotti L, Gentile A: A case-control study of diet and colo-rectal cancer in northern Italy. Int J Cancer 1988;41:492–498.
59 Lubin F, Wax Y, Modan B: Role of fat, animal protein, and dietary in breast cancer etiology: a case-control study. J Natl Cancer Inst 1986;77:605–612.
60 Macquart-Moulin G, Riboli E, Corner J, Charnay B, Berthezene P, Day N: Case-control study on colorectal cancer and diet in Marseilles. Int J Cancer 1986;38: 183–191.
61 Mansos O, Day NE, Trichopoulos D, Gerovassilis F, Tzonou A, Polychronopoulou A: Diet and colorectal cancer: a case-control study in Greece. Int J Cancer 1983;32:1–5.
62 Marshall JR, Graham S, Byers T, Swanson M, Brasure J: Diet and smoking in the epidemiology of cancer of the cervix. J Natl Cancer Inst 1983;70:847–851.
63 McConnell KP, Jager RM, Bland KI, Blotky AJ: The relationship of dietary selenium and breast cancer. J Surg Oncol 1980;15:67–70.
64 Miller AB, Howe GR, Jain M, Craib KJ, Harrison L: Food items and food groups as risk factors in a case-control study of diet and colo-rectal cancer. Int J Cancer 1983;32: 155–161.
65 Mills PK, Annegers JF, Phillips RL: Animal product consumption and subsequent fatal breast cancer risk among Seven-Day-Adventists. Am J Epidemiol 1988;127:440–453.
66 National Academy of Sciences: Diet, nutrition and cancer. Committee on Diet, Nutrition, and Cancer, Assembly of Life Sciences, National Research Council. Washington DC, National Academy Press, 1982.
67 Norell SE, Ahlbom A, Erwald R, Jacobson G, Lindberg-Navier I, Olin R, Toernberg B, Wiechel K: Diet and pancreatic cancer: a case-control study. Am J Epidemiol 1986; 124:894–902.
68 Oeser H, Koeppe P: Epidemiologische Zusammenhänge – kritisch betrachtet, in:

Schlierf G (ed): Ernährung und Krebs. Symposium der Deutschen Gesellschaft für Ernährung 18./19. 10. 1982 in Hamburg. Stuttgart, 1983, pp 50–64.

69 Oishi K, Okada K, Yoshida O, Yamabe H, Ohno Y, Hayes RB, Schroeder FH: A case-control study of prostatic cancer with reference to dietary habits. Prostate 1988;12: 179–190.

70 Palmer S: Diet, nutrition, and cancer: the future of dietary policy. Cancer Res 1983; 43: 2509s–2514s.

71 Phillips RL, Snowdon DA: Dietary relationship with fatal colorectal cancer among Seventh-Day-Adventists. J Natl Cancer Inst 1985;74:307–317.

72 Potter JD, McMichael AJ: Diet and cancer of the colon and rectum: a case-control study. INCI 1986;76:557–569.

73 Preussmann R: Krebs und Ernährung. Ernähr Umschau 1985;32:28–35.

74 Purtilo DT, Cohen SM: Diet, nutrition and cancer. An update on a controversial relationship. Postgrad Med 1985;78:193–194, 199–203.

75 Reddy B, Engle A, Kastsifis S, Bartram HP, Perrino P, Mahan C: Biochemical epidemiology of colon cancer: effect of types of dietary fiber on fecal mutagens, acids, and neutral sterols in healthy subjects. Cancer Res 1989;49:4629–4635.

76 Reddy BS, Engle A, Simi B, O'Brien LT, Barnard RJ, Pritikin N, Wynder EL: Effect of low-fat, high-carbohydrate, high-fiber diet on fecal bile aids and neutral sterols. Prev Med 1988;17:432–439.

77 Reed PI: The role of nitrosamines in cancer formation. Bibl Nutr Diet 1986;37: 130–138.

78 Reed PI, Summers K, Smith PLR, Walters C, Bartholomew B, Hill MJ, Venitt S, Hornig D, Bonjour JP: The effect of vitamin C on gastric juice nitrite and N-nitroso compound levels in achlorhydric subjects. Scand J Gastroenterol 1982;17(suppl 78):239.

79 Risch HA, Burch JD, Miller AB, Hill GB, Steele R, Howe GR: Dietary factors and the incidence of cancer of the urinary bladder. Am J Epidemiol 1988;127:1179–91.

80 Risch HA, Jain M, Choi NW, Fodor JG, Pfeiffer CJ, Howe GR, Harrison LW, Craib KJ, Miller AB: Dietary factors and the incidence of cancer of the stomach. Am J Epidemiol 1985;122:947–959.

81 Rohan TE, McMichael AJ: Alcohol consumption and risk of breast cancer. Int J Cancer 1988;41:695–699.

82 Rohan TE, McMichael AJ, Baghurst PA: A population-based case-control study of diet and breast cancer in Australia. Am J Epidemiol 1988;128:478–489.

83 Shamberger RJ, Rukovena ER, Longfield AK, Tytko SA, Deodhar S, Willis CE: Antioxidants and cancer. I. Selenium in the blood of normals and cancer patients. J Natl Cancer Inst 1973;50:863–870.

84 Sheppach W, Kasper H: Die Bedeutung von Ernährungsfaktoren für die Entstehung gastrointestinaler Tumoren. Dtsch Med Wschr 1988;113:306–310.

85 Schmähl D: Zur Krebsentstehung und zur Methodik des Kausalitätsnachweises, in G Schlierf (ed): Ernährung und Krebs. Symposium der DGE 18./19. 10. 1982 in Hamburg. Stuttgart, Wiss Verlagsges, 1983, pp 8–24.

86 Schiffman MH, Pickle LW, Fontham E, Zahm SH, Falk R, Mele J, Correa P, Fraumeni JF: Case-control study of diet and mesothelioma in Louisiana. Cancer Res 1988;48: 2911–15.

87 Schrauzer GN: Selen – essentielles Spurenelement und Krebsschutzfaktor. Münch Med Wschr 1985;127:731–734.

88 Seely S, Horrobin DF: Diet and breast cancer: the possible connection with sugar consumption. Med Hypotheses 1983;11:319–327.
89 Seitz HK, Simanowski UA, Garzon FT: Alkohol und Karzinogenese. Ernährungs-Umschau 1987;34:120–126.
90 Sidney S, Farquahr JW: Cholesterol, cancer, and public health policy. Am J Med 1983;75:494–508.
91 Slattery ML, Sorenson AW, Mahoney AW, French TK, Kritchevsky D, Street JC: Diet and colon cancer: assessment of risk by fiber type and food source. J Natl Cancer Inst 1988;80:1474–1480.
92 Stähelin HB, Rösel F, Buess E, Brubacher G: Dietary risk factors for cancer in the Basel Study. Bibl Nutr Diet 1986;37:144–153.
93 Stern HS, Gregoire RC, Yeung KS, Neil G, Furrer F, Langley S, Bruce WR: A randomized controlled trial of sodium sulfate and dietary fiber on fecal pH and mucosal risk factors for colon cancer. Proc Ann Meet Am Ass Cancer Res 1989;30:A924.
94 Vogel VG, Pherson RS: Dietary epidemiology of colon cancer. Hematol Oncol Clin North Am 1989;3:35–63.
95 Voigtmann R: Mindert Selen das Krebsrisiko beim Menschen? Dtsch Med Wschr 1989;114:573–574.
96 De Waard F, Trichopoulos D: A unifying concept of the aetiology of breast cancer. Int J Cancer 1988;41:666–669.
97 Weinhouse S: The role of diet and nutrition in cancer. Cancer 1986;58:1791–1794.
98 West DW, Slattery ML, Robinson LM, Schuman KL, Ford MH, Mahoney AW, Lyon JL, Sorensen AW: Dietary intake and colon cancer: sex- and anatomic sitespecific associations. Am J Epidemiol 1989;130:883–894.
99 Willet WC: Diet and cancer: A whirlwind odyssey through a sea of inconsistency. Bibl Nutr Diet 1986;37:121–129.
100 Willet WC, MacMahon B: Diet and cancer – an overview. N Engl J Med 1984;310:633–638,697–703.
101 Willett W, Polk BF, Underwood BA, Stampfer MJ, Fressel S, Rosner B, Taylor JO, Schneider K, Hames CG: Relation of serum vitamins A and E and carotenoids to the risk of cancer. N Engl J Med 1984;310:430–434.
102 Wynder EL: Krebs und Ernährung. Ernährungs-Umschau 1984;31:183–185.

Schauder P (Hrsg): Ernährung und Tumorerkrankungen.
Basel, Karger, 1991, pp 57–93.

Alkoholkonsum und Tumorgenese

Helmut K. Seitz, Gerlinde Egerer, Ulrich A. Simanowski
Medizinische Universitätsklinik, Heidelberg

Einleitung

Dem Kliniker ist seit Jahrzehnten ein Zusammenhang zwischen Alkoholismus und dem Auftreten bestimmter Organkrebse bekannt. Bereits zu Beginn dieses Jahrhunderts konnte Lamu [84] in Frankreich zeigen, daß Absinth-Trinker ein erhöhtes Risiko haben, ein Ösophaguskarzinom zu entwickeln. Zwischenzeitlich hat eine große Anzahl von epidemiologischen Untersuchungen nachgewiesen, daß eine Beziehung zwischen Alkoholismus und dem Auftreten von Tumoren im Oropharynx [26, 45, 73, 141, 196, 206], Larynx [47, 60, 110, 149, 189, 196, 205, 211] und Ösophagus [147, 149, 188–192, 208] besteht.

Neben der alkoholbedingten Ko-Karzinogenese im oberen Alimentär- und Respirationstrakt beeinflußt Äthanol auch die Entstehung eines primären Leberkarzinoms, insbesondere in einer zirrhotisch umgebauten Leber [2, 51, 55, 73, 91, 168, 182, 217], sowie nach neueren epidemiologischen Studien die Entwicklung von Karzinomen im Rektum [9, 21, 25, 64, 75, 78, 81, 111, 131, 133, 134, 204, 209] und sehr wahrscheinlich auch in der Mamma [58, 62, 86, 87, 123, 140, 144, 202]. Bezüglich der beiden letztgenannten Organe liegen aber auch epidemiologische Befunde vor, die einen Zusammenhang zwischen Alkoholkonsum und Krebsentstehung nicht bestätigen [57, 71, 72, 216].

Im folgenden sollen sowohl die Ergebnisse epidemiologischer Untersuchungen als auch äthanolbedingte Pathomechanismen der Karzinogenese diskutiert werden. Auf weitere Übersichtsarbeiten zu diesem Thema wird verwiesen [34, 91, 92, 154, 156, 157].

Oberer Alimentär- und Respirationstrakt

Epidemiologie und tierexperimentelle Ergebnisse

Es konnte gezeigt werden, daß starke Trinker hochprozentiger Alkoholika ein ungefähr 10–12fach erhöhtes Risiko haben, einen Tumor im Mund-, Rachen- und Kehlkopfbereich zu entwickeln, während sich dieses Risiko durch Bier und Wein in dieser Untersuchung nur um einen Faktor von 2 erhöht [206]. Weiterhin ist starker Alkoholmißbrauch auch oft mit vermehrtem Tabakkonsum verknüpft. Beide Faktoren zeigen einen synergistischen Effekt auf die Karzinogenese im oberen Alimentärtrakt. In einer sorgfältig durchgeführten französischen Studie konnte Tuyns [191, 192] nachweisen, daß ein Alkoholkonsum von mehr als 80 g/Tag (ca. 1 Flasche Wein) das Ösophaguskarzinom-Risiko um den Faktor 18 erhöht, während alleiniges Rauchen von mehr als 20 Zigaretten dieses Risiko um einen Faktor 5 erhöht. Beides zusammen steigert das Risiko synergistisch um einen Faktor von 44 [188–191]. Es wurde berechnet, daß 76% all dieser Krebsarten durch Präventivmaßnahmen wie Vermeidung von Tabak- und Alkoholkonsum verhindert werden könnten [141].

In einer ganz neuen epidemiologischen Untersuchung von Maier et al. [103] fand sich bei 90% aller Patienten mit Kopf- und Halsmalignomen regelmäßiger Alkoholkonsum, der im Tumorkollektiv etwa doppelt so hoch war wie bei der Kontrollgruppe. Bezüglich des relativen Risikos, an einem Plattenepithelkarzinom des oberen Atmungs- und Verdauungstraktes zu erkranken, findet sich ähnlich wie für den chronischen Tabakkonsum auch in dieser Studie eine signifikante Dosis-Wirkungsbeziehung. Wenn man das relative Risiko bei Personen mit einem täglichen Alkoholkonsum von 25 g mit 1,0 annimmt, so steigt mit zunehmender Alkoholdosis das kontrollierte relative Risiko (RR) signifikant an und erreicht bei 100 g Alkohol/Tag einen Wert von 32,4. Die in dieser Untersuchung angegebenen Risikowerte stimmen sehr gut mit denen von anderen Autoren überein: Tuyns et al. [220] fanden bei einem täglichen Konsum von über 121 g Alkohol nach statistischer Bereinigung der Tabakwirkung ein relatives Risiko von 12,5 für Hypopharynxkarzinome, von 10,6 für Epipharynxkarzinome, von 2,0 für supraglottische Larynxkarzinome und von 3,4 für glottische und subglottische Larynxkarzinome. Bei vergleichbarem Alkoholkonsum (100–159 g) lagen die von Brugere et al. [11] ermittelten relativen Risikowerte deutlich höher, d. h. für Mundhöhlenkarzinome bei 13,1, für Oropharynxkarzinome bei 15,2 und für Hypopharynxkarzinome

Tabelle 1. Einfluß von Äthanol auf die chemisch induzierte extrahepatische Karzinogenese (Fortsetzung auf Seite 60)

Autor	Spezies	Karzinogen	Alkoholapplikation	Zielorgan	Alkoholeffekt
Lokaler Effekt auf Haut und Schleimhaut					
Horie et al. [67]	Maus	BP, oral	als Lösungsmittel	Ösophagus	Stimulation
Henefer [59]	Hamster	DMBA, lokal	als Lösungsmittel	Wangenschleimhaut	Stimulation
Elzay [221]	Hamster	DMBA, lokal	als Lösungsmittel	Wangenschleimhaut	Stimulation
Stenback [222]	Maus	DMBA, lokal	als Lösungsmittel	Haut	Stimulation
Ösophagus und Respirationstrakt					
Giebel [38]	Ratte	DÄNA, intragastral	30% intragastral mit Karzinogen	Ösophagus	Stimulation
Gabrial et al. [33]	Ratte	MBNA, intragastral	4% Trinkwasser, kontinuierlich, Zn-Mangel	Ösophagus	Stimulation
Schmähl [146]	Ratte	MPNA, subkutan	25% Trinkwasser, kontinuierlich	Ösophagus	kein Effekt
Kohnishi et al. [80]	Ratte	NNP, in der Diät	50% intrapharyngeal und 10% Trinkwasser	Ösophagus	kein Effekt
McCoy et al. [106, 107]	Hamster	NPYR/NNN, i.p.	5% FD, vor und mit Karzinogen	Nase/Trachea	Stimulation/ kein Effekt
Castonguay et al. [16]	Ratte	NNN, p.o./NNN, s.c.	6% FD, vor und mit Karzinogen	Nasenhöhle	Stimulation/ kein Effekt
Griciute et al. [48, 49]	Maus/Ratte	DMNA, i.g./NNN, i.g. i.p. vor Karzinogen,	40% intragastral mit Karzinogen	N. olfactorius	Stimulation
Capel et al. [15]	Maus	BP, intragastral	unbekannte Konzentration	Muskel	Stimulation

Tabelle 1. (Fortsetzung)

Autor	Spezies	Karzinogen	Alkoholapplikation	Zielorgan	Alkoholeffekt
Kolon und Rektum					
Hamilton et al. [52–54]	Ratte	AM, subkutan	FD, verschiedene Konzentrationen, vor, mit und nach Karzinogen	distales Kolon/ proximales Kolon	Stimulation/ kein Effekt kein Effekt/ Hemmung
Seitz et al. [164]	Ratte	DMH, subkutan	6% FD, vor Karzinogen	Rektum	Stimulation
Garzon et al. [37]	Ratte	AMMN, intrarektal	6% FD, vor und mit Karzinogen	Rektum	Stimulation
Seitz et al. [169]	Ratte	AMMN, intrarektal	6% FD, vor und mit Karzinogen	Rektum	Stimulation
McGarrity et al. [109]	Ratte	DMH, subkutan	6% FD, mit Karzinogen	Rektum	kein Effekt
Howarth und Pihl [68]	Ratte	DMH, subkutan	5% Trinkwasser, vor Karzinogen	Rektum/Kolon	kein Effekt
Nelson und Samalson [119]	Ratte	DMH, subkutan	5% Trinkwasser, vor und mit Karzinogen	Rektum/Kolon	kein Effekt
Pankreas					
Tweedie et al. [193]	Hamster	BOP, subkutan	25% Trinkwasser, vor und nach Karzinogen	Pankreas	Hemmung
Pour et al. [135]	Hamster	BOP, subkutan	5% Trinkwasser, vor und nach Karzinogen	Pankreas	kein Effekt
Woutersen et al. [203]	Hamster	BOP, subkutan	15% Trinkwasser, nach Karzinogen	Pankreas	kein Effekt
Woutersen et al. [203]	Ratte	Azaserin, i.p.	15% Trinkwasser, nach Karzinogen	Pankreas	Stimulation

AM = Azoxymethan; AMMN = Azetoxymethylmethylnitrosamin; BOP = Nitroso(2-oxopropyl)amin; BP = Benzo(a)pyren; DÄNA = Diäthylnitrosamin; DMH = 1,2-Dimethylhydrazin; FD = Flüssigkeitsdiät; i.g. = intragastral; i.p. = intraperitoneal; i.ph. = intrapharyngeal; MBNA = Methylbenzylnitrosamin; MPNA = Methylphenylnitrosamin; NNN = N-Nitrosonornicotin; NNP = N-Nitrosopiperidin; NPYR = N-Nitrosopyrrolidin; p.o. = oral; s.c. = subkutan.

Tabelle 2. Faktoren, die die Karzinogenese beeinflussen

- Art des chemischen Karzinogens (Organspezifität, Stoffwechsel)
- Dosis des Karzinogens und Applikationsdauer
- Art der Karzinogenzufuhr (lokal, oral, parenteral)
- Menge, Konzentration und Dauer der Alkoholapplikation
- Art der Äthanolzufuhr (im Trinkwasser, als Flüssigkeitsdiät, intragastral, parenteral)
- Kombination von Karzinogen und Äthanol
  (Äthanolzufuhr vor, mit oder nach Karzinogenapplikation)
- Spezies, Stamm, Geschlecht

bei 28,6. Allerdings ist selbst bei diesem erheblichen Tageskonsum von Äthanol nicht mit einer Sättigung des alkoholassoziierten Krebsrisikos zu rechnen. Bei chronisch exzessivem Alkoholkonsum (160 g/Tag) ermittelten Brugere et al. [11] nochmals einen sprunghaften Anstieg des Krebsrisikos (Mundhöhlenkarzinom: RR = 70; Oropharynxkarzinom: RR = 70; Hypopharynxkarzinom: RR = 143). Es muß besonders hervorgehoben werden, daß sowohl chronischer Tabakkonsum als auch chronischer Alkoholkonsum unabhängig voneinander das Krebsrisiko im Kopf- und Halsbereich signifikant steigern.

Auch in tierexperimentellen Untersuchungen konnte ein ko-karzinogener Effekt von chronischer Alkoholzufuhr gezeigt werden (Tab. 1), wobei die Ergebnisse je nach Versuchsanordnung, insbesondere in Abhängigkeit von Art, Dauer und Menge der Alkoholzufuhr, variieren. Faktoren, die den Einfluß von Alkohol auf die Karzinogenese beeinflussen, sind in Tabelle 2 zusammengefaßt. Es muß in diesem Zusammenhang betont werden, daß Alkohol per se nicht karzinogen ist [74], sondern die durch ein chemisches Prokarzinogen induzierte Karzinogenese «nur» modulieren kann, also ein Tumorpromotor oder/und ein Ko-Karzinogen darstellt.

Pathogenetische Mechanismen

Alkohol kann die Suszeptibilität verschiedener Gewebe gegenüber chemischen Karzinogenen durch eine Vielzahl von Mechanismen erhöhen, unter anderem durch eine gesteigerte Aktivierung von Prokarzinogenen nach mikrosomaler Enzyminduktion, durch Veränderung des Stoffwechsels und/oder der Verteilung von Karzinogenen, durch Interferenz mit dem Repair-System, welches Karzinogen-induzierte DNS-Alkylierungen behebt, und dem Immunsystem, durch Stimulation der Zellregeneration und durch alkoholbedingte Mangelernährung (Abb. 1). Je nach betroffenem Organ überwiegt der eine oder andere Mechanismus der alkoholbedingten Ko-Karzinogenese [92, 156, 223].

Äthanol vermag durch eine Schädigung der Zellmembran die Aufnahme von Umweltkarzinogenen zu erleichtern. Darüber hinaus wird postuliert, daß Alkohol als Solvens wirkt, wodurch es zu einer verstärkten Penetration von karzinogenen Substanzen in die Schleimhaut kommt [156]. Beide Faktoren spielen am oberen Alimentärtrakt eine Rolle, zumal chronischer Alkoholkonsum zu einer Atrophie und lipomatösen Umwandlung des Parenchyms der großen Kopfspeicheldrüsen mit erheblicher Reduktion der Speichelsekretion führt [101, 102]. Durch den verringerten Speichelfluß wird die Schleimhautoberfläche nicht mehr ausreichend befeuchtet und gereinigt. Dies führt unter anderem zu höheren Konzentrationen lokal einwirkender Karzinogene sowie zu einer Verlängerung der Kontaktzeit dieser Substanzen mit der Schleimhaut. Nicht unerwähnt bleiben soll auch die Tatsache, daß in verschiedenen alkoholischen Getränken wie Whiskey, Wermuth, Sherry, Bier und Wein karzinogene Substanzen (polyzyklische aromatische Kohlenwasserstoffe, Nitrosamine) nachgewiesen worden sind [92].

Die Interaktion von Äthanol mit dem Nitrosaminstoffwechsel, die sowohl bei der Ösophagus- als auch bei der Leberkarzinogenese von Bedeutung ist, soll im Abschnitt «Leber» diskutiert werden.

Tierexperimentelle Untersuchungen haben gezeigt, daß Zinkmangel, wie er durch chronische Alkoholzufuhr entstehen kann [108], die che-

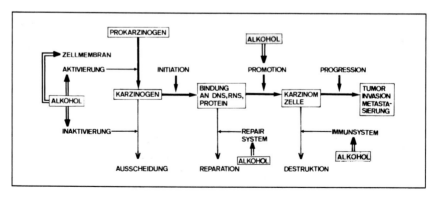

Abb. 1. Vereinfachtes Schema der 2-Phasen-Karzinogenese und mögliche Angriffspunkte von Äthanol [152, 153].

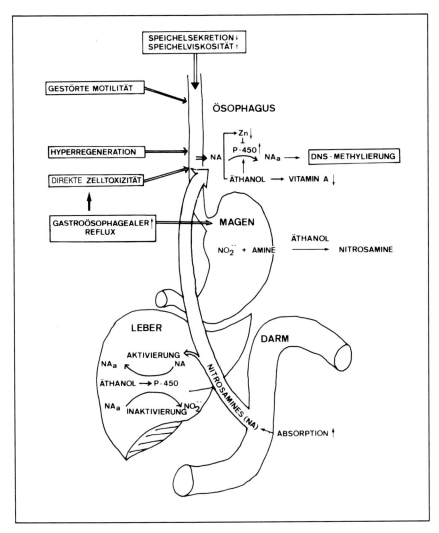

Abb. 2. Einfluß von Äthanol auf den Nitrosaminstoffwechsel und auf die Ösophaguskarzinogenese. Äthanol erhöht die Produktion von Nitrosaminen im Magen und steigert die intestinale Resorption. Der Nitrosaminstoffwechsel ist durch Äthanol in der Leber gehemmt, und deshalb sind extrahepatische Gewebe, wie z. B. der Ösophagus, höheren Nitrosaminkonzentrationen ausgesetzt. Nitrosamin-metabolisierende Enzyme sind in der Ösophagusmukosa durch Äthanol in ihrer Aktivität induziert. Zur weiteren Erklärung siehe Text (NA = Nitrosamine; NAa = aktivierte Nitrosamine) [154].

misch induzierte Ösophaguskarzinogenese verstärkt [4]. Dies liegt unter anderem daran, daß Zink die Aktivierung von Nitrosaminen durch mikrosomale Zytochrom-P450-abhängige Enzyme hemmt. Zusätzlich zu diesen systemischen Alkoholeffekten kommt eine lokale Schädigung der Mukosa durch hochprozentige Alkoholika, die mit einer sekundären kompensatorischen Hyperregeneration beantwortet wird [104]. Schnell regenerierende Gewebe sind jedoch extrem anfällig gegenüber der karzinogenen Wirkung von Umweltkarzinogenen. Diese werden in nicht geringer Menge durch gleichzeitiges Rauchen an die Mukosa herangeführt, so daß chronisches Trinken und starker Tabakkonsum eine gefährliche Kombination darstellen. Die pathogenetischen Mechanismen der alkoholbedingten Ösophaguskarzinogenese sind in Abbildung 2 zusammengefaßt.

Leber

Das hepatozelluläre Karzinom (HCC) läßt sich häufig beim Alkoholiker diagnostizieren [2, 51, 55, 73, 91, 182, 217], wobei die unterschiedliche Bedeutung des Äthanols, der zugrundeliegenden äthanolinduzierten Leberzirrhose, einer gleichzeitig bestehenden Infektion mit Hepatitis-B-Virus oder eine Kombination all dieser Faktoren unklar ist.

Einfluß von Alkohol bei der Initiation und Promotion des HCC

Um den Einfluß von Alkohol auf die Entstehung des HCC zu untersuchen, wurden verschiedene Tierexperimente durchgeführt (Tab. 3). Diese zeigten, wie bereits erwähnt, daß Alkohol per se kein Karzinogen darstellt, daß jedoch chronische Alkoholgabe die Karzinogenese modifizieren kann. Die Experimente haben auch geklärt, daß Alkohol – und nicht andere Getränkebestandteile – die chemisch induzierte Karzinogenese beeinflussen. So muß Äthanol als Ko-Karzinogen und unter bestimmten Bedingungen als Tumorpromoter betrachtet werden. Von entscheidender Bedeutung im Hinblick auf die Ergebnisse aller Tierexperimente mit Alkohol ist die Darreichungsform von Äthanol. Die einzige Möglichkeit, eine adäquate Alkoholzufuhr im Tierexperiment zu gewährleisten, ist die Alkoholgabe als Bestandteil einer Flüssigkeitsdiät [94]. Wenn Alkohol mit dem Trinkwasser verabreicht wird, kann die Alkoholzufuhr extrem niedrig sein, und es kann zu einer Mangelernährung kommen, welche ihrerseits die Karzinogenese beeinflussen kann.

Tabelle 3. Einfluß von Äthanol auf die chemisch induzierte Leberkarzinogenese

Autor	Spezies	Karzinogen	Alkoholapplikation	Alkoholeffekt
Griciute et al. [48, 49]	Maus/Ratte	DMNA, i.g./NNN, i.g.	40% i.g. mit Karzinogen	Hemmung*
Habs und Schmähl [50]	Ratte	DMNA, oral	25% Trinkwasser mit Karzinogen	Hemmung
Teschke et al. [183]	Ratte	DMNA, i.g.	6% FD vor Karzinogen	kein Effekt/Hemmung**
Giebel [38]	Ratte	DÄNA, i.g.	30% i.g. mit Karzinogen	kein Effekt***
Porta et al. [132]	Ratte	DÄNA, i.p.	25–32% FD und Methylmangel nach Karzinogen	Stimulation
Takada et al. [183]	Ratte	DÄNA, i.p.; 70% Hepatektomie	20% FD nach Karzinogen	Stimulation
Driver und McLean [22]	Ratte	DÄNA, i.p.	5% Trinkwasser nach Karzinogen	Stimulation
Mendenhall und Chedid [112]	Ratte	Aflatoxin B1, i.g.	6% FD, kontinuierlich	kein Effekt****
Misslbeck et al. [117]	Ratte	Aflatoxin B1, i.g.	6% FD nach Karzinogen	kein Effekt
Radike et al. [136]	Ratte	Vinylchlorid, Atemluft	5% FD vor und mit Karzinogen	Stimulation
Weisburger et al. [201]	Ratte	N-OH-2AAF, oral	10% Trinkwasser mit Karzinogen	kein Effekt

DÄNA = Diäthylnitrosamin; DMNA = Dimethylnitrosamin; FD = Flüssigkeitsdiäten; i.g. = intragastral; i.p. = intraperitoneal; NNN = N-Nitrosonornicotin; N-OH-2AAF = N-Hydroxy-2-Acetaminofluoren.
* Auftreten von Olfactorius Neuroepitheliomen nach Alkohol
** Gleiche Tumorinzidenz, verlängerte Latenzzeit nach Alkohol
*** Erhöhte Inzidenz von Ösophaguskarzinomen nach Alkohol
**** Vermehrtes Auftreten von Peliosis hepatis durch Alkohol

Tabelle 3 zeigt die Ergebnisse von chronischer Alkoholzufuhr auf die chemisch induzierte Leberkarzinogenese. Die Mehrzahl der Experimente wurden mit Nitrosaminen als Tumorinduktor durchgeführt; nur wenige andere Prokarzinogene wurden untersucht. Die hepatische Karzinogenese mit Nitrosaminen wird lediglich gesteigert, wenn Alkohol während der Promotion gegeben wird [22, 180], oder wenn gleichzeitig eine Methylmangeldiät vorliegt [132]. Wenn jedoch Alkohol vor oder zusammen mit dem Prokarzinogen gegeben wird, wird die Karzinogenese nicht beeinflußt [38, 112, 117, 183, 201] oder sogar durch Alkoholgabe gehemmt [49, 50]. Radike et al. [136] fanden sowohl eine 4fach erhöhte Tumorinduktion durch Vinylchlorid als auch histologische Veränderungen nach chronischer Alkoholzufuhr bei der Ratte. Gleichzeitig sah man schwere mitochondriale Schäden, welche auf den kombinierten Einfluß von Vinylchlorid und Alkohol zurückzuführen sind [115]. Diese Daten sind aufgrund zweier ungewöhnlicher Unfälle in der Vinylchlorid-Industrie von besonderem Interesse: Ein Vinylchlorid-exponierter Alkoholiker entwickelte sowohl ein Angiosarkom der Leber als auch ein HCC. Sein Kollege, ein Antialkoholiker, bekam «lediglich» ein Angiosarkom der Leber [182].

Bei Aflatoxin B1 als Tumorinduktor zeigt Alkohol keinen Einfluß auf die Leberkarzinogenese [112, 117], obwohl es zu einem gesteigerten Auftreten einer Peliosis hepatis bei der Ratte kommt.

Eine epidemiologische Studie zeigte, daß der tägliche Alkoholkonsum von mehr als 24 g das Risiko, ein HCC zu entwickeln, um den Faktor 35 erhöht, wenn gleichzeitig 4 µg Aflatoxin B1 mit der Nahrung aufgenommen werden [12].

Alkohol und der mikrosomale Stoffwechsel von Prokarzinogenen

Viele Umweltkarzinogene existieren in ihrer prokarzinogenen Form und benötigen eine metabolische Aktivierung durch das mikrosomale Zytochrom-P450-abhängige Enzymsystem. Die Induktion der mikrosomalen Enzymaktivität steigert den mutagenen Effekt vieler Substanzen im Ames-Mutagenitätstest [1]. Es ist bekannt, daß Äthanol ein mikrosomaler Enzyminduktor in der Leber und in anderen Geweben ist [90, 92, 93, 152, 153, 155]. Bei chronischer Äthanolzufuhr tritt eine bestimmte Form von Zytochrom P450 in der Leber auf [82, 85]. Dieses spezifische Zytochrom P450, das sogenannte Zytochrom P450IIE1, zeigt eine bevorzugte Affinität gegen Anilin, 7-Ethoxycoumarin [24] und Retinol [143] und ist hauptverantwortlich für die Dimethylnitrosamin(DMN)-Demethylase mit niedriger Michaelis-Menten-Konstante (K_m) [79, 214]. Auf diese Weise ist beim Alkoholiker der Metabolismus einer großen Anzahl von Medikamenten und Xenobiotika beschleunigt. Zusätzlich ist die Kapazität von hepatischen und intestinalen Mikrosomen, welche eine Vielzahl von chemischen Prokarzinogenen zu Mutagenen aktiviert, nach chronischer Alkoholzufuhr erhöht, einschließlich der polyzyklischen Kohlenwasserstoffe [156, 159–161, 177], 2-Aminoflurene [156, 160, 161, 163, 177], Aminosäurenpyrolysate [97, 156, 160, 161, 163] und Nitrosamine [35, 106, 118, 174]. Die gesteigerte intestinale Aktivierung von Prokarzinogenen nach Alkoholzufuhr kann die Bioverfügbarkeit dieser Komponenten vergrößern und so zu erhöhten Karzinogenkonzentrationen in der Pfortader und in der Leber führen.

Obwohl das mikrosomale Zytochrom-P450-abhängige Biotransformationssystem für die Aktivierung der meisten chemischen Prokarzinogene essentiell ist, führt die Induktion dieses Enzymsystems nicht notwendigerweise zu einem erhöhten Krebsrisiko. Dies kommt wahrscheinlich daher, daß Entgiftungsreaktionen ebenfalls durch Alkohol induziert werden. Der mikrosomale Stoffwechsel mancher Substanzen, wie z. B. von Benzpyren, schafft unterschiedliche Produkte und Bestandteile des mikrosomalen Enzymsystems und assoziierte Enzyme – z. B. die Epoxidhydratase und Glutathiontransferase sind auch an der Entgiftung von vielen solcher Chemikalien beteiligt –, welche eine Aktivierung benötigen, und sie können ebenfalls durch Alkohol induziert werden. In diesem Zusammenhang ist die Nettoproduktion von aktivierten Karzinogenen unter Alkohol von entscheidender Bedeutung, und sie entscheidet, ob die Karzinogenese stimuliert oder inhibiert wird.

In der Aflatoxin-B1-induzierten Hepatokarzinogenese z. B. führt chronische Alkoholzufuhr zu einer gesteigerten Aktivierung von Prokarzinogenen [185, 186], vergrößert aber nicht die Menge von DNA-gebundenem Aflatoxin B1 in der Leber von männlichen F344-Ratten [105]. Dieser Mangel an DNA-Bindung paßt zu der Beobachtung, daß chronische Alkoholgabe keinen Einfluß auf die Aflatoxin-B1-induzierte Leberkarzinogenese hat.

Alkohol und Nitrosaminstoffwechsel
Wie bereits erwähnt, wurden Nitrosamine in alkoholischen Getränken entdeckt [92, 156, 176]. Da Äthanol und Nitrosamine über Zytochrom-P450-abhängige Enzyme metabolisiert werden, ist es nicht überraschend, daß beide Komponenten interagieren. Äthanol und DMN werden durch ein ähnliches Zytochrom P450 in hepatischen Mikrosomen metabo-

lisiert. Deshalb ist Alkohol imstande, die Aktivität der hepatischen Low-Km-DMN-Demethylase zu hemmen [129, 179, 184]. Andererseits erhöht chronischer Alkoholkonsum die mikrosomale DMN-Demethylaseaktivität als Ergebnis der Induktion von Zytochrom P450IIE1, welches eine hohe Affinität für DMN hat [35]. Auf diese Weise steigert chronische Alkoholzufuhr die mikrosomale Aktivierung von DMN zu einem Mutagen im Ames-Test [35]. Eine solche gesteigerte Aktivierung wurde mit DMN-Konzentrationen von 0,3 mM beobachtet, was von pathophysiologischer Bedeutung sein kann. Es wurde jedoch keine Zunahme der Methylierung der hepatischen DNA festgestellt, wenn 14C(DMN) äthanolgefütterten- und Kontrollratten gegeben wurde [83], oder wenn die Mutagenität von DMN in vivo mit dem «host-mediated assay» getestet wurde [40].

Zusätzlich soll, wie bereits erwähnt, hervorgehoben werden, daß eine Äthanolfütterung nicht die nitrosamininduzierte Hepatokarzinogenese stimuliert. Der Mangel einer äthanolvermittelten Ko-Karzinogenität mag möglicherweise darauf zurückzuführen sein, daß inaktivierende Enzyme durch chronische Alkoholzufuhr ebenfalls in ihrer Aktivität gesteigert sind oder daß die Anwesenheit von Äthanol in der Leber während der Prokarzinogenzufuhr die hepatische Aktivierung von Nitrosaminen hemmt. Wenn DMN oral zugeführt wird, unterliegt DMN einem First-Pass-Stoffwechsel der Leber bis zu einer Dosis von 30 µg/kg KG [179]. Bei höheren Dosen sind die hepatischen Enzyme gesättigt, und es kommt zur Methylierung in anderen Organen, wie z. B. Niere und Ösophagus. Wenn Äthanol Ratten in niedriger Dosis zugeführt wird, verhütet er den First-Pass-Stoffwechsel von DMN, indem er mit dem hepatischen mikrosomalen Enzym konkurriert. Als Ergebnis kann mehr Nitrosamin die Leber umgehen, und nitrosaminempfindliche extrahepatische Organe sind größeren Spiegeln des Prokarzinogens ausgesetzt. Messungen des DMN-Stoffwechsels in Leberschnitten und Ösophagusepithel legen nahe, daß die Veränderungen der Alkylierung der ösophagealen DNA das Resultat einer selektiven Hemmung des DMN-Metabolismus in Leber und Niere sind. Die Interaktion zwischen Nitrosamin und Vitamin-A-Stoffwechsel wird noch diskutiert werden. Diese biochemischen Daten über die Interaktion zwischen Äthanol und Nitrosaminstoffwechsel in Leber und extrahepatischen Geweben mögen wenigstens teilweise erklären, warum Alkohol die nitrosamininduzierte Hepatokarzinogenese nicht stimuliert, dagegen aber die Entwicklung extrahepatischer Tumoren, wie z. B. das Ösophagus-Karzinom oder Tumoren der Nase und der Trachea, steigert. Die

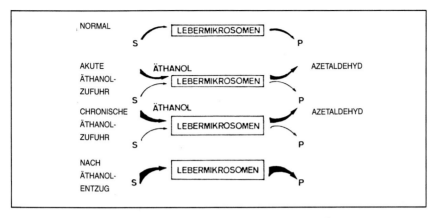

Abb. 3. Interaktion zwischen mikrosomalem Stoffwechsel von Äthanol und dem von Prokarzinogenen: Ein Substrat (S) wird in ein Produkt (P) umgewandelt. In der Gegenwart von Äthanol wird diese Umwandlung gehemmt und dafür Äthanol zu Azetaldehyd verstoffwechselt. Nach chronischer Alkoholzufuhr kommt es zur mikrosomalen Enzyminduktion, wobei noch mehr Äthanol zu Azetaldehyd umgewandelt wird. Wird dann Äthanol entzogen, so wird vermehrt S zu P umgesetzt, d. h. im Falle eines Prokarzinogens vermehrt aktives Karzinogen produziert (zur weiteren Erklärung s. Text) [168].

komplexe Interaktion zwischen Prokarzinogen-Aktivierung und Äthanol-Stoffwechsel, insbesondere im Hinblick auf DMN, ist in Abbildung 3 schematisch dargestellt.

Alkohol und DNA-Stoffwechsel

Es gibt zwei Wirkungen von Äthanol auf den DNA-Stoffwechsel, welche mit Ko-Karzinogenität assoziiert sein können, nämlich der Einfluß auf die Häufigkeit des DNA-Austausches von Geschwisterchromatiden (SCE) und auf das DNA-Repairsystem: Obe und Ristow [121] berichten, daß Azetaldehyd, das erste Stoffwechselprodukt von Äthanol, SCE in Zellkulturen induziert. Zusätzlich fanden sie eine Erhöhung von Chromosomenaberrationen in den Lymphozyten von Alkoholikern [122]. Die potentielle Bedeutung dieser Beobachtung in bezug auf Tumorpromotion liegt darin, daß Verbindungen mit SCE-Aktivität als Promotoren agieren können [76]. Durch eine Zunahme der Häufigkeit des SCE können solche Verbindungen theoretisch rezessive Mutationen steigern, indem ein heterozygotes in ein homozygotes Stadium konvertiert wird und dadurch zur Tumorentwicklung führt.

Ein weiterer Mechanismus, wodurch Alkoholmißbrauch das Risiko der Krebsentstehung erhöht, ist die Hemmung des zellulären Repair-Systems, das DNS-Schäden ausbessert. Es wurde berichtet, daß die DMN-induzierte hepatische DNA-Alkylierung bei alkoholgefütterten Tieren längere Zeit bestehen bleibt als bei Kontrolltieren [36]. Dieser Effekt scheint für das 06-Methylguanin(MeG)-Repair-System spezifisch zu sein. Das Enzym, welches für die 06-MeG-Reparatur verantwortlich ist, ist die 06-MeG-Transferase. Dieses Enzym transferiert Methyl- oder Ethylgruppen von der 06-Position des Guanin auf einen Cysteinrest, welcher im Enzym lokalisiert ist und abwechselnd die Transferase inaktiviert [56, 77, 128]. Es wurde festgestellt, daß chronische Alkoholzufuhr diese Enzymaktivität signifikant reduziert [36]. Da die Alkylierung an der 06-Position von Guanin sowohl mit der Karzinogenese als auch mit der Mutation vergesellschaftet ist [168], kann die offenbar verminderte 06-MeG-Transferaseaktivität bei alkoholgefütterten Ratten ein wichtiger Mechanismus in der alkoholbedingten Leberkarzinogenese sein. Es soll nicht unerwähnt bleiben, daß es in zwei anderen Studien nicht gelang, einen Effekt von Alkohol auf die Reparatur von DMN-induzierter 06-MeG-Alkylierungen zu zeigen [6, 151]. Diese Studien wurden unter anderem deshalb kritisiert, weil eine Mangelernährung der Tiere nicht ausgeschlossen werden konnte.

Alkohol als Tumorpromoter

Es wurde im Tierexperiment gezeigt, daß Alkohol als Tumorpromoter in der Leber wirken kann. Acht Wochen nach einer einmaligen Injektion von Diethylnitrosamin (DENA) wurden Ratten, die zu 70% hepatektomiert waren, Alkohol gegeben. Nach 32 Wochen kam es zu einer Zunahme der sichtbaren Tumorknoten der Leber und der Anzahl von Gammaglutamyltranspeptidase-positiven Arealen [180]. Diese Ergebnisse weisen darauf hin, daß Äthanol ähnlich wie Pentobarbital als Promoter bei der chemisch induzierten hepatischen Karzinogenese wirkt, und dies mag bei HBV-Trägern, welche gleichzeitig große Alkoholmengen trinken, von besonderer Bedeutung sein. In einem weiteren Experiment verabreichten Driver und McLean [22] Äthanol (leider im Trinkwasser!) an Ratten nach Initiierung der Hepatokarzinogenese mit DENA. Wiederum kam es zu einer Zunahme der Krebsentstehung mit Äthanol als Promoter.

Alkohol und Mangelernährung

Bei chronischen Alkoholikern wird 50% der täglichen Kalorienzufuhr in Form von Äthanol aufgenommen. Alkoholischen Getränken jedoch mangelt es an wichtigen Nährstoffen, und es treten deshalb häufig Mangelernährungen auf [158]. Im Hinblick auf die Hepatokarzinogenese haben neueste Studien an Ratten gezeigt, daß Äthanol aufgrund seiner Eigenschaft, lipotrope Substanzen wie Methionin und Cholin in der Leber zu vermindern, eine ko-karzinogene Wirkung entfalten kann [132]. Zusätzlich kann ein Vitamin A- und Pyridoxin-Mangel eine Rolle spielen.

Es ist bekannt, daß chronischer Alkoholismus wenigstens beim Nager mehr Methylgruppen erfordert [32, 187, 194] und daß diätetischer Methylmangel die Aktivität von einigen Hepatokarzinogenen erhöht [114, 138]. Es muß jedoch betont werden, daß Primaten weniger von den äthanolassoziierten lipotropen Mängeln betroffen sind als Nager [90, 93]. Methionin, welches in der Diät enthalten ist und durch verschiedene Reaktionen im Körper synthetisiert wird, ist der einzige Vorläufer von S-Adenosylmethionin, dem primären Methyldonor des Körpers. Eine Unterbrechung im Methioninstoffwechsel und der Methylierungsreaktion mag bei der Karzinogenese eine Rolle spielen [195]. S-Adenosylmethionin ist in der Methylierung eines kleinen Prozentsatzes der Cytosinbasen der DNA einbezogen. Neueste Ergebnisse legen nahe, daß die enzymatische DNS-Methylierung eine wichtige Komponente der Genkontrolle darstellt und dadurch die Genfunktion unterdrückt werden kann. Einige Karzinogene interferieren mit der enzymatischen DNS-Methylierung, und dies mag zu einer Aktivierung von Onkogenen führen [27, 66, 137]. Eine Demethylierung muß aber nicht immer die nötige Voraussetzung für eine gesteigerte Transkription sein. Eine DNA-Hypomethylierung wurde in vielen Krebszellen und Tumoren beobachtet. Abbildung 4 faßt den Effekt von Äthanol auf den Methioninstoffwechsel zusammen und unterstreicht die Bedeutung von Methionin im Intermediärstoffwechsel.

Beim Alkoholiker tritt auch häufig ein Vitamin-A-Mangel auf. Chronischer Alkoholkonsum verringert die Vitamin-A-Konzentration in der Leber von Tieren [142] und beim Menschen [88]. Als möglicher Mechanismus wird zum einen ein gesteigerter mikrosomaler Zytochrom-P450-abhängiger Abbau von Retinol und zum anderen eine gesteigerte Mobilisierung von Retinol als Retinolester aus der Leber in die Zirkulation diskutiert [92]. Es wurde festgestellt, daß Retinol mit DMN um seine Aktivierung in den Lebermikrosomen konkurrieren kann. Es ist deshalb denkbar, daß eine Erniedrigung des hepatischen Vitamin A durch eine verringerte Hemmung indirekt die Aktivierung von chemischen Karzinogenen begünstigt, besonders angesichts der Tatsache, daß chronische Alkoholzufuhr in der Induktion eines spezifischen Zytochrom P450 resul-

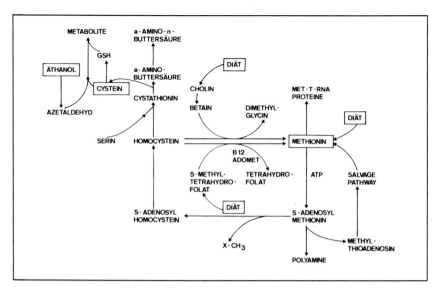

Abb. 4. Einfluß von Alkohol auf den Methioninstoffwechsel. Azetaldehyd bindet Cystein, wobei die Konzentration von Homocystein, einem Präkursor von Methionin, abfällt. Das Resultat ist eine Verminderung von Methionin (besonders wenn diätetisch keine Methylgruppen in Form von Methionin oder Cholin zugeführt werden), von Cystein und Folat/B12 (was zur Umwandlung von Homocystein zu Methionin notwendig ist). Zusätzlich kommt es zur Akkumulation von a-Amino-n-Buttersäure, einem Nebenprodukt. Diese Aminosäure findet sich unter chronischer Alkoholzufuhr, aber auch bei Mangelernährung im Serum erhöht [168].

tiert, welches selektiv DMN und wahrscheinlich auch andere Prokarzinogene aktiviert.

Wynder [211] hat einen Pyridoxin (Vit.-B_6)-Mangel mit einer gesteigerten Lebertumorentstehung in Verbindung gebracht. Beim Alkoholiker kommt es ebenfalls zum Pyridoxinmangel, und man nimmt an, daß Azetaldehyd den beschleunigten Abbau dieses Vitamins verursacht [98]. Zusätzlich zu seiner Schlüsselfunktion in der Hämatopoese wurde gezeigt, daß Vitamin B_6 eine wichtige Rolle bei der Induktion einer Antikörperantwort gegen verschiedene Antigene spielt [3]; dies mag die Tumorentstehung indirekt beeinflussen, indem die Immunantwort gegenüber der HBV-Infektion modifiziert wird. Mängel an anderen Vitaminen und Spurenelementen, wie z. B. Riboflavin, den Vitaminen E und C sowie Zink, wurden ebenfalls beim Alkoholiker beobachtet und scheinen mit einer gesteigerten extrahepatischen Karzinogenese assoziiert zu sein [91, 92, 155, 158].

Die Bedeutung der alkoholischen Leberzirrhose für das HCC

Im allgemeinen scheint das HCC beim Alkoholiker mit einer Leberzirrhose assoziiert zu sein. In der Tat variiert die Inzidenz der Leberzirrhose bei Patienten mit einem HCC zwischen 16–80% [17]; die meisten Berichte gehen von einer 55–80%-Assoziation aus. Die Leberzirrhose kann zur Entstehung des HCC unabhängig von Alkohol beitragen. Ein HCC bei Alkoholikern ohne Leberzirrhose tritt dagegen eher selten auf. In einer retrospektiven Studie trank lediglich einer von 15 Patienten mit einem HCC in einer nicht zirrhotischen Leber keinen Alkohol [91]. In dieser Studie waren jedoch die Hepatitis-B-Serologiebestimmungen nicht vollständig, was die Aussagekraft dieser Studie limitiert.

HBV-Infekt, Alkohol und HCC

Es wird angenommen, daß die Hepatitis-B-Infektion häufiger bei Alkoholikern als bei Nichtalkoholikern auftritt und deshalb zu der gesteigerten Inzidenz des HCC beiträgt. In der Tat wird eine gesteigerte Prävalenz von serologischen HBV-Infektionen bei Alkoholikern berichtet [116]. Diese Ergebnisse wurden bei Alkoholikern von gleichen und verschiedenen geographischen Gebieten bestätigt [18, 42, 65, 126]. Eine gesteigerte Prävalenz von Anti-HBV-Antikörpern wurde ebenfalls vorgefunden [41]. Brechot et al. [8] berichten, daß sie bei 19 von 51 Patienten mit verschiedenen Stadien der alkoholischen Lebererkrankung mehrere HBV-Marker im Serum vorgefunden haben, bei 8 Patienten fanden sie HBV-DNS in der Leber, und bei 5 Patienten war die DNS in das Genom integriert. Integrierte HBV-DNS-Sequenzen in der Leber wurden bei einer Anzahl von Personen, besonders bei chronischen HBV-Trägern, beobachtet [8, 163]. Brechot et al. [8] haben 20 Personen mit alkoholischer Leberzirrhose und HCC ausgewertet, wobei sie alle Patienten mit HBV-DNS in das Genom der neoplastischen Leberzellen integriert hatten. 9 Patienten trugen serologische Marker einer HBV-Infektion. Diese Ergebnisse stimmen mit den Daten von Shafritz et al. [170] sowie von Ohnishi et al. [124] überein, welche festgestellt haben, daß die Hepatokarzinogenese bei HbsAg-Trägern, die weiter Alkohol trinken, beschleunigt ist. Auf der anderen Seite haben Autopsieergebnisse und prospektive epidemiologische Studien einer Assoziation zwischen Alkoholismus und HBV-Infektion widersprochen [43, 125, 215]. Diese Studien wurden aus methodischen Gründen kritisiert. Ob die gesteigerte Inzidenz der HBV-Infektion beim Alkoholiker lediglich den sozioökonomischen Status des Alkoholikers reflektiert, ob es die Folge vermehrter Bluttransfusionen ist oder ob es aus einer gesteigerten Suszeptibilität gegenüber HBV resultiert, bleibt zu untersuchen.

Rektum

Epidemiologie

1974 waren Breslow und Enstrom [9] die ersten, die die Möglichkeit einer Assoziation zwischen Bierkonsum und der Entwicklung eines Rektumkarzinoms in Betracht zogen. In einer retrospektiven Studie wurden die durchschnittlichen jährlichen altersangepaßten Krebsmortalitätsraten von 1950–1967 mit dem Pro-Kopf-Konsum an Spirituosen, Wein und Bier, geschätzt nach den Steuereinnahmen in 41 US-Staaten und in 24 anderen Ländern, korreliert. Die beste Einzelkorrelation fand sich zwischen Rektumkarzinom und Bierkonsum [25]; andere retrospektive Studien bekräftigten dies. McMichael et al. [111] analysierten Time-Trends der Krebsmortalität ab 1921 in den USA, England, Wales, Australien und Neuseeland in Relation zu Veränderungen des Pro-Kopf-Alkoholkonsums. Für das Rektumkarzinom, und weniger ausgeprägt für das Kolonkarzinom, korrelierte die Bierzufuhr am besten. Ähnliche Beobachtungen machte Knox [78], welcher die Alkoholaufnahme und die Mortalitätsursachen in 20 verschiedenen Ländern, einschließlich Europa, USA, Kanada und Japan, analysiert hat. Kono und Ikeda [81] fanden in einer retrospektiven Studie eine signifikante Korrelation zwischen Rektumkarzinom und Weinzufuhr bei männlichen Japanern. Weiterhin fanden Potter et al. [134] eine Korrelation zwischen Veränderungen des Bierkonsums und Auftreten von Rektumkarzinomen, insbesondere bei jüngeren Altersgruppen.

Verschiedene kontrollierte Fallstudien wurden ebenfalls durchgeführt. Zwischen 1979 und 1981 wurden 419 Patienten mit Kolon- und Rektumkarzinomen und 732 Kontrollpatienten nach Diät und Alkoholzufuhr befragt [133]. Die absolute Alkoholzufuhr (nicht nur Bier) bei Frauen war assoziiert mit einem erhöhten Risiko, sowohl ein Kolon- als auch ein Rektumkarzinom zu entwickeln. Zusätzlich fand sich bei beiden Geschlechtern ein erhöhtes Risiko für die Entwicklung eines Dickdarmkrebses. Es wurde auch über ein erhöhtes Risiko sowohl für das Kolonkarzinom als auch für das Rektumkarzinom in Relation zur Bieraufnahme berichtet [209], wohingegen in einer anderen Studie eine solche Korrelation nicht nachgewiesen werden konnte [46]. Eine japanische Untersuchung konnte ebenfalls keine Beziehung zwischen Bierkonsum und dem Auftreten von Rektumkarzinomen nachweisen [210]. Jedoch ist der Bierkonsum in Japan niedrig (International Statistics on Alcoholic Beverages 1977) [170], und aus diesem Grund erscheint diese Studie problematisch. Unglücklicherweise haben einige kontrollierte Fallstudien das Dickdarmkarzinom als Entität behandelt und nicht zwischen Kolon- und Rektumkarzinom unterschieden [64, 130, 134]. In diesen Studien beobachtete lediglich Higginson [64] ein erhöhtes Risiko für das Rektumkarzinom bei Biertrinkern. Des weiteren wurden in zwei norwegischen Kohortenstudien, die eine mit über 12 000 Männern mittleren Alters, die andere mit ungefähr 1700 männlichen Alkoholikern, ebenfalls ein solches erhöhtes Risiko für Biertrinker beobachtet [7, 178].

In zwei weiteren Studien an Brauereiarbeitern wurde in Kopenhagen [71] kein erhöhtes Risiko für Darmkrebs festgestellt, während in Dublin ein 2fach erhöhtes Risiko für das Rektumkarzinom nachgewiesen wurde [21]. Eine nachträgliche Überarbeitung der dänischen Studie legte jedoch den Schluß nahe, daß es ein erhöhtes Risiko für eine bestimmte soziale Gruppe von Brauereiarbeitern gibt [134]. Eine andere Ursache, um den Unterschied in den Ergebnissen zwischen der Kopenhagener und der Dubliner Studie zu erklären, mag sein, daß dänisches Bier, verglichen mit irischem Bier, einen signifikant niedrigeren Dimethylnitrosamingehalt zu haben scheint [92].

Des weiteren wurden noch 2 prospektive Studien in den USA durchgeführt, welche den Bezug von Alkoholkonsum auf das Dickdarmkarzinom untersuchten. In Hawaii wurden 8006 Personen durchschnittlich 14 Jahre lang beobachtet. Diese Studie zeigte, daß ein annähernd dreifach erhöhtes Risiko vorlag, ein Rektumkarzinom, jedoch nicht ein Kolonkarzinom zu bekommen, wenn die Personen täglich 1 l Bier oder mehr zu sich nahmen [131]. Ähnliche Ergebnisse wurden von einer Gruppe aus Südkalifornien berichtet, wo 11.888 Bewohner einer sogenannten Retirement Community 4½ Jahre beobachtet wurden. Hier wiesen die Alkoholtrinker ein 2fach erhöhtes Risiko für das Rektumkarzinom auf [204]. Dazu paßt auch, daß Alkoholkonsum insbesondere bei älteren Menschen mit einem erhöhten Risiko für Kolonpolypen einhergeht [75].

Faßt man all diese Daten von retrospektiven und prospektiven Untersuchungen sowie von kontrollierten Fallstudien zusammen, scheinen chronische Alkoholkonsumenten ein kleines, aber signifikant erhöhtes Risiko für das Rektumkarzinom, aber weniger für das Kolonkarzinom zu haben. Dieses Risiko scheint hauptsächlich auf den Bierkonsum zurückzuführen zu sein, obwohl auch Alkohol selbst die rektale Karzinogenese beeinflussen kann.

Tierexperimentelle Ergebnisse

Bis dato wurden insgesamt 8 Untersuchungen zu diesem Thema durchgeführt. Bei 2 dieser Studien wurde Alkohol im Trinkwasser verabreicht, und die Ergebnisse sind deshalb fraglich [68, 119]. In beiden Studien konnte kein Effekt von Alkohol auf die chemisch induzierte Karzinogenese gefunden werden. Wenn die Prokarzinogene 1,2-Dimethylhydrazin (DMH) und Azoxymethan (AOM) zur Tumorinduktion verwandt wurden, kam es zu kontroversen Ergebnissen, die von den Versuchsbedingungen, insbesondere von der Alkoholmenge und der Zeit der Alkoholapplikation, abhingen [52, 54, 109, 157]. Die Schlußfolgerungen aus diesen Untersuchungen können folgendermaßen zusammengefaßt werden:

Die Modulation der chemisch induzierten Kolorektalkarzinogenese ist Folge von Alkohol und nicht von Bier.

Chronische Alkoholgabe beeinflußt die Tumorentstehung im rechten und linken Kolon unterschiedlich. Höhere Alkoholmengen (18–33% der Gesamtkalorien) hemmen die Karzinogenese im rechten Kolon und haben keinen Effekt auf die Tumorentstehung im linken Kolon. Niedrigere Alkoholmengen (9–12% der Gesamtkalorien) verstärken die Karzinogenese im linken Kolon ohne Einfluß auf den rechtsseitigen Dickdarm.

Alkohol beeinflußt die Kolorektalkarzinogenese in der Präinduktions- und/oder Induktionsphase ohne Einfluß in der Promotionsphase.

Die Interaktion zwischen Alkohol- und Prokarzinogenstoffwechsel beeinflußt die Tumorinzidenz.

Es muß betont werden, daß Alkohol in einer Studie nur die Tumorinzidenz im Rektum, aber nicht im restlichen Kolon erhöht hat [164]. Diese Ergebnisse konnten jedoch in einer ähnlich angelegten Untersuchung nicht bestätigt werden [109].

Neueste Daten mit dem primären Karzinogen Azetoxymethylmethylnitrosamin (AMMN), das lokal auf die rektale Mukosa appliziert wird, zeigen ein signifikant früheres Auftreten von Karzinomen unter Alkoholgabe [37, 166, 169]. Da AMMN keine metabolische Aktivierung benötigt, legen diese Ergebnisse den Schluß nahe, daß Alkohol die Krebsentstehung auch durch lokale Mechanismen in der Rektumschleimhaut steigern kann.

Theorien zur Pathogenese

Prokarzinogenaktivierung

Wie bereits erwähnt, führt chronische Alkoholzufuhr zur Induktion eines spezifischen Zytochrom P450, wobei dadurch die Aktivierung von verschiedenen Prokarzinogenen gesteigert wird (s. Abschnitt «Leber»). Es wurde gezeigt, daß Äthanol die hepatische mikrosomale Aktivierung von AOM [175] und von DMN [129, 175] hemmt, während die Aktivierung dieser 2 Prokarzinogene nach chronischer Alkoholzufuhr gesteigert ist, wenn Alkohol entzogen wurde. Die Konversion von AOM zu Methylazoxymethanol (MAM) wird durch eine mikrosomale Zytochrom-P450-abhängige N-Hydroxylase in der Leber [28, 29] und im Kolon [39, 197] katalysiert. Eine Vorbehandlung der Tiere mit einem mikrosomalen Enzyminduktor, wie z. B. Phenobarbital, Chrysen [28, 29] oder Alkohol [175], führt zu einer gesteigerten Metabolisierung von AOM zu Karbonmonoxyd, wahrscheinlich durch eine Induktion der mikrosomalen Enzyme. Andererseits hemmen Substanzen, welche den DMH-Metabolismus inhibieren, auch die DMH-induzierte kolorektale Karzinogenese in vivo [198]. Es scheint deshalb möglich, daß der Alkoholeffekt, welcher im Tierexperiment mit DMH und AOM beobachtet wird, zumindest zum Teil auf alkoholbedingte Veränderungen im Metabolismus von Prokarzinogenen zurückzuführen ist. Angesichts dieser Tatsache ist es verständlich, warum eine hohe Alkoholzufuhr, welche zu hohen Alkoholblutspiegeln führt, eine Hemmung der kolorektalen Karzinogenese bewirkt, während eine niedrige Alkoholzufuhr keinen Effekt zeigt. In Gegenwart von Alkohol wird während der Tumorinduktion die Aktivierung von Prokarzinogenen gehemmt und damit auch die Karzinogenese inhibiert [52, 54], während nach Alkoholentzug im Stadium der Enzyminduktion oder durch kleine Alkoholdosen, die jedoch enzyminduzierend sind, der Karzinogeneseprozeß gesteigert wird (Abb. 3) [157]. Es ist aber nicht klar, weshalb Alkohol unter bestimmten Bedingungen die Tumorentstehung im linksseitigen Kolon und im Rektum, jedoch nicht im rechtsseitigen Kolon stimuliert [52, 157].

Ein weiteres Enzym, welches möglicherweise in den DMH-Metabolismus einbezogen ist, ist die Alkoholdehydrogenase (ADH). Es wurde von Schoenthal [148] angenommen, daß die Konversion von MAM zum Diazonium-Ion enzymatisch durch ADH katalysiert wird. Dieses Konzept wird durch die Beobachtung unterstützt, daß die Inzidenz von DMH- oder MAM-induzierten intestinalen Tumoren parallel zur ADH-Aktivität der intestinalen Mukosa verläuft [44]. Sowohl die Tumorausbeute als auch die ADH-Aktivität sind im Dickdarm und Duodenum am höchsten und relativ niedrig im Jejunum und Ileum [44, 113]. Darüber hinaus hemmen ADH-Inhibitoren, wie z. B. Pyrazol [218, 219] oder butyliertes Hydroxyanisol (BHA), sowohl die Karzinogenese im Kolon als auch die ADH-Aktivität [199]. Es wurde jedoch von Fiala et al. [31] in der Deer-Maus, die keine ADH besitzt, gezeigt, daß MAM auch über einen nicht ADH-abhängigen Stoffwechselweg metabolisiert werden kann. Der inhibitorische Effekt von BHA und Pyrazol auf die chemisch induzierte Karzinogenese im Kolon ist wahrscheinlich auf eine Hemmung der mikrosomalen Zytochrom-P450-abhängigen Enzymaktivitäten zurückzuführen und nicht auf ihren Effekt auf die ADH [30].

Lokale Mechanismen

Die Tatsache, daß chronische Alkoholzufuhr eine durch Applikation des primären Karzinogens AMMN induzierte rektale Karzinogenese steigert, läßt annehmen, daß Alkohol auch über lokale Mechanismen in der Rektumschleimhaut agiert und nicht über eine gesteigerte Aktivierung der Prokarzinogene allein [37, 166, 169].

Cohen und Deschner [20] diskutieren, daß Gallensäuren als Tumorpromotoren in die kolorektale Karzinogenese verwickelt sind, daß sie aber keine bedeutende Rolle beim äthanolassoziierten kolorektalen Karzinom spielen, da chronischer Alkoholkonsum wohl die biliäre Gallensäureresektion [19, 171], jedoch nicht die fäkale Gallensäureexkretion verändert [19, 164].

Ein wichtiger Faktor der intestinalen Karzinogenese besteht in der Veränderung der Mukosaregeneration, als gesteigerte Antwort auf chemische Karzinogene. Wenn man die «Metaphase-arrest-Technik» mit Vincristin benutzt, so ist die Zellproliferation in der Rektummukosa bei chronisch äthanolgefütterten Tieren selektiv gesteigert, verglichen mit Kontrollen [172]. Ein ähnlicher Stimulationseffekt von Alkohol auf die Zellregulation wurde für den Ösophagus berichtet, wo Alkohol, wie bereits erwähnt, als Ko-Karzinogen wirkt [104]. Eine begleitende Zunahme der proliferativen Kompartimentgröße der rektalen Krypten nach Äthanolzufuhr wurde ebenfalls beobachtet. Eine solche Hyperproliferation und Expansion des proliferativen Kompartiments der Krypten in Richtung Darmlumen scheint eine gesteigerte Suszeptibilität gegenüber chemischen Karzinogenen vorherzusagen. Die Zellregeneration wird durch Polyamine getriggert, und ihre Synthese wird durch die Aktivität der Ornithindecarboxylase (ODC) reguliert. Es wurde festgestellt, daß die ODC-Aktivität nach chronischer Alkoholzufuhr signifikant gesteigert ist, aber schnell nach Absetzen des Alkohols in der Rektummukosa wieder abfällt [53, 169].

Die rektale Hyperproliferation nach Alkoholzufuhr mag ein sekundärer Kompensationsmechanismus sein, da lichtmikroskopische Untersuchungen der Rektummukosa von Alkoholikern oberflächliche Zellschäden aufweisen, welche sich nach einer Alkoholabstinenz von 2 Wochen [10] normalisieren und die Lebenszeit der funktionellen Epithelzellen der Rektumkrypten verringert ist [172]. Einige gastrointestinalen Hormone, wie z. B. Gastrin, Enteroglukagon (EG) und Peptid YY, verursachen eine Hyperregeneration der intestinalen Mukosa. Akuter und chronischer Alkoholkonsum führt zu erhöhten Konzentrationen von EG [173], was zu einer zusätzlichen Stimulation der Zellregeneration im Kolon führen kann, ohne daß es den unterschiedlichen Zellturnover zwischen dem rechten und linken Kolon nach Alkoholzufuhr erklärt.

Es wurde angenommen, daß Azetaldehyd (AA), ein toxischer Metabolit von Äthanol, diese Gewebsschädigung im Rektum verursacht, die man beim Alkoholiker beobachtet. Signifikant erhöhte AA-Konzentrationen wurden im distalen Kolon nach Alkoholapplikation vorgefunden [165]. Diese AA-Konzentrationen, bezogen auf das Organgewicht, waren signifikant erhöht, verglichen mit dem proximalen Kolon und der Leber. Zusätzlich fand man eine erhöhte ADH-Aktivität in der Mukosa des distalen im Vergleich zum proximalen Kolon [164], was eine AA-Akkumulation durch Äthanoloxydation begünstigt. Es scheint jedoch unmöglich zu sein, daß die niedrige Aktivität der Kolon-ADH für die gefundene Akkumulation von AA im Rektum verantwortlich ist. Es wurde deshalb angenommen, daß eine bakterielle Produktion von AA speziell im distalen Kolon für die AA-Bildung verantwortlich ist und daß die beobachtete ADH-Aktivität in der Rektummukosa zum Teil als Kontamination durch bakterielle ADH zustande kommt. Diese Theorie wird durch die Tatsache unterstützt, daß verschiedene Aldehyde, einschließlich AA, in vitro nach Inkubation von Fäzes mit Alkohol entdeckt wurden [89].

Die neuesten Daten über den Einfluß von Äthanol auf die AMMN-induzierte Rektumkarzinogenese unterstützen das Konzept, daß AA in die äthanolassoziierte Karzinogenese involviert ist. Tiere, welche Äthanol und Cyanamid, einen potenten AA-Dehydrogenase-Inhibitor, erhalten, bekommen nach Induktion mit AMMN früher rektale Tumoren, verglichen mit Tieren, die lediglich Alkohol ausgesetzt sind [159, 166, 169]. Bei diesen

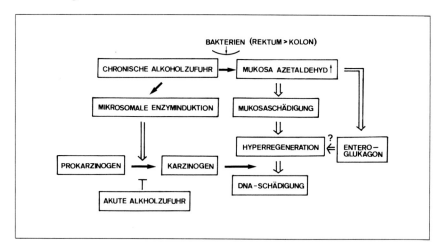

Abb. 5. Hypothese der ko-karzinogenen Wirkung von Äthanol auf das Rektum. Chronische Alkoholzufuhr führt einerseits zu einer gesteigerten Aktivierung von Prokarzinogenen, andererseits zur Mukosaschädigung im Rektum durch eine vermehrte bakterielle Produktion von Azetaldehyd in diesem Darmabschnitt. Diese Mukosaschädigung wird durch eine sekundäre kompensatorische Hyperregeneration beantwortet. Hyperregenerierende Gewebe sind besonders anfällig gegenüber Karzinogenen (s. auch Text).

Experimenten waren die AA-Konzentrationen im Serum und in der Kolonmukosa nach der Applikation von Cyanamid signifikant erhöht. Auch fand sich bei diesen Experimenten eine Beziehung zwischen der AA-Konzentration in der Mukosa und der Zahl der fäkalen Bakterien. Sowohl die Bakterienanzahl als auch die AA-Konzentration stiegen vom Zökum in Richtung Rektum an. Abbildung 5 zeigt eine Hypothese zur Pathogenese der äthanolassoziierten Rektalkarzinogenese.

Andere Organe

Neben den bereits erwähnten Korrelationen zwischen Alkoholzufuhr und Krebsentstehung gibt es weitere Daten für andere Organe, die aber zum Teil kontrovers und auch aus methodischen Gründen stark limitiert sind. Hierzu gehören Pankreas [13, 23, 61, 69, 95], Magen [9, 99] und Mamma [5, 58, 62, 63, 86, 87, 123, 139, 140, 145, 181, 202]. Wie bereits für das Rektum dargestellt, gibt es auch Untersuchungen, die keinen Zusammenhang zwischen Alkohol und dem Auftreten von Tumoren der Mamma [14, 57, 127, 145, 200] und des Pankreas [100, 120, 212, 213] finden konnten.

Tierexperimentelle Daten liegen nur in ausreichendem Maß für die Pankreaskarzinogenese vor. Hier wurde Alkohol ausschließlich im Trinkwasser verabreicht. Bei Verwendung von Nitroso(2-oxopropyl)amin (BOP) als Tumorinduktor der Pankreaskarzinogenese fand sich beim Hamster je nach Alkoholdosierung eine Hemmung [193] oder kein Effekt [135, 203]. Wird Azaserin als Tumor-induzierende Substanz verwandt, kommt es bei der Ratte zu einer Stimulation der Karzinogenese unter chronischer Alkoholgabe [203].

Schrauzer et al. [150] zeigten, daß chronische Alkoholgabe die Latenzperiode verkürzt und das Tumorvolumen von spontan auftretenden Adenokarzinomen der Mamma bei weiblichen C3H/St-Mäusen signifikant vergrößert.

Die in den letzten Jahren berichtete Assoziation zwischen moderater Alkoholzufuhr (1–2 Drinks pro Tag) und Brustkrebs hatte viel Beachtung gefunden. Obwohl in einigen Studien methodische Probleme vorlagen, zeigte die Mehrheit der kontrollierten Fallstudien und 4 der 5 Kohortenstudien sowie eine kürzlich durchgeführte Metaanalyse [96] eine positive signifikante Korrelation. Da eine große Zahl von Frauen moderat Alkohol konsumiert und das Mammakarzinom der häufigste Krebs bei Frauen in Westeuropa und Nordamerika ist, ist die Beziehung zwischen Alkoholkonsum und dem Auftreten von Brustkrebs, sollte sie in der Tat vorliegen, von breitem öffentlichen Interesse. Dies betrifft vor allem Frauen, die aus anderen Gründen ein erhöhtes Risiko für das Mammakarzinom haben.

Literatur

1   Ames BN, McCann J, Yamasaki E: Methods for detecting carcinogens and mutagens with the salmonella/mammalian-microsomes mutagenicity test. Mutat Res 1975; 31:347–364.
2   Austin H, Delzell E, Grufferman S, Levine R, Morrison AS: Case control study of hepatocellular carcinoma and the hepatitis B virus, cigarette smoking and alcohol consumption. Cancer Res 1986;46:962–966.
3   Axelrod AE, Trakatellis AC: Relationship of pyridoxine to immunologic phenomenon. Vitamin Horm 1964;22:591–607.

4   Barch DH, Iannaccone PM: Role of zinc deficiency in carcinogenesis, in Poirier LA, Newberne PM, Pariza MW (eds): Essential nutrients in carcinogenesis. Plenum, 1986, pp 517–527.
5   Begg CB, Walker AM, Wessen B, Zelen M: Alcohol consumption and breast cancer. Lancet 1983;1:293–294.
6   Belinsky SA, Bedell MA, Swenberg JA: Effects of chronic ethanol diet on the replication, alkylation and repair of DNA from hepatocytes and nonparenchymal cells following dimethylnitrosamine administration. Carcinogen 1982;3:1293–1297.
7   Bjelke E: Epidemiological studies of cancer of the stomach, colon and rectum. Thesis. Ann Arbor, MI, USA, University Microfilms, 1973.
8   Brechot C, Nalpas B, Courouce AM, Duhamel G, Callard P, Cornot F, Tiollais P, Berthelot P: Evidence that hepatitis B virus has a role in the liver cell carcinoma in alcoholic liver disease. N Engl J Med 1982;306:1384–1387.
9   Breslow NE, Enstrom JE: Geographic correlations between mortality rates and alcohol, tobacco consumption in the United States. JNCI 1974;53:631–639.
10 Brozinski S, Fami K, Grosberg JJ: Alcohol ingestion-induced changes in the human rectal mucosa: Light and electron microscopic studies. Dis Colon Rectum 1979;21:329–335.
11 Brugere J, Guenel P, Leclerc A, Rodriguez J: Differential effects of tobacco and alcohol in cancer of the larynx, pharynx and mouth. Cancer 1986;57:391–397.
12 Bulatao-Jayme J, Almero EM, Castro CA, Jardeleza TH, Salamat LA: A case controlled dietary study of primary liver cancer risk from aflatoxin exposure. Int J Epidemiol 1982;11:112–119.
13 Burch CE, Ansari A: Chronic alcoholism and carcinoma of the pancreas: A correlative hypothesis. Arch Intern Med 1968;122:273–275.
14 Byers T, Funch DP: Alcohol and breast cancer. Lancet 1982;1:799–800.
15 Capel ID, Turner M, Pinock MH, Williams DC: The effect of chronic alcohol intake upon the hepatic microsomal carcinogen activation system. Oncol 1978; 35:168–170.
16 Castonguay A, Rivenson A, Trushin N, Reinhardt J, Spathopoulos S: Effect of chronic ethanol consumption on the metabolism and carcinogenicity of N'-nitrosonornicotine in F344 rats. Cancer Res 1984;44:2285–2290.
17 Chan CH: Primary carcinoma of the liver. Med Clin North Am 1975;59:989–994.
18 Cheviolotte G, Durbec JP, Gerolami A, Berthezene P, Bidart JM, Camatte R: Interaction between hepatitis B virus and alcohol consumption in liver cirrhosis. Gastroenterol 1983;85:141–145.
19 Cohen BI, Raicht RF: Sterol metabolism in the rat: Effect of alcohol on sterol metabolism in two strains of rats. Alcoholism 1981;5:225–229.
20 Cohen BI, Deschner EE: The role of bile acids in colorectal carcinogenesis, in Seitz HK, Simanowski UA, Wright NA (eds): Colorectal cancer: From pathogenesis to prevention? Berlin, Springer, 1989, pp 125–138.
21 Dean G, MacLennan R, McLoughlin H, Shelley E: The cause of death of blue collar workers at a Dublin brewery 1954–1973. Br J Cancer 1979;40:581–598.
22 Driver HE, McLean AEM: Dose-response relationship for initiation of rat liver tumors by diethylnitrosamine and promotion by phenobarbitone or alcohol. Food Chem Toxic 1986;24:241–245.
23 Durbec JP, Chevilotte G, Bidart JM, Berthezene P, Sarles H: Diet, alcohol, tobacco,

and risk of cancer of the pancreas: A case control study. Br J Cancer 1983; 47:463–470.
24 Elves RG, Ueng TH, Alvares AP: Comparative effects of ethanol administration on hepatic monooxygenases in rats and mice. Arch Toxycol 1984;55:258–264.
25 Enstrom JE: Colorectal cancer and beer drinking. Br J Cancer 1977;35:674–683.
26 Feldman JG, Hazan M, Nagaranjan MM, Kissin B: A case control investigation of alcohol, tobacco and diet in head and neck cancer. Prev Med 1975;4:444–463.
27 Felsenfeld G, McGhee J: Methylation and gene control. Nature 1982;296:602–603.
28 Fiala ES: Investigations into the metabolism and mode of action of the colon carcinogen 1,2-dimethylhydrazine and azoxymethane. Cancer 1977;40:2436–2445.
29 Fiala ES, Bobota G, Kulakis C, Wattenberg W, Weisburger JH: Effects of disulfiram and related compounds on the metabolism in vivo of the colon carcinogen 1,2-dimethylhydrazine. Biochem Pharmacol 1977;26:1763–1768.
30 Fiala ES, Kulakis C, Christiansen G, Weisburger JH: Inhibition of the metabolism of the colon carcinogen azomethane by pyrazole. Cancer Res 1978;38:4515–4521.
31 Fiala ES, Caswell N, Sohn OS, Felder MR, McCoy GD, Weisburger JH: Non-alcoholdehydrogenase-mediated metabolism of methylazoxymethanol in the deer mouse, Peromyscus maniculatus. Cancer Res 1984;44:2885–2891.
32 Finkelstein JD, Cello JP, Kyle WE: Ethanol-induced changes in methionine metabolism in rat livers. Biochem Biophys Res Commun 1974;61:525–531.
33 Gabrial GN, Schrager TF, Newberne PM: Zink deficiency, alcohol, and retinoid: Association with esophageal cancer in rats. JNCI 1982;68:785–789.
34 Garro AJ, Lieber CS: Alcohol and cancer. Ann Rev Pharmacol Toxicol 1990; 30:219–249.
35 Garro AJ, Seitz HK, Lieber CS: Enhancement of dimethylnitrosamine metabolism and activation to a mutagen following chronic ethanol consumption in the rat. Cancer Res 1981;41:120–124.
36 Garro AJ, Espina N, Farinati F, Salvagnini M: The effect of chronic ethanol consumption on carcinogen metabolism an on 06-methylguanine transferase-mediated repair of alkylated DNA. Alcohol Clin Exp Res 1986;10:73S–77S.
37 Garzon FT, Simanowski UA, Berger MR, Schmähl D, Kommerell B, Seitz HK: Acetoxymethyl-methylnitrosamine(AMMN)-induced colorectal carcinogenesis is stimulated by chronic alcohol consumption. Alcohol Alcohol (suppl) 1987;1:501–502.
38 Giebel W: Experimentelle Untersuchungen zur Synkarzinogenese beim Ösophaguskarzinom. Arch Geschwulstforsch 1967;30:181–189.
39 Glauert HP, Bennink MR: Metabolism of 1,2-dimethylhydrazine by cultured rat colon epithelial cells. Nutr Cancer 1983;5:78–86.
40 Glatt H, DeBalle L, Oesch F: Ethanol or acetone pretreatment of mice strongly enhanced the bacterial mutagenicity of dimethylnitrosamine in assays mediated by liver subcellular fractions, but not in host mediated assays. Carcinogen 1981; 2:1057–1061.
41 Gluud C, Gluud B, Aldersvile J: Prevalence of hepatic B virus infection in out-patient alcoholics. Infection 1984;12:72–74.
42 Gluud C, Aldersvile J, Henriksen J, Kryger P, Mathiesen L: Hepatitis A and B virus antibodies in alcoholic steatosis and cirrhosis. Clin Pathol 1982;35:695–697.
43 Goudeau A, Maupas P, Dubois F, Coursaget P, Bougnoux P: Hepatitis B infection in alcoholic liver disease and primary hepatocellular carcinoma in France. Prog Med Virol 1981;27:26–34.

44 Grab DJ, Zedeck MS: Organ specific effects of the carcinogen methylazoxymethanol related to the metabolism by nicotinamide adenosine dinucleotide dependent dehydrogenases. Cancer Res 1977;37:4182–4190.
45 Graham S, Dayal H, Rohrer T, Swanson T, Swanson M, Sultz H: Dentition, diet, tobacco, and alcohol in the epidemiology of oral cancer. JNCI 1977;59:1611–1616.
46 Graham S, Dayal H, Swanson M, Mittelman A, Wilkinson G: Diet in the epidemiology of cancer of the colon and rectum. JNCI 1978;61:709–714.
47 Gregoriades G: Cancer of the endolarynx: Analysis of 415 cases. J Laryngol Otol 1974;88:749–755.
48 Griciute L, Castegnaro M, Bereziat JC: Influence of ethyl alcohol on carcinogenesis with N-nitrosodiethylamine. Cancer Lett 1981;13:345–352.
49 Griciute L, Castegnaro M, Bereziat JC, Cabral JRP: Influence of ethyl alcohol on the carcinogenic activity of N-nitrosonornicotine. Cancer Lett 1986;31:267–275.
50 Habs M, Schmähl D: Inhibition of the hepatocarcinogenic activity of diethylnitrosamine (DENA) by alcohol in rats. Acta Gastroenterol 1981;28:242–244.
51 Hakulinnen T, Lehtimäki L, Lehtonen M, Teppo M: Cancer morbidity among male cohorts with increased alcohol consumption in Finland. JNCI 1974;52:1711–1714.
52 Hamilton SR, Hyland J, McAvinchey D, Chaudhry Y, Hartka L, Kim HT, Cichon P, Floyd J, Turjman N, Kessie G, Nair PP, Dick J: Effects of chronic dietary beer and ethanol consumption on experimental colonic carcinogenesis by azoxymethane in rats. Cancer Res 1987;47:1551–1559.
53 Hamilton SR, Luk GD: Induction of colonic mucosal ornithine decarboxylase activity by chronic dietary ethanol consumption in the rat (Abstract). Gastroenterol 1987; 92:1423.
54 Hamilton SR, Sohn OS, Fiala ES: Effects of timing and quantity of chronic dietary ethanol consumption on azoxymethane-induced colonic carcinogenesis and azoxymethane metabolism in Fischer 344 rats. Cancer Res 1987;47:4305–4311.
55 Hardell L, Bengtson NO, Jonsson U: Etiological aspects on primary liver cancer with special regard to alcohol organic solvents and acute intermittend porphyria. An epidemiologic investigation. Br J Cancer 1984;50:389–397.
56 Harris AL, Karran P, Lindahl T: 06-methylguanine-DNA methyltransferase of human lymphoid cells: Structural and kinetic properties and absence in repair deficient cells. Cancer Res 1983;43:3247–3252.
57 Harris RE, Wynder EL: Breast cancer and alcohol consumption: A study in weak associations. JAMA 1988;259:2867–2871.
58 Harvey EB, Schairer C, Brinton LA, Hoover RN, Fraumeni JF: Alcohol consumption and breast cancer. JNCI 1987;78:657–661.
59 Henefer EP: Ethanol 30% and hamster pouch carcinogenesis. J Dent Res 1966; 45:838–844.
60 Herity B, Moriaty M, Daly L: The role of tobacco and alcohol in the etiology of lung and larynx cancer. Br J Cancer 1982;46:961–964.
61 Heuch I, Kvale G, Jacobsen BK, Bjelke E: Use of alcohol, tobacco and coffee, and risk of pancreatic cancer. Br J Cancer 1983;48:637–643.
62 Hiatt RA, Bawol RD: Alcoholic beverages consumption and breast cancer incidence. Am J Epidemiol 1984;120:676–683.
63 Hiatt RA, Klatsky AL, Armstrong MA: Alcohol consumption and risk of breast cancer in a pre-paid health plan. Cancer Res 1988;48:2284–2287.

64 Higginson J: Etiological factors in gastrointestinal cancer in man. JNCI 1968; 37:527–545.
65 Hislop WS, Follett EAC, Bouchier IAD, MacSween RNM: Serological markers of hepatitis B in patients with alcoholic liver disease: A multicentre survey. J clin Pathol 1981;34:1017–1019.
66 Hoffman RM: Altered methionine metabolism, DNA methylation and oncogene expression in carcinogenesis. A review and synthesis. Biochem Biophys Acta 1984; 738:49–87.
67 Horie A, Kohchi S, Karatsune M: Carcinogenesis in the esophagus II. Experimental production of esophageal cancer by administration of ethanolic solutions of carcinogens. Gann 1965;56:429–441.
68 Howarth AE, Phil E: High fat diet promotes and causes distal shift of experimental rat colonic cancer – beer and alcohol do not. Nutr Cancer 1985;6:229–235.
69 IARC (International Agency for Research in Cancer): Alcohol and Cancer Report, Interim Report. Lyon, France, 1973.
70 International Statistics on Alcoholic Beverages: Finnish Foundation for Alcohol Studies, Helsinki, 1977, vol 27.
71 Jensen OM: Cancer morbidity and cause of death among Danish brewery workers. Int J Cancer 1979;23:454–463.
72 Kabat GC, Howson CP, Wynder EL: Beer consumption and rectal cancer. Int J Epidemiol 1986;15:494–501.
73 Keller AZ: Cirrhosis of the liver, alcoholism and heavy smoking associated with cancer of the mouth and pharynx. Cancer 1967;20:1015–1022.
74 Ketcham AS, Wexler H, Mantel N: Affects of alcohol in mouse neoplasia. Cancer Res 1963;23:667–670.
75 Kikendall JW, Bowen PE, Burgess MB, Magnetti C, Woodward J, Langenberg P: Cigarettes and alcohol as independent risk factors for colonic adenomas. Gastroenterol 1989;97:660–664.
76 Kinsella A, Radman M: Tumor promotor induces sister chromatid exchanges: Relevance to mechanisms of carcinogenesis. Proc Natn Acad Sci USA 1978; 75:6149–6153.
77 Kleihues P, Doejer G, Keefer LK: Correlation of DNA methylation by methyl(acetoxymethyl)nitrosamine with organspecific carcinogenicity in rats. Cancer Res 1979; 39:5136–5140.
78 Knox EG: Foods and diseases. Br J prev soc Med 1977;31:71–80.
79 Ko IY, Park SS, Song BJ, Patten C, Tan Y, Hah YC, Yang CS, Gelboin HV: Monoclonal antibodies to ethanol-induced rat liver cytochrome P-450 that metabolizes aniline and nitrosamines. Cancer Res 1987;47:3101–3109.
80 Konishi N, Kitahori Y, Shimoyama T, Takahashi M, Hiasa Y: Effects of sodium chloride and alcohol on experimental esophageal carcinogenesis induced by N-nitrospiperidine in rats. Gann 1986;77:446–451.
81 Kono S, Ikeda M: Correlation between cancer mortality and alcoholic beverages in Japan. Br J Cancer 1979;40:449–455.
82 Koop DR, Morgan ET, Tarr G, Coon M: Purification and characterization of a unique isoenzyme of cytochrome P-450 from liver microsomes of ethanol treated rabbits. J Biol Chem 1979;57:8472–8480.
83 Kouros M, Mönch W, Reiffer FJ: The influence of various factors on the methylation

for DNA by the esophageal carcinogen N-nitrosomethylbenzylamine. I. The importance of alcohol. Carcinogen 1983;4:1081–1084.
84 Lamu L: Étude de statistique clinique de 131 cas de cancer de l'oesophage et du cardia. Archs fr Mal Appar Dig 1910;4:451.
85 Lasker JM, Raucy J, Kubota S, Lieber CS: Purification and characterization of human liver cytochrome P-450 ALC. Biochem Biophys Res Commun 1987;148:232–238.
86 La Vecchia C, Decarli A, Franceschi S, Pampallona S, Tognoni G: Alcohol consumption and the risk of breast cancer in women. JNCI 1985;75:61–65.
87 Le M, Hill C, Kramar A, Flamant R: Alcoholic beverage consumption and breast cancer in a french case control study. Am J Epidemiol 1984;120:350–357.
88 Leo MA, Lieber CS: Vitamin A depletion in alcoholic liver injury in man. New Engl J Med 1982;307:597–601.
89 Levitt MD, Doizaki W, Levine AS: Hypothesis: Metabolic activity of the colonic bacteria influences organ injury from ethanol. Hepatol 1982;2:598–600.
90 Lieber CS: Ethanol metabolism and pathophysiology of alcoholic liver disease, in Seitz HK, Kommerell B (eds): Alcohol-related diseases in gastroenterology. Berlin, Springer, 1985, pp 19–47.
91 Lieber CS, Seitz HK, Garro AJ, Worner TM: Alcohol-related diseases and carcinogenesis. Cancer Res 1979;39:2863–2886.
92 Lieber CS, Garro AJ, Leo MA, Mak KM, Worner TM: Alcohol and cancer. Hepatol 1986;6:1005–1019.
93 Lieber CS, Leo MA, Mak KM: Choline fails to prevent liver fibrosis in ethanol-fed baboons but causes toxicity. Hepatol 1985;5:561–572.
94 Lieber CS, DeCarli LM, Sorell MF: Experimental methods of ethanol administration. Hepatol 1989;10:501–510.
95 Lin RS, Kessler II: Multifactorial model for pancreatic cancer in man. JAMA 1981;245:147–152.
96 Longnecker MP, Berlin JA, Orza MJ, Chalmers TC: A meta analysis of alcohol consumption in relation to risk of breast cancer. JAMA 1988;260:652–656.
97 Loury DJ, Kado NY, Byard JL: Enhancement of hepatocellular genotoxicity of several mutagens from amino acid pyrolysates and broiled foods following ethanol pretreatment. Food Chem Toxicol 1985;23:661–667.
98 Lumeng L, Li TK: Vitamin B6 metabolism in chronic alcohol abuse. J Clin Invest 1974;53:693–704.
99 MacDonald WC: Clinical and pathological features of adenocarcinoma of the gastric cardia. Cancer 1972;29:724–732.
100 Mack TM, Yu MC, Hannisch R, Henderson BE: Pancreas cancer and smoking, beverage consumption, and past medical history. JNCI 1986;76:49–60.
101 Maier H, Born IA, Veith S, Adler D, Seitz HK: The effect of chronic ethanol consumption on salivary gland morphology and function in the rat. Alcohol Clin Exp Res 1986;10:425–429.
102 Maier H, Born IA, Mall G: Effect of chronic ethanol and nicotine consumption on the function and morphology of the salivary glands. Klin Wschr 1988;66(suppl XI):140–144.
103 Maier H, Dietz A, Zielinski D, Jünemann KH, Heller WD: Risikofaktoren bei Patienten mit Plattenepithelkarzinomen der Mundhöhle, des Oropharynx, des Hypopharynx und des Larynx. DMW 1990;22:843–850.

104 Mak KM, Leo MA, Lieber CS: Effect of ethanol and vitamin A deficiency on epithelial cell proliferation and structure in the rat esophagus. Gastroenterol 1987; 93:362–370.
105 Marinovich M, Lutz WK: Covalent binding of aflatoxin B1 to liver DNA in rats pretreated with ethanol. Experientia 1985;41:1338–1340.
106 McCoy GD, Chen CB, Hecht SS: Enhanced metabolism and mutagenesis of nitrosopyrrolidine in liver fractions isolated from chronic ethanol-consuming hamsters. Cancer Res 1979;39:793–796.
107 McCoy GD, Hecht SS, Katayama S, Wynder EL: Differential effects of chronic ethanol consumption on the carcinogenicity of N-nitrosopyrrolidine and N-nitrosonornicotine in male Syrian hamsters. Cancer Res 1981;41:2849–2854.
108 McClain CJ, Su LC: Zinc deficiency in the alcoholic: A review. Alcohol Clin Exp Res 1983;7:5–10.
109 McGarrity TJ, Via EA, Colony PC: Changes in tissue sialic acid content and staining in dimethylhydrazine(DMH)-induced colorectal cancer: Effects of ethanol (Abstract). Gastroenterol 1986;90:1543.
110 McMichael AJ: Increases in laryngeal cancer in Britain and Australia in relation to alcohol and tobacco consumption trends. Lancet 1978;1:1244–1247.
111 McMichael AJ, Potter JD, Hetzel BS: Time trends in colorectal cancer mortality in relation to food and alcohol consumption: USA, UK, Australia and New Zealand. Int J Epidemiol 1979;8:295–303.
112 Mendenhall CL, Chedid LA: Peliosis hepatis: Its relationship to chronic alcoholism, aflatoxin B1 and carcinogenesis in male Holtzman rats. Dig Dis Sci 1980;25:587–592.
113 Mezey E: Intestinal function in chronic alcoholism. Ann NY Acad Sci 1975; 252:215–227.
114 Mikol YB, Hoover KL, Creasia D: Hepatocarcinogenesis in rats fed methyl-deficient, amino acid defined diets. Carcinogen 1983;4:1619–1629.
115 Miller ML, Radike MJ, Andringa A, Bingham E: Mitochondrial changes in hepatocytes of rats chronically exposed to vinyl chloride and ethanol. Environ Res 1982; 29:272–279.
116 Mills PR, Rennington TH, Kay P, MacSween RNM, Watkinson G: Hepatitis B antibody in alcoholic cirrhosis. J clin Pathol 1979;32:778–782.
117 Misslbeck NG, Campbell TC, Roe DA: Effect of ethanol consumed in combination with high or low fat diets on the postinitiation phase of hepatocarcinogenesis in the rat. J Nutr 1984;114:2311–2323.
118 Neis JM, TeBrömmelstroet BWJ, VanGemert PJL, Roelofs HMJ, Henderson PT: Influence of ethanol induction on the metabolic activation of genotoxic agents by isolated rat hepatocytes. Arch Toxicol 1985;57:217–221.
119 Nelson RL, Samalson SL: Neither dietary ethanol nor beer augments experimental colon carcinogenesis in rats. Dis Colon Rectum 1985;28:460–462.
120 Norell SE, Ahlbom A, Erwald R, Jacobsen G, Lindberg-Navier I: Diet and pancreatic cancer: A case control study. Am J Epidemiol 1986;124:894–902.
121 Obe G, Ristow H: Acetaldehyde but not alcohol induces sister chromatid exchanges in Chinese hamster cells in vitro. Mut Res 1977;56:211–213.
122 Obe G, Ristow H: Mutagenic, cancerogenic and teratogenic effects of alcohol. Mut Res 1979;65:229–259.
123 O'Connell DL, Hulka BS, Chambless LE, Wilkinson WE, Deubner DC: Cigarette smoking, alcohol consumption, and breast cancer risk. JNCI 1987;78:229–234.

124 Ohnishi K, Iida S, Iwama S: The effect of chronic habitual alcohol intake on the development of liver cirrhosis and hepatocellular carcinoma: Relation to hepatitis B surface antigen carriers. Cancer 1982;49:672–677.
125 Omata M, Ashcavai M, Liew C, Peters RL: Hepatocellular carcinoma in the USA: Etiologic considerations. Gastroenterol 1979;76:280–287.
126 Orholm M, Aldersvile J, TageJensen U, Schlichting I, Nielsen J, Hardt F, Christoffersen P: Prevalence of hepatitis B virus infection among alcoholic patients with liver disease. J clin Pathol 1981;34:1378–1432.
127 Paganini-Hill A, Ross RK: Breast cancer and alcohol consumption. Lancet 1983; 2:626–627.
128 Pegg AE, Perry W: Alcylation of nucleic acids and metabolism of small doses of dimethylnitrosamine in the rat. Cancer Res 1981;41:3128–3132.
129 Peng R, Yong-Tu Y, Yang CS: The induction and competitive inhibition of a high affinity microsomal nitrosodimethylamine demethylase by ethanol. Carcinogen 1982; 3:1457–1461.
130 Pernu J: An epidemiological study on cancer of the digestive organs and respiratory system. Ann Med Int Fenn 1960;49(suppl 33):1–117.
131 Pollack ES, Nomura AMY, Heilbrun LK, Stemmermann GN, Green SB: Prospective study of alcohol consumption and cancer. New Engl J Med 1984;310:617–621.
132 Porta EA, Markell N, Dorado RD: Chronic alcoholism enhances hepatocarcinogenicity of diethylnitrosamine in rats fed a marginally methyl-deficient diet. Hepatol 1985;5:1120–1125.
133 Potter JD, McMichael AJ: Diet and cancer of the colon and rectum: A case control study. JNCI 1986;76:557–569.
134 Potter JD, McMichael AJ, Hartshorne JM: Alcohol and beer consumption in relation to cancers of bowel and lung: An extended correlation analysis. J Chronic Dis 1982;35:833–842.
135 Pour PM, Reber HA, Stepan K: Modification of pancreatic carcinogenesis in the hamster model. XIII. Dose-related effect of ethanol. JNCI 1983;71:1085–1087.
136 Radike MJ, Stemmer KL, Brown PB, Larson E, Bingham E: Effect of ethanol and vinyl chloride on the induction of liver tumors. Environ Health Perspect 1977; 21:153–155.
137 Riggs AD, Jones PA: 5-methylcytosine, gene regulation and cancer. Adv Cancer Res 1983;40:1–30.
138 Rogers AE, Newborne PM: Lipotrope deficiency in experimental carcinogenesis, Nutr Cancer 1980;2:104–112.
139 Rohan TE, McMichael AJ: Alcohol consumption and risk of breast cancer. Int J Cancer 1988;41:695–699.
140 Rosenberg L, Slone D, Shapiro S, Kaufman DW, Helmrich SP, et al: Breast cancer and alcoholic beverage consumption. Lancet 1982;1:267–271.
141 Rothmann KJ, Keller A: The effect of joint exposure to alcohol and tobacco on risk of cancer of the mouth and the pharynx. J Chron Dis 1972;25:711–716.
142 Sato M, Lieber CS: Hepatic vitamin A depletion after chronic ethanol consumption in baboons and rats. J Nutr 1981;111:2015–2023.
143 Sato M, Lieber CS: Increased metabolism of retinoic acid after chronic ethanol consumption in rat liver microsomes. Arch Biochem Biophys 1982;213:557–564.
144 Schatzkin A, Jones DY, Hoover RN, Taylor PR, Brinton LA, Ziegler RG, et al:

Alcohol consumption and breast cancer in the epidemiologic follow-up study of the First National Health and Nutrition Examination Survey. NEJM 1987; 316:1169–1173.
145 Schatzkin A, Carter CL, Green S, Kreger BE, Splansky GL: Is alcohol consumption related to breast cancer? Results from the Framingham Heart Study. JNCI 1989; 81:31–35.
146 Schmähl D: Investigations of esophageal carcinogenicity by methyl-phenyl nitrosamine and ethyl-alcohol in the rat. Cancer Lett 1976;1:215–218.
147 Schoenberg B, Bailar JC, Fraumeni JF: Certain mortality patterns of esophageal cancer in the US. JNCI 1971;46:63–73.
148 Schoenthal R: The mechanism of carcinogenic nitro- and related compounds. Br J Cancer 1973;28:436–439.
149 Schottenfeld D, Gantt RC, Wynder EL: The role of alcohol and tobacco in multiple primary cancers of the upper digestive system, larynx and lung. A prospective study. Prev Med 1974;3:277–293.
150 Schrauzer GN, McGinness JE, Ishmael D, Bell LJ: Alcoholism and cancer: Effects of long term exposure to alcohol on spontaneous mammary adenocarcinoma and prolactin levels in C3H/St mice. J Stud Alcohol 1979;40:240–246.
151 Schwarz M, Wiesbeck G, Hummel J, Kunz W: Effects of ethanol on dimethylnitrosamine activation and DNA synthesis in rat liver. Carcinogen 1982;3:1071–1075.
152 Seitz HK: Ethanol and carcinogenesis, in Seitz HK, Kommerell B (eds): Alcohol-related diseases in gastroenterology. Berlin, Springer, 1985, pp 192–212.
153 Seitz HK: Alcohol effects on drug-nutrient interaction. Drug Nutr Interact 1985;4:143–164.
154 Seitz HK, Simanowski UA: Ethanol and gastrointestinal carcinogenesis. Alcohol Clin Exp Res 1986;10:33–40.
155 Seitz HK, Simanowski UA: Metabolic and nutritional effects of alcohol, in Hathcock JN (ed): Nutritional toxicology. New York, Academic Press, 1987, vol II, pp 63–104.
156 Seitz HK, Simanowski UA: Alcohol and carcinogenesis. Ann Rev Nutr 1988; 8:99–119.
157 Seitz HK, Simanowski UA: Ethanol and colorectal carcinogenesis, in Seitz HK, Simanowski UA, Wright NA (eds): Colorectal cancer: From pathogenesis to prevention? Berlin, Springer, 1989, pp 177–192.
158 Seitz HK, Kommerell B: Alkoholismus als häufigste Ursache für Mangelernährung. Dt Ärzteblatt (Editorial) 1990;87:497–500.
159 Seitz HK, Garro AJ, Lieber CS: Effect of chronic ethanol ingestion on intestinal metabolism and mutagenicity of benzo(a)pyrene. Biochem Biophys Res Commun 1978;85:1061–1066.
160 Seitz HK, Garro AJ, Lieber CS: Sex-dependent effect of chronic ethanol consumption in rats on hepatic microsome-mediated mutagenicity of benzo(a)pyrene. Cancer Lett 1981;13:97–102.
161 Seitz HK, Garro AJ, Lieber CS: Enhanced pulmonary and intestinal activation of procarcinogens and mutagens after chronic ethanol consumption in the rat. Eur J clin Invest 1981;11:33–38.
162 Seitz HK, Czygan P, Bösche J, Veith S, Kommerell B: Microsomal ethanol oxidation in the colonic mucosa of the rat: Effect of chronic ethanol ingestion. Arch Pharmacol 1982;310:81–84.

163 Seitz HK, Garro A, Lieber CS: Increased activation of procarcinogens by microsomes of various tissues induced by chronic ethanol ingestion, in Lieber CS (ed): Biological approach to alcoholism: Update 1980, pp 131–141 (Research Monograph No 11, DHHS, Publ No [ADM] 83-1261).
164 Seitz HK, Czygan P, Waldherr R, Veith S, Raedsch R, Kässmodel H, Kommerell B: Enhancement of 1,2-dimethylhydrazine-induced rectal carcinogenesis following chronic ethanol consumption in the rat. Gastroenterol 1984;86:886–891.
165 Seitz HK, Simanowski UA, Garzon FT, Peters TJ: Alcohol and cancer (Letter to the editor). Hepatol 1987;7:616.
166 Seitz HK, Garzon FT, Simanowski UA, Schmähl D: Erhöhte Azetaldehydkonzentrationen als mögliche Ursache der tumorfördernden Wirkung von Alkohol im Rektum der Ratte (Abstrakt). Z Gastroenterol 1987;8:551.
167 Seitz HK, Simanowski UA, Kommerell B: Alkohol und Krebs. Z Gastroenterol (suppl 3) 1988;26:106–119.
168 Seitz HK, Simanowski UA, Hörner M, Kommerell B: Alcohol and liver carcinoma, in Bannasch P, Keppler D, Weber G (eds): Liver cell carcinoma. Dordrecht, Kluwer, 1989, pp 227–242.
169 Seitz HK, Simanowski UA, Garzon FZ, Rideout JM, Peters TJ, Koch A, Berger MR, Einecke H, Maiwald M: Possible role of acetaldehyde in ethanol-related rectal cocarcinogenesis in the rat. Gastroenterol 1990;98:1–8.
170 Shafritz DA, Shouval D, Sherman HI: Integration of hepatitis B virus DNA into the genome of liver cells in chronic liver disease and hepatocellular carcinoma. New Engl J Med 1981;305:1067–1073.
171 Sieg A, Seitz HK: Increased production, hepatic conjugation, and biliary secretion of bilirubin in the rat after chronic ethanol consumption. Gastroenterol 1987; 93:261–266.
172 Simanowski UA, Seitz HK, Baier B, Kommerell B, Schmidt-Gayk H, Wright NA: Chronic ethanol consumption selectively stimulates rectal cell proliferation in the rat. Gut 1986;27:278–282.
173 Simanowski UA, Hubalek K, Ghatei MA, Bloom SR, Polak JM, Seitz HK: Effects of acute and chronic ethanol administration on the gastrointestinal hormones gastrin, enteroglucagon, pancreatic glucagon and PYY in the rat. Digestion 1989;42:167–173.
174 Smith BA, Guttman MR: Differential effect of chronic consumption by the rat on microsomal oxidation of hepatocarcinogenes and their activation to mutagens. Biochem Pharmacol 1984;33:2901–2910.
175 Sohn OS, Fiala ES, Puz C, Hamilton SR, Williams GM: Enhancement of rat liver microsomal metabolism of azoxymethane to methylazoxymethanol by chronic ethanol administration: Similarity to the microsomal metabolism of N-nitrosomethylamine. Cancer Res 1987;47:3123–3129.
176 Spiegelhalder B, Eisenbrand G, Preussmann R: Contamination of beer with trace quantities of N-nitrosodimethylamine. Food Cosmet Toxicol 1987;17:29–31.
177 Steele CM, Ionnides C: Differential effects of chronic alcohol administration to rats on the activation of aromatic amines to mutagenes in the Ames test. Carcinogen 1986; 7:825–829.
178 Sundby P: Alcoholism and mortality. New Brunswick, NJ, USA, Rutgers Center on Alcohol Studies, 1967, p 107.
179 Swann PF, Coe AM, Mace R: Ethanol and dimethylnitrosamine and diethylnitrosamine metabolism and disposition in the rat. Carcinogen 1984;5:1337–1343.

180 Takada A. Neii J, Takase S, Matsuda Y: Effects of ethanol on experimental hepatocarcinogenesis. Hepatol 1986;6:65–72.

181 Talamini R, La Vecchia C, DeCarli A, Franceschi S, Grattoni E: Social factors, diet and breast cancer in a northern Italian population. Br J Cancer 1984;49:723–729.

182 Tamburro CH, Lee HM: Primary hepatic cancer in alcoholics. Clin Gastroenterol 1981;10:457–477.

183 Teschke R, Minzlaff M, Oldiges H, Frenzel H: Effect of chronic alcohol consumption on tumor incidence due to dimethylnitrosamine administration. J Cancer Res Clin Oncol 1983;106:58–64.

184 Tomera JF, Skipper PL, Wishnok JS, Tannenbaum SR, Brunengraber H: Inhibition of N-nitrosodimethylamine metabolism by ethanol and other inhibitors in the isolated perfused rat liver. Carcinogen 1984;5:113–116.

185 Toskulkao C, Glinsukon T: Effect of ethanol on the in vivo covalent binding and in vitro metabolism of aflatoxin B1 in rats. Toxicol Lett 1986;30:151–157.

186 Toskulkao C, Yoshida T, Glinsukon T, Kuroiwa Y: Potentiation of aflatoxin B1-induced hepatotoxicity in male Wistar rats with ethanol pretreatment. J Toxicol Sci 1986;11:41–51.

187 Tuma DJ, Barak AJ, Schafer DF: Possible interrelationship of ethanol metabolism and choline oxidation in the liver. Can J Biochem 1973;51:117–120.

188 Tuyns A: Alcohol and cancer. Alcohol Health Res World 1978;2:20–31.

189 Tuyns A: Epidemiology of alcohol and cancer. Cancer Res 1979;39:2840–2843.

190 Tuyns A, Masse LMF: Mortality from cancer of the esophagus in Britanny. Int J Epidemiol 1973;2:241–245.

191 Tuyns A, Pequignot G, Jensen OM: Le cancer de'esophage en Ille-et-Vilaine en fonction des niveaux de consomation de alcool et de tabac. Bull Cancer 1977;64:45–60.

192 Tuyns A, Pequignot G, Abbatucci JS: Esophageal cancer and alcohol consumption. Importance of type of beverage. Int J Cancer 1979;23:443–447.

193 Tweedie JH, Reber H, Pour PM, Ponder DM: Protective effect of ethanol on the development of pancreatic cancer. Surg Forum 1981;32:222–224.

194 Uthus EO, Skurdal DN, Cornatzer WE: Effect of ethanol ingestion on choline phosphotransferase and phosphatidylethanolamine methyltransferase activities in liver microsomes. Lipids 1976;11:641–644.

195 Van der Westhuyzen J: Methionine metabolism and cancer. Nutr Cancer 1985; 7:179–183.

196 Vincent RG, Marchetta F: The relationship of the use of tobacco and alcohol to cancer of the oral cavity, pharynx or larynx. Am J Surg 1963;106:501–505.

197 Wargovich MJ, Felkner IC: Metabolic activation of DMH by colonic microsomes: A process influenced by dietary fat. Nutr Cancer 1982;4:146–153.

198 Wattenberg LW: Inhibition of dimethylhydrazine-induced neoplasia of the large intestine by disulfimam. JNCI 1975;54:1005–1006.

199 Wattenberg LW, Sparnens VL: Inhibitory effects of butylated hydroxyanisole on methylazoxymethanol acetate-induced neoplasia of the large intestine and on nicotinamide adenine dinucleotide-dependent alcohol dehydrogenase activity in mice. JNCI 1979;63:219–222.

200 Webster LA, Layde PM, Wingo PA, Ory HW: Alcohol consumption and risk of breast cancer. Lancet 1983;2:724–726.

201 Weisburger JH, Yamamoto RS, Pai SR: Ethanol and the carcinogenicity of N-hydroxy-

N-2-fluorenyl-acetamide in male and female rate. Toxicol appl Pharmacol (Abstract) 1964;6:363.
202 Willett WC, Stampfer MJ, Colditz GA, Rosner BA, Hennekens CH, Speizer FE: Moderate alcohol consumption and the risk of breast cancer. NEJM 1987; 316:1174–1180.
203 Woutersen RA, Van Garderen-Hoetmer A, Bax J, Feringa AW, Scherer E: Modulation of putative preneoplastic foci in exocrine pancreas of rats and hamsters. I. Interaction of dietary fat and ethanol. Carcinogen 1986;7:1587–1593.
204 Wu AH, Paganini-Hill A, Ross RK, Henderson BE: Alcohol, physical activity and other risk factors for colorectal cancer: A prospective study. Br J Cancer 1987; 55:687–694.
205 Wynder EL: Nutrition and cancer. Fed Proc 1976;35:1309–1316.
206 Wynder EL, Bross IJ: Etiological factors in mouth cancer: An approach to its prevention. Br med J 1957;1:389–395.
207 Wynder EL, Chan PC: The possible role of riboflavine deficiency in epithelial neoplasia. Cancer 1970;10:1300–1323.
208 Wynder EL, Mabuchi K: Etiological and environmental factors in esophageal cancer. JAMA 1973;226:1546–1548.
209 Wynder EL, Shigematsu T: Environmental factors of cancer of the colon and rectum. Cancer 1967;20:1520–1561.
210 Wynder EL, Kajitani T, Ishakawa S, Dodo H, Takano A: Environmental factors of the colon and rectum. II. Japanese epidemiological data. Cancer 1969;23:1210–1220.
211 Wynder EL, Covey LS, Mabuchi KN, Mushinski M: Environmental factos in cancer of the larynx. Second look. Cancer 1976;38:1591–1601.
212 Wynder EL, Mushinski MH, Spivac JC: Tobacco and alcohol consumption in relation to the development of multiple primary cancers. Cancer 1977;40:1872–1878.
213 Wynder EL, Mabushi K, Maruchi N, Fortner JG: Epidemiology of cancer of the pancreas. JNCI 1977;50:645–667.
214 Yang CS, Koop DR, Wang T, Coon MJ: Immunochemical studies on the metabolism of nitrosamines by ethanol-inducible cytochrom P450. Biochem Biophys Res Commun 1985;128:1007–1013.
215 Yarrish RL, Werner BG, Blumberg BS: Association of hepatitis B virus infection with hepatocellular carcinoma in American patients. Int J Cancer 1980;26:711–715.
216 Young TB: A case control study of breast cancer and alcohol consumption habits. Cancer 1989;64:552–558.
217 Yu MC, Mack T, Hanisch P, Peters RL, Henderson BE: Hepatitis, alcohol consumption, cigarette smoking, and hepatocellular carcinoma in Los Angeles. Cancer Res 1983;43:6077–6079.
218 Zedeck MS: Colon carcinogenesis and the role of dehydrogenase activity: Inhibition of tumorigenesis by pyrazole. Prev Med 1980;9:346–351.
219 Zedeck MS, Tan QH: Effect of pyrazole on tumor induction by methylazoxymethanol (MAM) acetate: Relationship to metabolism of MAM. Pharmacol 1978; 20:174–180.
220 Tuyns AJ, Estere J, Raymond F, Berrino F, Benhamon E, Blanchet F, Bafetta P, Crosignani P, Del Moral A, Lehmann W, Merletti F, Pequignot G, Riboli E, Sancho-Garnier H, Terracini B, Zubiri A, Zubiri L: Cancer of the larynx/hypopharynx, tobacco and alcohol. IARC International Case-control study in Turin and Varese (Italy), Zara-

gossa and Navarra (Spain), Geneva (Switzerland) and Calvados (France). Int J Cancer 1988;41:483–499.
221 Elzay RP: Local effect of alcohol in combination with DMBA on hamster check pouch: J Dent Res 1966;45:1788–1795.
222 Stenback F: The tumorogenic effect of ethanol: Acta Pathol Microbiol Scand 1969;77:325–326.
223 Williams RR, Horm JW: Association of cancer sites with tobacco and alcohol consumption and socioeconomic status of patients. Interview study from the third National Cancer survey. JNCI 1977;58:525–547.

Schauder P (Hrsg): Ernährung und Tumorerkrankungen.
Basel, Karger, 1991, pp 94–113.

Cholesterin und Tumorerkrankungen

Reinhold Kluthe, Ellen Lindemann

Klinikum der Albert-Ludwigs-Universität Freiburg

Einleitung

Fragen zur Rolle des Cholesterins in der Pathogenese des Krebses haben in den letzten Jahren große Aktualität erfahren [1, 2]. Dabei steht nicht das Problem der Beziehung zwischen der Höhe der Cholesterinzufuhr und der Tumorentstehung im Mittelpunkt des Interesses, obwohl aus epidemiologischen Studien Hinweise auf eine das Krebsrisiko erhöhende Wirkung von hohem Nahrungscholesterin für Kolon-, Brust- und evtl. noch für Lungen- und Prostatakrebs abgeleitet werden können [1]. Diese werden allerdings durch neue prospektive Daten wieder in Frage gestellt [3]. Auch nicht im Vordergrund steht die Relation zwischen der Cholesterinausscheidung mit dem Stuhl und dem Krebsrisiko, zumal diese Beziehung pathogenetisch nach den bisher vorliegenden Daten bedeutungslos sein dürfte [1]. Das aktuelle Interesse an möglichen Zusammenhängen zwischen Cholesterin und Krebs resultiert in erster Linie aus den heutzutage routinemäßig erfolgenden präventiven und therapeutischen Empfehlungen zur Senkung des Serumcholesterins. Eine Reihe von Autoren stehen derartigen, insbesondere pauschalen Empfehlungen zur Cholesterinsenkung skeptisch gegenüber. Ihres Erachtens ist die Kenntnis über mögliche Gefahren noch zu gering. So schien in einer therapeutischen Studie eine serumcholesterinsenkende Diätbehandlung mit einer höheren Zahl an Krebstodesfällen einherzugehen [4]. In einer anderen Studie, in der Verabreichung eines lipidsenkenden Medikaments mit einer Zunahme der Gesamtmortalität assoziiert war, konnte nicht geklärt werden, ob die Serumcholesterinsenkung oder das Medikament an sich hierfür als verantwortlich angesehen werden mußten [5]. Insbesondere Ergebnisse der Los Angeles Veterans Administrations Interventionsstudie [4] und Beobachtungen epidemiologischer Art [6] haben eine Diskussion über mögliche Zusammenhänge zwischen Cholesterinämie und Krebshäufigkeit (resp. -mortalität) ausgelöst, die noch nicht abgeschlossen ist.

Hypocholesterinämie und Krebs

Epidemiologische Daten

Die Analysenergebnisse epidemiologischer Studien zur Fragestellung, ob und inwieweit niedrige Blutcholesterinspiegel mit Krebs korreliert sind, finden sich in Tabelle 1. Da die überwiegende Zahl der Untersu-

Tabelle 1. Epidemiologische Studien zur Frage des Zusammenhangs zwischen Hypocholesterinämie und Krebs (Fortsetzung auf Seite 96)

Studie	n	Dauer (Jahre)	Krebs Erkrankungs-	Todesfälle	Korrelation / Besonderheiten	
Neuseeland (1980) [7]	630	11	k.D.	30	invers	
Paris (1980) [8]	7.603	6,6	k.D.	134	invers	Abhängig von Überlebenszeit
Evans County (1980) [9]	3.102	12–14	129	k.D.	invers	Korrelation bei Männern deutlicher als bei Frauen; bei männlichen Krebspatienten Cholesterin bei Aufnahme in die Studie niedriger als bei Nicht-Krebspatienten
Whitehall (1980) [11]	17.718	7,5	k.D.	353	invers	Abhängig von Überlebenszeit
Puerto Rico (1981) [12]	9.824	8	k.D.	179	invers	Nur in ländlichen Gebieten
Yugoslavia-Study (1981) [13]	11.121	7	k.D.	224	invers	Nicht signifikant
Israel (1981) [14]	10.059	7	k.D.	110	invers	Grenzwertig signifikant
Hawaiian Japanese (1981) [15]	8.006	<9	346	k.D.	invers	Signifikant für rechtsseitiges Kolonkarzinom
International Collab. Group (1982) [16]	61.567	<10	k.D.	1.514	invers	Abhängig von Überlebenszeit

Tabelle 1. (Fortsetzung)

Studie	n	Dauer (Jahre)	Krebs Erkrankungs-/	Krebs Todesfälle	Korrelation / Besonderheiten	
Eastern Finland (1982) [17]	7.966	6	143	62	keine	
Cedar County (1982) [18]	5.565	6	131	k.D.	invers	Altersabhängig; Korrelation nur für Lungen-, Kehlkopf-, Ösophagus- u. Blasenkarzinom
					positiv	Korrelation für Brust-, Korpus- u. Ovarialkarzinom
Framingham (1982) [19]	5.209	<18	691	296	invers	Korrelation nur bei Männern
HDFP (1983) [20]	10.940	5	286	k.D.	invers	Schwache Korrelation, signifikant für Prostata-Ca, nicht signifikant für Mammakarzinom
Schweden (1986) [21]	92.898	<14	839	k.D.	positiv	
NHANES (1987) [22]	12.488	10	398	186	invers	Korrelation nur für Leukämie, Lungen-, Blasen- u. Pankreaskrebs, bei Frauen außerdem für Zervixkarzinom
MRFIT (1987) [23]	361.662	7	k.D.	2.989	invers	Abhängig von Überlebenszeit
Finn. Cancer Reg. (1991) [24]	48.325	6	44	k.D.	keine	Hohes Serumcholesterin kein Risiko für Hirntumoren

chungen angelegt war, den Zusammenhang zwischen Cholesterin und Herzkreislauferkrankungen zu klären, wundert es nicht, daß die Angaben lückenhaft sind. So waren bei der retrospektiven Bearbeitung des Materials, wie die Tabelle zeigt, nur in neun von 17 Studien Aussagen zur Krebshäufigkeit möglich. Darüber hinaus fehlen bei sechs Studien Daten über die Anzahl der an Krebs Gestorbenen.

Die in der Neuseeland-Maori-Studie [7] bei 630 Maoris über elf Jahre registrierten Krebstodesfälle und die zu Beginn bestimmten Serumcholesterinwerte waren invers korreliert (d. h. in der Gruppe mit den niedrigsten Cholesterinwerten fanden sich mehr Krebstodesfälle als in der Gruppe mit den höchsten Cholesterinwerten). Bei den Männern waren von insgesamt 81 Todesfällen zwölf durch Krebs, bei den Frauen von insgesamt

150 Todesfällen 18 durch Krebs bedingt. Von den insgesamt 30 Krebstodesfällen fanden sich 13 in der untersten (100–197 mg/dl), zehn in der mittleren (198–224 mg/dl) und sieben in der hohen Cholesteringruppe (> 225 mg/dl).

In der Paris-Studie [8] wurden bei 7.603 Staatsangestellten im Alter von 43–52 Jahren während einer durchschnittlichen Beobachtungszeit von 6,6 Jahren insgesamt 134 Krebstodesfälle festgestellt. Auch hier war die Korrelation zum Serumcholesterin invers. Die durchschnittlichen Cholesterinspiegel waren allerdings bei Krebspatienten mit kürzerer Überlebenszeit signifikant niedriger (< 1 Jahr Überlebenszeit: 200,3 mg/dl; > 7 Jahre Überlebenszeit: 225,7 mg/dl). Bemerkenswert ist, daß der mittlere Cholesterinspiegel der 7.204 Nicht-Krebspatienten mit 229,9 mg/dl ähnlich hoch lag wie der von Krebspatienten mit einer Überlebenszeit von mehr als sieben Jahren (225,7 mg/dl). Diese Daten können in der Richtung gedeutet werden, daß die Cholesterinserumspiegel vom Verlauf der Krebskrankheit abhängen und nicht die Krebskrankheit vom Cholesterin.

In der 14 Jahre dauernden Evans County-Studie [9] lagen die Cholesterinspiegel der 127 Krebsfälle um 8,0 mg/dl niedriger als die der gesunden Personen. Signifikant niedrigere Cholesterinspiegel (− 17,3 mg/dl) bei der Erstuntersuchung wurden nur für weiße Männer, die an Karzinomen starben, gefunden. In der auf 20 Jahre erweiterten Evans County-Erhebung [10] war das Krebsrisiko im oberen und unteren Drittel der Cholesterinverteilung für schwarze Männer 1,3mal, für weiße Männer 2,5mal höher als im mittleren Cholesterinbereich.

In der Whitehall-Studie [11], bei der 17.718 männliche Londoner Beamte zwischen 40–64 Jahren über 7½ Jahre beobachtet wurden, war die Krebsmortalität in der Gruppe mit dem niedrigsten Plasmacholesterin um 66% höher als in der Gruppe mit den höchsten Cholesterinwerten. Eine weitergehende Analyse erbrachte, daß diese inverse Korrelation im wesentlichen auf Patienten beschränkt war, die innerhalb von zwei Jahren nach Studienbeginn an Krebs starben. Eine Erklärung könnte ähnlich der Paris-Studie darin liegen, daß niedrige Cholesterinwerte Folge einer unerkannten Krebserkrankung sind, und nicht umgekehrt der frühe Tod Folge niedriger Cholesterinwerte. Ähnlich wie in der Paris-Studie fand sich bei den die erste Beobachtungsphase Überlebenden (erst später an Krebs Sterbenden) im Vergleich zur Gesamtstudienpopulation kein auffallender Unterschied mehr bei den Cholesterinserumspiegeln.

In der Puerto Rico-Studie [12], bei der 9.824 Probanden aus definierten ländlichen und städtischen Arealen von Puerto Rico über etwa acht Jahre beobachtet wurden, ergaben sich 179 Krebstote in der Altersgruppe von 45–64 Jahren. Auch hier war die Korrelation zum Ausgangscholesterin invers. Das Besondere dieser Studie ist einmal, daß sie in einem Gebiet erfolgte, in dem die Cholesterinwerte sehr niedrig sind und auch die Zahl der Koronartoten entsprechend niedrig ist, und zum andern, daß Ernährungsprotokollauswertungen keine signifikanten Beziehungen zwischen Stärke-, Kohlenhydrat-, Fett- und Eiweißverzehr sowie Krebsmortalität fanden. Auch der Verzehr spezieller Lebensmittel wie Milch, Eier, gesalzener Fisch, Reis, Fleisch und Früchte war nicht signifikant mit der Krebsmortalität korreliert.

Im Unterschied zu den bisher mitgeteilten Ergebnissen brachte die Yugoslavia Cardiovascular Disease-Study [13], in der 11.121 Männer untersucht wurden, keinen statistsch signifikanten Zusammenhang zwischen Serumcholesterin und Karzinommortalität.

In der Israeli Ischaemic Heart Disease-Studie [14], in der 10.059 Staatsangestellte zwischen 40 und 65 Jahren untersucht wurden, fand sich wiederum eine inverse Korrelation zwischen Karzinomsterblichkeitsrate und Cholesterinserumkonzentration. Eindeutig keine Beziehung bestand zwischen HDL-Cholesterin und Krebsmortalität. Beschränkt auf das Kolonkarzinom war die signifikante Korrelation zwischen Serumcholesterin und Krebshäufigkeit sowie Krebstodesfällen in der Hawaiian Japanese-Studie [15].

Eine internationale Gruppe von Epidemiologen [16] wertete 1982 die Ergebnisse von elf Studien aus acht Ländern aus (Busselton Population Study, Glostrup-Studie, Whitehall-Studie, Helsinki-Polizei-Studie, Finnische Sozialversicherungsstudie, prospektive Pariser-Studie, Japanische Bahnarbeiterstudie, Renfrew-Studie, Peoples Gasgesellschaftsstudie, Western Electric-Studie, Chicago-Herzgesellschaftsstudie). Dabei war bei einer n-Zahl von 61.567 der Cholesterinspiegel invers zur Mortalität korreliert. Bei den innerhalb eines Jahres nach Aufnahme in die Studie an Krebs Sterbenden lag das Serumcholesterin 24–35 mg/dl niedriger als der Mittelwert der Restgruppe. Über die Jahre verminderte sich diese Differenz kontinuierlich, was in dem Sinne gedeutet werden kann, daß eine Verminderung der Cholesterinkonzentration im Serum nicht Ursache, sondern Folge einer Krebserkrankung ist.

In der Eastern Finland-Studie [17] erkrankten während der 6jährigen Studienzeit 65 Männer und 78 Frauen an Krebs. Es fand sich keine Beziehung zwischen Cholesterinserumwerten und Krebsrisiko.

In der Cedar County-Studie fanden sich niedrigere Cholesterinwerte bei an Krebs erkrankten Männern, mehr jedoch bei Frauen [18], allerdings auf bestimmte Krebslokalisationen beschränkt.

In der 24 Jahre dauernden Framingham-Studie [19] mit 5.209 untersuchten Personen wurden 691 Karzinomfälle und 296 Karzinomtodesfälle dokumentiert. Serumcholesterin war bei Männern und Frauen mit der Krebsmortalität invers korreliert. Die Beziehung war jedoch nur bei Männern mit einem $p < 0,05$ signifikant. Der wesentliche Risikosprung lag ähnlich wie in anderen Studien bei einem Unterschreiten des Cholesterinspiegels von 190 mg/dl. Die inverse Beziehung war besonders ausgeprägt beim Kolonkarzinom des Mannes. Die Zeittrends waren nicht auf einen Nenner zu bringen. So hatten Männer zwischen 50 und 59 Jahren ein statistisch signifikant niedrigeres Serumcholesterin 16–18 Jahre vor der Krebsdiagnose. Bei 60–65jährigen Männern war der Trend zu niedrigem Cholesterin schon bei zeitlich näheren Bestimmungen erkennbar. Der Ausschluß der in den ersten sechs Jahren nach Studienbeginn aufgetretenen Krebstodesfälle verminderte die negative Beziehung zwischen Serumcholesterinspiegel und Krebsrisiko, hob sie aber nicht auf. Auch in der HDFP-Studie fand sich eine inverse Korrelation zwischen Serumcholesterinkonzentration und Krebsinzidenz [20], allerdings signifikant nur für das Prostatakarzinom und das Ovarialkarzinom. Eine positive Beziehung zwischen Serumcholesterinspiegel und dem Risiko, an Rektumkarzinom zu erkranken, fand sich in der Schweden-Studie [21], in welcher 92.898 Personen unter 75 Jahren untersucht wurden. Während der mittleren 14jährigen Beobachtungszeit erkrankten 528 Personen an Kolon- und 311 Personen an Rektumkrebs. Die positive Beziehung war allerdings mit einem $p < 0,05$ nur bei Männern und Rektumkarzinom signifikant. Da die Inzidenzdaten auf dem nationalen Schwedischen Krebsregister beruhen, sind sie nur bedingt mit den übrigen Studien vergleichbar, die meist vom Ansatz her Herz-Kreislauf-Studien waren. Auch ist der mittlere Cholesterinspiegel mit 252 mg/dl hoch im Vergleich zu anderen Ländern (mit Ausnahme von Finnland). Hohe Cholesterin- und Fettzufuhr wirkt möglicherweise der Entwicklung einer Hypocholesterinämie bei Krebs entgegen.

In einer Kohorte von NHANES I (National Health and Nutrition Examination Survey), die im Mittel über zehn Jahre beobachtet wurde, hatten Männer in der untersten Quintile des Cholesterinserumspiegels das doppelte Risiko, an Krebs zu erkranken und zu sterben, wie Männer in der höchsten Quintile. Bei Frauen zeigte sich dieser Unterschied nicht so deutlich [22].

Ein im Grunde ähnliches Ergebnis zeigte auch das Krebsmortalitätsverhalten in der MRFIT (Multiple Risk Factor Intervention Trial)-Studie. Hier konzentrierte sich die Analyse auf eine Kohorte von 361.662 Männern im Alter zwischen 35 und 57 Jahren [23]. Die Mortalitätsstatistik zeigte ein signifikantes Ausmaß an Krebs in der niedrigsten Serumcholesterin-Dezile in den ersten Jahren des Follow-ups. Auch dieser Studienverlauf kann im Sequenzsinne Krebs – Hypocholesterinämie gedeutet werden. Die gerade erschienene Studie der Finnish Cancer Registry [24] zeigte keine Korrelation, beschränkte sich aber auf die Verfolgung von Hirntumoren.

Bei einer Gesamtbetrachtung, die aus obenerwähnten methodischen Gründen mit gegebener Vorsicht erfolgt, ist in 13 der 17 Studien eine inverse Korrelation vorhanden. In zweien ist die Beziehung positiv, in zweien keine Gesetzmäßigkeit zu erkennen. Warum sich die inverse Korrelation z. T. nur bei bestimmten Tumoren findet, bei anderen nicht oder warum sie fehlt, läßt sich aus diesen epidemiologischen Daten nicht sicher erklären. Deutliche Hinweise ergeben sich aber in der Richtung, daß Hypocholesterinämie nicht die Ursache von Krebs ist, sondern daß sie eine Folgeerscheinung der Erkrankung darstellt. Immerhin sprechen die Analysen sieben großer Studien (Paris, Whitehall, Israeli, Int. Coll. Study, Framingham, NHANES I und MRFIT) in diesem Sinne.

Interventionsstudien mit serumcholesterinsenkender Diät

Die anfangs erwähnte Diskussion um eventuelle Gefahren einer diätetischen Cholesterinsenkung wurde durch die Ergebnisse der randomisierten Los Angeles Veterans Administration-Studie [4] an Männern, die im Veteranenheim in Los Angeles lebten, angeregt (Abb. 1). 424 Veteranen erhielten über 8½ Jahre eine experimentelle Diät, die die übliche amerikanische Ernährung simulierte, aber nur die Hälfte an Cholesterin enthielt und etwa das Vierfache an vielfach ungesättigten Fettsäuren bei absolut gesehen gleicher Fettmenge wie die Kontrollgruppe (n = 422). Als Ergebnis fand sich eine niedrigere Sterberate an Komplikationen von Gefäßstenosen in der Experimentalgruppe (48 gegenüber 70 in der Kontrollgruppe). Die Gesamttodesrate war aber in beiden Gruppen gleich (174 in der Experimental- und 178 in der Kontrollgruppe). Dies beruhte im wesentlichen auf einer höheren Krebstodesrate in der Experimental-

```
                            n = 846
                           Veteranen
                            (Heim)
                          über 8½ Jahre

   n = 424                                                    n = 422

   Diät mit Hälfte des                                         ÜAK
   Cholesterins u. 4facher
   PUFA-Menge wie ÜAK


      174                Gesamtmortalität                      178

       48                  Herzinfarkt                          70

       31                     Krebs                             17
```

Abb. 1. Los Angeles Veterans Administration Study [4]. PUFA = Polyunsaturated Fatty Acids, ÜAK = Übliche amerikanische Kost. Weitere Einzelheiten, auch die Änderung der Ergebnisdeutung betreffend [25], siehe Text.

gruppe (31 gegenüber 17 in der Kontrollgruppe). In der Nachbeobachtungsphase über zwei Jahre setzte sich dieses differente Verhalten fort. Es starben noch drei Probanden in der Diätgruppe und keiner in der Vergleichsgruppe an Krebs. Eine Nachprüfung der diätetischen Adhärenz an die vorgegebene Ernährung zeigte jedoch, daß zwölf der Fälle mit tödlichem Karzinom aus der Diätgruppe sich in weniger als 20 % der Versuchszeit an die Diät gehalten hatten. Damit blieben der Diätwirkung 19 und der Kontrolle 17 Krebstodesfälle zuzuordnen. Es besteht demnach praktisch identische Häufigkeit der Krebsmortalität [25]. Auch die Analyse weiterer Studien erbrachte keinerlei Hinweise auf die Karzinogenität diätetischer serumcholesterinsenkender Bemühungen (Tab. 2).

Die Auswertung der Daten der Oslo-Studie [26] konnte nachweisen, daß das Risiko zwischen Diät- und Kontrollgruppe gleich war. So erkrankten während der Diätphase in der Experimentalgruppe fünf und in der Kontrollgruppe vier Personen sowie fünf (resp. drei Personen) in der Postdiätphase an Krebs. Es starben in der Diätgruppe eine Person gegenüber drei Personen in der Kontrollgruppe während der Diätphase und sechs Personen gegenüber zwei Personen in der Postdiätphase.

Bei der über sechs Jahre laufenden London-Studie [27] mit einer sojabohnenölreichen Diät wurden sechs Krebstodesfälle in der Kontrollgruppe und zwei in der Diätgruppe beobachtet. Auch in der Helsinki-Studie [28] sowie der Faribault-Studie [29] fanden sich keine signifikanten Unterschiede zwischen den Krebstodesraten unter verschiedenen Diäten.

In der gemeinsamen Auswertung der vier Studien [26–29] durch Ederer et al. [30] war das geschätzte Risiko, an Krebs zu erkranken, relativ zu den Kontrollen 0,75 und an Krebs zu sterben 0,62.

Medikamentöse Interventionsstudien

Von den bisher vorliegenden Langzeit-Interventionsstudien mit serumlipidsenkenden Medikamenten lieferte die European Cooperative Study [5], die in drei europäischen Zentren (Edinburgh, Budapest und Prag) durchgeführt wurde, Hinweise dafür, daß lipidsenkende Medikamente möglicherweise eine karzinogene Potenz aufweisen (Tab. 3). In der mit Clofibrat behandelten Gruppe I war im Vergleich zu Gruppe II (hohes Cholesterin mit Plazebo behandelt) und Gruppe III (niedriges Cholesterin mit Plazebo behandelt) eine nicht-signifikante erhöhte Krebsmortalität zu verzeichnen, die jedoch nicht eindeutig mit der Verminderung des Plasmacholesterins zusammenzuhängen schien, da die Gesamtmortalität in der Untergruppe, die auf die Clofibrat-Behandlung mit einer Cholesterinsenkung reagierte, niedriger war als in der Untergruppe, die schlecht auf

Tabelle 2. Interventionsstudien mit lipidsenkender Diät

Studie	n	Dauer (Jahre)	Krebs Erkrankungs-/	Todesfälle	Besonderheiten
Los Angeles Veterans Administration Study [4]	846	<10,3	119	71	Signifikant höhere Krebsmortalität in der Diätgruppe, die sich bei Überprüfung der effektiv eingehaltenen Diät nicht der Ernährung zuordnen läßt [25]
Oslo Diet Heart Study [26]	412	11	17	12	Keine hohe Krebsrate
London [27]	393	<10	10	9	Keine hohe Krebsrate
Helsinki [28]	581	6	8	8	Keine hohe Krebsrate
Faribault [29]	224	7	2	2	Keine hohe Krebsrate

Tabelle 3. Interventionsstudien mit Medikamenten

Studie	Art der Intervention	n	Dauer (Jahre)	Krebs Erkrankungs-/	Krebs Todesfälle	Besonderheiten
European Cooperative Study [5]	Clofibrat	15.745	5,3	k.D.	141	Krebsmortalität in behandelter Gruppe nicht signifikant höher
Lipid Research Clinics Coronary Primary Prevention Trial [31, 32]	Cholestyramin	3.802	7,4	114	31	Keine höhere Krebshäufigkeit oder -mortalität in behandelter Gruppe
Coronary Drug Project [33]	Clofibrat	8.341	15		11	Sign. höhere Krebsrate auf niedrig dosierte Östrogengruppe beschränkt
	Niazin				14	
	niedrig dosiertes Östrogen				22	
	hoch dosiertes Östrogen				13	
	Dextrohydroxin				15	
Helsinki Heart Study [34]	Gemfibrozil	4.081	5	57	22	Keine Unterschiede in Krebsinzidenz und -mortalität zwischen den Gruppen

Clofibrat ansprach. Für Cholestyramin [31, 32] wurde keinerlei Häufung maligner Erkrankungen in den behandelten Gruppen gefunden.

In der Coronary Drug Project-Untersuchung [33], in welcher die Langzeitwirkung von vier Lipidstoffwechsel beeinflussenden Medikamenten untersucht wurde (niedrig- und hochdosiertes Östrogen, d-Thyroxin, Clofibrat und Niazin), stieg die Krebstodesrate in der mit niedriger Östrogendosis behandelten Gruppe im Vergleich zur Todesrate der Plazebo behandelten Gruppe an. Keinerlei Hinweise ergaben sich für eine Zunahme von Krebsmortalität durch Clofibrat, Niazin oder d-Thyroxin. Auch für mit Gemfibrozil Behandelte waren Karzinomhäufigkeit und -mortalität nicht erhöht, wie die Helsinki Heart Study [34] zeigte. Für die neuen HMG-CoA-Reduktasehemmer fehlen noch solche Langzeitstudien.

Verhalten des Serumcholesterins bei verschiedenen malignen Tumoren (Tab. 4)

Kolonadenom – Kolonkarzinom

Klinische Untersuchungen an Patienten [35] zeigten, daß fortgeschrittene Tumoren (Duke C1, C2, D) durchweg signifikant niedrigere Cholesterinwerte aufweisen als (matched pair) Kontrollen. Tumoren im Frühstadium (Duke A, B1, B2) zeigten lediglich einen Trend zur Cholesterinerniedrigung. Dementsprechend fiel auch eine systematische prospektive Analyse von Koloskopie-Patienten aus [36]. Hierbei fand sich nicht (wie erwartet) eine negative, sondern eine positive Korrelation zwischen kolorektalem Adenom und dem Serumcholesterinspiegel. Das Er-

Tabelle 4. Verhalten von Serumcholesterin bei verschiedenen malignen Tumoren

Diagnosen	n	Resultate	Literatur
Kolonkarzinom	133	Serumcholesterin signifikant erniedrigt bei Duke C1, C2, D	[35]
Kolorektales Adenom	842	Leichte positive Korrelation zwischen Serumcholesterin und dem Risiko, an Kolonadenom zu erkranken	[36]
Kolonadenom (A) u. Kolonkarzinom (K)	244 (A) 182 (K)	Serumcholesterin signifikant erniedrigt bei Duke A + B	[37]
Kolonkarzinom	69	Serumcholesterin in 42% 10 Jahre vor, in 77% bei Diagnosestellung erniedrigt	[38]
Primäre Hirntumoren	–	Serumcholesterin signifikant höher bei Hirntumoren	[39]
Primäre Hirntumoren	37	Serumcholesterin signifikant höher bei Hirntumoren	[40]
Primäre Hirntumoren	35	Höheres Cholesterin geht mit höherem Risiko, an Hirntumor zu sterben, einher	[41]
Akute myeloische Leukämie	85	47 Hypocholesterinämien (< 3,87 mmol/l)	[46]
Metast. Prostatakarzinom (unbehandelt)	105	30 Pat. mit Metastasen hatten niedrigeres Cholesterin als 73 Pat. ohne Metastasen	[42]
Akute myeloische Leukämie	11	LDL-Rezeptoren-Aktivität erhöht in peripheren Leukämiezellen	[45]

gebnis der Publikation [37] stimmt mit dem der beiden vorherbesprochenen voll überein. Bei der vergleichenden Untersuchung von Patienten mit Polypen und Krebs des Dickdarms fanden sich lediglich signifikant niedrigere Serumcholesterinspiegel bei fortgeschrittenen Krebsstadien (Duke C und D).

Andere Untersucher [38] konnten an einem kleineren Patientengut (69 Patienten) den Unterschied im Cholesterinspiegel zwischen Früh- und Spätstadien des Kolonkarzinoms nicht bestätigen. Sie fanden allerdings bei den Tumorpatienten in den der Tumordiagnose vorausgehenden zehn Jahren einen deutlichen Trend zur Cholesterinsenkung. Sie vermuten, daß das Verhalten des Serumcholesterins beim Kolonkarzinom genetisch determiniert ist. So befinden sich die Gene, die die Schlüsselenzyme der Cholesterinsynthese, einmal die 3-hydroxy-3-methylglutaryl Coenzym A-Synthase sowie die 3-hydroxy-3-methylglutaryl Coenzym A-Reduktase, codieren auf dem Chromosom 5. Auch auf diesem Chromosom ist ein Gen lokalisiert, das in die Adenom-Karzinom-Sequenz eingeschaltet ist. Es ist denkbar, daß Veränderungen des Chromosoms 5 sowohl zur verminderten Cholesterinsynthese als auch gleichzeitig über eine Entartung des Polypen zum Krebs führen.

Primäre Hirntumoren

Während in fast allen epidemiologischen und klinischen Studien sich eine negative Korrelation zwischen verschiedenen Krebsformen und -stadien (insbesondere für den Dickdarmkrebs) fand, machten primäre Hirntumoren von vornherein eine Ausnahme. In zwei prospektiven epidemiologischen Studien in Israel, der Kyriat Hayovel Community Gesundheitsstudie in Jerusalem sowie der Israel Ischemic Heart Disease Study, fanden sich erhöhte Cholesterinspiegel bei Patienten, die an intrakranialen Tumoren starben [39, 40]. Diese Beobachtung konnte in einer Fall-Kontroll-Studie an 37 Patienten bestätigt werden. Der Unterschied zwischen Patienten und Kontrollen war 22 mg/dl und mit einem $p < 0,007$ signifikant [40]. Smith und Shipley [41] gingen dieser Fragestellung anhand einer Evaluierung der Ergebnisse der Whitehall-Studie [11] nach. Sie fanden, daß eine erhöhte Plasmacholesterinkonzentration ein erhöhtes Risiko für Tod an Hirntumor anzeigt. Die Ursache für dieses Verhalten des Serumcholesterins bleibt unklar.

Prostatakarzinom

Henriksson und Mitarbeiter [42] fanden bei 105 frisch diagnostizierten unbehandelten Prostatakrebspatienten einen signifikanten Unterschied im Cholesterinserumspiegel zwischen Patienten mit und ohne Metastasierung. Ein Vergleich zu Gesunden gleichen Alters fand nicht statt.

Leukämie

Bei Leukämikern ist das Vorkommen einer Hypocholesterinämie schon seit 1930 bekannt [43]. Diese frühe Beobachtung war Veranlassung zu einer Reihe von Studien. Bei akuter myeloischer Leukämie konnte man [44, 45] feststellen, daß frische periphere Leukämiezellen höhere LDL-Rezeptoraktivitäten aufweisen als normale mononukleäre Zellen. In diesem Sinne sprechen die Beobachtungen einer inversen Beziehung zwischen LDL-Rezeptoraktivitäten, Plasmacholesterinkonzentration und Leukämiezellzahlen [45]. Kürzlich konnten die Beziehungen zwischen dem leukämischen Prozeß und der Hypocholesterinämie präzisiert werden [46]. Es fanden sich die niedrigsten Cholesterinkonzentrationen bei Monozytenleukämie. Remissionen gingen in allen Fällen mit Hypocholesterinämie und/oder hohen Leukozytenzahlen mit einem Anstieg des Serumcholesterins einher. Dieser Befund wird als Ausdruck der Tatsache gewertet, daß die Hypocholesterinämie mit der Größe der Tumormasse korreliert ist.

Malignes Melanom – Nierenkarzinom

Eine reversible Hypocholesterinämie konnte während hochdosierter intravenöser rekombinanter Interleukin-2-Therapie von metastasierenden Tumoren beobachtet werden [47]. Sie ging mit einer deutlichen Abnahme der LDL-Konzentration sowie der HDL-Konzentration einher, wobei die verbleibenden LDL- und IDL-Lipoproteine relativ triglyzeridreicher wurden, als Veränderungen in Richtung auf remnant Lipoproteine aufwiesen.

Bei einer kritischen Betrachtung sowohl epidemiologischer Basisdaten als auch klinischer Studien wird man somit zu folgendem Schluß kommen:
– Mit hoher Wahrscheinlichkeit ist Hypocholesterinämie, wenn sie im Zusammenhang mit Krebs beobachtet wird, Folge und nicht Ursache

der Erkrankung. Im Falle des Kolonkarzinoms könnte alleine oder zudem ein Gendefekt auf Chromosom 5, von dem die Cholesterinsynthese wie auch die Adenom-Karzinom-Sequenz gesteuert werden, wirksam sein.
- Die heute gebräuchlichen diätetischen Serumcholesterin-senkenden Maßnahmen führen auch bei mehrjähriger Anwendung nicht zu Krebs, weder die Maßnahme selbst noch die dadurch evtl. erzielte Hypocholesterinämie.
- Das gleiche gilt mit hoher Wahrscheinlichkeit auch für die Langzeitanwendung von Cholestyramin, Clofibrat und Gemfibrozil sowie Nikotinsäureamid.

Lipoproteinstoffwechsel bei Krebs

Vermehrter LDL-Katabolismus

Es gibt inzwischen eine Reihe von Befunden, die sich in ein Gesamtbild einpassen, wie Hypocholesterinämie bei Krebs entstehen kann. Der erste Faktor ist der Nachweis der Erhöhung des Katabolismus von LDL

Tabelle 5. LDL-Katabolismus bei metastasierendem und nicht metastasierendem Prostatakarzinom [42]

Patient	Metastasen	Alter (Jahre)	Gewicht (kg)	LDL-Cholesterin (mmol/l)	LDL-Umsatzrate (Pools/Tag)	LDL-apo-B-Synthese (mg/kg/Tag)
1	M0	66	85	4,0	0,23	8,9
2	M0	68	75	2,8	0,31	10,5
3	M0	69	75	5,5	0,24	14,9
4	M0	74	79	4,7	0,25	12,6
5	M0	79	65	4,0	0,34	16,5
6	M1	72	76	3,6	0,32	12,9
7	M1	77	69	3,0	0,41	13,0
8	M1	76	76	2,9	0,36	12,3
Mittelwert (SE)	M0	76 (2)	76 (3)	4,2 (0,4)	0,28 (0,2)*	12,7 (1,4)
	M1	75 (2)	74 (2)	3,2 (0,2)	0,36 (0,01)+	12,7 (0,2)
	Kontrollen	68 (2)	75 (2)	4,1 (0,1)	0,30 (0,01)	12,8 (0,6)

* $p < 0,05$, M0 vs M1; + $p < 0,01$, M1 vs. Kontrolle

im Plasma in Abhängigkeit von der Tumormasse [42] (Tab. 5). Als Ursache für das schnellere Verschwinden radioaktiv markierten LDL's ist die spezifische Bindung von LDL an LDL-Rezeptoren von Tumorzellen anzunehmen.

Bindung an LDL-Rezeptoren

Als ein Beispiel hierfür können die Experimente [45] an AML-Zellen (Abb. 2) angesehen werden. Wie diese Abbildung zeigt, fanden die Autoren eine Korrelation zwischen LDL-Cholesterin-Konzentration und ^{14}C-Saccharose-LDL in AML-Zellen. Bei der Untersuchung [48] von Homogenaten 18 verschiedener normaler menschlicher Organe sowie verschiedener solider Tumoren konnte festgestellt werden, daß die LDL-Rezeptor-

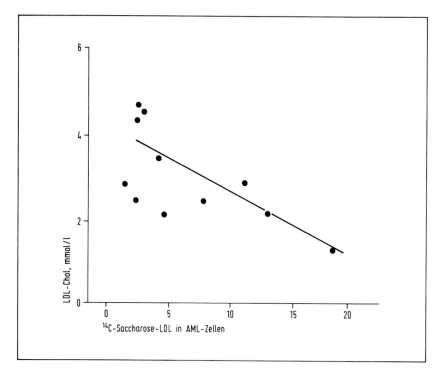

Abb. 2. Beziehung zwischen Serumcholesterinspiegel und ^{14}C-Saccharose-LDL in AML-Zellen [45] (AML = Akute myeloische Leukämie).

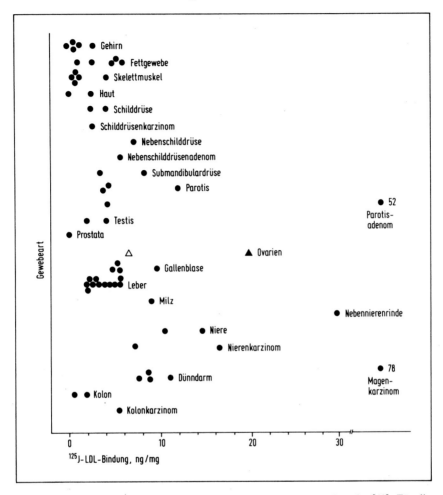

Abb. 3. Heparinsensitive Bindung von LDL an verschiedene Gewebe [48]. Für die einzelnen Gewebearten bedeutet jeder Punkt den Mittelwert einer Dreifachbestimmung bei einer Einzelperson. ▲ Gewebe von einer 48jährigen menstruierenden Frau. △ Gewebe von einer 57jährigen Frau in der Postmenopause.

aktivität bei Magenkarzinomzellen und Parotiskarzinomzellen am höchsten war (Abb. 3). Ähnliche Befunde konnten bei experimentellen Tumoren der Maus erhoben werden [49]. Vier Tumoren (Lavis Lungenkarzinom, B-16, MS-2 und Kolon 26) zeigten eine relativ höhere Aufnahme von ^{125}J-LDL im Vergleich zu Lebergewebe, während andere niedriger lagen.

Beobachtungen an Zellkulturen

Die Frage, ob und inwieweit Tumorzellen LDL-Rezeptoren aufweisen und wie ihr Cholesterinstoffwechsel reguliert wird, ist heute nicht nur von theoretischem, sondern auch von praktischem Interesse. Es zeichnen sich Möglichkeiten ab, die LDL-Rezeptoren-Bindung durch Krebszellen (evtl. mit Steuerung durch einen HMG-CoA-Reduktasehemmer) für die Tumordiagnostik und die Tumortherapie zu nutzen. Insbesondere Versuche mit Zellkulturen haben hier bereits erste Ergebnisse gebracht [50].

LDL-Rezeptoren als Mittel zur Tumorlokalisierung und Tumortherapie

Es besteht Hoffnung, daß die bis zu 20fach höhere metabolische Rate für LDL-Cholesterin von manchen Krebszellen für die Diagnostik und Therapie ausgewertet werden kann. So wurden bereits Substanzen entwickelt [51], die in das Innere von LDL-Molekülen aufgenommen werden. Die Nützlichkeit der diagnostischen Anwendung für die Tumorlokalisierung wird im Moment an Zellkulturen geprüft. Weiter fortgeschritten ist die Entwicklung von LDL, die lipophile zytotoxische Medikamente enthalten (9-methoxy-Ellipticin). In-vitro-Tests zeigten, daß die speziellen LDL-Moleküle in der Lage waren, L 1210 und P 388 Leukämiezellen zu zerstören. In dieser in LDL inkorporierten Form war das Zytostatikum effektiver als in freier Form [52].

So scheint die Erforschung des Zusammenhangs zwischen Cholesterin und Krebs erneut den Spruch zu bestätigen, den der viel zu früh verstorbene Schweizer Biochemiker Hugo Aebi formuliert hat: Wissenschaftler sind Jägern vergleichbar, die ausziehen, ein bestimmtes Wild zu erlegen, mit einem anderen kehren sie zurück.

Literatur

1 McMichael AJ, Jensen OM, Parkin DM, Zaridze DG: Dietary and endogenous cholesterol and human cancer. Epidemiol Rev 1984;6:192–216.
2 Lackner KJ, Schettler G, Kübler W: Plasma cholesterol, lipid lowering, and risk for cancer. Klin Wochenschr 1989;67:957–962.

3. Willet WC, Stampfer MJ, Colditz GA, Rosner BA, Speizer FE: Relation of meat, fat, and fiber intake to the risk of colon cancer in prospective study among women. N Engl J Med 1990;24:1664–1672.
4. Pearce ML, Dayton S: Incidence of cancer in men on a diet high in polyunsatured fat. Lancet 1971;464–467.
5. European Cooperative Study: A co-operative trial in the primary prevention of ischaemic heart disease using clofibrat. Br H J 1978;40:1069–1118.
6. Rose G, Blackburn H, Keys A, Taylor HL, Kannel WB, Oglesby P, Reid DP, Stamler J: Colon cancer and blood-cholesterol. Lancet 1974;181–183.
7. Beaglehole R, Foulkes MA, Prior JAM, Eyles EF: Cholesterol and mortality in New Zealand Maoris. Br Med J 1980;280:285–287.
8. Cambien F, Ducimetiere P, Richard J: Total serum cholesterol and cancer mortality in a middle-aged male population. Am J Epidemiol 1980;112:388–394.
9. Kark JD, Smith AH, Hames CG: The relationship of serum cholesterol to the incidence of cancer in Evans County, Georgia. J Chron Dis 1979;33:311–322.
10. Davis CE, Knowles M, Kark JD, Heyden S, Hames CG, Tyroler HA: Serum cholesterol levels and cancer mortality: Evans County twenty-year follow-up study, in Perkins EG, Visek WJ (eds): Dietary fats and health. Am Oil Chem Soc 1983.
11. Rose G, Shipley MJ: Plasma lipids and mortality: A source of error. Lancet 1980;1:523–526.
12. Garcia-Palmieri MR, Sorlie PD, Costas R Jr, Havlik RJ: An apparent inverse relationship between serum cholesterol and cancer mortality in Puerto Rico. Am J Epidem 1981;114:20–40.
13. Kozarevic DJ, McGee D, Vojvodic N, Gordon T, Racic L, Zukel W, Dawber T: Serum cholesterol and mortality. The Yugoslavia Cardiovascular Disease Study. Am J Epidem 1981;114:21–28.
14. Yaari S, Goldbourt U, Even-Zohor S, Neufeld HN: Associations of serum high density lipoprotein and total cholesterol with total, cardiovascular, and cancer mortality in a 7-year prospective study of 10.000 men. Lancet 1981;1:1011–1015.
15. Stemmermann GN, Nomura AMY, Heilbrun LK, Pollack ES, Kajan A: Serum cholesterol and colon cancer incidence in Hawaiian Japanese men. JNCI 1981;67:1179–1182.
16. International Collaborative Group: Circulating cholesterol level an risk of death from cancer in men aged 40 to 69 years. JAMA 1982;248:2853–2859.
17. Salonen IT: Risk of cancer and death in relation to serum cholesterol: A longitudinal study in an Eastern Finnish population with high overal cholesterol level. Am J Epidemiol 1982;116:622–630.
18. Wallace RB, Rost C, Burmeister LF, Pomrehn PR: Cancer incidence in humans: Relationship to plasma lipids and relative weight. JNCI 1982;68:915–918.
19. Sorlie RR, Feinleib M: The serum-cholesterol-cancer relationship: An analysis of time trends in the Framingham Study. JNCI 1982;69:989–996.
20. Morris DL, Borhani NO, Fitzsimons E, Hardy RJ, Hawkins CM, Kraus JF, Labarthe DR, Mastbaum L, Payne GH: Serum cholesterol and cancer in the Hypertension Detetion and Follow-up Program. Cancer 1983;52:1754–1759.
21. Törnberg SA, Holm LE, Carstensen MJ, Eklund GA, Odont D: Risks of cancer of the colon and rectum in relation to serum cholesterol and beta-lipoprotein. N Engl J Med 1986;315:1629–1633.

22 Schatzkin A, Hoover RN, Taylor PR, Ziegler RG, Carter CL, Larson DB, Licitra LM: Serum cholesterol and cancer in the NHANES I. Epidemiologic follow-up study. Lancet 1987;298–301.
23 Sherwin RW, Wentworth DN, Cutler JA, Hulley SB, Kuller LH, Stamler J: Serum cholesterol levels and cancer mortality in 361,662 men screened for the Multiple Risk Factor Intervention Trial. JAMA 1987;297:943–948.
24 Knekt P, Reunanen A, Teppo L: Serum cholesterol concentrations and risk of primary brain tumours. BMJ 1991;302:90.
25 Heyden S: Polyunsatured fatty acids and colon cancer. Nutr Metab 1974;17:321–328.
26 Leren P: The Oslo Diet Heart Study. Circulation 1970;42:935–942.
27 Report of a research committee to the medical research council. Controlled trial of soya-bean oil in myocardial infarction. Lancet 1968;693–699.
28 Turpeinen O, Miettinen M, Karvonen J, Roine P, Pekkarinen M, Lehtosuo EJ, Alivirta P: Dietary prevention of coronary heart disease: Long-term experiment. Am J Clin Nutr 1968;21:255–276.
29 The national diet-heart study final report. Circulation 1986;37 (suppl 1).
30 Ederer F, Leren P, Turpeinen O, Frantz J: Cancer among men on cholesterol-lowering diet. Experience from five clinical trials. Lancet 1971;203–206.
31 The Lipid Research Clinics Coronary Primary Prevention Trial Results: I. Reduction in incidence of coronary heart disease. JAMA 1984;251:351–364.
32 The Lipid Research Clinics Coronary Primary Prevention Trial Results: II. The relationship of reduction in incidence of coronary heart disease of cholesterol lowering. JAMA 1984;251:365–374.
33 Canner PL, Berge KG, Wenger NK, Stamler J, Friedman L, Prineas RJ, Friedewald W: Fifteen year mortality in coronary drug project patients: Long term benefit with Niacin. J Am Coll Cardial 1986;8:1245–1255.
34 Frick MH, Elo O, Haapa K, Heinonen OP, Heinsalmi P, Helo P, Huttunen JK: Primary prevention trial with Gemfibrozil in middle-aged men with dyslipidemia. N Engl J Med 1987;317:1237–1245.
35 Miller R, Tartter PJ, Papatestas AE, Slater H, Aufses AH: Serum cholesterol and human colon cancer. JNCI 1981;67,2:297–300.
36 Mannes GA, Maier A, Thieme C, Wiebecke B, Paumgartner G: Relation between the frequency of colorectal adenoma and the serum cholesterol level. N Engl J Med 1986;315:1634–1638.
37 Neugut AI, Johnsen CM, Fink DJ: Serumcholesterol levels in adenomatous polyps and cancer of the colon. JAMA 1986;255:365–367.
38 Winawer SJ, Flehinger BJ, Buchalter J, Herbert E, Shike M: Declining serum cholesterol levels prior to diagnosis of colon cancer. A time-trend, case-control study. JAMA 1990;263:2083–2085.
39 Basu TK, Raven RW, Dickerson JWT, Williams DC: Vitamin A nutrition – its relationship with plasma cholesterol level in the patient with cancer. Int J Vitam Nutr Res 1974;44:14–18.
40 Abramson ZH, Kark JP: Serum cholesterol and primary brain tumours: A case-control study. Br J Cancer 1985;52:93–98.
41 Smith GD, Shipley MJ: Plasma cholesterol concentration and primary brain tumours. BMJ 1989;299:26–27.
42 Henriksson P, Eriksson M, Ericsson S, Rudling M, Stege R, Berglund L, Angelin B:

Hypercholesterolaemia and increased elimination of low-density lipoproteins in metastatic cancer of the prostate. Lancet 1989;1178–1180.
43 Müller HG: The cholesterol metabolism in health and anemia. Medicine 1930;9:119–174.
44 Ho YK, Smith RG, Brown MS, Golstein JL: Low density lipoprotein receptor activity in human acute myelogenous leukemia cells. Blood 1978;52:1099–1114.
45 Vitols S, Angelin B, Ericsson S, Gahrton G, Juliusson G, Masquelier M, Paul C, Peterson C, Rudling M, Soederberg-Reid K, et al: Uptake of low density lipoproteins by human leukemic cells in vivo: Relation to plasma lipoprotein levels and possible relevance for selective chemotherapy. Proc Nat 1 Acad Sci USA 1990;87:2598–2602.
46 Reverter JC, Sierra J, Marti-Tutusaus JM, Montserrat E, Grañena A, Rozman C: Hypercholesterolaemia in acute myelogenous leukemia. Eur J Haematol 1988;41:317–320.
47 Wilson DE, Birchfield GR, Hejazi JS, Ward JH, Samlowski WE: Hypercholesterolemia in patients treated with recombinant interleukin-2: Appearance of remnant-like lipoproteins. J Clin Oncol 1989;7:1573–1577.
48 Rudling MJ, Reihner E, Einarsson K, Ewerth S, Angelin B: Low density lipoprotein receptor-binding activity in human tissues: Quantitative importance of hepatic receptors and evidence for regulation of their expression in vivo. Proc Natl Acad Sci USA 1990;87:3469–3473.
49 Lombardie P, Noraty G, Maggi FM, Canti G, Franco P, Nicolin A, Catapano AL: Assimilation of LDL by experimental tumors in mice. Biochim Biophys Acta 1989;1003:301–306.
50 Sato R, Imanaka T, Takano T: The effect of HMG-CoA reductase inhibitor (CS-S14) on the synthesis and secretion of apolipoproteins B and A-1 in the human hepatoblastoma Hep G 2. Biochim Biophys Acta 1990;1042:36–41.
51 Kahl SB, Callaway JC: New tumor localizers: Advances in the use of low density lipoproteins (LDL). Strahlenther Onkol 1989;165:137–139.
52 Samadi-Baboli M, Faure G, Blancy E, Soula G: Preparation of low density lipoprotein-G-methoxy-ellipticin complex and its cytotoxic effect against L 1210 and P 388 leukemic cells in vitro. Eur J Cancer Clin Oncol 1989;25:233–241.

Vitamine und Tumorgenese

Werner Kübler

Institut für Ernährungswissenschaft der Justus-Liebig-Universität, Gießen

Allgemeine Vorbemerkung

Vitamine sind eine sehr heterogene Nährstoffgruppe. Gemeinsam ist ihnen nur, daß es sich um organische Stoffe handelt, die für den Menschen[1] unentbehrlich sind und nicht (wie essentielle Fettsäuren und essentielle Aminosäuren) zu den energieliefernden Nährstoffen gehören. Sie üben sehr unterschiedliche biologische Funktionen aus und folgen bei Resorption, Verteilung, Umbau und Ausscheidung verschiedenartigen Gesetzmäßigkeiten.

Die gemeinsame Eigenart, essentielle Nährstoffe zu sein, erlaubt jedoch auch einige allgemein gültige Aussagen:

– *Bedarf:* Für jedes Vitamin läßt sich eine erforderliche Zufuhr definieren, die ausreicht, um jede von ihm abhängige Funktion voll zu gewährleisten.

– *Wünschenswerte Zufuhr:* Da der Vitaminbedarf interindividuelle Unterschiede zeigt und – da er von zahlreichen exogenen Faktoren beeinflußt wird – auch bei einzelnen Personen schwanken kann, wird in den Empfehlungen der verschiedenen nationalen und internationalen Expertengruppen eine Vitaminzufuhr als wünschenswert angesehen, die auch diese Schwankungen sicher abdeckt – also höher liegt als der durchschnittliche Bedarf [1, 2].

---

[1] In diesem Kapitel werden Vitamine bewußt ganz überwiegend aus der Sicht des Menschen behandelt, weil manche Aussagen nur für den Menschen (und einige wenige Tierarten) gelten: Die Vitamine C und D sind (fast) nur für den Menschen essentiell. Karotinoide werden (fast) nur vom Menschen unverändert resorbiert, der Verzicht auf Koprophagie macht den Menschen von der Nahrungszufuhr zahlreicher Vitamine abhängig, die von der Darmflora in reichem Maß synthetisiert und so von den meisten Tierarten genutzt werden.

Vitamine und Tumorgenese

Tabelle 1. Reservekapazität* für Vitamine

Vitamin B_{12}	3– 5 Jahre
Vitamin A	1– 2 Jahre
Vitamin E_{12}	6–12 Monate
Folsäure, Vitamin D	2– 4 Monate
Vitamin D, Riboflavin, Niacin, Vitamin B_6, Vitamin K	2– 6 Wochen
Thiamin	4–10 Tage

* Zeit bis zum Auftreten erster Mangelzeichen unter völligem Fehlen des jeweiligen Vitamins nach vorheriger reichlicher Zufuhr. Schätzung für gesunde Erwachsene [4]

– *Retentionskapazität:* Der Organismus ist in der Lage, mit den aufgenommenen Vitaminen haushälterisch umzugehen. So kann er auch Vitamine, wenn sie im Überschuß zugeführt werden, in mehr oder weniger großem Umfang zurückhalten (Tab. 1).
– *Stadien eines Vitaminmangels:* Dies hat u. a. zur Folge, daß eine unzureichende Vitaminzufuhr zunächst mehr oder weniger lang – solange die

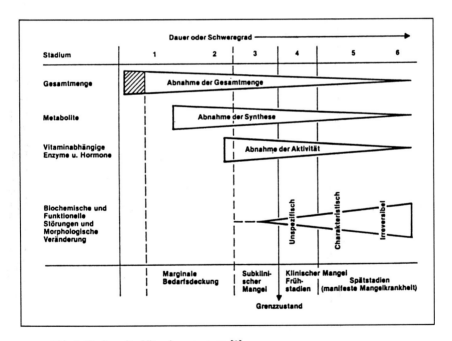

Abb. 1. Stadien der Vitaminverarmung [3].

Gewebereserven nicht erschöpft sind – ohne Folgen bleiben kann. Dann entwickelt sich allmählich ein (zunächst unspezifisches) Symptomenbild, das erst in den Endstadien zur charakteristischen Vitaminmangelkrankheit wird (Abb. 1).

– *Einflüsse auf den Vitaminstatus:* Durch geeignete chemische, biochemische oder physikalische Messungen läßt sich ein Vitaminmangel objektivieren. Mit derartigen Methoden konnte u. a. gezeigt werden, daß die chronische Einnahme zahlreicher Medikamente, hoher Genußmittelverbrauch, exogene Belastungsfaktoren (v.a. Infektionen, schwere Verletzungen, konsumierende Erkrankungen) den Bedarf an verschiedenen Vitaminen beträchtlich erhöhen und die Vitaminreserven erschöpfen können [4].

– *Pharmakodynamische Wirksamkeit:* Vitamine sind jedoch auch chemisch reaktive Substanzen. In hohen Dosen beschränkt sich ihre Wirkung auf den menschlichen Organismus daher nicht zwangsläufig auf ihre Eigenschaften als essentielle Nährstoffe. Sie können – vor allem bei langfristig hochdosierter Zufuhr – auch Wirkungen entfalten, die unabhängig von ihrer Vitaminfunktion sind. In diesem Fall übt die Substanz durch Dosierungen, die erheblich über dem Bedarf liegen, biologische Wirkungen aus, die (wie bei jedem Arzneimittel) erwünscht oder unerwünscht sein können.

Einflüsse auf die Tumorgenese

Betrachtet man die Wirkungsmöglichkeiten von Vitaminen auf die Inaktivierung tumorinitiierend oder -promovierend wirksamer Einflüsse auf die Initiation, Promotion, Progression oder Reparatur atypischer Wachstumsvorgänge, so sind zahlreiche Wirkungsmechanismen denkbar, für manche findet man (z. T. sehr einleuchtende) experimentelle oder epidemiologische Hinweise; zwingende Beweise sind spärlich – nicht zuletzt, weil eine größere Zahl breit angelegter Untersuchungen noch nicht abgeschlossen ist.

Mit *Vitaminwirkungen* ist zu rechnen,
– wenn eine unzureichende Vitaminversorgung die Reparatur präkanzeröser Zellen behindert. Dies erscheint mir denkbar bei allen Vitaminmangelzuständen, in denen Immunfunktionen beeinträchtigt werden, z. B. bei Vitamin A, Vitamin D, bei den B-Vitaminen Riboflavin, Niacin, Vitamin B_6, Folsäure und Vitamin B_{12} und bei Vitamin C;
– wenn eine unzureichende Vitaminversorgung Zellstrukturen anfäl-

liger gegen tumorinitiierende oder -promovierende Einwirkungen macht. Dafür gibt es Hinweise bei den fettlöslichen Vitaminen A, D und E und bei Folsäure.

– Ein Vitaminmangel kann aber auch das schnelle Wachstum von Tumorzellen stärker behindern als das Wachstum typischer Körperzellen. Dafür liefert die zytostatische Wirksamkeit der Folsäureantagonisten einen unwiderleglichen Beweis.

Pharmakodynamische Wirkungen einzelner Vitamine sind gut belegt
– bei bei der *Rückbildung* metaplastischer Epithelveränderungen mit dem Charakter von Präkanzerosen unter einer hochdosierten lokalen oder chronischen oralen Behandlung mit Vitamin A oder (mit geringeren Nebenwirkungen) mit Retinoiden.

– Mit einer *Inaktivierung* tumorinitiierender oder tumorpromovierender Einflüsse rechnet man unter einer höher dosierten Zufuhr der Vitamine C und E und von Karotinoiden, die zum Teil als A-Provitamine wirksam sind.

Mehrere neuere Übersichten [5–10] dienen den folgenden Darstellungen als Leitschiene. Bei der Würdigung experimenteller und epidemiologischer Befunde auf der Basis eines durch klinisch-chemische Methoden abgesicherten Vitaminstatus ist die Kenntnis der Biokinetik der Vitamine eine unentbehrliche Entscheidungshilfe [11]. Sie wird daher bei den folgenden Ausführungen über die einzelnen Vitamine besonders berücksichtigt.

Vitamin A

Wirksam ist in erster Linie das freie Retinol im Blutplasma [12]. Seine Konzentration wird bei Gesunden konstant gehalten durch ein spezifisches Trägerprotein (retinol binding protein = RBP) hepatischen Ursprungs. So wird bei befriedigender Vitamin-A-Versorgung eine konstante Plasmakonzentration von freiem Retinol – Männer: 2,1 (1,3–3,2)[1] µmol/l; Frauen: 1,7 (1,0–3,0)[1] µmol/l; Kinder und Säuglinge etwas niedriger – aufrecht erhalten. Sie ist durch Vitamin-A-Zulagen nicht zu beeinflussen, solange die Leber dafür noch aufnahmefähig ist. Die Konzentration von Retinylester im Nüchternplasma ist niedrig ($0{,}17 \pm 0{,}12$ µmol/l[2]), zeigt keinen Geschlechtsunterschied, aber leichte saisonale Schwan-

---

[1] Median (2,5- bis 97,5-Perzentile)
[2] $\bar{x} \pm s$

kungen (Sommerhalbjahr i.M. 20% höher als Winter). Im Nüchternplasma werden Retinylester (vorwiegend mit Palmitinsäure) an Lipoproteinen – vorwiegend LDL – transportiert. Nach Zufuhr von Vitamin A kommt es zu einem steilen Anstieg der Retinylesterkonzentration; diese wird vorwiegend in Chylomikronen und Remnants transportiert. Sie werden schnell aus dem Blutplasma eliminiert (Halbwertszeit i.M. eine Stunde). Deutlich langsamer (Halbwertszeit i.M. ca. neun Stunden) werden Retinylester in der LDL- + HDL-Fraktion eliminiert, die postabsorptiv ebenfalls deutliche Zunahmen zeigen. Sie erreichen allerdings höchstens ein Fünftel der Chylomikronen-Remnant-Konzentrationen.

Zu ähnlichen, aber wesentlich geringeren, postabsorptiven Konzentrationszunahmen kommt es nach Aufnahme von Provitaminen. Da außerdem deren Resorption begrenzt ist, kann durch Provitamin-A-Karotinoide keine Vitamin-A-Intoxikation ausgelöst werden. In westlichen Industrieländern ist die Vitamin-A-Versorgung in der Regel gut. Eine Verminderung der Retinolkonzentration kann durch niedrige Leberspeicher und durch eine herabgesetzte RBP-Synthese bewirkt werden. Nur im ersten Fall ist durch Zulagen eine Anhebung der Retinol-Konzentrationen im Blutplasma zu erreichen. Eine Senkung der RBP-Konzentrationen entsteht durch Synthesestörungen (Eiweißmangel, Leberparenchymerkrankungen) und durch einen vermehrten Retinolumsatz in den Geweben (konsumierende Erkrankungen, schwere Traumen, hochfieberhafte Infektionen).

In experimentellen und klinischen Studien hat ein erniedrigter Retinol-Plasmaspiegel Metaplasien der Schleimhautepithelien in Bronchien, Darm und Urogenitalsystem zur Folge [5, 7]. Sie können als Vorstufe für präkanzeröse Veränderungen angesehen werden. Damit übereinstimmend konnte in einer Vielzahl von Tierexperimenten nachgewiesen werden, daß verschiedene tumorinduzierende Noxen im Vitamin-A-Mangel schneller wirken als nach Vitamin-A-Zulagen.

Die günstigen Ergebnisse hoher Vitamin-A-Gaben auf pränkanzeröse Epithelveränderungen zeigen, daß auch Retinylester – sobald sie aus ihrer postabsorptiven Transportform in Chylomikronen freigesetzt sind – biologische Wirkungen ausüben. Dies ist nur möglich, wenn die Speicherfähigkeit für Vitamin A überschritten ist: Im Zustand der A-Hypervitaminose. Man findet dann lipoproteingebundene Retinylester von mindestens 4 µmol/l. Wenn gleichzeitig freie Retinolkonzentrationen über 3,5 µmol/l gemessen werden, muß mit mehr oder weniger schweren Nebenwirkungen gerechnet werden. Möglicherweise sind die besseren Ergebnisse mit

Retinoiden darauf zurückzuführen, daß durch diese die Regulationsmechanismen für die Retinol-Plasmakonzentration umgangen werden, bevor die Leber ihre Fähigkeit verliert, die überhöhten Plasmakonzentrationen zu normalisieren.

Epidemiologische Studien kommen zu uneinheitlichen Ergebnissen. Bei Untersuchungen, die sich dabei auf Ernährungserhebungen stützen, findet man häufiger signifikante Ergebnisse als bei prospektiven Studien auf der Basis von Retinol-Konzentrationen im Blutplasma.

Dies kann mehrere Ursachen haben:

– Die Untersuchung über die Vitamin-A-Zufuhr erfaßten bis vor kurzem meist die Zufuhr der Provitamin-A-Karotinoide mit, ohne sie getrennt auszuweisen. Dadurch werden, wie wir sehen werden, zwei voneinander unabhängige, gleichsinnig wirkende Prinzipien zusammengefaßt.

– Die Vitamin-A-Zufuhr beeinflußt (sieht man von toxischen Extremdosen ab) die Retinol-Konzentrationen im Blutplasma nur bei unvollständiger Vitamin-A-Versorgung. Dies kommt in westlichen Industrieländern und in Hawaii, wo derartige Untersuchungn durchgeführt wurden, nicht häufig vor.

– Dagegen ist damit zu rechnen, daß Retinol-Konzentrationen im Blutplasma schon reaktive Verminderungen zeigen, bevor klinische Symptome einen bösartigen Tumor erkennen lassen.

– Mit Sicherheit gilt dies für Untersuchungen an Patienten, die bereits an Malignomen erkrankt sind.

Faßt man zusammen, sprechen experimentelle und epidemiologische Untersuchungen für eine erhöhte Anfälligkeit gegen verschiedene Malignome im Vitamin-A-Mangel. Ich persönlich halte es für möglich, daß sich eine chronisch reaktiv gesenkte Retinolkonzentration im Blutplasma, z. B. bei schweren Leberparenchymschäden, ähnlich auswirken könnte. Für eine günstige Wirkung hoher Retinol-, Retinylester- oder Retinoid-Konzentrationen auf metaplastische Präkanzerosen gibt es zahlreiche Belege.

Vitamine der B-Gruppe

Die B-Vitamine Thiamin (B_1), Riboflavin (B_2), Niacin, B_6 (Pyridoxin), Pantothensäure, Biotin, Folsäure und B_{12} (Cobalamine) wirken als Koenzyme oder als Bestandteile von Koenzymen. Ein Mangel hat also nachweisbare Aktivitätsverluste der entsprechenden Enzyme zur Folge.

Umgekehrt wird das vorn dargelegte Prinzip der Wirksamkeit im Dosierungsbereich der unvollständigen Versorgung bei diesen Vitaminen besonders deutlich, weil Enzymaktivitäten ihre Obergrenze auch durch den Bestand an Apoenzymen finden. Dies schließt pharmakodynamische Wirkungen nicht aus, setzt sie aber in klaren Gegensatz zu den eigentlichen Wirkungen als essentielle Nährstoffe.

Diese Einschränkung läßt von vornherein vorwiegend Wirkungen auf die Tumorgenese i. S. einer verminderten Resistenz im Mangel erwarten. In der Tat findet man experimentelle Studien über die Wirksamkeit von Riboflavin, Niacin und Vitamin B_6, in denen verschiedene chemisch induzierte Tumoren durch Zulagen vermindert oder im Mangel vermehrt auftraten [5]. Epidemiologische Untersuchungen weisen darauf hin, daß ein Mangel an Riboflavin in China mit einer höheren Inzidenz von Ösophaguskarzinomen, Folsäurezulagen bei oralen Kontrazeptiva (die einen verstärkten Folsäurebedarf zur Folge haben) zu einer Verminderung zervikaler Dysplasien und ihrer malignen Entartung führte.

Andererseits sollen Vitamin-B_{12}-Zulagen im Tierexperiment Wachstum und Metastasierung von Tumoren und ihre Bestrahlungsresistenz begünstigen. Dieser Befund stimmt gut überein mit den zytostatsischen Wirkungen der Folsäureantagonisten und ihrer Neutralisierung durch Folsäurezulagen. Es ist wohl überflüssig, zu betonen, daß ein Mangel an Folsäure oder Vitamin B_{12} nicht zu den sinnvollen Möglichkeiten einer Tumorprävention gezählt werden sollte.

Sieht man ab von den Möglichkeiten, Vitaminantagonisten als Zytostatika zu verwenden, liegen wenige Befunde vor, die einem Mangel an B-Vitaminen oder pharmakologisch wirksamen Dosen eine nennenswerte Rolle in der Tumorgenese zuweisen könnten [5]. Dies ist in den Wohlstandsländern nicht erstaunlich, weil ein Mangel an B-Vitaminen dort nur selten Grade erreicht, die zu schweren Funktionsstörungen führen.

Vitamin D

In-vitro-Studien zeigen spezielle Vitamin-D-Rezeptoren in Gewebszellen. Ihre Bedeutung ist noch unklar. Einerseits konnte die Wachstumsgeschwindigkeit menschlicher Melanomzellen durch Vitamin D deutlich vermindert werden. Andererseits wurde – ebenfalls in vitro – die maligne Entartung normaler Körperzellen durch Karzinogene bei Vitamin-D-Zusatz gefördert. Schließlich verlängern Vitamin-D-Zulagen die Überlebenszeit von Mäusen, denen Leukämiezellen transplantiert wurden.

Vitamin D könnte also bei der Tumorgenese – vielleicht mehr bei der Promotion als bei der Initiierung – eine wichtige Rolle spielen [5]. Die bisher vorliegenden Befunde sind jedoch noch unbefriedigend.

Reaktive Sauerstoffspezies und antioxidativ wirksame Vitamine

Eine Reihe hochaktiver Verbindungen – Sauerstoffradikale ($O_2^{-\cdot}$, $O^{-\cdot}$), ihre protonierten Formen (Perhydroxylradikal $HO_2^{\cdot}$, Hydroxylradikal $HO^{\cdot}$), hoch reaktive Vorstufen, wie Wasserstoffperoxid (H_2O_2), Singulettsauerstoff ($^1O_2$) und zahlreiche kohlenstoff-zentrierte, schwefelzentrierte oder stickstoffzentrierte Radikale haben in den letzten Jahren in zunehmendem Maße die Aufmerksamkeit der Biowissenschaften erregt.

Sie entstehen unter dem Einfluß ionisierender Strahlen, durch die Einwirkung hoch reaktiver chemischer Substanzen, die mit der Atemluft oder mit der Nahrung aufgenommen werden. Zum Teil handelt es sich um Kontaminanten aus einer belasteten Umwelt, wie Ozon, Schwefel- und Stickstoffoxide, Chlorkohlenwasserstoffe. Doch ist die Bildung reaktiver Sauerstoffspezies auch eine normale Begleiterscheinung des aeroben Stoffwechsels und hängt von dessen Intensität ab. Schließlich bedienen sich zahlreiche biologische Systeme der Bildung von Sauerstoffradikalen für ihre Existenzsicherung. Besonders aktiv sind verschiedene Mikroorganismen; aber auch phagozytierende Zellen der Wirbeltiere bilden Sauerstoffradikale, um den Abbau unerwünschter Substrate in ihrer Umgebung oder in ihren Vakuolen einzuleiten.

Sind reaktive Prooxidantien einmal entstanden, leiten sie Kettenreaktionen ein, die sich über Radikale, die vor allem bei der Peroxidation mehrfach ungesättigter Fettsäuren entstehen, fortpflanzen und zu Membranstörungen und Kernschäden bis zu Chromosomenbrüchen mit ihren Folgen führen können. Die Prozesse der Strahlenschädigung, der Karzinogenese, der Zellalterung werden mit der Entstehung und Wirkung reaktiver Prooxidantien in Verbindung gebracht. Mit zunehmender Erkenntnis dieser Prozesse lassen sich wohl auch die molekularbiologischen Mechanismen zahlreicher pharmakologischer und toxikologischer Wirkungen besser verstehen [13].

Zellen und Organismen sind diesen Kettenreaktionen nicht schutzlos ausgeliefert. Im physiologischen Gleichgewicht wird die Konzentration reaktiver Oxidantien auf einem niedrigen Niveau gehalten, wobei eine

Kette von Enzymen wirksam wird, deren erstes und wichtigstes Glied, die Superoxiddismutase, jeder Zelle zur Verfügung steht. Als Antioxidans der Zellen spielt Glutathion in seiner reduzierten Form (GSH) eine wichtige Rolle. Die Schlüsselenzyme zur Glutathionwirkung sind Glutathionperoxidasen, die durch Vitamin E aktiviert werden. Die wichtigste Glutathionperoxidase enthält Selen. Zur Regeneration von oxidiertem Glutathion (GSSG) dient die riboflavinabhängige Glutathionreduktase.

Neben diesen endogenen Systemen spielen die Vitamine E und C und, vor allem beim Menschen, zahlreiche Karotinoide als Radikalfänger eine wichtige Rolle. Sie ergänzen sich in ihrer Wirkung gegenseitig und können so wichtige Schutzfunktionen in verschiedenen Bereichen übernehmen.

Vitamin E

Je vier Tokopherole und Tokotrienole, die sich durch Zahl und Stellung der Methylgruppen am Chromanring und durch die Doppelbindungen in der Seitenkette unterscheiden, werden als Vitamin E zusammengefaßt. Allen gemeinsam ist eine hohe Wirksamkeit als Antioxidantien. Der am weitesten verbreitete Vertreter ist α-Tokopherol, das auch die höchste Vitamin-E-Wirksamkeit besitzt. Die Vitamin-E-Aktivität hängt auch von der sterischen Konfiguration der Phytylseitenkette ab. Dabei ist das natürlich vorkommende Isomer (R,R,R-α-Tokopherol = D-α-Tokopherol) am wirksamsten. Durch chemische Synthese wird ein weniger wirksames Isomerengemisch (D,L-α-Tokopherol) gewonnen. Zur Beurteilung der Vitamin-E-Wirksamkeit (Tab. 2) werden die verschiedenen Tokopherole

Tabelle 2. Entsprechende Werte für 1 mg-α-Tokopheroläquivalent [1]

1	mg	R,R,R,-α-Tokopherol
1,1	mg	R,R,R,-α-Tokopherylazetat
1,49	mg	all-rac-α-Tokopherylazetat*
2	mg	R,R,R,-β-Tokopherol
4	mg	R,R,R,-γ-Tokopherol
100	mg	R,R,R,-δ-Tokopherol
3,3	mg	R,R,R,-α-Tokotrienol

* 1 IU Vitamin E entspricht 1 mg D, L-α-Tokopherylazetat alter Form (ungefähr wirkungsgleich 1 mg all-rac-α-Tokopherylazetat)

und Tokotrienole in α-Tokopherol-Äquivalente umgerechnet. Vitamin E, vorwiegend in Form von α-Tokopherol, in beträchtlichen Mengen auch γ-Tokopherol, ist in pflanzlichen Lebensmitteln weit verbreitet. Besonders reich sind Getreidekeimöle. Auch tierisches Fettgewebe enthält Vitamin E. Dadurch kann ein Vitamin-E-Mangel beim Menschen nur unter besonderen Bedingungen entstehen [8].

Der Vitamin-E-Bedarf hängt vor allem von der Aufnahme mehrfach ungesättigter Fettsäuren ab. Pro g Diensäure (z. B. Linolsäure) steigt der Bedarf um durchschnittlich 0,5 mg α-Tokopheroläquivalente. Triensäuren (z. B. Linolensäure) erfordern etwa die doppelte Vitamin-E-Zulage [1].

Die Wirksamkeit von Vitamin E hängt eng mit seiner Eigenschaft als fettlösliches Antioxidans zusammen. Da es in biologische Membranen eingebaut wird und durch Aktivierung des Enzyms Glutathionperoxidase für die Funktion des körpereigenen antioxidativen Systems unentbehrlich ist, wirkt Vitamin E in mehrfacher Weise bei der Abwehr prooxidativer Reaktionen. Beide Funktionen hängen mit der Vitaminwirkung von Vitamin E zusammen, können also durch Dosen, die den Bedarf übersteigen, nicht zusätzlich gefördert werden. Mit pharmakodynamischen Wirkungen von α-Tokopherol ist zu rechnen, weil dieses im Blutplasma und im Fettgewebe kumuliert und – besonders nach hohen Einzeldosen – unvollständig resorbiert wird und dadurch auch im Dickdarm als Antioxidans wirken kann.

Im Blutplasma kann Vitamin E – vorwiegend α-Tokopherol – außerordentlich hohe Konzentrationen erreichen, wenn es über längere Zeit in hoher Dosierung zugeführt wird. α-Tokopherolkonzentrationen über 70 µmol/l können so erreicht werden. Im Mittel finden wir in Mitteleuropa Werte zwischen 25 und 30 µmol/l mit einer Schwankungsbreite (2,5- bis 97,5-Percentile) zwischen 17,5 und 56 µmol/l. Bei üblicher Ernährung können außerdem 2–5 µmol/l andere Tokopherole – vorwiegend γ-Tokopherol – im Blutplasma nachgewiesen werden. Die ersten Zeichen eines Vitamin-E-Mangels (verstärkte Peroxid-Hydrolyse von Erythrozyten) treten bei einer Tokopherolkonzentration von weniger als 16 µmol/l auf.

Die Ursache für die starke Kumulationsneigung von α-Tokopherol im Blutplasma ist die Bindung an Plasma-Lipoproteine, insbesondere LDL und HDL [8], aus der sie nur langsam ($t_{1/2} \approx 45$ h) freigesetzt werden [11].

Es ist naheliegend, den höheren Vitamin-E-Konzentrationen im Blutplasma eine höhere Schutzwirkung gegenüber peroxidativen Einwirkungen zuzubilligen. In der Tat hat sich in verschiedenen Studien gezeigt, daß Personen mit niedrigen Plasmawerten ein höheres Risiko tragen könnten, an Karzinomen zu erkranken [14]. Dies gilt besonders für eine Kombination mit niedrigen Selenkonzentrationen im Blutplasma. Neben Bronchial-, Magen- und Mamma-Karzinomen, für die signifikante Zusammenhänge mit niedrigen Vitamin-E-Plasmakonzentrationen nachgewiesen werden konnten, ist auch an Kolonkarzinome zu denken, bei denen ein solcher Nachweis in prospektiven Studien schwerfällt, weil die Häufigkeit (noch) erheblich geringer ist. Stähelin et al. [15] halten Plasmakonzentrationen von mehr als 30 µmol/l für wünschenswert. Welche Zufuhrmengen dafür erforderlich sind, ist (obgleich es dafür Lösungsansätze gibt) noch nicht geklärt.

Neben zahlreichen Tierbefunden, die eine Schutzwirkung von Vitamin E gegen chemisch induzierte Tumoren zeigen, ist bemerkenswert, daß Vitamin-E-Gaben den Mutagen- und Nitrosamingehalt auch im Stuhl vermindern [5, 7]. Es erscheint mir lohnend, zu prüfen, in welchem Umfang andere kanzerogen wirksame Substanzen durch nicht resorbierte Antioxidantien – denn dies gilt auch für Karotinoide und für Vitamin C in höheren Dosierungen – beeinflußt werden.

Vitamin E wirkt also in der Krebsprävention in mehrfacher Weise durch seine antioxidativen Eigenschaften. Als Vitamin – also bis zur Deckung des Bedarfes, der u. a. von der Zufuhr mehrfach ungesättigter Fettsäuren abhängt – wirkt es auf zellulärer Ebene als Membranbestandteil und als Aktivator des Schlüsselenzyms Glutathionperoxidase. Durch seine Fähigkeit, im Fettgewebe und vor allem im Blutplasma zu kumulieren, wirkt Vitamin E wahrscheinlich auch im Dosierungsbereich jenseits der Bedarfsdeckung präventiv. Die pharmakodynamisch wirksamen Konzentrationen können aber nur im Fettgewebe und – infolge der Bindung an Lipoproteine – im Intravasalraum erreicht werden. Daß, je nach Dosierung, 30 bis 50% der aufgenommenen Tokopherole in den Dickdarm gelangen und dort ebenfalls ihre antioxidativen Wirkungen entfalten können, sollte bei Überlegungen über die Prävention von Kolonkarzinomen berücksichtigt werden.

Vitamin C

Ascorbinsäure, zu der Dehydroascorbinsäure durch körpereigene Enzyme reduziert werden kann, wirkt im wäßrigen Milieu, ähnlich wie Vitamin E im lipophilen Bereich, als Radikalfänger. Beide Vitamine ergänzen sich in ihren Wirkungen und bilden Reduktionspotentiale, die sich gegenseitig regenerieren können [5, 13].

Vitamin C kann jedoch nicht in größerem Umfang gespeichert werden und kumuliert wegen seiner niedrigen Eliminationshalbwertzeit ($t_{1/2} \approx$ 3 h) nicht im Blutplasma. Bei intravenöser Zufuhr kommt es zu Konzentrationszunahmen bis in den Intrazellulärbereich. Ascorbinsäure wird tubulär bis zu Plasmakonzentrationen von i.M. 76 µmol/l bei Männern, 83 µmol/l bei Frauen rückresorbiert. Bis zu dieser Nierenschwelle, die bei einer Tageszufuhr von 120 bis 180 mg erreicht wird, verhalten sich die Konzentrationen im Extrazellulärraum, d. h. auch im Blutplasma, etwa proportional der Zufuhr. Im Mittel werden in der Bundesrepublik Deutschland bei einer Vitamin-C-Aufnahme von etwa 90–110 mg pro Tag Plasmakonzentrationen von knapp 70 µmol/l bei Männern, reichlich 80 µmol/l bei Frauen erreicht. Dies liegt deutlich über dem Bedarf von Vitamin C, der bei Plasmakonzentrationen zwischen 17 und 28 µmol/l gedeckt sein dürfte [16].

Die Bioverfügbarkeit – bis zu Einzeldosen von ca. 200 mg ungefähr 80 % – sinkt mit steigender Dosierung auf ca. 60 % nach Einzeldosen von 1 g, ca. 40 % nach 3 g bis auf weniger als 17 % nach 12 g. Daher sind auch bei extremer oraler Zufuhr Plasmakonzentrationen von bis zu 200 µmol/l nur kurzfristig erreichbar [11].

Die Eigenschaften von Vitamin C als Antioxidans – als Radikalfänger, als Hemmer der Nitrosaminbildung aus Nitrit und sekundären oder tertiären Aminen u. a. m. – macht es, über seine Vitaminwirksamkeit hinaus, zu einem pharmakodynamisch wirksamen Hemmstoff für die Entstehung unterschiedlicher Kanzerogene und möglicherweise zu einem Schutzfaktor gegen die Initiation maligner Veränderungen. Die Ergebnisse von Tierversuchen sind hier jedoch nicht einheitlich. Sie wurden fast durchweg mit Tierarten durchgeführt, die zur Synthese von Ascorbinsäure aus Glukuronsäure befähigt sind [5, 6].

Epidemiologische Studien sprechen für eine präventive Wirksamkeit von Vitamin C – insbesondere, wenn Plasmakonzentrationen als Kriterium zugrunde gelegt werden. Als schützender Wert werden 23 oder 50 µmol/l betrachtet [15] – Werte, die bei unseren Ernährungsgewohnheiten also noch erheblich unterhalb des Medians der Gesamtbevölkerung liegen. Daß ein Schutz vor Dickdarmtumoren – wenn sich ein solcher endgültig nachweisen läßt – erst bei Einzeldosen über 400 mg auftreten kann, ist angesichts der oben genannten Daten über die Bioverfügbarkeit zu erwarten. Dagegen ist schon bei einer Tageszufuhr von reichlich 200 mg mit erheblichen Ascorbinsäurekonzentrationen im Urin zu rechnen (ca. 100 mg pro Tag, also rund 50 mg/l), die zum Schutz gegen Tumoren der ableitenden Harnwege beitragen können.

Ascorbinsäure wirkt also einerseits als Vitamin C, weil ein Mangel Phagozytose, humorale und zelluläre Immunabwehr beeinträchtigt. Dazu genügt bei Nichtrauchern im Durchschnitt eine Zufuhr von 45 ± 15 mg pro Tag [2]. Durch höhere Dosen können pharmakodynamische Wirkungen i. S. einer besseren Radikalschutzfunktion erreicht werden:

– Durch eine mittlere tägliche Zufuhr bis 120–180 mg kann eine «Gewebesättigung» erreicht werden (Raucher brauchen dazu bis zu 40% mehr) – d. h. die Nierenschwelle ist überschritten, eine Steigerung der Zufuhr bewirkt keine höheren Gewebekonzentrationen mehr. Da Vitamin C nicht an Plasmaproteine gebunden ist, sind die Plasmakonzentrationen Ausdruck der Konzentrationen im Interzellulärraum – wahrscheinlich auch entsprechender intrazellulärer Poolgrößen.

– Durch höhere Dosen, ab ca. 200 mg pro Tag, können Konzentrationen im Harn erreicht werden, die möglicherweise – was noch zu beweisen wäre – im Bereich der ableitenden Harnwege Antioxidantienfunktion ausüben.

– Ab 400 mg pro Dosis wird ein nenneswerter Anteil (30% und mehr) nicht mehr resorbiert, kann also evtl. im Dickdarm als Antioxidans wirken.

– Ab 3 g pro Dosis gelegentlich, ab 6 g häufig und ab 12 g regelmäßig wirkt Vitamin C als osmotisches Laxans – und damit, ähnlich einigen Ballaststoffen oder Milchzucker in höheren Dosen, möglicherweise ebenfalls präventiv gegen Dickdarmerkrankungen, einschließlich Kolonkarzinome.

Karotinoide

Karotinoide gehören eigentlich nicht in ein Kapitel «Vitamine und Tumorgenese», weil die wenigen Karotinoide, die als A-Provitamine wirksam sind – vor allem β-Karotin, daneben α- und γ-Karotin, Kryptoxanthin und einige wenig verbreitete Karotinoide mit unsubstituiertem α-Iononring – als Radikalfänger nicht wirksamer sind als die mehr als 500 anderen Substanzen dieser Gruppe. Reichlich 50 von ihnen findet man in nennenswerten Mengen in Lebensmitteln. Bei den meisten handelt es sich um gelbe bis tiefrote lipophile Farbstoffe, die man gern als «Lipochrome» bezeichnet, weil sie den Fetten und den Lipoproteinen des Blutplasmas eine für Species und Nahrungsaufnahme charakteristische Färbung verleihen.

Diese Eigenschaft ist jedoch in hohem Maße artabhängig: Provitamin-A-Karotinoide werden offensichtlich von allen Species resorbiert. Die oxidative Konversion zu Vitamin A im Schleimhautepithel des Dünndarms verläuft jedoch bei den meisten Wirbeltieren so vollständig, daß höchstens Spuren von Karotinoiden im Blutplasma und Körperfett gelangen – diese sind daher farblos. Vögel nehmen Karotinoide vom Xanthophylltyp (die mindestens eine Sauerstoffgruppe am endständigen Iononring tragen) und vom Karotinaltyp (deren verkürzte Seitenkette, anstelle eines der beiden Iononringe, mit einer Aldehydgruppe abschließt) auf und bilden daraus das ganze Spektrum ihrer Dotter- und Federfarbstoffe; Karotine und Karotinoide ohne Sauerstoff-Funktion (z. B. Lykopin) findet man jedoch nicht in ihrem Körperfett. Umgekehrt findet man bei Rindern und Pferden nur Karotinoide ohne Sauerstoff als Lipochrome. Der Mensch und einige wenige andere Species – z. B. Füchse und einige Frösche – lassen sämtliche Karotinoide in höheren Konzentrationen in Blutplasma und Fettgewebe übertreten.

Diese eigentümliche Sonderstellung des Menschen bei der Karotinoidresorption ist zwar schon lange bekannt, findet aber erst jetzt Beachtung, nachdem klar ist, daß nicht nur β-Karotin, sondern auch andere Karotinoide hoch wirksame Radikalfänger sind und im menschlichen Blutplasma – abhängig von der Ernährung – 3- bis 5mal höhere Konzentrationen erreichen als β-Karotin [17]. Daß im Folgenden zuweilen nur von β-Karotin die Rede ist, hat methodische Gründe: In den meisten bisher vorliegenden Studien wurde β-Karotin im Blutplasma bestimmt, weil nur diesem als A-Provitamin Beachtung geschenkt wurde. Noch mehr gilt dies für Untersuchungen auf der Grundlage des Lebensmittelverbrauchs: Während reichliche Daten über den Gehalt und die Schwankungsbreite von Provitamin-A-Karotinoiden in Lebensmitteln vorliegen (sie werden häufig in Retinol-Äquivalente[1] umgerechnet und auch in dieser Form gemeinsam mit Vitamin A ausgewiesen), sind die Kenntnisse über den Gehalt der Lebensmittel an anderen Karotinoiden sehr begrenzt und in keiner der üblichen Lebensmitteltabellen aufgeführt.

Weitere Schwierigkeiten bereiten die äußerst komplizierten Zusam-

---

[1] Übliche Umrechnung: 1 mg Retinoläquivalent = 1 mg Retinol = 6 mg β-Karotin = 12 mg andere Provitamin-A-Karotinoide. Dies gilt jedoch nur global für gemischte Kost.

menhänge zwischen Karotinoidzufuhr und -resorption. Selbst bei niedriger Dosierung (unter 8 mg pro Dosis) werden unter besonders günstigen Resorptionsbedingungen nicht mehr als 20% unverändert resorbiert. Davon werden ungefähr die Hälfte unmittelbar nach der Resorption im Fettgewebe abgelagert, knapp 10% der Dosis zirkuliert, an LDL, HDL und VLDL gebunden, im Blutplasma. Dabei können, wegen z. T. extrem niedrigen Eliminationskonstanten (mittlere Halbwertszeiten β-Karotin: Frauen ≈ 161 h, Männer ≈ 131 h; Canthaxanthin ≈ 126 h; Astaxanthin ≈ 13,5 h [18]) sehr hohe Plasmakonzentrationen erreicht werden. Z. B. könnten bei 3maliger täglicher Zufuhr von 5 mg β-Carotin als Milch-Mischgetränk mit homogenisierten Möhren innerhalb von rund 50 Tagen Plasmakonzentrationen zwischen 7 und 8 µmol/l erreicht und erhalten werden, solange mit der Zufuhr fortgefahren wird.

Dies ist ein Extremfall, der lediglich zeigen soll, welche Konzentrationen extrem langsam eliminierte Substanzen im Blutplasma erreichen können. Die β-Karotin-Konzentrationen im Blutplasma schwankt, da sie (wie gezeigt) zufuhrabhängig ist, stark. Im Mittel beobachtet man in der Bundesrepublik Werte von 0,4 (0,1–1,6) µmol/l bei Männern und 0,6 (0,2–2,2) µmol/l bei Frauen.[1]

Die Resorption ist stark von Einflüssen, wie begleitende Fette, verabfolgte Menge, Magenentleerungs- und Dünndarmpassagezeit und Herkunft der Karotinoide abhängig. Bei einer landesüblichen Kost werden für ähnlich hohe Plasmakonzentrationen wie das oben genannte Extrembeispiel Einzeldosen von mindestens 15 mg erforderlich sein. Aus rohen Möhren wird praktisch kein Karotin aufgenommen und selbst gekochte Möhren mit wenig Fett werden erst beim sechsfachen Karotingehalt zu einer gleichwertigen Quelle. Grüngemüse und homogenisierte Möhren werden besser genützt, weil die Karotinoide feiner verteilt sind. Noch günstiger – etwa halb so wirksam, in Vollmilch – ist die Nutzung von β-Karotin in leicht resorbierbaren Fetten.

Unter den anderen Karotinoiden im Blutplasma spielt bei unseren Ernährungsgewohnheiten Lykopin eine besondere Rolle: Es ist mit – häufig vor – β-Karotin das häufigste Karotinoid und hat, wie jüngst gezeigt wurde, noch stärkere Radikalbindungskapazitäten als β-Karotin [17].

Karotinoide werden, nach der Resorption, die denselben Weg nimmt, wie die Tokopherole, nach Elimination von Chylomikronen, Remnants und intestinaler VLDL, zu rund 50% im Fettgewebe abgelagert. Wahr-

---

[1] Median (2,5- bis 97,5-Perzentile)

scheinlich sind sie von dort (im Gegensatz zu Tokopherolen) nicht mehr zu mobilisieren. Die Plasmakonzentrationen werden durch die Bindung an Lipoproteine bestimmt. Dabei bindet sich β-Karotin vorwiegend an LDL, Canthaxanthin z. T. an HDL [18]. Andere Karotinoide sind weder in ihrem Resorptionsverhalten, noch in ihren biokinetischen Eigenschaften untersucht.

Wie weit β-Karotin im Tierversuch als Provitamin-A-Karotinoid im Vitamin-A-Mangel oder als eigenständiges Molekül wirkt, ist noch umstritten [5, 7, 9]. So weit bereits abgeschlossene epidemiologische Studien vorliegen, lassen sich präventive Auswirkungen auf Lungenkarzinome, Magenkarzinome und präkanzeröse Schleimhautveränderungen bei Betelnußkauern (mit und ohne Vitamin-A-Mangel) aufzeigen. Eine große Zahl von Studien ist noch im Gange. Die meisten untersuchen die Wirksamkeit von β-Karotin-Zulagen. Die Auswirkungen anderer Karotinoide werden kaum berücksichtigt.

Da noch zahlreiche Fragen offen sind, äußere ich im Folgenden meine persönliche Meinung:

– Wenn Radikalfänger im Dickdarm von Bedeutung für die Karzinomprävention sind, sind Karotinoide dafür besonders geeignet, weil sie stets zum Teil unresorbiert bleiben. Sie können allerdings nur wirksam werden, wenn sie nicht in Pflanzenzellen verschlossen sind – rohe Möhren wirken also auch im Dickdarm nicht durch ihren Karotingehalt.

– Karotinoide wirken wegen ihrer Bindung an Lipoproteine nur in deren Verteilungsraum – vorwiegend im Blutplasma – und an den Orten, an denen sie abgelagert werden: Fettgewebe, Nebennierenrinde, Corpus luteum, Macula lutea der Netzhaut, Hauttalg.

– Die gelblich-braune Hautfärbung, die bei hohen Karotinoidkonzentrationen im Blutplasma – beim Säugling bei Werten um 2,5 µmol/l – entsteht, kommt durch die Verteilung des karotinoidreichen Hauttalgs auf die Hautoberfläche zustande. Der Karotinoidgehalt des Hauttalgs stammt aus dem Blutplasma, nicht dem Fettgewebe, denn nach Abklingen der hohen Plasmakonzentrationen verschwindet auch die Hauptpigmentierung. Diese könnte als wirksames Filter gegen kurzwelliges UV-Licht, auch gegen photogene Förderung von Hautkarzinomen wirksam sein.

– Um weitere Klarheit über die Möglichkeiten der Karotinoide als Schutzfaktoren gegen bösartige Tumoren gewinnen zu können, benötigen wir

– bessere Informationen über den Gehalt der Lebensmittel an verschiedenen Karotinoiden,

– weitere Studien über Bioverfügbarkeit und Biokinetik der verbreitetsten Karotinoide, insbesondere Lykopin und Lutein (dem gelben Blattfarbstoff), und

– epidemiologische Untersuchungen, die neben der Zufuhr von β-Karotin oder der β-Karotinkonzentration im Blutplasma auch andere Karotinoide berücksichtigen.

Schlußfolgerung

Daß die Versorgung mit Vitaminen in der Krebsprävention eine Rolle spielen könnte, ist schon seit längerem vermutet worden. Mehr als experimentelle Hinweise, meist i. S. einer Begünstigung der Tumorentstehung durch einen Vitaminmangel, konnten nicht erbracht werden. Dies führte zu der Arbeitshypothese, daß durch Vitamindefizite beeinträchtigte Immunfunktionen sich auch auf die Tumorabwehr auswirken könnten. Damit waren die Möglichkeiten einer Tumorprävention durch Vitamine auf die Sicherung einer bedarfsdeckenden Ernährung – insbesondere mit den Vitaminen A, Riboflavin, B_6, Folsäure, B_{12}, C – beschränkt. Höhere Dosen als diejenigen der «Empfehlungen für die Nährstoffzufuhr» (Tab. 3) kamen nur in Frage, wenn Hinweise auf einen höheren Bedarf – z. B. bei chronischem Arzneimittelgebrauch und/oder Genußmittelkonsum oder bei ungewöhnlichen Belastungen – nachzuweisen waren.

Tabelle 3. Empfohlene Vitaminzufuhr für Erwachsene[a] pro Tag [1]

	Männer	Frauen
Vitamin A [mg Retinol-Äquiv.]	1,0	0,8
Vitamin D [µg]	5	5
Vitamin E [mg α-Tok.-Äquiv.]	12	12
Thiamin [mg]	1,3	1,1
Riboflavin [mg]	1,7	1,5
Niacin [mg Niazin-Äquiv.[b]]	18	15
Vitamin B_6 [mg]	1,8	1,6
Folat [µg freie Folsäure-Äquiv.]	160	160
Pantothensäure [mg]	8	8
Vitamin B_{12} [µg]	5,0	5,0
Vitamin C [mg]	75	75

[a] über 18 Jahre
[b] 1 mg Niazin-Äquivalent = 60 mg Tryptophan

Wenn jetzt in zunehmendem Maße wahrscheinlich wird, daß einige antioxidativ wirksame Substanzen – zufällig auch Vitamine und z. T. Provitamine – in höheren Dosen pharmakodynamische Wirkungen, auch i. S. der Krebsprävention, entfalten könnten, darf dies nicht als nachträgliche Bestätigung der orthomolekularen Medizin, die nach den Anregungen von Linus Pauling mit Vitamin-Megadosen arbeitet (täglich 10 g Vitamin C, 1,2 g Vitamin E, ca. 10mal die empfohlene Menge B-Vitamine und Vitamin A), betrachtet werden.

Die präventiv noch sinnvollen Dosierungen sind nur für Vitamin C (mit höchstens 500 mg) zu beziffern. Für Vitamin E und Karotinoide fehlen noch entsprechende Daten. Legt man die bisher vorliegenden spärlichen epidemiologischen Daten zugrunde, reichen die im Mittel bei uns aufgenommenen Mengen, um die als präventiv wirksam angenommenen Plasmakonzentrationen aufrecht zu erhalten.

Bei Vitamin A sind mit den beobachteten Plasmakonzentrationen zweifellos die Grenzen der erwünschten Zufuhr erreicht, weil ein zusätzlicher Effekt auf die Meßwerte nicht mehr erwartet werden kann – wohl aber unerwünschte Nebenwirkungen.

Bei Vitamin E und Karotinoiden – in geringerem Maße auch bei Vitamin C – könnte eine weitere Konzentrationsanhebung im Plasma (und damit möglicherweise eine verstärkte antioxidative Wirkung) erreicht werden. Sie sollte nicht ungeprüft empfohlen werden: Wir wissen, daß die endogene Sauerstoffradikalbildung auch zur Effektivität der Phagozytose gehört. Wir wissen aber nicht, ob diese – zumindest im Blutplasma – nicht durch extreme Konzentrationen antioxidativ wirksamer Substanzen behindert werden könnte. Wir wissen auch nicht, wie sich die Bindung an Plasma-Lipoproteine auf die Wirksamkeit auswirkt. Schließlich müßte noch überprüft werden, ob die verschiedenartigen Transportfunktionen von LDL und HDL durch eine allzu hohe Beladung mit Karotinoiden und α-Tokopherol nicht beeinträchtigt werden könnten. Möglicherweise ist die Abschwächung der Vitamin-K-Wirksamkeit (bedenklich nur bei gleichzeitiger Antikoagulantientherapie) unter langfristig hochdosierter Vitamin-E-Behandlung die Folge eines solchen Effektes.

Bis wir Genaueres wissen, ist nur zu empfehlen, höhere Karotinoidkonzentrationen im Blutplasma durch stärkeren (vor allem häufigen) Verzehr karotinoidreicher Lebensmittel – Tomaten, Grüngemüse, homogenisierte Karotten (womöglich als Vollmilch-Mischgetränke) – anzustreben. Die Bioverfügbarkeit derartiger Karotinoide ist mindestens ebenso gut wie diejenige galenischer Zubereitungen.

Literatur

1. Deutsche Gesellschaft für Ernährung (DGE) (ed): Empfehlungen für die Nährstoffzufuhr. 4. Überarb. Frankfurt/Main, Umschau, 1985.
2. National Research Council, Food and Nutrition Board (eds): Recommended Dietary Allowances. 10. Edition. Washington, DC, NatAcPr, 1989.
3. Brubacher GB: Scientific basis for the estimation of daily requirements for vitamins, in Walter P, Stähelin E, Brubacher G (eds): Elevated Dosages of Vitamins. Toronto, Huber, 1989, pp 3–11.
4. Kübler W: Ermittlung des Nahrungsbedarfes: Nährstoffe, in Cremer HD, Hötzel D, Kühnau J (eds): Ernährungslehre und Diätetik I: Biochemie und Physiologie der Ernährung. Stuttgart, Thieme, 1980, pp 585–596.
5. Berger I, Berger MR, Schmähl D: Die Rolle der Vitamine in der Prophylaxe und Therapie von Krebs. Basel, Vitamin Information Roche, 1988, pp 1–32.
6. Bendich A, Machlin LJ, Scandurra O: The antioxidant role of vitamin C. Adv Free Rad Biol Med 1986;2:419–444.
7. Biesalski HK: Wirksamkeit von Beta Karotin bei der Prävention von Krebs. Wunsch oder Wirklichkeit. Vit, Mineralst, Spurenel 1990; suppl 5:1–32.
8. Burton GW, Traber MG: Vitamin E: Antioxidant activity, biokinetics, and bioavailability. Ann Rev Nutr 1990;10:357–382.
9. Ziegler RG: A review of epidemiologic evidence that carotenoids reduce the risk of cancer. J Nutr 1989;119:116–122.
10. Krinsky NI: Antioxidant functions of carotenoids. Adv Free Rad Biol Med 1989;7:617–635.
11. Kübler W: Biokinetik als Instrument der Ernährungsforschung. Ernähr Umsch 1989;36:238–253.
12. Olson JA: Vitamin A, in Brown ML (ed): Present Knowledge in Nutrition. Washington, DC, Internat Life Sci Inst, Nutrit Found, 1990, pp 96–107.
13. Sies H: Relationship between free radicals and vitamins: an overview, in Walter P, Brubacher G, Stähelin HB (eds): Elevated Dosages of Vitamins. Toronto, Huber, 1989, pp 215–233.
14. Gey KF, Brubacher GB, Stähelin HB: Plasma levels of antioxidant vitamins in relation to ischemic heart disease and/or cancer. Amer J Clin Nutr 1987;45:1368–1377.
15. Stähelin HB, Gey F, Brubacher G: Preventive potential of antioxidative vitamins and carotenoids in cancer, in Walter P, Brubacher G, Stähelin HB (eds): Elevated Dosages of Vitamins. Toronto. Huber, 1989, pp 223–241.
16. Sauberlich HE: Ascorbic acid, in Brown ML (ed): Present Knowledge in Nutrition. Washington, DC, Internat Life Sci Inst, Nutrit Found, 1990, pp 132–141.
17. Sies H: Carotinoide. Dt Ärztebl Ärztl Mitt 1990;87:1108–1111.
18. von Reinersdorf D: Biokinetische Untersuchungen zur Resorption von Canthaxanthin. Diss FB Haushalts- und Ernährungswissenschaften Justus-Liebig-Universität Gießen. Gießen, Wiss Fachverlag, 1990.

Vitamin C und Vitamin E in der Tumorgenese

Ibrahim Elmadfa, Jürgen S. König

Institut für Ernährungswissenschaft der Universität Wien

Einleitung

Die Chemoprävention in der Tumorgenese bezieht zunehmend die Nährstoffe ein, von deren Applikation man sich eine weitgehend nebenwirkungsfreie Modulation der Karzinogenese und der Rückfälligkeit gegenüber verschiedenen Krebsarten erhofft. So wurde versucht, eine höhere Inzidenz bestimmter Tumoren, z. B. Ösophagustumoren, in einigen Ländern mit einem Mangel an einigen Nährstoffen in Verbindung zu bringen (Abb. 1), ohne daß konkrete Beweise für diese Zusammenhänge vorliegen. Ähnliche Einschränkungen gelten nach wie vor für den therapeutischen Einsatz von Nährstoffen in unterschiedlichen Dosierungen, auch den von Vitamin C und Vitamin E. Dieser Beitrag soll vorwiegend der Wirkung von Vitamin C und E in der Tumorgenese gewidmet sein. Die gemeinsamen Eigenschaften der beiden Vitamine E und C als Teil eines antioxidativ wirkenden Redoxsystems, lassen die Vermutung eines prinzipiell gleichen antikanzerogenen Effekts dieser Vitamine zu. Ascorbinsäure wirkt dabei im wäßrigen Medium, während Tokopherol als fettlösliches Vitamin in den Lipiden der Körperzellen seine Funktion entfaltet. Aufgrund dieses Löslichkeitsverhaltens unterscheiden sich die Vitamine teilweise aber auch in ihrer antikanzerogenen Wirkung.

Vitamin C

Der erste Bericht des Committee on Diet, Nutrition and Cancer der National Academy of Sciences (NAS) betrachtete Vitamin C als einen der Nährstoffe mit einer möglicherweise präventiven Eigenschaft bei der Entstehung bestimmter Krebsformen beim Menschen [1]. Diese Annahme

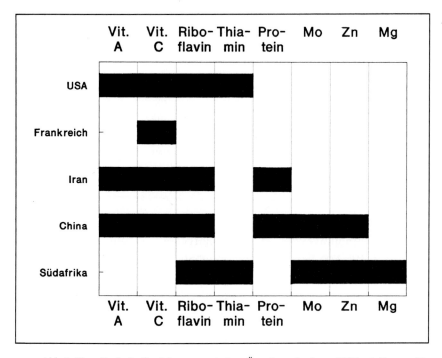

Abb. 1. Hypothetische Beziehungen zwischen Ösophaguskrebs und Nährstoffmangel in einigen Ländern [mod. nach 14].

beruhte auf mehreren Untersuchungen am Tiermodell und mit Zellkulturen sowie auf epidemiologischen Studien, in denen beim Menschen die Nahrungsaufnahme mit der Ausbildung eines bestimmten Krebstypus verglichen wurde. Der interessanteste Wirkungsmechanismus des Vitamin C bei der Verhinderung der Krebsentstehung ist seine blockierende Wirkung bei der Ausbildung von Vorstufen N-nitroser Verbindungen. Ascorbinsäure ist nachgewiesenermaßen in der Lage, die Bildung von Nitrosaminen sowohl in Lebensmitteln [2–5] als auch im Gastrointestinaltrakt zu verhindern [6–8]. Untersuchungen unter Verwendung des nichtkanzerogenen Nitrosamins Nitrosoprolin ergaben, daß Vitamin C, wie auch α-Tokopherol (s. u.) und Chlorogensäure, dessen Bildung blockieren [10–13].

Zur Inhibierung der intragastrischen Nitrosierung durch Vitamin C werden wesentlich höhere Dosen als die wünschenswerte Zufuhr benötigt [14]. Die Hemmung der Nitrosaminbildung beruht auf der Reduktion von

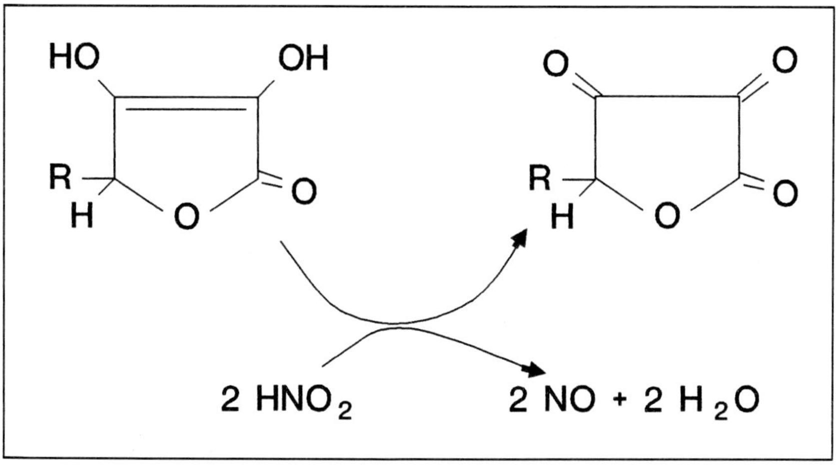

Abb. 2. Reduktion von salpetriger Säure zu Stickoxid durch Ascorbinsäure.

Nitrit (NO_2^-) zu Stickoxid (NO). Dabei wird Vitamin C zu Dehydroascorbinsäure oxidiert (Abb. 2). Hierbei reagiert das Ascorbatanion mit Nitrit etwa 230mal schneller als die nicht dissoziierte Ascorbinsäure. Mit einem pKs von 4,3 liegt Vitamin C bei postprandialen Verhältnissen im Magen, d. h. bei einem pH von 3–5, als Ascorbat vor und hat somit sein Reaktivitätsmaximum im Gegensatz zu anderen Nitrit-reduzierenden Stoffen im physiologischen Bereich. Ob Nitrosamine tatsächlich beim Menschen Krebs erzeugen, wie es in Tiermodellen schon nachgewiesen wurde, ist aber immer noch fraglich [15].

Erst 1981 konnten Ohshima und Bartsch [8] demonstrieren, daß eine in-vivo-Nitrosaminbildung beim Menschen stattfindet. Durch die Applikation von 325 mg Nitrit und einer nachfolgenden Gabe von 500 mg Prolin konnte im 24-h-Urin N-Nitrosoprolin analysiert werden, ein nichtkanzerogenes Nitrosamin, das sich aus diesem Grund auch besonders für derartige Untersuchungen eignet. Die N-Nitrosoprolinbildung konnte um 81 % bei einer gleichzeitigen Supplementierung von 1,0 g Vitamin C und um 51 % bei einer Supplementierung von 0,5 g α-Tokopherol in einer Emulsion verringert werden.

Untersuchungen über die Wirkung von Vitamin C auf andere Karzinogene konnten zeigen, daß Vitamin C z. B. in der Lage ist, bei oraler Gabe die Bildung von 3-Hydroxyanthranilsäure induzierten Blasentumoren bei weiblichen Mäusen zu verhindern [16]. Dagegen wurde kein Effekt von Vitamin C auf FANFT[1]-induzierte Blasentumore bzw. methylanthren-stimulierter Tumorbildung bei Ratten festgestellt [17, 18]. Bei einigen Zellkultursystemen wurde wiederum eine inhibierende oder reversierende Wirkung bei der chemo-induzierten Zelltransformation beobachtet [19]. Die Übertragbarkeit dieser Ergebnisse auf den Menschen scheint in den meisten Fällen möglich zu sein, da menschliche Zellen auf die gleichen Karzinogene reagieren wie tierische Zellen [20–22]. Des weiteren existieren Onkogenklassen, die bei den gleichen Läsionen im menschlichen und tierischen Organismus auch die gleichen biologischen Folgereaktionen dieser Zerstörungen zur Folge haben [23, 24].

Untersuchungen über die präventive Wirkung von Vitamin C bei Krebsarten, die nicht auf Nitrosamine zurückgeführt werden können, sind fragmentarisch und erlauben noch keine Schlußfolgerungen [25].

Epidemiologische Studien zur Aufnahme von Vitamin C über die Nahrung und den Zusammenhang mit der Krebsentwicklung ergaben unterschiedliche Ergebnisse. So wurde bei Individuen mit Magenkrebs eine niedrigere Aufnahme an Obst, Salat und frischem Gemüse als bei den Kontrollgruppen festgestellt [26, 27]. Bei Japanern, die täglich frisches Gemüse verzehrten, wurde ein niedrigeres Lungenkrebsrisiko ermittelt, als bei Personen, die nur selten frisches Gemüse verzehrten. Diese Beobachtung wurde sowohl bei Rauchern als auch bei Nichtrauchern gemacht [28]. Auch in Norwegen wurde eine negative Korrelation zwischen der Aufnahme an Obst und Gemüse und dem Auftreten von Lungen- und Ösophaguskrebs festgestellt [29, 30]. Ob diese Beobachtungen aber allein auf die vermehrte Zufuhr von Vitamin C zurückzuführen sind, scheint fraglich, denn auch der β-Karotin-Gehalt dieser Lebensmittelgruppe ist in diesem Zusammenhang von Bedeutung. Eine Untersuchung aus China konnte allerdings einen direkten Zusammenhang zwischen der Vitamin-C-Aufnahme (gemessen über die Urinexkretion) und der Rate an Ösophaguskrebs ermitteln. Die Vitamin-C-Aufnahme betrug in einer Region mit häufigem Auftreten dieser Krebsart nur ein Achtel bis ein Neuntel im Vergleich zu einer Region mit niedrigem Risiko [13]. Andererseits wurde im Rahmen einer Studie in 38 Ländern keine Korrelation zwischen der Vitamin-C-Verfügbarkeit und dem Risiko von Magen-, Brust-, Prostata- und Uteruskrebs festgestellt [32–34].

Tabelle 1 gibt einen Überblick über Ergebnisse aus epidemiologischen Untersuchungen zu Vitamin C bzw. dem Verzehr von frischem Obst

---

[1] FANFT = N-[-4-(5-Nitro-2-furyl)-2-thiazolyl]-foramid

Tabelle 1. Zusammenstellung einiger epidemiologischer Studien zu Vitamin C und Krebsrisiko [mod. nach 25]

Befund	Gewebe	Quelle	Assoziation
Inverse Relation zwischen	Ösophagus	Ascorbinsäure	ja
Krebsrate und Vitamin-C-Aufnahme	Magen	Ascorbinsäure	ja
Niedrige Vitamin-C-Aufnahme	Ösophagus	frisches Obst	ja
im Vergleich zur Kontrolle		Ascorbinsäure	ja
	Magen	frisches Obst	ja nein
		Ascorbinsäure	ja
	Kolorektum	frisches Obst	nein
		Ascorbinsäure	nein
	Lunge	Ascorbinsäure	nein
	Mundhöhle	Ascorbinsäure	ja
	Larynx	Ascorbinsäure	ja
	Zervix	Ascorbinsäure	ja
	Brust	Ascorbinsäure	nein
	Prostata	Ascorbinsäure	nein
Niedrigere Vitamin-C-Aufnahme	Magen	frisches Obst	ja
im Vergleich zu Gesunden		Ascorbinsäure	ja
	Lunge	Ascorbinsäure	nein
Niedriger prädiagnostischer	Magen	Ascorbinsäure	ja
Vitamin-C-Serumspiegel im			
Vergleich zu Gesunden			

in der Kanzerogenese [25]. Dabei wurde am häufigsten eine Korrelation zwischen der Vitamin-C-Zufuhr und Ösophagus- sowie Magenkrebs festgestellt. Dies stützt die Hypothese einer nitrosamininduzierten Entstehung des Magenkrebses. Der Rückgang der Häufigkeit des Magenkrebses in den letzten 50 Jahren könnte Folge der besseren Verfügbarkeit von frischem Obst und Gemüse sein [35].

Es bestehen nur wenige Beweise für einen Zusammenhang von Vitamin C und der Häufigkeit verschiedener Krebsarten des Menschen. Allerdings gibt es einige Spezialfälle, in denen sich Vitamin C in pharmakologischer Dosierung als therapeutisch wirksam erwies [36].

Hohe Vitamin-C-Dosen (1500 mg/d) könnten sich bei Patienten mit wiederholtem Blasenkrebs als sinnvoll erweisen [37], da Vitamin C, wie erwähnt, in der Lage ist, die bakterielle Umwandlung von Nitrat zu Nitrit und damit zu Nitrosaminen zu verhindern. Eine klinische Untersuchung zu dieser Vermutung steht noch aus. Ebenso kann der Einsatz von Vitamin C oder anderen Nitrosierungsblockern bei Patienten mit Achlorhydrie sinnvoll sein, die ein hohes Risiko für Magenkrebs aufweisen [38–40].

Die Mutagenproduktion in menschlichen Fäzes, der eine Rolle bei der Entstehung von Dickdarmkrebs zugeschrieben wird, kann durch die Supplementierung von Vitamin C (400 mg/d) sowie von Vitamin E (400 mg α-Tokopherol/d) reduziert werden [41].

Eine hochdosierte Supplementierung mit Vitamin C ist jedoch nicht generell zu empfehlen, obwohl bei der Megadosierung von Vitamin C bei Mäusen und Ratten keine kanzerogenen Wirkungen festgestellt wurden [41a].

Vitamin E

α-Tokopherol ist wie Vitamin C in der Lage, Nitrit zu Stickoxid zu reduzieren, und zwar in organischen Lösungsmitteln, Fetten und in Emulsionen [42] (Abb. 3). Diese Wirkung weist allerdings nur freies α-Tokopherol auf, während α-Tokopherylacetat als Nitrit-Reduktionsmittel unwirksam ist [43]. Der vollständig substituierte Phenolring des α-Tokopherols erlaubt dabei keine Bildung von C-nitroso-Derivaten bei höheren Konzentrationen, die die Nitrosierung katalysieren, wie von 4-Methylcatechol bekannt [44].

Der Hauptwirkungsort von Tokopherolen bei der Inhibierung der Nitrosaminbildung ist die Haut. In diesem Gewebe konnte bei Mäusen nachgewiesen werden, daß unter bestimmten Bedingungen lipophile nitrosierende Substanzen entstehen können. Die Haut könnte eine signifi-

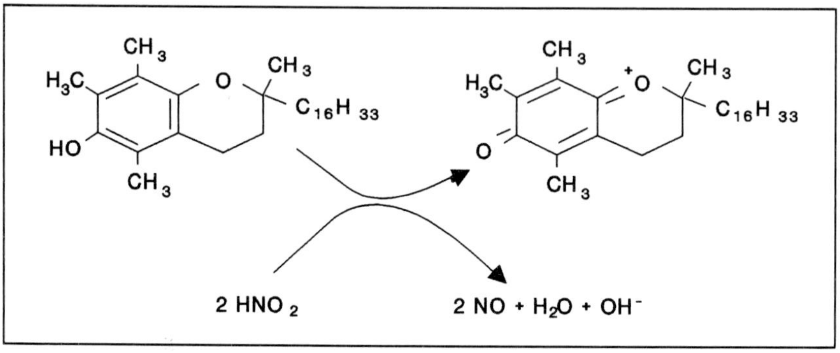

Abb. 3. Reduktion von salpetriger Säure zu Stickoxid durch δTokopherol.

kante Quelle von Nitrosaminen auch für den Menschen sein [45]. Wie Vitamin C, können Tokopherole nicht die Bildung von Nitrosaminen selbst, sondern lediglich die Entstehung von Vorstufen aus Nitriten verhindern.

Eine weitere Aufgabe des Vitamin E könnte in der Elimination von Nitriten aus Lipiden bestehen. Ascorbinsäure hemmt, wie erwähnt, in wäßrigen Medien die Nitrosierung von Nitrit durch Bildung von NO. Stickoxid wiederum kann auf Grund seiner guten Fettlöslichkeit in die Lipidphase eindringen und dort wiederum zu Nitrit oxidiert werden. So kann in der Gegenwart von Lipiden und bei insuffizienter Vitamin-E-Versorgung Vitamin C sogar als Promotor der Nitrosaminbildung wirken [46]. Die Kombination beider Vitamine ist also insbesondere in Lipid-Wasser-Mischungen sinnvoll [42, 44]. Bei Nitrit-konserviertem Dörrfleisch werden durch das Rösten in Fett etwa 100 mg/kg N-Nitrosopyrolidin (NPYR) gebildet. Zusätze beider Vitamine könnten den NPYR-Gehalt auf 5 mg/kg senken [46].

Präformierte Karzinogene, u. a. auch polyklische aromatische Kohlenwasserstoffe (PAK) und Hydrazine, werden in ihrer Kanzerogenität durch Vitamin C und E verringert. Tabellen 2 und 3 zeigen einen Überblick über einige dieser Studien. Die Wirkungsmechanismen dieser Prozesse sind noch weitgehend ungeklärt [47]. Die metabolische Umsetzung der in Tabelle 2 und 3 aufgeführten Verbindungen, die erst zur endgültigen Kanzerogenität führt, steht vermutlich unter der Kontrolle der beiden Vitamine. Vitamin E agiert dabei auch durch seine antioxidativen Eigenschaften, da auch andere Antioxidantien wie Butylhydroxytoluol (BHT) oder Butylhydroxyanisidin (BHA) eine ähnliche Wirkung aufweisen [48,

Tabelle 2. Zusammenstellung einiger epidemiologischer Studien zu Vitamin E und Krebsrisiko [mod. nach 25]

Befund	Gewebe	Assoziation	
Niedriger Vitamin-E-Serumspiegel im Vergleich zu Kontrollen	Lunge		nein
Niedriger prädiagnostischer Vitamin-E-Serumspiegel im Vergleich zu Gesunden	Lunge	ja	nein
	Magen		nein
	Kolorektum		nein
	Blase		nein
	Brust	ja	
	Allgemein	ja	nein

Tabelle 3. Wirkung von oralen Vitamin-C-Gaben auf die Karzinogenese [mod. nach 14]

Karzinogen	Applikation des Karzinogens	Vitamin-C-Dosis (g/kg Futter)	Spezies	Gewebe	Hemmung (%)
DMN	ip	23	Maus	Lunge	43
3MC	sc	var.	Meerschwein	sc	keine
UV	–	100	Maus	Haut	61
DMH	sc	2–10	Ratte	Kolon	100
				Niere	80
DMH	sc	<0,5	Maus	Kolon	6
DEN +				Nase	43
Zig.rauch	sc	10	Hamster	Trachea	3
DMH	sc	50	Ratte	Kolon	keine
Estradiol	sc	10	Hamster	Niere	59
DES	sc	1–2,5	Hamster	Niere	44

DMN = Dimethylnitrosamin, 3MC = 3-Methylcholanthren, UV = Ultraviolettbestrahlung, DMH = 1,2-Dimethylhydrazin, DEN = Diethylnitrosamin, Zig.rauch = Zigarettenrauch via Inhalation, ip = intraperitoneal, sc = subkutan

49]. Bei Familienmitgliedern von Patienten mit Lungenkrebs wurde z. B. ein niedrigerer Serumspiegel an α-Tokopherol festgestellt als bei entsprechenden Kontrollgruppen [50]. Dies könnte auf gemeinsame Ernährungsgewohnheiten und/oder auf eine genetische Determination zurückzuführen sein.

Die synergistische Wirkung von Vitamin E und Selen bei der Protektion der hepatotoxischen Wirkungen von Dimethylnitrosamin (DMN) könnte auf eine membranstabilisierende Funktion beider Nährstoffe zurückzuführen sein. Ein weiterer Wirkungsmechanismus könnte auf dem immunstabilisierenden Effekt von Tokopherol und Selen beruhen [51, 52].

Die Rolle der Tokopherole bei der experimentellen Karzinogenese beruht auf deren Wirkung als Antioxidans, also deren Schutzkapazität vor dem degenerierenden Einfluß reaktiver Sauerstofformen [53, 54]. In ähnlicher Weise wie Ascorbinsäure vermag Vitamin E die Bildung von Nitrosaminen und Fäkalmutagenen zu verhindern [55–57].

Frühe Berichte über die inhibierende Wirkung der Tokopherole auf Tumoren, die durch polyzyklische aromatische Kohlenwasserstoffe (PAK) induziert werden, konnten durch spätere Untersuchungen nicht verifiziert werden [58]. Erwiesen scheint aber eine synergistische Wirkung von Vitamin E bei der antikanzerogenen Wirkung von Selen, die im Modell des Mammakarzinoms der Dimethylbenzanthracen (DMBA)-behandelten Ratte nachgewiesen werden konnte [59]. Tabelle 4 gibt einen Überblick über epidemiologische Studien zur Rolle dieses Vitamins beim Krebsrisiko [25].

Ein weiterer Mechanismus des Tokopherols besteht in der Hemmung der Bildung freier Radikale und der Lipidperoxidation. Die exzessive Aufnahme von mehrfach ungesättigten Fettsäuren von prädisponierten Patienten wurde als ein Faktor bei der Manifestation des Tumors vermutet [60]. Lipidperoxide und einige Carbonylverbindungen, die bei der Lipidperoxidation entstehen, wurden als karzinogen beschrieben. Für das bekannteste Lipidperoxidationsprodukt, das Malondialdehyd (MDA), konnte diese Vermutung inzwischen widerlegt werden [60]. Im Hinblick

Tabelle 4. Wirkung von oralen Vitamin-E-Gaben auf die Karzinogenese [mod. nach 14]

Karzinogen	Applikation des Karzinogens	Vitamin-E-Dosis (g/kg Futter)	Spezies	Gewebe	Hemmung (%)
3MC	ip	1)	Ratte	alle	60
DMBA	Futter	10	Maus	Magen	41
DMBA	ig	2)	Ratte	Brustdrüse	30
DMH	sc	0,6	Maus	Kolon	29 / 90
DMBA	ig	0,03	Ratte	Brustdrüse	25 / 39
DMBA	ig	0,05	Ratte	Brustdrüse	26 / 54
DMBA + TPA	Haut	3)	Maus	Haut	74
DMBA	ig	2,0	Ratte	Brustdrüse	0
DMBA	Backentasche	4)	Hamster	Backentasche	41
DBP	sc	25–50	Maus	sc	keine
DMH	sc	40	Maus	Kolon	keine

1) Zufuhr in Form von Weizenkeimöl
2) Zufuhr über Magensonde, Dosierung unklar
3) Applikation auf die Haut mit 17 mg Vitamin E/Maus unmittelbar vor Behandlung mit dem Karzinogen
4) zweimal 10 mg α-Tocopherol/Tier/Woche über die Backentasche

DMBA = 7,12-Dimethylbenz(a)anthrazen, TPA = 12-O-Tetradecanoylphorbol-1,3-acetat, DBP = 3,4,9,10-Dibenzpyren, 3MC = 3-Methylcholanthren, DMH = 1,2-Dimethylhydrazin, ig = intragastrisch, ip = intraperitoneal, sc = subkutan auf die Wirkungen freier Radikale bei der Kanzerogenese, insbesondere bei DNA-Degenerationen, ist das gesamte antioxidative Schutzsystem des Organismus zu berücksichtigen. So ist nicht nur der Status der Vitamine C und E von Bedeutung. Auch die enzymatischen Schutzsysteme Superoxiddismutase, Katalase und Glutathionperoxidase (mit Selen als integrativem Bestandteil) sind in diese Prozesse involviert. Veränderte Aktivitäten dieser Enzyme, insbesondere der Kupfer-Zink abhängigen Superoxiddismutasen, wurden in verschiedenen Tumoren nachgewiesen [60]. Eigene Untersuchungen an Mäusen, die mit Ehrlich-Ascites-Tumor-Zellen belastet wurden, ergaben sowohl höhere Peroxidgehalte in der Leber als auch erhöhte Enzymaktivitäten der Glucose-6-Phosphat-Dehydrogenase sowie von Kreatinkinase, GOT und GPT als Ausdruck eines erhöhten Tokopherolbedarfs.

Die Bildung des Superoxidanions (O_2-) und seine Umsetzung zu reaktiveren Radikalen spielt bei der membrandegenerierenden Wirkung von Anthrazyklinen eine Rolle. Die Behandlung verschiedener Tierarten mit Vitamin E, aber auch Vitamin C und N-Azetylzystein, konnte z. B. die Kardiotoxizität verringern [60].

Beim Einsatz von Vitamin E im Rahmen der Tumorprävention und der Tumortherapie wurden sehr hohe Dosierungen gewählt (60–100faches der empfohlenen Zufuhr). Daß solche Dosierungen nicht unbedenklich sind, ergibt sich aufgrund von Hinweisen auf tumorfördernde Wirkungen bei der Maus (Kolonkrebs) nach Verabreichung von 1,2-Dimethylhydrazin und in Anwesenheit sehr hoher Konzentrationen an Vitamin E (4 g α-Tokopherylazetat/100 g Futter) [61]. Die Übertragbarkeit dieser Ergebnisse auf die Verhältnisse beim Menschen ist fraglich.

Andere Antioxidantien

Wie schon erwähnt, besteht ein enger Zusammenhang zwischen der Freisetzung bzw. Bildung von aktiven Sauerstofformen (Wasserstoffperoxid, Superoxidanion, Hydroxylradikalen, Singulettsauerstoff) innerhalb der Zelle und der Karzinogenese. Der degenerative Einfluß dieser Metabolite im physiologischen Stoffwechsel trägt bei mangelnder Effizienz der entsprechenden Schutzsysteme direkt durch Modifikation von DNA-Basen und indirekt über die Initiierung der Lipidperoxidation zur Entstehung von Krebs bei [21]. Synthetische Antioxidantien wie BHT oder BHA sind, wie ebenfalls schon erwähnt, in experimentellen Modellen in der Lage, die Krebsentstehung zu reduzieren.

Interessanterweise ist es hierbei unklar, wie z. B. die synthetischen Antioxidantien BHT und BHA tatsächlich in der Tumorprävention wirken. Offensichtlich wirken diese Substanzen nicht nur aufgrund ihrer antioxidativen Eigenschaften, sondern auch durch eine Veränderung in der metabolischen Umsetzung bestimmter Kanzerogene (z. B. Benzo(a)pyren) [62, 63].

Die experimentelle und epidemiologische Bedeutung von Antioxidantien in der Tumorprävention weist noch zahlreiche Unklarheiten auf, die konkrete Einschätzungen ihres Potentials als chemotherapeutische Stoffe nicht erlauben.

Schlußfolgerung

Mehrere Untersuchungen deuten darauf hin, daß Vitamin C und E für die Kanzerogenese und die Tumortherapie beim Menschen eine Rolle spielen könnten, ohne daß sie dies jedoch eindeutig belegen. Beide Vitamine besitzen unter bestimmten Bedingungen biochemische Effekte, die im Rahmen der Kanzerogenese bedeutsam sind, z. B. die Verminderung der Bildung von Nitrosaminen. Dabei beeinflussen sie sich gegenseitig und interagieren auch mit den Wirkungen weiterer Nährstoffe, deren Bedeutung für die Kanzerogenese zunehmend erkannt wird, z. B. mit Selen und β-Carotin. Die Wirkung von Vitamin C und Vitamin E ist somit offensichtlich abhängig von der Zusammensetzung der Nahrung, d. h. vom Zusammenwirken verschiedener Nährstoffe.

Literatur

1. National Academy of Science Committee on Diet, Nutrition and Cancer: Diet, Nutrition and Cancer, National Academy Press, 1982.
2. Tannenbaum SR: Reaction of nitrite with vitamin C and E. Ann NY Acad Sci 1980;355:267–279.
3. Bharucha KR, Cross C K, Rubin LJ: Long-chain acetals of ascorbic and erythorbic acids as antinitrosamine agents for bacon. J Agric Food Chem 1980;28:1274–1281.
4. Newmark HL, Mergens, WJ: Application of ascorbic acid and tocopherols as inhibitors of nitrosamine formation and oxidation in foods, in Solms U, Hall U (eds): Criteria of Food Acceptance. Zürich, Förster, 1981, pp 379–390.
5. Reddy SK: Inhibition of N-nitrosopyrilodine in dry cured bacon by α-tocopherol-coated salt system. J Food Sci 1982;47:1598–1602.
6. Weisburger JH: Inhibition of carcinogenesis: Vitamin C and the protection of gastric cancer. Prev Med 1980;9:352–361.
7. Ohshima H, Bereziat JC, Bartsch H: Monitoring N-nitrosamine acids excreted in the

urine and feces of rats as an index of endogenous nitrosation. Carcinogen 1982;3:115–120.
8   Ohshima H, Bartsch H: Quantitative estimation of endogenous nitrosation in humans by monitoring N-nitroso-proline excreted in the urine. Cancer Res 1981;41:3658–3662.
9   Kamm JJ: Effect of ascorbic acid on amine-nitrite toxicity. Ann NY Acad Sci 1975;258:169–174.
10 Kamm JJ: Inhibition of amine-nitrite hepatoxicity by α-tocopherol. Toxicol Appl Pharmacol 1977;41:578–583.
11 Mirvish SS: Induction of lung adenomas by amines or ureas plus nitrite and by N-nitroso compounds: effect of ascorbic acid, gallic acid, thiocyanate and caffeine. J Nat Cancer Inst 1975;55:633–636.
12 Lintas C: In vivo stability of nitrate and nitrosamine formation in the dog stomach: effect of nitrite and amine concentration and of ascorbic acid. Carcinogen 1982;3:161–165.
13 Pignatelli B: Catalytic role of some phenolic substances in endogenous formation of N-nitroso compounds. IARC Sci Publ 1982;41:413–416.
14 Mirvish SS: Effects of vitamins C and E on N-nitroso compounds formation, carcinogenesis, and cancer. Cancer 1986;58:1842–1850.
15 Lijinsky W: Structure-activity relationship among N-nitroso compounds, in Scalan U, Tannenbaum SR (eds): N-nitroso Compounds 1981, Washington, DC, pp 89–99.
16 Pipkin GE: Inhibitory effect of L-ascorbate on tumor formation in urinary bladders implanted with 3-hydroxyanthranilic acid. Proc Soc Exp Biol Med 1969;131:522–524.
17 Soloway MS: Failure of ascorbic acid to inhibit FANFT-induced bladder cancer. J Urol 1975;113:483–486.
18 Banic S: Vitamin C acts as a cocarcinogen to methyl-cholanthren in guinea pigs. Cancer Lett 1981;11:239–242.
19 Benedict WF, Wheatley WL, Jones PA: Difference in anchorage-dependent growth and tumorigenicities between transformed C3H/10T1/2 cells with morphologies that are or are not reverted to a normal phenotype by ascorbic acid. Cancer Res 1982;42:1041–1045.
20 Autrup H, Harris CC: Metabolism of chemical carcinogens by human tissues, in Harris CC, Autrup H (eds): Human Carcinogenesis. New York, Academic Press, 1983, pp 169–194.
21 Bartsch H, Montesano R: Relevence of nitrosamines to human cancer. Carcinogen 1984;5:1381–1393.
22 Vahakangas K, Hangen A, Harris CC: An applied synchronous fluorescence spectrophotometric assay to study benzo(a)pyrene-diolepoxide DNA adducts. Carcinogen 1985;6:1109–1116.
23 Krontiris TG: The emerging genetics of human cancer. N Engl J Med 1983;309:404–409.
24 Weinberg RA: The action of oncogenes in the cytoplasm and nucleus. Science 1985;230:1675–1676.
25 Bertram JS, Kolonel LN, Meyskens F: Rationale and strategies for chemoprevention of cancer in humans. Cancer Res 1987;47:3012–3031.
26 Graham S, Schotz W, Martino P: Alimentary factors in the epidemiology of gastric cancer. Cancer 1972;30:927–938.

27 Haenszel W: Stomach cancer among Japanese in Hawaii. J Nat Cancer Inst 1972;49:969–988.
28 Hirayama T: Epidemiological evaluation of the role of naturally occurring carcinogens and modulators of carcinogenesis, in Miller EC (ed): Naturally Occurring Carcinogens, Mutagens and Modulators of Carcinogenesis. Baltimore, University Press, 1977, pp 359–380.
29 Aoki, K: Case control study on esophageal cancer in Japan. Seattle, Proc 13th Int Cancer Congress, 1982, p 985.
30 Graham S: Dietary factors in the epidemiology of cancer of the larynx. Am J Epidemiol 1981;113:675–680.
31 Ackerman LV, Weinstein IB, Kaplan HS: Cancer of the esophagus, in Kaplan HS, Tsuchitaui P (eds): Cancer in China. New York, Liss, 1978, pp 111–136.
32 Food and Agricultural Organisation, United Nations: Provisional Food Balance Sheets 1972–74 Average. Rome, 1977.
33 Segi M: Age-adjusted death rates for cancer for selected sites (A-classification) in 46 countries in 1975. Nagoya, Segi Institute of Cancer Epidemiology, 1980.
34 Bright-See E: Role of vitamin C and E in the etiology of human cancer, in Prasad H (ed): Vitamins, Nutrition and Cancer. Basel, Karger, 1984.
35 Devesa SS, Silverman DT: Cancer incidence and mortality trends in the United States 1935–74. J Natl Cancer Inst 1978;60:545–571.
36 Bright-See E: Vitamin C and cancer prevention. Sem Oncol 1983;10:294–298.
37 Schlegel JU: Proposed uses of ascorbic acid in the prevention of bladder carcinoma. Ann NY Acad Sci 1975;258:432–437.
38 Schlag P, Bockler R, Peter M: Nitrite and nitrosamines in gastric juice: risk factors for gastric cancer. Scand J Gastroenterol 1982;7:145–150.
39 Blackburn EK: Possible association between pernicious anemia and leukemia: a prospective study of 1625 patients with a note on the very high incidence of stomach cancer. Int J Cancer 1968;3:163–170.
40 Bartholomew BA, Hill MJ, Hudson MJ: Gastric bacteria, nitrate, nitrite and nitrosamines in patients with pernicious anemia and in patients treated with cinetidine, in Walker EA (ed): N-nitroso Compounds: Analysis, Formation and Occurrence. IARC Publ 1980;31:595–608.
41 Dion PW: The effect of dietary ascorbic acid and α-tocopherol on fecal mutagenicity. Mutat Res 1982;102:27–37.
41a Douglas JF, Huff J: No evidence of carcinogenity for L-ascorbic acid (vitamin C) in rodents. J Toxicol Environ Health 1984;14:605–609.
42 Newmark HL, Mergens WJ: α-Tocopherol (vitamin E) and its relationship to tumor induction and development, in Zedeck MS, Lipkin M (eds): Inhibition of Tumor Induction and Development. New York, Plenum Press, 1981, pp 127–160.
43 Mirvish SS: Inhibition of the formation of carcinogenic N-nitroso compounds by ascorbic acid and other compounds, in Burchenal JH, Oettgen HP (eds): Cancer 1980: Achievements, Challenges, Projects. New York, Grune and Stratten, 1981, vol 1, pp 557–587.
44 Mirvish SS, Sams JP, Issenberg P: The nitrosating agent in mice exposed to nitrogen oxide: improved extraction method and localization in the skin. Cancer Res 1983;43:2550–2554.
45 Massey RC, Forsythe L, McWeeny DJ: The effects of ascorbic acid and sorbic acid on

N-nitrosamine formation in a heterogenous model system. J Sci Food Agric 1982;33:294–298.
46 Mergens WJ, Kamm JJ, Newmark HL: Alpha-tocopherol: uses in preventing nitrosamine formation, in Walker EA, Castegnaro M, Gricuite L, Lyle RE (eds): Environmental Aspects of N-Nitroso Compounds. IARC Sci Publ 1978;19:199–212.
47 Zannoni VG: Ascorbic Acid and drug metabolism. Biochem Pharmacol 1972;21:1377.
48 Wattenberg LW: Inhibition of carcinogenic and toxic effects of polycyclic hydrocarbons by phenolic antioxidants and ethoxyquin. J Natl Cancer Inst 1972;48:1425–1430.
49 King MM, McCay PB: Modulation of tumor incidence and possible mechanisms of inhibition of mammary carcinogenesis by dietary antioxidants. Cancer Res 1983;43:2485s–2490s.
50 Miyamoto H, Araya Y, Ito M, Isobe H, Dosaka H, Shimizu T, Kishi F, Yamamoto I, Honima H, Kawakami Y: Serum Selenium and vitamin E concentrations in families of lung cancer patients. Cancer 1987;60:1159–1162.
51 Creasy WA: Diet and Cancer. Philadelphia, Lea & Febiger, 1985.
52 Crary EJ, McCarty MF: Potential clinical applications for high-dose nutritional antioxidants. Med Hypotheses 1984;13:77–98.
53 Cerutti PA: Prooxidant states and tumor promotion. Science 1985;227:375–381.
54 Summerfield FW, Tappel AL: Vitamin E protects against methyl ethyl ketone peroxide-induced peroxidative damage to rat brain DNA. Mutat Res 1984;122:113–120.
55 Bartsch H, Ohshima H, Munoz N, Crespi N, Lu SH: Measurement of endogenous nitrosation in humans: potential application of a new method and initial results, in Harris CC, Autrup HN (eds): Human Carcinogensis. New York, Academic Press, 1983, pp 833–856.
56 Norkus EP, Boyle S, Kuenzig U, Mergens W: Formation of N-nitrosomorpholine in mice treated with morpholine and exposed to nitrogen dioxid. Carcinogen 1984;5:549–554.
57 Dion PW, Bright-See E, Smith CC, Bruce WR: The effect of dietary ascorbic acid and α-tocopherol on fecal mutagenicity. Mutat Res 1982;102:27–37.
58 Wattenberg LW: Inhibition of carcinogenic and toxic effects of polycyclic hydrocarbons by phenolic antioxidants and ethoxyquin. J Natl Cancer Inst 1972;48:1425–1430.
59 Horvath PM, Ip C: Synergistic effect of vitamin E and selenium in the chemoprevention of mammary carcinogenesis in rats. Cancer Res 1983;43:5335–5341.
60 Halliwell B, Gutteridge JMC: Free Radicals in Biology and Medicine. Oxford, Clarendon Press, 1985, pp 296–315.
61 Toth B, Patil K: Enhancing effects of vitamin E on murine intestinal tumorgenesis by 1,2-dimethylhydrazine dihydrochloride. J Natl Cancer Inst 1983;70:1107–1111.
62 Spier JL, Lam LKT, Wattenberg LW: Effect of administration to mice of butylated hydroxyanisole by oral intubation on benzo(a)pyrene – induced pulmonary adenoma and metabolism of benzo(a)pyrene. J Natl Cancer Inst 1978;60:605–609.
63 Wattenberg LW: Chemoprevention of cancer. Cancer Res 1985;45:1–8.

Spurenelemente und Tumorgenese

Gerhard N. Schrauzer

University of California, San Diego

Einleitung

Die Spurenelemente spielen eine wichtige Rolle bei allen Lebensvorgängen. Sie müssen daher auch in die Diskussion über die Zusammenhänge zwischen Ernährung, Krebsentstehung und -Prävention miteinbezogen werden. Spurenelemente gewinnen in der klinischen Onkologie zunehmende Bedeutung. Dies betrifft zunächst den diagnostischen Bereich, vor allem seit ihre Bestimmung in biologischem Material durch die Entwicklung neuer instrumenteller Methoden routinemäßig möglich geworden ist. In der Therapie werden Spurenelemente verabreicht, um Mangelzustände zu korrigieren oder um spezifische pharmakologische Wirkungen zu erzielen. Unter den als lebensnotwendig erkannten Spurenelementen gewinnt das Selen zunehmende Bedeutung. Es wurde vor etwa 20 Jahren als möglicher krebsschützender Umweltfaktor erkannt [1, 2]. Großversuche an Risikopopulationen über die Bedeutung von Selen zur Krebsverhütung stehen vor dem Abschluß. Unter den nichtessentiellen Spurenelementen finden sich mutagene und kanzerogene Umweltgifte, darunter auch die natürlichen und künstlichen radioaktiven Elemente. Das Thema «Spurenelemente in der Onkologie» ist mithin ungewöhnlich breit und kann daher in dem zur Verfügung stehenden Raum nur umrißhaft und ohne Anspruch auf Vollständigkeit behandelt werden. Es wird jedoch vielfach auf weiterführende Literatur hingewiesen.

Klassifizierung, Vorkommen, Funktionen der Spurenelemente

Unter den Spurenelementen sind die lebensnotwendigen oder essentiellen von den nichtessentiellen zu unterscheiden. Eine Klassifizierung in bezug auf unterschiedliche Toxizität ist weniger sinnvoll, da außerhalb der physiologischen bzw. pharmakologischen Konzentrationsbereiche alle Elemente toxische Wirkungen zeigen.

Die lebensnotwendigen Spurenelemente [3, 4] werden mit der Nahrung aufgenommen. Sie sind aktive Wirkungsbestandteile von Enzymen oder deren Kofaktoren. Bei unzureichender Zufuhr oder bei pathologisch bedingter Störung der Resorption treten spezifische Mangelsyndrome auf. Spurenelementmangel kann sich jedoch auch in nicht-spezifischer Weise manifestieren und ist oft eine Folge von Unter- bzw. Mangelernährung. Einige der essentiellen Spurenelemente sind auf der Erdoberfläche ungleichmäßig verteilt, so daß in bestimmten Gebieten bei Tieren und Menschen Mangelkrankheiten, in anderen dagegen Massenvergiftungen auftreten können.

Der Organismus ist auch laufend nichtessentiellen Elementen ausgesetzt. Ursachen der Belastung sind in der Hauptsache Umweltverschmutzung und berufliche Exposition. Einige dieser Elemente werden schadlos toleriert, andere wirken bereits in geringsten Mengen toxisch, mutagen oder kanzerogen [5, 6, 7]. Zwischen den essentiellen und nichtessentiellen Spurenelementen bestehen Wechselwirkungen. Ein essentielles Element kann durch ein nichtessentielles verdrängt oder physiologisch inaktiviert werden. Auch die essentiellen Elemente wirken nicht unabhängig voneinander. Es bestehen sowohl synergistische als auch antagonistische Beziehungen.

Die biologischen Wirkungen der Spurenelemente sind von deren chemischer Form und Oxidationsstufe abhängig. Kobalt ist z. B. für den Menschen nur in Form von Vitamin B_{12} essentiell. In seinen einfachen anorganischen Verbindungen wirkt es bereits in niedrigen Konzentrationen toxisch, in metallischer Form ist es kanzerogen [8]. Arsen ist in ganz geringen Spuren lebensnotwendig, in höheren Konzentrationen ein gefährliches karzinogenes Umweltgift [9]. Es gibt jedoch auch eine Reihe von natürlich vorkommenden Organoarsenverbindungen, die sich als biologisch inert und ungiftig erweisen [10]. Toxizität und kanzerogene Wirkung von Verbindungen und Elementen hängen auch von der Applikationsform ab. Einige sind nur bei Implantation oder Inhalation oder nur in bestimmten kristallographischen Modifikationen krebserzeugend [11]. Ihre Schadwirkungen sind oft organspezifisch, da sie sich in bestimmten Zielorganen ansammeln, Quecksilber z. B. im Gehirn, Blei in den Knochen und Cadmium in den Nieren und der Prostata [12]. Spurenelemente können das Wachstum von normalen und transformierten Zellen sowohl stimulieren als auch hemmen. Die Dosis-Wirkungsrelationen sind im allgemeinen nichtlinear.

Diagnostische und prognostische Bedeutung

In menschlichen Organen und Geweben wurden mit Hilfe empfindlicher Methoden 81 der 92 natürlich vorkommenden Elemente nachgewiesen [13]. Mit Hilfe der Röntgenfluoreszenzspektroskopie (XRFS), der Protein-induzierten Röntgenemissionsspektroskopie (PIXE) oder massenspektrographisch ist die gleichzeitige Bestimmung von etwa 40 Elementen mit einer Probe möglich. In der klinischen Praxis konnten mit Hilfe der Atomabsorptionsspektrographie allerdings nicht mehr als etwa 14 Elemente erfaßt werden. Das vorhandene Erfahrungsmaterial ist mithin noch unvollständig, wobei die Heterogenität des Patientengutes die Interpretation zusätzlich erschwert. Dennoch wurden hinsichtlich der Spurenelemente eine Reihe von Befunden erhoben, die von gewissem diagnostischem und prognostischem Nutzen sind. Krebspatienten weisen häufig erniedrigte Serumwerte von Eisen, Zink, Selen und Lithium auf. Die Serumkupferwerte können normal, erhöht oder erniedrigt sein. Erhöhte Kupferwerte werden häufig bei Patienten mit rasch wachsenden Tumoren beobachtet, insbesondere bei Lungenkrebs, Melanom, M. Hodgkin, Magenkrebs, infiltrierenden Lebertumoren und bei Osteosarkomen. Auch bei Brustkrebs sind die Serumkupferwerte oft erhöht. In fortgeschrittenen und terminalen Krankheitsstadien sind die Serumkupferwerte im allgemeinen erniedrigt. Erniedrigte Serumzinkwerte werden bei Patienten mit schnell wachsenden Tumoren beobachtet. In bestimmten Stadien der Krebserkrankung können Kupfer, Eisen und Zink jedoch auch erhöht sein. Es werden aber manchmal auch bei progressiven Krankheitsverläufen gänzlich normale Elementprofile gemessen. Dies ist insbesondere bei geringer Tumorantigenität der Fall [14–17]. Mineralstoffanalysen sind weniger zur Diagnose als zur Überwachung individueller Krankheitsverläufe geeignet.

Auch Tumorgewebe und Biopsiematerial sind inzwischen einer Spurenelementanalyse zugänglich. Die Spurenelementkonzentrationen in

Tumoren sind vom Tumortyp abhängig und können nur beurteilt werden, wenn auch Daten über das Normalgewebe bekannt sind. Während unter den essentiellen Elementen gewisse Gesetzmäßigkeiten beobachtet werden können, sind die Konzentrationen der nichtessentiellen Elemente im Tumorgewebe erheblich von der individuellen Belastung des Wirtsorganismus abhängig. Sie schwanken daher stark. In einer der ersten vergleichenden Untersuchungen wurden die durch Neutronenaktivierungsanalyse erfaßbaren Elemente Co, Fe, Rb, Se, Zn, Cr, Ag, Sb, Sr in Gehirntumoren und dazugehörigen Normalgeweben miteinander verglichen [18]. Dabei zeigten sich charakteristische Befunde bei Kobalt, Zink, Selen und Rubidium.

Im allgemeinen deuten erhöhte Zink-, Eisen-, Rubidium- und Kobaltkonzentrationen in Tumoren auf gesteigerte Proliferationstendenz hin [18]. Diese Elemente werden von verschiedenen Tumoren in unterschiedlichen Mengen angereichert. In Glioblastomen und Medulloblastomen wurden im Vergleich zu normaler Gehirnmasse nur erhöhte Konzentrationen von Zink, Selen und Rubidium beobachtet, in Neurinomen nur erhöhte Werte von Rubidium und Selen, in Spongioblastomen erhöhte Rubidiumwerte, und in Ependymomen nur erhöhte Zinkkonzentrationen. Beim Eisen wurde kein einheitliches Verhalten festgestellt [18]. Hypophysenadenome wiesen z. B. hohe, Medulloblastome und Astrozytome niedrige Eisengehalte auf, was darauf zurückgeführt wurde, daß die letztgenannten aus embryonalen Geweben hervorgehen, die ebenfalls wenig Eisen enthalten. In gliösen Tumoren nehmen die Konzentrationen von Rubidium, Selen und Zink mit zunehmender Malignität zu. Zwischen dem Gehalt an Zink und Selen in Tumoren besteht eine statistisch signifikante direkte Korrelation. Bei Einzelproben findet man Änderungen der Zink/Selen-Relation, die Rückschlüsse auf Malignität und Wachstumstendenz zulassen, Änderungen der Relation durch Erhöhung des Zinks beobachtete man in Glioblastomen, Medulloblastomen, Astrozytomen und Ependymomen. Änderungen durch Erhöhung von Selen in Einzelprobenwerten von Neurinomen. Eisenkonzentrationen korrelierten mit den Selenkonzentrationen dann, wenn eisenreiche und eisenarme Tumortypen getrennt voneinander verglichen wurden. In verkalkten Tumoranteilen waren die Konzentrationen Kobalt, Eisen, Rubidium und Selen erniedrigt, als Hinweis auf verminderte Stoffwechselaktivitäten [18].

In Hirntumoren wurde oft überraschend viel Silber gefunden, z. B. in 14 Neurinomen im Mittel $0{,}314 \pm 0{,}186$ µg/g TS, in einem Plexuspapillom 0,75 ppm, in den übrigen Gehirntumoren 0,01–0,06 µg/g TS. Die

Ursache hierfür ist unbekannt. Spuren von Silber werden auch in Normalgehirnen gefunden [20]. Dies könnte mit der medizinischen Verwendung von Silbernitrat- oder Azetatlösung zur Bekämpfung der Säuglingsblennorhö zusammenhängen [21]. Im Falle des Chroms wurden auffallend niedrige Konzentrationen in Astrozytomen Grad II und Medulloblastomen gefunden. Der höchste Chromwert stammt aus einem Plexuspapillom. Für Cäsium, Scandium und Antimon wurden keine besonderen Auffälligkeiten beobachtet [18].

Die Kobaltkonzentrationen spiegeln wahrscheinlich hauptsächlich den Gehalt an Vitamin B_{12} wider, das wie Zink, Eisen oder Selen zum Zellwachstum gebraucht wird. Rubidium besitzt vermutlich keine spezifischen physiologischen Funktionen, verhält sich aber in seinen Eigenschaften dem Kalium so ähnlich, daß seine Konzentration ein Maß für intrazelluläres Kalium darstellt. Das K/Rb-Verhältnis beträgt in menschlichen Geweben 550 [19].

In neueren Untersuchungen wurden mit Hilfe der Neutronenaktivierungsanalyse auch in neoplastischen Geweben außerhalb des Gehirns Spurenelementanalysen vorgenommen [22–24]. Dabei fanden sich ebenfalls im Vergleich zu Kontrollen signifikante Konzentrationsunterschiede für eine Reihe von Elementen (z. B. für Rb, Cu, Zn, Fe, Se, Mn). Auch die XRFA wurde eingesetzt [25]. In Brusttumoren waren vor allem Zink und Rubidium signifikant erhöht, in Lungentumoren Mangan, Eisen und Kupfer. Darmtumoren wiesen im Vergleich zu gesundem Darmgewebe nur geringe Unterschiede in der Elementzusammensetzung auf. Durch Diskriminierungsanalysen konnten jedoch normale Gewebe von malignen Geweben mit hoher Sicherheit unterschieden werden. Brusttumoren ließen sich z. B. mit einer Genauigkeit von 90 % von gesundem Brustgewebe allein anhand der Kalzium- und Rubidiumkonzentrationen unterscheiden. Durch Einbeziehung von Zink erhöhte sich die Treffsicherheit auf 94 % und erreichte 98 % mit einer Neun-Element-Funktion, die Ca, Cr, Rb, Sr, As, Mo, Mn und Ni einschloß. Für Darmtumoren erbrachte eine Zehn-Elemente-Funktion mit Ca, Cr, Cu, Zn, Br, Rb, Sr, Pb, As und Mo, für Lungentumoren eine Elf-Elemente-Funktion mit Ca, V, Fe, Cu, Zn, Se, Br, Sr, Hg, As und Mo [25] eine 100 %ige Treffsicherheit. Die kollektive Messung von Spurenelementen in Biopsieproben könnte sich zu einem brauchbaren diagnostischen und prognostischen Hilfsmittel entwickeln. Es ist denkbar, daß die Wirksamkeit von Chemotherapeutika auch von der Elementzusammensetzung der Tumoren abhängt.

Spurenelementanalysen könnten auch im Rahmen von Vorsorgeuntersuchungen Bedeutung gewinnen, z. B. bei der Früherfassung von Brusttumoren. Dabei könnte sich die Analyse von anderen Substraten als nur Blut oder Serum als sinnvoll erweisen, z. B. die Analyse von Zink und Kupfer im Brustsekret von Frauen [26]

Einzelne Elemente

Selen

Derzeit findet Selen wegen seiner möglichen Bedeutung für die Krebsverhütung sowie im Rahmen der adjuvanten Krebstherapie große Beachtung [27, 28, 29]. Eine Zusammenfassung der wichtigsten Selenwirkungen und gegenwärtigen mechanistischen Vorstellungen finden sich bei Le Bœuf et al. [30].

Spuren von Selen (ca. 10^{-9}–10^{-8} M) sind zum Wachstum von normalen tierischen Zellen erforderlich. Bei höheren Konzentrationen tritt eine Wachstumsverlangsamung, und schließlich bei etwa 5×10^{-8} M eine Hemmung des Zellwachstums ein. Bei noch höheren Konzentrationen kommt es zu irreversiblen Zellschädigungen und Zelltod. Das Selen ist mithin zugleich und konzentrationsabhängig Wachsstoff, Wachstumsmodulator und zytotoxisches Agens. Selen verhindert des weiteren durch kanzerogene Stoffe wie z. B. Diaethyl-N-nitrosamin hervorgerufene Zellschädigungen [31]. In Versuchen mit Hepatozyten wurde nachgewiesen, daß Selen das zelluläre GSSG/GSH-Verhältnis sowohl in vitro als auch in vivo erhöht [32]. Die Zellen werden hierdurch in einen stärker oxidierten Zustand übergeführt, was einer Erhöhung der Zellatmung gleichkommt. Selen verlangsamt in Hepatomzellen mit minimalen Atypien vor allem die «synthetischen» Stadien, G_1, S und G_2 der Zellteilung, d. h. jene, in denen Proteinsynthesen stattfinden [32]. In anderen Zelltypen wird auch die mitotische M-Phase verlangsamt. Selen moduliert des weiteren die Expression von Onkogenen zellulärer und viraler Herkunft [33]. Auch selektiv zytotoxische Wirkungen auf Tumorzellen wurden beobachtet, sowohl bei menschlichen Hepatomzellen [34] als auch bei menschlichen Adenokarzinomzellen der Lunge [35]. In selenithaltigen Medien gezüchtete Tumorzellen zeigen verbesserte Kontaktinhibition und Membraneigenschaften [36]. Auch eine Reihe anderer biochemischer Parameter normalisiert sich. So erhöhte sich z. B. die in Hepatomzellen erniedrigte Konzentration von c-AMP und die ebenfalls erniedrigte Aktivität der c-AMP-abhängigen Protein-Kinase vom Typ II, während sich die erhöhte Konzentration von c-GMP und die Aktivität der c-AMP-abhängigen Protein-Kinase vom Typ I erniedrigte. Ebenso normalisierte sich die erhöhte Aktivität der Natrium-Kalium-ATP-ase [36]. Selen wird in vivo im Rahmen physiologischer Stoffwechselvorgänge methyliert [37]. Da DNS-Methylierungsvorgänge bei der Krebsentstehung eine Rolle spielen [38], muß auch dieser Aspekt bei der Diskussion der antikanzerogenen Wirkungen des Selens mitberücksichtigt werden. Selen verhindert auch als Wirkungsbestandteil der Glutathionperoxidasen die Ansammlung von Hydroxiperoxiden und schützt Zellen damit gegen die destruktive Wirkung von Sauerstoffradikalen [39]. Dadurch erklären sich auch die Strahlenschutzwirkungen des Selens [40] und die Resistenzerhöhung gegen bestimmte, peroxidativ schädigende Umweltgifte [41].

Selen beeinflußt das Immunsystem. Es stimuliert die Antikörperbildung, moduliert die Lymphozytenproliferation und verbessert die Aktivität von Makrophagen und Killerzellen [42]. Selen bewirkt jedoch keine Übersteuerung der Immunaktivität; in hoher, im subtoxischen Bereich liegender Dosierung wirkt es immunosuppressiv [43].

Im Tierversuch verhindert Selen die Genese von chemisch und viral induzierten Tumoren ohne Beeinträchtigung der reproduktiven Kapazität oder sonstiger biologischer Parameter [44, 45].

Epidemiologische Studien ergaben inverse Zusammenhänge zwischen der Krebssterblichkeit und der lokalen Selenhäufigkeit [46, 47]. Diese Befunde werden gestützt durch die Ergebnisse von prospektiven Studien, aus denen folgt, daß niedrige Serumselenwerte beim Gesunden ein Indiz für erhöhtes Krebsrisiko darstellen [vgl. 27, 28, 29]. Die Beweiskraft derartiger Untersuchungen ist jedoch begrenzt und bedarf der Bestätigung durch Interventionsstudien. Die ersten Ergebnisse einer 1984 begonnenen derartigen Studie liegen jetzt vor. Sie wurde in Qidong, einem 1120 km^2 großen Gebiet nördlich von Schanghai, durchgeführt, in dem die Inzidenz von primärem Leberkrebs sehr hoch ist und im Durchschnitt 40/100.000 Einwohner erreicht. Als wichtigste Risikofaktoren bei der Leberkrebsentstehung gelten das in Nahrungsmitteln oft enthaltene Aflatoxin B1 sowie die Hepatitis-B-Infektion. Innerhalb des Qidong-Gebietes wurden auch statistisch hochsignifikante inverse Zusammenhänge zwischen der Leberkrebsinzidenz und dem Selenvorkommen beobachtet [48]. In einer 1984 begonnenen plazebokontrollierten Studie wurde in einer Gemeinde mit über 20.000 Einwohnern das normale Salz durch mit 15 ppm Natriumselenit versetztes Kochsalz ersetzt. Es trat darauf ein statistisch signifikanter Abfall sowohl der Hepatitis- als auch der Leberkrebsinzidenz ein [49, 50]. In der Kommune M.Z., Einwohnerzahl 20.647, betrug die Leberkrebs-Inzidenz vor Einführung des selenisierten Salzes 41,9 per 100.000 Einwohner (Durchschnitt über die Jahre 1972–1984). In den Jahren 1988 und 1989 betrug sie jeweils nur 27,5/ 100.000 Einwohner. In vier Kontrollkommunen trat im gleichen Zeitraum kein Abfall der Leberkrebsinzidenz ein [50]. Die Verwendung von selenisiertem Salz ist nicht notwendigerweise die beste Methode der Selensubstitution. Die gleiche Forschergruppe zeigte des weiteren, daß sich durch Selensubstitution auch die körpereigene Resistenz gegen Aflatoxin B erhöhen läßt. Die Lymphozyten von Personen, die etwa ein Jahr lang täglich zusätzlich 400 Mikrogramm Selen als Selenhefe erhielten, wiesen im Vergleich zu den mit Plazebo behandelten Kontrollen in vitro eine erhöhte Resistenz gegen Aflatoxin auf [49]. Eine Substitution mit täglich 200 Mikrogramm Selen in Form von Selenhefe führte auch bei randomisierten, Hepatitis B Antigen positiven und damit besonders leberkrebsgefährdeten Erwachsenen zu einer statistisch signifikanten Erniedrigung der Leberkrebshäufigkeit. Im Laufe von vier Jahren entwickelte sich bei keinem der 113 mit Selen substituierten Personen ein primäres Leberkarzinom, dagegen bei fünf der 113 Kontrollen (4,4%). Diese Differenz ist statistisch signifikant ($p < 0,05$). Das gleiche ließ sich bei Familienmitgliedern von Leberkrebspatienten beobachten. Im Verlaufe von zwei Jahren entwickelte sich primärer Leberkrebs in 13 von 1030 nichtsubstituierten Kontrollpersonen in der Altersgruppe von 15–75 Jahren (1,26%). Unter 1444 mit Selen substituierten Personen erkrankten im gleichen Zeitraum nur 10 an Leberkrebs (0,69%). Diese Differenz ist statistisch signifikant ($p < 0,05$). Vor endgültigen Schlußfolgerungen sind allerdings die Ergebnisse weiterer Untersuchungen abzuwarten.

Die ungleichmäßige Verteilung des Selens auf der Erdoberfläche bewirkt, daß die Selenaufnahme durch die Nahrung sehr unterschiedlich ist und über zwei Größenordnungen variiert. Die in der chinesischen Studie zur Krebsprophylaxe überprüfte Selenaufnahme von 250–300 Mikrogramm/Tag wird in vielen Gegenden nicht erreicht. Darüber hinaus weisen Krebspatienten meist subnormale Blutselenwerte auf. Aus Tierversuchen ist bekannt, daß durch Selen toxische Nebenwirkungen von Zytostatika ohne Beeinträchtigung ihrer Wirksamkeit vermindert werden können. Adriamycin wirkt z. B. durch eine Stimulierung der Sauerstoffradikalbildung herzschädigend. Dies läßt sich im Tierversuch durch Selengaben verhindern [51]. Bei der experimentellen Therapie von tumortragenden Mäusen mit Cisplatin konnte dessen Nephrotoxizität durch Selengaben herabgesetzt werden [52]. In Ratten mit injizierten Prostatatumorzellen konnten die toxischen Nebenwirkungen von Zytostatika vom Typ Polyaminsynthesehemmer (ARA-A, EHNA MGBG) durch Selenitzusätze zum Trinkwasser vermindert werden [53].

Angesichts dieser Beobachtungen ist es berechtigt, den therapeutischen Nutzen von Selen bei Tumorpatienten zu überprüfen [54]. Dies sollte gegenwärtig aber sorgfältig kontrollierten, randomisierten Studien vorbehalten bleiben.

Zink

Zink ist Kofaktor von über 100 Enzymen und für die Funktion von Proteinen erforderlich, die an der DNS-Replikation beteiligt sind [55]. Diese werden «Zinkfinger-Proteine» genannt, da sich beim Einbau des Zinks fingerartige Sekundärstrukturen ausbilden [56]. Zinkfinger-Proteine sind auch an der Virusreplikation sowie der Onkogen-Aktivierung beteiligt. Duch Wechselwirkung von transformierten Zellen mit den Zinkfinger-Proteinen werden weitere Onkogene aktiviert. Durch diese Onkogen-Amplifikation wird die Malignität dieser Zellen erhöht. Es ist daher nicht überraschend, daß das Tumorwachstum durch Änderungen der Zinkzufuhr beeinflußt werden kann. Im allgemeinen wird das Tumorwachstum durch überschüssiges Zink beschleunigt und durch Zinkentzug verlangsamt. Bei Ratten mit transplantierten Walker-256-Karzinosarkomen oder bei Mäusen mit Lewis-Karzinomen sowie bei mit L-1210- bzw. mit B-388-Leukämiezellen geimpften Versuchstieren konnte durch zinkarme Ernährung eine signifikante Verlängerung der Überlebenszeit erzielt werden. Auch Tumorregressionen wurden beobachtet [57]. Der nutritive oder medikamentöse Zinkentzug kann jedoch nicht zur Grundlage einer Krebstherapie des Menschen gemacht werden, da er mit zu schweren Nebenwirkungen verbunden ist, u. a. mit Gewichtsabnahme und ausgeprägten Schwächezuständen. Die Frage, ob sich der Erfolg der zytotoxischen Chemotherapie bei Zinkmangel ändert, ist derzeit nicht zu beantworten. Es wurde eine inverse Korrelation zwischen den Zinkkonzentrationen in der Prostata von Patienten mit Prostatakarzinom und dem Therapieerfolg beobachtet [58]. Bestimmte Zytostatika bewirken zudem eine Abnahme der Zinkkonzentrationen in den Tumoren [53].

Da die Serumzinkwerte bei Krebspatienten meist erniedrigt sind, ist auch die Frage zu stellen, ob diese durch eine Zinksubstitution normalisiert werden sollen. Dabei ist zu berücksichtigen, daß Zink das Tumorwachstum anregen kann und daß die niedrigen Serumzinkspiegel primär nicht durch mangelnde Zinkzufuhr, sondern durch den hohen Zinkbedarf des Tumors hervorgerufen werden. In Mäusen mit Spontantumoren der Brustdrüse bewirkten im subtoxischen Konzentrationsbereich liegende Zinkzusätze (200 ppm) zum Trinkwasser eine fulminante Beschleunigung des Tumorwachstums. Zink tritt in vivo mit Selen in Wechselwirkung. Antikanzerogene Wirkungen von Selen lassen sich durch Zink vollständig aufheben [59]. Dies deckt sich mit epidemiologischen Beobachtungen, die dafür sprechen, daß zwischen der Zinkzufuhr durch die Nahrung und der Brustkrebssterblichkeit eine direkte Korrelation besteht [59 a].

Eisen

Die Rolle des Eisens im Tumorgeschehen war Gegenstand vieler Untersuchungen [60]. Aus diesen folgt, daß Eisen zwar lebensnotwendig ist, aber im Überschuß das Tumorwachstum anregt. Die berufsbedingte Einatmung von Eisenoxidstaub ist ein Lungenkrebsrisikofaktor [61]. Nach Injektion von Eisendextranlösung kam es zum Auftreten von Sarkomen an den Injektionsstellen [62]. Das dem Körper durch die Nahrung zugeführte Eisen wird zunächst in das Transferrin eingelagert und gelangt in die Zelle durch Interaktion mit einem für Transferrin spezifischen Rezeptor [60]. In normalen Zellen wird die Expression der Transferrin-Rezeptoren durch endogene Faktoren streng reguliert. In transformierten Zellen erfolgt die Aufnahme dagegen mehr oder weniger unkontrolliert unter Mitwirkung tumorzellspezifischer Transferrine. Die Transferrin-Rezeptoren der Tumorzellen werden zudem von tumoreigenen Wachstumsfaktoren aktiviert. Nicht benötigtes Eisen wird abgelagert, von den meisten Tumorzellen aber nicht wie in normalen Zellen im zytosolischen Ferritin, sondern überwiegend in den metabolisch aktiven Zellmembranen; es wird hierdurch das schnelle Wachstum der Tumorzellen ermöglicht [60]. Der Eisengehalt von Tumoren variiert stark und hängt vom Tumortyp ab. Brusttumoren sind z. B. oft sehr eisenreich [63]. Im Tumor kann es zur Ansammlung großer Eisenmengen kommen. In größeren Tumoren der Brustdrüse von Mäusen überstieg die Gesamtmenge an Eisen die in der Leber [64]. Da das Tumorwachstum von der Eisenzufuhr abhängt, ist eine Eisensubstitution von anämischen Krebspatienten sorgfältig zu überlegen. Der Eisenchelatbildner Desferrioxamin bewirkte bei einer Konzentration von 15 µM im Kulturmedium das Absterben von 20–70% der Hepatomzellen. Das Wachstum normaler diploider Leberzellen wurde unter den gleichen Bedingungen nicht wesentlich beeinflußt [65]. Durch Desferrioxamin konnte auch in vivo eine wesentliche Verlangsamung des Wachstums von Hepatomzellen in athymischen Nacktmäusen erzielt werden. Eine kombinierte Therapie der akuten Leukämie mit Desferrioxamin und Zytosin-arabinosid wurde bei einem sechs Wochen alten Säugling erprobt und führte zu einem starken Abfall der Leukozytenwerte [66]. Bei Kindern mit Neuroblastom bewirkte Desferrioxamin allein einen signifikanten Abfall der Knochenmarksinfiltration.

Eine Behinderung des Eisentransports in die Tumorzellen ist im Prinzip auch durch Blockierung der Transferrinrezeptoren oder durch die Zufuhr eines sich in bezug auf die Bindung an Transferrine eisenähnlich verhaltenden, nichtessentiellen Elementes möglich. Mit Gallium beladenes Transferrin lagert sich an die Transferrin-Rezeptoren der Tumorzellen an, ohne jedoch für diese nutzbar zu sein. Durch gemeinschaftliche Gaben von Gallium und Desferrioxamin konnte das Wachstum von Tumorzellen synergistisch gehemmt werden [67, 68].

Während der Therapie kann es durch Zerstörung des Tumors zu einem Anstieg der Serumeisenwerte kommen, der so hoch sein kann, daß auch toxische Reaktionen, insbesondere Herzschädigung, eintreten können. Es wurde daher vorgeschlagen, diese Gefahr durch Gaben von Chelatbildnern wie Desferrioxamin zu mindern [69].

Hinsichtlich der Tumorprophylaxe gilt für das Eisen ähnlich wie für das Zink, daß chronischer Überschuß ebensosehr wie chronische Unterversorgung vermieden werden müssen. Bei chronischem Eisenmangel vermindert sich die Krebsresistenz organspezifisch. Während z. B. 1,2-Dimethylhydrazin in normal ernährten Ratten nach 245 Tagen Dickdarmtumoren erzeugte, traten in analog behandelten Eisenmangelratten bereits nach 126 Tagen Lebertumoren auf [70]. Es ist schon lange bekannt, daß das Auftreten von Ösophaguskarzinomen durch chronischen Eisenmangel (Plummer-Vinson-Syndrom) begünstigt wird [71]. Die Eisenversorgung sollte ähnlich wie die des Zinks möglichst durch Diät und nicht durch medikamentöse Substitution erfolgen. Die Aufnahme beider Elemente wird u. a. durch die vor allem in Vollkorngetreideprodukten enthaltene Phytinsäure (Insositolhexaphosphorsäure) reguliert. Durch den Verzehr ungesäuerten Brotes, das besonders phytinsäurereich ist, traten in Gegenden des Nahen und Mittleren Ostens sowie in Ägypten unter jungen Männern schwere Zink- und Eisenmangelsyndrome (Zwergwuchs, verspätete sexuelle Reifung u. a.) auf [72].

Kupfer

Auf die diagnostische und prognostische Bedeutung der Serum-Kupferkonzentrationen und die Cu/Zn-Verhältnisse in Krebspatienten wurde bereits hingewiesen. Wie steht es nun mit der Rolle des Kupfers bei der Krebsentstehung? Kupfer ist ein lebensnotwendiges Element, das normalerweise nicht in großen Mengen aufgenommen wird. Kupfervergiftungen durch verunreinigtes Trinkwasser oder Nahrungsmittel sind selten. Kupfer gilt auch nicht als krebserzeugend, obwohl Granulome und bösartige Tumoren der Lunge und der Leber bei Winzern beobachtet wurden, die in Frankreich, Süditalien und Portugal jahrelang die sogenannte Bordeaux-Mischung, eine 2%ige Lösung von Kupfersulfat und Kalziumhydroxid, zur Bekämpfung von Mehltau an den Weinreben als Spritzmittel verwendeten [73]. Zwischen Blutkupferkonzentrationen gesunder Personen in 19 amerikanischen Städten und der Darm-, Lungen-, Brust- und Schilddrüsenkrebssterblichkeit wurden direkte Korrelationen beobachtet [59 a]. Kupfer im Trinkwasser setzt die antikanzerogene Wirkung des Selens herab. Hierzu sind jedoch vergleichsweise hohe Konzentrationen notwendig (100 ppm) [74]. Kupfer verringert im Tierversuch die Kanzerogenität des Ethionins, vermutlich durch Bildung eines nicht resorbierbaren Komplexes [75]. Kupferzusätze zum Tierfutter erniedrigten bei Ratten die Entstehung von Lebertumoren [76] und von Nierentumoren durch Dimethylnitrosamin. Es wurde nachgewiesen [77], daß Kupfer in vitro die DNS-Methylierung durch Methylnitrosoharnstoff vermindert.

Kupfer ist wirksamer Bestandteil einer Gruppe von Superoxid-Dismutasen (SOD). Es gibt auch eine Mangan-abhängige SOD [78]. Diese Enzyme katalysieren die Dismutation des Sauerstoffradikalanions, O_2^-, in Sauerstoff und Wasserstoffsuperoxid und gehören zum antioxidativen Schutzsystem. Bei einem Mangel an SOD kommt es zu Zellschädigungen, da Katalase und Glutathionperoxidase nur auf Wasserstoffperoxid zersetzend bzw. reduzierend wirken. Es ist daher denkbar, daß chronischer Kupfermangel eine Verminderung der Krebsresistenz bewirkt. Transformierte Zellen weisen meist geringe SOD-Aktivität auf. Man vermutet, daß durch die ungesteuerte Produktion von Sauerstoffradikalen die weitere Transformation dieser Zellen beschleunigt wird [78]. Durch Zufuhr von

Kupfer in Form von bestimmten Komplexverbindungen mit SOD-Aktivität, z. B. von Kupfer-3,5-diisopropylsalizylat, konnte das Wachstum von Tumorzellen gehemmt und deren Differenzierung induziert werden [79]. Kupfer ist auch für die Funktion des Immunsystems erforderlich. Bei Kupfermangel wird sowohl die humorale als auch die zelluläre Immunität geschwächt [80].

Die Kupferversorgung des Menschen wurde bislang als ausreichend angesehen, da Kupfermangelerscheinungen nur in Patienten mit M. Wilson und nach längerer Behandlung mit D-Penizillamin beobachtet wurden [81]. Inzwischen mehren sich jedoch Anzeichen, daß eine ausreichende Kupferversorgung bei vielen Diätformen nicht gewährleistet ist [82]. Chronischer Kupfermangel wird aufgrund von Tierversuchen vor allem mit Knochen- und Gelenkserkrankungen in Zusammenhang gebracht, die vermutlich auf Störungen der Kollagenbildung zurückgehen, sowie mit rheumatischen Erkrankungen, ischemischen Herzerkrankungen, Anämie und teratogenen Effekten. Die möglichen Folgen der weit verbreiteten zu niedrigen Kupferzufuhr müssen noch eingehend untersucht werden.

Mangan

Mangan wird als essentielles Spurenelement vor allem für das Wachstum, die Knochenbildung, den Glukose- und Fettmetabolismus benötigt [83]. Wie bereits im Abschnitt über Kupfer erwähnt wurde, gibt es auch eine manganabhängige Superoxid-Dismutase. Manganmangel ist beim Menschen selten, als Symptome gelten Pigmentveränderungen, Wachstumsstörungen der Haare, Dermatitis, Hypolipidämie und Prothrombinmangel [84]. Es bestehen auch Wechselwirkungen mit Selen. Manganarm ernährte Schweine wiesen im Vergleich zu normal ernährten Kontrolltieren erniedrigte Selenwerte in allen Organen außer den Nieren auf [85]. Selen- und Manganmangel wurde von finnischen Forschern mit erhöhter Krebsinzidenz in Zusammenhang gebracht [86]. Statistisch signifikante inverse Zusammenhänge wurden auch zwischen den berechneten Manganaufnahmen und der Mortalität von Tumoren der Bauchspeicheldrüse, der Ovarien und der Mundhöhle beobachtet [59 a]. Im Tierversuch verhinderte Mangan die Auslösung von Tumoren durch implantiertes Ni_3S_2 [87]. Chronisch überhöhte Manganzufuhr verursacht vor allem neurologisch-psychiatrische, der Parkinsonschen Erkrankung ähnliche Symptome [88]. Bei oraler Aufnahme wurden in Tierversuchen bisher keine krebserzeugenden Wirkungen beobachtet. Zwar entwickelten sich Lymphosarkome in Mäusen nach wiederholten subkutanen Injektionen von Manganchloridlösung, diese Versuche stehen jedoch in keinem Zusammenhang mit den ernährungsphysiologischen Aspekten des Mangans [89]. Über Notwendigkeit oder Nutzen einer Mangansubstitution bei Krebserkrankungen sind noch keine Aussagen möglich. In Anbetracht der Bedeutung der SOD im antioxidativen Zellschutzsystem und den Wechselwirkungen zwischen Mangan und Selen ist eine ausreichende Manganzufuhr jedoch anzustreben. Der tägliche Manganbedarf beträgt für Erwachsene 2,5–5 mg. Wesentliche Manganquellen sind Vollkornbrot und andere Getreideprodukte, Gemüse und Nüsse sowie bestimmte Teearten. Tierisches Eiweiß enthält nur wenig Mangan [90].

Molybdän

Das Molybdän ist Wirkungsbestandteil der Xanthin-, und Aldehydoxidase. Diese Enzyme spielen eine Rolle beim Purin- und Fettstoffwechsel. Ein weiteres molybdänabhängiges Enzym ist die Sulfitoxidase, die Sulfit durch Oxidation zu Sulfat entgiftet [91]. Molybdänmangel im Boden steht in indirekter Beziehung mit dem Auftreten von Ösophaguskarzinom in bestimmten Gebieten Chinas und der Transkei-Region. In Molybdän-Mangelböden wird eine gesteigerte Nitrosaminbildung vermutet [92]. Ein ernährungsbedingter Molybdänmangel kommt beim Menschen praktisch nicht vor. Der Tagesbedarf (U.S. National Research Council) von 0,15 bis 0,5 mg wird bei ausgewogener Ernährung erreicht. Molybdänhaltige Nahrungsmittel sind vor allem Getreideprodukte und Hülsenfrüchte.

Jod

Der menschliche Körper enthält insgesamt etwa 20 bis 30 mg Jod, das vorwiegend in der Schilddrüse in Form von Thyroxin bzw. Trijodthyronin enthalten ist. Jod ist jedoch auch in anderen Organen enthalten, vor allem in den Eierstöcken sowie der Brustdrüse [93]. Jodmangel bzw. -überschuß wurde wiederholt mit der Auslösung von Tumoren der Schilddrüse in Zusammenhang gebracht. Dies wurde später nicht bestätigt. Jodmangel wurde auch als Risikofaktor bei der Brustkrebsentstehung postuliert [94].

Durch experimentell erzeugten Jodmangel lassen sich in weiblichen Ratten benigne Dysplasien der Brustdrüse erzeugen. Diese können zunächst durch Jodgaben wieder zum Verschwinden gebracht werden. Später ist die Rückbildung jedoch nicht mehr vollständig, was auf irreversible und möglicherweise präkanzerogene Umwandlungen der Zellen hindeutet [94]. Welche Rolle Jodmangel bei der Entstehung des menschlichen Brustkrebses spielt, steht noch nicht fest. Es kann sich aber kaum um eine sehr bedeutende handeln, da sich seit der Einführung von jodiertem Kochsalz in Jodmangelgebieten zwar die Kropfhäufigkeit stark verminderte, eine proportionale Erniedrigung der Brustkrebshäufigkeit aber nicht erfolgte. In eigenen Untersuchungen mit Tumorvirus-infizierten weiblichen Mäusen konnte durch Zusätze von Jod zum Trinkwasser nur eine Verzögerung des Auftretens der Adenokarzinome der Brustdrüse beobachtet werden. Die Tumorinzidenz war die gleiche wie bei normal ernährten Tieren [95]. Bei Jodmangel erhöht sich jedoch die Kanzerogenität des Dimethylbenzanthrazens [96]. Erst seit neuester Zeit ist bekannt, daß die Umwandlung von Thyroxin (T_4) in das metabolisch aktivere 3,3'-5-Trijodthyronin (T_3) durch ein selenabhängiges Enzym, der Tetrajodthyronindeiodinase, katalysiert wird [97]. Es bestehen also auch Wechselwirkungen zwischen Selen und Jod, die auch im Zusammenhang mit den antikanzerogenen Wirkungen beider Elemente untersucht werden müssen.

Magnesium

Unter den übrigen essentiellen Elementen ist das in der Ernährung und Therapie oft noch vernachlässigte Magnesium an erster Stelle zu erwähnen, obwohl es eigentlich nicht mehr als Spurenelement, sondern bereits als Makroelement aufzufassen ist – der Magnesiumgehalt des Menschen beträgt immerhin 24–30 g. Magnesium ist Wirkungsbestandteil von etwa 30 wichtigen Ezymen. Es ist auch in den Nukleinsäuren enthalten und ist unabdinglich für die Erhaltung der Immunfunktion [98]. Eine ausreichende Magnesiumzufuhr ist mithin als wesentlicher Aspekt der Krebsprophylaxe anzusehen, wie bereits vor mehr als 50 Jahren postuliert [99]. Da Magnesium Zellmembranen stabilisiert, wurde auch eine synergistische Interaktion von Magnesium, Selen und Vitamin E angenommen [100]. Magnesiummangel kann u. a. durch unzureichende oder unausgewogene Ernährung, Alkoholabusus, Resorptionshemmung oder gesteigerte Diurese bedingt sein. Subnormale Magnesiumkonzentrationen werden bei fast allen Krebserkrankungen, außer beim Melanom beobachtet.

Eine generelle Magnesiumsubstitution bei Malignomen ist jedoch nicht zu befürworten, da Magnesium auch das Tumorwachstum beschleunigen kann [101].

Lithium

Lithium wird in Form von Lithiumkarbonat bereits seit mehr als drei Jahrzehnten zur Behandlung von dipolaren Manien in pharmakologischer Dosierung eingesetzt. Neuerdings gilt Lithium auch als essentielles Spurenelement [102]. Die Toxikologie des Lithium ist gut erforscht [103], und es gibt keine Hinweise für eine möglicherweise krebsbegünstigende oder kanzerogene Wirkung. Dies wurde in bezug auf bestimmte Leukämieformen zunächst vermutet. Unter mit Lithiumpräparaten behandelten Patienten wurden zwar bereits Leukämien beobachtet, jedoch handelt es sich hierbei wohl um ein zufälliges Zusammentreffen [103]. Lithium ist in der Krebstherapie wichtig geworden, da es die Granulozytenbildung anregt und auf diese Weise unerwünschte Nebenwirkungen bei der Strahlen- oder Chemotherapie von Tumorerkrankungen vermindern kann. So konnte z. B. in chirurgisch behandelten Patienten mit Hodenkrebs, die zur Rezidiv-Verhütung im Beckenbereich mit Co-60 bestrahlt wurden, durch Lithiumgaben der Abfall der Granulozyten statistisch signifikant verringert werden [104]. Bei einer Dosis von 24 mmol Lithium/Tag lag die Lithiumkonzentration in den Seren dieser Patienten zwischen 0,2 und 0,6 mmol/L. Die für diese Anwendung wirksame Dosierung liegt unterhalb der in der Psychiatrie üblichen Dosierung, bei der Serumwerte von 0,8 bis 1,2 mmol/L angestrebt werden.

Literatur

1 Shamberger RJ, Frost DV: Possible protective effect of selenium against human cancer. Canad Med Assoc J 1969;100:682.
2 Schrauzer GN, Rhead RJ: Interpretation of the methylene blue test of human plasma and the possible cancer protecting effect of selenium. Experientia 1971;27:1069–1071.
3 Underwood EJ: Trace Elements in Human and animal Nutrition. New York, Academic 1971.
4 Frieden EF (ed): Biochemistry of the essential ultratrace elements, in Frieden EF (ed): Biochemistry of the Elements. New York, Plenum, 1984, vol 3.
5 Albert R, Berlin M, Finklea J, Friberg L et al: Accumulation of Toxic Metals with special references to the absorption, excretion and biological half time. Envir Physiol Biochem 1973;3:65–107.

6   Costa M: Metal Carcinogenesis Testing. Principles and in vitro methods. Clifton, NJ, Humana, 1980.
7   Mahaffey KR, Corneliussen PE, Jellinek CF, Florino JA: Heavy Metal Exposure from Foods. Environ Health Perspectives 1975;12:63–69.
8   Schrauzer GN: Cobalt, in Merian E (ed): Metalle in der Umwelt. Weinheim, Chemie, 1984, pp 425–433.
9   Savory J, Mills MR: Arsen, in Merian E (ed): Metalle in der Umwelt. Weinheim, Chemie, 1984, pp 319–334.
10 Shibata Y, Edmonds JS, Morita M: Purification and identification of arsenic compounds from edible seaweeds, mankonbu and hijiki, in Brown SS, Kodama Y (eds): Toxicology of Metals. Chichester, Horwood and Wiley, 1987, pp 193–94.
11 Sundermann FW Jr: Carcinogenic effect of metals. Fed Proc 1978;37:40–46.
12 Manahan SE: Toxicological Chemistry. Chelsea, MI, Lewis, 1989.
13 Vohora SB: Is Human Body a Microcosm? A Critical Study, in Earth, Elements and Man, Institute of History of Medicine and Medical Res. New Delhi, Hamdard Nagar, 1982, pp 27–52.
14 Schrauzer GN: Trace elements in cancer diagnosis and therapy, in Trace Element Analysis in Chemistry, Medicine and Biology. Berlin, DeGruyter, 1987, vol 4, pp 403–417.
15 Windstosser K: Die Summationsdiagnostik auf Karzinom und Praekanzerose. Heidelberg, Fischer, 1982, vol 1, p 69.
16 Bayer W, Schmidt KH, Bayer W (eds): in Mineralstoffwechsel beim Tumorpatienten. Heidelberg, Fischer, 1984, pp 47–58.
17 Issel F, MacFayden BV, Gum ET, Valdivieso M, Dudrick SJ, Bodey GF: Serum zinc levels in lung cancer patients. Cancer 1981;47:1845–1848.
18 Schicha H, Mueller W, Kasperek K, Schroeder R: Neutronenaktivierungsanalytische Bestimmung der Spurenelemente Kobalt, Eisen, Rubidium, Selen, Zink, Chrom, Silber, Cäsium, Antimon und Scandium in operativ entnommenen Hirntumoren des Menschen. Beitr Path 1974;151:281–296.
19 Selin E, Vingard H: K-Rb correlations in human and rat tissue measured by XRF spectroscopy, in Moro R, Cesareo R (eds): XRF and PIXE Applications in Life Science. Singapore, World Scientific, 1990, pp 305–312.
20 Iyengar GV, Kollmer WE, Bowen HJM: The elemental composition of human tissues and body fluids. Weinheim, Chemie, 1978, p 31.
21 Schrauzer GN: Unveröffentlicht.
22 Danielsen A, Steinnes E: A study of some selected trace elements in normal and cancerous tissues by neutron activation analysis. J Nucl Med 1970;11:260–264.
23 Mulay IL, Roy R, Knox BE, Suhr NH, Delaney WE: Trace metal analysis of cancerous and non-cancerous human tissue. J Natl Canc Inst 1971;47:1–13.
24 Valcovic, V: Analysis of biological material for trace elements using X-Ray spectroscopy. Boca, Raton, FL, CRC, 1980, pp 125–143.
25 Drake EN, Sky-Peck HH: Discriminant analysis of trace element distribution in normal and malignant human tissues. Cancer Res 1989;49:4210–4215.
26 Napolitano M, Grossi GF, Gialanella G, et al: Detection of trace elements in benign breast cyst fluid, in Moro R, Cesareo R (eds): XRF and PIXE Applications in Life Science. Singapore, World Scientific 1990, pp 263–268.
27 Virtamo J, Valkeila E, Alfthan G, Punsar S, Huttunen JK, Karvonen MJ: Serum

selenium and risk of cancer. A prospective follow-up of nine years. Cancer 1987;60:145–148.

28 Willett WC, Polk BF, Morris JS, et al: Prediagnostic serum selenium and risk of cancer. Lancet 1983;2:130–134.

29 Salonen JT, Alfthan G, Huttunen JK, Puska P: Association between serum selenium and the risk of cancer. Am J Epidemiol 1984;120:342–349.

30 Schrauzer GN: Selenium and cancer, in Neve J, Favier A (eds): Selenium in medicine and biology. Berlin, de Gruyter, 1989, pp 251–261.

31 LeBœuf RA, Laishes BA, Hoekstra WG: Effects of dietary selenium concentration on the development of enzyme-altered liver foci and hepatocellular carcinoma induced by diethylnitrosamine or N-acetylaminofluorene in rats. Canc Res 1985;45:5489–5495.

32 LeBœuf RA, Laishes BA, Hoekstra WG: Effects of selenium on cell proliferation in rat liver and mammalian cells as indicated by cytokinetic and biochemical analysis. Cancer Res 1985;45:5496–5504.

33 Yu SY, Lu XP, Liao SD: The regulatory effect of selenium on the expression of oncogenes associated with proliferation and differentiation on tumor cells, in Collery P, Poirier LA, Manfait M, Etienne JC (eds): Metal Ions in Biology and Medicine. Paris, Libbey, 1990, pp 487–489.

34 Pung A, Mei ZH, Yu SY: Some differentiating effects of selenium on the cultured human hepatoma cells and human pulmonary adenocarcinoma cells in vitro. Biol Trace El Res 1987;14:1927.

35 Pung A, Mei ZH, Yu SY: Differential effects of selenium on the proliferation of human pulmonary adenocarcinoma cells and human embryonic lung diploid cells in vivo. Biol Trace El Res 1987;14:29–42.

36 Yu SY, Ao P, Wang LM, Huang SL, Chen HC, Lu XP, Liu QY: Biochemical and cellular aspects of the anticancer activity of selenium. Biol Trace El Res 1988;15:243–255.

37 Ganther HE: Pathways of selenium metabolism including respiratory excretory pathways. J Am Coll Toxicol 1986;5:1–5.

38 Riggs AD, Jones PA: 5-methylcytosine, gene regulation and cancer. Adv Cancer Res 1983;40:1–22.

39 Ganther, HE, Hafeman DG, Lawrence RA, Serfass RE, Hoekstra WG: Selenium and glutathione peroxidase in health and disease, a review, in Prasad AS, Oberleas D (eds): Trace Elements in Health and Disease. New York, Academic, 1976, vol 2, pp 165–234.

40 Weiss JF, Srinivasan V, Kumar KS, Patchen ML, Landauer MR: Radioprotection by selenium compounds. Abstr Internatl Symp on Selenium, May 12–15, 1991. Belgrade, Serbian Academy of Sciences and Arts, p 29.

41 Omaye ST, Reddy KA, Cross CE: Enhanced lung toxicity of paraquat in selenium deficient rats. Toxicol Appl Pharmacol 1978;43:237–247.

42 Dhur A, Galan P, Hercberg S: Relationship between selenium, immunity and resistance against infection. Comp Biochem Physiol 1990;96C:271–280.

43 Spallholz JE, Martin JL, Gerlach ML, Heizerling RH: Immunological responses of mice fed diets supplemented with sodium selenite. Proc Soc exp Biol Med 1973;143:685–689.

44 Schrauzer GN, Ishmael D: Effects of selenium and arsenic on the genesis of mammary tumors in inbred female C_3H mice. Ann Clin Lab Sci 1974;4:441–447.

45 Medina D, Shepherd F: Selenium-mediated inhibition of mouse mammary tumorigenesis. Cancer Lett 1980;8:241–245.
46 Schrauzer GN, White DA, Schneider CJ: Cancer mortality correlations studies. III. Statistical associations with dietary selenium intakes. Bioinorg Chem 1977;7:23–34.
47 Yu SH, Chu YH, Gong XL, Hou C: Regional variation of cancer mortality incidence and its relation to selenium levels in China. Biol Trace El Res 1985;7:21–29.
48 Yu SY, Chu YJ, Li WG: Selenium chemoprevention of liver cancer in animals and possible human applications. Biol Trace El Res 1988;15:231–241.
49 Yu SY, Zhu YJ, Li WG, Huang QS, Huang CZ, Zhang QN, Hou C: Chemoprevention trial of human hepatitis with selenium supplementation in China. Biol Trace El Res 1989;20:15–22.
50 Yu SY, Zhu YJ, Li WG, Huang QS, Huang CZ, Zhang QN, Hou C: A preliminary report on the intervention trials of primary liver cancer in high risk populations with nutritional supplementation of selenium in China. Biol Trace El Res 1991;29:291–294.
51 Dimitrov NV, Hay MB, Siew S, Hudler DA, Charamella LJ, Ullrey DE: Abrogation of adryamycin-induced cardiotoxicity by selenium in rabbits. Am J Pathol 1987;126:376–383.
52 Imura N, Naganuma A, Satoh M, Koyama Y: Depression of toxic side effects of anticancer agents by selenium or pretreatment with metallothionein inducers, in Brown SS, Kodama Y (eds): Toxicology of Metals. Chichester, Horwood and Wiley, 1987, pp 99–105.
53 Kuehn K, Dunzendorfer U, Whitmore WF, Schrauzer GN: Chemotherapy and trace element levels in blood and tissue of rats implanted with prostate tumor cells. Biol Trace El Res 1985;8:237–249.
54 Pakdaman A: Behandlung von Hirntumorpatienten mit Natriumselenit. Kongreßband, IV. Stuttgarter Mineralstoff-Symposium, 7–8 Juni, 1991.
55 Spiro TG (ed): Zinc Enzymes. Metal Ions in Biology. New York, Wiley, 1983, vol 5 d.
56 Struhl K: Helix-turn-helix, zinc-finger and leucine-zipper motifs for eukaryotic transcriptional regulatory proteins. Trends Biol Sci 1989;14:137–140.
57 Pories WJ, DeWys WD, Flynn A, Mansour EG, Strain WH: Implications of the inhibition of animal tumors by dietary zinc deficiency. Advan Exp Med Biol 1978;91:243–257.
58 Eys JV, Seelig SM, Nichols BL (eds): Nutrition and Cancer. New York, Medical and Scientific Books, 1979.
59 Schrauzer GN, White DA, Schneider CJ: Selenium and cancer. Inhibition of the genesis of spontaneous mammary tumors in C_3H mice: Effects of selenium and of selenium-antagonistic elements and their possible role in human breast cancer. Bioinorg Chem 1976;6:265–270.
59a Schrauzer GN, White DA, Schneider CJ: Cancer mortality correlation studies IV. Associations with dietary intakes and blood of certain trace elements, notably selenium antagonists. Bioinorg Chem 1977;7:35–56.
60 Weinberg ED: Iron in neoplasia. Biol Trace El Res 1981;3:55–80.
61 Cole P, Goldman MB: Occupanion, in Fraumeni JF (ed): Persons at high risk of cancer. An approach to cancer etiology and control. New York, Academic, 1975, pp 167–183.
62 MacKinnon AE, Bancewicz J: Sarcoma after injection of intramuscular iron. Br Med J 1973;2:277–279.

63 Santoliquido PM, Soutwick HW, Olwin JH: Iron content of human breast tumors. Surg Gyn Obstet 1979;164:178–182.
64 Schrauzer GN: Unveröffentlichte Beobachtungen an Bittner-Virus-induzierten Adenocarzinomen der Brustdrüse von C_3H-Mäusen.
65 Hann HWL, Stahlhut MW, Hann CL: Inhibition of growth of human hepatoma cells by desferrioxamine. Hepatol 1990;11:566–573.
66 Estrov Z, Tawa XH, Wang et al. Combined leukemia treatment with cytosine arabinoside and desferrioxamine. Blood 1987;69:757–759.
67 Chitambar CR, Seigneuret WG, Matthaeus WG, Lum LG: Modulation of lymphocyte proliferation and immunoglobulin production by transferrin gallium. Canc Res 1989;49:1125–1129.
68 Lundberg JH, Chitambar CR: Interaction of gallium nitrate with fludarabine and iron chelators: Effects on the proliferation of human leukemic HL60 cells. Canc Res 1990;60:6466–6470.
69 Halliwell B, Bomford A: Prevention of cardiac toxicity of iron by ICRF–187. N Engl J Med 1989;320:399.
70 Vitale JJ, Broitman SA, Vavrousek-Jakuba E: The effects of iron deficiency and the quality and quantity of fat on chemically induced cancer. Adv Exp Med Biol 1978;91:229–242.
71 Larsson GG, Sandstrom A, Westling P: Relationship of Plummer-Vinson disease to cancer of the upper alimentary tract in Sweden. Cancer Res 1975;35:3308–3316.
72 Prasad AS: A century of research on the metabolic role of zinc. Amer J Clin Nutr 1969;22:1215–1221.
73 Villar TG: Vineyard sprayer's lung. Clinical aspects. Amer Rev Respir Dis 1974;110:545–555.
74 Schrauzer GN: Trace elements in carcinogenesis. Advan Nutr Res. New York, Plenum, 1979, vol 23, pp 5–236.
75 Brada Z, Alman N: The inhibitory effect of copper in ethionine carcinogenesis. Advan Exp Med Biol 1978;91:193–206.
76 Fare G: Suppression of DMN carcinogenesis by copper in rats. Br J Cancer 1966;20:569.
77 Sakai K, Umeda T, Yamane Y: In vitro methylation by methylnitrosourea in isolated copper- or silver preloaded rat liver nuclei. Biochem Pharmacol 1985;22:4071–4073.
78 Sorenson JRL (ed): Inflammatory diseases and copper. Clifton, Humana, NJ, 1982.
79 Oberley LW, Leuthauser SWC, Oberley TD, Sorenson JRJ, Pasternack RF: Antitumor activities of compounds with superoxide dismutase activity, in Sorenson JRL (ed): Inflammatory diseases and copper. Humana, Clifton, NJ, 1982, pp 423–429.
80 Spallholz JE, Stewart JR: Advances in the role of minerals in immunology. Biol Trace El Res 1989;19:129–151.
81 Henkin RI, Keioser HR, Jaffe IA, Sternlieb I, Scheinberg IH: Decreased taste sensitivity after D-penicillamine, reserved by copper administration. Lancet 1967;2:1268–1271.
82 Klevay LM: An appraisal of current human copper nutriture, in Sorenson JRL (ed): Inflammatory diseases and copper. Clifton, NJ, Humana, 1982, pp 123–136.
83 Leach RM: Role of manganese in mucopolyscharied metabolism. Fed Proc 1971;30:991–994.

84 Schiele R: Mangan, in Merian E (ed): Metalle in der Umwelt. Weinheim, Chemie, 1984, pp 471–477.
85 Burch RE, Williams RV, Hahn HKJ, Jetton MM, Sullivan JF: Tissue trace elementand enzyme content in pigs fed a low-manganese diet. I. Relation between manganese and selenium. J Lab Clin Med 1975;86:132–139.
86 Marjanen H, Soini S: Possible causal relationships between nutritional imbalances, especially manganese deficiency and cancer susceptibility in Finland. Ann Agric Fenn 1972;11:391–411.
87 Sunderman FW Jr, Kaprzak KS, Law TJ, Minghetti PP, Maeriza RM, Becker N, Onkelinx C, Goldblatt PJ: Effects of manganese on carcinogenicity and metabolism of nickel subsulfide. Cancer Res 1976;36:1790–1800.
88 Pentschew A: Intoxikationen, Teil D, Manganvergiftung, in Lubarsch O, Henke F, Rossle R (eds): Handbuch der speziellen pathologischen Anatomie und Histologie. Berlin, Springer, 1957.
89 DiPaolo, JA: The potentiation of lymphosarcomas by manganous chloride. Fed Proc 1964;23:293–298.
90 Keen CL, Lonnerdal B, Hurley LS: Manganese, in Frieden E (ed): Biochemistry of the essential ultratrace elements (ed): New York, Plenum, 1984, pp 89–132.
91 Rajagopalan KV: Molybdenum, in Frieden E (ed): Biochemistry of the essential ultra-trace elements. New York, Plenum, 1984, pp 149–174.
92 Bogden JD, Chung HR, Kemp FR, Holding K, Stearns BK, Naveh Y: Effect of selenium and molybdenum on methylbenzylnitrosamine induced esophageal lesions and tissue trace metals in the rat. J Nutr 1986;116:2432–42.
93 Stadel BV: Dietary iodine and risk of breast, endometrial and ovarian cancer. Lancet 1976;1:890–891.
94 Eskin BA: Iodine and mammary cancer. Adv Exp med Biol 1978;91:293–304.
95 Schrauzer GN: Unveröffentlicht.
96 Eskin BA, Murphey SA, Dunn MR: DMBA induction of breast cancer and the effect of iodine deficiency. Nature 1968;218:1162–1164.
97 Berry MJ, Banu L, Larsen PR: Type I iodothyronine deiodinase is a selenocysteine-containing enzyme. Nature 1991;349:438–440.
98 Guenther T, Averdunk R: Verminderte Stimulation von Lymphozyten durch Lectine im Mg Mangel. Krankenhausarzt 1979;52:1941–1950.
99 Delbet, P: Presse Med 1928;36:1473.
100 Seelig MS: Magnesium (and trace substance) deficiencies in the pathogenesis of cancer. Biol Trace El Res 1979;1:273–297.
101 Fischer B: Magnesiumstoffwechsel-Hypomagnesiämie-Karzinom, in Schmidt K, Bayer W (eds): Mineralstoffwechsel beim Tumorpatienten. Heidelberg, Fischer, 1984, pp 21–37.
102 Anke M, Arnhold W, Groppel B, Krause U: The biological importance of lithium, in Schrauzer GN, Klippel KF (eds): Lithium in Biology and Medicine, Weinheim, VCH, 1991, pp 149–167.
103 Weiner ML: Overview of lithium toxicity, in Schrauzer GN, Klippel KF (eds): Lithium in Biology and Medicine. Weinheim, BCH, 1991, pp 93–99.
104 Kehrberg G: Study of the prophylactic effect of lithium in radiogenic leucocytopenia, in Schrauzer GN, Klippel KF (eds): Lithium in Biology and Medicine. Weinheim, VCH, 1991.

Mutagene in der Nahrung

Johanna Fink-Gremmels[a], Lothar Leistner[b]

[a] Faculty of Veterinary Medicine, Utrecht University
[b] Bundesanstalt für Fleischforschung, Kulmbach

Mit der Nahrung nimmt der Mensch täglich Hunderte von verschiedenen chemischen Substanzen auf, von denen nur ein geringer Teil als Nährstoffe unmittelbar zur Erhaltung vitaler Körperfunktionen dient. Aufgrund ihrer möglichen kausalen Beteiligung an der Pathogenese maligner Tumoren finden mutagen wirksame Substanzen in Nahrungsmitteln besondere Beachtung. Hierzu gehören natürliche Pflanzeninhaltsstoffe, Toxine verderbniserregender Schimmelpilze sowie mutagene Stoffe, die bei der Konservierung, Verarbeitung und Zubereitung von Lebensmitteln entstehen können. Auf die prinzipielle Möglichkeit, daß Lebensmittel im Einzelfall mit persistierenden Umweltkontaminanten wie beispielsweise Schwermetallen, Pestiziden oder Radionukleiden belastet sein können, die mutagene Eigenschaften besitzen, soll hier nur hingewiesen werden.

Die Vielfalt potentiell toxischer Nahrungsinhaltsstoffe impliziert deren wechselseitige Interaktionen hinsichtlich ihrer Bioverfügbarkeit und Wirkung. Damit fehlt aus lebensmitteltoxikologischer Sicht auch die Möglichkeit, durch systematische Untersuchungen eine eindeutige Korrelation zwischen dem Vorkommen einzelner Mutagene in Nahrungsmitteln und dem Auftreten mutagener Wirkungen beim Menschen, die auch erst sehr viel später erkennbar werden würden, herzustellen. Die Bewertung des Vorkommens mutagener Substanzen in Lebensmitteln bleibt damit fragmentarisch. Es kann daher nur Zielsetzung der Lebensmitteltoxikologie sein, Mutagene zu detektieren und quantifizieren, um im Sinne eines vorbeugenden Verbraucherschutzes deren Vorkommen in Lebensmittel zu minimieren.

Testmodelle zur Prüfung der Mutagenität

Die Grundlage für die Entwicklung von Mutagenitätstesten entstammt der von Boveri [1] erstmalig verfaßten und später von Bauer [2] konkretisierten Hypothese über die Entstehung maligner Tumoren. In dieser Hypothese wird eine somatische Mutation als Initialereignis der chemisch induzierten Kanzerogenese postuliert. In späteren Untersuchungen konnten gute Korrelationen zwischen der Mutagenität einer Noxe und ihrer Kanzerogenität in den verschiedenen Testsystemen nachgewiesen werden [3–8]. Heute stehen zahlreiche gut etablierte Mutagenitätsteste zur Verfügung, die an Mikroorganismen oder Säugetierzellen durchgeführt werden (Tab. 1) [9–16]. Werden hierbei Systeme mit unzureichender metabolischer Aktivität (Prokaryonten, Zellinien) eingesetzt, so muß dieser Mangel im Testeinsatz durch Zugabe eines exogenen Metabolisierungssystems ausgeglichen werden. Hierfür wird entweder S9-Mix (Lebermikrosomenfraktion Aroclor-1254-stimulierter Ratten) verwendet, oder es werden sensitive Zellinien mit primären Hepatozyten oder anderen gut metabolisierenden Zellsystemen kokultiviert [3, 17].

Die Aussagekraft von Kurzzeit-Mutagenitätsprüfungen in bezug auf eine Risikobewertung für den Menschen ist bei den verschiedenen Testsystemen unterschiedlich. Prinzipiell gelten heute Untersuchungen an Säugetierzellen als aussagekräftiger als Ergebnisse von Testmodellen mit Mikroorganismen.

Natürliche Pflanzeninhaltsstoffe als Mutagene

Zahlreiche Pflanzen, die auch in die Ernährung des Menschen Eingang gefunden haben, enthalten biogene Inhaltsstoffe mit potentiell toxischer Wirkung. Beispielhaft zu nennen wären hier Solanin in Kartoffeln, Oxalate in Gemüsearten, blausäurehaltige Glukoside in bitteren Mandeln und Kernen von Steinobst, Glukosilate in Gemüsesorten, Lektine in Leguminosen, Phytinsäure in Getreidekörnern und Hülsenfrüchten oder Erucasäure in Speiseölen [18, 19]. Systematische Untersuchungen über toxische Eigenschaften biogener Pflanzeninhaltsstoffe sind oft nur unvollständig vorhanden, da die Isolation oder Synthese biogener Toxine problematisch ist.

Mutagene Wirkungen wurden vor allem für die Gruppe der Pyrrolizidinalkaloide in verschiedenen Testsystemen nachgewiesen [20–22]. Zu-

Tabelle 1. Häufig verwendete Kurzzeittests zur Mutagenitätsprüfung

Testorganismen	Mutante
Prokaryonten	
Salmonella typhimurium	Histidin-auxotroph
Escherichia coli	Tryptophan-auxotroph
Salmonella typhimurium	8-Azaguanidin-resistent
Escherichia coli	Streptomycin-resistent
Staphylococcus aureus	Streptomycin-resistent
Eukaryonten	
Saccharomyces cerevisiae	Adenin-auxotroph
	Isoleuzin-auxotroph
	Methionin-auxotroph
	Canavanin-resistent
Neurospora crassa	Adenin-auxotroph
	Inosin-auxotroph
Aspergillus nidulans	Methionin-auxotroph
	Arginin-auxotroph
Säugetierzellen	
Goldhamsterembryozellen	HGPRT (6-TG/8-AG)
	QUA-R (ATPase)
Chinesischer Hamster V79-Zellen	HGPRT
	QUA-R
Mäuseleukämiezellen	HGPRT
	QUA-R
Ovarialzellen des chin. Hamsters	HGPRT
	QUA-R
Diploide Fibroblasten	HGPRT
Diploide Lymphoblasten (human)	HGPRT

HGPRT: Hypoxanthinguaninphosphoribosyltransferase
6-TG (6-Thioguanidin), 8-AG (8-Azaguanidin): Gegen zytotoxische Purin- bzw. Pyrimidinbasen resistente Zellen
QUA-R: Quabainresistenz

dem erwiesen sich die Pyrrolizidine Heliotrin, Lasiocarpin, Manocrotalin, Retrorsin, Retrorsin-N-oxid, Petasitenin, Senkirkin und Symphytin bei entsprechendem Dosisregime auch als kanzerogen [23–25]. Pyrrolizidinalkaloide können nach Aufnahme kontaminierter Futtermittel auch in tierischen Geweben sowie Milch und Honig nachgewiesen werden [26–28]. Auch für die Xanthinderivate Koffein, Theophyllin und

Theobromin können mutagene Wirkungen nicht ausgeschlossen werden [29, 30]. Quercetin und Tannin erwiesen sich ebenfalls als weitverbreitete Mutagene in Lebensmitteln [31–33], während die mutagenen Sesquiterpene nur regionale Bedeutung besitzen dürften [34, 35].

In Ergänzung zu der Beurteilung einzelner biogener Pflanzeninhaltsstoffe wurden von Stoltz et al. [36] mutagene Eigenschaften von Gesamtextrakten von Lebensmitteln untersucht. Hierbei erwiesen sich beispielsweise bei vergleichenden Untersuchungen der Extrakte von nicht-alkoholischen Getränken (Fruchtsäfte, Gemüsesäfte, Limonaden, Milch und Milchgetränke, Tee, Kaffee) nur Traubensaft (er enthält mutagene Flavone wie Quercetin und Kampferol) sowie Instant-Kaffee als mutagen.

Die Untersuchungen von Stoltz et al. [36] zeigen auch die Problematik auf, Lebensmittel insgesamt resp. deren organische oder anorganische, «ungereinigte» Extrakte auf mutagene Eigenschaften in etablierten Testsystemen zu prüfen. Derartige Untersuchungen wären jedoch für eine abschließende Bewertung mutagener Eigenschaften in Lebensmitteln, insbesondere von Lebensmitteln pflanzlicher Herkunft, von entscheidender Bedeutung.

Mykotoxine als Mutagene

Mykotoxine sind sekundäre Stoffwechselprodukte von Schimmelpilzen. Die derzeit beschriebenen etwa 300 verschiedenen Mykotoxine können von mehr als 10 000 verschiedenen Schimmelpilzisolaten der Gattungen *Aspergillus, Penicillium, Fusarium, Alternaria, Claviceps, Stachybotrys, Pithomyces, Phoma, Diplodia, Trichothecium, Phomopsis, Cladosporium, Byssochlamys, Chaetonium, Rhizopus* und *Sclerotinia* gebildet werden, die als Kontaminanten auf Lebens- und Futtermitteln weltweit vorkommen können [37]. Die Toxinbildung erfolgt in Abhängigkeit von Temperatur, Feuchtigkeit (a_w-Wert), pH-Wert und Substratangebot, wobei potentiell fast alle Lebensmittel während der Herstellung, Verarbeitung und Lagerung kontaminiert werden können [38, 39]. Mykotoxine erreichen den Menschen über zwei verschiedene Expositionswege. Am häufigsten ist die primäre Exposition, d. h. die direkte Aufnahme von Mykotoxin-belasteten Lebensmitteln pflanzlicher Herkunft. Hierbei kann ein Lebensmittel aufgrund der hohen chemisch-physikalischen Stabilität der meisten Mykotoxine auch mit Mykotoxinen kontaminiert sein, wenn kein sichtbares Myzelwachstum (mehr) erkennbar ist. Der zweite mögliche Expositionsweg ist die Aufnahme von Mykotoxinrückständen über Lebensmittel tierischer Herkunft, wenn nach Verfütterung kontaminierter Futtermittel in tierischen Geweben (Innereien, Muskulatur) Mykotoxinrückstände auftreten oder eine Ausscheidung über die Milch oder Eier erfolgt [40, 41].

Mykotoxine können sowohl bei Tieren als auch beim Menschen zu sehr vielfältigen Intoxikationserscheinungen führen. Ihre lebensmitteltoxikologische Bedeutung liegt jedoch weniger im Bereich akuter Intoxikationen, sondern wird vielmehr durch Mykotoxin-induzierte funktionelle und morphologische Veränderungen im Bereich des Knochenmarks, des Zentralnervensystems, der Reproduktionsorgane, sowie der zellulären und humoralen Immunität bestimmt [42, 43]. Epidemiologische Studien zeigten ein hohes kanzerogenes Potential (Hepatokarzinome) für die Aflatoxine B_1, G_1 und M_1 sowie für Sterigmatocystin [44–48]. Dem Kumarinderivat Ochratoxin A wird ein kausaler Zusammenhang bei der endemisch auftretenden Balkan-Nephropathie (renale Karzinome) unterstellt [49–51].

Bei einer Vielzahl von Mykotoxinen wurden mutagene Eigenschaften mit Hilfe verschiedener etablierter Testsysteme nachgewiesen [52–56] (Tab. 2). Da lückenlose Untersuchungen zum aktuellen Vorkommen von Mykotoxinen auf Lebensmitteln aufgrund der Vielzahl der Substanzen

Tabelle 2. Mutagene und genotoxische Mykotoxine (Fortsetzung auf Seite 173)

Mykotoxine	In-vivo-Karzinogenität	Bakterielle Testsysteme*		DNA-Interaktionen**
		S9 (−)	S9 (+)	
Bisfurane				
Aflatoxin B_1	+	−	+	+
B_2	+	−	+	+
G_1	+	−	+	+
G_2	(−)	−	+	−
M_1	+	−	+	+
H_1		−	+	+
Q_1	(−)	−	+	+
Aflatoxicol	+	−	+	+
Sterigmatocystin	+	+	+	+
Versicolorin A		(+)	+	+
Austocystin A, D		−	+	

Tabelle 2. (Fortsetzung)

Mykotoxine	In-vivo-Karzinogenität	Bakterielle Testsysteme*		DNA-Interaktionen**
		S9 (−)	S9 (+)	
Laktone				
Patulin	+ (topisch)	−	−	+
Penizillinsäure	+ (topisch)	−	−	+
Citrinin	±	−	−	−
Mycophenolsäure		−	−	−
Kojisäure		−	+	+
Austdiol		+	+	
Quinone				
(−) Luteoskyrin	+	−	−	
(+) Rugulosin	+	−	−	
Secalonsäure		−	−	
Viridicatumtoxin		−	+	
Auroglaucin		−	+	
Emodin		−	+	
Halogene				
Griseofulvin	+	−	−	
Ochratoxin A	+	−	−	+
Citreoviridin		−	−	
Epoxide				
PR-Toxin		+	+	+
T2-Toxin		−	−	+
Fusarenon X		+	−	
Trichothecene		−	+	
Indole				
Fumitremorgen B		−	−	
TR$_2$ Toxin		−	−	
Cyclopiazonsäure		−	+	+
Andere				
Zearalenon		−	−	+
Cytochalasin		−	−	
Rubratoxin B		−	−	+

* überwiegend Ames-Test
** DNA-Reparatur-Effekte und DNA-Replikationshemmung
S9 (−) ohne metabolische Aktivierung
S9 (+) mit metabolischer Aktivierung .

sowie der verschiedenen Expositionswege derzeit nicht möglich sind, kann ihre Bedeutung als Lebensmittelkontaminanten nicht abschließend beurteilt werden.

Lebensmittelzusatzstoffe als Mutagene

Lebensmittelzusatzstoffe, die verschiedenen Erzeugnissen während der Herstellung oder Verarbeitung zugesetzt werden, unterliegen einer Zulassungspflicht, ihre Anwendung ist durch das Lebensmittelrecht geregelt. Daher finden sich unter den verkehrsfähigen Lebensmittelzusatzstoffen keine Substanzen mit ausgeprägten mutagenen Eigenschaften. Für die Konservierungsstoffe Sorbinsäure (E 200–E 203) und Benzoesäure (E 210–E 213) wurde keine Mutagenität in bakteriellen Testsystemen detektiert, jedoch zeigten sich an Säugetierzellen Chromosomenaberrationen. Auch die Ameisensäure (E 236–E 238), das nur zur Früchtebehandlung zugelassene Orthophenylphenol (E 231–E 232) sowie Schwefeldioxid zeigten in einigen In-vitro-Tests an Säugetierzellen schwach mutagene Effekte, jedoch nur nach Exposition der Zellen mit hohen, experimentellen Konzentrationen [57].

Kritisch diskutiert werden auch die als Zusatzstoffe verwendeten Antioxidantien Butylhydroxyanisol (BHA) und Butylhydroxytoluol (BHT). Beide Substanzen sind nicht mutagen. In chronischen Toxizitätsstudien an Ratten traten jedoch nach BHA- resp. BHT-Exposition Plattenepithelkarzinome im Vormagen auf. Chronische Toxizitätsversuche bei anderen Tierarten ergaben allerdings keine Hinweise auf kanzerogene Eigenschaften der genannten Antioxidantien, so daß die Befunde an Ratten als speziesspezifische Einzelergebnisse interpretiert werden. Zudem erwiesen sich beide Antioxidantien im Hinblick auf eine chemische Kanzerogenese als protektiv wirksam [57].

Unter den zugelassenen Lebensmittelfarbstoffen befinden sich keine Substanzen mit mutagenen Eigenschaften. Karzinogene Azofarbstoffe (Buttergelb, Sudan I und Chrysoidin S) sind als Lebensmittelfarbstoffe nicht mehr zulässig [58].

Unter den Lebensmittelzusatzstoffen werden auch die Süßstoffe hinsichtlich ihrer mutagenen Eigenschaften kontrovers diskutiert. Saccharin löst im Ames-Test keine Genmutationen aus, entsprechend können in vitro keine Interaktionen mit Makromolekülen beobachtet werden. Dagegen wurden bei CHO-Zellen und Aktivierung dosisabhängige Chromosomenaberrationen gefunden, ebenso an anderen Zellkulturen von Hamstern [59]. Die mutagenen Eigenschaften von Saccharin werden jedoch von mehreren Autoren auf Verunreinigungen zurückgeführt [60, 61]. Cyclamat induziert Chromosomenaberrationen in Säugetierzellen. Die Angaben sind jedoch vergleichsweise lückenhaft, was wahrscheinlich durch das weitreichende Anwendungsverbot (beispielsweise in den USA) bedingt ist [61–63].

Zur Konservierung und Aromatisierung, insbesondere von Fleischerzeugnissen, werden neben den genannten Zusatzstoffen auch heute noch traditionelle Verfahren wie Pökeln und Räuchern eingesetzt, deren Anwendung ebenfalls in Rechtsvorschriften geregelt ist [64, 65]. Beim Pökeln besteht durch die Verwendung von Nitrat oder Nitrit in Form des Nitritpökelsalzes prinzipiell die Möglichkeit, daß Amine und/oder Amide in Lebensmitteln nitrosiert werden, wobei die stark mutagenen und kanzerogenen Nitrosamine (N-Nitroso-Pyrrolidin, N-Nitroso-Piperidin, Dimethylnitrosamin u. a.) entstehen. Diese präformierten flüchtigen Nitrosamine wurden vor allem in gepökelten und hocherhitzten Fleischerzeugnissen sowie Käseproben nachgewiesen. Die Nitrosaminaufnahme über andere Lebensmittel ist gering. Neben der nutritiven Aufnahme präformierter Nitrosamine besteht prinzipiell das Risiko einer In-vivo-Bildung von N-Nitrosoverbindungen aus verschiedenen Präkursoren. Hierzu gehören neben den Nitriten auch die Nitrate, von denen etwa 10 % der mit der Nahrung zugeführten Menge zu Nitriten umgewandelt wird [66]. Nitrosierbar sind zahlreiche Lebensmittelinhalts- und -zusatzstoffe wie Amine, Amide, Aminosäuren, Peptide, Lezithine, Derivate von Aminozuckern, Zwischen- und Endprodukte der Maillard-Reaktion, Nukleinbasen und -säuren sowie ungesättigte Fettsäuren [67]. Die meisten N-Nitrosoverbindungen erwiesen sich nach metabolischer Aktivierung in verschiedenen Testsystemen als starke Mutagene [68–74].

Neben der Pökelung ist auch das Räuchern ein traditionelles Verfahren zur Konservierung von Lebensmitteln, wobei heute jedoch die Aromatisierung und die Ausbildung einer Rauchfarbe im Lebensmittel im Vordergrund stehen. Nachdem im Räucherrauch und in geräucherten Produkten kanzerogene polyzyklische aromatische Kohlenwasserstoffe gefunden wurden, wobei als Leitsubstanz das 3,4-Benzo(a)pyren gilt, wurden in den letzten zwei Jahrzehnten mehrere technologische Modifikationen der Raucherzeugung entwickelt, mit der Zielsetzung, unerwünschte Begleitstoffe (PAH, Rauchpartikel, Rauchteere) vom Rauchgut fernzuhalten [75–80]. Einige polyzyklische aromatische Kohlenwasserstoffe besitzen sowohl mutagene wie kanzerogene Eigenschaften [81, 82]. Da inzwischen im Räucherrauch mit mehr als 10 000 verschiedenen Substanzen gerechnet werden muß, ist eine detaillierte Bewertung von Einzelkomponenten nicht möglich.

Polyzyklische aromatische Kohlenwasserstoffe kommen auch in der Luft und im Boden und damit in zahlreichen anderen Lebensmitteln (Blattgemüse, Öle und Fette) vor [83, 84].

Pyrolyseprodukte als Mutagene

Mutagene in erhitzten Lebensmitteln wurden erstmalig von Nagao et al. [85] nachgewiesen, als diese zeigen konnten, daß Extrakte von gegrilltem Rindfleisch im Ames-Test mutagene Wirkungen zeigten. Bei vergleichenden Untersuchungen an einer Vielzahl von erhitzten Lebensmitteln ergab sich eine positive Korrelation zwischen dem Proteingehalt und der Konzentration an mutagenen Verbindungen [86, 87]. Die zunächst beschriebenen Pyrolyseprodukte verschiedener Aminosäuren (Tab. 3) entstehen jedoch nur bei Temperaturen über 300 °C und sind damit nur in gegrillten Produkten sowie Trockenextrakten (Fleischbrühe), die unter Anwendung hoher Temperaturen getrocknet wurden, zu erwarten [88–89].

Die aus erhitztem Fleisch und Fisch isolierten Quinolone (IQ, MeIQ und MeIQx) entstehen jedoch bereits bei niedrigeren Erhitzungstemperaturen (190–200 °C). Sie gelten aufgrund der im Ames-Test an *Salmonella typhimurium* erhobenen Befunde als die stärksten bisher bekannten Mutagene [88–92] (Tab. 4). In umfangreichen Untersuchungen an Hackfleisch, Eiern, Schweinefleisch, gebratenem Huhn, gebratenem Rindfleisch, Schinken, Roastbeef und Schinkenspeck wurde dargestellt, daß die Bildung dieser mutagenen Verbindungen als Funktion der Art des Lebensmittels (Zusammensetzung und Wassergehalt), der Gartemperatur und der Garzeit beschrieben werden kann [93]. Die höchsten Konzentrationen an mutagenen Substanzen wurden gefunden, wenn die genannten Lebensmittel gut durchgebraten wurden. Dagegen war die mutagene Aktivität beim Dämpfen, Schmoren und Braten bei niedrigeren Temperaturen wie auch bei Mikrowellen-erhitzten Produkten deutlich geringer [94].

Während für die erste Gruppe der Pyrolyseprodukte ihre Herkunft von einzelnen Aminosäuren eindeutig abgeleitet werden kann, sind die Präkursoren der aus erhitztem Fisch und Rindfleisch isolierten heterozy-

Tabelle 3. Mutagene heterozyklische Amine in Lebensmitteln

Herkunft	Substanz	Abkürzung
Tryptophan	3-Amino-1,4-di-methyl-5H-pyrido [4,3-b] indol	Trp-P-1
Tryptophan	3-Amino-1-methyl-5H-pyrido [4,3-b] indol	Trp-P-2
D,L-Phenylalanin	2-Amino-5-phenylpyridin	Phe-P-1
Glutaminsäure	2-Amino-6-methyl-dipyrido-[1,2-a:3'2'-d] imidazol	Glu-P-1
Glutaminsäure	2-Aminodipyrido-[1,2-a:3'2'-d] imidazol	Glu-P-2
L-Ornithin	4-Amino-6-methyl-1H-2,5,10,16b-tetraazafluoranthen	Orn-P-1
Protein	2-Amino-α-carbolin	AαC
Protein	2-Amino-3-methyl-α-carbolin	MeAαC
Protein	2-Amino-3-ethyl-α-carbolin	EtAαC
Fisch, Rindfleisch	2-Amino-3-methyl-imidazo-[4,5-f] quinolin	IQ
Fisch, Rindfleisch	2-Amino-3,4-di-methyl-imidazo-[4,5-f] quinolin	MeIQ
Rindfleisch	2-Amino-3,8-di-methyl-imidazo-[4,5-f] quinoxalin	MeIQx
Fisch	2-Amino-3,4,8-trimethyl-imidazo-[4,5-f] quinoxalin	4,8-DiMeIQx
Rindfleisch	2-Amino-3,7,8-trimethyl-imidazo-[4,5-f] quinoxalin	7,8-DiMeIQx

Tabelle 4. Vergleichende Darstellung des mutagenen Potentials von heterozyklischen Aminen und anderen bekannten Mutagenen

Substanz	Ames-Test TA 98: Revertanten/µg
MeIQ	661 000
IQ	433 000
7,8-DiMeIQx	163 000
MeIQx	145 000
Trp-P-2	104 000
Glu-P-1	49 000
Trp-P-1	39 000
Aflatoxin B_1	6 000
Glu-P-2	320
MeAαC	300
Phe-P-1	41

klischen Amine noch nicht genau definierbar. In Modellversuchen konnte lediglich gezeigt werden, daß wasserlösliche Substanzen und Aminosäuren als Vorstufen dieser Pyrolyseprodukte anzusehen sind [95]. Da mutagene Substanzen im Modellversuch durch die Maillard-Reaktion erzeugt werden können, wird angenommen, daß neben Aminosäuren auch Zucker und Kreatinin als wichtige Vorstufen der genannten, extrem mutagenen Verbindungen anzusehen sind [96–98]. In proteinreichen Lebensmitteln wie Fisch und Fleisch sind diese Präkursoren immer vorhanden [98].

Geringe Konzentrationen mutagener heterozyklischer Amine wurden auch in Reismehl, Brotkrusten, Corn-flakes, Toastbrot und Keksen nachgewiesen [99]. Zudem konnten auch in Aufgüssen von grünem und schwarzem Tee sowie Röstkaffee und Instantkaffee mutagene Verbindungen detektiert werden, wobei die mutagene Wirkung nicht mit deren Koffeingehalt korreliert war, da in vergleichenden Untersuchungen mit grünen Kaffeebohnen keine mutagene Aktivität erkennbar war [100, 101].

Die beschriebenen mutagenen und klastogenen Wirkungen von Maillard-Reaktions-Produkten aus Kaffee und Farbkaramel traten jedoch nicht mehr auf, wenn die Verbindungen einem In-vitro-Verdauungsprozeß unterworfen wurden [102]. Gleichzeitig ist bekannt, daß andere Nahrungsmittelinhaltsstoffe wie Tannine, Pektin, Porphyrine, ungesättigte Fettsäuren, Peroxidasen, Sojakonzentrat, Gemüseextrakte und Xanthinderivate sowie bestimmte Zusatzstoffe wie beispielsweise Buthylhydroxyanisol die mutagenen Eigenschaften hitzeinduzierter Mutagene beeinflussen [91, 103, 104]. Zudem wurde eine Modulation der mutagenen Effekte heterozyklischer Amine im *Salmonella-typhimurium*-TA 98-Assay auch dann beobachtet, wenn diese mit S9-Mix oder primären Hepatozyten als metabolisierenden Systemen kokultiviert wurden, was auf eine metabolische Detoxifizierung hinweist [105, 106]. Eine endgültige Bewertung ihres Risikos für die menschliche Gesundheit ist daher, trotz ihrer starken mutagenen und experimentell darstellbaren kanzerogenen Effekte und der Vielzahl der vorliegenden Untersuchungen (mehr als 300 allein in den letzten 3 Jahren) noch nicht möglich.

Schlußfolgerung

Mutagene Stoffe in Nahrungsmitteln sind im Hinblick auf ihre mögliche Beteiligung an der Pathogenese tumoröser Erkrankungen als unerwünscht anzusehen. Aufgrund ihrer sehr unterschiedlichen Herkunft ist es schwerlich möglich, mit Hilfe bestimmter Ernährungsformen die Aufnahme mutagener Substanzen vollständig zu vermeiden. Der Verzehr häufig belasteter Lebensmittel wie beispielsweise verschimmelter Nüsse oder hocherhitzter (gegrillter) Pökelwaren sollte jedoch möglichst eingeschränkt werden. Gleichzeitig ist die Nahrungsmittelindustrie aufgefordert, für die Lebensmittelherstellung Verfahren zu entwickeln, die die Entstehung mutagener Reaktionsprodukte verhindern.

Literatur

1 Boveri T: Zur Frage der Entstehung maligner Tumoren. Jena, Fischer, 1914.
2 Bauer KH: Mutationstheorie der Geschwulstentstehung. Berlin, Springer, 1928.
3 Ames BN, McCann J, Yamasaki E: Methods for the detection of carcinogens and mutagens with the *Salmonella*/mammalian mutagenicity test. Mutat Res 1975; 31:347–364.
4 Meselson M, Russel K: Comparisons of carcinogenic and mutagenic potency, in Hiatt H, Watson JD, Winsten JA (eds): Origins of Human Cancer. New York, Cold Spring Laboratory Press, 1977, vol C, pp 1473–1481.
5 Clayson DB: Comparison between in vitro and in vivo tests for carcinogenicity. Mutat Res 1980;75:205–213.
6 Mohn GR: Bacterial systems for carcinogenicity testing. Mutat Res 1981;87:191–210.
7 Schramm, T, Teichmann B: Chemical carcinogens: Screening, testing, risk assessment for man. Neoplasma 1981;28:129–131.

8   Schramm T, Teichmann B: Screening chemischer Verbindungen und Test auf kanzerogene Eigenschaften – Bestandteile einer umfassenden toxikologischen Prüfung. Nahrung 1981;25:167–173.
9   Nishioka H: Lethal and mutagenic action of formaldehyd in Hcr+ and Hcr− strains of *Escherichia coli*. Mutat Res 1973;14:261–265.
10 Hollstein M, McCann J, Angelosanto FA, et al: Short-term test for carcinogens and mutagens. Mutat Res 1979;65:133–226.
11 IARC (International Agency for Research on Cancer) Monographs on the evaluation of the carcinogenic risk of chemicals to humans: Long-term and short-term screening assays for carcinogens: A critical appraisal. Lyon, IARC, 1980, suppl 1.
12 Bradley MO, Bhuyan B, Francis MC, et al: Mutagenesis by chemical agents in V 79 chinese hamster cells: A review and analysis of literature. Mutat Res 1981;87:81–142.
13 Scott BR, Dorn GL, Käfer E, et al: *Aspergillus nidulans*: Systems and results of chemical induction of mitotic segregation and mutation: II Haploid assay systems and overall response of all systems. Mutat Res 1982;98:49–94.
14 Brockman HE, De Serres FJ, Ong TM, et al: Mutation tests in *Neurospora crassa*. Mutat Res 1984;133:87–134.
15 De Raat WK, Willems MF, Meijere FA: Effects of amount and type of agar on the number of spontaneous revertants in the Ames test. Mutat Res 1984;137:33–37.
16 Alderson, A, Clark AU: Interlocus specificity of chemical mutagens in *Aspergillus nidulans*. Nature 1966;210:593–595.
17 IARC (International Agency for Research on Cancer) Monographs on the evaluation of the carcinogenic risk of chemicals to humans: Long-term and short-term screening assays for carcinogens: A critical appraisal. Lyon, IARC, 1980, suppl 2.
18 Watson DH (ed): Natural toxicants in food: Progress and prospects. Weinheim, VCH Verlagsges, 1987.
19 Keeler RF, Tu AT (eds): Handbook of natural toxins: Plant and fungal toxins. Basel, Dekker, 1983, vol 1.
20 Clark AM: The mutagenic activity of some pyrrolizidine alkaloids in *Drosophila*. Z Vererbungsl 1960;91:74–80.
21 Wehner FC, Thiel PG, Van Rendsburg SJ: Mutagenicity of alkaloids in the *Salmonella*/microsome system. Mutat Res 1979;66:187–190.
22 Yamanaka H, Naguo M, Sugimura T: Mutagenicity of pyrrolizidine alkaloids in the *Salmonella*/mammalian-microsome test. Mutat Res 1979;68:211–216.
23 IARC (International Agency for Research on Cancer) Monographs on the evaluation of carcinogenic risk of chemicals to man: Some naturally occurring substances. Lyon, IARC, 1976, Vol 10.
24 Culvenor CCJ, Jago WV: Carcinogenic plant products and DNA. in Grover PL (ed): Chemical carcinogens and DNA. Boca Raton, FL, CRC Press, 1979, pp 161–168.
25 Hirono J: Natural carcinogenic products of plant origin. CRC Crit Rev Toxicol 1981;8:235–277.
26 Deinzer ML, Thompson PH, Burgett DM, et al: Pyrrolizidine alkaloids: Their occurrence in honey from tansy ragwort (*Senecio jacobaea* L.). Sci 1977;195:497–499.
27 Dickinson JO, King RR: The transfer of pyrrolizidine alkaloids from *Senecio jacobaea* into the milk of lactating cows and goats, in Keeler RF, Van Kampen KR, James LF (eds): Effects of poisonous plants in livestock. New York, Academic Press, 1987, pp 201–208.

28 Culvenor CCJ, Edgar JA, Smith LW: Pyrrolizidine alkaloids in honey from *Echium plantagineum* L. J Agric Food Chem 1981;29:958–960.
29 Kuhlmann W, Fromme HG, Heege EM, et al: The mutagenic action of caffeine in higher organisms. Cancer Res 1968;28:2375–2389.
30 Mulvihill JJ: Caffeine as a teratogen and mutagen. Teratol 1973;8:69–72.
31 Leach H, Barber GD, Evans JA, et al: Isolation of an active principle from bracken ferm that is mutagenic, carcinogenic and lethal to mice on intraperitoneal injection. Biochem J 1971;124:13–14.
32 Pamakcu AM, Yalciner S, Hatcher JF, et al: Quercetin, a rat intestinal and bladder carcinogen in braken ferm (*Pteridium aquilinum*). Cancer Res 1980;40:3468–3472.
33 Saito D, Shirai A, Matsushima T, et al: Test of carcinogenicity of quercetin, a widely distributed mutagen in food. Teratolog Carcinogen Mutagen 1980;1:213–221.
34 MacGregor JT: Mutagenic activity of hymenovin, a sesquiterpene lactone from western bitterweed. Food Cosmet Toxicol 1977;15:225–227.
35 Manners GD, Ivie GW and McGregor JT: Mutagenic activity of hymenovin in *Salmonella typhimurium*: association with the bishemiacetal functional group. Toxicol Appl Pharmacol 1978;45:629–633.
36 Stoltz DR, Stavric B, Krewski R, et al: Mutagenicity screening of foods. I. Results with beverages. Environm Mutagen 1982;4:477–492.
37 Beneke ES, Stevensen KE: Classification of food and beverage fungi. in Beuchat LR (ed): Food and beverage mycology. New York, AVI van Nostrand Reinhold, 1987, pp 1–48.
38 Moss MO: Conditions and factors influencing mycotoxin formation in the field and during storage of food. Chem Indust 1984;15:533–536.
39 Leistner L, Geisen R, Fink-Gremmels J: Mould-fermented foods of Europe: Hazards and evelopments in Natori S, Hashimoto K, Ueno Y (eds): Mycotoxins and phycotoxins '88. Amsterdam, Elsevier, 1989, pp 145–154.
40 Fink-Gremmels J: Bedeutung der Mykotoxinaufnahme für das Schlachttier. Dtsch tierärztl Wschr 1989;96:360–363.
41 Heeschen W, Blüthgen A: Bedeutung der Mykotoxin-Aufnahme für die Kontamination von Milch und Milchprodukten. Dtsch tierärztl Wschr 1989;96:355–360.
42 Hayes AW: Mycotoxins: A review of biological effects and their role in human diseases. Clin Tox 1980;17:45–83.
43 Fink-Gremmels J: Mycotoxins in human and animal health. Proc Int Conf on Comperative Pharmacology and Toxicology, Budapest 1988. Amsterdam, Elsevier, 1990, pp 340–348.
44 Holzapfel CW, Purchase IFH, Steyn PS, et al: The toxicity and chemical assay of sterigmatocystin, a carcinogenic mycotoxin, and its isolation from new fungal sources. S Afr Med J 1966;40:1100–1101.
45 Palmgren MS, Hayes AW: Aflatoxin in food, in Krogh P (ed): Mycotoxins in Food. London, Academic Press, 1987, pp 35–64.
46 Groopman JD, Donahue PR, Zhu J, et al: Aflatoxin metabolism in humans: Detection of metabolites and nucleic acid adducts in urine by affinity chromatography. Proc Natl Acad Sci 1985;82:6492–6497.
47 IARC (International Agency for Research in Cancer): Monographs on the evaluation of the carcinogenic risk of chemicals to humans. Lyon, IARC, 1987, Suppl 1, pp 82–87.
48 Hsieh DPH: Potential human health hazards of mycotoxins, in Natori S, Hashimoto K, Ueno Y (eds): Mycotoxins and phycotoxins '88. Amsterdam, Elsevier, 1989, pp 69–80.

49 Boorman G: NTP technical report on the toxicology and carcinogenesis studies of ochratoxin A. (CAS No. 303-47-9) in F344/N Rats (garage studies) NIH Publication No. 88-2813. National Toxicology Program, Public Health Service, National Institute of Health. United States Department of Health and Human Services, 1988.

50 Hult K. Plestina R, Habazin-Novak V, et al: Ochratoxin A in human blood and Balkan endemic nephropathy. Arch Toxicol 1982;51:313–321.

51 Petkova-Bocharova T, Chernozemsky IN, Castegnaro M: Ochratoxin A in human blood in relation to Balkan endemic nephropathy and urinary system tumours in Bulgaria. Food Additive Contaminant 1988;5:299–301.

52 Ueno Y, Kubota K, Ito T, et al: Mutagenicity of carcinogenic mycotoxins in *Salmonella typhimurium*. Cancer Res 1978;38:536–542.

53 Wehner FC, Thiel PG, Van Rensburg SJ, et al: Mutagenicity to *Salmonella typhimurium* of some *Aspergillus* and *Penicillium* mycotoxins. Mutat Res 1978;38:536–542.

54 Tazima Y: Mutagenic and carcinogenic mycotoxins, in Klekowski EJ (ed): Environmental mutagenesis, carcinogenesis and plant biology. New York, Traeger, 1982, vol I, pp 68–95.

55 Stoltz DR: Carcinogenic and mutagenic mycotoxins, in Stich HF (ed): Carcinogens and mutagens in the environment. Boca Raton, FL, CRC Press, 1983, vol III, pp 129–136.

56 Hradec J, Vesely D: The initiator tRNA acceptance assay as a short-term test for carcinogens: Results with 20 mycotoxins. Carcinogen 1989;10:213–215.

57 Classen HG, Elias PS, Hammes WP (eds): Toxikologisch-hygienische Beurteilung von Lebensmittelinhalts- und -zusatzstoffen sowie bedenklicher Verunreinigungen. Berlin, Pareys Studientexte, 1987, vol 54, pp 156–165.

58 Bertram B: Farbstoffe in Lebensmitteln und Arzneimitteln. Stuttgart, Wissenschaftl Verlagsges, 1989.

59 Kramers PGN: The mutagenicity of saccharin. Mutat Res 1975;32:81–91.

60 Stoltz DR, Stavric B, Klassen R, et al: The mutagenicity of saccharin impurities. J Environm Pathol Toxicol 1977;1:139–144.

61 Ashby J, Styles JA, Anderson D: Saccharin: An epigenetic carcinogen/mutagen? Food Cosmet Toxicol 1978;16:95–97.

62 Stone DE, Lamson E, Chang YS, et al: Cytogenetic effects of cyclamates in human cells in vitro. Science 1969; 164:568.

63 Green S, Palmer KA, Legator MS: In vitro cytogenetic investigation of calcium cyclamate, cyclohexylamin and trigenpromazin. Food Cosmet Toxicol 1970;8:617–619.

64 Leistner L: Neue Nitrit-Verordnung der Bundesrepublik Deutschland. Fleischwirtsch 1981;61:338–346.

65 Potthast K, Eigner G: Neuere Ergebnisse über die Zusammensetzung von Räucherrauch. 1. Präparative Aufbereitung und Analyse von Aromabestandteilen aus Räucherrauch, geräucherten Fleischerzeugnissen und Räucherpräparaten unterschiedlicher technologischer Herstellung. Fleischwirtsch 1988;68:661–665.

66 Montesano R, Bartsch H: Mutagenic and carcinogenic N-nitroso-compounds: Possible environmental hazards. Mutat Res 1978;32:179–228.

67 Rao TK, Young JA, Ramey DW, et al: Mutagenicity of alphatic nitrosamines in *Salmonella typhimurium*. Mutat Res 1979;66:1–7.

68 Rao TK, Ramey DW, Lijinsky W, et al: Mutagenicity of cyclic nitrosamines in *Salmonella typhimurium*. Mutat Res 1979;67:21–26.

69 Lijinsky W, Andrews AW: The mutagenicity of nitrosamines in *Salmonella typhimurium*. Mutat Res 1979;68:1–8.
70 Larimer FW, Hardigree AA, Lijinsky W, et al: Mutagenicity of N-nitrosopiperazine derivates in *Saccharomyces cerevisiae*. Mutat Res 1980;77:143–148.
71 Nix CE, Brewen B, Wilkerson R, et al: Effects of methylation and ringsize on mutagenicity of cyclic nitrosamines in *Drosophila melanogaster*. Mutat Res 1980; 73: 93–100.
72 Ti Ho JRS, Hsie AW: Mutagenic activity of nitrosamines in mammalian cells, in Rao TK, Lijinsky W, Epler JL (eds): Genotoxicology of N-nitroso compounds. New York, Plenum Press, 1984, vol I, pp 129–147.
73 Mirvish SS: Formation of N-nitroso compounds: chemistry, kinetics and in vivo occurrence. Toxicol Appl Pharmacol 1975;31:325–329.
74 Preussmann R (ed): Das Nitrosamin-Problem. Weinheim, Verlag Chemie, 1983.
75 Filipovic J, Toth L: Polycyclische Kohlenwasserstoffe in geräucherten jugoslawischen Fleischwaren. Fleischwirtsch 1971;51:1323–1327.
76 Baltes W, Block H, Mevissen L: Untersuchungen höhermolekularer Teerstoffe aus Raucharoma-Kondensaten. Z Lebensm Unters Forsch 1982;81:130–136.
77 Tilger DJ: Fortschritte in der Räuchertechnologie. Fleischwirtsch 1977;57:45–51.
78 Toth L, Wittkowski R, Baltes W: Analysis of phenols, smoke preparations and smoke meat products, in Baltes W, Czedik-Eysenberg PD, Pfannenhauser W (eds): Recent development in food analysis. Weinheim, Verlag Chemie, 1982, pp 70–75.
79 Wittkowski R: Phenole im Räucherrauch. Nachweis und Identifizierung. DFG, Wissenschaftl. Arbeitspapiere. Weinheim, VCH.
80 Potthast K, Eichner R, Fischer K: Neuere Ergebnisse über die Zusammensetzung von Räucherrauch. Fleischwirtsch 1988;68:991–1000, 1350–1356.
81 McCann J, Choi E, Yamasaki E, et al: Detection of carcinogens as mutagens in the *Salmonella*/microsome test: Assay of 300 chemicals. Proc Nat Acad Sci 1975; 72:5135–5139.
82 Larsson BK, Pyysalo H, Sauri M: Class separation of mutagenic polycyclic organic material in grilled and smoked food. Z Lebensm Unters Forsch 1988;187:546–551.
83 Howard JW, Fazio T: Review of polycyclic aromatic hydrocarbons in foods. J Ass Off Anal Chem 1980;63:1077–1084.
84 Dennis MJ, Massey RC, McWeeny DJ, et al: Analysis of polycyclic aromatic hydrocarbons in UK total diets. Food Chem Toxicol 1983;21:569–574.
85 Nagao U, Haida U, Seino Y, et al: Mutagenetics of smoke condensates and the charred surface of fish and meat. Cancer Lett 1977;2:221.
86 Överik E, Nilson Z, Fredholm L, et al: High mutagenic activity for pan-broiled pork. Mutat Res 1985;135:149–157.
87 Bjeldanes LL, Morris MM, Fetton JS, et al: Mutagens from cooking of foods – survey by Ames/*Salmonella* test of mutagen formation in the major protein rich foods of the American diet. Food Chem Toxicol 1982;20:357–363.
88 Sigura T: Mutagens, carcinogens and tumor promoters in our daily food. Cancer 1982;49:1970–1982.
89 Sigura T, Sato S: Mutagen-carcinogens in foods. Cancer Res 1983; 43(suppl):2415s–2421s.
90 Miller AJ: Processing-induced mutagens in muscle foods. Food Technol 1985;39/2:75–113.

91 Sugimura T, Sato S, Ohgali H, et al: Genetic toxicology of the diet. New York, Liss, 1986, pp 85–108.
92 Lovelette C, Barnes WS, Weisburger JH, et al: Improved synthesis of the food mutagen 2-amino-3,7,8-3*H*-imidazo[4,5-*f*] quinoxaline and activities in the mammalian DNA repair system. J Agric Food Chem 1987;35:912–915.
93 Pariza MW, Ashoor SH, Chu FS, et al: Effects of temperature and time on mutagen formation in pan-fried hamburger. Cancer Lett 1979;7:63–64.
94 Nader CJ, Spencer LK, Weller RA: Mutagen production during pan broiling compared with microwave irradiation of beef. Canc Lett 1981;13:147.
95 Taylor RT, Fultz E, Shore V: Food mutagen formation in model broiling systems. Environ Mutagen 1981;3:349–352.
96 Springgarn NE, Garvie CT: Formation of mutagens in sugar ammonia model systems. J Agric Food Chem 1979;27:1318.
97 Stich HF: Clastogenic activity of caramel and caramelized sugars. Mutat Res 1981;91:129–136.
98 Grivas S, Nyghammer T, Olsson K, et al: Formation of a new mutagenic DiMeIQx compound in a model system by heating creatinine, alanine, and fructose. Mutat Res 1985;151:177–183.
99 Nagao M, Sato S, Sugimura T: Mutagens produced by heating foods. in: Waller GR, Feather MS (eds): The Maillard reaction in food and nutrition. ACS Symposium Series 215. Washington, American Chemical Society, 1983.
100 Aeschbacher HM, Würzner HP: An evaluation of instant and regular coffee in the Ames mutagenicity test. Toxicol Lett 1980;5:139–145.
101 Kigugawa K, Kato T, Tkahashi S: Possible presence of 2-amino-3,4-dimethyl-imidazo [4,5-f] quinoline (IQ) and other heterocyclic amine-like mutagens in roasted coffee beans. J Agric Food Chem 1989;37:881–886.
102 Tilch C: Toxikologische Beurteilung von Maillard-Reaktionsprodukten. Inaug Diss, Hohenheim, 1986.
103 Lindeskog P, Överdik E, Nilsson L, et al: Influence of fried meat and fiber on cytochrom P-450-mediated activity and excretion of mutagens in rats. Mutat Res 1988;204:553–563.
104 Kim SB, Hayase F, Kato H: Desmutagenic effect of α-hydroxycarbonyl compounds against mutagenic heterocyclic amines. Mutat Res 1987;177:9–15.
105 Holme JA, Brunborg G, Alexander J, et al: Modulation of the mutagenic effects of 2-amino-3-methylimidazo [4,5-f] quinoline (IQ) and 2-amino-3,4-dimethylimidazo [4,5-f] quinoline (MeIQ) in bacteria with rat-liver 9000 x g supernatant or monolayers of rat hepatocytes as activation system. Mutat Res 1988;197:39–49.
106 Turesky RJ, Aeschbacher HU, Malnoe EA, et al: Metabolism of food-borne mutagen/carcinogen 2-amino-3,8-dimethylimidazol [4,5-f] quinoxaline in the rat: Assessment of biliary metabolites for genotoxicity. Food Chem Toxicol 1988;26:105–110.

Schauder P (Hrsg): Ernährung und Tumorerkrankungen.
Basel, Karger, 1991, pp 185–197.

Radioaktive Belastung von Nahrungsmitteln und Krebsrisiko

Walter Feldheim

Institut für Humanernährung und Lebensmittelkunde der Universität Kiel

Einleitung

Seit Beginn seines Eintritts in die Erdgeschichte ist der Mensch radioaktiver Strahlung ausgesetzt. Unter den chemischen Elementen des periodischen Systems finden sich etwa 70 natürlich vorkommende radioaktive Nuklide. Hierunter gibt es Gruppen, die, wie Kalium-40, Rubidium-87 sowie die Familien der Uran- und Thorium-Reihen, bereits bei der Entstehung der Erdmaterie gebildet wurden und nicht mehr neu entstehen.

Der Mensch ist außerdem ständig der Weltraumstrahlung ausgesetzt. Durch Wechselwirkung mit der Weltraumstrahlung werden neue radioaktive Stoffe in der Erdatmosphäre gebildet. Beim Zerfall von Nukliden können andere radioaktive Elemente entstehen, meist tritt jedoch ein Zerfall der «natürlich» auftretenden Radionuklide zu stabilen Atomen ein. Radioaktiver Strahlung ist der Mensch seit langem ausgesetzt, sie gehört zu den Umweltbedingungen, unter denen wir leben.

Eine Freisetzung größerer Mengen an radioaktiven Stoffen, «künstlich» durch den Menschen hergestellt, erfolgte erstmalig durch den Abwurf der Atombombe in Hiroshima 1945. Die Art, in der das geschah, löste bei allen Menschen Angst und Schrecken aus. Nach diesem Zeitpunkt wurde daher alles, was irgendwie mit radioaktivem Material in einem Zusammenhang steht oder sich in einen solchen bringen läßt, sorgfältig beobachtet und mit Mißtrauen registriert. Durch die überirdischen Atombombenversuche wurde die bei den Explosionen freiwerdende radioaktive Materie als Staub, der bis in die Atmosphäre aufsteigt, in den Luftschichten um die Erde herum verteilt. Der Staub sank dann langsam zur Erdoberfläche zurück und belastete als radioaktiver Fallout weltweit die Produktion landwirtschaftlicher Erzeugnisse. Als direkt belastet sind Produkte wie Getreide, Obst und Gemüse und andere Feldfrüchte anzusehen. Bei der Verwendung dieser Erzeugnisse als Futtermittel, aber auch über Weidegräser, wird die tierische Produktion belastet. Bei den Atombombenversuchen war die Kontamination mit Jod-131 (Halbwertzeit 8 Tage), Strontium-90 (Halbwertzeit 28 Jahre) und Caesium-137 (Halbwertzeit 30 Jahre) besonders hoch. Hierbei wurde die Kontamination mit dem Strontium-Isotop als besonders bedenklich angesehen. Strontium verhält sich ähnlich wie Kalzium, es ist in der Milch zu finden und wird im menschlichen Knochensystem abgelagert. Hierdurch ergibt sich die Möglichkeit der Strahlenschädigung des Knochenmarks. Durch den Vertrag über die Einstellung oberirdischer Atombombentests wurde diese Periode 1963 abgeschlossen. Im Laufe der Zeit ist seitdem auch die Belastung der Lebensmittel durch diese radioaktiven Stoffe zurückgegangen.

Die allgemeine Unruhe in der Verbraucherschaft über die Belastung durch radioaktive Strahlung erhielt neue Nahrung durch die Katastrophe von Tschernobyl im April 1986. Es begann als Störung und endete mit der Zerstörung des Reaktorblocks des RBMK-1000-Kernkraftwerks. 31 Todesopfer und mehrere Hunderte von Verletzten waren zu beklagen. Aus dem Reaktorkern wurden radioaktive Stoffe weit über die Grenzen der Sowjetunion hinaus emittiert.

Im vorliegenden Beitrag sollen nun die Erfahrungen über die Auswirkung der radioaktiven Belastung beschrieben werden, wobei besonders das durch die Aufnahme von kontaminierter Nahrung sich eventuell verändernde Krebsrisiko behandelt wird. Während durch das Reaktorunglück – ähnlich wie bei den Atombombentests der 50er Jahre – die Aktivität radioaktiver Partikel direkt in die Lebensmittel gelangt und dort gemessen werden kann, die Lebensmittel also selbst radioaktiv werden, wird bei der Bestrahlung von Lebensmitteln durch eine Strahlungsquelle das Lebensmittel selbst nicht radioaktiv. Die Bestrahlung von Lebensmitteln ist eine für die Haltbarmachung und Konservierung von Lebensmitteln in einigen Ländern akzeptierte Methode. Da von vielen Verbrauchern jedoch angenommen wird, daß die Lebensmittel durch die Bestrahlung selbst radioaktiv werden, wird das Verfahren abgelehnt. Deshalb sollen anschließend die völlig anders gelagerten Möglichkeiten und Probleme der Bestrahlung von Lebensmitteln dargestellt und diskutiert werden.

Emission und Verteilung der radioaktiven Elemente nach dem Reaktorunfall

Der Unfall, der zur Zerstörung des Reaktorblocks 4 führte, und die nachfolgenden Brände und Explosionen erstreckten sich über insgesamt 10 Tage. Bereits am Tage des Unfalls wurde der Block mit einigen tausend Tonnen verschiedener Materialien wie Dolomit, Blei, Borsäure und Sand zugeschüttet. Dadurch wurde die Direktstrahlung des offenen Reaktorkerns abgeschirmt, die Kettenreaktion beendet und die Emission weiterer Spaltprodukte erschwert [1].

Die in der nachfolgenden Tabelle 1 aufgeführten radioaktiven Elemente sind meist Spaltprodukte der Kettenreaktion, außerdem traten noch Transuranelemente auf. Die meisten der angegebenen Stoffe sind leicht flüchtig, das Vorkommen auch schwerflüchtiger Stoffe in den Emissionen deutet an, daß im Reaktorkern Temperaturen über 5000°C vorgelegen haben müssen.

Mit empfindlichen Meßgeräten konnten einige Radionuklide aus Tschernobyl noch in anderen Kontinenten nachgewiesen werden. Die im Reaktor vorhandenen 1700 t Graphit begannen zu brennen und lieferten zusätzliche Energie, so daß die hochradioaktiven Spaltprodukte gleichsam wie bei einem Vulkanausbruch in großen Mengen in die Höhe geschleudert wurden. Durch die in den kritischen Tagen in den einzelnen Höhenschichten vorherrschenden Windrichtungen wurden die radioaktiven Teilchen in bestimmte Teile des europäischen Kontinents transportiert.

Jod-131 (8 Tage Halbwertzeit) und Caesium-137 (30 Jahre Halbwertzeit) sind als «Leitnuklide» anzusehen, da sie in größerer Menge

Tabelle 1. Beim Unfall freigesetzte Radionuklide

Gruppe	Freisetzungsanteil in %
Edelgase (Xenon, Krypton)	bis zu 100
Jod (vor allem Jod-131)	20
Caesium (besonders Cs-134 und Cs-137)	10–13
Tellur	15
Ruthenium	2,9
Strontium, Barium	4,0/5,6
Molybdän, Zirkon, Cer	2,3–3,2
Plutonium, Curium, Neptunium	3,0–3,2

auftraten und aufgrund ihrer chemischen und biologischen Eigenschaften in allen Medien (Luft, Wasser, Boden) und auch in Lebensmitteln (pflanzliche und tierische Produktion) auftraten. Dies ist der Grund, weshalb der Gehalt an diesen Radionukliden nach dem Unfall von Tschernobyl mit besonderer Aufmerksamkeit registriert und messend verfolgt wurde.

Am 26. April 1986 wurden Wolken mit radioaktiven Teilchen durch Luftströmungen in 1500 m Höhe von Tschernobyl in nordwestliche Richtung über die baltischen Staaten in bestimmte Gebiete Schwedens nördlich von Stockholm geführt. Nach Änderung der Windrichtung wurden die Wolken über Finnland hinweg wieder in den zentralen Bereich der Sowjetunion getrieben. Am 27. April wurden mit östlichen Winden zwei Ströme, einer über den Nordteil Polens und ein anderer über die Tschechoslowakei und Österreich nach Süddeutschland, Schweiz, Frankreich und in die Benelux-Staaten getrieben. Ein späterer Transport erreichte Süddeutschland und später auch den Norden der Bundesrepublik, nachdem er vorher Ungarn und Österreich passiert hatte. Durch diese unterschiedlich verlaufenden Luftströmungen wurden die einzelnen Gebiete Mitteleuropas sehr verschieden belastet. Aus den einsetzenden Messungen ging weiter hervor, daß eine Kontamination des Bodens besonders dann eintrat, wenn es in einem Gebiet zur Zeit der Passage geregnet hatte, während die Kontamination in benachbarten Gebieten ohne Niederschlag relativ gering sein konnte.

Informationen über das Unglück und Maßnahmen der Behörden

Sieht man von den unmittelbar am Geschehen Beteiligten im Umkreis des Kernkraftwerks ab, so erfolgte zunächst keine Verlautbarung über das Unglück aus der Sowjetunion. Die Weltöffentlichkeit wurde zuerst durch die Warnsysteme aus Schweden über die erhöhte Radioaktivität in bestimmten Gebieten Schwedens und dadurch über das Unglück informiert [2].

Die schwedischen Behörden versuchten, sich durch Radioaktivitätsmessungen an Lebensmitteln ein Bild der Situation zu verschaffen. Aus den Ergebnissen wurden Toleranzwerte für Lebensmittel abgeleitet und bekanntgegeben. Hierbei stellten sich als besonders «problematische Lebensmittel» folgende heraus, wobei man bei diesen die höchsten Werte immer in den stark kontaminierten Gebieten nachweisen konnte:

1. Fleisch von Rentieren, Elchen oder Wild, wobei saisonbedingt gro-

ße Unterschiede in der Belastung auftraten. In der nachfolgenden Jagdsaison hatte in einigen Fällen die Radioaktivität abgenommen, während manchmal noch eine Steigerung auftrat.

2. Fische, besonders aus nährstoffarmen Binnenseen, zeigten eine besonders hohe Aktivität, während Fische aus dem Meer oder aus Fischzuchtanstalten unbedenklich verzehrt werden konnten.

3. Wildbeeren und Pilze. Auch hier waren es nur bestimmte Arten, die betroffen waren. Pilze und Beeren konnten in stark betroffenen Gebieten sehr hohe Aktivitäten aufweisen.

Lebensmittel aus Südschweden waren nicht betroffen, auch für solche Produkte wie Fleisch, Milch, Getreide, Kartoffeln, Obst und Gemüse wurde nur eine geringe Belastung festgestellt. Später ging man zu fortlaufenden Untersuchungen des «Lebensmittelkorbs» über, es zeigte sich ein Rückgang der aktuellen Aufnahme.

In der Schweiz gibt es eine Alarmorganisation für den Fall, daß sich die Radioaktivität in gefährlichem Ausmaß erhöht [3]. In dieser nationalen Alarmzentrale liefen alle Meldungen zusammen. Hier wurden Probenahmen und Meßorganisation koordiniert und aus den Ergebnissen entsprechende Maßnahmen abgeleitet und veranlaßt. Erhöhte Radioaktivität wurde am 30. April 1986 gemeldet, sie war während der darauffolgenden Woche im gesamten Land erhöht, ohne daß große regionale Unterschiede zu vermelden waren. Nach dem 3. Mai wurde die Verteilung am Boden durch die regional einsetzenden Niederschläge in verschiedenen Landesteilen unterschiedlich, das Tessin und die Bodensee-Region waren stärker betroffen. In diesen Gebieten war auch die stärkste Kontamination an Heu und Gras sowie Milch und Milchprodukten nachweisbar. Schaf- und Ziegenmilch wiesen eine noch stärkere Radioaktivität auf (z. B. bis 20mal für J-131) als Kuhmilch. Ähnlich wie in Schweden waren auch hier Wild und Süßwasserfische (Luganer See) besonders betroffen. Im Verlauf des Sommers war jedoch ein deutlicher Rückgang der Aktivität festzustellen. Freilandblattgemüse wie Spinat und Salat waren sehr stark kontaminiert, bei den Pilzen fielen besonders Maronenröhrlinge und Zigeunerpilze durch hohe Radioaktivität (Caesium-137) auf. Im Winter wurde dann durch die Verfütterung von kontaminiertem Heu erneut ein Anstieg in der Milch festgestellt. Dieser lag jedoch um den Faktor 2–3 unter den entsprechenden Werten vom Mai 1986. In der Schweiz wurden keine Maßnahmen ergriffen, man begnügte sich mit Empfehlungen wie z. B. kein Zisternenwasser zu trinken oder Schafsmilch oder -käse zu meiden u. a. Besondere Empfehlungen gab es jedoch für Schwangere und Stillende sowie Kleinkinder. Im September wurden Toleranzwerte für die Konzentrationen von Radionukliden in Lebensmitteln festgesetzt.

Durch die Witterung bedingt, erhielt der Süden der Bundesrepublik durch die am Rand der Gebirge einsetzenden Niederschläge eine weit höhere radioaktive Kontamination des Bodens als der Norden [4–6]. Die Belastungskarten von Bayern, Baden-Württemberg, Hessen oder Schleswig-Holstein zeigen ein sehr unterschiedliches Bild. Die intensiv einsetzenden Untersuchungen über den Gehalt an radioaktiven Nukliden ergaben besonders in den exponierten Gebieten im Süden eine größere Belastung bei den gleichen Lebensmitteln, die sich auch in der Schweiz und in Schweden als besonders speicherfähig für radioaktive Kontamination gezeigt hatten: bestimmte Wildbeeren und Pilzarten, Blattgemüse, Wildfleisch und Milchprodukte. Alle eingehenden Ergebnisse wurden zentral in der Bundesforschungsanstalt für Ernährung in Karlsruhe ausgewertet [7]. Von der Strahlenschutzkommission wurden generelle Empfehlungen über Einschränkungen im Verzehr bestimmter Lebensmittel ausgegeben [8]. Außer diesen Empfehlungen gab es nur noch Informationen der Behörden der einzelnen Bundesländer, die – in Abhängigkeit von der Schwere der Kontamination – unterschiedlich sein konnten. Von der Bevölkerung wurde daraus oft abgeleitet, daß die Behörden der Bedrohung hilflos gegenübergestanden und die Werte willkürlich festgesetzt hätten. Eine «konzertierte Aktion» wäre sicher sinnvoller gewesen, selbst wenn die Werte nicht ganz richtig gewesen wären. Dies hätte zu weniger Erregung unter der Bevölkerung geführt.

Die Radioaktivitätszufuhr mit der Gesamtnahrung wurde aus Einzeldaten durch die Leitstelle zur Überwachung der Umweltradioaktivität in Karlsruhe ermittelt. Hier wurden bereits seit 1960 regelmäßig Untersuchungen über die Radioaktivität an verzehrfertigen Speisen vorgenommen. Damit war eine vergleichende Beurteilung der durch den Unfall von Tschernobyl zusätzlich aufgenommenen erhöhten Radioaktivität möglich. Die Abbildungen 1 und 2 zeigen die Aktivitäten an Caesium-137 und Strontium-90 in der Gesamtnahrung. Die Caesium-137-Aktivität hatte 1964, bedingt durch die Kernwaffenversuche, ein Maximum erreicht. In den folgenden Jahren, nach Einstellung der Versuche, fiel dieser Wert erwartungsgemäß ab. Durch Tschernobyl trat ein erneuter Anstieg ein, der erst 1987 ein neues Maximum erreichte. Dies läßt sich so erklären, daß im Jahr des Unfalls 1986 noch weitgehend ein großer Teil der verzehrten Lebensmittel aus dem Vorjahr stammte, während 1987 Lebensmittel aus der Zeit nach dem Unfall verzehrt wurden. Das aus den Kern-

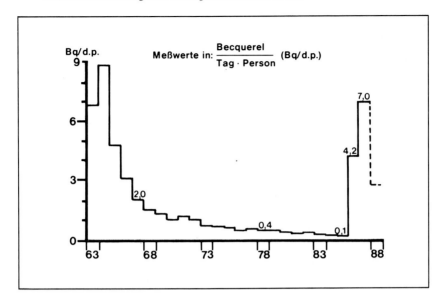

Abb. 1. Caesium-137-Aktivität der Gesamtnahrung von 1963–1987.

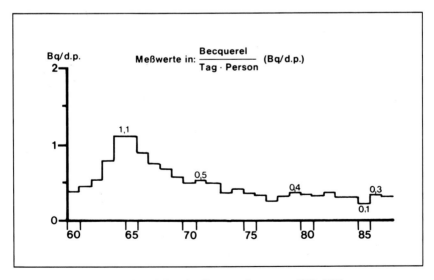

Abb. 2. Strontium-90-Aktivität der Gesamtnahrung von 1960–1987.

waffenversuchen stammende Strontium-90 war in dem aus Tschernobyl stammenden Radionuklidgemisch in so geringer Menge enthalten, daß der 1986/87 beobachtete Anstieg in der Schwankungsbreite der Werte der Vorjahre lag.

In Schweden, der Schweiz und in der Bundesrepublik wurden, sobald die Ereignisse von Tschernobyl bekanntgeworden waren, Maßnahmen ergriffen, um Schaden von der Bevölkerung abzuwehren. In anderen Ländern, wie z. B. den Ostblockstaaten, zu denen ja damals noch die DDR gehörte, wurde der Vorfall offiziell nicht zur Kenntnis genommen und die Bevölkerung nicht unterrichtet. Ähnliches geschah aber auch in Ländern, die (meist nur in bestimmten Gebieten) ebenfalls der Kontamination der aus Tschernobyl stammenden Radionuklide ausgesetzt waren wie Frankreich und Italien.

Änderungen im Verhalten der Bevölkerung in der Bundesrepublik nach dem Reaktorunfall

Wie bereits in der Einleitung erwähnt, reagiert der Verbraucher seit Hiroshima ängstlich und mit Mißtrauen auf alles, was irgendwie mit Radioaktivität in Zusammenhang steht. Nach dem Reaktorunfall und den Schreckensmeldungen der Medien über die Radioaktivität in Lebensmitteln wurden diese Ängste weiter geschürt. Auch hatte sich allmählich zusätzlich eine Abneigung gegen den technischen Fortschritt breitgemacht, da man ihn – berechtigt oder unberechtigt – für die Zerstörung und Belastung der Umwelt verantwortlich macht. Da zunächst wenig wissenschaftlich gesichertes objektives Material zum Geschehen vorlag, wurde besonders in den ersten Wochen nach dem Unfall ein neues Verbraucherverhalten sichtbar [9, 10]. Der Verbraucher, ganz generell an Schreckensmeldungen gewöhnt, schenkte Gerüchten und Halbwahrheiten mehr Glauben als den (zunächst allerdings auf dünnem Boden stehenden) Meldungen und Empfehlungen über die Sicherheit bzw. Unbedenklichkeit der Lebensmittel. Von den amtlichen Stellen aufgrund der unterschiedlichen Belastungen in den einzelnen Regionen abgegebenen Toleranzwerten, die z. B. für Milch sehr verschieden waren, wurden vom Verbraucher als unglaubwürdig abgetan. Trotz der Informationen über die Sicherheitsmaßnahmen im Bereich der Kernkraftwerke in anderen Ländern wurde bei einer Umfrage aus dem Bereich «Kommt es in letzter Zeit vor, daß Sie vor irgend etwas Angst haben?» andere Antworten gegeben, als bei

Tabelle 2. Antworthäufigkeiten auf vorgegebene Statements

Frage	Juni '82	Juni '86	Juni '87
1. Daß es hier in der Nähe in einem Kernkraftwerk zu einem größeren Unfall kommt	14,7	39,3	24,6
2. Vor Atomunfällen / Radioaktivität	0,0	15,1	3,7

Die Antworten wurden nach verschiedenen Befragungsmethoden (geschlossene [1] und offene [2] Abfrage) erhalten; die Angaben (Prozent) beziehen sich auf alle Befragten = 100.

Tabelle 3. Einschätzung der offiziellen Informationen in der Bundesrepublik über Tschernobyl

Zeitraum	Anzahl	Unzureichend	Ausreichend	Widersprüchlich/ verwirrend	Klar/ eindeutig
Mai '86	299	61	28	77	16
Juni '86	268	62	26	78	7
Juli '86	322	68	19	75	6

der gleichen Fragestellung vor dem Unfall von Tschernobyl. Die Antwort auf zwei in diesem Zusammenhang interessierenden Fragen zeigt die Tabelle 2.

Es ist verständlich, daß unter dem Eindruck des Reaktorunfalls und der ungenügenden Versorgung mit Mitteilungen darüber der Kreis der Personen, die Angst vor einem solchen Unglück haben, ansteigt. Die Abnahme, die dann 1 Jahr später zu beobachten ist, läßt sich wohl nur teilweise aus Ergebnissen der weiteren Aufklärung oder objektiven Unterrichtung darstellen. Andere Probleme, die die Menschen zu dieser Zeit mehr beschäftigten, verdrängten die alten Ängste.

Die Verbraucher wurden auch nach ihrer Einschätzung der offiziellen Berichterstattung zu Tschernobyl befragt. Aus den Antworten geht hervor, daß sich, in den Wochen nach dem Unglück, ein großer Teil der Verbraucher nicht zufriedenstellend informiert fühlte (Tab. 3).

Aus weiteren Untersuchungen geht hervor, daß je ein Viertel der Bevölkerung entweder ein überdurchschnittliches Angstpotential besitzt oder den Ereignissen ziemlich gleichgültig gegenüberstand. Frauen reagieren vorsichtiger als Männer, Haushalte mit Kindern befolgen häufiger die Empfehlungen zur Ernährungsweise als Zweipersonenhaushalte. Für Blattgemüse und Salat aus dem Freilandanbau bestand für kurze Zeit die Empfehlung, diese Lebensmittel zu meiden. Bezogen auf diese Lebensmittelgruppe waren die Reaktionen der Bevölkerung am ausgeprägtesten. Dies führte sogar dazu, daß auch Wurzel- oder Stengelgemüse wie Spargel sowie Frischobst gemieden wurden, obgleich diese Produkte gar keine nennenswerte Belastung aufwiesen. Man griff auf Konserven, Tiefkühlprodukte und Gemüse aus dem Treibhausanbau zurück. Es zeigte sich auch ein Nord-Süd-Gefälle, d. h., in den tatsächlich stärker belasteten Regionen in Bayern und Baden-Württemberg wurden überdurchschnittliche Reaktionen im Vergleich zu den anderen Bundesländern festgestellt. Dies betraf besonders den Verzehr von Frischobst und Milch.

Radioaktive Belastung von Lebensmitteln und Krebsrisiko

Risikoabschätzungen über das Auftreten von Strahlenschäden liegen nur anhand von Beobachtungen im Umgang mit hohen Strahlendosen vor. Es ist sehr schwierig, hieraus das Restrisiko, das nach Aufnahme kleinster Aktivitätsmengen übrig bleibt, abzuschätzen.

Nach den Lebensmitteluntersuchungen in der Bundesrepublik lassen sich Monatsmittelwerte für die Zufuhr an Radioaktivität für den Erwachsenen ermitteln und hieraus Jahresmittelwerte ableiten. Unter Berücksichtigung der Dosisfaktoren ergeben sich jährlich für 1986 36,2 µSv bzw. 3,6 mrem und für 1987 56,1 µSv bzw. 5,6 mrem. Im Vergleich mit der durch das Vorkommen an «natürlichen» Radionukliden wie Kalium-40 und Kohlenstoff-14 u. a. vorhandenen Radioaktivität in Nahrung und Körper (etwa 380 µSv oder 38 mrem/Jahr) ist die durch Tschernobyl eingetretene zusätzliche Belastung vergleichsweise gering. Im Zusammenhang mit regionalen Unterschieden oder besonderen Ernährungsgewohnheiten steigt die Ingestionsdosis an, sie macht aber unter diesen Umständen auch nur einen geringen Teil im Vergleich mit der aus natürlichen Radionukliden stammenden Dosis aus. Ganzkörperaktivitätsmessungen für Caesium-137 zeigten eine Abnahme in der Höhe der Werte bei Personen aus dem Süden (Südostbayern) im Vergleich mit Personen aus dem Norden (Düsseldorf). Die Körperaktivität nahm ab Sommer 1987 wieder ab [11].

Auch in der Schweiz waren sich die Spezialisten einig, daß die gesundheitlichen Risiken durch die zusätzlichen Strahlendosen aus Tschernobyl gering sind. Wenn man eine mittlere Dosis von 0,2 mSv im ersten Jahr und 0,5 mSv in allen weiteren Jahren als Folge von Tschernobyl zugrunde legt, so entspricht dies weniger als 1 % der mittleren natürlichen Strahlenbelastung der Schweizer Bevölkerung in einer Generation. Auch bei Anwendung höherer Risikofaktoren dürfte eine Erhöhung der Krebsmortalität gegenüber den normalerweise in der Schweiz jährlich an Krebs sterbenden Personen nach dem Unfall in Tschernobyl nicht feststellbar sein.

Zweifellos stellt eine Belastung durch Radionuklide in der Nahrung – mögen sie nun natürlicher oder künstlicher Herkunft sein – eine gewisse Belastung für den menschlichen Organismus dar. Der Mensch sollte daher nicht durch unvorsichtiges Umgehen mit diesen Gewalten die Belastung durch Radionuklide vergrößern, mögen die eingetragenen zusätzlichen Mengen auch noch so gering sein.

Zur Bestrahlung von Lebensmitteln

Zur Haltbarmachung von Lebensmitteln kennt man verschiedene Methoden. Während Trocknen oder Einsalzen zu den sehr alten, seit Jahrtausenden angewendeten Verfahren gehören, ist der Einsatz von ionisierenden Strahlen aus einer Strahlenquelle wie z. B. Cobalt-60 oder Caesium-137 relativ neu. Durch die Bestrahlung wird das Lebensmittel nicht radioaktiv, die Strahlen durchdringen das Lebensmittelgewebe und zerstören dabei die den Lebensmittelverderb verursachenden Organismen. Je nach Rohstoff/Schadorganismen muß man eine bestimmte Strahlenstärke und -dosis anwenden. Bakterien brauchen z. B. eine höhere Strahlendosis als Milben oder Käfer. Kartoffeln werden bestrahlt, um die Keimung während der Lagerung zu verhindern. Während nun in vielen anderen Ländern die Bestrahlung bestimmter Lebensmittel unter genau festgelegten Bedingungen erlaubt ist, da die Haltbarkeit ohne Zusätze verlängert werden kann, ist in der Bundesrepublik dieses Verfahren grundsätzlich verboten. Dies ist nicht zuletzt der Verbraucherhaltung gegenüber Vorgängen, die mit radioaktiver Strahlung verbunden sind, zuzuschreiben. Eine Zulassung bestimmter Lebensmittel zur Bestrahlung ist im Moment nicht erreichbar. Oft wird als Gegenargument auch angeführt, daß radioaktive Strahlung im bestrahlten Lebensmittel zur Bildung freier

Radikale führen kann. Es ist jedoch bekannt, daß diese Radikale auch in unbestrahlten Lebensmitteln zu finden sind, sie werden dort durch Schutzstoffe abgefangen. Auch das Argument, daß eine neue Methode zur Haltbarmachung von Lebensmitteln nicht erforderlich ist, da genügend altbekannte Verfahren vorliegen, überzeugt nicht. Viele Verbraucher lehnen z. B. das Risiko von Zusatzstoffen zur Verlängerung der Haltbarkeit von Lebensmitteln ab und verlangen zusatzstofffreie Lebensmittel. Wenn man aber auf alles verzichten will, so ist das Risiko, daß nun durch den Verzehr unbehandelter, jedoch möglicherweise verschimmelter Lebensmittel auftritt, wesentlich größer, als Zusatzstoffe oder Bestrahlung zur Haltbarmachung. Auch auf diesem Gebiet ist die Meinung der Verbraucher vom Glauben geprägt – eine Aufforderung an die Wissenschaft, intensiv auf diesem Gebiet weiter zu arbeiten und mögliche gesundheitliche Risiken (wenn sie vorhanden sind) zu erkennen und zu vermeiden.

Anmerkung

Für diesen Beitrag wurde der Berichtsstand der 23. Vortragstagung der Deutschen Gesellschaft für Qualitätsforschung: 2 Jahre nach Tschernobyl – Auswirkungen und Folgen für die Qualität pflanzlicher Nahrungs- und Futtermittel (Hrsg. W. Feldheim, Karlsruhe, 1988) mit den im Literaturverzeichnis angeführten Einzelarbeiten verwendet [1–9, 11].

Literatur

1 Grupe W: Der Reaktorunfall in Tschernobyl und seine Folgen. DGQ-Kongreßband, 1988, pp 7–31.
2 Bruce A, Albanus L, Slorach S: Effect of Radioactive Fallout from Chernobyl on Food in Sweden. DGQ-Kongreßband, 1988, pp 162–180.
3 Völkle H, Surbeck H, Murith C: Radioaktivität in Lebensmitteln in der Schweiz nach dem Reaktorunfall Tschernobyl. DGQ-Kongreßband, 1988, pp 181–198.
4 Haisch A, Voit K, Bauer G: Belastung der landwirtschaftlichen Flächen und der pflanzlichen Produktion in Bayern durch Radiocäsium nach der Reaktorexplosion in Tschernobyl. DGQ-Kongreßband, 1988, pp 125–139.
5 Maier D, Kaserouni A, Scholl W: Radioaktivitätsbelastung in Baden-Württemberg. DGQ-Kongreßband, 1988, pp 140–153.
6 Zimmer L, Brüne H: 2 Jahre nach Tschernobyl – Situation der Landwirtschaft in Hessen. DGQ-Kongreßband, 1988, pp 154–161.
7 Diehl JF, Frindik O: Radioaktivitätszufuhr mit der Gesamtnahrung. DGQ-Kongreßband, 1988, pp 199–206.

8 Burkart K: Empfehlungen der Strahlenschutzkommission zur Begrenzung der Exposition der Bevölkerung nach dem Unfall in Tschernobyl. DGQ-Kongreßband, 1988, pp 32–37.
9 Matiaske B, Anders HJ, Rosenbauer J: Veränderungen im Ernährungsverhalten der Bundesdeutschen Bevölkerung in Folge des Reaktorunfalls von Tschernobyl. DGQ-Kongreßband, 1988, pp 49–63.
10 Deutsche Gesellschaft für Ernährung (ed): Dokumentation Tschernobyl im Ernährungsbericht 1988. Frankfurt a. M., 1988, pp 124–149.
11 Doerfel H: Die Cs-137-Körperaktivität in der Bevölkerung der Bundesrepublik Deutschland nach dem Reaktorunfall von Tschernobyl. DGQ-Kongreßband, 1988, pp 207–219.

Malnutrition und Tumorwirt

Schauder P (Hrsg): Ernährung und Tumorerkrankungen.
Basel, Karger, 1991, pp 198–212.

Genese der Tumorkachexie

Oliver Selberg, Arved Weimann, Manfred J. Müller
Medizinische Hochschule Hannover

Einleitung

Tumorkachexie ist ein Zustand der körperlichen Schwäche, der Anämie und der Anorexie und des progredienten Gewichtsverlustes. Das verminderte Körpergewicht wird durch eine Abnahme von Fett- und Muskelmasse bei gleichzeitigem Erhalt der viszeralen Organgewichte erklärt [1] und ist ein dominantes Merkmal der Tumorkachexie. Etwa 50% der Tumorpatienten haben zum Zeitpunkt der Diagnose Gewicht verloren [2]. Dieser Befund ist bei Patienten mit Tumoren des Verdauungstraktes und der Lunge häufiger als bei Patienten mit Mammakarzinomen, Sarkomen oder maligner Erkrankung der blutbildenden Zellen [3]. Es besteht jedoch kein eindeutiger Zusammenhang zwischen dem Ausmaß der Mangelernährung und Größe, Ausbreitung oder Differenzierungsgrad des Tumors sowie der Dauer der Erkrankung [4, 5]. Da die Tumorkachexie weitgehend unabhängig von den Wachstums- und Ausbreitungscharakteristika des Tumors erscheint, ist sie im Einzelfall nicht vorhersehbar.

Die manifeste Tumorkachexie verschlechtert die Prognose der Tumorerkrankung. Der prognostische Wert eines Gewichtsverlustes ist besonders für die Patienten wesentlich, bei denen das Tumorleiden selbst nach den heute klinisch faßbaren Merkmalen nicht weit fortgeschritten zu sein scheint [6]. Die Kachexie ist mit einem verminderten Ansprechen auf Chemotherapie assoziiert und erhöht die Mortalität bei Operationen von Tumorpatienten. Darüber hinaus ist sie unmittelbare Todesursache für 10–20% dieser Patienten [7].

Die Therapie der Tumor-assoziierten Mangelernährung ist die kurative Behandlung des Tumors. Eine künstliche Ernährung kann zwar eine ausreichende Kalorienzufuhr sicherstellen, sie ist aber bei kachektischen Tumorpatienten weit weniger erfolgreich als bei Kachexie infolge gutartiger Erkrankungen [8, 9]. Eine Wiederherstellung der Körperzellmasse wird durch die künstliche Ernährung dieser Patienten allein fast nie erreicht. Die Tumorkachexie ist folglich heterogenen Ursprungs: Sie ist nicht nur das Ergebnis einer verminderten Nahrungszufuhr, sondern resultiert sowohl aus Anorexie als auch aus Tumor-induzierten Stoffwechselveränderungen.

Ursachen der Tumorkachexie

Eine verminderte Kalorienaufnahme, eine hohe bzw. veränderte Substratverwertung und/oder eine Kombination dieser Faktoren erklären den häufig progredienten und auch nicht durch die Nahrungsaufnahme allein aufzuhaltenden Gewichtsverlust vieler Tumorpatienten. Der kachektische Tumorpatient ist nicht in der Lage, seinen Energie- und Substratverbrauch an eine «normale» Nahrungszufuhr anzupassen [10, 11]. Es besteht bei der Tumorkachexie eine Kombination aus exogenem und endogenem Hunger. Der Substratstoffwechsel bei Tumorpatienten unterscheidet sich jedoch in wesentlichen Aspekten von den bei der Hungeradaptation beobachteten Phänomenen (Tab. 1) [12]. Glukoseumsatz, Glykolyse und Cori-Zyklus sind gesteigert, Lipolyse- und Fettoxidationsrate sind bei fehlender Ketonämie erhöht. Die Proteinsyntheserate ist bei häufig gleichzeitig erhöhter Proteindegradation gedrosselt [13]. Die katabole Stoffwechsellage wird durch die bei Operationen, Bestrahlung, Chemotherapie, Depression und körperliche Inaktivität verminderte Nahrungszufuhr verstärkt [14]. Der Einfluß solcher therapiebedingten Faktoren auf die Tumorkachexie wird oft nicht berücksichtigt. Bisher vorliegende Untersuchungen zum Ernährungszustand und zur Stoffwechsellage sind häufig an Patienten mit manifester Tumorkachexie durchgeführt worden. Die bei marastischen Patienten zu beobachtenden Stoffwechselveränderungen müssen aber nicht unbedingt den für das Zustandekommen dieses Zustandes verantwortlichen Mechanismen entsprechen. Sie können bereits eine Adaptation an den schlechten Ernährungszustand der Patienten darstellen. Zahlreiche Studien haben so verschiedene hormonelle Veränderungen (z. B. ein «Nieder-T_3-Syndrom») bei Patienten mit Tumorerkrankungen festgestellt, welche wiederum sicher nicht Ursache der katabolen Stoffwechsellage sind [15]. Weiterhin sind Tumorpatienten eine

Tabelle 1. Stoffwechselveränderungen bei Hunger und Tumorkachexie

	Hunger	Tumorkachexie
Glukosestoffwechsel		
Glukoseumsatz	↓	↑
Glukoseoxidation	↓	↓
Glykogensynthese	↓	?
Glykogenolyse	↑	↑
Laktatproduktion	↑	↑
Glukoneogenese	↑	↑
Cori-Zyklus	↑	↑
Fettstoffwechsel		
Lipolyse	↑	↑
TG/FFS-Zyklus	↑	=
Lipidoxidation	↑	↑
Ketogenese	↑	=
Lipogenese	↓	?
Lipoproteinlipase	↓	↓
Proteinstoffwechsel		
Stickstoffbilanz	–	(–)
Proteinsynthese:	↓	↓
Muskel	↓	↓
Leber	=↓	↑↓
Proteolyse:	↓	=↑
Muskel	↓	=↑
Leber	↓	↓
Proteinoxidation	↓	=

– negativ, = unverändert, ? unbekannt, ↓ vermindert, ↑ erhöht
TG Triglyzerid, FFS Freie Fettsäure

sehr heterogene Patientengruppe mit vielen Variablen (Tumorausbreitung, Tumorlokalisation, Tumorart etc.), so daß die unterschiedliche Patientenauswahl die Vergleichbarkeit einzelner Studien einschränkt.

Zur Pathogenese der Tumorkachexie müssen direkt vom Tumor abhängige Faktoren von der Stoffwechselantwort des Tumorpatienten unterschieden werden. Beide tragen zur Kachexie bei. Bei der Beurteilung des hormonellen Milieus von Tumorpatienten sind mögliche Wechselwirkungen zwischen Tumor- und Wirtsprodukten in vivo sowie immunologische Kreuzreaktionen der Meßsysteme zu berücksichtigen (Abb. 1).

Neben den «klassischen» Hormonen stehen heute insbesondere die Zytokine im Mittelpunkt des Interesses. Tumornekrosefaktor-alpha (TNF) ist ein von Monozyten und Gewebsmakrophagen gebildetes Polypeptid (MG = 16 000 kDa), das als wesentlicher Mediator der Tumorkachexie diskutiert wird [16, 17]. Die Wirkungen von TNF auf klinische und immunologische Parameter sowie auf Substrat- und Energiestoffwechsel sind bei Menschen und im Tiermodell untersucht worden (Tab. 2, 3). Viele der direkten und indirekten TNF-Wirkungen entsprechen den bei Tumorpatienten beobachteten Stoffwechselveränderungen. TNF verursacht bei Ratten ein der Tumorkachexie ähnliches Bild, welches dort durch ausgeprägte Anorexie und progredienten Verlust von Fett- und Muskelgewebe gekennzeichnet ist [18]. Da TNF sowohl die Nahrungszufuhr als auch den Substratstoffwechsel beeinflußt, ist das Bild dieser experimentellen Tumorkachexie vieldeutig. Weiterhin sind viele TNF-Wirkungen möglicherweise indirekt und könnten auf veränderten Konzentrationen anderer Hormone beruhen (Abb. 2). Die im Plasma von Tumorpatienten meßbaren Konzentrationen des TNF sind durchaus variabel: sie sind erhöht oder auch unterhalb der Nachweisgrenze gemessen worden [19–21]. Unterschiedliche Spezifität und Sensitivität der verwendeten Meßsysteme sowie die kurze biologische Halbwertzeit von TNF erschweren die Einschätzung der Wertigkeit dieser Befunde. Da TNF parakrin

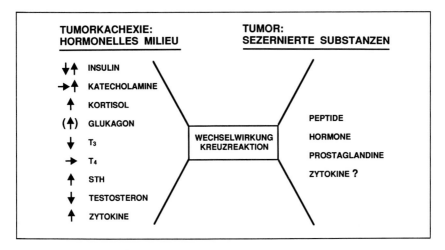

Abb. 1. Hormonelles Muster bei Tumorpatienten: Wechselwirkungen mit Tumorprodukten. ↑ erhöht, ↓ vermindert.

Tabelle 2. TNF-Wirkungen auf ausgewählte klinische und immunologische Parameter

	in vivo		in vitro
Ruheumsatz	↑	Leber	
Puls	↑	Akutphasenproteine	↑
Temperatur	↑	Transferrinbildung	↓
Blutdruck	↓	Albuminsynthese	↓
Appetit	↓		
Erythropoese	↓	Leukozyten	
		Phagozytose	↑
CrP	↑	H_2O_2-Bildung	↑
Interleukin-1	↑	T-Zell-Antwort	↑
Glukagon	↑	IL-1-Produktion	↑
Kortikosteroide	↑	Adhärenzfähigkeit	↑
Katecholamine	↑		

Substrat- und Hormonveränderungen beziehen sich auf Blutkonzentrationen.
CrP C-reaktives Protein, IL Interleukin, ↑ erhöht, ↓ vermindert

Tabelle 3. TNF-Wirkungen auf den Substratstoffwechsel in vivo und in vitro

	in vivo		in vitro
Glukosestoffwechsel			
Glukose	↑↓	Glukoseaufnahme	=↑
Laktat	↑	Glykogenolyse	↑
Pyruvat	↑	Glykolyse	↑
Eiweißstoffwechsel			
Proteinumsatz	↑		
Leber-Proteolyse	↓		
Muskelproteolyse	↑	Muskel-AS-Freisetzung	↑
Aminosäuren	↓		
Fettstoffwechsel			
Glyzerinumsatz	↑	Glyzerinfreisetzung	↑
Fettsäureumsatz	↑	Lipoproteinlipaseaktivität	
Fettclearance	↓	Adipozyten	↓
Triglyzeride	↑	Plasma	↑

Substratveränderungen beziehen sich auf Blutkonzentrationen.
AS Aminosäuren, ↑ erhöht, ↓ vermindert, = unverändert

wirkt, ist seine lokale Gewebekonzentration vermutlich wichtiger als seine Plasmakonzentration.

Energie- und Substratstoffwechsel bei Tumorpatienten

Tumorpatienten können im Vergleich zu dem nach Geschlecht, Körpergewicht und Alter geschätzten Ruheumsatz «hypo-», «normo-» oder «hypermetabol» sein [22]. Es ist bisher nicht bekannt, ob und inwieweit diese Unterschiede im Energieverbrauch zu dem Gewichtsverlust der Tumorpatienten assoziiert sind. Bisher liegen keine differenzierten Untersuchungen zum Energieverbrauch von Tumorpatienten vor, so daß nichts über die Regulation des nahrungsinduzierten bzw. arbeitsabhängigen Energieverbrauchs bei Tumorkachexie bekannt ist. Gleichzeitig ist der Substratstoffwechsel bei Tumorpatienten jedoch in charakteristischer Weise verändert (Tab. 1). Der Abbau körpereigener Substratspeicher kann den Gewichtsverlust und die veränderte Körperzusammensetzung bei Tumorpatienten erklären. Abbildung 3 belegt die Dynamik des Ge-

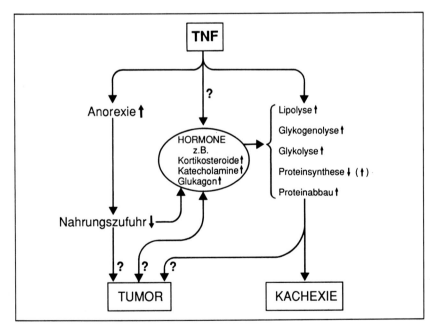

Abb. 2. Wirkungen von TNF auf Hormonkonzentrationen und Substratstoffwechsel bei Tumorpatienten.

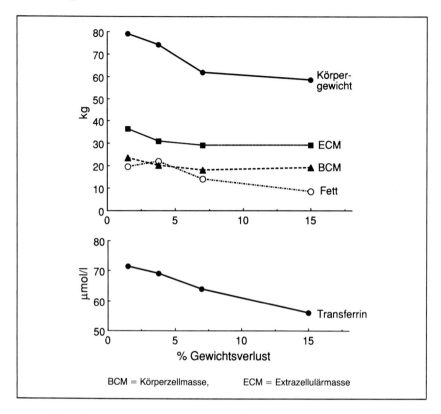

Abb. 3. Körperzusammensetzung und Transferrinspiegel bei Patienten mit gastrointestinalen Tumoren in Abhängigkeit vom Gewichtsverlust (A. Weimann, unveröffentlichte Daten).

wichtsverlustes bei Tumorpatienten und zeigt, daß der Verlust von Fett- und Muskelmasse bei Tumorpatienten nicht parallel zur Gewichtsabnahme verläuft. Während die Eiweißmasse früh mobilisiert wird, geht ein stärkerer Gewichtsverlust mit einem relativen Erhalt der Eiweißmasse auf Kosten des Fettgewebes einher. Die zunehmende Verschiebung in der Körperzusammensetzung veranschaulicht die stadienhafte Entwicklung der Tumorkachexie. Gleichzeitig sind Energieverbrauch und Substratstoffwechsel dem Ausmaß des Gewichtsverlustes entsprechend verändert (Abb. 4). Das präklinische Stadium ist durch ein erhaltenes Körpergewicht bei noch normaler Nahrungsaufnahme charakterisiert. Es folgt eine hypermetabole Phase mit progredientem Gewichtsverlust, die mit einer

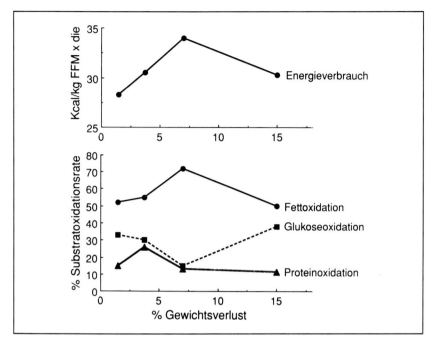

Abb. 4. Ruheumsatz und relative Substratoxidationsraten bei Patienten mit gastrointestinalen Tumoren in Abhängigkeit vom Gewichtsverlust (A. Weimann, unveröffentlichte Daten).

verminderten Kohlehydratoxidation sowie einer hohen Lipolyse- und Fettoxidationsrate einhergeht. Die Erschöpfung der Substratspeicher leitet ein hypometaboles Stadium ein, das durch eine abnehmende Fettoxidation und wieder ansteigende Kohlehydratoxidation gekennzeichnet ist. Die hohe Lipolyserate und der Verlust an Fettgewebe sind für den progredienten Verlauf der Tumorkachexie wesentlich.

Plasmafettsäurekonzentrationen, Glyzerinumsatz und Fettsäureumsatz sind bei Tumorpatienten zu diesem Zeitpunkt ihrer Erkrankung erhöht [23-25]. Dabei ist der Fettsäureumsatz gelegentlich dysproportional zur Plasmafettsäurekonzentration gesteigert (Abb. 5). Die insulinabhängige Regulation des Fettstoffwechsels nach Glukoseinfusion ist gleichzeitig normal (Abb. 6). Fettsäurespiegel und Fettsäureumsatz bleiben jedoch auch nach Glukosegabe bei Tumorpatienten im Vergleich zu Gesunden erhöht. Offensichtlich ist der kachektische Tumorpatient bei erhaltener Regulation in seiner Adaptation an die Nahrungsaufnahme einge-

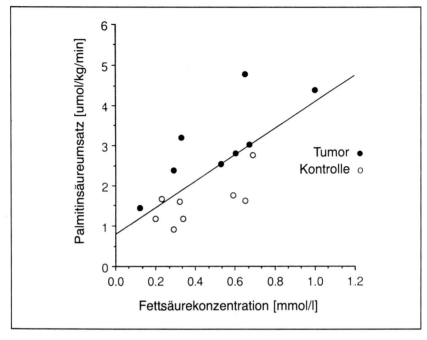

Abb. 5. Fettsäurekonzentration und Palmitinsäureumsatz: Korrelation bei Tumorpatienten und Patienten mit gutartiger Erkrankung [25].

schränkt. Es ist daher wahrscheinlich, daß eine hyperkalorische Ernährung für sich allein nicht ausreichend ist, die Stoffwechsellage der Tumorpatienten prinzipiell zu verbessern.

Mechanismen der Tumor-induzierten Veränderungen im Substratstoffwechsel

Fettstoffwechsel

TNF vermindert die Klärrate von Fetten aus dem Blut, dies wird auf eine Hemmung der Adipozyten-Lipoproteinlipase (LPL) zurückgeführt [26, 27]. Der Befund erklärt die Hypertriglyzeridämie bei Tumorpatienten und experimenteller Tumorkachexien [28, 29]. Darüber hinaus kann die Synthese von VLDL in der Leber gesteigert sein. Denn TNF steigert in vitro und in vivo die Lipolyse, d. h. die Glyzerin- und Fettsäurefreisetzung des Adipozyten [30, 31] – dadurch ist das Fettsäureangebot an die

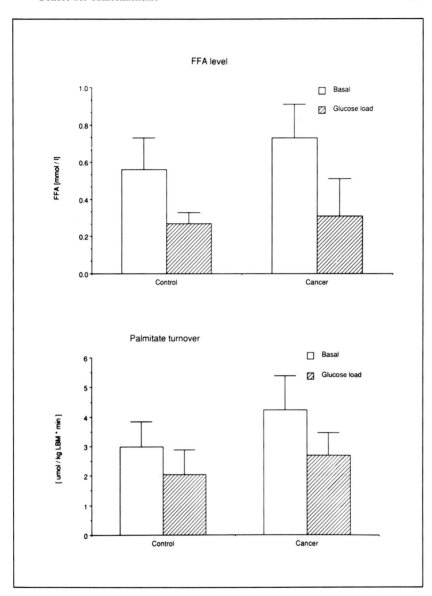

Abb. 6. Fettsäurekonzentration und Palmitinsäureumsatz vor und während Glukoseinfusion (3,5 mg/kg/min) bei Tumorpatienten und Patienten mit gutartiger Erkrankung [25].

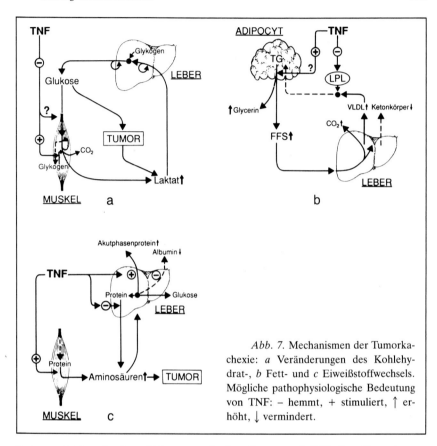

Abb. 7. Mechanismen der Tumorkachexie: *a* Veränderungen des Kohlehydrat-, *b* Fett- und *c* Eiweißstoffwechsels. Mögliche pathophysiologische Bedeutung von TNF: – hemmt, + stimuliert, ↑ erhöht, ↓ vermindert.

Leber erhöht. Andere Faktoren wie Insulinmangel [32], Insulinresistenz [33], hohe Kortisolspiegel und ein erhöhter Sympathikotonus begünstigen die Lipolyse. Eine hohe Verfügbarkeit an Fettsäuren und eine hohe Fettoxidationsrate sind deshalb häufige Befunde bei Tumorpatienten (Abb. 7a).

Zusammenfassend: Eine hohe Lipolyse- und Fettoxidationsrate bedeutet für den tumorkachektischen Patienten einen Nettoverlust von Fettmasse.

Kohlehydratstoffwechsel

TNF bewirkt in vivo eine Erhöhung der Glykogenolyse (Leber), der Glukoseaufnahme (Muskel), der anaeroben Glykolyse und der Plasma-Laktatspiegel [34, 35]. Tumorausbreitung und Ausmaß von Hyperlaktatämie korrelieren bei Tumorpatienten allerdings schlecht miteinander [36].

Die hohe Aktivität des Cori-Zyklus bei Tumorpatienten wird nur zu einem geringen Teil durch die Laktatproduktion des Tumors selbst erklärt. Glukoseumsatz und -produktion sind bei gleichzeitig eingeschränkter Oxidation erhöht [37–39]. Diese Befunde sowie die häufige Glukoseintoleranz [40] veranschaulichen die unökonomische Glukoseverwertung bei Tumorpatienten, die zum Abbau der Glykogenspeicher und damit zum Verlust von Energiespeichern beiträgt (Abb. 7b).

Zusammenfassend: Der Glukosestoffwechsel von Tumorpatienten ist häufig unökonomisch und führt zu einem Verlust an Glykogenspeichern.

Eiweißstoffwechsel

Der Eiweißstoffwechsel des Tumorpatienten zeigt einen erhöhten Ganzkörper-Umsatz bei gleichzeitig verminderter Proteinsynthese sowie ein Ungleichgewicht der Plasmaaminosäurekonzentrationen [41–43]. TNF erhöht den Eiweißumsatz und die Muskelproteolyse sowie die Synthese und Freisetzung von Akutphasenproteinen in der Leber, die Sekretion von Albumin und Transferrin sowie der Eiweißabbau der Leber sind

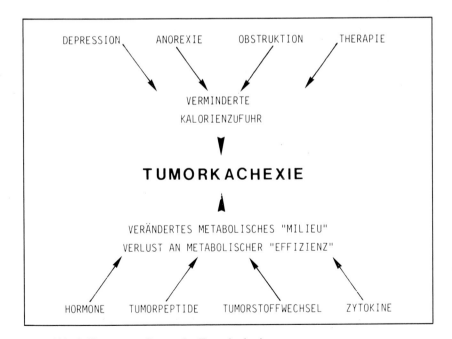

Abb. 8. Heterogene Genese der Tumorkachexie.

aber vermindert [35]. Massiver Muskelschwund bei Erhalt der viszeralen Organgewichte sowie eine fehlende Hemmung des Proteinkatabolismus nach Kohlehydratzufuhr [37] sind deshalb häufig bei Tumorpatienten (Abb. 7c).

Zusammenfassend: Der Nettoverlust von Muskeleiweiß bei gleichzeitiger Konservierung viszeraler Proteinspeicher und das veränderte Sekretionsmuster hepatischer Proteine kennzeichnen die Tumorkachexie.

Zusammenfassende Schlußbemerkung

Die Tumorkachexie ist ein heterogenes und dynamisches Phänomen (Abb. 8). Sie ist sowohl Ergebnis einer verminderten Nahrungsaufnahme infolge von Anorexie als auch eines veränderten Substratstoffwechsels. Der Stoffwechsel des kachektischen Tumorpatienten ist durch eine Kombination von exogenem und endogenem Hungerzustand charakterisiert. Die durch hormonelle Faktoren und Zytokine (TNF) veränderten Substratbilanzen unterscheiden die Tumorkachexie von der Hungeradaptation. Das veränderte metabolische Milieu bei gleichzeitig erhaltener Regulation erklärt die eingeschränkte Beeinflußbarkeit des Stoffwechsels wie auch des Ernährungszustandes bei vielen Patienten mit Tumorkachexie.

Literatur

1 Heymsfield SB, McManus CB: Tissue components of weight loss in cancer patients: New method of study and preliminary observations. Cancer 1985;55:238–249.
2 Müller JM, Keller HW, Brenner U, Walter M: Stoffwechselkonsequenzen der parenteralen Ernährung bei Tumorpatienten. Leber Magen Darm 1984;14(2):68–77.
3 Kenneth KA, Norton JA: Cancer cachexia. JPEN 1988;12(3):286–298.
4 Costa G, Donaldson SS: Effects of cancer and cancer treatment on the nutrition of the host. N Engl J Med 1979;300:1471–1474.
5 Bozetti F, Migliavacca S, Scotti A, et al: Impact of cancer type, site, stage and treatment on the nutritional status of patients. Ann Surg 1982;196:170–176.
6 DeWys WD, Begg C, Lavin PT, et al: Prognostic effect of weight loss prior to chemotherapy in cancer patients. Am J Med 1980;69:491–497.
7 Inagaki J, Rodriguez V, Bodey GP: Causes of death in cancer patients. Cancer 1974;33:568–573.
8 Nixon DW: Hyperalimentation in the undernourished cancer patient. Cancer Res 1982;42(suppl):727–728.
9 Brennan MF: Total parenteral nutrition in the cancer patient. N Engl J Med 1981;305: 375–382.
10 Costa G, Bewley P, Aragon M, Siebold J: Anorexia and weight loss in cancer patients. Cancer Treat Rep 1981;65(suppl 5):3–7.
11 Grosvenor M, Bulcavage L, Chlebowski RT: Symptoms potentially influencing weight loss in a cancer population. Cancer 1989;63:330–334.
12 Brennan MF: Uncomplicated starvation versus cancer cachexia. Cancer Res 1977; 37:2359–2364.

13 Young VR: Energy metabolism and requirements in the cancer patient. Cancer Res 1977;2336–2347.
14 Ollenschläger G: Zur Pathogenese und Therapie der Malnutrition in der Onkologie. Z Ernährungswiss 1982;21(2):124–145.
15 Müller MJ, Hesch RD: Syndromes related to defective iodothyronine metabolism. Horm Metab Res 1984;14(suppl):93–105.
16 Ramadori G, Meyer zum Büschenfelde KH: Die Akutphase-Reaktion und ihre Mediatoren, Teil II: Tumor-Nekrose-Faktor alpha und Interleukin 6. Z Gastroenterol 1990;28:14–21.
17 Beutler B, Cerami A: Cachectin, cachexia and shock. Ann Rev Med 1988;39:75–83.
18 Mahony SM, Beck SA, Tisdale MJ: Comparison of weight loss induced by recombinant tumour necrosis factor with that produced by a cachexia-inducing tumour. Br J Cancer 1988;57:385–389.
19 Balkwill F, Burke F, Talbot D, et al: Evidence for tumour necrosis factor/cachectin production in cancer. Lancet 1987;ii:1229–1232.
20 Selby P, Hobbs S, Viner C, et al: Tumour necrosis factor in man: Clinical and biological observations. Br J Cancer 1987;56:803–808.
21 Aderka D, Fisher D, Levo Y: Cachectin/tumour-necrosis factor production by cancer patients. Lancet 1985;ii:1190.
22 Knox LS, Crosby LO, Feurer ID, et al: Energy expenditure in malnourished cancer patients. Ann Surg 1983;197:152–162.
23 Eden E, Edström S, Bennegard K, et al: Glycerol dynamics in weight-losing cancer patients. Surg 1985;97(2):176–184.
24 Shaw JHF, Wolfe RR: Fatty acid and glycerol kinetics in septic patients and in patients with gastrointestinal cancer. Ann Surg 1987;205(4):368–376.
25 Selberg O, McMillan DC, Preston T, et al: Palmitate turnover and its response to glucose infusion. Clin Nutr 1990;9:150–156.
26 Fearon KCH: Hormonal and nutritional factors contributing to tumour cachexia, in Müller MJ, Danforth E, Burger AG, Siedentopp U (eds): Hormones and nutrition in obesity and cachexia. Heidelberg, Springer, 1990, pp 86–94.
27 Torti FM, Dieckmann B, Beutler B, et al: A macrophage factor inhibits adipocyte gene expression: An in vitro model of cachexia. Science 1985;229:867–869.
28 Brenneman DE, Mathur SN, Spector AA: Characterization of the hyperlipidemia in mice bearing the Ehrlich ascites tumor. Eur J Cancer 1975;11:225–230.
29 Dilman VM, Berstein LM, Ostroumova MN, et al: Peculiarities of hyperlipidaemia in tumour-bearing patients. Br J Cancer 1981;43:637–643.
30 Starnes HF, Warren RS, Jeevanandam M: Tumor necrosis factor and the acute metabolic response to tissue injury in man. J Clin Invest 1988;82:1321–1325.
31 Kawakami M, Murase T, Ogawa H, et al: Human recombinant TNF suppresses lipoprotein lipase activity and stimulates lipolysis in 3T3-L1 cells. J Biochem 1987; 101:331–338.
32 Eden E, Edström S, Bennegard K: Glucose flux in relation to energy expenditure in malnourished patients with and without cancer during periods of fasting and feeding. Cancer Res 1984;44:1718–1724.
33 Lundholm K, Holm G, Schersten T: Insulin resistance in patients with cancer. Cancer Res 1978;38:4665–4670.
34 Evans DA, Jacobs DO, Revhaug A, Wilmore DW: The effects of tumor necrosis factor and their selective inhibition by Ibuprofen. Ann Surg 1989;209(3):312–321.

35 Evans RD, Argiles JM, Williamson DH: Metabolic effects of tumour necrosis factor-alpha (cachectin) and interleukin-1. Clin Sci 1989;77:357–364.
36 Holroyde CP, Axelrod RS, Skutches CL, et al: Lactate metabolism in patients with metastatic colorectal cancer. Cancer Res 1979;39:4900–4904.
37 Shaw JHF, Humberstone DM, Wolfe RR: Energy and protein metabolism in sarcoma patients. Ann Surg 1988;207(3):283–289.
38 Heber D, Chlebowski RT, Ishibashi DE, et al: Abnormalities in glucose and protein metabolism in noncachectic lung cancer patients. Cancer Res 1982;42:4815–4819.
39 Burt ME, Aoki T, Gorschboth CM, et al: Peripheral tissue metabolism in cancer-bearing man. Ann Surg 1983;198:685–691.
40 Jasani B, Donaldson LK, Ratcliff ED, et al: Mechanism of impaired glucose tolerance in patients with neoplasia. Br J Cancer 1978;38:287–292.
41 Fearon KCH, Hansell DT, Preston T, et al: Influence of whole body protein turnover rate on resting energy expenditure in patients with cancer. Cancer Res 1988;48:2590–2595.
42 Rennie MJ, Edwards RHT, Emery PW, et al: Depressed protein synthesis is the dominant characteristic of muscle wasting and cachexia. Clin Phys 1983;3:387–398.
43 Stein TP: Cachexia, gluconeogenesis and progressive weight loss in cancer patients. J Theor Biol 1978;73:51–59.

Schauder P (Hrsg): Ernährung und Tumorerkrankungen.
Basel, Karger, 1991, pp 213–222.

Physische und biochemische Charakteristika der Tumorkachexie

Ulrich Keller

Kantonsspital, Departement Innere Medizin, Universität Basel

Die Tumorkachexie ist ein komplexes Stoffwechselsyndrom, das sich klinisch durch progressiven Gewichtsverlust auszeichnet. Es wurde geschätzt, daß bis zu ⅔ aller Malignompatienten an den Folgen der Tumorkachexie sterben [1–3].

Obwohl bei einer Tumorkachexie oft bereits ein terminales Malignomstadium vorliegt, gibt es auch Tumoren mit Gewichtsverlust schon im Frühstadium. Die Erkennung der Tumorkachexie ist einerseits wichtig zur eventuellen Früherkennung eines Tumorleidens, anderseits zur Behandlung allfälliger Komplikationen einer Unter- oder Fehlernährung.

Tabelle 1 zeigt, daß der Gewichtsverlust bei verschiedenen Tumorleiden *unterschiedlich* ist, und nicht eindeutig abhängig von der Tumormasse [4]. Z. B. haben Patienten mit Mammakarzinom – auch bei schon fortgeschrittenem Tumorleiden – meistens relativ wenig Gewichtsverlust. Auf der anderen Seite sind Magen-Darm-Karzinome, insbesondere Pankreas- und Magenkarzinom, häufig mit erheblichem Gewichtsverlust verbunden. Diese Tatsache weist darauf hin, daß nicht nur die Tumormasse an sich, sondern auch zusätzlich Komplikationen oder Mediatoren des Tumors schuld an der Tumorkachexie sind.

Entstehungsmechanismen

Abbildung 1 zeigt drei Komponenten der Entstehung einer Tumorkachexie: Erstens ist der Stoffwechsel bei Tumorkachexie *verändert*, so daß sich Tumorpatienten stoffwechselmäßig von gewichtsverlierenden Kontrollen («Weight losing matched controls») unterscheiden. Die Faktoren, die für diese Stoffwechselveränderungen schuldig sind, sind einerseits bekannte Hormone, anderseits Mediatoren wie Zytokine, für die wir als Stoffwechselregulatoren heute erst beschränkte Kenntnisse haben.

Hierher gehören auch sekundäre Infekte, die einerseits die Nah-

Tabelle 1. Gewichtsverlust bei Tumorpatienten

Tumor-Typ	Anzahl Patienten	Gewichtsverlust in 6 Monaten (%)
Mammakarzinom	289	6
Sarkom	189	7
Non-Hodgkin-Lymphom (ungünstige Prognose)	311	15
Kolonkarzinom	307	14
Prostatakarzinom	78	10
Kleinzelliges Bronchuskarzinom	436	14
Bronchuskarzinom, nicht kleinzellig	590	15
Pankreaskarzinom	111	26
Magenkarzinom	179	30
Total	2918	16

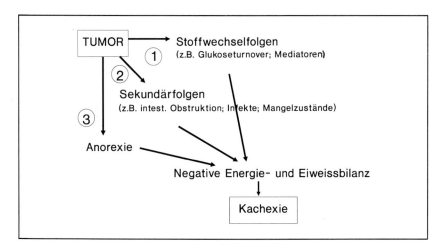

Abb. 1. Tumorkachexie. Komponenten der Entstehung.

rungsaufnahme vermindern, andererseits einen Hypermetabolismus verursachen können.

Zweiter Mechanismus für die Kachexie sind Tumorfolgen, die direkt die Nahrungszufuhr oder deren Aufnahme beeinträchtigen. Dies betrifft insbesondere gastrointestinale Tumoren. Spezifische Mangelzustände können durch Malabsorption oder Maldigestion, und vor allem bei Tumoren des Magen-Darm-Traktes auftreten.

Eine dritte, wichtige Komponente ist die Anorexie bei Tumorpatienten, die vielfältige Ursachen hat. Zytokine wie Interleukin-1 sind anorexigen; die Nahrungszufuhr wird hauptsächlich beeinträchtigt durch Tumorwirkungen auf die Motilität des Magen-Darm-Traktes oder auf die Durchblutung von Organen. Eine Anorexie ist oft auch bedingt durch Medikamente wie Zytostatika. Diese wirkt sich besonders ungünstig aus, weil der Tumor und seine Folgen oft eine relative Steigerung des Grundumsatzes bewirkt. Die verminderte Nahrungszufuhr führt zu negativer Energie- und Eiweißbilanz und somit zur Tumorkachexie.

Körperzusammensetzung bei Tumorkachexie

Abbildung 2 zeigt die Körperzusammensetzung bei Männern und Frauen mit Bronchuskarzinom im Vergleich zu Kontrollen. Die Malignompatienten hatten eine selektive Verminderung der «Lean body mass», und damit vor allem der Muskulatur [5]. Kompensatorisch nahm die Weichteil- und Flüssigkeitsmasse zu. Diese Darstellung der Körperzusammensetzung zeigt, daß die Tumorkachexie selektiv die Abnahme der Körpermagermasse fördert, somit wird bei der Beurteilung des insgesamten Gewichtsverlustes der Schwund an wertvoller Körpermagermasse unterschätzt!

Es ist von Bedeutung, daß wir Tumorpatienten nicht nur wiegen, sondern auch versuchen, die Körpermagermasse (Lean body mass) zu beurteilen. Dies kann mittels Oberarmumfang- und Hautfaltendickemessungen erfolgen, oder auch mit biochemischen Methoden, wie z. B. mit der Bestimmung der Kreatinin-Ausscheidung im 24-h-Urin. Diese ist ein gutes Maß für die Körpermuskelmasse; sie wird in Beziehung zur Körpergröße angegeben.

Tabelle 2 zeigt die 90. Perzentile der Kreatinin-Ausscheidung, bezogen auf verschiedene Körperlängen. Die Kreatinin-Ausscheidung korreliert gut mit der Körpermuskelmasse, und damit mit der Lean body mass. Sie ist unzuverlässig als Spiegel der Muskelmasse bei einer verminderten Nierenfunktion sowie nach Zufuhr von Fleisch in der Nahrung.

Tabelle 2. 24-h-Kreatininausscheidung als Spiegel der Muskelmasse

	Größe (cm)	Unterer Normwert (90. Perzentile)
		Kreatinin (mmol/24 h)
Mann	160	11.7
	170	12.9
	180	14.5
Frau	150	7.5
	160	8.4
	170	9.5

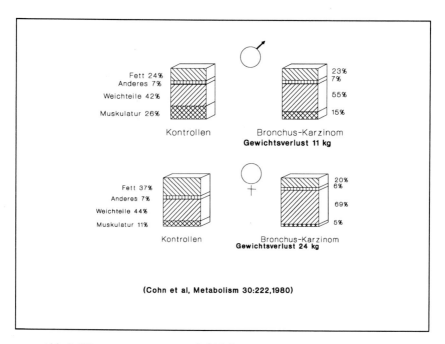

Abb. 2. Körperzusammensetzung bei Malignomen. Beispiel: Bronchuskarzinom.

Klinische und biochemische Folgen der Tumorkachexie

Tabelle 3 zeigt *klinische* und *biochemische* Merkmale der Tumorkachexie. Die Gewichtsabnahme ist besonders mit einer Muskelatrophie vergesellschaftet. Selten gibt es auch eine spezifische Tumor-Myopathie, die die verminderte muskuläre Kraft infolge Atrophie weiter verstärkt. Auch viszerale Organe zeigen eine Atrophie. Die Tumorkachexie zeigt oft unspezifische biochemische Veränderungen, wie Anämie, bei schwerer Proteinmalnutrition auch eine Hypoalbuminämie. Nicht ernährte Patienten mit Tumorkachexie neigen zu Nüchternhypoglykämien. Paradoxerweise kann es zu Dyslipidämien, mit Anstieg des Cholesterins, ähnlich wie bei Anorexia nervosa, kommen. Die Glukosetoleranz kann im Sinne einer pathologischen postprandialen Hyperglykämie vermindert sein. Ähnliche Beobachtungen werden diesbezüglich auch beim Fasten von Gesunden gemacht.

Tabelle 4 zeigt eine Übersicht über die wichtigsten Studien des *Kohlenhydratstoffwechsels* bei Tumorkachexie. Am häufigsten wurden ein gesteigerter Glukose-Turnover, eine gesteigerte Glukoseproduktion der Leber und eine Insulinresistenz beobachtet. Diese zusammen führen zu einer Glukoseintoleranz, welche sich durch abnorme Belastungsblutzuckerwerte auszeichnet. Die Glukoseproduktion ist zum Teil durch Steigerung der Glukoneogenese erhöht, zum Teil durch vermehrten Glykogenabbau. Ebenfalls ist der Cori-Zyklus als gesteigert beschrieben worden. Diese Produktionszunahme wird offenbar im Nüchternzustand durch einen Glukosemehrverbrauch mehr als wettgemacht – so sind die erniedrigten Blutzuckerwerte bei Fasten erklärbar.

Die vermehrte Glukoneogenese aus Laktat ist besonders interessant,

Tabelle 3. Merkmale der Tumorkachexie

Klinisch	Biochemisch
Gewichtsabnahme	Anämie
Anorexie	Hypoalbuminämie
Muskelatrophie	Hypoglykämie
Myopathie	Hyperlaktatämie
Fettabbau	Dyslipidämie
Kraftverlust	Glukoseintoleranz
Viszerale Organotrophie	

weil es offenbar Tumoren gibt, die glykolytisch vermehrt Laktat bilden. Daß es Tumoren gibt, die auch unter aeroben Bedingungen Laktat bilden, ist seit Warburg bekannt (aerobe Glykolyse) [11].

Tabelle 5 zeigt eine Zusammenfassung der Literatur über den *Proteinstoffwechsel* bei Patienten mit Tumorkachexie. Sieben Autoren berichteten über einen gesteigerten Gesamtkörper-Proteinturnover; einzelne Studien dokumentierten eine gesteigerte hepatische Proteinsynthese. Offenbar führt die Tumorkachexie zu einer Umverteilung der Körperproteine, im Sinne eines vermehrten Abbaus in der Muskulatur und zu einer gesteigerten Synthese viszeraler Proteine. Allerdings sind zwei Artikel veröffentlicht worden, in denen die Proteinsynthese als erniedrigt beschrieben worden ist – offenbar hängt der Proteinturnover vom Stadium der Tumorkachexie ab; bei sehr fortgeschrittenem Stadium kann die Steigerung infolge Substratmangels nicht mehr aufrechterhalten werden.

Tabelle 4. Kohlenhydratstoffwechsel bei der Tumorkachexie [1]

	Anzahl Referenzen
Glukoseintoleranz	2
Insulinresistenz	3
Verminderte Glukose-Clearance	2
Abnorme Insulinsekretion	1
Gesteigerte Glukoseproduktion	7
Gesteigerter Glukose-Turnover	4
Gesteigerte Gluconeogenese	3
Gesteigerte Cori-Zyklusaktivität	1

Tabelle 5. Proteinstoffwechsel bei der Tumorkachexie

	Anzahl Referenzen
Gesteigerter Protein-Turnover	7
Verminderte Proteinsynthese in der Leber	2
Verminderte Proteinsynthese in Muskeln	2
Verminderte ^{14}C-Leucin-Inkorporation in Muskeln	1
Gesteigerte hepatische Proteinsynthese	6
Persistierender Muskeleiweißabbau	3
Erniedrigte verzweigtkettige Aminosäuren im Serum	1

Tabelle 6. Abnormitäten des Fettstoffwechsels bei der Tumorkachexie

	Anzahl Referenzen
Fettverlust, relativ ausgeprägter als Eiweißverlust	3
Verminderte Gesamtkörperlipide	1
Gesteigerte Lipolyse	3
Verminderte Lipogenese	1
Hyperlipidämie	3
Gesteigerter Fettsäuren- und Glyzerin-Turnover	1
Verminderte Fettsäurenoxidation durch Glukose	1
Verminderte Lipoproteinlipase-Aktivität	1

Tabelle 6 zeigt die wichtigsten publizierten Befunde über den *Fettstoffwechsel* bei Patienten mit Malignomen und Gewichtsverlust. Eine Hyperlipidämie im Sinne einer gemischten Vermehrung von Cholesterin und Triglyzeriden wurde in drei Studien beobachtet; der Fettabbau wurde als ausgeprägter als der Eiweißverlust beobachtet. Der Fettsäuren-Turnover und die Lipolyse sind offenbar erhöht, als Spiegel des beschleunigten Fettabbaus. Der Nachweis einer verminderten Lipoproteinlipaseaktivität stellt *eine* Erklärung der Hyperlipidämie (insbesondere verminderte Klärung triglyzeridreicher Fettpartikel im Blut) dar. Beim Fasten ist der Seruminsulinspiegel erniedrigt, nicht jedoch bei Tumorpatienten.

Sämtliche Referenzen sind in der Arbeit von Kern et al. aufgeführt [1].

Tabelle 7 zeigt den *Ruhe-Energieverbrauch* und die Substratoxidationsraten bei Malignompatienten und bei Kontrollen. Die Angaben in der Literatur bezüglich Grundumsatz sind widersprüchlich; sie zeigen eine erhebliche Streuung der Werte. Wenn Tumorpatienten mit gewichtsverlierenden Kontrollen ohne Tumorbefall verglichen wurden, zeigte doch die Mehrzahl der Arbeiten eine Steigerung des Ruhe-Energieverbrauchs. Der Energieverbrauch war bei metastasierenden Tumoren stärker gesteigert als bei solchen mit lokalisierten Malignomen. Sehr große Tumoren, wie Sarkome, steigern den Energieverbrauch, vermutlich durch die Tumormasse selbst – bei Sarkomen ist eine lineare Korrelation zwischen Tumorgröße und Grundumsatz gerichtet worden.

Tabelle 8 zeigt die Stoffwechselantwort auf eine vollständig intravenöse *Ernährung* bei Tumorpatienten im Vergleich zu Kontrollen (Fastende; Polytraumapatienten). Auch in dieser Beziehung wird offensichtlich,

Tabelle 7. Ruhe-Energieverbrauch und Substrat-Oxidationsraten bei Malignompatienten und bei Kontrollen (X ± SD) [9]

Patienten	Anzahl Patienten	Ruhe-Energie-verbrauch (kcal/kg/Tag)	Oxidationsraten (g/kg/Tag)	
			Kohlenhydrate	Fett
Kontrollen	10	17.8 ± 2.9	1.66 ± 0.67	1.30 ± 0.90
Malignompatienten				
lokalisierter Tumor	9	21.4 ± 3.7*	1.85 ± 1.03	1.61 ± 0.90
metastasierender T.	3	24.0 ± 2.6*	1.62 ± 0.35	1.87 ± 0.17*

* $p < 0.05$ versus Kontrollen

daß Malignompatienten sich von gewichtsverlierenden fastenden Kontrollen ohne Malignome unterscheiden, während dem die Stoffwechselantwort bei Malignomen ähnlich ist wie diejenige bei Polytrauma, was gemeinsame Mediatoren als Grundlage vermuten läßt. Die Malignompatienten zeigen unter intravenöser Ernährung eine Zunahme des Gesamtkörper-Eiweißturnovers, was darauf hinweist, daß der Eiweißverlust auch durch eine adäquate parenterale Ernährungstherapie nicht vermieden werden kann. Die Eiweißsynthese wird zwar erhöht, jedoch kann kein beliebig vermehrter Eiweißanbau erzielt werden.

Tabelle 8. Stoffwechselantwort auf eine intravenöse Ernährung beim Fasten, bei Polytrauma und bei Tumorpatienten [10]

Parameter	Fasten	Polytrauma	Malignom
Glukose	↑	↑	↑
Seruminsulin	↑	↑	↑
Stickstoff-Bilanz	+	+/−	+
Ganzkörper-Eiweiß-Turnover	↓	↑	↑
Ganzkörper-Eiweiß-Synthese	↓	↑	+/−
Gluconeogenese von Aminosäuren	↓	↓	↓

↑ = Zunahme
↓ = Abnahme

Mediatoren der Tumorkachexie

Zytokine und Tumorkachexie: Die Pathogenese dieser biochemischen Abnormitäten bei der Tumorkachexie ist nicht restlos geklärt; eindeutig ist, daß sie vorwiegend auf Stoffwechselveränderungen *im Wirt*, nicht im Tumor, zurückzuführen sind. Die Befunde lassen auf Signalmoleküle im Blut schließen, die einerseits zu Anorexie, andererseits zu Abnormitäten des Kohlenhydrat-, Eiweiß- und Fettstoffwechsels führen. Zytokine, wie Interleukin-1, zeigen alle diese Effekte. Interleukin-1 und Tumor necrosis factor (TNF_α) können die Nahrungszufuhr von tumortragenden Tieren vermindern; Tumor necrosis factor führt zu Eiweißkatabolismus, und zu einer vermehrten Synthese von Akutphasenproteinen [7]. TNF_α-Gabe führt zu einer Hyperlipidämie als Folge einer gestörten Lipidklärung durch Verminderung der Lipoproteinlipaseaktivität.

Die hier beschriebenen Abnormitäten des Kohlehydrat-, Eiweiß- und Fettstoffwechsels sind Grundlagen für veränderte nutritive Bedürfnisse; sie sind damit Voraussetzung für eine adäquate Ernährung. Mit der Therapie soll den Folgen des abnormen Intermeditärstoffwechsels entgegengewirkt, und damit der beschleunigte Eiweißverlust und dessen Folgen möglichst aufgehalten werden.

Die Tumorkachexie muß als selbständige negative Auswirkung eines Malignoms erkannt, im Gesamtrahmen der Erkrankung beurteilt und gezielt behandelt werden.

Die Häufigkeit der Tumorkachexie bei Krebspatienten und ihre negativen Auswirkungen auf Komplikationen und Mortalität sollten weitere Studien zu ihrer Pathogenese und Therapie stimulieren.

Literatur

1   Kern KA, Norton JA: Cancer cechexia. JPEN 1988;12:286–298.
2   Lundholm K, Edstrom S, Ekman L: A comparative study of the influence of malignant tumor on host metabolism in mice and man. Cancer Res 1978;42:453–461.
3   Eden E, Edstrom S, Bennegard K, et al: Glucose flux in relation to energy expenditure in malnourished patients with and without cancer during periods of fasting and feeding. Cancer Res 1984;44:1718–1724.
4   DeWys WD, Begg D, Lavin PT, et al: Prognostic effect of weight loss prior to chemotherapy in cancer patients. Am J Med 1980;69:491–497.
5   Cohn SH, Gartenhaus W, Sawitsky A, Rai K, et al: Compartmental body composition of cancer patients by measurement of total body nitrogen, potassium and water. Metabol 1980;30:322.

6   Beutler B, Cerami A: Cachectin: More than a tumor necrosis factor. N Engl J Med 1981;316:379–385.
7   Long CL, Merrick HW, Dennis RS, et al: Energy requirements for cancer patients. Cancer Bull 1982;34:155.
8   Shaw JHF, Wolfe RR: Fatty acid glycerol kinetics in septic patients and in patients with gastrointestinal cancer. The response to glucose infusion and parenteral feeding. Ann Surg 1977;205:368–376.
9   Arbeit JM, Lees DE, Corsey R, Brennan MF: Resting energy expenditure in controls and in cancer patients with localized and diffused disease. Ann Surg 1984;199:292–298.
10 Brennan MF: Total parenteral nutrition in the cancer patient. N Engl J Med 1981;305:375–382.
11 Warburg O: Stoffwechsel der Tumoren. Naturwiss 1954;41:485.

Schauder P (Hrsg): Ernährung und Tumorerkrankungen.
Basel, Karger, 1991, pp 223–233.

Kachexie als eigenständiger Prognosefaktor bei Tumorleiden

Walter F. Jungi

Medizinische Klinik C, Kantonsspital, St. Gallen

Kachexie und Gewichtsverlust gehören zum «typischen» Bild des Krebskranken, sind aber keineswegs so häufig wie von Laien angenommen. Neben den bekannten prognostischen Faktoren wie Tumortyp, Tumorstadium, Alter, Allgemeinzustand und Geschlecht spielt auch der Gewichtsverlust bis zur Diagnose bzw. vor Therapie ohne Zweifel eine wichtige Rolle. Das Ausmaß der Kachexie variiert sehr stark von Tumor zu Tumor, am geringsten ist es bei malignen Lymphomen (31%), insbesondere bei niedriger Malignität, am höchsten bei Tumoren des Magen-Darmtrakts (Magen 87%) und des Pankreas [5] (Tab. 1). Diese Unterschiede sind charakteristisch für die Entstehung bzw. die metabolischen Auswirkungen des betreffenden Tumors. Tumoren mit rasch eintretendem, hohem Gewichtsverlust werden im allgemeinen früher diagnostiziert. Andere führen erst spät zu erheblichem Gewichtsverlust und werden entsprechend später entdeckt.

Gewichtsverlust bzw. Kachexie können durch zwei pathogenetische Mechanismen entstehen. Einerseits mangelnde Nahrungsaufnahme, also Anorexie, andererseits erhöhter Verbrauch durch gesteigerten oder veränderten Wirtsmetabolismus infolge Tumorerkrankung [25, 26]. Gewichtsverlust resultiert, wenn der Verbrauch die Zufuhr an Energie überwiegt. Dieses Ungleichgewicht kann durch vollständige Entfernung des Tumors korrigiert werden [28]. Wie verschiedene Untersucher [2, 3, 5–7, 19, 20, 30] gezeigt haben, ist Kachexie nicht in erster Linie die Folge verminderter Nahrungsaufnahme, sondern inhärentes Charakteristikum bestimmter Tumoren bzw. bestimmter Patienten. (Für Einzelheiten sei auf

Tabelle 1. Häufigkeit von Gewichtsverlust (%) bei Tumorpatienten der ECOG [5])

Tumor-Typ	Patienten	Gewichtsverlust (%) in den 6 Monaten vor Behandlung			
	(n)	0	0–5	5–10	>10
Non-Hodgkin-Lymphome, günstige Histologie	290	69	14	8	10
Brust	289	64	22	8	6
Akute, nicht lymphatische Leukämie	129	61	27	8	4
Sarkome	189	60	21	11	7
Non-Hodgkin-Lymphome, ungünstige Histologie	311	52	20	13	15
Kolon	307	46	26	14	14
Prostata	78	44	28	18	10
Lunge kleinzellig	436	43	23	20	14
Lunge nicht-kleinzellig	590	39	25	21	15
Pankreas	111	17	29	28	26
Magen, nicht meßbar	179	17	21	32	30
Magen, meßbar	138	13	20	29	38
Total	3047	46	22	17	15

die Beiträge von Müller und Keller in diesem Band sowie die Arbeiten von Daly [4], Grosvenor [10] und Kisner verwiesen [12].)

Kachexie als eigenständiger Prognosefaktor

Es überrascht, wie wenig Beachtung dem Gewichtsverlust als prognostischem Faktor in klinischen Studien geschenkt wurde und wird. So wird er im Standardwerk von Staquet gerade dreimal erwähnt, bei Myelom, Lungen- und Dickdarmkarzinom [23]. Gewichtsverlust ist keineswegs generell bei allen Tumorleiden von prognostischer Bedeutung. Je nach Tumortyp ist sie mehr oder weniger oder überhaupt nicht von derjenigen anderer, bereits erwähnter Faktoren zu trennen. So bildet Gewichtsverlust z. B. nur einen Teil der offiziell anerkannten Allgemeinsymptome bei Morbus Hodgkin, zusammen mit Fieber und Nachtschweiß [27]. Bei verschiedenen Malignomen ist die eigenständige Rolle des Gewichtsverlusts bezüglich Prognose nicht analysiert worden. Die ausführlichsten und gründlichsten Untersuchungen zu diesem Thema hat die Gruppe von DeWys unternommen, insbesondere am großen Patientengut der Eastern Cooperative Oncology Group (ECOG) [5].

Er untersuchte 3047 Patienten in 12 Chemotherapie-Studien bezüglich der prognostischen Bedeutung des Gewichtsverlusts für Behandlungserfolg und Überleben. In 9 Protokollen war die mittlere Überlebenszeit bei Gewichtsverlust signifikant verkürzt (Tab. 2). Bei 9 Tumoren korrelierte der Gewichtsverlust mit dem Allgemeinzustand (AZ), mit den zwei Ausnahmen Magen- und Pankreas-Karzinom. Er teilte die Patienten bezüglich Kachexie in 3 Gruppen ein:
- niedriger Gewichtsverlust (0–5% des Körpergewichts)
- mittlerer (5–10% des Körpergewichts)
- ausgeprägter (≥10% des Körpergewichts)

In jeder dieser 3 Kategorien war der Gewichtsverlust bei den Patienten mit hohem Aktivitätsindex (AI), d. h. weniger stark reduziertem Allgemeinzustand, geringer als bei denjenigen mit tiefem Aktivitätsindex, so

Tabelle 2. Auswirkung des Gewichtsverlusts bezüglich Überleben [5])

Tumor-Typ	Mittlere Überlebenszeit (Wochen)		p
	ohne Gewichtsverlust	mit Gewichtsverlust	
Non-Hodgkin-Lymphome, günstige Histologie	*	138	<0,01
Brust	70	45	<0,01
Akute, nicht-lymphatische Leukämie	8	4	N.S.
Sarkome	46	25	<0,01
Non-Hodgkin-Lymphome, ungünstige Histologie	107	55	<0,01
Kolon	43	21	<0,01
Prostata	46	24	<0,05
Lunge kleinzellig	34	27	<0,05
Lunge nicht-kleinzellig	20	14	<0,01
Pankreas	14	12	N.S.
Magen, nicht meßbar	41	27	<0,05
Magen, meßbar	18	16	N.S.

* Nur 20 von 199 Patienten gestorben, Überlebenszeit daher nicht abzuschätzen.

z. B. in der Gruppe mit geringem Gewichtsverlust 26–29 % bei hohem AI vs. 54–84 % bei tiefem AI, dagegen in der Gruppe mit massivem Gewichtsverlust 78–86 vs. 88–91 %. Die Mehrheit der Patienten mit niedrigem Aktivitätsindex, also deutlich reduziertem Allgemeinzustand, verlor an Gewicht [7].

Diese Zahlen zeigen, daß trotz gewisser teilweiser Überschneidung mit dem Aktivitätsindex dem Gewichtsverlust eine eigenständige prognostische Rolle zukommt, insbesondere bei ambulanten Patienten. Gewichtsverlust und Allgemeinzustand haben ohne Zweifel eine gemeinsame Basis. Gewichtsverlust kann aber auch ohne weitere Verschlechterung des Allgemeinzustands eintreten, insbesondere als Muskelschwund bzw. Fettverlust. Verschlechterung des AZ ohne Gewichtsverlust kann andererseits auf Vermehrung des Körperfetts oder -wassers oder auf andere Ursachen wie Anämie oder Schmerz zurückgeführt werden [7].

Den Beziehungen zwischen Gewichtsverlust, Tumorausdehnung (Tumorstadium) und *Überlebenschancen* ist ebenfalls die Arbeitsgruppe von DeWys [5] nachgegangen. Bei 9 der 12 untersuchten Malignome bestand eine statistisch signifikante negative Korrelation zwischen Gewichtsverlust und Überlebenszeit. Bei Sarkomen, Non-Hodgkin-Lymphomen ungünstiger Histologie, Kolon- und Prostatakarzinomen lebten Patienten mit Gewichtsverlust nur halb so lang wie solche ohne. Bei 4 von 9 untersuchten Tumoren war ein prognostischer Effekt des Gewichtsverlusts in allen Tumorstadien zu beobachten. Dies gilt vor allem für das Kolon-Karzinom, aber auch für Mamma-, Prostata- und nicht meßbares Magenkarzinom. Bei Patienten mit Lungenkrebs jeder Histologie und Sarkomen wirkte sich jedoch Gewichtsverlust nur bei Patienten mit geringer Tumorausdehnung auf das Überleben aus; bei Pankreas- und meßbarem Magenkrebs hatte die Kachexie überhaupt keine prognostische Bedeutung. Interessant ist in der ganzen ECOG-Analyse die Beobachtung, daß bereits ein sehr geringer Gewichtsverlust von weniger als 5 % des Körpergewichts die Prognose beeinflußt, ganz besonders bei Patienten mit sonst günstiger Prognose. Je fortgeschrittener, ausgedehnter eine Tumorerkrankung, desto häufiger ist Gewichtsverlust. Dieser Zusammenhang erreicht aber nur beim Mammakarzinom statistische Signifikanz [5, 7].

Leider existieren sonst fast keine analogen Untersuchungen in ähnlich großen Kollektiven [29]. Überraschenderweise finden sich auch wenige Ergebnisse entsprechender Untersuchungen an Tiertumoren.

Im Hinblick auf die Chancen eines *Ansprechens auf eine Tumorthera-*

pie war Gewichtsverlust bei Brustkrebs, akuten Leukämien, Kolon-Karzinom und nicht-kleinzelligem Bronchial-Karzinom von negativer prognostischer Bedeutung, aber nur beim Mammakarzinom erreichte dies statistische Signifikanz.

Prognosefaktoren dienen nicht nur der Abschätzung des Spontanverlaufs einer Tumorerkrankung, sondern stellen vor allem entscheidende Kriterien zur Wahl der im konkreten Fall adäquaten Tumortherapie dar. Der Erfassung des Ernährungszustands bzw. des vorausgegangenen Gewichtsverlusts kommt dabei eine große Bedeutung zu. Sie sollte es ermöglichen, aggressive, risikoreiche Therapien Patienten mit ungünstiger Ausgangslage und schlechten Erfolgsaussichten zu ersparen bzw. solche Risikopatienten einer gezielten Ernährungstherapie zuzuführen, um gegebenenfalls später eine erfolgversprechende Behandlung erst zu ermöglichen.

Prognostische Bedeutung des Gewichtsverlusts bei verschiedenen Organtumoren

Lungenkrebs

Der Gewichtsverlust ist bei Patienten mit Lungenkrebs ein relativ häufiges Symptom, insbesondere bei der kleinzelligen Form. Dies hat die Arbeitsgruppe von DeWys bestätigt [5]. Die mittlere Überlebenszeit von Patienten mit kleinzelligem Bronchuskarzinom und nennenswertem Gewichtsverlust betrug 27, ohne Gewichtsverlust 34 Wochen, bei nichtkleinzelligen Bronchuskarzinomen lauten die Zahlen 14 und 20 Wochen. Lanzotti [14] wies an über 400 Patienten mit inoperablem Lungenkrebs nach, daß dem Gewichtsverlust bei Patienten mit «limited disease» die wichtigste prognostische Rolle zukommt, gefolgt von anderen Allgemeinsymptomen, supraklavikulären Metastasen und Alter. Bei Patienten mit «extensive disease» sind Symptomatik und Alter wichtiger als Gewichtsverlust und Fernmetastasen. Lanzotti et al. weisen auf die Wichtigkeit dieses Parameters als Stratifikationsfaktor für Behandlungsstudien bei Patienten mit Lungenkrebs hin. Stanley [22] stellt die Ergebnisse der ausgedehnten Untersuchungen der Veterans Administration Lung Group (VALG) zusammen und stellt sie denjenigen der Eastern Cooperative Oncology Group (ECOG) gegenüber. Wie bei Lanzotti ist Gewichtsverlust der wichtigste prognostische Faktor bei kleinzelligen Bronchuskarzinomen, während er in der ECOG nur den 5. Rang belegt (hinter Anorexie, Knochenschmerzen, Lebermetastasen und Aktivitätsindex). Bei Patienten mit inoperablem, nicht kleinzelligem Lungenkrebs ist Kachexie der drittwichtigste prognostische Faktor, nach Aktivitätsindex und Tumorstadium, in der ECOG ist er an zweiter Stelle. Im Gegensatz dazu hat der hier seltenere (nur in 10,6% >10%) Gewichtsverlust bei operablem nicht-kleinzelligem Bronchialkarzinom keine prognostische Bedeutung. Diese Ergebnisse werden von der Lung Cancer Study Group bestätigt [9], wo Gewichtsverlust weder Rezidivhäufigkeit noch Überleben beeinflußte.

Lagakos [13] stellt die Ergebnisse der ECOG bei inoperablen Lungenkarzinomen getrennt nach Zelltyp zusammen, die für Plattenepithel-, großzellig-anaplastische und Adenokarzinome eine wesentliche prognostische Bedeutung des Gewichtsverlusts (>5% in den 6 Monaten vor Therapie) nachweisen: die geschätzte mittlere Überlebenszeit war bei untergewichtigen Patienten 6–9 Wochen verkürzt.

Zelen [31] zeigt, daß ein Verlust von 10 Pfund vor Therapiebeginn das mittlere Überleben bei fortgeschrittenem Bronchialkarzinom (extensive disease) um 6 Wochen verkürzte.

Costa et al. [2] analysierten Häufigkeit, zeitliches Auftreten und Schweregrad des Gewichtsverlusts bei 479 Patienten des Roswell Park Memorial Institute. Fünfzig davon, die in kurativer Absicht operiert werden konnten, wurden prospektiv weiterverfolgt und nach Zusammenhängen zwischen Rückfall/Überleben und Gewichtsverlauf untersucht. Bereits auf den ersten Blick war augenfällig, daß ein früher Gewichtsverlust (innerhalb 60 Tagen) von mindestens 5% ominös war und zu raschem Ableben führte. Costa teilte seine Patienten aufgrund des Verlaufs schließlich in 6 Gruppen (vgl. Abb. 1):

Gruppe 1: Pure losers (anhaltender Gewichtsverlust),

Gruppe 2: Conditional losers (vorübergehender Gewichtsverlust, Wiederanstieg),

Gruppe 3: Extrapolated losers (unvollständige Daten, Gewichtsverlust über 5% innerhalb 60 Tagen),

Gruppe 4: Extrapolated conditional losers (unvollständige Daten, weniger als 5% Gewichtsverlust),

Gruppe 5: Pure keepers (kein Gewichtsverlust),

Gruppe 6: Extrapolated keepers (unvollständige Daten, ohne Gewichtsverlust).

Gruppe 1–4, die alle mindestens einmal mehr als 5% Gewicht verloren hatten, wurden zu «Losers», Gruppe 5–6 zu «Keepers» zusammengefaßt und einander grafisch gegenübergestellt (Abb. 1). Die prognostische Bedeutung der Kachexie war in allen wichtigen Untergruppen sichtbar,

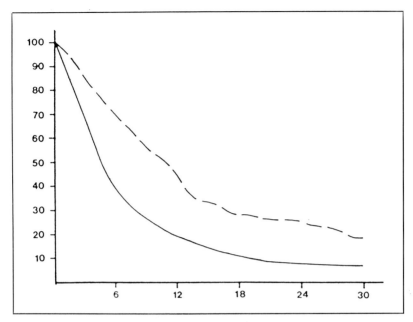

Abb. 1. Überleben von Lungenkarzinompatienten in Abhängigkeit vom Gewichtsverlust. (–) = mit («all losers», n = 204) (– – –) = ohne Gewichtsverlust («all keepers» n = 217); p <0,01 [2].

also bei kleinzelligen und nicht-kleinzelligen Tumoren. Besonders aufschlußreich ist der Verlauf bei den 50 operierten Patienten. Erneuter bzw. weiterer Gewichtsverlust war ein sehr frühes Zeichen des Rezidivs und würde ein solches bereits vor seinem radiologischen Nachweis annehmen lassen. Costa zeigt auch, daß die Kachexie keineswegs immer auf verminderte Nahrungsaufnahme zurückzuführen ist. Diese ist nur bei männlichen Patienten vermindert, was auch Valdivieso [28] und DeWys [7] bestätigen. Im postoperativen Verlauf bestand keine Korrelation zwischen Nahrungsaufnahme und Gewichtsverlust. Es müssen, wie oben erwähnt, tumorspezifische, metabolische Veränderungen mitverantwortlich gemacht werden.

Hyperalimentation konnte den Verlauf bei Patienten mit kleinzelligem Lungenkrebs nicht wesentlich beeinflussen [21, 28].

Kolorektale Karzinome

An einer Serie von 1314 Patienten mit fortgeschrittenem meßbaren Kolon- oder Rektumkarzinom, die alle im Rahmen von Studien der

ECOG behandelt wurden, zeigten Lavin et al. [15], daß nach dem initialen Aktivitätsindex dem Gewichtsverlust innert 6 Monaten vor Studienbeginn die wichtigste prognostische Bedeutung zukam. Patienten mit Gewichtsverlust in den 6 Wochen vor Therapiebeginn überlebten im Mittel 24, Patienten ohne Gewichtsverlust 42 Wochen, die Remissionsraten unterschieden sich nur gering (10% vs. 16%). Die Gruppe fordert die Berücksichtigung des Gewichtsverlusts als Stratifikationsfaktor für alle zukünftigen Behandlungsstudien bei kolorektalen Karzinomen. Ähnliche Zahlen gibt DeWys in seiner großen Übersichtsarbeit [5]. Der Gewichtsverlust war in allen 3 Stadien der Tumorausdehnung von prognostischer Bedeutung, wobei dieser Unterschied in der fortgeschrittensten Kategorie nicht mehr statistisch signifikant war. Interessanterweise konnten weder Heim et al. [11] noch Nixon und Rudman [17, 18] durch eine parenterale Überernährung Remissions- oder Überlebenschance bei Patienten mit kolorektalen Karzinomen verbessern. In der Mannheimer Studie von Heim betrug die mittlere Überlebenszeit in beiden Gruppen 8 Monate, die Remissionsrate bei den nicht hyperalimentierten 20%, während in der parenteral ernährten Gruppe kein einziger Patient eine Teilremission erreichte. Bei Nixon war der Verlauf nach Hyperalimentation sogar ungünstiger als ohne!

Magen- und Pankreaskarzinom

Leider liegen über diese beide Tumoren nur wenige Angaben vor. In der großen Übersichtsarbeit von DeWys [5] weisen Patienten mit diesen beiden Karzinomen wohl häufig Gewichtsverlust auf, dieser ist aber nicht von prognostischer Bedeutung. Es besteht auch kein Zusammenhang zwischen Gewichtsverlust und Allgemeinzustand. Auch bei Aufteilung in die verschiedenen Tumorstadien zeigte sich kein Einfluß des Gewichtsverlusts auf das Überleben, mit Ausnahme von Patienten mit nicht meßbarem Magenkarzinom. DeWys stellt fest, daß bei diesen beiden Karzinomen der Gewichtsverlust ein reines Hungerphänomen darstellt und daher von geringerer prognostischer Bedeutung ist als bei anderen Tumoren, in denen Gewichtsverlust und Anorexie erst in Spätstadien auftreten und dann Leitsymptome darstellen.

Brustkrebs

Swenerton et al. [24] analysierten 619 Patienten mit metastasierendem Brustkrebs aus dem M.D. Anderson-Hospital in Houston bezüglich prognostischer Faktoren. Sie zeigten, daß sowohl Aktivitätsindex sowie Gewichtsverlust eng korrelieren mit Remissionsrate und Überleben. In den 3 Gruppen <5%/5–10%/>10% Gewichtsverlust betragen die Raten objektiver Remissionen 71, 56 und 42%, die mittlere Überlebenszeit 104, 79 und 59 Wochen. Alle Unterschiede sind statistisch signifikant. Zu analogen Schlüssen kommt DeWys [6], der über eine signifikant geringere Remissionsrate bei kachektischen Brustkrebspatientinnen berichtet.

Andere Malignome

Untersuchungen bei anderen Malignomen sind selten, am ehesten noch bei Patienten mit *malignen Lymphomen* zu finden. So zeigt DeWys einen deutlichen Zusammenhang der Überlebenschance mit dem Gewichtsverlust bei hochmalignen Non-Hodgkin-Lymphomen [7]. Sowohl bei malignen Lymphomen günstiger wie ungünstiger Histologie bestand eine hochsignifikante Beziehung zwischen Gewichtsverlust und Allgemeinzustand. Durch totale parenterale Ernährung gelang es Levine und seiner Gruppe nicht, das Ansprechen auf die Behandlung oder das Überleben von Patienten mit diffus histiozytären Lymphomen zu verbessern [15].

Beim Morbus Hodgkin stellt Gewichtsverlust von über 10% des Ausgangskörpergewichts ein für Behandlung und Prognose wichtiges, aber nicht eigenständiges Allgemein(B)-Symptom dar [1]. Bergsagel erwähnt, daß nach den Untersuchungen von Salmon und Durie ein Gewichtsverlust von >10% oft mit hoher Tumorzellmasse und schlechter Prognose einhergeht [23].

Analoge Ergebnisse wie bei den Nicht-Hodgkin-Lymphomen werden von DeWys und Levine für *Sarkome* verschiedenster Histologie berichtet [5, 7, 16].

Literatur

1 Carbone PP, Kaplan HS, Musshoff K, Smithers SW, Tubiana M: Report of the committee of Hodgkin's disease staging classification. Cancer Res 1971;31:1860–186.
2 Costa G, Lane WW, Vincent RG, Siebold JA, Aragon M, Bewley PT: Weight loss and cachexia in lung cancer. Nutr Cancer 1980;2:98–103.
3 Costa G, Bewley P, Aragon M, Siebold J: Anorexia and weight loss in cancer patients. Cancer Treat Rep 1981;65(suppl):3–7.

4   Daly JM, Dudrick SJ, Copeland EM: Evaluation of nutritional indices as prognostic indicators in the cancer patient. Cancer 1979;43:925–931.
5   DeWys WD, Begg C, Lavin PT, et al: Prognostic effect of weight loss prior to chemotherapy in cancer patients. Amer J Med 1980; 69:491–497.
6   DeWys WD, Begg C, Band P, Tormey D: The impact of malnutrition of treatment results in breast cancer. Cancer Treat Rep 1981;65(suppl):87–91.
7   DeWys WD: Weight loss and nutritional abnormalities in cancer patients: Incidence, severity and significance, in Kalman KC, Fearon KCH (eds): Clinics in oncology 5, no 2. London, Saunders, 1986, pp 251–261.
8   Donaldson SS: Effect of nutritional status on response to therapy. Cancer Res 1982;42(suppl):754s–755s.
9   Gail MH, Eagan RT, Feld R, Ginsberg R, Goodell B, Hill L, Holmes EC, Lukeman JM, Mountain CF, Oldham RK, Pearson FG, Wright PW, Lake WH, and the Lung Cancer Study Group: Prognostic factors in patients with resected stage I non-small lung cancer. Cancer 1984;54:1802–1813.
10   Grosvenor M, Bulcavage L, Chlebowski RT: Symptoms potentially influencing weight loss in a cancer population. Cancer 1989;63:330–334.
11   Heim ME, Leweling H, Edler L, Queisser W: Adjuvant parenteral nutrition in patients with colorectal cancer receiving polychemotherapy Tumor Diagn Therapie 1985; 6:129–133.
12   Kisner DL, Brennan MF: Malnutriton and nutritional support in cancer management, in Wiernik P (ed): Supportive care of the cancer patient. Mt. Kisco, Futura, 1983, pp 225–248.
13   Lagakos SW: Prognostic factors for survival time in inoperable lung cancer, in Straus M (ed): Lung cancer. New York, Grune & Stratton, 1977, pp 271–280.
14   Lanzotti VJ, Thomas DR, Boyle LE, Smith TL, Gehan EA, Samuels ML: Survival with inoperable lung cancer. Cancer 1977;39:303–313.
15   Lavin P, Mittelman A, Douglass H, Engstrom P, Klaassen D: Survival and response to chemotherapy for advanced colorectal adenocarcinoma. Cancer 1980;46:1536–1543.
16   Levine AS, Brennan MF, Ramu A, Fisher RT, Pizzo PA, Glaubiger DL: Controlled clinical trials of nutritional intervention as an adjunct to chemotherapy with a comment on nutrition and drug resistance. Cancer Res 1982;42(suppl):774s–781s.
17   Nixon DW: Nutritional management of the medical oncology patient. Nutr Int 1985;1:37–38.
18   Nixon DW, Moffitt S, Lawson DH, Ansley J, Lynn MJ, Kutner MH, Heymsfield SB, Wesley M, Chawla R, Rudman D: Total parenteral nutrition and an adjunct to chemotherapy of metastatic colorectal cancer. Cancer Treat Rep 1981;65(suppl),121–128.
19   O'Keefe SJD, Ogden J, Ramjee G, Rund J: Contribution of elevated protein turnover and anorexia to cachexia in patients with hepatocellular carcinoma. Cancer Res 1990;50:1226–1230.
20   Ollenschläger G: Diagnostik und Therapie der Mangelernährung onkologischer Patienten während aggressiver Tumortherapie. Habilschr, Köln, 1989.
21   Serrou B, Cupissol D, Plague R, Boutin P, Carcassone V, Michel FB: Parenteral intravenous nutrition as an adjunct to chemotherapy in small cell anaplastic lung carcinoma. Cancer Treat Rep 1981;65(suppl):151–155.
22   Stanley KE: Prognostic factors in lung cancer, in Aisner J (ed): Lung cancer. New York/Edinburgh/London/Melbourne, Churchill/Livingstone 1985, pp 41–66.

23 Staquet MJ: Cancer therapy: Prognostic factors and criteria of response. New York, Raven Press, 1975.
24 Swenerton KD, Legha SS, Smith T, Hortobagyi GN, Gehan EA, Yap HY, Gutterman U, Blumenschein GR: Prognostic factors in metastatic breast cancer treated with combination chemotherapy. Cancer Res 1979;39:1552–1562.
25 Theologides A: Pathogenesis of cachexia in cancer. Cancer 1972;29:484–488.
26 Theologides A: Anorexins, asthenins and cachectins in cancer. Am J Med 1986; 81:696–698.
27 Tubiana M, Attié E, Flamant R, Gérard-Marchant R, Hayat M: Prognostic factors in 454 cases of Hodgkin's disease. Cancer Res 1971;31:1801–1810.
28 Valdivieso M, Bodey GP, Benjamin RS, Barkley HT, Freeman MB, Ertel M, Smith TL, Mountain CF: Role of intravenous hyperalimentation as an adjunct to intensive chemotherapy for small cell bronchogenic carcinoma. Cancer Treat Rep 1981;65(suppl):145–150.
29 Van Eys J: Effect of nutritional status on response to therapy. Cancer Res 1982;42(suppl):747s–753s.
30 Warnold I, Lundholm K, Schersten T: Energy balance and body composition in cancer patients. Cancer Res 1978;38:1801–1807.
31 Zelen M: Keynote address on biostatistics and data retrieval. Cancer Chemother Rep 1973;4(suppl 4)31–42.

Immunkompetenz und Kachexie

Jörg Wendler, Joachim R. Kalden

Medizinische Klinik, Institut für Klinische Immunologie und Rheumatologie, Universität Erlangen–Nürnberg

Einleitung

Mangelernährung führt zu Bildern wie Kwashiorkor, Marasmus und Kachexie. Ursache der Mangelernährung ist in den Entwicklungsländern allgemeiner Nahrungsmangel oder Mangel bestimmter Nahrungsanteile. Oft kommt dort komplizierend eine konsumierende Erkrankung, meist ein Infekt, hinzu. Umgekehrt tritt in den Industrienationen eine als Kachexie sichtbare Mangelernährung eher im Gefolge einer konsumierenden Erkrankung wie einer Krebserkrankung auf.

Erkrankungen wie Krebs und Infekte können also sowohl Ursache als auch Folge einer Mangelernährung sein. So werden «Seuche» und «Hungersnot» schon seit langer Zeit in einem Atemzug genannt. Folge einer Mangelernährung kann eine verminderte Widerstandskraft des Organismus bei der Erhaltung seiner äußeren Integrität, der Infektabwehr, und bei der Wahrung seiner inneren Integrität, der Verhinderung von Krebsentstehung und Autoimmunopathien sein. Die aktive Widerstandskraft des Organismus ist das Immunsystem.

Zwischen Immunsystem und Ernährungszustand besteht eine bidirektionale Beziehung: Der Ernährungszustand kann die Immunkompetenz beeinflussen, und umgekehrt kann eine Immunreaktion den Ernährungszustand verändern. Die Auswirkungen eines schlechten Ernährungszustands bis hin zur Kachexie auf die Leistung des Immunsystems sind Inhalt dieses Kapitels. Zytokinvermittelte Folgen von Immunreaktionen für den Ernährungszustand des Körpers bis zur (Tumor-)Kachexie sind im Kapitel «Genese der Tumorkachexie» aufgeführt.

Selbstverständlich gibt es für das Immunsystem neben dem Einfluß der Ernährung zusätzliche Variable, die einen bedeutsameren Effekt ausüben können. So ist bei Krebserkrankten an die Immunsuppression durch den Tumor und durch ihn verursachte metabolische Veränderungen (siehe Kapitel ‹Immunologisch relevante metabolische Veränderungen bei Krebspatienten›) zu denken.

Scrimshaw hat 1959 als einer der ersten in einer zusammenfassenden Arbeit die synergistischen Aktionen zwischen Immunsystem und Ernährungszustand bei der Infektionsabwehr beschrieben [1]. Die meisten Publikationen im Themenbereich «Immunsystem und Ernährung» hatten bis vor 20 Jahren die Auswirkungen der ausgeprägten Protein- und Kalorienmangelernährung in der dritten Welt auf die Infektneigung zum Inhalt. Heute steht hingegen die präzise Erforschung der Bedeutung von Einzelkomponenten der Ernährung für die Funktion einzelner Bausteine des Immunsystems und die Bedeutung von Ernährungsfaktoren bei der Ätiologie und Therapie chronischer Erkrankungen im Mittelpunkt des Interesses. Die zunehmende Zahl der Publikationen zeigt auch, daß vor allem die rasante Entwicklung des vergleichsweise jungen Wissensgebietes der Immunologie erheblich detailliertere Untersuchungen im interdisziplinären Forschungsfeld «Ernährung und Immunsystem» ermöglicht, als es vor 20 Jahren der Fall war.

Die klinische Bedeutung der Mangelernährung wurde schon 1936 von Studley erkannt, der eine Zunahme der Letalität von chirurgischen Patienten in Abhängigkeit vom Ernährungszustand beobachtete [2]. Dieser Zusammenhang zwischen Prognose und Ernährungszustand wird vor allem mit dem gehäuften Auftreten von Therapiekomplikationen erklärt [3, 4]. An erster Stelle der Komplikationen stehen bakterielle Infektionen [5], als deren Ursache unter anderem die Beeinträchtigung der Immunkompetenz durch die Mangelernährung angesehen wird [6, 7].

Es erscheint auf den ersten Blick selbstverständlich, daß bei Kachexie – also einem ausgeprägten Mangel an Aminosäuren, Vitaminen und Mineralien, die zur Proteinbiosynthese benötigt werden –, auch die Qualität und Quantität von Immunglobulinen, Lymphokinen und Enzymen und damit die Aktivität und Proliferationskapazität des Immunsystems abnehmen muß. Neben diesem allgemeinen, rein konstitutiven Gesichtspunkt interessiert aber vor allem die genauere und unterschiedlich limitierende Bedeutung von Einzelkomponenten der Ernährung für die verschiedenen Teile des Immunsystems. Im folgenden ist der Einfluß einiger besonders wichtiger Nährstoffe auf die Immunkompetenz aufgeführt.

Proteine und Aminosäuren

Protein- und Kalorienunterernährung ist weltweit eine der Hauptursachen für eine erworbene Immundefizienz [8]. Global überwiegt der primäre Protein- und Kalorienmangel, wie er vor allem in den Entwicklungsländern vorkommt und dessen Folgen für die Immunkompetenz größtenteils in Studien mit afrikanischen und asiatischen Kindern beobachtet wurden. In den Industriestaaten ist Protein- und Kalorienmangel oft Folge von Malabsorption, Hypermetabolismus und Anorexie bei hospitalisierten Patienten. Als Ursache kommen aber auch Depression und Isolation der älteren Bevölkerung und die unzureichende Nahrungsaufnahme bei Alkohol-, Drogen- und Medikamentenabhängigen in Frage. Meist treten Protein- und Kalorienmangel gemeinsam auf, allerdings in unterschiedlicher Gewichtung. Damit assoziiert wird auch fast immer ein Vitamin- und Mineralstoffmangel beobachtet [12].

Protein-(Kalorien-)Mangelernährung beeinflußt mehr oder weniger alle immunkompetenten Zellen (Übersichten bei [9–12]). So ist auf der Seite der unspezifischen Immunreaktion die bakterizide Aktivität der neutrophilen Granulozyten eingeschränkt. Besonders betroffen durch Protein- und Kalorienmangel ist allerdings die spezifische zelluläre Immunreaktion. So finden sich bei In-vitro- und In-vivo-Studien an Tier und Mensch verminderte T-Zell-Zahlen und -Funktion. In vivo zeigt sich die Verminderung der T-Lymphozyten-Funktion durch geringe oder fehlende kutane Hypersensitivitätsreaktionen, zum Beispiel auf Tuberkulin. In vitro läßt sich die T- und/oder B-Zell-Funktion dadurch ermitteln, daß ihre Proliferation nach Stimulation mit einem bestimmten Antigen oder Mitogen gemessen wird. Mitogene sind zum Beispiel polyklonal T- oder B-Zellen stimulierende Lektine. Bei Protein- und Kalorienmangel ist zusätzlich die Antigenpräsentation durch Makrophagen an T-Helferzellen gestört, und da der Anteil der CD4-Helferzellen vermindert ist, resultiert hieraus eine empfindliche Störung in der Reaktion auf T-Zell-abhängige Antigene. Die gestörte Kooperation zwischen T-Helfer-Zellen und B-Zellen kann zu einer verminderten IgG- und IgA-Antikörper-Bildung führen [13]. Das zytotoxische Potential von Natürlichen Killer(NK-)Zellen [14], Makrophagen und zytotoxischen T-Zellen ist als reduziert beschrieben worden [15].

Der Einfluß von Protein- und Kalorienmangel-Ernährung auf Zytokine ist am besten für Interleukin-1 untersucht. Interleukin-1, von unterschiedlichen Zelltypen bei Antigenkontakt gebildet, aktiviert unter anderem T-, B-, NK-Zellen und Makrophagen und potenziert ihre Reaktion auf andere Lymphokine. Bei Protein- und Kalorien-mangelernährten Patienten ist die Interleukin-1-Freisetzung aus stimulierten Blutmonozyten vermindert [16], im Tierexperiment auch aus Peritonealmakrophagen [17]. Tierexperimentell erfolgte bei einer Mangelernährung nach Interleukin-1-Infusion nicht der normalerweise zu erwartende Anstieg der Akut-Phase-Proteine und damit verbunden keine Fieberentwicklung [18]. Daher erscheint durch Protein- und Kalorienmangel sowohl die Freisetzung von Interleukin-1 aus stimulierten Monozyten als auch die Reaktion der Leber und des Hypothalamus auf freigesetztes Interleukin-1 vermindert zu sein.

Folge der Einschränkung der Immunkompetenz durch Protein- und Kalorienmangelernährung ist eine erhöhte Anfälligkeit für bakterielle Infekte. Beispiele dafür sind Tuberkulose [19, 20] und insbesondere bakterielle Darminfektionen [21, 22], wie Morbiditätszahlen für Durchfallserkrankungen in der dritten Welt zeigen [23]. Im Fall von Darminfektionen wird ein Teufelskreis Mangelernährung – Immundefekt – (Darm-)Infektion – Diarrhoe – Resorptionsstörung – Mangelernährung in Gang gehalten. Dabei korreliert die Einschränkung der kutanen Hypersensitivitätsreaktion mit dem Ausmaß des Nährstoffmangels und mit Morbiditäts- und Mortalitätsraten [12]. Folgen sind erhöhte Anfälligkeit gegenüber viralen Infekten [24] und vermutlich auch reduzierte Anti-Tumor-Immunität [15].

Die in Nahrungsmitteln bunt gemischten Aminosäuren sind essentielle Bausteine der endogenen Proteinsynthese. Der ausreichenden und ausgewogenen Aufnahme von den für den Menschen essentiellen Aminosäuren kommt besondere Bedeutung zu [12]. Die maximale endogene Proteinsynthese muß sich an der Menge der am wenigsten verfügbaren der benötigten Aminosäuren orientieren. Bereits Anfang der 50er Jahre beschrieben Lubovici und Axelrod, daß Tryptophan-mangelernährte Versuchstiere im Vergleich zu gesunden Tieren mit einer deutlich verminderten Antikörperbildung auf heterologe Erythrozyten reagierten. Anfang der 70er Jahre wurde gezeigt, daß diese Immunsuppression durch Tryptophan-Substitution schnell und vollständig reversibel war. Die zellvermittelte spezifische Immunreaktion blieb hingegen bei einer Tryptophan-Mangeldiät unbeeinträchtigt [10]. Solche neueren Beobachtungen lassen vermuten, daß manchen Aminsosäuren an bestimmten Stellen im Stoffwechsel des Immunsystems ganz besondere immunmodulatorische Bedeutung zukommen kann. Detaillierter sei im folgenden dafür als Beispiel *L-Arginin* angeführt:

Bereits 1944 wurde durch Beard und Givens erstmals tierexperimentell nachgewiesen, daß durch Arginin-Injektion Krebswachstum gehemmt werden kann [25]. Allerdings wurde erst in den 70er Jahren die Wirkung des Arginin in verschiedenen experimentellen Tumormodellen intensiv untersucht.

Takeda et al. [26] beobachteten eine signifikante Abnahme der Rate und Zahl von 7,12-dimethylbenzanthracen(DMBA-)induzierten Mamma-Tumoren bei Ratten durch Anreicherung der Nahrung mit L-Arginin. Dabei schien das Tumorwachstum, aber nicht die Tumorinduktion, gehemmt zu werden. Nach Unterbrechung der L-Arginin-Zufuhr kam es zu einem deutlichen Wachstum der Tumoren; Versuche, die von Cho-Chung et al. [27] bestätigt wurden. Retturo et al. [28] zeigten, daß Arginin-angereicherte Nahrung Mäuse resistenter gegen die Bildung von virusinduzierten Sarkomen machte. Andere Untersucher beschrieben die Wachstumsinhibition von transplantierten Aszites-Tumorzellen [29] und eines multiplen Myeloms im Mäusemodell [30]. In Experimenten von Tachibana et al. [31], die den Einfluß einer Arginin-angereicherten Aminosäuren-Infusionslösung auf Wachstum und Metastasierung von subkutanen transplantierten Yoshida-Sarcomata in Ratten beinhalteten, war zum einen eine verminderte Inzidenz von Leber- und Nierenmetastasen und zum anderen eine erhöhte Phagozytose-Aktivität der Alveolarmakrophagen zu sehen. Diese Beobachtungen führten zu der Vermutung, daß die Arginin-vermittelte Suppression des Tumorwachstums durch Aktivierung immunologischer Mechanismen, speziell der Makrophagen, bedingt ist. Sowohl tierexperimentell [32, 33] als auch beim Menschen [34] führte erhöhte Arginin-Zufuhr zur verstärkten Stimulation von T-Zellen durch Mitogene und zu verbesserter Interferon-induzierter NK-Aktivität [35].

Interessant ist in diesem Zusammenhang die Beobachtung einer Beschleunigung der Wundheilung durch erhöhte Arginin-Zufuhr [36, 37]. Der Extrazellulärraum in Wunden enthält nur extrem geringe Konzentrationen von Arginin, was auf die Aktivität von Arginase, freigesetzt von Makrophagen, zurückgeführt wird. Eine erhöhte Arginase-Aktivität und vermindertes Arginin finden sich aber nicht nur in Wunden, sondern auch in Tumoren oder anderen Entzündungsgeweben mit deutlicher Makrophageninfiltration [43], Ergebnisse, die in den letzten Jahren Untersuchungen zur Klärung der Interaktion von Makrophagen und L-Arginin veranlaßten. Die in Maus oder Ratte in vivo aktivierten Makrophagen (meist durch den intrazellulären Erreger Mycobacterium bovis) wirken in vitro nach einem zweiten Aktivierungssignal (durch bestimmte bakterielle

Produkte wie Lipopolysaccharide) auf Tumorzellen zytotoxisch [38–40]. Dabei tritt bei manchen Tumor-Zielzellen keine Zytolyse, sondern eine Zytostase mit einem spezifischen und reproduzierbaren Muster einer metabolischen Inhibition auf [41]. Diese antikörperunabhängige, nicht phagozytische Zytotoxizität der Makrophagen für Tumorzellen ist nur bei aktivierten Makrophagen zu beobachten und ist durch keine anderen Aminosäuren als L-Arginin und Homoarginin vermittelbar [42, 43]. Die charakteristischen metabolischen Veränderungen, zu denen der L-Arginin-abhängige Effektormechanismus der Makrophagen in den Tumorzellen führt, sind Inhibition der mitochondrialen Atmung durch Hemmung zweier Oxidoreduktasen in der mitochondrialen Elektronentransportkette [44, 45], Hemmung der Akonitase im Citratzyklus [46] und Hemmung der DNS-Replikation [47]. Diese metabolische Hemmung ist selektiv, da sie andere Stoffwechselwege, wie zum Beispiel die Glykolyse, nicht betrifft [44]. Alle gehemmten Enzyme besitzen katalytisch aktives, nicht hämgebundenes Eisen [48]. Die methodisch eleganten Arbeiten der Gruppe um Hibbs konnten kürzlich zeigen, daß dieses sulfatgebundene Eisen über Eisen-Nitrosyl-Komplexbildung gebunden und die Enzyme dadurch gehemmt werden [49]. Über die Oxydation des terminalen Guanidin-Stickstoff-Atoms von L-Arginin gewinnen aktivierte Makrophagen Stickstoffmonoxid (NO), Nitrat (NO_2) und Nitrit (NO_3) als Mediatoren zytotoxische Funktionen [49].

Stickoxide von L-Arginin als zytotoxische Effektormoleküle werden von Makrophagen nicht nur gegen Tumorzellen, sondern auch gegen größere infektiöse Erreger eingesetzt. So zeigen Makrophagen eine L-Arginin-abhängige Zytotoxizität gegen Toxoplasma gondii [50], Leishmania major [51, 52] und Schistosoma mansoni [53].

Auch wenn dieser zytotoxische Mechanismus nicht der alleinige Effektormechanismus der Makrophagen zum Abtöten von Tumorzellen und Mikroben ist [54, 55], kann vermutet werden, daß Arginin-Mangel zu einer empfindlichen Störung dieser wichtigen Funktion des Immunsystems führt.

Karotinoide und Vitamin A

Von den etwa 600 beschriebenen Karotinoiden haben weniger als 10% beim Menschen die essentielle Funktion als Provitamin A. Bedeutendstes Provitamin A ist β-Karotin [56]. Eine Reihe der Karotinoide hat weitere biologische Aktivitäten beim Menschen; so können Karotinoide durch ihre antioxidative Wirkung als «Radikalenfänger» Membranen, Enzyme und Nukleinsäuren vor Schädigung und Inaktivierung durch freie Sauerstoff-, Peroxid- und organische Radikale schützen [57]. Möglicherweise erklärt dieser protektive Mechanismus auch die in vitro inhibitorische Wirkung von β-Karotin auf Mutagenese [58], und in vivo im Tierexperiment von β-Karotin und Kanthaxanthin, einem Karotinoid ohne Provitamin-A-Aktivität, auf maligne Blastentransformation [59].

In epidemiologischen Studien wurde wiederholt ein Zusammenhang zwischen niedriger β-Karotin-Nahrungsaufnahme und/oder -Blutspiegel und gehäuftem Auftreten von Krebs, insbesondere Lungenkrebs [60–63], beschrieben, womit sich die Frage stellte, ob Karotinoide zur Prävention (und Therapie) von Krebs, oder zumindest von bestimmten Neoplasien beitragen und eingesetzt werden können [64–66]. Zur Klärung dieser Frage wurden in jüngster Zeit einige prospektive Studien begonnen. Zwei Untersuchungen konnten einen antikarzinogenen Effekt bereits nachweisen [67, 68], bei einer dritten zeigte sich allerdings keine Prävention von nicht-melanösem Hautkrebs nach fünf Jahren erhöhter β-Karotin-Aufnahme [69]. Der genaue Mechanismus des antikarzinogenen Effekts der Karotinoide ist noch unklar [65]. Eine Hypothese geht von einer Verschlechterung der Immunkompetenz bei Karotinoid-Mangel aus, die sich unter anderem in einer beeinträchtigten Makrophagenfunktion manifestiert, die durch Karotinoid-Substitution ausgeglichen und eventuell sogar verbessert werden kann. Durch eine oxidative Schädigung wird die Zahl von Makrophagenrezeptoren reduziert, die für Antigenerkennung und -präsentation notwendig sind. β-Karotin und Kanthaxanthen können zusammen diesen Rezeptorverlust inhibieren [71]. Durch β-Karotin und Kanthaxanthen-Fütterung ließ sich im Tierexperiment eine Steigerung der Tumorzellabtötung durch Makrophagen nachweisen, als deren Ursache eine erhöhte Tumor-Nekrose-Faktor-(TNF)Produktion diskutiert wurde [72].

Die Zellen der spezifischen Immunantwort können durch oxidative Reaktionen in vitro und in vivo funktionell beeinträchtigt werden [70]. Umgekehrt scheint eine erhöhte β-Karotin-Zufuhr nicht nur eine Normalisierung, sondern eine Steigerung bestimmter spezifischer Immunreaktionen zur Folge haben. So ließ sich durch eine β-karotinhaltige Diät im peripheren Blut eine Zunahme der CD4-T-(Helfer-)Zellen induzieren, und es konnten erhöhte T- und B-Zell-Proliferationen und -Funktionen durch Mitogenstimulation bei β-Karotin-gefütterten im Vergleich zu karotinoidfrei gefütterten Ratten gemessen werden [73]. Derselbe Effekt ließ sich durch Kanthaxanthen-Fütterung erzielen. Da Kanthaxanthen ähnlich wie β-Karotin als Radikalfänger wirkt, aber von Säugetieren nicht in Vitamin A umgewandelt werden kann, ist dieser Effekt nicht auf die Provitamin-A-Aktivität zurückzuführen [74]. Vitamin A ist ein relativ schlechtes Antioxidans und kann Sauerstoff-Radikale nicht inaktivieren [75]. Diese Abgrenzung der Karotinoide von Vitamin A durch die antioxidativen Eigenschaften als mögliche Ursache ihrer immunprotektiven Wirkung ist insofern wichtig, als daß von Vitamin A sehr gut bekannt ist, daß es selbst die Immunkompetenz positiv beeinflussen kann. Von den physiologischen Vitamin-A-Funktionen beim Sehprozeß, der Reproduktion und Wachstum insbesondere von epithelialem Gewebe, ist bislang nur der molekulare Mechanismus beim Sehprozeß genau beschrieben [76], die genauere Funktion und Wirkung im Immunsystem ist dagegen noch ungeklärt.

Vitamin-A-Mangel ist mit verminderter Immunkompetenz assoziiert (Übersicht bei [77]), wie in verschiedenen immunologischen In-vivo- und In-vitro-Assays gezeigt werden konnte [78, 79]. Bei Vitamin-A-Mangel finden sich erniedrigte Serum-Immunglobulinspiegel [80], eingeschränkte IgG- [81] und IgA-Reaktionen [80], reduzierte kutane Hypersensitivität [82], verminderte Mitogen-Stimulation [83] und reduzierte NK-Aktivität [84]. Interessanterweise gehen die meßbaren Einschränkungen der Immunreaktionen anderen Zeichen eines Vitamin-A-Mangels, wie Gewichtsverlust, Sehstörungen, Wachstumsverzögerung und Ataxie, voraus [82, 83]. Die Tatsache, daß eine immunologische Rekonstitution durch Vitamin-A-Substitution sehr schnell, innerhalb von Stunden, vonstatten gehen kann [85], läßt vermuten, daß Vitamin A bei der Immunantwort eher eine regulative oder funktionelle als eine konstitutive Rolle hat [82]. Immunologische Zielzellen einer Vitamin-A-Regulation könnten Makrophagen hinsichtlich einer Veränderung der Antigenpresentation sowie der Expression wichtiger Oberflächenmoleküle und der Interleukin-1-Produktion [86] sein, oder T-Lymphozyten [87] mit einer erhöhten Interleukin-2-Produktion [88].

Die verminderte Immunkompetenz bei Vitamin-A-Mangel macht sich als erhöhte Infektanfälligkeit bemerkbar. Bereits Anfang der 30er Jahre beschrieben Green und Mellanby [89], daß sich Infektionen in Ohr, Blase, Niere und Darm bei Vitamin-A-defizienten Ratten durch β-Karotinfütterung verhindern ließen. Clausen [90] beobachtete, daß ausgeprägte Ohrenentzündungen bei Kleinkindern durch erhöhte Karotinoid-Aufnahme über die Nahrung erfolgreich zu therapieren waren. Die infektprotektive Wirkung von Vitamin A für die Masern beschrieb zur selben Zeit Ellison [91]. 1968 veröffentlichten Scrimshaw et al. eine Zusammenstellung von über 40 überwiegend tierexperimentellen Studien, bei denen Vitamin-A-Mangel zu Zunahme der Häufung, Schwere oder Mortalität von viralen, bakteriellen und Protozoen-Infektionen geführt hatte. Sie faßten zusammen, daß «no nutritional deficiency in the animal kingdom is more consistently synergistic with infection than that of vitamin A» [92]. Neuere tierexperimentelle Arbeiten konnten dies für virale [84] und bakterielle [93] Erreger bestätigen.

Auch eine Reihe von epidemiologischen Studien weist auf eine verminderte Resistenz gegen Infektionen durch Vitamin-A-Mangel hin. Zum Beispiel treten bei indonesischen Kindern bereits bei leichter Vitamin-A-Defizienz doppelt so häufig Atemwegsinfekte und dreimal soviel Darminfektionen mit Diarrhoe auf wie bei Kindern ohne Vitamin-A-Mangel [94]. Ähnlich fand sich bei Kindern mit geringem Vitamin-A-Mangel in Süd-Äthiopien eine höhere Inzidenz für Masern verglichen mit altersgleichen normalen Kindern. Gezielte Vitamin-A-Substitution reduzierte die Sterblichkeit im Kindesalter um mehr als 30% [95, 96].

Die neuesten Ergebnisse großer epidemiologischer Studien zeigen, daß sich in Südindien durch Vitamin-A-Substitution von Vitamin-A-Mengen, die normalerweise in einer ausreichenden Ernährung vorhanden sind, die Mortalität der Kinder im Vorschulalter um 54% reduzieren ließ [97]. Die randomisierte, doppelblinde und plazebokontrollierte Studie von Hussey et al. unterstrich nochmals die bereits 1930 gewonnene Erkenntnis, daß Vitamin-A-Substitution die Morbidität und Mortalität der Masern bei vorhandenem Vitamin-A-Mangel erheblich reduzieren kann [98]. Auf diesem Hintergrund wird deutlich, warum Vitamin A auch als «antiinfektiöses Vitamin» bezeichnet wird [99].

Fette

Untersuchungen der letzten Jahre haben gezeigt, daß Lipide, insbesondere mehrfach ungesättigte Fettsäuren, verschiedene Facetten spezifischer und unspezifischer Immunreaktionen erheblich beeinflussen können [100, 101]. Auf einer ersten, einfachen Erklärungsebene liegt ihre Bedeutung in der Energiebereitstellung und dem Transport der fettlöslichen Vitamine A, D, E und K. Die zweite Ebene betrifft die Bedeutung vor allem der essentiellen Fettsäuren als Bausteine der Zellmembranen, deren Fluidität und der damit verbundenen Rezeptoraktivität. Eine dritte Ebene hat in den letzten Jahren die meiste Beachtung gefunden: die immunmodulierende Wirkung der aus der Verstoffwechselung der Arachidonsäure gewonnenen Eikosatriensäuren. Die immunmodulatorische Wirkung der Zyklooxygenase-Produkte (Leukotriene) wird derzeit intensiv erforscht.

Zusammenfassend läßt sich sagen, daß die exzessive Synthese der Eikosatriensäuren, vor allem von Prostaglandin E_2, die auch in immunkompetenten Zellen wie Monozyten, Makrophagen, neutrophilen Granulozyten und NK-Zellen stattfindet, generell immunsuppressiv wirkt. Dieser Mechanismus trägt vermutlich zur verminderten Immunkompetenz bei Krebs, Infektion, Verbrennung und Trauma bei [101]. Da die Eikosatriensäuren Arachidonsäure-abhängig neu gebildet werden und die Arachidonsäuresynthese wiederum von der Menge aufgenommener Linolsäure abhängt, ergibt sich die Möglichkeit, die Biosynthese der Eikosatriensäuren über die Fettzusammensetzung der Nahrung zu steuern.

Ein Mangel an essentiellen Fettsäuren kann die Aktivität chronisch entzündlicher Erkrankungen reduzieren und so möglicherweise zur Therapie von manchen Autoimmunerkrankungen und der Transplantationsabstoßung beitragen. Umgekehrt sollte bei bereits immunsupprimierten Patienten und bei Patienten mit einem Trauma oder einer Infektion, so besonders postoperativ, darauf geachtet werden, daß der Anteil mehrfach ungesättigter Fettsäuren (insbesondere n3 und n6) niedrig ist. Eine geringe Zufuhr essentieller Fettsäuren zur Reduktion der Prostaglandinsynthese scheint auch bei Kachexie von Vorteil zu sein: Eine Interleukin-1-induzierte Kachexie bei Versuchstieren ließ sich durch die Inhibition der Prostaglandin-E_2-Synthese zurückbilden [102]. Prostaglandin E2 ist dabei jedoch nicht nur Modulator der Interleukin-1-Wirkung, sondern vermag auch die TNF-Wirkung auf Makrophagen zu verstärken, was wiederum zu einer vermehrten Prostaglandin-E_2-Freisetzung führt. So ließ sich die TNF-vermittelte Makrophagen-Aktivierung durch Prostaglandin-E_2-Inhibition (über Indomethacin) unterdrücken [103]. Eine Inhibition der TNF-Wirkung wäre bedeutsam, da TNF, zusammen mit Interleukin-1, wahrscheinlich wesentlich an der Genese der Kachexie beteiligt ist [104].

Ein deutlicher Mangel essentieller Fettsäuren hat andererseits auch die Verminderung von Eikosatriensäuren mit immunstimulatorischem Effekt zur Folge: Zum Beispiel induziert Leukotrien B_4 die Adhärenz, Chemotaxis und Aggregation von neutrophilen Granulozyten und wird als ein Mediator der Neutrophilen-Funktion bei Entzündung und Infektabwehr angesehen [105, 106]. Anders als in den Kachexie-Tiermodellen zeigen In-vitro-Versuche, daß Leukotrien B_4 die Interleukin-1-Sekretion aus Makrophagen [107], die Bildung von Interferon-γ und Interleukin-2 [108] und die zytotoxische und NK-Zell-Aktivität verstärken kann [109]. Außerdem soll Leukotrien B_4 die Entwicklung von Suppressor- bzw. Helfer-Funktion bei CD8- bzw. CD4-Lymphozyten induzieren [110].

Insgesamt scheinen die Zyklooxygenase-Produkte eher immunsuppressive und die Lipooxygenase-Produkte überwiegend immunstimulatorische Wirkungen entfalten.

Ausführlicher zusammenfassende Arbeiten über die immunmodulierende Wirkung der Fette finden sich bei [100, 101].

Zink

Seit der Entdeckung der essentiellen Rolle von Zink beim Wachstum von Aspergillus niger durch Raulin [111] ist dieses Spurenelement und die Auswirkung seines Mangels auf Organismus und Immunsystem ausführlich untersucht worden.

Zink ist heute als essentieller Cofaktor von über 100 Enzymen bekannt. Wichtige Beispiele dieser Metalloenzyme sind die Carboanhydrase, Superoxid-Dismutase, Alkohol-Dehydrogenase und Kollagenase. Zink kommt ubiquitär vor und wird im wesentlichen durch aktiven Transport im Dünndarm resorbiert [112]. Trotz ausreichender Mengen von Zink in pflanzlichen und tierischen Nahrungsmitteln kann es durch Interaktionen zwischen Zink und anderen Metallkationen oder durch Chelatbildung mit vornehmlich pflanzlichen Proteinen im Darmlumen zur verminderten Absorption kommen. Eine klinisch relevante Zink-Defizienz findet sich unter anderem bei Alkoholikern, durch eine erhöhte renale Ausscheidung und fehlende tubuläre Reabsorption bei Nierenerkrankungen, bei Verbrennungen durch Zink-Verlust im Exsudat, bei Fehlernährung zum Beispiel durch exzessiven Pflanzenkonsum, bei Morbus Crohn und Zöliakie durch Malabsorption, bei Sichelzellanämie durch Hyperzinkurie oder bei erhöhtem Metabolismus wie Schwangerschaft, Wachstum, Infektion, chronischen und malignen Erkrankungen [113]. 1975 berichteten Kay und Tasmasu-Jones über eine Zinkdefizienz auch bei totaler, langdauernder parenteraler Ernährung [114].

Die Auswirkung eines Zinkmangels auf die Immunkompetenz fand zunehmend Beachtung, seit Moynahan 1973 [115] als Ursache des autosomal rezessiv vererbten Krankheitsbildes Acrodermatitis enteropathica einen defekten Aufnahmemechanismus für Zink beschrieb und sich bei dieser Zink-Mangelerkrankung zudem eine deutlich erhöhte Infektanfälligkeit und Verminderung der zellulären Immunität fand [116].

Tierexperimentelle Daten zeigen, daß eine wichtige Interaktion zwischen Zink und T-Lymphozyten stattfindet. So führt Zinkmangel bei jungen Mäusen zu Thymusatrophie und einer deutlich verminderten Funktion der T-Helfer-Lymphozyten [117]. Eine bei Zinkmangel verringerte Antikörperproduktion ließ sich durch T-Lymphozyten-Infusion normalisieren.

Aus diesen Untersuchungen kann geschlossen werden, daß kein direkter Einfluß des Zinkmangels auf die B-Lymphozyten vorhanden ist [117]. Andere Beobachtungen demonstrieren, daß bereits ein geringfügiger Zinkmangel zu veränderter Immunkompetenz und verminderter Infektionsresistenz bei zinkmangelernährten Tieren führen kann [119, 120]. So war ein Zinkmangel mit einer Zunahme von Salmonellen-, Listerien-, Francisella- und Trypanosomen-Infekten assoziiert [121]. Am ausgeprägtesten waren immunologische Veränderungen durch einen Zinkmangel auf die Einschränkung von mitogeninduzierter Lymphozytenproliferation und Immunglobulinbildung, wenn bei den Versuchstieren bereits in früher postnataler Phase ein Zinkmangel induziert wurde [119, 122].

Bei der Sichelzellanämie ist die Wachstumsretardierung, der Hypogonadismus und die verschlechterte Dunkeladaption mit auf einen Zinkmangel zurückzuführen. Ebenso führt bei dieser Erkrankung der Zinkmangel zu einer T-Lymphopenie, erhöhter T-Suppressor-Zellzahl und verminderter T-Zell-Stimulation [123, 124]. Eine verminderte zellvermittelte Immunität bis zur Anergie im Hauttest war mit einem Aktivitätsabfall der Nukleosidphosphorylase, einem für die Lymphozytenfunktion wichtigen, zinkabhängigen Enzym, assoziiert [125]. Auch natürliche Killerzellen (NK), die einen wichtigen Effektorarm des Immunsystems bei der Tumorabwehr darstellen, sind von einem Zinkmangel betroffen. So wurde sowohl bei Gesunden, die zinkmangelernährt wurden, wie bei Patienten mit einer Sichelzellanämie eine Verminderung der NK-Aktivität gemessen [126], so wie es bereits bei Patienten mit Bronchialkarzinom im Zusammenhang mit einer Zinkdefizienz beschrieben wurde [127]. Aufgrund dieser unterschiedlichen klinischen Beobachtungen stellt sich die Frage, ob die vielfältigen Einschränkungen der Immunkompetenz durch eine Zinksubstitution wieder ausgeglichen werden können. Obwohl die

Frage aufgrund derzeit vorliegender Kenntnisse nicht exakt beantwortet werden kann, weisen Daten, die zeigen, daß sich der Immundefekt auf T-Zell-Ebene bei proteinmangelernährten Kindern mit niedrigem Zinkblutspiegel [128] und bei Langzeit-parenteral Ernährten mit niedrigem Zinkblutspiegel [129] durch Zink-Substitution größtenteils korrigieren ließ, auf die Effektivität einer Zinksubstitution in spezifischen Situationen einer Immundefizienz hin. Weiterhin konnte durch Zinkgabe die altersassoziierte und verminderte Immunreaktivität durch einen Anstieg zirkulierender T-Zellen verbessert werden, ebenso zeigte sich die kutane Hypersensitivitätsreaktion verstärkt und ein Ansteig des Serum-IgG sowie eine verstärkte Antikörper-Antwort auf Tetanustoxoid konnten gemessen werden [130]. Klinisch war auch ein Erfolg der Zinksubstitution bei Kindern mit Marasmus durch Reduktion der Inzidenz von pyodermen Infektionen zu beobachten [131].

Die Ergebnisse neuerer Untersuchungen legen nahe, daß weniger die Proliferationskapazität von T-Lymphozyten als die antigenpräsentierenden, immunregulatorischen Funktionen der Makrophagen sensitiv auf Zinkmangel reagieren, und somit die beobachteten Einschränkungen der T-Zell-Reaktionen eher eine indirekte Folge des Zinkmangels darstellen [132]. Dafür spricht auch, daß in vitro bei einem Zinkmangel die Interleukin-1-Freisetzung in der allogenen gemischten Lymphozytenkultur vermindert ist [133] und daß sich umgekehrt durch Zink-Zugabe in das Kulturmedium die Proliferation von Interleukin-1-aktivierten T-Lymphozyten verstärken ließ [131]. Diese zinkabhängige Modulation der Interleukin-1-Freisetzung und der Interleukin-1-Aktivierung von T-Lymphozyten würde auch die negative Beeinträchtigung der Antikörperbildung sowie der zellvermittelten Zytotoxizität, die bei Zink-Mangelernährung beobachtet werden, mit erklären.

An diese Ergebnisse anknüpfend ist die Beobachtung besonders interessant, daß Interleukin-1 über die Induktion der Metallothionein-Synthese in der Leber [135] zu einer Verminderung des frei zirkulierenden Zink-Pools führt. Wenn also ein Zinkmangel bei Makrophagen zur Hemmung der Interleukin-1-Freisetzung und Antigenpräsentation führt, könnte dies bedeuten, daß Makrophagen Zink als negativ rückkoppelnden Mediator einer Autoregulation benutzen [136].

Zusammenfassend kann gesagt werden, daß Zink auf verschiedenen Ebenen im Immunsystem, so bei zellulären Reaktionen, Oberflächeninteraktionen, Signaltransmission und Netzwerkinteraktionen, benötigt wird. Dabei führt bereits ein geringer Zinkmangel, abhängig vom Reifezustand des Immunsystems, zu einer deutlichen Einschränkung der Immunkompetenz.

Eisen

Eisenmangel reduziert die Aktivität von eisenhaltigen und eisenabhängigen Enzymen und moduliert so die Funktion unterschiedlicher Zellen. Eisenmangel führt zur Verminderung des DNS- und RNS-Gehalts von Knochenmarkzellen und zur Reduktion der Proteinsynthese [137]. Am intensivsten wurde Eisen in Hinblick auf seine Eigenschaft als hämatopoetisch aktiver und notwendiger Faktor untersucht. In den Entwicklungsländern ist die Eisenmangelanämie eine außerordentlich häufige Gesundheitsstörung, bedingt durch die geringe Zufuhr über die Nahrung sowie einen chronischen Blutverlust durch intestinale Parasiten und Malaria [138]. Aber auch in den Industrienationen wird mit 10–20 % eine relativ hohe Prävalenz der Eisenmangelanämie und des subklinischen Eisenmangels beschrieben. Hier sind Kinder im Vorschulalter und Frauen am häufigsten betroffen [139]. Bei Krebserkrankten findet sich in Abhängigkeit von der Tumorprogression eine Abnahme des Serumeisens und eine Zunahme des gespeicherten Eisens vor allem in der Leber [140].

Eisenmangel führt auf längere Sicht zu einer Störung in der vordersten Front der Immunabwehr. So wird die Phagozytosefähigkeit neutrophiler Granulozyten durch Verminderung der eisenhaltigen Myeloperoxidase (MPO) eingeschränkt, einem wichtigen Enzym bei der oxidativen Lyse intrazellulär aufgenommener Mikroben [141]. Aus den 70er Jahren existieren eine Reihe von Arbeiten, die eine Verminderung der MPO-Aktivität bei Eisenmangel tierexperimentell mit einer erhöhten Infektanfälligkeit [142], sowie beim Menschen [141] mit einer Einschränkung der intrazellulären Lyse von Bakterien positiv korrelieren ließen, und die zusätzlich die Normalisierung klinischer und laborchemischer Symptome durch eine Eisensubstitution dokumentieren konnten [143–145]. Andererseits wurde auch von einer normalen Leukozytenphagozytose bei Eisenmangelanämie berichtet [146], wobei anzumerken ist, daß die genannten klinischen Studien zum größten Teil an unterernährten Kindern durchgeführt wurden und dabei der Einfluß anderer Nahrungsmitteldefizienzen mit einer negativen Beeinflussung der Neutrophilen-Phagozytose meist nicht berücksichtigt wurde. Als ein allerdings recht einheitliches Ergebnis ist festzuhalten, daß sich die Leukozytenfunktion bei Eisensubstitution normalisierte.

Klinische Studien zur Auswirkung eines Eisenmangels auf die humorale Immunität zeigen relativ übereinstimmend, daß die B-Zell-Zahl, die Immunglobulin-Bildung, Antikörper-Antwort auf Diphtherie- und Tetanustoxoid sowie Salmonella thyphi [143, 147, 148], das sekretorische IgA [147] und auch die Komplementspiegel von C3 und C4 [143, 149] erniedrigt sind. Tierexperimentell ergeben sich Hinweise darauf, daß Eisenmangel vor allem in der perinatalen Periode zu Verminderung der Antikörperbildung führen kann [150], ein Befund, der jedoch am ehesten auf die allgemeine Beeinträchtigung der Proteinbiosynthese bei einem Eisenmangel zurückzuführen ist [151].

Joynson et al. diskutierten 1972 als erste auch eine Verminderung der spezifischen zellvermittelten Immunreaktion bei Patienten mit Eisenmangel [152]. Eine von Jacobs und Wells beschriebene verminderte kutane Hypersensitivitätsreaktion normalisierte sich nach Eisensubstitution [153]. In jüngeren klinischen Studien konnten manche Untersucher die Einschränkung der spezifischen zellulären Immunität in vivo und in vitro nachvollziehen, die sich unter anderem in der verminderten Stimulierbarkeit von Lymphozyten durch Mitogene und Antigene erkennen ließ [143, 144, 147, 154], andere konnten diese Ergebnisse jedoch nicht bestätigen [149, 155]. Tierexperimentelle Befunde unterstützen die Befunde einer Verminderung spezifischer zellulärer Immunreaktivität durch Eisenmangel. So wurde eine Beeinträchtigung der Hypersensitivität vom verzögerten Typ im Hauttest [156], der Mitogenstimulation von Lymphozyten aus dem peripheren Blut [157, 158] sowie der Aktivität zytotoxischer T-Lymphozyten [159] beschrieben.

Zusammenfassend kann gesagt werden, daß aufgrund der vorliegenden Daten möglicherweise ein Eisenmangel zur Einschränkung der Immunkompetenz vor allem auf unspezifischer und spezifischer zellulärer Ebene führen kann, mit einer erhöhten Anfälligkeit für bakterielle und parasitäre Infekte. Eine exakte Korrelation zwischen Eisendefizienz und defekter Immunreaktion liegt jedoch noch nicht vor. So sind zwar eine Eisenmangelanämie und vor allem bakterielle Infektionen sehr häufig miteinander verbunden, wobei jedoch eins die Folge oder die Ursache des anderen sein kann. Wenn sich auch in einigen der oben aufgeführten In-vitro- sowie Tierstudien durch die Substitution von Eisen eine Normalisierung vorher eingeschränkter immunologischer Parameter zeigen ließ, so ist noch offen, ob oder in welcher Form bei Patienten mit chronischem oder akutem Infekt und Eisenmangel eine Eisensubstitution die aktuelle Infektabwehr verbessert, da das Eisen von Infektionserregern ebenfalls dringend für Wachstum und Vermehrung benötigt wird. Schon in den 70er Jahren wurden In-vitro-Beobachtungen mitgeteilt, die bakteriostatische Effekte von Drüsensekreten [160] und die Bakterizidie von polymorphkernigen Granulozyten [161] nach Eisensubstitution als vermindert beschrieben. Tierexperimentell zeigte sich nach Eisensubstitution eine zunehmende Infektiosität verschiedener Erreger [162]. Auch klinische Beobachtungen bestätigen zum Teil, daß die Eisensubstitution eher der Mikrobe als dem Immunsystem zugute kommen kann. So führte die prophylaktische Injektion von Eisendextran bei polynesischen Kindern zu einer deutlichen Zunahme von Sepsisfällen mit gramnegativen Erregern. Die Einstellung dieser Prophylaxe führte wieder zur Normalisierung der Sepsisinzidenz [163]. McFarlane beobachtete eine Zunahme der Mortalität bei Kindern mit Kwashiorkor unter Eisensubstitution [164]. Nach Beginn einer Eisentherapie traten Reaktivierung von Malariaanfällen [165], Bruzellose und Tuberkulose [166] auf.

Im Kontrast zu diesen Berichten zeigen andere klinische Studien, daß bei Patienten mit einer Eisenmangelanämie, oraler Candidiasis und verminderter T-Lymphozytenzahl unter einer oralen Eisentherapie nach Normalisierung des Hämoglobins ein deutlicher Anstieg der Blutlymphozytenzahlen und eine Ausheilung der Candidainfektion eintrat [167]. Bei Patienten mit einer rezidivierenden Herpes-simplex-Infektion wurde eine hohe Prävalenz für Eisenmangel berichtet, Eisentherapie führte zu einer Remission [121].

Wegen der obengenannten, widersprüchlichen Befunde sind daher die Bedingungen für eine immunrekonstituierende Eisensubstitutionstherapie keinesfalls sicher definierbar. Gefährlich ist vermutlich die Eisensubstitution, die die Eisenbindungskapazität des Plasmas weit überschreitet und so freies, ungebundenes Eisen von im Körper vorhandenen Keimen genutzt werden kann. Darauf ist vor allem bei Proteinmangel-Ernährung mit konsekutiv erniedrigtem Transferrin zu achten [168].

Eisenmangel und Immunkompetenz haben erneut an Aktualität gewonnen. Neuere Befunde zeigen, daß Interleukin-1 [169] und Tumor-Nekrose-Faktor [170] eine Hypoferriämie induzieren können. Das von Makrophagen bei Antigenkontakt gebildete Interleukin-1 trägt zur Freisetzung von Apolaktoferrin aus Granulozyten bei. Apolaktoferrin löst Eisen aus der Transferrin-Bindung heraus und der Eisen-Laktoferrin-Komplex wird über Rezeptoren an Hepatozyten gebunden und internalisiert. Auf diesem Weg wird Eisen aus der Zirkulation in ein Kompartiment überführt, das für die meisten Bakerien und Parasiten [136] und auch Tumoren [140] nicht erreichbar ist. Zusätzlich wird durch TNF, der ebenfalls beim Antigenkontakt von Makrophagen freigesetzt wird, über die Inhibition der Proliferation erythropoetischer Vorläuferzellen eine Anämie induziert [171–173]. Somit wird auch die Menge an zirkulierenden hämgebundenem Eisen niedrig gehalten. Die Auseinandersetzung zwischen Wirtsorganismus und Mikrobe könnte also zur Evolution eines besonders «langen Armes» des Immunsystems geführt haben, der die direkte Infekt- und Tumor-Abwehr durch Makrophagen mit der Hypoferriämie verbindet.

Schlußfolgerung

Die vorliegenden Daten aus klinischen und tierexperimentellen Studien machen folgende Schlußfolgerungen möglich:
– Mangelernährung verringert die Immunkompetenz, nicht nur bei ihrer extremsten Ausdrucksform der Kachexie, sondern bereits bei leichteren Mangelzuständen bestimmter Nährstoffe, zum Beispiel Vitamin A und Zink.
– Konsequenzen der durch eine Mangelernährung verringerten Immunkompetenz sind erhöhte Infektanfälligkeit gegenüber Viren, Pilzen, Bakterien, Protozoen und Würmern. Ob eine Mangelernährung zu einer verminderten Tumorabwehr führt, ist jetzt noch nicht schlüssig zu beantworten und bedarf weiterer Untersuchungen.
– Nährstoffe haben möglicherweise im Rahmen ihrer Verstoffwechselung eine Bedeutung bei immunologischen (Effektor-)Mechanismen, zum Beispiel Arginin.
– Nährstoffe können bedingt bei bestimmten definierten Mangelzuständen als Mediatoren zur Regulation des Immunsystems eingesetzt werden, zum Beispiel Zink.
– Mangelernährung scheint ein potentiell therapierbares Bindeglied im circulus vitiosus: Konsumierende Erkrankung – Mangelernährung – verminderte Immunkompetenz – (zusätzliche) konsumierende Erkrankung zu sein.
In dem vorliegenden Kapitel ist ein Teil des Spektrums von Interaktionen zwischen Nährstoffen und einzelnen Kompartimenten des Immunsystems dargestellt worden. Dabei ergibt sich ein komplexes Bild, wobei die Fülle an Einzeldaten über eine gegenseitige Beeinflussung von bestimmten Nährstoffen und einer spezifischen oder unspezifischen Immun-

reaktion sich kaum zu übergreifenden Prinzipien synthetisieren läßt. Weitere detaillierte Untersuchungen erscheinen für eine gesicherte möglicherweise spezifische nutritive Therapie bei Immundefizienz dringend erforderlich. Trotzdem ermöglicht, wenn auch kritisch betrachtet, der klinische Einsatz des jetzt bereits bekannten Wissens über Interaktionen von Nährstoffen mit dem Immunsystem den Beginn einer Ernährungstherapie, die über das einfache Ausgleichen von Mangelernährung hinausgeht.

Literatur

1. Scrimshaw NS, Taylor CE, Gordon JE: Interactions of nutrition and infection. Am J Med Sci 1959;237:367.
2. Studly HO: Percentage of weight loss. A basic indicator of surgical risk in patients with chronic peptic ulcer. JAMA 1936;106:458.
3. Jhangiani SS, Agarwal N, Holmes R, et al: Nutritional aspects of decubitus ulcers. Am J Clin Nutr 1985;41:848.
4. Mullen JL, Buzby GP, Matthews DC, et al: Reduction of operative morbidity and mortality by combined preoperative and postoperative nutritional support. Ann Surg 1980;192:604–613.
5. Gorse GJ, Messner RL, Stephens ND: Association of malnutrition with nosocomial infection. Infect Control Hosp Epidemiol 1989;10:194–203.
6. Cannon PR, Wissler RW, Wooldridge RL, et al: The relationship of protein deficiency to surgical infection. Ann Surg 1944;120:514.
7. Chandra RK: Nutrition, immunity and infection: present knowledge and future directions. Lancet 1983;1:688–691.
8. Cunningham-Rundles S: Effects of nutritional status on immunological function. Am J Clin Nutr 1982;35:1202–1210.
9. Hoffman-Goetz L: Lymphokines and monokines in protein-energy malnutrition, in Chandra RK (ed): Nutrition and immunology. New York, Liss, 1988, pp 9–23.
10. Gershwin ME, Beach RS, Hurley LS: Protein, in Gershwin ME, Beach RS, Hurley LS (eds): Nutrition and immunity. Orlando, Academic Press, 1985, pp 156–189.
11. Garre MA, Boles JM, Youinou PY: Current concepts in immune derangement due to undernutrition. JPEN 1987;11:309–313.
12. Rudman D: Protein and energy undernutrition, in Braunwald E, Isselbacher KJ, Petersdorf RG, et al (eds): Harrison's principles of internal medicine. New York, McGraw-Hill, 1987, pp 393–397.
13. Lopez MC, Roux ME: Impaired differentiation of IgA-B cell precursors in the Payer's patches of protein depleted rats. Dev Comp Immunol 1989;13:253–262.
14. Reynolds JV, Shou JA, Sigal R, et al: The influence of protein malnutrition on T cell, natural killer cell, and lymphokine-activated killer cell function, and on biological responsiveness to high dose Interleukin-2. Cell Immunol 1990;128:569–577.
15. Ruffmann R, Schlick E, Tartaris T, et al: Protein deficiency reduces natural antitumor immunity. Cancer Detect Prev (suppl) 1987;1:15–27.

16 Kauffmann CA, Jones PC, Kluger MJ: Fever and malnutrition: endogenous pyrogen/interleukin-1 in malnourished patients. Am J Clin Nutr 1986;44:449–452.

17 Bradley SF, Kauffmann CA: Protein malnutrition and the febrile response in the Fischer rat. J Leukocyte Biol 1988;43:36–40.

18 Drabik MD, Schnure FC, Mok KT, et al: Effect of protein depletion and short term parenteral refeeding on the host response to interleukin 1 administration. J Lab Clin Med 1987;109:509–516.

19 McMurray DN, Bartow RA, Mintzer CL: Impact of protein malnutrition on exogenous reinfection with mycobacterium tuberculosis. Infect Immun 1989;57:1746–1749.

20 McMurray DN, Bartow RA, Mintzer CL: Protein malnutrition alters the distribution of Fc gamma R+ (T gamma) and Fc mu R+ (T mu) T lymphocytes in experimental pulmonary tuberculosis. Infect Immun 1990;58:563–565.

21 Omoike I, Lindquist B, Abud R, et al: The effect of protein-energy malnutrition and refeeding on the adherence of Salmonella typhimurium to small intestinal mucosa and isolated enterocytes in rats. J Nutr 1990;120:404–411.

22 Chandra RK, Wadhwa M: Nutritional modulation of intestinal mucosal immunity. Immunol Invest 1989;18:119–126.

23 Koster FT, Palmer DL, Chakraborty J, et al: Cellular immune competence and diarrheal morbidity in malnourished Bangladeshi children: a prospective field study. Am J Clin Nutr 1987;46:115–120.

24 Pena Cruz V, Reiss CS, McIntosh K: Sendai virus infection of mice with protein malnutrition. J Virol 1989;63:3541–3544.

25 Beard HH, Givens E: Further observations upon the effect of subcutaneous injection of the amino acids and creatinine upon the appearance, growth and regression of EMGE sarcoma in rats. Exp Med Surg 1944;2:125.

26 Takeda Y, Tominaga T, Tei N, et al: Inhibitory effect of L-arginine on growth of rat mammary tumors induced by 7,12-dimethylbenz-a-anthracene. Cancer Res 1975;35:2390–2393.

27 Cho-Chung YS, Clair T, Bodwin JS, et al: Arrest of mammary tumor growth in vivo by L-arginine: Stimulation of NAD-dependent activation of adenylate cyclase. Biochem Biophys Res Commun 1980;95:1306–1313.

28 Rettura G, Padawer J, Barbul A, et al: Supplemental arginine increases thymic cellularity in normal and murine sarcoma virus-inoculated mice and increases the resistance to murine sarcoma virus tumor. JPEN 1979;3:409–416.

29 Milner JA, Stepanovich LV: Inhibitor effect of dietary arginine on growth of Ehrlich ascites tumor cells in mice. J Nutr 1979;109:489–494.

30 Pryme IF: The failure of growth of a mouse myeloma tumor during the course of oral administration of L-arginine-hydrochlorid. Cancer Lett 1977;1:177.

31 Tachibana K, Mukai K, Hiraoka I, et al: Evaluation of the effect of arginine-enriched amino acid solution on tumor growth. JPEN 1985;9:428–434.

32 Barbul A, Wasserkrug HL, Seifter E, et al: Immunstimulatory effects of arginine in normal and injured rats. J Surg Res 1980;29:228–235.

33 Saito H, Trocki O, Wang SL, et al: Metabolic and immune effects of dietary arginine supplementation after burn. Arch Surg 1987;122:784–789.

34 Barbul A, Sisto DA, Wasserkrug HL, et al: Arginine stimulates lymphocyte immune response in healthy human beings. Surg 1981;90:244–251.

35 Reynolds JV, Daly JM, Shou J, et al: Immunological effects of arginine supplemen-

tation in tumor-bearing and non-tumor-bearing hosts. Ann Surg 1990;211: 202–210.

36 Seifter E, Rettura G, Barbul A, et al: Arginine: An essential amino acid for injured rats. Surg 1978;84:224–230.
37 Barbul A. Fishel RS, Shimazu S, et al: Intravenous hyperalimentation with high arginine levels improves wound healing and immune function. J Surg Res 1985;38:328–334.
38 Russell SW, Doe WF, McIntosh AT: Function characterization of a stable, noncytolytic stage of macrophage activation in tumors. J Exp Med 1977;146:1511–1520.
39 Ruco LP, Meltzer MS: Macrophage activation for tumor cytotoxicity. Development of macrophage cytotoxic activity requires completion of a sequence of short-lived intermediary reactions. J Immunol 1978;121:2035–2042.
40 Pace JL, Russell SW, Torres BA, et al: Recombinant mouse gamma-interferon induces the priming step in macrophage activation for tumor cell killing. J Immunol 1983; 130:2011–2013.
41 Weinberg JB, Chapman HA Jr, Hibbs JB Jr: Characterization of the effects of endotoxin on macrophage tumor cell killing. J Immunol 1978;121:72–80.
42 Hibbs JB Jr, Vavrin Z, Taintor RR: L-arginine is required for expression of the activated macrophage effector mechanism causing selective metabolic inhibition in target cell. J Immunol 1987;138:550–565.
43 Albina JE, Caldwell MD, Henry WL Jr, et al: Regulation of macrophage functions by L-arginine. J Exp Med 1989;169:1021–1029.
44 Granger DL, Taintor RR, Cook JL, et al: Injury of neoplastic cells by murine macrophages leads to inhibition of mitochondrial respiration. J Clin Invest 1980;65: 357–370.
45 Granger DL, Lehninger AL: Sites of inhibition of mitochondrial electron transport in macrophage-injured neoplastic cells. J Cell Biol 1982;95:527–535.
46 Drapier JC, Hibbs JB Jr: Murine activated macrophages inhibit aconitase in tumor cells. Inhibition involves the iron-sulfur prosthetic group and is reversible. J Clin Invest 1986;78:790–797.
47 Krahenbuhl JL, Remington JS: The role of activated macrophages in specific and nonspecific cytostasis of tumor cells. J Immunol 1974;113:507–516.
48 Drapier JC, Hibbs JB Jr: Differentiation of murine macrophages to express nonspecific cytotoxicity for tumor cells results in L-arginine-dependent inhibition of mitochondrial iron-sulfur enzymes in the macrophage effector cell. J Immunol 1988;140:2829–2838.
49 Lancaster JR Jr, Hibbs JB Jr: EPR demonstration of iron-nitrosyl complex formation by cytotoxic activated macrophages. Proc Natl Acad Sci USA 1990;87:1223–1237.
50 Adams LB, Hibbs JB Jr, Taintor RR, et al: Microbiostatic effect of murine-activated macrophages for toxoplasma gondii. Role for synthesis of inorganic nitrogen oxides from L-arginine. J Immunol 1990;144:2725–2729.
51 Liew FY, Millott S, Parkinson C, et al: Macrophage killing of leishmania parasite in vivo is mediated by nitric oxide from L-arginine. J Immunol 1990;144:4794–4797.
52 Green SJ, Meltzer MS, Hibbs JB Jr, et al: Activated macrophages destroy intracellular leishmania major amastigotes by an L-arginine-dependent killing mechanism. J Immunol 1990;144:278–283.
53 James SL, Glaven J: Macrophage cytotoxicity against schistosomula of schistosoma mansoni involves arginine-dependent production of reactive nitrogen intermediates. J Immunol 1989;143:4208–4212.

54 Keller R, Geiges M, Keist R: L-arginine-dependent reactive nitrogen intermediates as mediators of tumor cell killing by activated macrophages. Cancer Res 1990;50: 1421–1425.
55 Klostergaard J, Leroux ME: L-arginine-independent macrophage tumor cytotoxicity. Biochem Biophys Res Commun 1989;165:1262–1266.
56 Olson JA: Biological actions of carotenoids. J Nutr 1989;119:94–95.
57 Burton GW: Antioxidant action of carotenoids. J Nutr 1989;119:109–111.
58 Krinsky NI: Carotenoids and cancer in animal models. J Nutr 1989;119:123–126.
59 Peto R, Doll R, Buckley JD, et al: Can dietary beta-carotene materially reduce cancer rates? Nature 1981;290:201–208.
60 Ziegler RG: A review of epidemiologic evidence that carotenoids reduce the risk of cancer. J Nutr 1989;119:116–122.
61 Codlitz GA, Branch LG, Lipnick RJ et al: Increased green and yellow vegetable intake and lowered cancer deaths in an elderly population. Am J Clin Nutr 1985;41:32–36.
62 Willett WC, Polk BF, Underwood BA, et al: Relation of serum vitamins A and E and carotenoids to the risk of cancer. N Engl J Med 1984;310:430–434.
63 Menkes MS, Comstock GW, Vuilleumier JP, et al: Serum beta-carotene, vitamins A and E, selenium, and the risk of lung cancer. N Engl J Med 1986;315:1250–1254.
64 Connet JE, Kuller LH, Kjelsberg MO, et al: Relationship between carotenoids and cancer: the Multiple Risk Factor Intervention Trial (MRFIT) Study. Cancer 1989;64: 126–134.
65 Lippman SM, Kessler JF, Meyskens FL Jr: Retinoids as preventive and therapeutic anticancer agents. Cancer Treat Rep 1987;71:391.
66 Boone CW, Kelloff GJ, Malone WE: Identification of candidate cancer chemopreventive agents and their evaluation in animal models and human clinical trials: a review. Cancer Res 1990;50:2–9.
67 Kraemer KH, DiGiovanna JJ, Moshell AN, et al: Prevention of skin cancer in xeroderma pigmentosum with the use of oral isotretinoin. N Engl J Med 1988;318:1633–1637.
68 Hong WK, Lippman SM, Itri LM, et al: Prevention of second primary tumors with isotretinoin in squamous-cell carcinoma of the head and neck. N Engl J Med 1990; 323:795–801.
69 Greenberg ER, Baron JA, Stukel TA, et al: A clinical trial of beta-carotene to prevent basal-cell and squamous-cell cancer of the skin. N Engl J Med 1990;323:789–795.
70 Newberne PM: Dietary fat, immunological response, and cancer in rats. Cancer Res 1981;41:3783–3785.
71 Gruner S, Volk H, Falck P, et al: The influence of phagocytic stimuli on the expression of HLA-DR antigens; role of reactive oxygen intermediates. Eur J Immunol 1986; 16:212–215.
72 Schwartz JL, Sloane D, Shklar G: Prevention and inhibition of oral cancer in the hamster buccal pouch model associated with carotenoid immune enhancement. Tumor-Biol 1989;10:297–309.
73 Alexander M, Newmark H, Miller RG: Oral beta carotene can increase the number of OKT4+ cells in human blood. Immunol Lett 1985;9:221–224.
74 Bendich A, Shapiro SS: Effect of beta-carotene and canthaxanthin on the immune response of the rat. J Nutr 1986;116:2254–2262.
75 Burton GW, Ingold KU: Beta-carotene: an unusal type of lipid antioxidant. Science 1984;224:569–573.

76 Wolf G: Multiple functions of vitamin A. Physiol Rev 1984;64:873–937.
77 Shapiro PE, Edelson RL: Effects of retinoids on the immune system, In Saurat AH (ed): Retinoids: New trends in research and therapy. Retinoid Symposium, Geneva. Basel, Karger, 1985, pp 225–235.
78 Cohen BE, Cohen IK: Vitamin A: adjuvant and steroid antagonist in the immune response. J Immunol 1973;111:1376–1380.
79 Malkovsky M, Edwards AJ, Hunt R, et al: T-cell-mediated enhancement of host versus graft reactivity in mice fed a diet enriched in vitamin A acetate. Nature 1983;302: 338–340.
80 Sirisinah S, Darip MD, Moongkarndi P, et al: Impaired local immune response in vitamin A-deficient rats. Clin Exp Immunol 1980;40:127–135.
81 Smith SM, Hayes CE: Contrasting impairments in IgM and IgG responses of vitamin A-deficient mice. Proc Natl Acad Sci USA 1987;84:5878–5882.
82 Smith SM, Levy NS, Hayes CE: Impaired immunity in vitamin A-deficient mice. J Nutr 1987;117:857–865.
83 Davis CY, Sell JL: Effect of all-trans retinol and retinoic acid nutrition on the immune system of chicks. J Nutr 1983;113:1914–1919.
84 Nauss KM, Newberne PM: Local and regional immune function of vitamin A-deficient rats with ocular herpes simplex virus (HSV) infections. J Nutr 1985;115:1316–1324.
85 Wirth JJ, Kierszenbaum F: Stimulatory effects of retinoic acid on macrophage interaction with blood forms of trypanosoma cruzi: involvement of transglutaminase activity. J Immunol 1986;137:3326–3331.
86 Moriguchi S, Werner L, Watson RR: High dietary vitamin A (retinyl palmitate) and cellular immune functions in mice. Immunol 1985;56:169–177.
87 Sidell N, Rieber P, Golub S: Immunological aspects of retinoids in humans. I. Analysis of retinoic acid enhancement of thymocyte responses to PHA. Cell Immunol 1984; 87:118–125.
88 Colizzi V, Malkovsky M: Augmentation of interleukin-2 production and delayed hypersensitivity in mice infected with mycobacterium bovis and fed a diet supplemented with vitamin A acetate. Infect Immun 1985;48:581–583.
89 Green HN, Mellanby E: Carotene and vitamin A: the anti-infective action of carotene. Br J Exp Pathol 1930;11:81.
90 Clausen SW: Carotenemia and resistance to infection. Trans Am Pediat Soc 1931; 43:27.
91 Ellison JB: Intensive vitamin therapy in measles. BMJ 1932;2:708.
92 Scrimshaw NS, Taylor CE, Gordon JE: Interactions of nutrition and infection. WHO monograph series no. 57. Geneva: World Health Organisation, 1968, pp 24.
93 Pasatiempo AMG, Bowman TA, Taylor CE, et al: Vitamin A depletion and repletion: effects on antibody response to capsular polysaccharide of streptococcus pneumoniae, type III (SSS-III). Am J Clin Nutr 1989;49:501–510.
94 Sommer A, Katz J, Tarwotjo I: Increased risk of respiratory disease and diarrhea in children with pre-existing mild vitamin A deficiency. Am J Clin Nutr 1984;40: 1090–1095.
95 De Sole G, Belay Y, Zegeye B: Vitamin A deficiency in Southern Ethiopia. Am J Clin Nutr 1987;45:780–784.
96 Barclay AJG, Foster A, Sommer A: Vitamin A supplements and mortality related to measles: a randomized clinical trial. Br Med J 1987;294:294–296.

97 Rahmathulla L, Underwood BA, Thulasiraj RD, et al: Reduced mortality among children in Southern India receiving a small weekly dose of vitamin A. N Engl J Med 1990;323:929–935.
98 Hussey GD, Klein M: A randomized, controlled trial of vitamin A in children with severe measles. N Engl J Med 1990;323:160–164.
99 Green HN, Mellanby E: Vitamin A as an anti-infective agent. BMJ 1928;2:585.
100 Hwang D: Essential fatty acids and immune response. FASEB J 1989;3:2052–2061.
101 Kinsella JE, Lokesh B: Dietary lipids, eicosanoids, and the immune system. Crit Care Med 1990;18:S94–113.
102 Hellerstein MK, Meydani SN, Meydani M, et al: Interleukin-1-induced anorexia in the rat. Influence of prostaglandins. J Clin Invest 1989;84:228–235.
103 Lehmann V, Benninghoff B, Droege W: Tumor necrosis factor induced activation by peritoneal macrophages is regulated by PGE_2 and cAMP. J Immunol 1988;141:587–591.
104 Tracey KJ, Wei H, Manogue KR, et al: Cachetin/tumor necrosis factor induces cachexia, anemia, and imflammation. J Exp Med 1988;167:1211–1227.
105 McMillan RM, Foster SJ: Leucotriene B_4 and inflammatory disease. Agents Actions 1988;24:114–119.
106 Lehrer RI, Ganz T, Selsted ME, et al: Neutrophiles and host defense. Ann Intern Med 1988;109:127–142.
107 Kunkel SL, Chensue SW: The role of arachidonic acid metabolites in mononuclear phagocytic cell interaction. Int J Dermatol 1986;25:83–89.
108 Rola-Pleszczynski M, Chavaillaz PA, Lemaire I: Stimulation of interleukin-2 and interferon gamma production by leukotriene B_4 in human lymphocyte culture. Prostaglandins Leukotrienes Med 1986;23:207–210.
109 Rola-Pleszczynski M, Gagnon L, Sirois P: Leukotriene B_4 augments human natural cytotoxic cell activity. Biochem Biophys Res Commun 1983;113:531–537.
110 Rola-Pleszczynski M: Differential effects of leukotriene B_4 on T4 and T8 lymphocyte phenotype and immunoregulatory functions. J Immunol 1985;135:1357–1360.
111 Raulin J: Etudes chimique sur la végetation. Ann Sci Natl Botan Biol Vegetale 1969;11:93.
112 Galdes A, Vallee BL: Categories of zinc metalloenzyme, in Siegel H (ed): Metal ions in biological systems: Zinc and its role in biology and nutrition. New York, Dekker, 1983, vol 15, p 1.
113 Cunningham-Rundles S, Cunningham-Rundles WF: Zinc modulation of Immune Response, in Chandra RK (ed): Nutrition and immunology. New York, Liss, 1988, p 197.
114 Kay RG, Tasman-Jones C: Zinc deficiency and intravenous feeding. Lancet 1975;2:605–606.
115 Moynahan EJ, Barnes PM: Zinc deficiency and a synthetic diet for lactose intolerance. Lancet 1973;1:676–677.
116 Endre L, Katona Z, Gyurkovits K: Zinc deficiency and cellular immune deficiency in acrodermatitis enteropathica. Lancet 1975;1:1196.
117 Fraker PJ, Haas SM; Luecke RW: The effect of zinc deficiency on the young adult A/J mouse. J Nutr 1977;107:1889–1895.
118 Fraker PJ, Pasquale-Jardieu P, Zwickl CM, et al: Regeneration of T-cell helper functions in zinc-deficient adult mice. Proc Natl Acad Sci USA 1978;75:5660–5664.

119 Beach RS, Gershwin ME, Hurley LS: Zinc deprivation and the immune response. Fed Proc 1980;39:888.
120 Chandra RK, Au B: Single nutrient deficiency and cell-mediated immune responses. I. Zinc. Am J Clin Nutr 1980;33:736–738.
121 Chandra RK: Trace element regulation on immunity and infection. J Am Coll Nutr 1985;4:5–16.
122 Beach RS, Gershwin ME, Makishima RK, et al: Impaired immunologic ontogeny in postnatal zinc deprivation. J Nutr 1980;110:805–815.
123 Ades EW, Hirson A, Morgan SK: Immunological studies in sickle cell desease. I. Analyses of circulating T-lymphocyte subpopulations. Clin Immunol Immunopathol 1980;17:459.
124 Hermandez P, Cruz C, Santos MN, et al: Immunologic dysfunction in sickle cell anemia. Acta Haematol 1980;63:156–161.
125 Ballester OF, Prasad AS: Anergy, zinc deficiency, and decreased nucleoside phosphorylase activity in patients with sickle cell anemia. Ann Intern Med 1983;98:180–182.
126 Tapazoglou E, Prasad As, Hill G, et al: Decreased natural killer cell activity in patients with zinc deficiency with sickle cell disease. J Lab Clin Med 1985;105:19–22.
127 Allen JI, Bell EM, Okan MM, et al: Zinc deficiency, hyperzincuria and immune dysfunction in lung cancer patients. Clin Res 1983;37:240.
128 Golden MHN, Golden BE, Harland PSEG, et al: Zinc and immunocompetence in protein-energy malnutrition. Lancet 1978;1:1226–1227.
129 Pekarek RS, Sandstead HH, Jacob RA, et al: Abnormal cellular immune responses during acquired zinc deficiency. Am J Clin Nutr 1979;32:1466–1471.
130 Duchateau J, DeLepresse G, Vrijens R, et al: Beneficial effects of oral zinc supplementation on the immune response of old people. Am J Med 1981;70:1001–1004.
131 Castillo-Duran C, Heresi G, Fisberg M, et al: Controlled trial of zinc supplementation during recovery from malnutrition: effects on growth and immune function. Am J Clin Nutr 1987;45:602–608.
132 James SJ, Swendseid M, Makinodan T: Macrophage-mediated depression of T-cell proliferation in zinc-deficient mice. J Nutr 1987;117:1982–1988.
133 Flynn A, Loftus MA, Finke JH: Production of interleukin-1 and interleukin-2 in allogeneic mixed lymphocyte cultures under copper, magnesium and zinc deficient conditions. Nutr Res 1984;4:673.
134 Winchurch RA: Activation of thymocyte responses to interleukin-1 by zinc. Clin Immunolog Immunophat 1988;47:174–180.
135 Huber KL, Cousins RJ: Meternal zinc deprivation and interleukin-1 influence metallothionein gene expression and zinc metabolisme of rats. J Nutr 1988;118:1570–1576.
136 Klasing KC: Nutritional aspects of leukocytic cytokines. J Nutr 1988;118:1436–1446.
137 Hershko CH, Karsai A, Eylon L, et al: The effect of chronic iron deficiency on some biochemical functions of the human hemopoietic tissue. Blood 1970;36:321–329.
138 Scrimshaw NS: Functional consequences of iron deficiency in human populations. J Nutr Sci Vitaminol 1984;30:47–63.
139 Gardner WG, Edgerton VR, Senewiratnener B, et al: Physical work capacity and metabolic stress in subjects with iron deficiency anemia. Am J Clin Nutr 1977;30:910–917.
140 Weinberg E: Iron withholding: a defense against infection and neoplasia. Phys Rev 1984;64:65–102.

141 Prasad JS: Leucocyte function in iron-deficiency anemia. Am J Clin Nutr 1979;32: 550–652.
142 Baggs RB, Niller SA: Nutritional iron deficiency as a determinant of host resistance in the rat. J Nutr 1973;103:1554–1560.
143 Chandra RK, Saraya AK: Impaired immunocompetence associated with iron deficiency. J Pediat 1975;86:899–902.
144 Srikantia SG, Prasad JS, Bhaskaram C, et al: Anemia and immune response. Lancet 1976; 1:1307–1309.
145 Bhaskaram P, Prasad JS, Krishnamachari KAVR: Anemia and immune response. Lancet 1977;1:1000.
146 Kulapongs P, Vithayasai V, Suskind SR, et al: Cell-mediated immunity and phagocytosis and killing function in children with severe iron-deficiency anemia. Lancet 1974; 2:689–691.
147 MacDougall LG, Anderson R, McNab GM, et al: The immune response in iron deficient children: Impaired cellular defense mechanisms with altered humoral components. J Pediat 1975;86:833–843.
148 Bagchi K, Mohanram M, Reddy V: Humoral immune response in children with iron-deficiency anemia. Br Med J 1980;280:1249–1251.
149 Grosch-Warner I, Grosse-Wilde H, Berder G, et al: Lymphocyte function in children with iron deficiency. Klin Wschr 1984;62:1091–1093.
150 Kochanowski BA, Sherman AR: Decreased antibody formation in iron deficient rat pups-effect of iron repletion. Am J Clin Nutr 1985;41:278–284.
151 Rosch LM, Sherman AR, Layman DK: Iron deficiency impairs protein synthesis in immune tissues of rat pups. J Nutr 1987;117:1475–1481.
152 Joynson DHM, Murray Walker D, Jacobs A, et al: Defect of cell-mediated immunity in patients with iron deficiency anemia. Lancet 1972;2:1058–1059.
153 Higgs JM, Wells RS: Chronic muco-cutaneous candidiasis: Associated abnormalities of iron metabolism. Br J Dermatol 1972;86(suppl):88–102.
154 Bhaskaram C, Reddy V: Cell-mediated immunity in iron and vitamin deficiency children. Br Med J 1975;3:522.
155 Gross RL, Reid JVO, Newberne PM, et al: Depressed cell-mediated immunitiy in megaloblastic anemia due to folic acid deficiency. Am J Clin Nutr 1975;28:225–232.
156 Kuvibidila S, Baliga SB, Suskind RM: Effects of iron deficiency anemia on delayed cutaneous hypersensitivity in mice. Am J Clin Nutr 1981;34:2635–2640.
157 Kuvibidila S, Nauss KM, Baliga SB, et al: Impairment of blastogenic response of splenic lymphocytes from iron-deficient mice: in vivo repletion. Am J Clin Nutr 1983; 37:15–25.
158 Kuvibidila S, Nauss KM, Baliga SB, et al: Impairment of blastogenic response of splenic lymphocytes from iron-deficient mice: in vitro repletion with hemin, transferrin and ferric chloride. Am J Clin Nutr 1983;37:557–565.
159 Kuvibidila S, Baliga SB, Suskind RM: The effects of iron deficiency on cytolytic activity of mice spleen and peritoneal cells against allogenic tumor cells. Am J Clin Nutr 1983; 38:238–244.
160 Bullen JJ, Rogers HJ, Leigh L: Iron binding proteins in mild and resistance to escherichia coli infection in infants. Br Med J 1972;1:69–75.
161 Bullen JJ, Armstrong JA: The role of lactoferrin in the bactericidal function of polymorphonuclear leukocytes. Immunol 1079;36:781–791.

162 Kochan I, Wasynzuk J, McCabe MA: Effects of injected iron and siderophores on infections in normal and immune mice. Infect Immun 1978;22:560–567.
163 Barry DMJ, Reeve AW: Iron and infection in the newborn. Lancet 1974;2: 1385–1386.
164 McFarlane H, Reddy S, Adcock KJ, et al: Immunity, transferrin and survival in Kwashiorkor. Br Med J 1970;4:268–270.
165 Murray MJ, Murray AB: Adverse effect or iron repletion on infection. Am J Clin Nutr 1978;31:700.
166 Murray MJ, Murray AB, Murray MB, et al: The adverse effect of iron repletion on the course of certain infections. Br Med J 1978;2:1113–1115.
167 Fletcher J, Mether J, Lewis M, et al: Mouth lesions in iron-deficient anemia: Relationship to Candida albicans in saliva and to impairment of lymphocyte transformation. J Infect Dis 1975;131:44–50.
168 Beisel W: Single nutrients and immunity. Am J Clin Nutr 1982;35:417–468.
169 Goldblum SE, Cohen DA, Jay M, et al: Interleukin-1 induced depression of iron and zinc: role of granulocytes and lactoferrin. Am J Physiol 1987;252:E27–32.
170 Tanaka T, Araki E, Nitta K, et al: Recombinant human tumor necrosis factor depresses serum iron in mice. J Biol Res Mod 1987;6:484–488.
171 Degliantoni G, Murphy M, Kobayashi M, et al: Natural killer (NK) cell-derived hematopoietic colony-inhibiting activity and NK cytotoxic factor. Relationship with tumor necrosis factor and synergism with immune interferon. J Exp Med 1985;162: 1512–1530.
172 Broxmeyer HE, Williams DE, Lu L, et al: The suppressive influences of human tumor necrosis factors on bone marrow hematopoietic progenitor cells from normal donors and patients with leukemia: synergism of tumor necrosis factor and interferon-gamma. J Immunol 1986;136:4487–4495.
173 Peetre C, Gullberg U, Nilsson E, et al: Effects of recombinant tumor necrosis factor on proliferation and differentiation of leukemic and normal hematopoietic cells in vitro. Relationship to cell surface receptor. J Clin Invest 1986;78:1694–1700.

Tumorleiden – Intermediärstoffwechsel – Ernährungstherapie

Schauder P (Hrsg): Ernährung und Tumorerkrankungen.
Basel, Karger, 1991, pp 260–270.

Grundumsatz bei Tumoren unterschiedlicher Histologie

Volker Schusdziarra

Medizinische Klinik und Poliklinik, Technische Universität München

Die Kachexie ist eine der häufigsten Manifestationen maligner Tumoren und stellt eine ernsthafte Komplikation bei der Behandlung und gegebenenfalls Heilung maligner Erkrankungen dar. Die Kachexie ist das Resultat einer gestörten Energiebilanz. Grundsätzlich kann die Störung bedingt sein durch:

1. Verminderte Energiezufuhr, durch herabgesetzte Nahrungsaufnahme;
2. gesteigerten Energieverbrauch im Intermediärstoffwechsel und
3. einen Synergismus aus herabgesetzter Energiezufuhr und gesteigertem Verbrauch.

Die klinischen Symptome bei Tumorpatienten mit Kachexie wie Übelkeit, Erbrechen, Durchfälle, Appetitlosigkeit deuten bereits darauf hin, daß bei zahlreichen dieser Patienten eine verminderte Nahrungsaufnahme über den Darm in die Blutbahn erfolgt. Im Gegensatz zu dieser sehr vordergründigen Symptomatik, die auf eine Herabsetzung der Energiezufuhr hindeutet, ist der gesteigerte Energieverbrauch in der Regel nicht anhand bestimmter klinischer Symptome erkennbar.

Seit langem ist bekannt, daß die Inzidenz der Kachexie eine gewisse Relation zu der Art des Tumorleidens ist. Patienten mit Pankreas- und Magenkarzinom haben zu 70–80% eine ausgeprägte Kachexie, während andererseits Patienten mit Ösophagus-, Zervix- oder Kolonkarzinom in geringerem Umfang an dieser Komplikation leiden [1]. Es stellt sich natürlich die Frage, ob es Beziehungen gibt zwischen der Lokalisation und der histologischen Art des Tumors einerseits und den regulativen Größen des Energiehaushalts andererseits. Zahlreiche Untersuchungen haben gezeigt, daß eine klare Beziehung zwischen Nahrungsaufnahme und damit Energiezufuhr und der Art und Lokalisation des jeweiligen Tumors nicht vorhanden ist [1]. In der vorliegenden Übersicht soll deshalb analysiert werden, ob derartige Beziehungen zum *Energieverbrauch* bestehen.

Intermediärstoffwechsel und Energieverbrauch des Menschen werden durch zahlreiche Faktoren wie Alter, Ernährungszustand, Temperatur, Hormonspiegel und pathologische Zustände wie Trauma oder Infektionen beeinflußt [2]. Im Gegensatz zur Mangelernährung beim Hungerzustand, welcher durch einen Abfall des Grundumsatzes und des basalen Energieverbrauchs gekennzeichnet ist [3, 4], wurde in älteren Publikationen ein gesteigerter Grundumsatz bei Patienten mit Malignomen beschrieben. Bereits 1922 berichteten Boothby und Sandiford [5], daß der Grundumsatz bei Patienten mit Leukämie erhöht ist. Ebenfalls einen erhöhten Grundumsatz beobachteten Silver et al. [6] im Jahre 1950 bei Patienten mit Myelom sowie Watkin und Steinfeld 1965 bei Patienten mit Metastasen solider Tumoren [7]. Andererseits ist aber auch bereits in den früheren Publikationen sichtbar geworden, daß nicht alle Patienten eine erhöhte Grundumsatzrate haben [7, 8]. Dies bedeutet, daß sehr wahrscheinlich verschiedene Faktoren an der Verschiebung des Energiestoffwechsels bei Patienten mit unterschiedlichen Malignomen beteiligt sein dürften.

Der Grundumsatz repräsentiert den Energiebedarf des Organismus, welcher durch den Intermediärstoffwechsel aufgebracht werden muß, um die Funktionen und die anatomische Integrität der Zellen und Organe aufrechtzuerhalten. Synthesevorgänge wie Eiweiß-, Nukleinsäuren- und Lipidsynthese sowie die Glukoneogenese, Transportprozesse einschließlich der Aufrechterhaltung der Elektrolytgradienten zwischen intra- und extrazellulärem Milieu und grundlegende Muskelaktivitäten in der Ruhephase haben einen bestimmten Energiebedarf. Dieser wird von Phosphatverbindungen wie ATP geliefert, die im Rahmen des Intermediärstoffwechsels durch den Abbau der einzelnen Nahrungssubstrate entstehen.

Verschiedene Faktoren können die Aktivitäten dieser einzelnen Vorgänge verändern, was gleichzeitig zu einer erheblichen Variation der für die Stoffwechselvorgänge notwendigen Substrate führen kann. Die einzelnen Organe des Körpers sind unterschiedlich am Energieverbrauch beteiligt: Die Leber ist mit ungefähr 27% am Ruhestoffwechsel beteiligt, gefolgt vom Hirn (19%), Skelettmuskulatur (18%), Herz (10%) und Nieren (7%). Alle übrigen Organe teilen sich in die restlichen 19% auf [9].

Dies bedeutet, daß die Größe dieser Organe in Relation zum Gesamtkörpergewicht die Werte für den Grundumsatz beeinflußt, insbesondere dann, wenn dieser im Verhältnis zum Körpergewicht oder zur Körperoberfläche ausgedrückt wird. Deshalb muß insbesondere bei kachektischen Patienten der Grundumsatz mit der entsprechenden Vorsicht analysiert werden und es muß beachtet werden, daß die Kontrollgruppe Patienten mit ähnlichem Gewichtsverlust anderer Genese beinhaltet.

Betrachtet man die Resultate der verschiedenen Studien zum Grundumsatz bei Patienten mit malignen Tumoren, die während der letzten 15 Jahre durchgeführt wurden, so lassen sich verschiedene Aspekte diskutieren (Tab. 1). Es fällt auf, daß eine uniforme Steigerung der Grundumsatzrate bei Patientengruppen, die im wesentlichen Karzinompatienten beinhalten, lediglich in den älteren Arbeiten zu verzeichnen ist [10–13]. In den neueren Arbeiten wird eine größere Differenzierung in hypo-, normo- und hypermetabolische Zustände durchgeführt [17, 20, 26, 29]. Diese Aufteilung wird natürlich erst sinnvoll durch die Untersuchung größerer Patientenkollektive, und gerade diese Arbeiten verdeutlichen das sehr differenzierte Muster des Energieumsatzes bei Patienten mit malignen Erkrankungen. Auf Grund dieser Studien kann man annehmen, daß positive Effekte in früheren Untersuchungen möglicherweise durch zu kleine, selektionierte Patientengruppen erzielt wurden.

Zusammenfassend kann man sagen, daß eine Abhängigkeit des Grundumsatzes zur Histologie der zugrundeliegenden Malignome nicht gegeben ist. Ausnahmen bilden die Sarkome, wobei die Ausdehnung des Tumorleidens offensichtlich von Bedeutung ist [22, 32, 35]. Etwas Ähnliches läßt sich für die Leukämien bei Kindern feststellen. Hier zeigen die vorliegenden Studien ebenfalls eine Erhöhung des Grundumsatzes, wobei sich aber auch bei dieser malignen Erkrankung eine Abhängigkeit zur Ausdehnung ergibt [14, 30, 37].

Faßt man die Resultate der Untersuchungen des Grundumsatzes bei Patienten mit Malignomen zusammen, so stellt man fest, daß eine eindeutige Beziehung zwischen der malignen Erkrankung einerseits und dem Energiehaushalt andererseits nicht besteht. Bei Betrachtung aller relevanten Studien haben ungefähr gleich viele Patienten sowohl einen erhöhten als auch einen erniedrigten Ruhestoffwechsel. Betrachtet man die unterschiedlichen Tumorarten, so verändert dies die Aussage nicht wesentlich. Eine gewisse Tendenz zu einem erhöhten Grundumsatz ist bei Patienten mit Sarkomen und Leukämien zu beobachten, wobei man sicherlich einschränkend festhalten muß, daß auch hier die Fallzahlen sehr klein sind

Grundumsatz bei Tumoren unterschiedlicher Histologie 263

Tabelle 1. Zusammenfassende Darstellung der wesentlichen Studien der letzten 15 Jahre, die den Grundumsatz bei Patienten mit malignen Tumoren unterschiedlicher Histologie untersucht haben. ANLL = akute nichtlymphozytäre Leukämie, ALL = akute lymphozytäre Leukämie, ↑ Steigerung des Grundumsatzes (Fortsetzung auf Seiten 264–267)

Tumor	Patienten-zahl	Grundumsatz	Bemerkungen	Autoren
Hirntumoren	4	0–50 % ↑	∅ adäquate Kontrollgruppe	Wesemann, 1975 [10]
Pankreas-Ca 2, Leber-Ca 2, Sarkom 2, Magen-Ca 1, Kolon-Ca 2, Leiomyoblastom 1	10	40 % ↑	Steigerung bei Verschlechterung des Krankheitsverlaufes	Warnold et al., 1978 [11]
Karzinom unklarer Genese	8	40 % ↑	Berechnungsgrundlage ist der Arbeit nicht zu entnehmen	Bozzetti et al., 1980 [12]
Mamma-Ca	5	32 % ↑		
Kolon-Ca	16	29 % ↑		
Hypernephrom	4	25 % ↑		
Lymphom	18	23 % ↑		
Magen-Ca	10	20 % ↑		
Verschiedene Tumoren	4	41 % ↑	∅ Angaben zum Tumor	
Kolon-Ca 4, Leber-Ca 3, Pankreas-Ca 3, Sarkom 2, Magen-Ca 1, Ovarial-Ca 1, Leiomyoblastom 1	15	35 % ↑		Scherstén et al., 1980 [13]
ANLL	6	36 % ↑	Alter 2–15 Jahre	Merritt et al., 1981 [14]

Tabelle 1. (Fortsetzung)

Tumor	Patienten-zahl	Grundumsatz	Bemerkungen	Autoren
Kolon-Ca 6, Magen-Ca 4, Leber-Ca 5, Pankreas-Ca 3, Ösophagus-Ca 2, Hoden-Ca 1, Hirntumor 1, Hypopharynx-Ca 1, Blasen-Ca 2, Sarkom 1	26	unverändert	gesteigerter Glukoseumsatz	Edström et al., 1982 [15]
Bronchial-Ca	5	20% ↑		Axelrod et al., 1983 [16]
Karzinome 44% GI-Karzinome 29% Gynäkologische Karzinome 19% Urogenitalkarzinom	200	hypometabolisch 33% normometabolisch 41% hypermetabolisch 26%	∅ Korrelation zu Alter, Größe, Gewicht, Geschlecht, Ernährungszustand, Tumorausdehnung, Lebermetastasen	Knox et al., 1983 [17]
Rektum-Ca 2, Gallenblasen-Ca 1, Leber-Ca 1, Kolon-Ca 1, Magen-Ca 1, Ösophagus-Ca 1	7	18% ↑	gesteigerte Proteinsynthese erklärt nur zu 30% vermehrten Energieverbrauch	Eden et al., 1984 [18]
Hoden-Ca 1, Magen-Ca 1, Leberzell-Ca 2, Kopf- und Hals-Ca 2, Ösophagus-Ca 1, Kolon-Ca 1	8	unverändert	Glukoseumsatz ↑	Eden et al., 1984 [19]

Tabelle 1. (Fortsetzung)

Tumor	Patienten-zahl	Grundumsatz			Bemerkungen	Autoren
		HO	N	HR		
Ösophagus-Ca 26 Kolorektal-Ca 72 Pankreas-Ca 28 Hepatobiliäres Ca 9 Magen-Ca 28 Verschiedenes 10	173	9 19 16 7 9 3	11 37 9 1 8 6	6 16 4 1 11 1	Aufteilung in hypo-(HO), normo-(N)- und hypermetabolisch (HR)	Dempsey et al., 1984 [20]
Rectum-Ca 6, Gallenblasen-Ca 2, Magen-Ca 7, Ösophagus-Ca 2, Nieren-Ca 2, Pankreas-Ca 1, Melanom 1, Hoden-Ca 3, Kolon-Ca 2, Leber-Ca 2	28	15% ↑			Abhängigkeit von Ernährungszustand, nur im Vergleich zu ähnlich Unterernährten, nicht aber Gesunden	Lindmark et al., 1984 [21]
Sarkome 2, Karzinome 2 Sarkome	4 9	40% ↑ 15% ↑			diffuse Ausbreitung ∅ Metastasierung, lokal begrenzt	Arbeit et al., 1984 [22]
Kleinzelliges Bronchial-Ca	31	31% ↑			Therapie reduziert Hypermetabolismus	Russel et al., 1984 [23]
Larynx-Pharynx-Ca	13	keine Veränderung				Enig et al., 1985 [24]
Blasen-Ca	30	38–63% ↑				Enig et al., 1986 [25]

Tabelle 1. (Fortsetzung)

Tumor	Patienten-zahl	Grundumsatz	Bemerkungen	Autoren
Kolorektale Karzinome	73	27% HO 51% N 22% HR	Aufteilung in hypo-(HO), normo-(N) und hyper-metabolisch (HR)	Dempsey et al., 1986 [26]
Kolorektale Karzinome	24	unverändert	durch Resektion von Lebermetastasen ∅ Veränderung des Gewichts	Hansell et al., 1986 [27]
Magen-Ca 4, Pankreas-Ca 2, Karzinoid 1	7	unverändert	Kontrollgruppe mit Gewicht	Lindmark et al., 1986 [28]
Magen-Ca Kolon-Ca Bronchial-Ca	24 55 12	unverändert unverändert unverändert	Aufteilung nach Patienten mit und ohne Gewichtsverlust	Hansell et al., 1986 [29]
ALL	15	16–116% ↑	Relation zwischen Ruhestoffwechsel und Proteinsynthese	Kien et al., 1987 [30]
Ösophagus-Ca 3, Leiomyosarkom 2, Bronchial-Ca 1, Magen-Ca 1, Melanom 1	8	30% ↑	∅ Relation zur Histologie	Legaspi et al., 1987 [31]
Sarkome	7	25% ↑		Peacock et al., 1987 [32]

Tabelle 1. (Fortsetzung)

Tumor	Patienten-zahl	Grundumsatz	Bemerkungen	Autoren
Bronchial-Ca	22	unverändert	Gesamteiweißumsatz	Fearon et al., 1988 [33]
Kolon-Ca	38	unverändert		
Kolon-Ca	21	2–4%	Lebermetastasen bei 11 Ø Änderung; Hyperalimentation erhöht Energieverbrauch unproportional	Merrick et al., 1988 [34]
Sarkome	7	350% ↑	Glukoseumsatz ↑ direkte Glukoseoxydation gestört, Eiweißabbau unverändert	Shaw et al., 1988 [35]
Kolon-Ca	46	unverändert	mit und ohne Gewichtsverlust	Nixon et al., 1988 [36]
Bronchial-Ca	52	unverändert		
ALL	9	0–45% ↑	Kinder 6–16 Jahre, gut kontrollierte Studie, kleine Fallzahl, Abhängigkeit von Tumorausdehnung	Stallings et al., 1989 [37]

und eine gewisse Abhängigkeit zur Ausdehnung des Tumorleidens gegeben zu sein scheint. Die Kachexie der Patienten, die in die verschiedenen Studien aufgenommen wurden, kann also nur partiell über einen vermehrten Energieumsatz erklärt werden, so daß andere Faktoren wie die verminderte Nahrungsaufnahme sehr wahrscheinlich von größerer Bedeutung sein dürften.

Literatur

1. Strain AJ: Cancer cachexia in man: a review. Invest Cell Pathol 1979;2:181–193.
2. Young VR: Energy metabolism and requirements in the cancer patient. Cancer Res 1977;37:2336–2347.
3. Waterlow JC, Alleyne GAO: Protein malnutrition in children. Adv Protein Chem 1971;25:117–241.
4. Garrow JS: Factors affecting energy output. In: Energy Balance and Obesity in Man. Amsterdam, North-Holland, 1974, pp 125–175.
5. Boothby WM, Sandiford I: Summary of the basal metabolism data on 8614 subjects with especial reference to the normal standards for the estimation of the basal metabolic rate. J Biol Chem 1922;54:783–803.
6. Silver S, Poroto P, Crohn EB: Hypermetabolic states without hyperthyroidism. Arch Intern Med 1950;85:479–482.
7. Watkin DM, Steinfeld JL: Nutrient and energy metabolism in patients with and without cancer during hyperalimentation with fat administered intravenously. Am J Clin Nutr 1965;16:182–212.
8. Watkin DM: Nitrogen balance as affected by neoplastic disease and its therapy. Am J Clin Nutr 1961;9:446–460.
9. Passmore R, Draper MH: The chemical anatomy of the human body, in Thompson RHS, King EJ (eds): Biochemical disorders in human disease. London, Churchill, 1964, pp 1–19.
10. Wesemann W: Dauerregistrierung des Leistungsumsatzes bei Patienten mit Schädel-Hirn-Trauma und Hirntumoren. Infusionsther 1975;2:365–376.
11. Warnold I, Lundholm K, Schersten T: Energy balance and body composition in cancer patients. Cancer Res 1978;38:1801–1807.
12. Bozzetti F, Pagnoni AM, Del Vecchio M: Excessive caloric expenditure as a cause of malnutrition in patients with cancer. Surg Gynecol Obstetr 1980;150:229–234.
13. Schersten T, Lundholm K, Eden E, Edström S, Ekman L, Karlberg I, Warnold I: Energy metabolism in cancer. Acta Chir Scand 1980;498(suppl):130–136.
14. Merritt RJ, Ashley JM, Siegel SE, Sinatra RR, Thomas DW, Hays DM: Calorie and protein requirements of pediatric patients with acute nonlymphocytic leukemia. J Parent Ent Nutr 1981;4:20–23.
15. Edström S, Bennegard K, Eden E, Lundholm K: Energy and tissue metabolism in patients with cancer during nutritional support. Archs Otolar 1982;108:697–699.
16. Axelrod L, Halter JB, Cooper DS, Aoki TT, Roussell AM, Bagshaw SL: Hormone levels and fuel flow in patients with weight loss and lung cancer. Evidence for excessive

metabolic expenditure and for an adaptive response mediated by a reduced level of 3,5,3'-triiodothyronine. Metabol 1983;32:924–937.

17   Knox LS, Crosby LO, Feurer ID, Buzby GP, Miller CL, Mullen JL: Energy expenditure in malnourished cancer patients. Ann Surg 1983;197:152–162.

18   Eden E, Ekman L, Bennegard K, Lindmark L, Lundholm K: Whole-body tyrosine flux in relation to energy expenditure in weight-losing cancer patients. Metabol 1984; 33:1020–1027.

19   Eden E, Edström S, Bennegard K, Schersten T, Lundholm K: Glucose flux in relation to energy expenditure in malnourished patients with and without cancer during periods of fasting and feeding. Cancer Res 1984;44:1718–1724.

20   Dempsey DT, Feurer ID, Knox LS, Crosby LO, Buzby GP, Mullen JL: Energy expenditure in malnourished gastrointestinal cancer patients. Cancer 1984; 53:1265–1273.

21   Lindmark L, Bennegard K, Eden E, Ekman L, Schersten T, Svaninger G, Lundholm K: Resting energy expenditure in malnourished patients with and without cancer. Gastroenterol 1984;87:402–408.

22   Arbeit JM, Lees DE, Corsey R, Brennan MF: Resting energy expenditure in controls and cancer patients with localized and diffuse disease. Ann Surg 1984;199:292–298.

23   Russell McR D, Shike M, Marliss EB, Detsky AS, Shepherd FA, Feld R, Evans WK, Jeejeebhoy KN: Effects of total parenteral nutrition and chemotherapy on the metabolic derangements in small cell lung cancer. Cancer Res 1984;44:1706–1711.

24   Enig B, Winther E, Hessov I: Changes in food intake and nutritional status in patients treated with radiation therapy for cancer of the larynx and pharynx. Nutr Cancer 1985;7:229–237.

25   Enig B, Winther E, Hessov I: Nutritional status of patients with cancer of the bladder before and during radiation therapy. Influence on survival? Radiother Oncol 1986; 5:277–285.

26   Dempsey DT, Knox LS, Mullen JL, Miller C, Feurer ID, Buzby GP: Energy expenditure in malnourished patients with colorectal cancer. Arch Surg 1986;121:789–795.

27   Hansell DT, Davies JWL, Burns HJG: Effects of hepatic metastases on resting energy expenditure in patients with colorectal cancer. Br J Surg 1986;73:659–662.

28   Lindmark L, Eden E, Ternell M, Bennegard K, Svaninger G, Lundholm K: Thermic effect and substrate oxidation in response to intravenous nutrition in cancer patients who lose weight. Ann Surg 1986;204:628–636.

29   Hansell DT, Davies JWL, Burns HJG: The relationship between resting energy expenditure and weight loss in benign and malignant disease. Ann Surg 1986; 203:240–245.

30   Kien CL, Camitta BM: Close association of accelerated rates of whole body protein turnover (synthesis and breakdown) and energy expenditure in children with newly diagnosed acute lymphocytic leukemia. J Parent Ent Nutr 1987;11:129–134.

31   Legaspi A, Jeevanandam M, Starnes HF, Brennan MF: Whole body lipid and energy metabolism in the cancer patient. Metabol 1987;36:958–963.

32   Peacock JL, Inculet RI, Corsey R, Ford DB, Rumble WF, Lawson D, Norton JA: Resting energy expenditure and body cell mass alterations in noncachectic patients with sarcomas. Surg 1987;102:465–472.

33   Fearon KHC, Hansell DT, Preston T, Plumb JA, Davies J, Shapiro D, Shenkin A, Calman KC, Burns HJG: Influence of whole body protein turnover rate on resting energy expenditure in patients with cancer. Cancer Res 1988;48:2590–2595.

34 Merrick HW, Long CL, Grecos GP, Dennis RS, Blakemore WS: Energy requirements for cancer patients and the effect of total parenteral nutrition. J Parent Ent Nutr 1988;12:8–14.
35 Shaw JHF, Humberstone DM, Wolfe RR: Energy and protein metabolism in sarcoma patients. Ann Surg 1988;207:283–289.
36 Nixon DW, Kutner M, Heymsfield S, Foltz AT, Carty C, Seïtz S, Casper K, Evans WK, Jeejeebhoy KN, Daly JM, Heber D, Poppendiek H, Hoffman FA: Resting energy expenditure in lung and colon cancer. Metabol 1988;37:1059–1064.
37 Stallings VA, Vaisman N, Chan HSL, Weitzman SS, Hahn E, Pencharz PB: Red Res 1989;26:154–157.

Schauder P (Hrsg): Ernährung und Tumorerkrankungen.
Basel, Karger, 1991, pp 271–285.

Immunologisch relevante metabolische Veränderungen bei Krebspatienten

Wulf Dröge, Hans-Peter Eck

Deutsches Krebsforschungszentrum, Heidelberg

Einleitung

Patienten mit fortgeschrittenen Tumoren leiden vielfach unter einer verminderten immunologischen Reaktivität und einer damit verbundenen erhöhten Gefährdung durch zum Teil lebensbedrohende Infektionen [1]. Die verminderte immunologische Reaktivität manifestiert sich u. a. in einer verminderten Reaktivität der Blutlymphozyten nach mitogener Stimulierung [2–7]. Die Ursachen für diese Immunschwäche sind bisher nicht im Detail bekannt, und es gibt dementsprechend bisher auch keine befriedigenden Möglichkeiten, das Immunsystem der Krebspatienten generell (d. h. unspezifisch) zu stärken. Im Zusammenhang damit steht natürlich auch die klassische Frage der Tumorimmunologen, warum das Immunsystem nicht in der Lage ist, die Krebszellen abzustoßen. Berichte über die therapeutische Wirksamkeit von Lymphokin-aktivierten Killerzellen (LAK) und Tumor-infiltrierenden Lymphozyten [8–10] sowie die zahlreichen Berichte über die Erkennung von humanen Tumor-Antigenen durch autologe zytotoxische T-Lymphozyten (CTL) [11–16] werfen die Frage auf, warum diese zytotoxischen Zellen in den Tumorpatienten normalerweise nicht ausreichend aktiviert werden, um eine immunologische Abstoßung des Tumors zu ermöglichen. Tatsächlich sind spontane Regressionen für die meisten menschlichen Krebsformen berichtet worden [17, 18]. Sie sind jedoch die Ausnahme.

Untersuchungen aus jüngerer Zeit deuten darauf hin, daß die bei Krebspatienten beobachtete unzureichende Aktivierung der Lymphozyten zum großen Teil metabolisch bedingt sein könnte. Die generelle unspezifische Minderung der immunologischen Reaktivität ist möglicherweise maßgeblich auf tumorbedingte metabolische Veränderungen in den Krebspatienten zurückzuführen, während das Ausbleiben einer spezifischen Abwehrreaktion gegen den Tumor möglicherweise zusätzlich durch besondere metabolische Eigenschaften der Tumorzellen bedingt ist. Diese Erkenntnisse lassen hoffen, daß auf metabolischer Basis eine Stärkung der immunologischen Reaktivität und damit der generellen Infektresistenz sowie eine Unterstützung der spezifischen Auseinandersetzung mit dem Tumor möglich sein sollte. Der vorliegende Bericht befaßt sich mit einigen dieser immunologisch relevanten metabolischen Zusammenhänge. Der Bericht erhebt aber keinen Anspruch auf Vollständigkeit.

Die Beziehung zwischen der Plasma-Glutamat-Konzentration und der immunologischen Reaktivität

Erhöhte Glutamatspiegel in Krebspatienten

Zweifelsohne zeigen Patienten mit fortgeschrittenen Tumoren verschiedene metabolische Veränderungen, die möglicherweise direkte oder indirekte Auswirkungen auf die Funktion des Immunsystems haben. Aber nur in einigen wenigen Fällen ist ein direkter statistischer oder gar kausaler Zusammenhang gezeigt worden. Besonders gut untersucht ist die Beziehung zwischen der erhöhten Plasma-Glutamat-Konzentration und der verminderten Lymphozytenfunktion.

Es ist eine allgemeine Beobachtung, daß Patienten mit fortgeschrittenen Tumoren erhöhte Plasma-Glutamat-Spiegel aufweisen. So sind z. B. erhöhte Glutamat-Spiegel bei Patienten mit gastrointestinalen Tumoren [19], Bronchialkarzinomen [20], Lymphomen [20], Hodgkin's Disease [21] sowie bei Patientinnen mit Brustkrebs [22, 23] oder Ovarialkrebs [22] und verschiedenen anderen Tumortypen [24, 25] beschrieben worden. Erhöhte Plasma-Glutamat-Werte wurden auch in Tumor-tragenden Ratten nachgewiesen [26, 27]. Die Mechanismen für die Erhöhung der Plasma-Glutamat-Spiegel sind noch nicht im Detail bekannt.

Erhöhte Glutamatspiegel bei Patienten mit der Immunschwäche AIDS: Ähnliche metabolische Veränderungen bei Krebs und AIDS trotz unterschiedlicher Ursachen

Erhöhte Glutamatspiegel sind nicht nur bei Tumorpatienten, sondern auch bei Patienten mit anderen Erkrankungen beobachtet worden [25]. Bei den zitierten Fällen ist jedoch nicht bekannt, ob die Plasma-Glutamat-Spiegel über längere Zeit erhöht waren. Besonders gut untersucht wurden hingegen die Plasma-Glutamat-Spiegel in HIV-1-infizierten Personen [28–30]. Dabei zeigte sich, daß bei praktisch allen Gruppen von HIV-1-infizierten Personen inklusive der Personen ohne offensichtliche Symptome die Glutamatspiegel im Durchschnitt stark erhöht sind und eine vergleichsweise große Variabilität aufweisen. Während gesunde Kontrollpersonen eine ausgesprochen geringe interindividuelle und intraindividuelle Variabilität der Plasma-Glutamat-Spiegel aufweisen, zeigten HIV-1-Antikörper-positive Personen nicht nur eine relativ starke interindividuelle, sondern auch eine starke intraindividuelle Variabilität (unveröff. Beobachtung der Autoren). Dies deutet darauf hin, daß in den HIV-1-infizierten Patienten die Glutamat-Clearance stark beeinträchtigt ist. Es wird vermutet, daß die HIV-1-Infektion direkt oder indirekt bestimmte metabolische Funktionen der Leber beeinträchtigt, die dann erst sekundär die Plasma-Aminosäure-Konzentrationen und indirekt die Lymphozytenfunktion verändern.

Erhöhte Plasma-Glutamat-Spiegel wurden auch bei SIV_{mac} infizierten Rhesusmakaken beobachtet (unveröff. Beobachtung der Autoren).

Der Mechanismus der immunsuppressiven Wirkung von Glutamat

Erhöhte extrazelluläre Glutamat-Konzentrationen beeinträchtigen die Funktion von Lymphozyten und Makrophagen. Die mitogene Stimulation von Lymphozyten wird schon durch eine vierfache Erhöhung der extrazellulären Glutamat-Konzentration substantiell gehemmt [31]. Der Mechanismus dieser Hemmung basiert offenbar darauf, daß Glutamat mit Cystin um das gleiche Membrantransportsystem konkurriert und daß die erhöhte extrazelluläre Glutamat-Konzentration somit die Cysteinversorgung der Zellen beeinträchtigt [32–35].

Die Cysteinversorgung ist ein limitierender Faktor für die Stärke von Lymphozytenreaktionen [28, 36]. Dafür sind sowohl die extrazellulären

Konzentrationsverhältnisse (d. h. z. B. die niedrige Cystein-Konzentration im Plasma) als auch Limitierungen im Membrantransport maßgeblich verantwortlich. Diese Zusammenhänge sind schematisch in Abbildung 1 dargestellt. Das quantitativ wichtigste Cysteinderivat im Blutplasma ist das Disulfid Cystin. Es ist ein Plasma in einer Konzentration von 100–200 µM ½-Cystin vertreten [28, 37, 38]; aber Lymphozyten haben im allgemeinen nur eine sehr schwache Membrantransportaktivität für Cystin. Die Membrantransportaktivität für Cystein ist vergleichsweise stark [39]; aber die Cystein-Konzentration im Blutplasma ist mit 10–20 µM [28, 37, 38] im Vergleich mit den Konzentrationen aller anderen proteinbildenden Aminosäuren [31] wiederum extrem niedrig. Es ist deshalb nicht überraschend, daß der intrazelluläre Cysteinspiegel in den Lymphozyten im Vergleich mit allen anderen proteinbildenden Aminosäuren extrem niedrig ist (unveröff. Beobachtung der Autoren). Makrophagen spielen bei der Stimulation von T-Zell-vermittelten Immunreaktionen eine wichtige Rolle und kommen in diesem Zusammenhang mit den T-Zellen in direkten Membrankontakt [40–44]. Im Unterschied zu den Lymphozyten haben Makrophagen eine relativ starke Transportaktivität für Cystin [34]. Mit dieser Transportaktivität können die Makrophagen mehr Cystin aufnehmen als sie selbst für ihren eigenen Metabolismus brauchen und den Überschuß als reduziertes Cystein wieder in den extrazellulären Raum abgeben [35]. Da die Funktion von T-Zellen wegen der geringen Membrantransportaktivität für Cystin und der dadurch bedingten starken Abhängigkeit von Cystein schon durch geringe Veränderungen der extrazellulären Cystein-Konzentration maßgeblich beeinflußt wird [28, 36], ist es vernünftig davon auszugehen, daß die Freisetzung von Cystein durch die Makrophagen auch für die Stimulierung von T-Zellen eine entscheidende Rolle spielt. In Doppelkammer-Experimenten konnte in der Tat gezeigt werden, daß Makrophagen die intrazellulären Glutathionspiegel und die DNA-Synthese von T-Zellen signifikant erhöhen [36]. In Makrophagenkulturen mit annähernd physiologischen Aminosäure-Konzentrationen konnte aber auch gezeigt werden, daß eine Erhöhung der extrazellulären Glutamat-Konzentration nicht nur die intrazelluläre Glutamat-Konzentration steigert, sondern auch die intrazelluläre Cystein-Konzentration senkt, während eine Erhöhung der extrazellulären Cystin-Konzentration die intrazelluläre Cystein-Konzentration steigert und gleichzeitig die intrazelluläre Glutamat-Konzentration senkt [35]. Dies illustriert die kompetitive gegenseitige Hemmung des Membrantransports von Cystin und Glutamat. Bei erhöhter extrazellulärer Glutamat-Konzentration wird dadurch indirekt auch die Freisetzung von Cystein durch die Makrophagen unterdrückt [35] und die Cystein-Versorgung von Lymphozyten in der Umgebung der Makrophagen beeinträchtigt.

Die Korrelation zwischen Plasma-Glutamat-Spiegeln, immunologischer Reaktivität und Krankheitsverlauf: Die Überprüfung der zu erwartenden klinischen Konsequenzen

Der formale Beweis für eine kausale Rolle der erhöhten Plasma-Glutamat-Konzentrationen in bezug auf die Hemmung der immunologischen Reaktivität und auf den Krankheitsverlauf steht noch aus. Dies liegt vor allem daran, daß es z. Zt. keine Möglichkeit gibt, die Glutamatspiegel in den Patienten zu senken. Umgekehrt wäre der Versuch, in freiwilligen Probanden die Plasma-Glutamat-Spiegel über längere Zeit anzuheben und die daraus resultierenden immunologischen Konsequenzen zu untersuchen, aus ethischen Gründen nicht durchführbar. Um die Hypothese zu unterstützen, daß die erhöhten Plasma-Glutamat-Spiegel kausal an der Minderung der immunologischen Reaktivität und der Verschlechterung des Krankheitszustandes beteiligt sind, bieten sich deshalb im Augenblick nur indirekte Strategien an. Dazu gehören:

1. Untersuchungen über die Wirkung erhöhter Plasma-Glutamat-Spiegel in experimentellen Tieren,

2. Untersuchungen an anderen Krankheitsbildern mit erhöhten Plasma-Glutamat-Spiegeln bzw. verminderter immunologischer Reaktivität (siehe Beispiel AIDS) und

3. die Überprüfung der erwarteten quantitativen Korrelation zwischen der Erhöhung der Glutamatspiegel und der Minderung der immunologischen Reaktivität bzw. dem Krankheitsverlauf (Mortalität) bei Krebspatienten in individualisierten Studien.

In einer Stufe von insgesamt 134 Personen einschließlich 31 gesunden Blutspendern, 39 Patienten mit kolorektalen Karzinomen und 64 Patienten mit Lungenkarzinomen wurde in der Tat eine hoch signifikante inverse Korrelation zwischen dem individuellen Plasma-Glutamat-Spiegel und der individuellen immunologischen Reaktivität gefunden [31]. Bei Patienten mit kolorektalen Karzinomen ist in den meisten Fällen eine kurative chirurgische Behandlung möglich, die innerhalb von einer Woche zu einem Rückgang der Plasma-Glutamat-Spiegel auf praktisch normale Werte führt. Dies korreliert mit einer relativ schnellen Erholung der Lymphozyten-Reaktivität gegen das Mitogen Concanavalin A, während die Lymphozytenreaktion gegen das Mitogen Phytohämagglutinin (PHA) für mindestens 6 Monate signifikant erniedrigt bleibt (unveröff. Beobachtung der Autoren).

Bei Patienten mit Bronchialkarzinomen ist in der Mehrheit der Fälle eine kurative chirurgische Behandlung nicht möglich. Wir haben deshalb bei dieser Gruppe von Patienten den möglichen Zusammenhang zwischen der Mortalitätsrate und dem Plasma-Glutamat-Spiegel zum Zeitpunkt der Erstuntersuchung untersucht. Diese Studie zeigte bei kleinzelligen ebenso wie bei nicht-kleinzelligen Lungenkarzinomen, daß Patienten mit Plasma-Glutamat-Spiegeln von über 120 µM im Vergleich zu Patienten mit geringeren Glutamatspiegeln nicht nur eine deutlich geringere Lymphozyten-Reaktivität, sondern auch eine wesentlich höhere Mortalität aufwiesen [45].

Die hier genannten Korrelationen beweisen für sich gesehen noch keine kausale Rolle des Glutamats. Sie bestätigen jedoch wichtige Voraussagen, die sich aus den oben genannten Ergebnissen unserer Laboruntersuchungen ergeben haben, daß nämlich erhöhte extrazelluläre Glutamatspiegel die Funktion von Makrophagen und Lymphozyten beeinträchtigen. Die genannten klinischen Studien unterstützen insofern die Annahme, daß der hemmende Effekt des Glutamats auf die Zellen des Immunsystems auch Konsequenzen für die Wirts-Tumor-Beziehung und für den Krankheitsverlauf hat.

Die Beziehung zwischen der «Immunogenität» von Tumorzellen und ihren metabolischen Eigenschaften

Die Freisetzung von Cystein und Alanin durch Tumorzellen

Da die Cysteinversorgung der Lymphozyten für die Stärke der Immunreaktion eine so wichtige Rolle spielt, ist theoretisch zu erwarten, daß die Mikroumgebung der Lymphozyten zum Zeitpunkt der Stimulation eine wichtige Rolle für den Erfolg oder Mißerfolg der Immunreaktion spielt. Makrophagen können Cystin aufnehmen und Cystein in die Umgebung abgeben und auf diese Weise die intrazellulären Glutathionspiegel und die DNA-Synthese von T-Zellen signifikant erhöhen [36]. In Analogie dazu wird erwartet, daß auch die Fähigkeit bzw. Unfähigkeit von Tumorzellen, T-Zell-vermittelte Immunreaktionen zu stimulieren, u. a. davon abhängen kann, in welchem Umfang diese Zellen Cystein in die

Umgebung abgeben können. Dieser zunächst noch hypothetische Zusammenhang zwischen Cystein-Freisetzung und «Immunogenität» von Tumorzellen ist bisher noch nicht systematisch untersucht worden und ist Gegenstand laufender Untersuchungen.

In diesem Zusammenhang sind andererseits auch solche metabolischen Eigenschaften von Tumorzellen relevant, welche die Cysteinversorgung der Lymphozyten negativ beeinflussen (Abb. 1). Dazu gehört insbesondere die Freisetzung von L-Alanin und anderer Aminosäuren, welche um den Membrantransport von Cystein konkurrieren. In der Tat zeigt Alanin sowohl *in vitro* [46] als auch *in vivo* [47] eine deutliche immunsuppressive Wirkung. Bei dem Vergleich von stark immunogenen und schwach immunogenen Varianten des T-Zell-Lymphoms L5178Y ESb haben wir feststellen können, daß die schwach immunogene Linie substantielle Mengen von Alanin zusammen mit Laktat in einem Verhältnis von ungefähr 1:10 in die Umgebung abgibt [47]. Laktat und Alanin werden als Endprodukt der Glykolyse aus dem intermediären Metaboliten Pyruvat gebildet und zwar durch die Enzyme Laktat-Dehydrogenase und Alanin-Transaminase. Das Verhältnis von 1:10 entspricht ungefähr dem Verhältnis, das auch bei glykolytisch aktiven Muskelzellen beobachtet wird [48]. Bei Muskelzellen werden 13–18% der Glukose in Alanin überführt. Die Untersuchung der durch Mutagenisierung isolierten stark immunogenen Variante ESb-D zeigte, daß diese Zellen zwar Laktat, aber

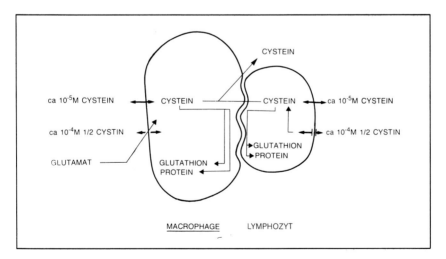

Abb. 1. Cystein-Fluß in Makrophagen und Lymphozyten und die Wirkung von Glutamat (schematische Darstellung).

nur äußerst geringe Mengen an Alanin in die Umgebung freisetzen [47]. Die Immunogenität dieser Variante manifestiert sich u. a. darin, daß sie nur in immunologisch kompromittierten (z. B. bestrahlten) Empfängern zu einem tödlichen Tumor auswachsen kann [49]. In intakten Tieren induziert sie einen Zustand der Immunität, der die Tiere auch gegen eine nachfolgende Inokulation der vergleichsweise schwach immunogenen ESb-Zellen schützt. In den Tieren lassen sich in diesem Falle zytotoxische T-Lymphozyten nachweisen, die nicht nur ESb-D-Zellen, sondern auch die schwach immunogenen ESb-Zellen abtöten können [49]. Diese Untersuchungen zeigen, daß diese beiden Tumorvarianten offenbar gemeinsame Antigene tragen, sich aber trotzdem sehr wesentlich in ihrer Fähigkeit unterscheiden, protektive Immunreaktionen *in vivo* zu stimulieren. Da Alanin mit Cystein um die gleichen Membrantransportsysteme konkurriert, besteht die Möglichkeit, daß die immunsuppressive Wirkung des Alanins und damit auch die vergleichsweise schwache Immunogenität der ESb-Zellen auf eine Cysteinunterversorgung der Lymphozyten zurückzuführen ist. Tatsächlich kann die vergleichsweise starke Immunogenität der ESb-D-Zellen durch Injektion von L-Alanin unterdrückt werden [47].

Unsere Hypothese, daß die metabolische Mikroumgebung einen starken Einfluß auf die «Immunogenität» von Tumorzellen hat, macht u. a. die wichtige Voraussage, daß es Tumorzellen geben könnte, die in einer Mikroumgebung mit relativ hoher lokaler Cystein-Konzentration eine starke Immunogenität aufweisen, aber in einer Umgebung mit niedriger Cystein-Konzentration nur schwach immunogen sind und in dieser Umgebung wachsen und schließlich den Wirt töten. Diese Hypothese hat insofern praktische Bedeutung, weil ein solcher Tumor u. U. immunologisch abgestoßen werden könnte, wenn der Wirt therapeutisch mit einer zusätzlichen Cysteinquelle behandelt würde. Es gibt Hinweise darauf, daß das oben genannte T-Zell-Lymphom ESb ein solcher Tumor sein könnte. Während die Tumorlinie bei intraperitonealer oder subkutaner Injektion nur schwach immunogen ist und den Wirt in kurzer Zeit tötet, entfaltet sie bei Injektion in die Ohrmuschel eine starke Immunogenität [50].

Die immunregulierende Rolle von Laktat

Zu den ersten systematisch untersuchten biochemischen Leistungen der Tumorzellen gehört die Glykolyse [51, 52]. Zwar trifft das ursprüngliche Konzept von Warburg nicht uneingeschränkt zu, daß alle malignen Zellen – und nur maligne Zellen – eine starke aerobe Glykolyse aufweisen. Aber als Regel gilt dennoch, daß Tumorzellen einen großen Teil der aufgenommenen Glukose in Laktat umwandeln und als solches freisetzen (siehe z. B. [53]). Laktat ist normalerweise im Blutplasma in einer Konzentration von ungefähr 1–2 mM vorhanden [54]; aber die Plasma-Laktat-Spiegel können bereits bei gesunden Personen nach physischen Dauerbelastungen auf 20–30 mM ansteigen und in Patienten mit pathologischer Laktatacidose 30–40 mM erreichen [54, 55]. Man kann deshalb davon ausgehen, daß noch merklich höhere Laktat-Konzentrationen in der unmittelbaren Umgebung von glykolytisch aktiven Zellen auftreten, wie z. B. in der Umgebung von Makrophagen [56] und Tumorzellen [51–53]. Erhöhte Plasma-Laktat-Konzentrationen wurden auch nach Injektion von Tumor-Nekrose-Faktor (TNF) in Mäusen beobachtet [57]. Die lokalen Laktat-Konzentrationen in der Umgebung der glykolytisch aktiven Zellen mögen auch in diesem Falle noch wesentlich höher sein.

Detaillierte Untersuchungen über die immunregulierende Wirkung des Laktats haben gezeigt, daß Veränderungen der extrazellulären Laktat-Konzentration in dem physiologisch relevanten Bereich zwischen 1 und 30 mM einen starken Einfluß auf bestimmte T-Zell-Funktionen haben und eine starke immunregulierende Rolle *in vivo* spielen [56, 58]. Da Laktat unter bestimmten Bedingungen eine starke immunsteigernde Wirkung hat, besteht die Möglichkeit, daß diese Wirkung des Laktats auch zu der therapeutischen Wirkung von TNF *in vivo* beitragen könnte. Tatsächlich bewirkt eine regelmäßige mittlere Muskelbelastung bei gesunden Personen eine Immunsteigerung [59–62], während regelmäßige intensive Trainingsprogramme eine schädigende Wirkung auf das Immunsystem ausüben [59].

Unsere detaillierteren Untersuchungen zur immunregulierenden Wirkung des Laktats haben gezeigt, daß T-Zell-Populationen nach Entfernung der Makrophagen und anschließender Stimulation durch ein Mitogen (Concanavalin A) nur sehr geringe Mengen des T-Zell-Wachstumsfaktors Interleukin-2 (IL-2) produzieren, daß aber substantielle Mengen von IL-2 produziert werden können, wenn die T-Zell-Kulturen entweder mit Makrophagen oder mit Laktat versorgt werden [56]. Eine geringfügige IL-2-Produktion war bereits bei Konzentrationen von 1 mM Laktat erkennbar; optimale IL-2-Produktion (Plateau-Werte) wurden aber bei Konzentrationen von 40–60 mM L-Laktat beobachtet. Ergänzende Untersuchungen zeigten darüber hinaus, daß Laktat auch die Stärke von T-Zell-vermittelten Immunreaktionen *in vivo* sowie in Kulturen von unfraktionierten Lymphozyten-Populationen beeinflußt [56]. Laktat zeigt aber keinen Einfluß auf die Fähigkeit der T-Zellen, Interferon zu produzieren [56].

Anhebung der Plasma-Laktat-Spiegel durch metabolische Immuntherapie

Aufgrund von der Beobachtung, daß die immunologische Reaktivität nicht nur in Tumorpatienten, sondern auch in «normalen» Personen im Alter von über 50 Jahren deutlich abfällt, haben Dilman et al. die Hypothese vorgeschlagen, daß eine metabolische Immunsuppression immer dann vorliegt, wenn die Verwertung von Glukose für die Energieversorgung vermindert und die Verwertung von freien Fettsäuren für die Energieversorgung gesteigert ist [63, 64]. Ein ähnliches metabolisches Muster, verbunden mit Immundepression, liegt auch bei Fettleibigkeit, Altersdiabetes mellitus, Atherosklerose und Schwangerschaft vor [65–67].

Ausgehend von dieser Hypothese haben Dilman und Kollegen Patientinnen mit Brustkrebs [63] und Patienten mit Atherosklerose [64] mit dem Biguanid Phenformin behandelt und später die Hautsensibilisierung mit Dinitrochlorbenzol (DNCB), Candidin und PPD (purified protein derivative of tuberculin antigen) sowie die Lymphozyten-Proliferation nach Stimulation mit Phytohämmagglutinin (PHA) untersucht. Die Ergebnisse der Untersuchungen zeigten, daß die Patienten nach Phenforminbehandlung in bezug auf die genannten Kriterien eine erhöhte immunologische Reaktivität aufwiesen. Da Biguanide die Oxidation von Fettsäuren hemmen und zu einer erhöhten Laktat-Konzentration im Blut führen [68, 69], besteht die Möglichkeit, daß die beobachteten Wirkungen auf die Erhöhung der systemischen Laktat-Konzentration zurückzuführen sind. Einen ähnlichen Mechanismus könnte auch die immunsteigernde Wirkung von Clofibrat haben, die ebenfalls in Patientinnen mit Brustkrebs beobachtet worden ist [63]. Clofibrat ist ein Lipidsenker, der indirekt die Metabolisierung von Glukose steigert.

Zusammenfassung und Ausblick

Das Konzept, daß der metabolische Zustand der Tumorpatienten die immunologische Reaktivität der Patienten im allgemeinen und die Reaktivität gegenüber den Tumorzellen im besonderen beeinflußt, kann möglicherweise zu neuen therapeutischen Strategien führen. Es ist deshalb erstrebenswert, daß die zugrundeliegenden metabolischen und immunologischen Mechanismen im Detail verstanden werden.

Die bisher vorliegenden Untersuchungen über die immunregulierende Rolle von niedermolekularen Metaboliten haben zu der Erkenntnis geführt, daß sich die Funktion der Lymphozyten durch relativ kleine Veränderungen in den extrazellulären Konzentrationen bestimmter Metabolite stark beeinflussen läßt, und daß entsprechende Konzentrationsänderungen in physiologischen und pathologischen Situationen tatsächlich auftreten. Eine besonders zentrale Rolle spielt in diesem Zusammenhang die Aminosäure L-Cystein. Cystein ist sowohl im Blutplasma als auch intrazellulär in den Lymphozyten unter allen proteinbildenden Aminosäuren mit der geringsten Konzentration vertreten. Laboruntersuchungen deuten darauf hin, daß die Cystein-Konzentration in den Zellen für bestimmte Lymphozytenfunktionen limitierend ist und dadurch eine wichtige Rolle in der Regulation der Immunreaktion und in der Wechselwirkung zwischen Makrophagen und Lymphozyten spielt. Die Erhöhung der extrazellulären Glutamat-Konzentration, so wie sie bei Krebspatienten und im wesentlich stärkeren Umfang auch bei Patienten mit der Immunschwäche AIDS beobachtet wird, führt zu einem starken Absinken der intrazellulären Cysteinspiegel. Einer von mehreren Gründen für das Absinken der intrazellulären Cystein-Konzentration ist offenbar darin zu sehen, daß Glutamat kompetitiv den Membrantransport von Cystin und damit die Versorgung der Zellen mit Cystein beeinträchtigt.

Zu den immunologisch relevanten niedermolekularen Metaboliten, die von Tumorzellen in die Umgebung abgegeben werden, gehören die Glykolyseprodukte L-Alanin und L-Laktat. Erhöhte extrazelluläre Konzentrationen von L-Alanin können immunologische Reaktionen sowohl *in vitro* als auch *in vivo* hemmen. Diese Hemmung ist möglicherweise dadurch bedingt, daß Alanin mit Cystein um das gleiche Membrantransportsystem konkurriert und auf diese Weise ebenfalls eine Unterversorgung der Lymphozyten mit Cystein bewirkt. Im Gegensatz dazu haben erhöhte extrazelluläre Konzentrationen von Laktat eine immunsteigernde Wirkung. Zusätzliche Untersuchungen sind jedoch erforderlich, um zu klären, ob diese immunsteigernde Wirkung des Laktats für therapeutische Zwecke nutzbar gemacht werden kann.

Literatur

1 Manke HG, Aulenbacher P: Veränderungen des Immunsystems bei Patienten mit Bronchialkarzinom, in Drings P, Schmähl D, Vogt-Moykopf I (eds): Bronchialkarzinom. Aktuelle Onkologie. München, Zuckschwerdt, 1985, Vol 26, p. 194.
2 Braun DP, Cobleigh MA, Harris JE: Multiple concurrent immunoregulatory effects in cancer patients with depressed PHA-induced lymphocyte DNA synthesis. Clin Immunol Immunopathol 1980;17:89–101.
3 Collins PB, Johnson AH, Moriarty M: T lymphocytes in human cancer. I Mitogen-responsiveness of lymphocytes in cancer patients. Ir J Med Sci 1980;149:301–306.
4 Watkins SM: The effects of surgery on lymphocyte transformation in patients with cancer. Clin Exp Immunol 1973;14:69–76.
5 Wanebo HJ, Jun MY, Strong EW, Oettgen H: T cell deficiency in patients with squamous cell cancer of the head and neck. Am J Surg 1975;130:445–451.
6 Yron I, Schickler M, Fisch B, Pinkas H, Ovadia J, Witz IP: The immune system during the pre-cancer and the early cancer period. IL-2 production by PBL from postmenopausal women with and without endometrial carcinoma. Int J Cancer 1986;38:331–338.
7 Müller DS, Manger B, Zawatzky R, Kirchner H, Kalden JR: Mitogen-induced γ-interferon production in peripheral blood lymphocytes from patients with colorectal tumors. Immunobiol 1984;166:494–499.
8 Rosenberg SA: Immunotherapy of cancer using interleukin 2. Immunol Today 1988;9:58–62.
9 Rosenberg SA, Packard BS, Aebersold PM, Solomon D, Topalian SL, Toy ST, Simon P, Lotze MT, Yang JC, Seipp CA, Simpson C, Carter C, Bock S, Schwartzentruber D, Wei JP, White DE: Use of tumor-infiltrating lymphocytes and interleukin-2 in the immunotherapy of patients with metastatic melanoma. N Engl J Med 1988; 319: 1676–1680.
10 Rosenberg SA, Lotze MT, Muul LM, Chang AE, Avis FP, Leitmann S, Linehan WM, Robertson CN, Lee RE, Rubin JT, Seipp, CA, Simpson CG, White DE: A progress report on the treatment of 157 patients with advanced cancer using lymphokine-activated killer cells and interleukin-2 or high-dose interleukin-2 alone. N Engl J Med 1987;316:889–897.
11 Van den Eynde B, Hainaut P, Hérin M, Knuth A, Lemoine C, Weynants P, van der Bruggen P, Fauchet R, Boon T: Presence on a human melanoma of multiple antigens recognized by autologous CTL. Int J Cancer 1989;44:634–640.
12 Knuth A, Wölfel T, Klehmann E, Boon T, Meyer zum Büschenfelde KH: Cytolytic T cell clones against an autologous human melanoma: Specificity study and definition of three antigens by immunoselection. Proc Natl Acad Sci USA 1989;86:2804–2808.
13 Darrow TL, Slingluff CL Jr, Seigler HF: The role of HLA class I antigens in recognition of melanoma cells by tumor-specific cytotoxic T lymphocytes. J Immunol 1989; 142:3329–3335.
14 Mukherji B, Guha A, Chakraborty NG, Sivanandham M, Nashed AL, Sporn JR, Ergin MT: Clonal analysis of cytotoxic and regulatory T cell responses against human melanoma. J Exp Med 1989;169:1961–1976.
15 Anichini A, Mazzocchi A, Fossati G, Parmiani G: Cytotoxic T lymphocyte clones from peripheral blood and from tumor site detect intratumor heterogeneity of melanoma cells. J Immunol 1989;142:3692–3701.

16 Crowley NJ, Slingluff CL Jr, Darrow TL, Seigler HF: Generation of human autologous melanoma-specific cytotoxic T cells using HLA-A2-matched allogeneic melanomas. Cancer Res 1990;50:492–498.
17 Everson TC, Cole WH: Spontaneous Regression of Cancer. Philadelphia, Saunders, 1966.
18 Schirrmacher V: Cancer metastasis: Experimental approaches, theoretical concepts, and impacts for treatment strategies. Adv Cancer Res 1985;43:1–73.
19 Fürst P, Bergström J, Hellström B, Vinnars E, Herfarth C, Klippel C, Merkel N, Schultis K, Elwyn D, Hardy M, Kinney J: Amino acid metabolism in cancer, in Kluthe R, Löhr GW (eds): Nutrition and metabolism in cancer. Stuttgart, Thieme, 1981, pp 75–89.
20 Knauff HG, Leweling H: Amino acid metabolism and supplementation in cancer, in Kluthe R, Löhr GW (eds): Nutrition and metabolism in cancer. Stuttgart, Thieme, 1981, pp 101–110.
21 Kluthe R, Adam G, Billmann U, Leins R, Wannenmacher M: Serum amino acids and proteins in Hodgkin's disease, in Kluthe R, Löhr GW (eds): Nutrition and metabolism in cancer. Stuttgart, Thieme, 1981, pp 95–100.
22 Zenz M, Hilfrich J, Neuhaus R: Gyneocologic cancer and amino acid metabolism, in Kluthe R, Löhr GW (eds): Nutrition and metabolism in cancer. Stuttgart, Thieme, 1981, pp 90–94.
23 Roth E, Lenzhofer R, Ollenschläger G, Funovics J: Influence of parenteral nutrition on plasma amino acid levels of mammary carcinoma patients. Nutr 1984;8:408.
24 Beaton JR, McGanity WJ, McHenry EW: Plasma glutamic acid levels in malignancy. Can Med Assoc J 1951;65:219–221.
25 White JM, Beaton JR, McHenry EW: Observations on plasma glutamic acid. J Lab Clin Med 1952;40:703–706.
26 Wu C, Bauer JM: A study of free amino acids and of glutamine synthesis in tumor-bearing rats. Cancer Res 1960;20:848–857.
27 White JM, Ozawa G, Ross GAL, McHenry EW: An effect of neoplasms on glutamic acid metabolism in the host. Cancer Res 1954;14:508–512.
28 Eck HP, Gmünder H, Hartmann M, Petzoldt D, Daniel V, Dröge W: Low concentrations of acid-soluble thiol (cysteine) in the blood plasma of HIV-1 infected patients. Biol Chem Hoppe-Seyler, 1989;370:101–108.
29 Dröge W, Eck HP, Näher H, Pekar U, Daniel V: Abnormal amino acid concentrations in the blood of patients with acquired immunodeficiency syndrome (AIDS) may contribute to the immunological defect. Biol Chem Hoppe-Seyler 1988;369:143–148.
30 Eck HP, Frey H, Dröge W: Elevated plasma glutamate concentrations in HIV-1 infected patients may contribute to loss of macrophage and lymphocyte functions. Int Immunol 1989;1:367.
31 Dröge W, Eck HP, Betzler M, Schlag P, Drings P, Ebert W: Plasma glutamate concentration and lymphocyte activity. J Cancer Res Clin Oncol 1988;114:124–128.
32 Bannai S: Exchange of cystine and glutamate across plasma membrane of human fibroblasts. J Biol Chem 1986;261:2256–2263.
33 Makowske M, Christensen HN: Contrasts in transport systems for anionic amino acids in hepatocytes and a hepatoma cell line HTC. J Biol Chem 1982;257:5663–5670.
34 Watanabe H, Bannai S: Induction of cystine transport activity in mouse peritoneal macrophages. J Exp Med 1987;165:628–640.
35 Eck HP, Dröge W: Influence of the extracellular glutamate concentration on the

intracellular cyst(e)ine concentration in macrophages and on the capacity to release cysteine. Biol Chem Hoppe-Seyler 1989;370:109–113.
36 Gmünder H, Eck HP, Benninghoff B, Roth S, Dröge W: Macrophages regulate intracellular glutathione levels of lymphocytes. – Evidence for an immunoregulatory role of cysteine. Cell Immunol 1990;129:32–40.
37 Saetre R, Rabenstein DL: Determination of cysteine in plasma and urine and homocysteine in plasma by high-pressure liquid chromatography. Anal Biochem 1978; 90:684–692.
38 Chawla RK, Lewis FW, Kutner MH, Bate DM, Roy RGB, Rudmann D: Plasma cysteine, cystine and glutathione in cirrhosis. Gastroenterol 1984;87:770–776.
39 Ishii T, Sugita Y, Bannai S: Regulation of glutathione levels in mouse spleen lymphocytes by transport of cysteine. J Cell Physiol 1987;133:330–336.
40 Schwab R, Crow MK, Russo C, Weksler ME: Requirements for T cell activation by OKT3 monoclonal antibody: role of modulation of T3 molecules and interleukin 1. J Immunol 1985;135:1714–1718.
41 Rosenstreich DL, Farrar JJ, Dougherty S: Absolute macrophage dependency of T lymphocyte activation by mitogens. J Immunol 1976;116:131–139.
42 De Vries JE, Caviles AP, Bont WS, Mendelsohn J: The role of monocytes in human lymphocyte activation by mitogens. J Immunol 1979;122:1099–1107.
43 Thiele DL, Lipsky PE: The accessory function of phagocytic cells in human T cell and B cell responses. J Immunol 1982;129:1033–1040.
44 Rosenthal AS: Determinant selection and macrophage function in genetic control of the immune response. Immunol Rev 1978;40:136–152.
45 Eck HP, Drings P, Dröge W: Plasma glutamate levels, lymphocyte reactivity and death rate in patients with bronchial carcinoma. J Cancer Res Clin Oncol 1989;115: 571–574.
46 Mihm S, Dröge W: Suppression of cytotoxic T lymphocyte activation by pyruvate and L-alanine. Cell Immunol 1986;99:313–321.
47 Dröge W, Eck HP, Kriegbaum H, Mihm S: Release of L-alanine by tumor cells. J Immunol 1986;137:1383–1386.
48 Felig P, Wahren J: Amino acid metabolism in exercising man. J Clin Invest 1971; 50:2703–2714.
49 Wehrmaker A, Lehmann V, Dröge W: Analysis of protective and cytotoxic immune responses in vivo against metabolically inactivated and untreated cells of a mutagenized tumor line (requirements for tumor immunogenicity). Cell Immunol 1986;101:290–298.
50 Schirrmacher V: Immunobiology and immunotherapy of cancer metastases. Interdisciplinary Science Rev 1989;14:291.
51 Warburg O, Posener K, Negelein E: Über den Stoffwechsel der Carcinomzelle. Biochem Z 1924;152:309.
52 Warburg O: On the origin of cancer cells. Science 1956;123:309–314.
53 Vaupel P, Kallinowski F, Okunieff P: Blood flow, oxygen and nutrient supply, and metabolic microenvironment of human tumors: a review. Cancer Res 1989;49: 6449–6465.
54 Förster H, Mehnert H: Kohlenhydratstoffwechsel, in Siegenthaler W (ed): Klinische Pathophysiologie. Stuttgart, Thieme, 1987, p 66.
55 Marliss EB, Ohmann JL Jr, Aoki TT, Kozak GP: Altered redox state obscuring keto acidosis in diabetic patients with lactic acidosis. N Engl J Med 1970;283:978–980.

56 Dröge W, Roth S, Altmann A, Mihm S: Regulation of T cell functions by L-lactate. Cell Immunol 1987;108:405–416.
57 Bauss F, Dröge W, Männel DN: Tumor necrosis factor mediates endotoxic effects in mice. Infection and Immunity 1987;55:1622–1625.
58 Mihm S, Dröge W: Regulation of cytotoxic T lymphocyte activation by L-lactate and pyruvate. Cell Immunol 1985;96:235–240.
59 Fitzgerald L: Exercise and the immune system. Immunol Today 1988;9:337–339.
60 Liu YG, Wang SY: The enhancing effect of exercise on the production of antibody to Salmonella typhi in mice. Immunol Letters 1987;14:117–120.
61 Good RA, Fernandes G: Enhancement of immunologic function and resistance to tumor growth in Balb/C mice by exercise (Abstr). Fed Proc 1981;40:1040.
62 Chandra RK: Nutritional regulation of immunity and risk of infection in old age. Immunol 1989;67:141–147.
63 Dilman VM, Berstein LM, Ostroumova MN, Fedorov SN, Poroshina TE, Tsyrlina EV, Buslaeva VP, Semiglazov VF, Seleznev IK, Bobrov YF, Vasilyeva IA, Kondratjev VB, Nemirovsky VS, Nikiforov YF: Metabolic immunodepression and metabolic immunotherapy. Oncol 1982;39:13–19.
64 Dilman VM: Ageing, metabolic immunodepression and carcinogenesis. Mech Ageing Dev 1978;8:153.
65 Dilman VM: Age-associated elevation of hypothalamic threshold to feedback control and its role in development, aging, and disease. Lancet 1971;1:1211–1219.
66 Dilman VM: Endocrinologic oncology. Leningrad, Medizina, 1974.
67 Dilman VM, Lapin IP, Oxenkrug GP: Serotonin and aging, in Essman WB (ed): Serotonin in Health and Disease. New York, Spectrum, 1978.
68 Muntoni S: Inhibition of fatty acid oxidation by biguanides: Implications for metabolic physiopathology. Adv Lipid Res 1974;12:311–377.
69 Luft D, Schmülling RM, Eggstein M: Lactic acidosis in biguanide-treated diabetics. Diabetologia 1978;14:75–87.

Schauder P (Hrsg): Ernährung und Tumorerkrankungen.
Basel, Karger, 1991, pp 286–304.

Besonderheiten des Intermediärstoffwechsels tumorkranker Patienten und ihre Bedeutung für die Ernährungstherapie

Erich Roth

I. Chirurgische Universitätsklinik, Abt. Pathophysiologie, Wien

Einleitung

Vor 60 Jahren zeigte Warburg, daß Tumorgewebe im Vergleich zu gesundem Gewebe aus Glukose vermehrt Laktat bildet [1]. Dies bedeutet, daß der Tumor weniger Energie aus Glukose gewinnt als gesundes Gewebe, da die Glykolyse weitaus weniger ATP liefert als der oxidative Glukose-Abbau zu CO_2 und H_2O. Die Bedeutung dieser metabolischen Besonderheit für die Entwicklung der bei Tumorpatienten häufig nachweisbaren Kachexie [2, 3] ist immer noch unklar. Allerdings hat die Entdeckung von Warburg wesentlich dazu beigetragen, daß in vielfacher Weise versucht wurde, ernährungstherapeutische Strategien zu entwickeln, die auf einem unterschiedlichen Stoffwechselverhalten von Tumor und Tumorwirt beruhen. Im folgenden sollen einige dieser Stoffwechselunterschiede sowie die derzeitige Bedeutung dieser Besonderheiten für die Ernährungstherapie von Tumorpatienten besprochen werden.

Protein- und Aminosäurenstoffwechsel

Untersuchungen der Proteinumsatzraten von Tumorpatienten und tumortragenden Tieren haben ergeben, daß maligne Neoplasien zu einer Erhöhung der Proteinumsatzraten, der fraktionellen Proteinsynthese der Leber, des Muskelproteinabbaus (Eiweißkatabolismus) und zu einer Verringerung der fraktionellen Proteinsynthese des peripheren Muskelgewebes führen [4–8]. Diese metabolischen Veränderungen scheinen tumorspezifisch zu sein. Sie treten ein, bevor eine Reduktion des Körpergewichtes und eine reduzierte Nahrungsaufnahme ersichtlich ist.

Die Proteinabbaurate, gemessen mit stabilen Isotopen, kann bei Karzinompatienten doppelt so hoch wie bei gesunden Freiwilligen sein. Im Gegensatz zu gesunden Kontrollpersonen, läßt sich die erhöhte Proteinabbaurate nicht durch parenterale Ernährung beeinflussen, unabhängig davon, ob Glukose oder Fett als Energieträger verwendet wird [9–11]. Ähnliche Ergebnisse wurden auch für eine enterale Ernährung gefunden, wo gezeigt wurde, daß eine enterale Ernährung nicht in der Lage ist, den Stickstoffverlust des Skelettmuskels zu verhindern [12]. Es ergibt sich somit die Frage, welche biochemischen Veränderungen des Proteinstoffwechsels spezifisch dem Tumorgeschehen zuzuordnen sind, und welche symptomatisch für die verringerte Nahrungsaufnahme sind. Bei einem Proteinverlust muß die Proteinhydrolyse größer als die Proteinsynthese sein. Das heißt, daß der Tumor entweder die Proteinsynthese reduziert oder die Proteinhydrolyse stimuliert. Denkbar ist auch eine stimulierte Proteinsynthese bei einer gleichzeitig stimulierten Proteinhydrolyse, wobei aber die Aktivierung der Proteinhydrolyse die der Proteinsynthese übertreffen müßte.

Die vorliegenden Ergebnisse zeigen, daß der Tumor in der Lage ist, sowohl die Proteinsynthese des Muskelgewebes des Tumorträgers zu reduzieren als auch die Proteinhydrolyse zu aktivieren [13, 14]. Für die verringerte Proteinsynthese ist entscheidend, daß bei Tumorträgern sowohl der RNA-Gehalt des Muskelgewebes als auch die Aktivität der Polysomen verringert ist [15–17]. Der Aktivitätsverlust dürfte einerseits in einer verringerten Wirksamkeit der Elongationsfaktoren und andererseits in einem Defekt der kleineren ribosomalen Untereinheit liegen [18]. Allerdings scheinen nicht alle Muskeln im gleichen Maße von einem Tumorgeschehen betroffen zu sein. Muskeln mit einem hohen Anteil an weißen Fasern (z. B. Gastrocnemius oder Extensor digitorum) werden eher abgebaut als tonische Muskeln, wie der Soleus [15]. Gleichfalls ist auch der Einfluß auf die Proteinhydrolyse der einzelnen Muskeln unterschiedlich. Bei karzinomtragenden Ratten ist der Proteinabbau vom Gastrocnemius doppelt so rasch wie der vom Soleus [19]. Allein aus dieser Darstellung ist vorstellbar, daß eine vermehrte Proteinzufuhr nicht in der Lage sein kann, alle diese unterschiedlich beeinflußten Regulationsketten zu beeinflussen (Tab. 1).

Bestimmungen der Aminosäurenkonzentrationen im Plasma wurden bei Patienten mit unterschiedlichen Tumorarten und TNM-Stadien durchgeführt und mit dem Ernährungszustand der Patienten verglichen. Das Verhalten der Aminosäurenkonzentrationen kann prinzipiell drei Varianten zugeordnet werden [20–24]: Zur ersten Gruppe gehören Aminosäuren mit erhöhten, (Phenylalanin, Glutamat, Aspartat, Ornithin) bzw. erniedrigten Plasmaspiegel (Threonin, Glutamin, Histidin, Taurin). In der zweiten Gruppe kommt es zu einer tendenziellen Zunahme (Arginin, Tyrosin) bzw. Abnahme im Plasma oder Serum (Methionin, Serin). Zur dritten Gruppe zählen alle übrigen Aminosäuren, über deren Verhalten keine gesicherten Aussagen gemacht werden können. Am auffallendsten sind die erhöhten Glutamatwerte, die von allen Forschungsgruppen festgestellt und bereits 1951 von Beaton et al. erstmals beschrieben wurden [25–28]. Unsere Arbeitsgruppe hat die Glutamatkonzentrationen von Kolon- bzw. Brustkrebspatienten, aufgeschlüsselt nach Tumorstadien, mit denen von AIDS-Patienten bzw. von Patienten mit Divertikulitis, Adenomen oder Mastopathien verglichen [28]. Im Vergleich zu einem gesunden Normalkollektiv hatten alle Patientengruppen erhöhte Glutamatwerte, wobei die Werte von Tumorpatienten mit Metastasen über denen von solchen ohne Metastasen lagen. Eine Korrelation der Glutamatwerte mit dem Tumorstadium war allerdings nicht ersichtlich. Die erhöhten Phenylalaninwerte sind dem katabolen Zustandsbild und die der verringerten glukoneogenetischen Aminosäuren einer verringerten Nahrungsaufnahme der Patienten zuordenbar. Bei Karzinompatienten ist die Glukoneogenese aus Aminosäuren und Laktat erhöht. Waterhouse deutete die vermehrte Glukoneogenese aus Alanin als Kennzeichen eines sehr raschen Glukoseumsatzes [29]. Die stimulierte Bildung von Glukose aus Alanin

Tabelle 1. Proteinstoffwechsel

↑ Proteinumsatzrate
↑ Proteinverluste (Eiweißkatabolismus)
↑ Proteinsynthese der Leber
↓ Proteinsynthese des Muskels

↓ RNA-Gehalt des Muskelgewebes
↓ Aktivität der Polysomen
↓ Wirksamkeit der Elongationsfaktoren
  Defekt der kleinen rib. Untereinheit

Tabelle 2. Aminosäurenstoffwechsel

Tumorpatienten
- unspezifische Glutamaterhöhung bei vielen Patienten
- verringerte Konzentrationen der glukoplastischen Aminosäuren (Alanin, Leuzin, Threonin) bei Nahrungskarenz
- erhöhte Konzentrationen von Phenylalanin bei katabolen Patienten
- stimulierte Freisetzung der Aminosäuren vom Skelettmuskel (bestimmt durch arteriovenöse Messungen)
- Asparaginasetherapie beruht auf Mangel von Asparagin möglicherweise auch auf einen von Glutamin (das Präparat ist vielfach mit Glutaminase verunreinigt)

Tumorspezifische Veränderungen
- vermehrte Oxidation der verzweigtkettigen Aminosäuren
- Sarkome haben einen vermehrten Aminosäurebedarf
- A-V-Untersuchungen ergaben eine vermehrte Freisetzung des Tumors von essentiellen Aminosäuren und von Glutamat

oder Laktat zeugt von einer schlechten energetischen Ökonomie der Tumorpatienten (Tab. 2).

Die Arbeitsgruppe um Lundholm bestimmte die Proteinsynthese und Proteinhydrolyse des Skelettmuskels von mangelernährten Karzinompatienten durch Bestimmung der Aminosäurenbilanz vom Bein. Im postabsorptiven Zustand wurde sowohl bei mangelernährten Karzinompatienten als auch bei mangelernährten Nicht-Karzinompatienten eine Freisetzung von Aminosäuren aus dem Skelettmuskel festgestellt. Diese Aminosäurenfreisetzung korrelierte nicht mit dem gemessenen Insulinspiegel [30]. Die Aminosäurenfreisetzung vom Bein war bei mangelernährten Karzinompatienten durch eine enterale Ernährung im Gegensatz zur zweiten Patientengruppe nicht hemmbar [12]. Da die Energiebilanz, gemessen über Beinarterie und -vene, in beiden Patientengruppen positiv war, kann die Ursache für die verringerte anabole Wirkung der enteralen Ernährung nicht in einer zu geringen Energiezufuhr liegen.

Relativ wenig ist bekannt über den spezifischen Aminosäurenbedarf des Tumors. Bei Patienten mit Sarkomen wurde die Aminosäurenbilanz des gesunden Beines mit der des kranken Beines verglichen und festgestellt, daß im postabsorptiven Zustand das gesunde Bein weitaus mehr Aminosäuren freisetzt als das kranke Bein [31]. Man könnte daraus schließen, daß Sarkome einen erhöhten Aminosäurenbedarf haben. In einer anderen Versuchsanordnung wurden Tumorarterie- und -vene von gastrointestinalen Tumoren kanüliert und dann die arteriovenösen Konzentrationsunterschiede der einzelnen Aminosäuren bestimmt. Die Tumorträger hatten eine vermehrte Freisetzung der essentiellen Aminosäuren sowie von Glutamat, Arginin, Cystein und Tyrosin, Kontrollpersonen hatten hingegen eine vermehrte Freisetzung von Alanin, Taurin und Glyzin [32].

In-vitro-Untersuchungen an isolierten Ratten-Muskeln, die mit unterschiedlichen Aminosäuren inkubiert wurden, ergaben, daß bei tumortragenden Ratten (Walker 256) die Oxidation der verzweigtkettigen Aminosäuren Valin, Leuzin und Isoleuzin um ungefähr 30 Prozent erhöht ist [33]. Diese erhöhte Oxidationsrate geht auf Kosten einer verringerten Einbaurate dieser Aminosäuren in das Muskelprotein. Die vermehrte Oxidation der verzweigtkettigen Aminosäuren führte bei Tumorratten im Gegensatz zu hungernden Ratten nicht zu einer vermehrten Freisetzung von Alanin oder Glutamin vom Skelettmuskel.

Die derzeit erfolgreichste metabolische Therapie, die direkt in den Aminosäurenstoffwechsel eingreift, ist die Asparaginasezufuhr bei Patienten mit akute Leukämie [34]. Gesundes Gewebe besitzt im ausreichenden Maße eine Asparaginsyntheseaktivität, um den Asparaginbedarf des Gewebes zu befrieden. Für leukämische Zellen hingegen scheint Asparagin eine essentielle Aminosäure zu sein. Die Asparaginasetherapie ruft ein weites Spektrum an Nebenerscheinungen hervor. So kann es unter Asparaginasetherapie zu einer Beeinträchtigung der Leber- und Pankreasfunktion mit Störungen im Gerinnungs- und Immunsystem kommen [35]. Verschiedene In-vitro- und In-vivo-Untersuchungen zeigten, daß die käuflichen Asparaginasepräparate mit Glutaminase verunreinigt sind, da eine Gabe dieser Präparate auch die Glutaminkonzentrationen im Serum erniedrigt [36]. Ergebnisse unserer Arbeitsgruppe haben gezeigt, daß unter Asparaginasetherapie die Plasmaglutaminwerte beträchtlich unter den Normalwerten liegen und es unmittelbar nach Gabe des Asparaginasepräparates zu einem totalen Glutaminmangel im Serum kommen kann [37], der möglicherweise im Zusammenhang mit diesen Nebenwirkungen steht (Abb. 1). Die Aminosäure Glutamin nimmt eine zentrale Rolle im Intermediärstoffwechsel ein. Glutamin hat einen 50prozentigen Anteil an allen freien Aminosäuren des Körpers. Glutamin ist das wichtigste Stickstoff-Transportvehikel vom Skelettmuskel zu den viszeralen Organen. Glutamin ist außerdem ein wichtiges energetisches Substrat für sich rasch teilende Zellen, wie Enterozyten, Kolonozyten, Thymozyten, Lymphozyten sowie Fibroblasten (Literaturübersicht bei [38]). Patienten im Postaggressionszustand haben ein Glutamindefizit im Muskelgewebe, das möglicher-

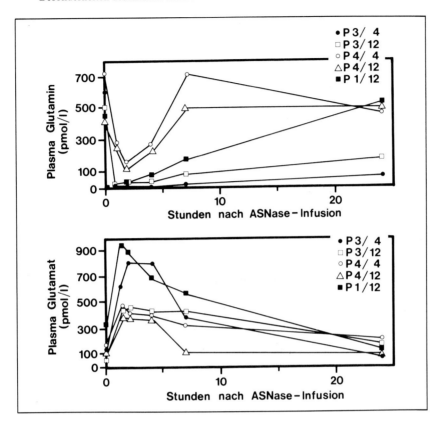

Abb. 1. Glutamin- und Glutamatkonzentrationen im Plasma unmittelbar nach Beginn einer Asparaginasetherapie [37].

weise für die verringerte Proteinsyntheserate und den erhöhten Eiweißkatabolismus, der bei diesen Patienten vorliegt, verantwortlich ist [39, 40].

Energiestoffwechsel

Die Angaben über den Grundumsatz von Tumorpatienten sind divergierend und beschreiben sowohl einen erhöhten als auch einen normalen Wert [41–43] (Tab. 3).

Ein genaueres Bild des Energiestoffwechsels ergibt sich bei getrennter Betrachtung der Umsatzraten für Protein, Fett und Kohlenhydrate. Beispielsweise äußert sich ein Anstieg des Protein-Umsatzes von 2,7 auf 4,6 g/kgKG/Tag nur in einer verhältnismäßig geringen Zunahme des Gesamtenergieumsatzes. Berechnet man für die Synthese von 1 g Protein 3,6 kJ, so ergäbe sich aus der genannten Steigerung der Proteinsyntheserate bei einem 60 kg schweren Patienten eine Erhöhung des täglichen Energieumsatzes von 410 kJ. Von größerer Bedeutung beim Vergleich von Umsatzraten zwischen Tumorpatienten und Kontrollen ist jedoch die Tatsache, daß in Folge des Tumorleidens der Umsatz von Protein, Fett und Kohlenhydraten nicht gleichsinnig verändert sein muß. Beispielsweise kann es bei Karzinompatienten zu einer signifikanten Steigerung der Fettoxidationsraten kommen bei gleichzeitiger Erniedrigung der Kohlenhydratoxidation [44].

Neuere Techniken ermöglichen es inzwischen, den Energiestoffwechsel einzelner Organe zu untersuchen. Das durch NMR-Analysen bestimmbare Verhältnis zwischen intrazellulärem Phospat und ATP ist ein Maß für den intrazellulären Energiezustand. Entsprechende Untersuchungen an der Ratte ergaben ein Verhältnis von etwa 0,3 im Skelettmuskel sowie von etwa 0,8 in der Leber. Ratten, bei denen durch Methylcholanthren ein Sarkom induziert wurde, zeigten einen hoch signifikanten Anstieg dieses Verhältnisses in der Skelettmuskulatur, aber nur einen verhältnismäßig geringen Anstieg in der Leber. Diese Veränderungen waren nicht Folge einer verringerten Nahrungsaufnahme [45].

Tabelle 3. Energieumsatz

- von Patient zu Patient unterschiedlich, sowohl erhöhter als auch erniedrigter bzw. normaler Energieumsatz beschrieben
- ↑ Fettoxidationsrate
- ↓ Glukoseoxidationsrate
- verringerter ATP-Bestand des Muskelgewebes

Glukosestoffwechsel
- ↓ Glukoseverwertung bei normalen Glukose- und Insulinspiegeln
- anaerobe Glykolyse
- ↑ Laktatbildung
- ↑ Glutaminolyse
- veränderte Konzentrationen der Isoenzyme

Fettstoffwechsel
- ↑ Plasmakonzentrationen und Umsatzrate der freien Fettsäuren
- ↓ Reesterifizierung von freien Fettsäuren und Glyzerin
- Fettsäureoxidation durch eine Glukosezufuhr nicht unterbrochen
- verringerte Ketogenese

Fettstoffwechsel

Eine Reihe von Untersuchungen zeigte, daß ein Krebsgeschehen mit einer Verringerung der Körperfettmasse korreliert, was bei Karzinompatienten oft zu erhöhten Plasmakonzentrationen und Umsatzraten von freien Fettsäuren und Glyzerin führt. Karzinompatienten haben auch ein vermindertes Maß an Reesterifizierung von freien Fettsäuren und Glyzerin im Fettgewebe [46, 47]. Bei Karzinompatienten wird die Fettsäureoxidation (im Gegensatz zum Gesunden) durch die Zufuhr von Glukose nicht unterbrochen. Tierexperimentelle Untersuchungen haben überdies ergeben, daß die Ketogenese im Hungerzustand, also die Bildung von β-Hydroxybutyrat und Acetoacetat, bei tumortragenden Ratten geringer ist als bei gesunden Kontrollratten. Die Ketonkörper können auch direkt vom Tumor als energetisches Substrat verwendet werden [48].

Als Ursache für die stimulierte Lipolyse und erhöhte Fettoxidation werden folgende Mechanismen diskutiert: eine erhöhte sympathetische Aktivierung, ein verändertes Verhältnis von Insulin zu Glukagon oder der Einfluß eines tumoreigenen Stoffes. Mit der Entdeckung des Tumornekrosefaktors, dem sogenannten Kachektin, erscheint es allerdings klar, daß dieses, von den Makrophagen freigesetzte Protein, für die Aktivierung der Lipolyse und für das Entstehen der Kachexie von entscheidender Bedeutung sein dürfte.

Glukosestoffwechsel

Karzinompatienten haben in der Regel normale Glukose- und Insulinspiegel im Blut. Glukosebelastungstests bei Karzinompatienten unterschiedlicher Genese zeigen oft pathologisch erhöhte Glukosewerte vier Stunden nach der Glukosegabe. Daraus folgt, daß bei Karzinompatienten die Glukoseverwertung, wahrscheinlich auf Grund einer verschlechterten Insulinwirkung, gestört ist.

Die Energiegewinnung aus Glukose kann in der Zelle entweder durch einen anaeroben Abbau der Glukose bis zum Laktat oder einen aeroben Abbau über die Atmungskette bis zu CO_2 oder H_2O erfolgen. Bei anaerober Glykolyse produziert der Tumor aus 1 Mol Glukose 2 Mole ATP und 1 Mol Laktat, das zur Glukoneogenese in der Leber verwendet wird. Die Synthese von Glukose aus Laktat erfordert 6 Mole ATP. Wird die Glukose hingegen vom gesunden Gewebe zu CO_2 und H_2O metabolisiert, werden 36 Mole ATP gebildet.

Tabelle 4. Genese der anaeroben Glykolyse

1. Im Tumorgewebe finden sich Glykogenanhäufungen
   ($\downarrow$ Aktivität der Glukose-6-phosphatase)
2. Verändertes Isoenzymmuster
   z. B.: Pyruvatkinaseaktivität verringert
   → Akkumulation von Fructose 1,6-Biphosphaten
   (Synthese von Protein und DNA)
3. Glutaminabbau zu Laktat: «Glutaminolyse»
   (Malic-Enzym)

Führt man anaerob kultivierten Zellen Sauerstoff zu, so stellen sie die Laktatproduktion ein. Diesen Effekt hat Pasteur entdeckt und er wurde nach ihm «Pasteur-Effekt» benannt [49]. Da die Energiegewinnung beim aeroben Glukoseabbau 18fach größer ist als bei der anaeroben Glykolyse, benötigen Zellen, die vom anaeroben Glukoseabbau leben, weitaus mehr Glukose als aerobe Zellen, so daß zur Erhaltung des Energieabbaus bei diesen Zellen die Glykolyse (und der Glukosedurchsatz) stimuliert sein muß. Proliferierende Zellen und Karzinomzellen bilden im Gegensatz zu den meisten anderen Zellpopulationen auch unter aeroben Bedingungen Laktat. Maligne Zellen benötigen allerdings für die Energiegewinnung 5- bis 6mal mehr Glukose als gesundes Gewebe. Die aerobe Glykolyse führt bei Krebszellen dazu, daß zusätzlich zu der ATP-Bildung in den Mitochondrien durch Atmung und oxidative Phosphorylierung eine starke ATP-Synthese im extramitochondrialen Kompartiment durch Glykolyse stattfindet. Man schloß daraus, daß die normalen Faktoren, die die Glykolyserate regulieren, um sie dem Verbrauch von Pyruvat durch den Zitronensäurezyklus anzugleichen, in Krebszellen defekt oder verändert sind (Tab. 4).

Neuere Untersuchungen haben ergeben, daß die Laktatbildung maligner Zellen nicht unbedingt aus dem Glukoseabbau stammen muß, sondern auch durch die Glutaminolyse entstehen kann [50, 51]. Das Schlüsselenzym für diesen Stoffwechselweg ist das «malic enzyme», die Malatdehydrogenase. Dieses Enzym ist intramitochondriell lokalisiert und katalysiert irreversibel die Umwandlung von Malat zu Pyruvat. Als Ursache für die aerobe Glykolyse von Tumorzellen (aber auch aller anderen Zellsysteme, die zur aeroben Glykolyse befähigt sind) gilt ein von den normalen Zellen unterschiedliches Isoenzymmuster, wobei vor allem die beiden Schlüsselenzyme, Hexokinase und Pyruvatkinase, betroffen sind. Gut charakterisiert ist das Isoenzym der Pyruvatkinase Typ M2, welches bei Tumoren in erhöhter Konzentration vorliegt [52]. Dieses Enzym hat eine niedrige Affinität für Phosphoenolpyruvat, wird stark durch die Aminosäure L-Serin aktiviert und durch L-Alanin, L-Prolin und einige andere Aminosäuren gehemmt. Diese Regelmechanismen erlauben eine optimale Energiebereitstellung von Glukose oder Aminosäuren je nach Substrat und Sauerstoffangebot. Tumorzellen sind in der Lage, angebotenes Pyruvat zu oxidieren, woraus zu ersehen ist, daß bei Tumorzellen die intrazellulären Pyruvatkonzentrationen sehr gering sein müssen, da sonst die angebotene Glukose wie bei «normalen» Zellen einer oxidativen Verwertung zugeführt würde (Abb. 2).

Die Arbeitsgruppe von Newsholme hat sich ausführlich mit der Glutaminolyse bei Lymphozyten beschäftigt und einen «verzweigten Stoffwechselweg» (branched pathway) als neue Möglichkeit einer Stoffwechselregulation beschrieben [53, 54]. Ruhende Lymphozyten haben im Verhältnis zu proliferierenden Lymphozyten einen geringeren Glutaminbedarf, u. a. weil Glutamin nicht für die Purin- und Pyrimidinnukleotidsynthese gebraucht wird. Werden die Lymphozyten stimuliert und dadurch zu einer raschen Zellteilung angehalten, so verwenden sie vermehrt Glutaminstickstoff zur Nukleotidsynthese, während gleichzeitig Glukose über den Pentosephosphatzyklus abgebaut wird. Dieser Glukoseabbau liefert Ribosephosphat, NADPH und Triosephosphat und ermöglicht dadurch eine rasche Neubildung von Membranen, da aus Triosephosphat das Glyzerin-3-phosphat – eine Komponente der Zellmembran – entsteht. Glutaminolyse und Glykolyse ermöglichen proliferierenden Zellen eine rasche Neusynthese von RNA und DNA, ohne daß die Konzentrationen der Präkusoren (also Glukose und Glutamin) in der Zelle zunehmen müssen.

Messungen der Substratbilanzen von Tumoren wurden durch die Plazierung von Kathetern in die zuführenden und abführenden Gefäße von

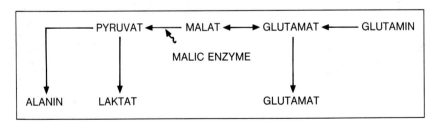

Abb. 2. Stoffwechselweg der Glutaminolyse: Glutamin wird über Glutamat, Malat und Pyruvat zu Laktat abgebaut. Das Schlüsselenzym hierfür ist das Malic Enzyme (Malatdehydrogenase) [51].

der Ratte implantierten Tumoren möglich [48, 55]. Dadurch konnten die arteriell-venösen Konzentrationsdifferenzen von Aminosäuren, Glukose, Ketonkörper und freien Fettsäuren gemessen und durch Multiplikation mit dem Blutfluß die Substratbilanzen des Tumors bestimmt werden.

Bei Hepatomen lagen die Glukoseverwertungsraten bei 150 nmol/ min/g Tumorgewebe. Die Glukoseaufnahme des Tumors war abhängig von der Glukosekonzentration im arteriellen Gefäß, die Glukoseextraktion lag zwischen 25 und 35%. Die Glutaminaufnahme des Tumors betrug ungefähr 10% der Glukoseaufnahme. Die Streuungen bei den Glukose- und Glutaminbilanzen zwischen den einzelnen Tumoren war relativ hoch und korreliert mit der Laktatproduktion der Tumoren. Von den untersuchten Tumoren kam es bei 22 Tumoren zu einer Laktatfreisetzung, 10 verwerteten Laktat als Substrat und ein Tumor verhielt sich indifferent. Die Laktatbilanz korrelierte ausschließlich mit dem arteriellen Laktatspiegel und nicht mit der Glukose- oder Glutaminaufnahme des Tumors. Aus diesen Untersuchungen läßt sich ableiten, daß Tumoren die Potenz haben, ihren Energiebedarf aus unterschiedlichen Substraten zu decken und daß die Substratverwertung undifferenzierter Tumore ähnlich der der Mukosa ist.

Über die primären biochemischen Vorgänge, die bei malignen Zellen für die Veränderungen in der Glukoseverstoffwechselung verantwortlich sind, ist wenig bekannt. Bei Hepatomen konnte gezeigt werden, daß die Karzinogenese mit einer vermehrten Ablagerung von Makromolekülen, nämlich von Polysacchariden und Lipiden, verbunden ist [56]. Hand in Hand damit geht eine Veränderung in der Aktivität glykolytischer Enzyme durch eine Änderung des Isoenzymverteilungsmusters [51, 52]. Präneoplastische Foci können bis zu 100% mehr an Glykogen enthalten als normales Lebergewebe.

Zytokine

Von den Zytokinen, deren Rolle im Intermediärstoffwechsel von Karzinompatienten bis jetzt näher untersucht wurde, sollen Interleukin-1 (IL-1), der Tumornekrosefaktor (TNF) (oder Kachektin) und Interleukin-6 erwähnt werden [57]. Gemeinsam ist diesen Zytokinen, daß sie eine regulatorische Wirkung in der Synthese der Akut-Phase-Proteine haben und ihre Synthese durch Nährsubstrate beeinflußt wird. Für alle drei Zytokine sind mehrere physiologische Wirkungen beschrieben, wobei ein

Teil der Untersuchungen nur mit hochgereinigten, aber nicht gentechnologisch reinen Substanzen durchgeführt wurde. Da die Struktur der Zytokine sehr ähnlich ist und auch hoch gereinigte Zytokine verunreinigt waren, ließ sich ein Teil der ursprünglich beschriebenen physiologischen Effekte mit rekombinant hergestellten Komponenten nicht reproduzieren. Untersuchungen an Mäusen haben ergeben, daß eine intraperitoneale Gabe von murinem Interleukin 1-alpha die Nahrungsaufnahme um nahezu 50% verringert [58]. Die Gabe von humanem IL-1 oder TNF hatte einen ähnlichen, aber abgeschwächten Effekt. Außerdem erhöhte sich unter der Zufuhr der beiden Interleukine das Lebergewicht sowie der Protein- und RNA-Gehalt der Leber. In ähnlicher Weise führte eine Gabe von IL-6 zu einer vermehrten Synthese von Leberprotein.

Die Entdeckung, daß ein Peptid der Makrophagen/Monozyten in der Lage ist, eine Kachexie hervorzurufen, hat ein neues Licht auf die Pathogenese der Kachexie und Katabolie sowohl bei Infektionen als auch bei chronischen Erkrankungen geworfen [59]. Dieses Peptid hat zwei bedeutende physiologische Aktivitäten [60]. Kachektin/Tumornekrosefaktor wirkt in Abhängigkeit von der Dosierung lysierend auf Tumorzellen. Systemisch verabreicht verursacht es einen septischen Schock mit einem beträchtlichen Gewichtsverlust. Kachektin wirkt spezifisch auf Adipozyten und verhindert die Lipidakkumulation in Fettzellen bzw. verringert die Triglyzeridsynthese [61]. Eine Gabe von TNF beeinflußt maßgeblich den Stickstoff- und Aminosäurenstoffwechsel [62]. Es kommt unter einer TNF-Therapie zu einem vermehrten Stickstoffabbau, zu einer Verringerung der Plasmaaminosäurespiegel und zu einer erhöhten Freisetzung der Aminosäuren, und hier vor allem von Alanin und Glutamin aus dem Skelettmuskel [63]. Diese Änderungen treten sehr schnell ein, denn bereits vier Stunden nach Beginn einer TNF-Therapie bei Tumorpatienten sinken die Gesamtaminosäurespiegel um nahezu 50% ab [64]. Über den Einfluß einer TNF-Gabe auf die Proteinsynthese des Skelettmuskels liegen unterschiedliche Ergebnisse vor. Starnes et al. finden nach TNF-Gabe einen erhöhten Sauerstoffverbrauch und eine erhöhte Kohlendioxidproduktion bei gleichzeitiger Erhöhung der Körpertemperatur [62]. Bei einer Erhöhung des Gesamtproteinumsatzes kommt es zu einer Erhöhung der Gesamtkörperproteinsynthese ohne Beeinflussung des Proteinkatabolismus. Moldawer et al. hingegen verabreichten rekombinantes, humanes Interleukin-1 und Tumornekrosefaktor an Mäuse und stellten fest, daß keiner der beiden Faktoren die Proteinbilanz des Skelettmuskels beeinflußte [65]. Bei der Verwendung eines Monozytenpräparats kam es allerdings zu einer Stimulierung des Proteinabbaus im Skelettmuskel. Die Autoren schließen daraus, daß weder IL-1 noch TNF, sondern andere Produkte der Monozyten für die Veränderung der Proteinbilanz verantwortlich sind. Da diese Ergebnisse den humanen Erfahrungen widersprechen, ist es allerdings auch möglich, daß die humanen Zytokine auf Grund einer Rezeptorspezifität ihre volle Aktivität nicht bei Mäuseversuchen entfalten können.

Jüngste Untersuchungen haben ergeben, daß eine systematische Zufuhr von Omega-3-Fettsäuren in Form von Fischölkapseln die Synthese von TNF und IL-1 verringerte [66]. Da bekannt ist, daß Omega-3-Fettsäuren antiinflammatorisch wirken, steht ein Modell zur Verfügung, um die Bedeutung von TNF und IL-1 für die Pathogenese von Entzündungsreaktionen zu untersuchen.

Nährstoffassimilation

Behandlungsbedürftige Störungen des Intermediärstoffwechsels sind häufig ausgelöst durch Beeinträchtigung von Digestion und Resorption in Folge therapeutischer Maßnahmen, wie Chemotherapie, abdominale Bestrahlung oder Resektionen [67–73]. Hinsichtlich weiterer Details siehe Kapitel «Verbesserung der Erfolge und Reduktion von Nebenwirkungen der Strahlentherapie durch ernährungsmedizinische Maßnahmen». Durch intensive Ernährungstherapie lassen sich Störungen des Intermediärstoffwechsels in Folge einer Beeinträchtigung von Digestion und Resorption vermeiden oder bessern [72].

Tumorbehandlung durch Substratmangel

Verschiedene Therapieformen basieren auf dem Konzept, den Tumor durch Begrenzung eines Nährsubstrats, das für den Tumor, nicht aber für den Tumorwirt essentiell ist, «auszuhungern». Bis jetzt war es allerdings nicht möglich, durch derartige Therapien das Tumorwachstum zu beeinflussen ohne auch Störungen des Intermediärstoffwechsels des Wirts zu bewirken. Beispiele für Änderungen des Substrat-Angebots essentieller Tumor-Nährsubstrate sind Pharmaka, die den Vitamin-Stoffwechsel stören (Folsäure-Antagonisten, z. B. Methotrexat), weiter Enzyme, die zu einem Magelzustand an gewissen Aminosäuren führen (z. B. Asparaginase) sowie falsche Purine und Pyrimidine (5-Fluorouracil, Thioguanin, Mercaptopurin etc.) [68]. Versuche, über eine Beeinflussung des Energiehaushalts eine Beeinträchtigung des Tumorwachstums zu erzielen, haben sich bis jetzt ebenfalls nicht bewährt. Buzby et al. verabreichten Ratten mit transplantierten Mamma-Karzinomen ausschließlich Fett als Energiesubstrat, wobei das Wachstum des Tumors, nicht jedoch der Tiere, negativ beeinflußt wurde [74]. Diese Ergebnisse konnten an anderen Tiermodellen nicht bestätigt werden. Eine Hemmung der Hexokinase durch Applikation des Glukose-Analoges 2-Desoxy-Glukose war im Tierversuch erfolgreich, wurde allerdings in der Klinik bis jetzt nicht untersucht [75]. An Ratten mit Leberkarzinomen wurde die Metabolisierung von Xylit im Vergleich zu Glukose untersucht. Es zeigte sich, daß Xylit zu 80% unverändert im Tumor wiedergefunden wurde, was darauf hinweist, daß der Tumor weit weniger in der Lage ist, Xylit zu verstoffwechseln als gesundes Lebergewebe [76].

Asparaginase, die z. B. bei Patienten mit Non-Hodgkin-Lymphom therapeutisch eingesetzt wird, scheint vorwiegend durch Störung des Asparagin-Stoffwechsels den Tumor, jedoch nicht den Wirt zu schädigen. Einige unerwünschte Effekte dieser Therapie, z. B. auf den Leberstoffwechsel, scheinen dadurch erklärt, daß käufliche Asparaginase durch Glutaminase verunreinigt ist [37].

Weitere Versuche, durch gezielte Eingriffe in den Aminosäuren-Stoffwechsel antineoplastische Effekte zu erzielen, wurden mit Glutamin-Analoga durchgeführt [77]. Glutamin ist eine essentielle Aminosäure für schnell wachsende Zellen, z. B. Lymphozyten, Enterozyten sowie Tumorzellen. Die Behandlung mit Glutamin-Analoga hat bisher keine klinische Bedeutung erlangt.

Schlußfolgerungen

Von den Ernährungsformen, die sich am unterschiedlichen Stoffwechselverhalten von Tumor und Wirt orientieren, hat sich bis jetzt nur die Asparaginase-Therapie bei Patienten mit Leukämien in der Klinik etabliert. Inzwischen häufen sich allerdings Mitteilungen, daß einige Besonderheiten des Stoffwechsels von Tumorpatienten Folge biologischer Effekte verschiedener Zytokine sind. Wenn sich bestätigt, daß die Synthese von Zytokinen durch ernährungstherapeutische Maßnahmen, z. B.

durch Zufuhr von ω-3-Fettsäuren, beeinflußt werden kann, ergäbe sich ein erfolgversprechender neuer Ansatz für eine Ernährungstherapie bei Tumorpatienten.

Literatur

1 Warburg O: The metabolism of tumors. London, Constable, 1930.
2 DeWys WD, Begg C, Lavin PT, et al: Prognostic effect of weight loss prior to chemotherapy in cancer patients. Am J Med 1980;69:491–497.
3 Roth E, Funovics J, Winter M, et al: Mangelernährung und postoperative Komplikationshäufigkeit bei Karzinompatienten. Langenbecks Arch Chir 1982;357:77–84.
4 Norton JA, Stein TP, Brennan MF: Whole-body protein synthesis and turnover in normal man and malnourished patients with and without known cancer. Ann Surg 1981;194:123–128.
5 Emery PW, Edwards RHT, Rennie MJ, Souhami RL, Halliday D: Protein synthesis in muscle measured in vivo in cachectic patients with cancer. Br Med J 1982;289:584–586.
6 Lundholm K, Bennegard K, Eden E, Svaninger G, Emery PW, Rennie MJ: Efflux of 3-methylhistidine from the leg in cancer patients who experience weight loss. Cancer Res 1982;42:4807–4811.
7 Lundholm K, Edström S, Ekman L, Karlberg I, Schersten T: Metabolism in peripheral tissues in cancer patients. Cancer Treat Rep 1981;65:S:1:79–83.
8 Lundholm K, Karlberg I, Schersten T: Albumin and hepatic protein synthesis in patients with early cancer. Cancer 1980;46:71–76.
9 Fearon KCH, Hansell DT, Preston T, Plumb JA, Davies J, Shapiro D, Shenkin A, Calman KC, Burns HJG: Influences of whole body protein turnover rate on resting energy expenditure in patients with cancer. Cancer Res 1988;48:2590–2595.
10 Warnold I, Eden E, Lundholm K: The inefficiency of total parenteral nutrition to stimulate protein synthesis in moderately malnourished patients. Ann Surg 1988;208:143–149.
11 Bennegard K, Eden E, Ekman L, et al: Metabolic response of whole body and peripheral tissues to enteral nutrition in weight-losing cancer and noncancer patients. Gastroenterol 1983;85:92–99.
12 Bennegard K, Lindmark L, Eden E, et al: Flux of amino acids across the leg in weight-losing cancer patients. Cancer Res 1984;44:386–393.
13 Goldberg A: Protein turnover in skeletal muscle II. Effects of denervation and cortisone on protein catabolism in skeletal muscle. J Biol Chem 1969;244:3223.
14 Millward DJ: Protein turnover in skeletal muscle II. The effect of starvation and a protein-free diet on the synthesis and catabolism of skeletal muscle proteins in comparison to liver. Clin Sci 1970;39:591.
15 Goodlad GAJ, Clark CM: Amino acid metabolism and supplementation in malignant disease, in Kluthe R, Löhr GW (eds): Nutrition and metabolism in cancer. Stuttgart, Thieme, 1981, pp 69–74.
16 Clark CM, Goodlad GAJ: Muscle protein biosynthesis in the tumor-bearing rat. A defect in a postinitiation stage of translation. Biochim Biophys Acta 1975;378:230.

17　Young VR, Alexis SD, MacDonald J: The sedimentation of rat skeletal muscle ribosomes. Effect of hydrocortisone, insulin and diet. Biochem J 1968;106:913.
18　Lundholm K, Edstrom S, Ekman L, Karlberg I, Byland AC, Schersten T: A comparative study of the influence of malignant tumor on host metabolism in mice and men. Evaluation of an experimental model. Cancer 1978;42:453.
19　Holmes D, Dickson JA, Pennington RJ: Activity of some peptide hydrolases in muscle from tumor-bearing rats. Eur J Cancer 1974;10:3.
20　Holm E, Schimpf F, Schlickeiser GG, Söhner W, Staedt U, Striebel JP: Aminosäurenstoffwechsel bei Tumorkrankheiten, in Sauer R, Thiel HJ (eds): Ernährungsprobleme in der Onkologie. Aktuelle Onkologie. München, Zuckschwerdt, 1987, vol 35, pp 25–55.
21　Konold H, Haug H: Untersuchungen der freien Aminosäuren im Serum von Patienten mit malignen Erkrankungen. Tumor Diagnost 1980;3:126–139.
22　Heim ME, Holm E, Striebel JB, Blatter J: Plasma levels of amino acids and carbohydrate metabolites in patients with malignant tumors, in Howard A, McLean Baird I (eds): Recent advances in clinical nutrition. London, Libbey, 1981, vol 1, pp 185–187.
23　Kawamura I, Moldawer LL, Keenan RA, Batist G, Bothe A, Bistrian BR, Blackburn GL: Altered amino acid kinetics in rats with progressive tumor growth. Cancer Res 1982;42:424–429.
24　Roth E, Lenzhofer R, Ollenschläger G, Funovics J: Einfluß einer parenteralen Ernährung auf das Plasmaaminosäurenprofil bei Mammakarzinompatienten. Nutr 1984;8: 408–411.
25　Beaton JR, McGanity WJ, McHenry EW: Plasma glutamic acid levels in malignancy. Can Med Ass J 1951;65:219–221.
26　White JM, Beaton JR, McHenry EW: Observations on plasma glutamic acid. J Lab clin Med 1952;40:703–706.
27　Castro-Bello F, Ramos F, Vivanco F, Marina-Fiol C: High serum glutamic acid levels in patients with carcinoma of the pancreas. Digest 1976;14:360–363.
28　Ollenschläger G, Karner J, Karner-Hanusch J, Jansen S, Schindler J, Roth E: Plasma glutamate-a prognostic marker of cancer and of other immunodeficiency syndromes? Scand J Clin Lab Invest 1989; 49: 773–777.
29　Waterhouse C, Jeanpretre N, Keilson J: Gluconeogensis from alanine in patients with progressive malignant disease. Cancer Res 1979;39:1968–1972.
30　Lundholm K, Bennegard K, Zachrisson H, Lundgren F, Eden E, Möller-Loswick AC: Transport kinetics of amino acids across the resting human leg. J Clin Invest 1987; 80:763–771.
31　Norton JA, Burt ME, Brennan MF: In vivo utilization of substrate by human sarcoma-bearing limbs. Cancer 1980;45:2934–2939.
32　Fürst P, Bergström J, Hellström E, Vinnars E, Herfarth C, Klippel C, Merkel N, Schulthis K, Elwyn D, Hardy M, Kinney J, in Kluthe R, Löhr GW (eds): Nutrition and metabolism in cancer. Stuttgart, Thieme, 1981, pp 75–89.
33　Goldberg AL, Chang TW: Regulation and significance of amino acid metabolism in skeletal muscle. Fed Proc, Am Soc Exp Biol 1978;37:2301.
34　Broome JD: Evidence that the 1-asparaginase activity of guinea pig serum is responsible for its antilymphoma effects. Nature 1961,191:1114–1115.
35　Durden DL, Salazar AM, Distasio JA: Kinetic analysis of hepatotoxicity associated with antineoplastic asparaginases. Cancer Res 1983;43:1602–5.

36 Durden DL, Distasio JA: Characterization of the effects of asparaginase from Escherichia coli and a glutaminase-free asparaginase from Vibrio succinogenes on specific cell-mediated cytotoxicity. Int J Cancer 1981;27:59–65.
37 Ollenschläger G, Roth E, Linkesch W, Jansen S, Simmel A, Mödder B: Asparaginase-induced derangements of glutamine metabolism: the pathogenetic basis for some drug-related side-effects. Eur J Clin Invest 1988;18:512–516.
38 Caldwell MD: Local glutamine metabolism in wounds and inflammation. Metabol 1989;38:S1:34–39.
39 Jepson MM, Bates PC, Broadbent P, et al: Relationship between glutamine concentration and protein synthesis in rat skeletal muscle. Am J Physiol 1988;255:E166–E172.
40 Roth E, Funovics J, Mühlbacher F, et al: Metabolic disorders in severe abdominal sepsis: Glutamine deficiency in skeletal muscle. Clin Nutr 1982;1:25–41.
41 Waterhouse C, Fenninger LD, Keutmann EH: Nitrogen exchange and caloric expenditure in patients with malignant neoplasms. Cancer 1951;4:500–514.
42 Bozzetti F, Pagnoni AM, Del Vecchio M: Excessive caloric expenditure as a cause of malnutrition in patients with cancer. Surg Gynecol Obstet 1980;150:229–234.
43 Hansell DT, Davies JWL, Burns HJG: The relationship between resting energy expenditure and weight loss in benign and malignant disease. Ann Surg 1986;203:240–245.
44 Douglas T, Hansell FRCS, Davies JWL, Burns HJG, Shenkin A: The oxidation of body fuel stores in cancer patients. Ann Surg 1986;204:637–642.
45 Schneeberger AL, Thompson T, Driedger AA, Finley RJ, Incluet RI: Effect of cancer on the in vivo energy state of rat liver and skeletal muscle. Cancer Res 1989;49:1160–1164.
46 Kralovic RC, Zepp AE, Cendella RJ: Studies on the mechanism of carcass fat depletion in experimental cancer. Eur J Cancer 1977;13:1071–1079.
47 Jeevanandam M, Horowitz GD, Lowry SF, et al: Cancer cachexia and the rate of whole body lipolysis in man. Metabol 1986;35:304–310.
48 Sauer LA, Dauchy RT: Ketone body, glucose, lactic acid, and amino acid utilization by tumors in vivo in fasted rats. Cancer Res 1983;43:3497–3503.
49 Krebs HA: The pasteur-effect and the relations between respiration and fermentation, in Campbell, Dickens (eds): Essays in biochemistry. New York, Academic Press, 1972, vol 8, pp 1–34.
50 McKeehan WL: Glycolysis, glutaminolysis and cell proliferation. Cell Biol Int Rep 1982;6:635–650.
51 Eigenbrodt E, Fister P, Reinacher M: New perspectives on carbohydrate metabolism in tumor cells (review), in Beitner (ed): Regulation of carbohydrate metabolism. Boca Raton, FL, CRC Press, 1985, vol 2, pp 141–179.
52 Reinacher M, Eigenbrodt E: Immunohistological demonstration of the same type of pyruate kinase isoenzyme (M2-PK) in tumors of chicken and rat. Virchows Arch (Cell Pathol) 1981;47:79–88.
53 Newsholme EA, Newsholme P, Curi R, Challoner E, Ardawi MSM: A role for muscle in the immune system and its importance in surgery, trauma, sepsis and burns. Nutr 1988;4:261–268.
54 Ardawi MSM, Newsholme EA: Glutamine metabolism in lymphocytes of the rat. Biochem J 1983;212:835.
55 Sauer LA, Dauchy RT: Regulation of lactate production and utilization in rat tumors. J Biol Chem 1985;260:7496–7501.

56 Bannasch P, Enzmann H, Klimek F, Weber E, Zerban H: Significance of sequential cellular changes inside and outside foci of altered hepatocytes during hepatocarcinogenesis. Tox Path 1989;17:d617–629.
57 Klasing KC: Nutritional aspects of leukocytic cytokines. J Nutr 1988;118:1436–1446.
58 Moldawer LL, Andersson C, Gelin J, Lundholm KG: Regulation of food intake and hepatic protein synthesis by recombinant-derived cytokines. Am J Physiol 1988;254 (Gastro Liver Physiol 17):G450–G456.
59 Tracey KJ, Beutler B, Lowry SF, Merryweather J, Wolpe S, Milsark LW, Hariri RJ, Fahey TJ III, Zentella A, Albert JD, Shires GT, Cerami A: Shock and tissue injury induced by recombinant human cachectin. Science 1986;234:470–474.
60 Beutler B, Cerami A: Cachectin and tumor necrosis factor as two sides of the same biological coin. Nature 1986;320:584–588.
61 Kawakami M, Pekala PH, Lane MD, Cerami A: Lipoprotein lipase suppression in 3T3-L1 cells by an endotoxininduced mediator from exudate cells. Proc Natl Acad Sci 1982;79:912–916.
62 Starnes HF, Warren RS, Jeevanandam M, Gabrilove JL, Larchian W, Oettgen HF, Brennan MF: Tumor necrosis factor and the acute metabolic response to tissue injury in man. J Clin Invest 1988;82:1321–1325.
63 Warren RS, Starnes HF, Gabrilove JL, Oettgen HF, Brennan MF: The acute metabolic effects of tumor necrosis factor administration in humans. Arch Surg 1987;122:1396–1400.
64 Ollenschläger G: Diagnostik und Therapie der Mangelernährung onkologischer Patienten während aggressiver Tumortherapie. Habilschr, Medizinische Fakultät der Universität Köln, 1989; pp 56 ff.
65 Moldawer LL, Svaninger G, Gelin J, Lundholm KG: Interleukin-1 and tumor necrosis factor do not regulate protein balance in skeletal muscle. Am J Physiol 1987;253 (Cell Physiol 22):C766–C773.
66 Endres S, Ghorbani R, Kelley VE, Georgilis K, Lonnemann G, van der Meer JWM, Cannon JG, Rogers TS, Klempner MS, Weber PC, Schaeffer EJ, Wolff S, Dinarello CA: The effect of dietary supplementation with n-3 polyunsaturated fatty acids on the synthesis of interleukin-1 and tumor necrosis factor by mononuclear cells. N Engl J Med 1989;320:265–271.
67 Adibi SA, Allen ER: Impaired jejunal absorption rates of essential amino acids induced by either dietary caloric or protein deprivation in man. Gastroenterol 1970;59:404–413.
68 Ollenschläger G, Jansen S: Besonderheiten der Substratverwertung bei onkologischen Patienten. Infusionsther 1988;15:118–123.
69 Weiner R, Hartig W, Haupt R, Gierth M: Dünndarmresorption bei Krebskranken – Grundlagen für die enterale Ernährungstherapie in der Onkologie. Z Ernährwiss 1984;23:157–170.
70 Beer WH, Fan A, Halsted CH: Clinical and nutritional implications of radiation enteritis. Am J Clin Nutr 1985;41:85–91.
71 Mitchell EP, Schein PS: Gastrointestinal toxicity of chemotherapeutic agents. Sem Oncol 1982;9:52–64.
72 Ollenschläger G, Konkol K, Wickramanayake PD, Schrappe-Bächer M, Müller JM: Nutrient intake and nitrogen metabolism in cancer patients during oncological chemotherapy. Am J Clin Nutr 1989;50:454–459.

73 Fink H, Blaurock M, Wernet P, Niethammen D, Wilms K, Ostendorf P: Acute folic acid deficiency after bone marrow transplantation. Klin Wschr 1986;64:423–432.
74 Buzby GP, Mullen JL, Stein TP, Miller EE, Hobbs CL, Rosato EF: Host-tumor interaction and nutrient supply. Cancer 1980;45:2940–2948.
75 Demetrakopoulos GE, Brennan MF: Tumoricidal potential of nutritional manipulations. Cancer Res 1982;42(suppl):756s–765s.
76 Sato J, Wang YM, van Eys J: Metabolism of xylitol and glucose in rats bearing hepatocellular carcinomas. Cancer Res 1981;41:3192–3199.
77 Hanka LJ: Introduction: Possibilities for biochemically rational chemotherapy for some malignancies with depleting enzymes and antimetabolites of specific amino acids. Cancer Treat Rep 1979;63:1009–1011.

Schauder P (Hrsg): Ernährung und Tumorerkrankungen.
Basel, Karger, 1991, pp 305–342.

Einsatz von stabilen Isotopen zur Erforschung der Ernährungsbedürfnisse von Tumorpatienten

Wolfgang H. Hartl, Maria Butzenlechner, Karl W. Jauch

Chirurgische Klinik und Poliklinik, Ludwig-Maximilians-Universität München

Einleitung

Die klinische Verwendung von stabilen Isotopen als Tracersubstanzen beginnt mit dem Einsatz in ernährungsphysiologischen Studien durch Schönheimer und Rittenberg vor mehr als 50 Jahren. Dabei konnte zum ersten Mal die dynamische Interaktion zwischen verdauten Nahrungsbestandteilen und den vom Körper gespeicherten Energiestoffen gezeigt werden. In den fünfziger und sechziger Jahren kam es jedoch zunehmend zu einer Verwendung von radioaktiven Isotopen, die den Einsatz von stabilen Isotopen in den Hintergrund drängte. Die Ursachen dafür waren multipel. Die wesentliche Rolle spielte dabei die geringe Verfügbarkeit von stabilen Isotopen, insbesondere war die Markierung von Tracersubstanzen mit diesen Isotopen durch die unzureichende Technologie nur schwer möglich.

In den letzten fünfzehn Jahren kam es zu einer Renaissance der sogenannten Stabile-Isotopen-Technik. Dies beruht auf mehreren Gründen. Erstens bestehen zunehmend häufiger ethische Bedenken hinsichtlich des Einsatzes von radioaktiven Isotopen am Menschen. Hierbei spielt das damit verbundene Strahlenrisiko eine wesentliche Rolle. In mehreren Ländern, wie zum Beispiel in England, in Frankreich und in Italien ist die Verwendung von radioaktiven Tracern am Patienten zu Forschungszwekken prinzipiell untersagt bzw. unterliegt strengen Kontrollen. Dies ist vor allem darauf zurückzuführen, daß bis heute die Langzeiteffekte von kleinsten Strahlendosen auf den menschlichen Organismus nicht genau geklärt sind. Zusätzlich besteht in der Öffentlichkeit eine zunehmende Ablehnung gegenüber der Verwendung von radioaktiven Substanzen in Diagnostik und Forschung. Zweitens stehen heute durch die verfeinerte Technologie sehr viel genauere Bestimmungsmethoden zur Messung der Anreicherung von stabilen Isotopen zur Verfügung. Diese Methoden erlauben auch beim Einsatz von kleinsten Tracermengen eine genaue Analyse. Außerdem werden heute kommerziell eine Vielzahl von biologischen Substanzen, die mit stabilen Isotopen markiert sind, angeboten. Diese Tracersubstanzen können zur Untersuchung der verschiedensten Fragestellungen im Aminosäuren-, Kohlenhydrat- und Fettstoffwechsel eingesetzt werden. Drittens besteht schließlich ein zunehmender Bedarf an Untersuchungsverfahren, die in vivo am Patienten anwendbar sind. Resultate, die durch diese Untersuchungsverfahren gewonnen werden, lassen sich direkt auf die klinische Situation übertragen und sind nicht – wie z. B. Ergebnisse aus der in vitro oder der tierexperimentellen Forschung – mit einer oft fragwürdigen Übertragbarkeit behaftet [1, 2].

Ein wichtiger ernährungsmedizinischer Aspekt bei Patienten mit Tumorleiden ist die Sicherung des Bestands an Struktur- und Funktionsprotein sowie gegebenenfalls der Ausgleich entsprechender Verluste. Ohne Berücksichtigung der Besonderheiten des Proteinstoffwechsels, aber auch anderer Stoffwechselbereiche, ist eine rationale Ernährungstherapie kaum möglich. Unsere Kenntnisse über diesen komplexen Bereich nehmen schnell zu. Allerdings basiert der Wissenszuwachs vielfach entweder auf Tierversuchen oder auf In-vitro-Analysen an humanen Geweben. Zahlreiche ernährungsmedizinisch wichtige Fragen, z. B. der Umfang der Gesamtkörperprotein-Synthese bei verschiedenen Tumorformen, lassen sich aber nur durch In-vivo-Experimente klären.

Im folgenden wird ein Überblick über die Prinzipien der Analytik stabiler Isotope vermittelt sowie über konzeptionelle Voraussetzungen, auf denen die entsprechenden Studien beruhen. Daraus wird deutlich, welchen wichtigen Beitrag diese Technik leisten kann, um die Ernährungsbedürfnisse von Tumorpatienten zu erforschen.

Prinzip der Stabile-Isotopen-Technik

Unter Isotopen versteht man Varianten desselben Atoms, die sich nur durch ihre Masse, also der Anzahl der Neutronen, unterscheiden. Dabei sind neben den radioaktiven auch mehrere stabile Isotope desselben

Tabelle 1. Natürliches Vorkommen häufig in der Stoffwechselforschung verwendeter stabiler Isotope

Element	Stabiles Isotop	Relative natürliche Häufigkeit (Atom-%)
Wasserstoff	^1_1H	99,99 %
	^2_1H	0,01 %
Kohlenstoff	$^{12}_6C$	98,89 %
	$^{13}_6C$	1,11 %
Stickstoff	$^{14}_7N$	99,63 %
	$^{15}_7N$	0,37 %
Sauerstoff	$^{16}O_8$	99,76 %
	$^{18}O_8$	0,20 %

Atoms bekannt. Tabelle 1 zeigt eine Übersicht häufiger stabiler Isotope und deren natürliches Vorkommen. In der klinischen Stoffwechselforschung werden vor allem die stabilen Isotope des Kohlenstoffs (^{13}C), des Stickstoffs (^{15}N) und des Wasserstoffs (Deuterium, ^2H) verwendet. Diese stabilen Isotope sind ein Teil der Natur. Wegen ihrer Seltenheit (relative Häufigkeit kleiner als 1,5 %) eignen sie sich aber als Tracer. Es ist nun technisch möglich, die verschiedensten Stoffe mit den seltenen stabilen Isotopen zu markieren und somit Tracersubstanzen für den klinischen Einsatz künstlich zu erzeugen. Eine Zusammenstellung der wichtigsten mit stabilen Isotopen markierten Substanzen gibt Tabelle 2 wieder. Tracersubstanzen, die häufig in der klinischen Forschung verwendet werden, sind die mit Deuterium markierte Glukose (6,6-$^2H_2$-Glukose) oder das mit ^{13}C markierte Leuzin (1-^{13}C-Leuzin).

Ein entscheidender Punkt beim Einsatz von Stabil-Isotop-markierten Verbindungen stellt die Tatsache dar, daß derartige Tracersubstanzen praktisch nebenwirkungsfrei sind. So ist aus Tierversuchen bekannt, daß eine Anreicherung von ^{13}C im Körper bis auf 60 Atom-% keinerlei morphologische Veränderungen oder Beeinträchtigung der Fertilität hervorruft. Ebenfalls gibt es keine Hinweise auf eine eventuelle teratogene Wirkung von Substanzen, die mit ^{13}C markiert sind. Entsprechend wird eine künstlich hohe Zufuhr von ^{18}O (entweder in Form von zugeführter Flüssigkeit oder über die eingeatmete Luft) nebenwirkungsfrei toleriert. Entsprechendes gilt für Substanzen, die mit Deuterium markiert sind. Allerdings ist festzustellen, daß bei einer künstlichen Erhöhung des deuterierten Wassergehalts im Körper über 10 % hinaus Nebenwirkungen beobachtet wurden, wie z. B. eine Verkürzung der mittleren Lebensdauer, Wachstumsstörungen, Sterilität oder Veränderungen der Erythrozytenzahl, des Nervensystems und der Muskeltätigkeit. Solche Effekte sind jedoch nur durch die künstliche Zufuhr von deuteriertem Wasser zu erzeugen. Ein derartig hoher Gehalt an D_2O ist bei der Zufuhr von üblichen Tracersubstanzen, die mit Deuterium markiert sind (z. B. 6,6-$^2H_2$-Glukose), ausgeschlossen, da die zugeführte Menge Deuterium im Verhältnis zum Wasserbestand des Gesamtorganismus extrem gering ist. Aufgrund dieser Befunde ist in der Bundesrepublik Deutschland eine Verwendung der üblichen stabilen Isotope zur klinischen Forschung auch bei Schwangeren oder bei Säuglingen zugelassen [3].

Am Menschen kann man im Prinzip drei Einsatzmöglichkeiten von Tracersubstanzen, die mit stabilen Isotopen markiert sind, unterscheiden. Einmal die Messung von Pool-Umsatzraten nach dem Isotopenverdünnungsprinzip, dann die Messung von Produktumwandlungsraten und schließlich die selektive Quantifizierung des Organstoffwechsels in Kombination mit Biopsie- oder Kathetertechnik. Die wichtigste Einsatzmöglichkeit stellt die Messung von Pool-Umsatzraten dar (Abb. 1). Die Tracersubstanz wird dabei intravenös in einen körpereigenen Pool (z. B. den Plasma-Pool) infundiert. Gleichzeitig erfolgt die Verdünnung des infundierten Tracers durch die endogen im Körper gebildete gleiche Substanz, die jedoch – bis auf die Hintergrundanreicherung – praktisch nicht markiert ist. Somit stellt sich bei Steady-state-Bedingungen nach einer gewis-

Tabelle 2. Übersicht über häufig gebrauchte, mit stabilen Isotopen markierte Tracersubstancen

---

Kohlenhydratstoffwechsel
    6,6-$^2H_2$-Glukose
    2-$^2H_1$-Glukose
    1-^{13}C-Glukose
Fettstoffwechsel
    1-^{13}C-Palmitat
    $^2H_5$-Glyzerin
Aminosäuren
    1-^{13}C-Leuzin
    ^{15}N-Glyzin
    ^{15}N-Alanin
    $^2H_5$-Phenylalanin
    ^{15}N-^{13}C-Leuzin
Ketonkörper
    ^{13}C-Azetoazetat, β-Hydroxybutyrat

Stabile Isotopen in der Erforschung von Ernährungsbedürfnissen

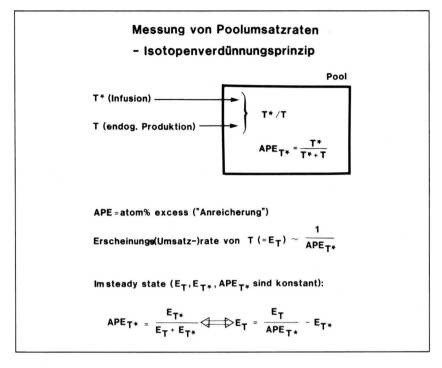

Abb. 1. Messung von Poolumsatzraten durch die Stabile-Isotopen-Technik (Isotopenverdünnungsprinzip). Der Tracer (T*) wird intravenös in den Pool infundiert und durch die artgleiche, endogen produzierte (aber praktisch nicht markierte) Substanz T verdünnt. Das Atom%-excess (APE oder Anreicherung) der Substanz T* im Pool ergibt sich aus den Quotienten aus der relativen Menge von T* und der Gesamtmenge von T (= T* + T) im Pool. Das APE wird massenspektrometrisch an Proben bestimmt, die aus dem Pool entnommen werden.

sen Zeit ein konstantes Verhältnis zwischen exogen infundierter markierter Substanz und endogen gebildeter unmarkierter Substanz ein. Aus der Messung dieses Verhältnisses, das in der Stabile-Isotopen-Technik APE (Atom%-excess) genannt wird, ist es möglich, auf die endogene Produktionsrate eines bestimmten Substrats zurückzuschließen. Bei der Messung der Produktumwandlungsrate (Abb. 2) wird die Bildungsrate einer bestimmten Substanz aus einer Vorläufersubstanz erfaßt. Auch hier wird die Tracersubstanz, die üblicherweise den Präkursor (Vorläufer) darstellt, intravenös infundiert und es stellt sich in der Folge analog zum Isotopenverdünnungsprinzip ein APE («Anreicherung») des Tracers im Präkursor-Pool als auch im Produkt-Pool ein. Aus dem Verhältnis der APEs des

Produkt-Pools und des Präkursor-Pools läßt sich der Prozentsatz des Produkts berechnen, der aus der Präkursor-Substanz hervorgeht. Will man die absolute Umwandlungsrate bestimmen, so ist es notwendig, mit einem unabhängigen Verfahren den Gesamtumsatz des Produkts zu bestimmen. Die Menge des Produkts, die aus der Präkursor-Substanz hervorgeht, ergibt sich dann aus der Multiplikation der absoluten Umsatzrate des Produkts mit dem Prozentsatz des Produkts, der aus der Präkursorsubstanz hervorgeht.

Schließlich erlaubt die Messung der Tracerinkorporation in bestimmte Gewebe Rückschlüsse auf die spezifischen Syntheseraten in diesen Geweben. Zu diesem Zweck ist es wichtig, den Gehalt des Isotops im Gewebe und die intrazelluläre Isotopenverfügbarkeit (APE im Präkursor-Pool) im Gewebe zu kennen. Aus dem Verhältnis der Anreicherung des Isotops im Gewebe zur Verfügbarkeit des Isotops lassen sich fraktionelle Syntheseraten berechnen. Ferner kann unter Zuhilfenahme der Kathetertechnik selektiv der Stoffwechsel bestimmer Organe oder Gewebe erfaßt werden. Dies erfolgt über die Berechnung von arteriovenösen Differenzen sowohl in der Substratkonzentration wie auch in der Traceranreicherung.

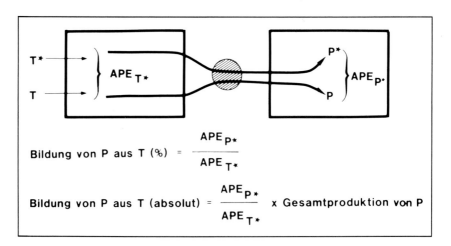

Abb. 2. Messung der Produktumwandlung durch die Stabile-Isotopen-Technik. Die markierte Substanz T* wird in einem körpereigenen Pool intravenös infundiert und mischt sich dort mit der vom Körper gebildeten unmarkierten Substanz T. Markierte wie unmarkierte Substanz werden in der Regel enzymatisch in das Produkt (entweder markiert P* oder unmarkiert P) umgewandelt. Massenspektrometrisch wird das APE von T* im Präkursorpool und das APE von P* im Produktpool gemessen. Das Verhältnis der beiden APE erlaubt den Rückschluß auf die Bildungsrate des Produkts P aus dem Präkursor T.

Wichtig bei der Untersuchung des Stoffwechsels in vivo mittels stabiler Isotope ist die Tatsache, daß die seltenen stabilen Isotope nicht in unterschiedlicher Weise vom Organismus gehandhabt werden, daß also kein sogenannter Isotopeneffekt besteht, der die gewonnenen Resultate verfälschen könnte. Die bisher bekannten, in vitro gemessenen Isotopeneffekte für die Kohlenstoff-, Stickstoff- und Sauerstoffisotope lassen merkliche Verschiedenheiten im In-vivo-Stoffwechsel entsprechend markierter Substanzen nicht erwarten, und solche Unterschiede wurden auch bisher nicht beobachtet. Anders ist es mit Deuterium- oder Tritium-markierten Verbindungen. Hier können Isotopeneffekte die physikalischen Eigenschaften einer Substanz, wie z. B. pK-Wert, Lipidlöslichkeit oder die Affinität zu Plasmaproteinen, beeinflussen. Auch kann das anteilige Verhältnis der Stoffwechselwege, die für den Abbau der markierten Substanz verantwortlich sind, verändert werden [3]. Insbesondere wurde beschrieben, daß bei Verwendung von Tritium-markierter Glukose als Tracer die gemessenen Glukoseumsatzraten im Vergleich zu Umsatzraten, die mit ^{14}C- oder Deuterium-markierter Glukose bestimmt wurden, unterschätzt werden [4, 5]. Inzwischen ist jedoch bekannt, daß der durch das Tritium verursachte Fehler sich auf eine Kontamination der infundierten Tracersubstanz (^{3}H-Glukose) mit anderen, mit dem gleichen Isotop markierten Substanzen zurückführen läßt. Nach Entfernung dieser kontaminierenden Substanzen sind die mit Tritium- und ^{14}C-markierter Glukose bestimmten Glukoseumsatzraten vergleichbar [4]. Die mit deuterierter Glukose bestimmten Glukoseumsatzraten entsprechen in der Regel den tatsächlichen Glukose-Flux-Raten [6]. Trotzdem wurde auch bei Verwendung dieser Tracersubstanz über Unterschiede zu den tatsächlichen Glukoseumsatzraten berichtet [5], so daß zum gegenwärtigen Zeitpunkt nicht mit letzter Sicherheit ein Isotopeneffekt bei der mit Deuterium markierten Glukose ausgeschlossen werden kann. Es sollte jedoch bemerkt werden, daß neben den Isotopeneffekten auch technische Probleme bei der Bestimmung der Isotopenanreicherung bzw. die fälschliche Annahme von Steady-state-Bedingungen zu Meßfehlern führen können.

Die Bestimmung der Isotopenanreicherung (Atom%-excess) von Tracersubstanzen in Blut- oder Gewebsproben erfolgt heute hauptsächlich durch die Massenspektrometrie. Mit der Isotopenverhältnis-Massenspektrometrie (isotope ratio mass spectrometry – IRMS) lassen sich präzise Isotopenverhältnis-Messungen an Gasen durchführen. Dies bedeutet, daß – mit Ausnahme des abgeatmeten CO_2 – vor der massenspektrometrischen Analyse ein elementaranalytischer Abbau (Verbrennung, Kjeldahl-Aufschluß) der zu untersuchenden Tracersubstanz durchgeführt werden muß, wobei als Produkt volatile Substanzen wie CO_2, H_2 oder N_2 entstehen. Der Vorteil der IRMS besteht in einer hohen Präzision, die eine sichere Bestimmung von unterschiedlichen Anreicherungen mit einer Genauigkeit von 0,001 Atom%-excess erlaubt. Nachteil dieser Methode ist der relativ hohe Bedarf an Probenmaterial, wobei aus technischen Gründen mindestens 1–2 mg benötigt werden. Die Bestimmung der Isotopenanreicherung in ganzen markierten Molekülen kann alternativ durch die Gaschromatographie-Massenspektrometrie (GCMS) durchgeführt werden. Bei diesem Verfahren reichen Probenmengen unterhalb weniger Mikrogramm aus, jedoch liegt der Nachteil hierbei bei einer relativ hohen Nachweisgrenze von nur etwa 2 Atom%-excess. In jüngster Zeit hat man versucht, den Probenbedarf der Isotopenverhältnis-Massenspektrometrie zu reduzieren, indem der massenspektrometrischen Analyse eine gaschromatographische Auftrennung der zu untersuchenden Substanz vorgeschaltet wurde. Dieses Kupplungsverfahren (Gaschromatographie – Isotopenverhältnis-Massenspektrometrie – GC-IRMS) erlaubt eine Verringerung der erforderlichen Probenmengen vom mg-Bereich auf den Mikrogrammbereich. Somit wird es in Zukunft möglich sein, mit diesem Verfahren auch bei nur geringen Probenmengen hohe bis höchste Meßempfindlichkeiten zu erreichen. Schließlich besteht die Möglichkeit, Anreicherungen mit Hilfe von Emissionsspektrometern zu bestimmen, diese Verfahren besitzen jedoch eine noch weit geringere Empfindlichkeit als die oben erwähnten massenspektrometrischen Verfahren [3].

Einsatzmöglichkeiten der stabilen Isotope zur Untersuchung des Substratstoffwechsels

Durch die Vielzahl der zur Verfügung stehenden Tracersubstanzen, die mit stabilen Isotopen markiert sind, ergeben sich zahlreiche klinische Anwendungsmöglichkeiten. Schwerpunkt der bisherigen Forschung war die Untersuchung der Physiologie und Pathophysiologie des Kohlenhydrat-, Fett-, Aminosäuren- und Eiweißstoffwechsels am Menschen. Bei der Anwendung von Tracersubstanzen, die mit stabilen Isotopen markiert sind, müssen eine Reihe von Voraussetzungen erfüllt sein, um mit dem verwendeten Tracer die gewünschte Information zu erhalten (Tab. 3). So muß erstens die verwendete Tracersubstanz repräsentativ für das zu untersuchende Stoffwechselsystem sein. Zweitens muß die Verdünnung des

Tabelle 3. Notwendige Voraussetzungen bei der Verwendung der Stabile-Isotopen-Technik. Die Voraussetzungen sind zu fordern, um von der Anreicherung einer Tracersubstanz in einem bestimmten Pool auf das Verhalten bzw. die Kinetik des gesamten Systems rückschließen zu können.

---

1. Das verwendete Tracermolekül muß ein repräsentativer Teil des Gesamtsystems sein
2. Die Verdünnung des markierten Atoms in der Tracersubstanz muß repräsentativ für den Stoffwechsel der Tracersubstanz sein
3. Das Kompartiment, in dem die Anreicherung gemessen wird, muß für das Gesamtsystem repräsentativ sein, wobei
    a) die gesamte Menge des infundierten Tracers durch das untersuchte Kompartiment fließen muß.
    b) die gesamte Menge der vom Körper gebildeten Substanz, deren Stoffwechselverhalten durch den Tracer untersucht werden soll, durch das untersuchte Kompartiment fließen muß.
    Letztere Voraussetzung erfordert, daß
    aa) im untersuchten Kompartiment die gesamte Menge der vom Körper gebildeten unmarkierten Substanz erscheint;
    bb) das untersuchte Kompartiment den einzigen Ort darstellt, an dem die untersuchte Substanz das System verlassen kann.

---

stabilen Isotops entsprechend dem Isotopenverdünnungsprinzip (s. o.) repräsentativ für den Stoffwechsel der infundierten Tracersubstanz sein. Schließlich muß das untersuchte Kompartiment, in dem die Anreicherung des Isotops gemessen wird, repräsentativ für das untersuchte System als Ganzes sein. Letztere Bedingung setzt voraus, daß zum einen die gesamte Menge der infundierten Tracersubstanz durch dieses Kompartiment fließt, und daß zugleich der gesamte Substratfluß der unmarkierten Substanz, der untersucht werden soll, durch dieses Kompartiment fließt. Dies bedingt wiederum, daß das untersuchte Kompartiment die gesamte Menge des unmarkierten Substratflusses aufnimmt oder daß von diesem Kompartiment der gesamte Substratfluß der zu untersuchenden Substanz in andere Kompartimentes abgegeben wird [7]. Wie noch im einzelnen gezeigt wird, werden diese Bedingungen nicht unbedingt von allen Modellen, die bei der Beschreibung des Stoffwechselverhaltens einer bestimmten Substanz zur Anwendung kommen, erfüllt.

Ein Schwerpunkt bei der Verwendung von Tracern, die mit stabilen Isotopen markiert sind, liegt in der Bestimmung von Plasmaflußraten verschiedener Substanzen wie Kohlenhydrate, Fettsäuren, Ketonkörper oder Aminosäuren. Hierbei erfolgt entsprechend dem Isotopenverdünnungsprinzip die Verdünnung der infundierten Tracersubstanz durch die endogen gebildete unmarkierte Substanz. Die sich dabei einstellende Isotopenanreicherung (Atom%-excess) der betreffenden Substanz reflektiert die Erscheinungsrate der untersuchten Substanz im Plasma. Dabei muß aber beachtet werden, daß die Plasmaerscheinungsrate des untersuchten Substrats nicht unbedingt mit der endogenen Produktionsrate des Substrats gleichzusetzen ist (vgl. Voraussetzungen in Tab. 3). Bestimmt man z. B. die Erscheinungsrate von freien Fettsäuren im Plasma, so ist diese nicht identisch mit der Freisetzung von freien Fettsäuren aus Fett, da ein Teil der durch Lipolyse freigesetzten freien Fettsäuren bereits wieder im Fettgewebe reverestert wird und sich nicht mit dem in den Plasmapool infundierten Tracer mischt. Andererseits gibt es eine Reihe von Substraten, die nach ihrer intrazellulären Synthese direkt ins Plasma abgegeben werden, wie z. B. Glukose oder Harnstoff, so daß eine Bestimmung der Plasmaumsatzraten tatsächlich einen Rückschluß auf die körpereigene Produktionsrate dieser Substanz erlaubt.

Bei der Bestimmung von Plasmaumsatzraten mit Hilfe stabiler Isotope sind in der Praxis drei wesentliche Aspekte zu berücksichtigen: Üblicherweise wird die Tracersubstanz intravenös infundiert und es werden Blutproben aus einer Arterie oder aus arterialisiertem Blut zur Bestimmung der Isotopenanreicherung entnommen. Bei diesem Vorgehen können bei bestimmten Substraten Unterschätzungen des wirklichen Substratflusses auftreten (sog. Sampling-Site-Problem). Zweitens ist es möglich, daß der infundierte Tracer vorübergehend aus dem untersuchten Kompartiment verschwindet, dann jedoch wieder über den körpereigenen Stoffwechsel in dasselbe Kompartiment eintritt (sog. Recycling) und damit zu einer fälschlich hohen Anreicherung des Isotops im untersuchten Kompartiment führt. Drittens ist zu berücksichtigen, daß die gemessenen Plasmaumsatzraten einer bestimmten Substanz unterschiedlich sein können in Abhängigkeit von Art und Stelle der Markierung der untersuchten Substanz mit dem stabilen Isotop.

Auf das Sampling-Site-Problem wurde man aufmerksam, als sich zeigte, daß bei Infusion der Tracersubstanz in eine Vene und Blutabnahme aus der Arterie (sog. VA-Mode) andere Isotopenanreicherungen gemessen wurden als bei der Infusion des Tracers in das linke Herz und Entnahme von gemischt-venösem Blut (sog. AV-Mode [8]). Im Prinzip besteht das Problem darin, daß intravenös infundierte Tracersubstanzen, deren Anreicherung arteriell gemessen wird, sich nicht notwendigerweise mit der gesamten, im Plasma erscheinenden Menge der zu untersuchenden Substanz mischen. Eine komplette Mischung des infundierten Tracers mit der gesamten, im Plasma-Pool erscheinenden unmarkierten Substratmenge ist im Idealfall nur zu erwarten, wenn der markierte Tracer in das linke Herz infundiert wird und Blutproben zentralvenös entnommen werden, also ein gesamter Kreislaufzyklus zur Mischung zur Verfügung steht. Allerdings weiß man heute auch, daß nicht für alle Substrate dieses Problem besteht. Entscheidend für das Sampling-Site-Problem ist das Verhältnis von gesamtem Substratfluß (= Substratkonzentration mal Plasmafluß) zum Substratumsatz (Tab. 4). Ist das Verhältnis sehr groß, d. h. ist der Substratfluß sehr viel höher als der Substratumsatz, so spielt der Ort der Isotopeninfusion für die Untersuchung des Substratumsatzes keine Rolle, wie z. B. bei der Untersuchung des Glukose- oder Harnstoffstoffwechsels. Ein kleineres Verhältnis von Substratfluß zu Substratumsatz weisen Fettsäuren, Aminosäuren, aber auch Laktat oder Pyruvat auf. Bei den zuletzt genannten Substanzen treten deutliche Unterschiede in der Isotopenanreicherung in Abhängigkeit vom Infusionsmodus (AV-Mode oder VA-Mode) auf (Tab. 5). Für die Praxis bedeutet das, daß bei der Untersuchung von Plasmaumsatzraten dieser Substanzen mittels klinisch üblichem VA-Mode keine ausreichende Äquilibrierung mit dem Gewebe-Pool besteht. Damit ergibt sich ein falsch hohes APE (Isotopenanreicherung). Bei

Tabelle 4. Verhältnis von Substratfluß (Plasmafluß mal Substratkonzentration) zu Substratumsatz bei häufig verwendeten, mit stabilen Isotopen markierten Tracersubstanzen

^{13}C-Palmitat	267/1
^{13}C-Laktat	351/1
^{13}C-Alanin	60/1
^{13}C-Leuzin	348/1
6,6-^{2}H$_2$-Glukose	2299/1
^{15}N$_2$-Harnstoff	6061/1

Tabelle 5. Isotopenanreicherung im AV-Mode (Infusion in herznahe Aorta und Blutabnahme aus gemischt-venösem Blut) in % der entsprechenden Werte im VA-Mode (Tracerinfusion in eine periphere Vene und Blutabnahme aus einer Arterie)

^{13}C-Palmitat	77%
^{13}C-Laktat	78%
^{14}C-Alanin	69%
^{13}C-Leuzin	82%
6,6-^{2}H$_2$-Glukose	ca. 100%
^{15}N$_2$-Harnstoff	ca. 100%

der Berechnung der Erscheinungsraten kommt es somit zu einer signifikanten Unterschätzung der wahren Erscheinungsraten. Andererseits ist es klinisch nicht praktikabel, den Tracer in das linke Herz zu infundieren und zentralvenös Blutproben zu entnehmen. Für das Sampling-Site-Problem bieten sich im Prinzip zwei Lösungsmöglichkeiten an. Zum einen kann an Hand von Kontrollexperimenten ein Korrekturfaktor ermittelt werden, mit dem die klinisch im VA-Mode gemessenen Produktionsraten multipliziert werden müssen, um die tatsächlichen Raten zu erhalten. Zum zweiten kann versucht werden, die Erscheinungsrate des Substrats im Plasma indirekt über die Bestimmung der Anreicherung von intrazellulären Umwandlungsprodukten des Tracers zu bestimmen. Beispiele dafür sind die Bestimmung der Ketoisokapronsäure(KICA)-Anreicherung bei der Infusion von markiertem Leuzin, die Bestimmung der Pyruvat-Anreicherung bei der Infusion von markiertem Laktat oder die Bestimmung der β-hydroxybutyrat-Anreicherung bei der Infusion von markiertem Azetoazetat. Diese intrazellulären Umwandlungsprodukte der markierten Tracer äquilibrieren mit dem Plasma-Pool und unterliegen nicht dem Sampling-Site-Problem. Allerdings ist zu berücksichtigen, daß die über intrazelluläre Abbauprodukte berechneten Substratumsatzraten unter Umständen anders zu interpretieren sind als die mit Korrekturfaktoren berechneten Plasmaerscheinungsraten.

Ein zweites wichtiges Problem bei der Bestimmung von Plasmaumsatzraten besteht in dem potentiellen Recycling des Tracers. So ist für bestimmte Aminosäuren bekannt, daß ab einer gewissen Zeit die in Eiweiß eingebauten markierten Tracer wieder durch proteolytische Vorgänge freigesetzt werden und in das Plasmakompartiment gelangen können. Somit besteht zusätzlich zur exogenen Infusion des markierten Tracers ein weiterer, ungewollter Zufluß von markierten Substanzen in den Plasma-Pool. Derartige Recyclingvorgänge treten bei der Infusion von markierten Aminosäuren etwa nach acht bis zehn Stunden auf. Werden Untersuchungen über einen derartig langen Zeitraum durchgeführt, so kommt es zu einer fälschlichen Erhöhung der Plasmaanreicherung und damit entsprechend dem Isotopenverdünnungsprinzip zu falsch-niedrigen Werten für die Plasmaerscheinungsraten [7]. Das Recycling eines Isotops ist jedoch auch abhängig von der Stellung des Isotops im Molekül. So können z. B. Deuteriumisotope, die sich in Position 6 des Glukosemoleküls befinden, nicht rezirkulieren, da selbige im Rahmen der Glukoneogenese irreversibel abgespalten werden. Anders ist es bei mit ^{13}C markierter Glukose. Hier kommt es bereits nach wenigen Stunden zu einem Recycling des

Isotops im Rahmen der Glukoneogenese. Allerdings besteht in diesem Fall die Möglichkeit, das Ausmaß des Recyclings quantitativ abzuschätzen. Während des Recyclings kann das Isotop nicht nur in der ursprünglichen Markierungsstelle im Glukosemolekül (Normalposition 1), sondern auch in anderen Positionen (2, 5 oder 6) der neugebildeten Glukose auftauchen (2-^{13}C-, 5-^{13}C,- 6-^{13}C-Glukose). Dies kommt dadurch zustande, daß während der Glukoneogenese ein zufallsbedingter Austausch des Isotops zwischen Position 2 und 3 des Moleküls auftritt. Dieser Austausch führt dann zu den verschiedenen Kombinationsmöglichkeiten in der neu zusammengesetzten Glukose, je nachdem, an welcher Stelle das jeweilige Präkursormolekül wieder eingebaut wird. Bestimmt man nun die Glukoseanreicherung im Plasma während der 1-^{13}C-Glukoseinfusion, so erfaßt man Isotope, die sowohl direkt aus der infundierten markierten Glukose wie auch aus dem Recycling stammen können. Die massenspektrometrische Analyse erlaubt es jedoch, die Anreicherung der Plasmaglukose auch spezifisch in Abhängigkeit von der Position im Molekül (also nicht nur in Position 1, sondern auch in den Positionen 2, 5 und 6 des Moleküls) zu bestimmen. Dadurch läßt sich der Anteil des Recyclings an der Höhe der Plasmaanreicherung für eine beliebige Position im Molekül berechnen (Anreicherungen in Position 2, 5 oder 6 können nur durch Recycling des Isotops entstehen). Wird das Recycling von der Gesamtanreicherung des Isotops in Position 1 abgezogen, so erhält man ein Atom%-excess, in das nur markierte Moleküle aus der exogenen Tracerinfusion (und nicht aus dem Recycling) eingehen. Somit läßt sich entsprechend dem Isotopenverdünnungsprinzip auf diese Art die tatsächliche Rate der gesamten endogenen Glukoseproduktion berechnen [9].

An diesem Beispiel wird klar, daß die Bestimmung von Plasmaumsatzraten mit markierten Substanzen auch abhängt von der Art und Position des verwendeten Isotops im Molekül. Bestimmt man z. B. die Plasmaumsatzraten für Leuzin oder Valin, so ergeben sich bei Verwendung von ^{15}N-markierten Aminosäuren Umsatzraten, die etwa doppelt so hoch sind wie die, die man unter Verwendung von ^{13}C-markierten Aminosäuren erhält. Dieser Unterschied beruht darauf, daß das ^{15}N des Tracers sowohl durch unmarkierte Aminosäuren, die aus der Proteolyse stammen, verdünnt wird, wie auch durch Aminosäuren, die durch Transaminierungsprozesse aus dem Kohlenstoffgerüst entstehen. Das ^{13}C-Label in essentiellen Aminosäuren kann jedoch nur durch Kohlenstoff verdünnt werden, der aus Aminosäuren stammt, die durch Proteolyse freigesetzt werden. Eine ähnliche Situation findet sich bei der mit Deuterium markierten Glukose. So ergibt die Deuteriummarkierung in Position 2 des Glukosemoleküls eine Tracersubstanz, mit der Glukoseumsatzraten gemessen werden, die etwa doppelt so hoch sind wie die Raten, die man bei der Verwendung von Glukose erhält, die in Position 6 mit Deuterium markiert ist. Der Unterschied beruht darauf, daß das Deuterium an unterschiedlichen Stellen des Kohlenhydratmetabolismus abgespalten wird. So verliert die in Position 6 markierte Glukose das Deuterium erst in der Reaktion von Pyruvat zu Oxalazetat, also durch die Pyruvatcarboxylasereaktion. Damit werden Glukosemoleküle, die in Position 6 markiert sind, durch Moleküle verdünnt, die entweder aus der Glukoneogenese oder aus der Glykogenolyse stammen. Andererseits wird das Deuterium in Position 2 der Glukose bereits in einem früheren Schritt der Glykolyse, nämlich im Rahmen der Phosphoglukoseisomerasereaktion verloren. Dies bedeutet, daß die in Position 2 markierte Glukose neben der Glukoneogenese und der Glykogenolyse noch durch eine zusätzliche Quelle verdünnt werden kann, und zwar durch die Glukose, die bis zu Fruktose-6-Phosphat umgewandelt wird, die jedoch dann im Rahmen des sogenannten metabolischen Substrat-Cyclings sofort wieder in Glukose zurückverwandelt wird. Ein markiertes Glukosemolekül, das diesen Zyklus durchläuft, wird nach Durchschreiten der Phosphoglukoseisomerasereaktion als unmarkierte Glukose wieder auftauchen und die infundierte, in Position 2 markierte Glukose zusätzlich verdünnen. Dieser Vorgang führt zu einer zusätzlichen Erniedrigung der Glukoseanreicherung und somit sind die Glukoseumsatzraten, die mit in Position 2 markierter Glukose gemessen werden, höher als die, die mit in Position 6 markierter Glukose gemessen werden. Diesen Unterschied kann man sich zunutze machen, indem man die Differenz der beiden Umsatzraten bildet. Diese Differenz erlaubt eine Abschätzung der Menge an Glukose, die durch den Substratzyklus zwischen Glukose, Glukose-6-Phosphat und Fruktose-6-Phosphat zirkuliert. Derartige Substratzyklen spielen eine Rolle bei der Steuerung und Beschleunigung des Nettosubstratrefluxes in unterschiedlichen metabolischen Zuständen [10].

Mit einem ähnlichen Ansatz läßt sich auch das intrazelluläre Recycling (Reveresterung) von freien Fettsäuren bestimmen. Dazu ist es notwendig, die Plasmaumsatzraten von Glyzerin und von freien Fettsäuren zu kennen, welche durch Verwendung von ^{13}C-markierten Fettsäuren bzw. Deuterium markiertem Glyzerin bestimmt werden können. Die Glyzerinerscheinungsrate im Plasma kann als Indikator für die Fettgewebslipolyse verwendet werden, da das Glyzerin, das in Adipozyten produziert wird, direkt in das Plasma abgegeben wird. Glyzerin wird intrazellulär aus Triglyzeriden freigesetzt. Da der Adipozyt nicht über das Enzym Glyzerolkinase verfügt, welches Glyzerin zu Glyzerinphosphat umwandelt, dem Vorläufer von neu zu synthetisierenden Triglyzeriden, kann ein Wiedereinbau von derartig freigesetztem Glyzerin im Adipozyten selbst nicht mehr erfolgen. Somit stellt die Glyzerinerscheinungsrate im Plasma einen Indikator für die Triglyzeridlipolyse dar. Anders ist die Situation bei den Umsatzraten der freien Fettsäuren im Plasma. Bei der intrazellulären Triglyzeridlipolyse wird ein Teil der freigesetzten Fettsäuren wieder reverestert, der Rest wird ins Plasma abgegeben und kann als Fettsäureumsatz erfaßt werden. Da ein Triglyzeridmolekül drei Fettsäuren enthält, die an Glyzerin gebunden sind, werden bei der Triglyzeridlipolyse pro Mol Glyzerin drei Mol freie Fettsäuren freigesetzt. Somit kann das intrazelluläre Recycling oder die Reveresterung von freien Fettsäuren aus der Differenz zwischen der Glyzerinumsatzrate (mal drei) und der Erscheinungsrate der freien Fettsäuren berechnet werden [10].

Zusammenfassend läßt sich sagen, daß durch Anwendung des Isotopenverdünnungsprinzips im Plasma-Pool die Plasmaumsatzraten verschiedener Substrate wie Aminosäuren, Kohlenhydrate, freie Fettsäuren, Ketonkörper oder Harnstoff gemessen werden können. Zu berücksichtigen sind jedoch tracer- bzw. isotopenspezifische Limitierungen, die vor allem das Recycling des Isotops bzw. den Ort der richtigen Probenabnahme betreffen.

Bestimmung von Umwandlungsraten eines Substrats in Produkte mit Hilfe stabiler Isotope

Durch Verwendung von Tracermolekülen, die mit stabilen Isotopen markiert sind, ist es möglich, die Umsatzraten spezifischer Stoffwechselschritte oder Abbau- und Umsatzwege zu bestimmen. Als wichtigste Anwendungsmöglichkeit ist hierbei die Bestimmung der Substratoxidation zu nennen, es können jedoch auch Umsatzraten bei Transaminierungsprozessen in der Glukoneogenese bzw. im Zitratzyklus quantifiziert werden. Schließlich ist unter Zuhilfenahme stabiler Isotope auch die Bestimmung des Energieumsatzes möglich.

Zur Bestimmung der Substratoxidation werden ^{13}C-markierte Tracersubstanzen verwendet. Im Prinzip müssen zur Berechnung der Substratoxidation drei Größen bekannt sein, nämlich einmal die Anreicherung von $^{13}CO_2$ in der Ausatemluft, dann die Anreicherung der mit ^{13}C markierten Präkursor-Substanz für die Oxidation (letztere ist in der Regel ein Abbauprodukt des untersuchten Substrats), und schließlich die gesamte Menge an abgeatmetem Kohlendioxid. Die Oxidationsrate einer bestimmten Substanz berechnet sich dann aus dem Quotienten von $^{13}CO_2$-Anreicherungen in der Ausatemluft und ^{13}C-Anreicherung im Präkursor-Pool, multipliziert mit der gesamten CO_2-Produktion. Trotz dieser relativ einfachen Formel existieren eine Reihe von Problemen, die alle bei der Messung von Oxidationsraten mittels stabiler Isotope berücksichtigt werden müssen.

Bei der Quantifizierung der Kohlenhydrat- oder Fettsäureoxidation stellt Azetyl-CoA die Präkursor-Substanz für die Oxidation im Zitratzyklus dar. Daraus folgt, daß im Idealfall die ^{13}C-Anreicherung im Azetyl-CoA bekannt sein sollte. Es ist leicht einzusehen, daß die ^{13}C-Anreicherung im Acetyl-CoA-Pool nicht identisch mit der Plasma-^{13}C-Anreicherung der Glukose oder einer freien Fettsäure sein muß. Hier spielt insbesondere das Ausmaß der intrazellulären Glykogenolyse oder Lipolyse eine Rolle. Durch diese Vorgänge wird der aus dem Plasma in die Zelle aufgenommene Tracer durch unmarkierte Substanzen zusätzlich verdünnt. Dieser Vorgang kann zu einer Reduzierung der intrazellulären Azetyl-CoA-Anreicherung im Verhältnis zur Plasmaanreicherung des jeweiligen Substrats führen. Damit wäre bei ausgeprägter intrazellulärer Lipolyse bzw. Glykogenolyse die Anreicherung des Präkursor-Pools bei Verwendung der Anreicherung im Plasma-Pool (als Indikator für die Anreicherung im Präkursor-Pool) überschätzt, was eine falsch-niedrige Oxidationsrate zur Folge hätte. In diesem Zusammenhang ist es jedoch erstaunlich, daß bei vielen publizierten Arbeiten die mit Hilfe markierter Substanzen gemessene Oxidationsrate mit der durch indirekte Kalorimetrie bestimmten Oxidationsrate weitgehend übereinstimmt. Dies dürfte z. B. bei Messung der Glukose-Oxidation darauf zurückzuführen sein, daß die Glukose-Oxidation in den Geweben (Gehirn, Skelettmuskel, zelluläre Blutbestandteile) stattfindet, die in der Regel keine oder nur eine sehr geringe Lipolyse- oder Glykogenolyserate aufweisen. Daraus ist zu folgern, daß – unter Normalbedingungen – die Verdünnung der in die Zelle aufgenommenen markierten Glukose durch in der Zelle freigesetztes unmarkiertes Azetyl-CoA zu vernachlässigen ist. In anderen Situationen, wie z. B. bei starker Muskeltätigkeit, ist jedoch eine signifikante Zunahme der Glykogenolyse z. B. im Skelettmuskel zu erwarten. Dieses Phänomen dürfte, wie oben beschrieben, bei solchen Situationen zu einer Verfälschung der mit Tracern gemessenen Glukoseoxidation führen. Entsprechendes gilt bei der Verwendung der Plasma-^{13}C-Anreicherung von freien Fettsäuren zur Quantifizierung der Fettoxidation. Ein ähnliches Problem tritt bei der Quantifizierung der Aminosäurenoxidation auf. Auch hier ist es wichtig, die Anreicherung im Präkursor-Pool direkt zu kennen, da die Plasmaanreicherung einer Aminosäure nicht notwendigerweise der intrazellulären Anreicherung entspricht. Dies trifft insbesondere auf Situationen zu, in denen die Proteolyse, also die Freisetzung von unmarkierten Aminosäuren, intrazellulär stark gesteigert ist.

Wichtig hierbei ist jedoch auch, den speziellen Stoffwechsel der verwendeten Tracer-Aminosäure zu berücksichtigen. So ist bei Verwendung von verzweigtkettigen Aminosäuren als Tracersubstanzen das Transaminierungsprodukt der jeweiligen Aminosäure (eine Ketosäure) der direkte Präkursor für die Oxidation, wobei die verwendete Tracer-Aminosäure in Position 1 mit ^{13}C markiert ist. Dies beruht darauf, daß der entscheidende Schritt bei der Oxidation der Aminosäure in der Decarboxylierung der Ketosäure besteht. Die dabei entstehenden Abbauprodukte werden irreversibel in die Oxidation eingeschleust, so daß das bei der Decarboxylierung freigesetzte Kohlendioxid ein direktes Maß für die Aminosäurenoxidation darstellt. Es ist heute weitgehend akzeptiert, daß die bei der Transaminierung entstehende Ketosäure bzw. deren ^{13}C-Anreicherung das beste Äquivalent zur Präkursor-Pool-Anreicherung bei der Bestimmung der Aminosäurenoxidation darstellt. Zu diesem Zweck ist es notwendig, bei der Infusion von ^{13}C-markierten, verzweigtkettigen Aminosäuren die Plasmaanreicherung der intrazellulär gebildeten jeweiligen Ketosäure zu bestimmen und diesen Wert zur Berechnung der Aminosäurenoxidation zu verwenden. Die Begründung dieses Vorgehens liegt darin, daß die Plasmaanreicherung der Ketosäure die Verdünnung durch unmarkierte Aminosäuren, die in der Zelle durch Proteolyse freigesetzt werden, im gesamten Aminosäure-Pool (extra- und intrazellulär) wiederspiegelt. Damit ist die Anreicherung der Ketosäure im Plasma besser als Präkursor-Pool-Äquivalent geeignet.

Ein weiteres Problem bei der Quantifizierung der Substratoxidation liegt im nicht-oxidativen Verlust von ^{13}C aus dem Zitratzyklus. Dieses Problem betrifft die Quantifizierung der Kohlenhydrat- bzw. Fettsäurenoxidation. Es ist bekannt, daß im Zitratzyklus ein sogenanntes metabolisches Crossing-Over mit der Glukoneogenese, und zwar im Oxalazetat-Pool, besteht. Das bedeutet, daß an dieser Stelle zwar kein Netto-Substratfluß stattfinden muß, daß jedoch Kohlenstoff-Atome aus dem Zitratzyklus in die Glukoneogenese und umgekehrt übertreten können. Dabei besteht die Möglichkeit eines Verlusts an ^{13}C, das eigentlich durch Oxidation in der Ausatemluft auftauchen sollte, jedoch durch das Crossing-Over in die Glukoneogenese gelangt. Des weiteren können Kohlenstoff-Atome aus α-Ketoglutarat mit Atomen aus Glutamat ausgetauscht werden und damit aus Glutamin. Aufgrund des enormen Umfangs des Glutamin-Pools und wegen der möglichen Inkorporation von Glutamat bzw. Glutamin in Protein können nicht alle auf diese Weise ausgetauschten ^{13}C-Atome wieder rasch in den Zitratzyklus zurückkehren. Der Verlust von Kohlenstoffisotopen auf diesen beiden Wegen kann beträchtlich sein. Aus tierexperimentellen Untersuchungen ist bekannt, daß zwischen 40–50% der Kohlenstoffisotope, die über Azetyl-CoA in den Zitratzyklus eingeschleust werden, auf nicht-oxidativem Weg verlorengehen können. Zusätzlich erschwerend kommt hinzu, daß dieser Verlust nicht konstant ist, sondern mit der Stoffwechsellage des Gesamtorganismus (z. B. Diabetes mellitus) variiert [11, 12]. Eine mögliche Lösung dieses Problems besteht darin, in Kontrolluntersuchungen ^{13}C-markiertes Azetat zu infundieren und die dabei in der Ausatemluft produzierte Menge an $^{13}CO_2$ zu bestimmen. Da üblicherweise infundiertes Azetat vollständig oxidiert wird, kann durch die Bestimmung der zugehörigen $^{13}CO_2$-Produktion ein Korrekturfaktor abgeleitet werden. Er ergibt sich aus der Differenz zwischen erwarteter und tatsächlich gemessener $^{13}CO_2$-Produktion. Mit diesem Faktor wird die konventionell berechnete Substrat-Oxidation anschließend multipliziert [12, 13].

Ein weiteres Problem besteht in der Tatsache, daß durch Oxidation gebildetes CO_2 nicht vollständig abgeatmet wird, sondern in unterschiedlichem Ausmaß in einen körpereigenen Pool mit sehr langsamer Umsatzrate gelangen kann. Insbesondere kann ein CO_2-Verlust durch Fixierung im Substratstoffwechsel (z. B. in Knochen und Leber) auftreten. Infundiert man ^{13}C-markiertes Bikarbonat intravenös und bestimmt man die Menge an $^{13}CO_2$, die abgeatmet wird, so läßt sich das sogenannte Recovery des $^{13}CO_2$ als Maß für den endogenen CO_2-Verlust berechnen. Heute weiß man, daß dieses Recovery zwischen 50 und 90% liegen kann, daß also je nach Stoffwechselsituation des Gesamtorganismus unterschiedliche Mengen von CO_2, die in der Oxidation einzelner Substrate entstanden sind, im Körper zurückbleiben. Speziell ist bekannt, daß ein linearer Zusammenhang zwischen dem Recovery und der Höhe des Sauerstoffverbrauchs, der Gesamt-CO_2-Produktion und der Energiezufuhr besteht (Abb. 3, 4) [14, 15]. Will man die Oxidationsrate genau quantifizieren, so ist zusätzlich eine gleichzeitige Bestimmung des CO_2-Recovery notwendig, um den Korrekturfaktor für das im Körper sozusagen verlorengegangene $^{13}CO_2$ zu erhalten. Dieser Korrekturfaktor muß ebenfalls in die Berechnung der Substratoxidation eingehen.

Eine wichtige Einflußgröße bei der Bestimmung der Substratoxidation stellt die Hintergrundanreicherung dar. Dies kommt insbesondere bei der Messung der Aminosäurenoxidation zum Tragen, da die dabei erzielten $^{13}CO_2$-Anreicherungen in der Ausatemluft deutlich geringer sind als bei der Bestimmung der Glukose- oder Fettsäurenoxidation. Somit ist die $^{13}CO_2$-Anreicherung empfindlicher gegenüber Veränderungen in der Hintergrundanreicherung. Es ist bekannt, daß die Hintergrundanreicherung durch die Art und Menge der oxidierten Substrate beeinflußt wird. Dies wiederum läßt sich darauf zurückführen, daß die natürliche Anreicherung von ^{13}C in den einzelnen Substraten schwankt, sie ist z. B. in Kohlenhydraten (Rohrzucker) deutlich höher als in Fetten (Sojaöl) (Tab. 6) [16]. Dies bedeutet, daß bei einer Umstellung des Körpers z. B. von Fett- auf Kohlenhydratoxidation sich auch automatisch die Hinter-

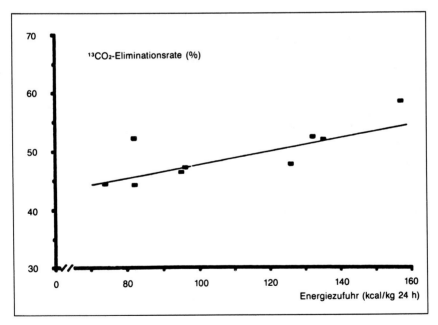

Abb. 3. Zusammenhang zwischen Energiezufuhr und der Eliminationsrate von $^{13}CO_2$ (recovery) (nach [14]).

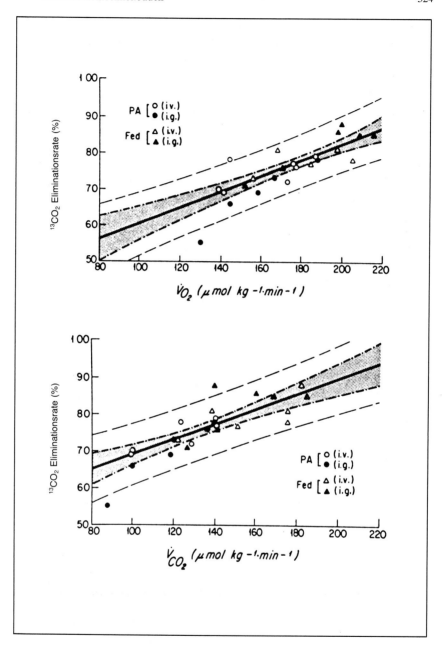

Abb. 4. Korrelation zwischen der $^{13}CO_2$-Eliminationsrate (recovery) und der Kohlendioxidproduktion bzw. dem Sauerstoffverbrauch (nach [15]).

Tabelle 6. Natürlicher ^{13}C-Gehalt (%) in Nahrungsbestandteilen

Zucker	Rohrzucker	1,0983
	Zuckerrübe	1,0967
Fett	Sojaöl	1,0791
	Kokosnuß	1,0828
Eiweiß	Schweinefleisch	1,0964
	Rindfleisch	1,0903

grundanreicherung ändert und in diesem Fall die Produktion an $^{13}CO_2$ steigt. Dieses Phänomen muß insbesondere bei Untersuchungen berücksichtigt werden, die neben der Testung eines spezifischen Effekts (z. B. einer hormonellen Manipulation) auch mit einer Änderung des Substratverwertungsmusters und damit der Hintergrundanreicherung verbunden sind. Führt man z. B. im Fastenzustand eine Glukoseinfusion durch und möchte dabei die Aminosäurenoxidation mittels ^{13}C-markierter Aminosäuren quantifizieren, so ist zu berücksichtigen, daß sich während der Glukoseinfusion im Vergleich zum vorangehenden Fastenzustand die $^{13}CO_2$-Hintergrundanreicherung um fast das Doppelte erhöht, da parallel zur Glukoseinfusion ein Umschalten des Organismus von Fett- auf Zuckerverbrennung stattfindet. Zur genauen Quantifizierung der Aminosäurenoxidation muß somit die Veränderung der Hintergrundanreicherung, die während des Experiments auftritt, von der gemessenen $^{13}CO_2$-Anreicherung in der Ausatemluft abgezogen werden.

Schließlich ist festzustellen, daß aus der Sicht der Meßgenauigkeit die Bestimmung der Kohlendioxidproduktion die kritischste Größe bei der Quantifizierung der Substratoxidation darstellt. Während heutzutage Isotopenanreicherungen in der Ausatemluft oder im Plasma mit höchster Präzision gemessen werden können, beläuft sich der Fehler bei der Bestimmung der CO_2-Produktion selbst unter idealen Umständen auf immer noch 5–10%. Diese Fehlerrate kann bei klinischen Untersuchungen, insbesondere bei beatmungspflichtigen Patienten, noch deutlich höher werden und kann somit die Bestimmung der Substratoxidation signifikant verfälschen.

Zusammenfassend kann man sagen, daß die Quantifizierung der Substratoxidation unter Zuhilfenahme von stabilen Isotopen als Tracer ein äußerst kompliziertes Verfahren darstellt. Neben der korrekten Quantifizierung der Präkursor-Pool-Anreicherung müssen in separaten Experimenten unter Umständen Korrekturfaktoren für Veränderungen im Recovery bzw. in der Hintergrundanreicherung während des Experiments bestimmt werden. Zusätzlich muß bei der Messung der Kohlenhydrat- oder Fettsäurenoxidation der Verlust an ^{13}C im Zitratzyklus quantifiziert und in die Berechnung der Oxidation mit einbezogen werden. Die Notwendigkeit, Kontrollexperimente für Veränderungen in der Hintergrundanreicherung, im Recovery und im ^{13}C-Verlust im Zitratzyklus durchführen zu müssen, bedeutet einen beträchtlichen Aufwand bei der Bestimmung der Substratoxidation mittels stabiler Isotope und wird die Verwendung dieser Methodik nur in ausgewählten Fällen angezeigt sein lassen.

Das gleiche Prinzip, das der Berechnung der Substratoxidation zugrunde liegt, kommt bei der Untersuchung anderer Stoffwechselwege, wie z. B. Transaminierung oder Glukoneogenese, zur Anwendung. Auch hier ergibt sich die Umsatzrate des entsprechenden Stoffwechselwegs aus dem Quotienten von Isotopenanreicherung im Produkt-Pool und Isotopenanreicherung im Präkursor-Pool, multipliziert mit der Gesamtproduktionsrate des Produkts. Auf diese Art und Weise erhält man die Menge des Produkts, die aus der Vorläufersubstanz gebildet wird. Dieses Prinzip beinhaltet jedoch die gleichzeitige Verwendung von zwei unterschiedlichen Tracern, nämlich einen, der den Präkursor-Pool markiert und dessen Isotop entsprechend dem Stoffwechselweg in das Produkt übergeht, und einen anderen, der mit Hilfe einer unabhängigen Markierung die Gesamtproduktionsrate des Produkts mißt. So läßt sich z. B. unter Verwendung von 3-^{13}C-Laktat und ^{15}N-Alanin die Menge an Alanin berechnen, die aus Pyruvat hervorgeht. Markiertes Laktat wird infundiert, weil durch die intrazelluläre Umwandlung von Pyruvat zu Laktat und durch die Äquilibrierung des intrazellulären Pyruvat-Pools mit dem Plasma-Pyruvat-Pool die Möglichkeit besteht, direkt die intrazelluläre Pyruvatanreicherung zu bestimmen. Die Pyruvatproduktion aus Alanin ergibt sich dann aus dem Verhältnis von ^{13}C-Alanin-Anreicherung zur ^{13}C-Pyruvat-Anreicherung im Plasma mal der Alanin-Gesamtproduktion. Letztere wird entsprechend dem Isotopenverdünnungsprinzip durch die Infusion von ^{15}N-Alanin berechnet, wobei jedoch in diesem Fall ein Korrekturfaktor mit einzubringen ist, der dem Sampling-Site-Problem Rechnung trägt (s. o.) [12]. Auf ähnliche Weise läßt sich die Bildung von Tyrosin aus Phenylalanin bestimmen. Hierbei kommen die Tracer ^{2}H$_5$-Phenylalanin und ^{2}H$_2$-Tyrosin zur Anwendung. Als Resultat der Umwandlung von markiertem Phenylalanin in Tyrosin wird die ^{2}H$_4$-Tyrosin-Anreicherung im Plasma bestimmt. Der Verlust des Deuteriums im Phenylalanin erfolgt durch Hydroxylierung. Die Tyrosingesamtproduktion wird mittels $^2H_2$-Tyrosin gemessen [17]. Die Bestimmung der Glukosebildung aus Phosphoenolpyruvat erfolgt nach dem gleichen Prinzip. Hier ist es jedoch zusätzlich wichtig, dem Verlust des Isotops aus der Glukoneogenese in den Zitratzyklus hinein durch den Isotopen-Austausch im Oxalazetat-Pool Rechnung zu tragen. Dieser Ansatz erfordert die Infusion von mehreren verschiedenen Tracern, unter anderem von markiertem Azetat, um ähnlich wie bei der Bestimmung der Substratoxidation den ^{13}C-Verlust im Zitratzyklus quantifizieren zu können [13].

Schließlich sollte noch erwähnt werden, daß unter Benutzung stabiler Isotope heute eine Methodik zur Verfügung steht, die eine Abschätzung des Energieumsatzes über einen längeren Zeitraum erlaubt. Diese Methodik beruht auf der Verwendung von doppelt markiertem Wasser ($^2H_2{}^{18}O$). Das Prinzip besteht darin, daß ein Bolus dieses doppelt markierten Wassers verabreicht wird, der sich mit dem körpereigenen Wasser in relativ kurzer Zeit mischt. Abschließend verlassen die beiden verschiedenen Isotope (Deuterium und ^{18}O) den Körper mit unterschiedlicher Geschwindigkeit. Deuterium verläßt den Organismus als Wasser hauptsächlich über den Urin, wohingegen ^{18}O sowohl in Form von Wasser als auch in Form von CO_2 abgegeben wird. Aus diesem Grund ist der Unterschied in der Verlustrate von Deuterium und ^{18}O aus dem körpereigenen Wasser-Pool proportional zur Rate der CO_2-Produktion, aus der der Energieumsatz berechnet werden kann. Allerdings ist es notwendig, für den untersuchten Zeitraum (meistens mehrere Tage) Informationen über den mittleren respiratorischen Quotienten zu besitzen [18].

Untersuchung des Eiweiß-Stoffwechsels im Gesamtorganismus mittels stabiler Isotope

Die Bestimmung von Umsatz- oder Oxidationsraten bestimmter Aminosäuren liefert primär Informationen im Hinblick auf die untersuchte Aminosäure. Es hat jedoch in der Vergangenheit nicht an Versuchen gefehlt, vom Stoffwechsel einer einzelnen Aminosäure auf den Eiweiß-Stoffwechsel des gesamten Organismus (Eiweißabbau, Eiweiß-Synthese) zurückzuschließen. Die Berechtigung dieser Extrapolation wurde von der Tatsache abgeleitet, daß eine enge Korrelation zwischen den im Plasma gemessenen Umsatzraten einzelner Aminosäuren und deren relativem

Gehalt im Muskeleiweiß besteht [7]. Diese Korrelation zwischen Umsatzrate und Gewebegehalt findet sich jedoch nur für die essentiellen Aminosäuren, sie findet sich nicht für nicht-essentielle Aminosäuren, wie z. B. Glutamin, Alanin oder Glyzin. Somit wurde schon früher gefolgert, daß die Höhe des Plasmaumsatzes einer essentiellen Aminosäure mit der Proteinabbaurate im Gesamtorganismus korrelieren könnte. In der Folge wurden verschiedene Modelle vorgeschlagen, an Hand derer vom Stoffwechsel einer einzelnen Aminosäure auf den Eiweiß-Stoffwechsel als Ganzes im Organismus rückgeschlossen werden konnte. Im Mittelpunkt des Interesses stand dabei die Kinetik des Glyzin-, Leuzin- und des Phenylalanin-Stoffwechsels.

Das zur Zeit diskutierte Modell des Leuzin-Stoffwechsels ist in Abbildung 5 dargestellt. Es handelt sich um ein Modell mit drei Komparti-

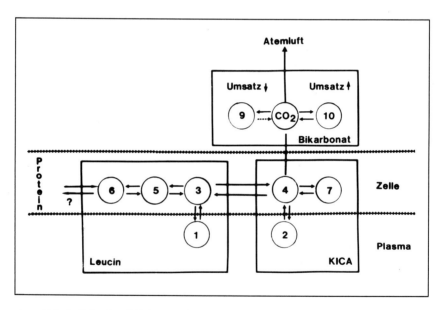

Abb. 5. 10-Poolmodell des Leuzinstoffwechsels. Unterschieden werden für Leuzin ein extrazellulärer und drei intrazelluläre Pools. Für das Transaminierungsprodukt Ketoisokapronsäure (KICA) werden ein extrazellulärer und zwei intrazelluläre Pools unterschieden. Für das bei der Decarboxylierung von KICA entstehende Bikarbonat sind drei verschiedene Pools veranschlagt, ein Pool mit sehr langsamen und zwei Pools mit sehr schnellen Umsatzraten. Nicht geklärt ist bisher, in welchen intrazellulären Pool Leuzin aufgenommen wird, das im Rahmen der Proteolyse freigesetzt wird, und von welchem intrazellulären Pool aus Leuzin in die Proteinsynthese eingeschleust wird (nach [7]).

menten, nämlich dem Leuzin-Kompartiment, dem Ketoisokapronat-Kompartiment und dem Bikarbonat-Kompartiment. Insgesamt sind zehn verschiedene Pools gekennzeichnet, vier für extra- und intrazelluläres Leuzin, drei für extra- und intrazelluläres Ketoisokapronat und drei weitere Pools für das Bikarbonat. Zur Bestimmung der Proteinabbaurate ist es wichtig, die genaue Menge an Leuzin zu kennen, die quasi neu in das System, also in das Leuzin-Kompartiment eintritt. Diese «Eintrittsrate» von Leuzin in das Leuzin-Kompartiment reflektiert die Proteinabbaurate, und kann bei Verwendung des mittleren Leuzingehalts im Körpereiweiß in die gesamte Proteinabbaurate des Organismus umgerechnet werden. Aufgrund der heute bekannten experimentellen Daten ist klar, daß nur unter Zuhilfenahme eines sogenannten reziproken Verfahrens die Proteinabbaurate zuverlässig bestimmt werden kann. Dies bedeutet, daß markiertes Leuzin als Tracer infundiert wird, jedoch die im Plasma gemessene Ketoisokapronat-Anreicherung zur Bestimmung der Eiweißabbaurate entsprechend dem Isotopenverdünnungsprinzip herangezogen wird. Eine geringe Fehlermöglichkeit ist jedoch noch durch die Stelle des Leuzin-Kompartiments bedingt, an der das aus Protein freigesetzte Leuzin in das Leuzin-Kompartiment eintritt. Geschieht dies in Pool Nummer 3, also in dem Pool des Leuzin-Kompartimentes, der dem Ketoisokapronat-Pool am nächsten liegt, so führt die Verwendung der Plasma-Ketoisokapronat-Anreicherung zu einer sehr genauen Aussage hinsichtlich der Proteolyserate; geschieht dies jedoch in Pool Nummer 6 des Leuzin-Kompartimentes, also in dem Pool, der vom Ketoisokapronat-Kompartiment am weitesten entfernt ist, so wird bei Verwendung der Plasma-Ketoisokapronat-Anreicherung die Proteinabbaurate unterschätzt. Es gibt verschiedene Anhalte dafür, daß im Leuzin-Kompartiment mehrere intrazelluläre Pools vorhanden sind (Nr. 3–6 in Abb. 5). Es ist jedoch bis heute unklar, in welchem Pool das aus Eiweiß freigesetzte Leuzin in das Leuzin-Kompartiment eintritt.

Andererseits ist durch die Verwendung der Plasma-Ketoisokapronsäure-Anreicherung bei Infusion von markiertem Leuzin eine zuverlässige Bestimmung der Leuzin-Oxidation möglich. Dies beruht darauf, daß der intra- und extrazelluläre Ketoisokapronat-Pool (Pool Nr. 4 und 2 in Abb. 5) in schnellem Gleichgewicht miteinander stehen, und daß der Pool Nummer 4, also der intrazelluläre Ketoisokapronat-Pool, direkt der Präkursor-Pool für die Leuzin-Oxidation ist. Zusätzlich bestehen jedoch noch die Probleme, die durch die unterschiedlichen Bikarbonat-Pools zustande kommen (s. o.). Diese verschiedenen Pools beeinflussen die Messung der Leuzin-Oxidation, da z. B. in einem Pool mit langsamer Umsatzrate (Pool Nr. 9 in Abb. 5) durch Oxidation freigesetztes Kohlendioxid mehr oder weniger verschwinden kann und damit das Isotop in Form von $^{13}CO_2$ nicht in der Ausatemluft in Erscheinung tritt. Dies führt zu den bereits beschriebenen Einschränkungen bzw. Variationen des CO_2-Recovery, die gesondert bei der Messung der Leuzin-Oxidation zu berücksichtigen sind.

Aus dem beschriebenen Leuzin-Modell läßt sich die Rate der Gesamtkörpereiweiß-Synthese abschätzen. Es wird dabei davon ausgegangen, daß die Menge an Leuzin, die aus Eiweiß freigesetzt wird und die nicht oxidiert wird, bei Steady-state-Bedingungen und bei gleichbleibender Poolgröße wieder in Eiweiß eingebaut wird. Somit kann rechnerisch auf die Proteinsyntheserate rückgeschlossen werden, wenn von der Gesamtkörper-Erscheinungsrate die Leuzin-Oxidationsrate abgezogen wird. Dadurch erhält man die sogenannte nicht-oxidative Leuzin-Verwertung als Maß für die Proteinsynthese. Letztere wird wiederum durch Multiplikation der nicht-oxidativen Leuzin-Verwertung mit dem mittleren Leuzingehalt im Körperprotein berechnet.

Aus technischer Sicht besteht die wesentliche Limitierung dieses Modells darin, daß bei alleiniger Verwendung des Leuzin-Tracers die Leuzin-Oxidation bestimmt werden muß. Damit kommen die oben erwähnten Limitierungen der Oxidationsmessung (unterschiedliches Recovery, Schwankungen in der Hintergrundanreicherung, Ungenauigkeit bei der Messung der CO_2-Produktion) zum Tragen. Will man die Oxidationsrate und damit die Protein-Syntheserate genau quantifizieren, so sind unter Umständen Kontrollexperimente, die diese Einflußgrößen berücksichtigen, unerläßlich [7].

Neben dem beschriebenen Leuzinmodell existieren noch weitere Modelle, die zur Abschätzung des Gesamtkörper-Eiweiß-Stoffwechsels bei Verwendung von nur einem einzigen Aminosäuretracer benutzt werden können. Das wohl am weitesten verbreitete Modell ist das von Sprinson und Rittenberg 1949 vorgeschlagene Glyzin-Stickstoff-Modell, das heute vor allem in der von Picou und Taylor-Roberts vorgeschlagenen Modifikation verwendet wird (Abb. 6). Das Prinzip dieses Modells besteht darin, daß von einem einzelnen metabolischen Stickstoff-Pool im Körper ausgegangen wird. Diesem Pool wird die Traceraminosäure ^{15}N-Glyzin entweder oral oder parenteral zugeführt. Der schwere Glyzin-Stickstoff verteilt sich homogen im körpereigenen Amino-Stickstoff-Pool. Dabei erfolgt eine Verdünnung des infundierten ^{15}N durch körpereigenes Amino-^{14}N,

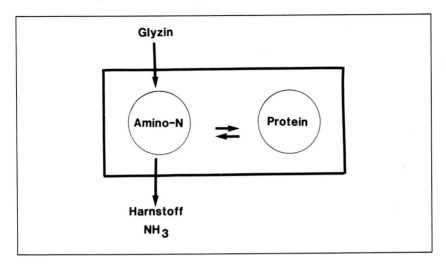

Abb. 6. 2-Poolmodell des Stickstoffstoffwechsels (mit z. B. ^{15}N-Glyzin als Traceraminosäure). Das Modell besteht aus einem Pool, der die Gesamtmenge körpereigenen Proteins repräsentiert, und einem zweiten Pool, in dem sich der gesamte, an freie Aminosäuren gebundene Stickstoff befindet. In letzteren Pool werden entweder Aminosäuren durch Infusion, orale Aufnahme oder Proteolyse zugeführt, oder verlassen ihn im Rahmen von anabolen oder katabolen Prozessen (nach [19]).

welches durch Proteolyse freigesetzt wird. Da sich die Amino-Stickstoff-Anreicherung im Körper-Stickstoff-Pool nicht direkt bestimmen läßt, wird auf diese durch Analyse der ^{15}N-Anreicherung in stickstoffhaltigen Substanzen im Urin rückgeschlossen. Somit läßt sich aus der Infusionsrate von ^{15}N-Glyzin und der ^{15}N-Anreicherung im Urin die Protein-Abbaurate berechnen, wenn die Stickstoff-Erscheinungsrate mit dem mittleren Eiweiß-Stickstoffgehalt des Körpers multipliziert wird. Wird parallel dazu die Stickstoffausscheidung im Urin quantitativ bestimmt (als Indikator für den Netto-Eiweißverlust), so kann aus der Differenz zwischen Protein-Abbaurate und Stickstoffausscheidung im Harn die Eiweißsyntheserate berechnet werden. Voraussetzung ist wiederum, daß der durch Proteolyse und Aminosäurenabbau freigesetzte Stickstoff, der nicht im Urin ausgeschieden wird, bei Steady-state-Bedingungen und bei gleichbleibender Poolgröße im Rahmen der Proteinsynthese wieder in Eiweiß eingebaut wird.

Hinsichtlich der praktischen Durchführung existieren für die Verwendung von ^{15}N-Glyzin als Tracer-Aminosäure verschiedene Vorgehensweisen. Dies betrifft insbesondere die Messung der ^{15}N-Anreicherung. So wurde vorgeschlagen, bei oraler Boluszufuhr von ^{15}N-Glyzin, aber auch bei kontinuierlicher intravenöser Zufuhr die ^{15}N-Anreicherung aus der ^{15}N-Anreicherung im Gesamturin (also Harnstoff, Ammoniak und α-Aminostickstoff) zu bestimmen. Dieses Verfahren hat den Vorteil, daß bei Einsatz einer ausreichenden Menge an ^{15}N-Glyzin die ^{15}N-Anreicherung nicht massenspektrometrisch, sondern einfacher durch Emissionsspektrometrie bestimmt werden kann [19]. Andere Autoren benutzen die ^{15}N-Anreicherung im Harnstoff oder im Ammoniak des Urins nach Erreichen eines Plateau-Zustands bei kontinuierlicher ^{15}N-Glyzin-Infusion als Indikator für die ^{15}N-Anreicherung im Körper-Stickstoff-Pool. Vorgeschlagen wurde auch die Verwendung eines Mittelwerts aus ^{15}N-Harnstoff und ^{15}N-Ammoniak-Anreicherung im Urin [7].

Diese unterschiedlichen Ansätze weisen darauf hin, daß die Verwendung von ^{15}N-Glyzin als Tracer-Aminosäure bzw. die zugrundeliegenden Modellvorstellungen nicht einheitlich akzeptiert sind. Insbesondere ist heute bekannt, daß einige wesentliche Voraussetzungen des ^{15}N-Glyzin-Modells nicht erfüllt werden. Dies beruht unter anderem darauf, daß die Verwendung von oral bzw. intravenös zugeführtem ^{15}N-Glyzin unterschiedliche Stickstoff-Umsatzraten – in Abhängigkeit von der Art der Zufuhr – bei jedoch identischer metabolischer Situation ergibt. Ferner gibt es Hinweise dafür, daß zugeführtes ^{15}N nicht gleichmäßig im aktiven Stickstoff-Pool verteilt wird, sondern daß die Verteilung abhängt von der Art des Stickstoffträgers. Schließlich ist zu bemerken, daß die ^{15}N-Anreicherung von Urin-Harnstoff und -Ammoniak im Plateau-Zustand unterschiedlich ist. Diese Diskrepanz hat dazu geführt, verschiedene Stickstoff-Pools im Körper vorzuschlagen, so z. B. Pools mit schnellem oder langsamem Umsatz, oder verschiedene Eiweißpools, deren Abbau entweder in Ammoniak oder in Harnstoff mündet. Es ist heute klar, daß das Ein-Pool-Modell des Körperstickstoff-Stoffwechsels nicht richtig ist. Aufgrund der einfachen Durchführbarkeit ist die Verwendung von ^{15}N-Glyzin zur Untersuchung des Eiweiß-Stoffwechsels trotzdem weit verbreitet. Jedoch sollte bei der Interpretation der mit dieser Methode gewonnenen Resultate deren Limitierung nicht übersehen werden [7].

Vor kurzem wurde von Halliday ein weiteres Modell, das Phenylalanin-Modell (Abb. 7), zur Untersuchung von Eiweißumsatzraten im Gesamtorganismus vorgeschlagen [17]. Dieses Modell geht von der Annahme aus, daß die freien Phenylalanin- und Tyrosin-Pools homogen und gut gemischt sind, und daß der einzige Zufluß von Phenylalanin in den Phenyl-

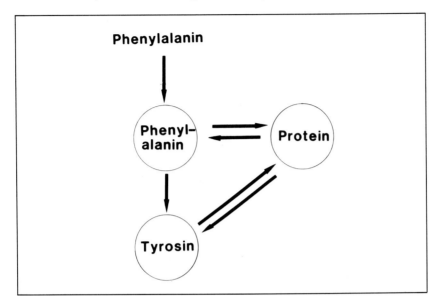

Abb. 7. 3-Poolmodell des Phenylalaninstoffwechsels. Ein Pool umfaßt das freie, im Körper befindliche Phenylalanin, in den entweder oral oder parenteral Phenylalanin zugeführt wird. Dieser Pool steht im Austausch mit dem Pool, in dem sich eiweißgebundenes Phenylalanin befindet. Ferner kann Phenylalanin irreversibel in den 3. Pool, den Tyrosin-Pool, durch Hydroxylierung übertreten (nach [17]).

alanin-Pool nur durch die Freisetzung von Phenylalanin aus dem Proteinabbau zustande kommt. Den Phenylalanin-Pool verlassen kann Phenylalanin nur, indem es entweder wieder in Protein eingebaut wird oder durch die Umwandlung (Hydroxylierung) zu Tyrosin. Der Plasmaphenylalanin-Flux wird – entsprechend dem Isotopenverdünnungsprinzip – durch Infusion von $^2H_5$-Phenylalanin und Messung der Plasmaanreicherung bestimmt. Jene Anreicherung stellt auch die Anreicherung des Präkursor-Pools für die Umwandlung von Phenylalanin in Tyrosin dar. Zur Bestimmung dieser Umwandlungsrate muß zusätzlich die Anreicherung des Umwandlungsprodukts, $^2H_4$-Tyrosin, im Plasma gemessen werden. Zusätzlich ist es notwendig, die Tyrosinproduktion mit einem unabhängigen Tracer getrennt zu ermitteln. Dies geschieht durch Infusion von $^2H_2$-Tyrosin. Somit ergibt sich die Menge an Phenylalanin, die zu Tyrosin umgewandelt wird, aus dem Quotienten von $^2H_4$-Tyrosin- und $^2H_5$-Phenylalanin-Anreicherung im Plasma, multipliziert mit dem gesamten Tyrosin-Flux (= Infusionsrate von $^2H_2$-Tyrosin geteilt durch die Anreicherung von

$^2H_2$-Tyrosin im Plasma). Zieht man nun die Umwandlungsrate von Phenylalanin zu Tyrosin von der Gesamtumsatzrate von Phenylalanin ab, so ergibt die Differenz die Menge an Phenylalanin, die bei Steady-state-Bedingungen und bei gleichbleibender Poolgröße wieder in Protein eingebaut wird. Auch dieses Modell beinhaltet eine Reihe von Limitierungen: So muß bei der Berechnung der Plasmaumsatzraten von Phenylalanin bzw. Tyrosin das sogenannte Sampling Site Problem (siehe oben) berücksichtigt werden. Hier ist unter Umständen die Einführung von Korrekturfaktoren angebracht, um die falsch hohen Anreicherungen, die beim VA-Mode entstehen, anzugleichen. Ferner ist fraglich, ob die $^2H_5$-Phenylalaninanreicherung im Plasma die Anreicherung des intrazellulären Präkursorpools für die Umwandlung von Phenylalanin zu Tyrosin richtig wiedergibt. Zusätzlich wird in dem Modell nicht berücksichtig, daß ein Teil des aus Eiweiß freigesetzten Phenylalanins eventuell gar nicht den Plasmapool erreicht, sondern unmittelbar wieder in Protein eingebaut wird. Damit besteht die Gefahr einer Unterschätzung der Proteolyse und der gesamten Phenylalaninumsatzrate. Vorteil dieser Methode ist jedoch, daß zur Messung der Proteinsynthese weder die oft mit Fehlern behaftete Messung der täglichen Stickstoffausscheidung durchgeführt werden muß, noch besteht die Notwendigkeit, die Oxidation einer Aminosäure mit all den damit zusammenhängenden Problemen (s. o.) bestimmen zu müssen.

Insgesamt läßt sich sagen, daß die bisher verwendeten Modelle zur Bestimmung von Eiweißumsatzraten (Proteinsynthese, Proteolyse) im Gesamtorganismus nicht ideal sind. Kein Modell kann ohne Einschränkungen verwendet werden. Für die Praxis ist es wichtig, die Limitierungen der jeweiligen Methode zu kennen und zu berücksichtigen. Im Idealfall sollten zur Untersuchung des Eiweiß-Stoffwechsels mehrere voneinander unabhängige Verfahren parallel zueinander angewendet werden, um die Aussagekraft der gewonnenen Daten zu unterstreichen.

Untersuchung des Organstoffwechsels mittels stabiler Isotope

Die Untersuchung des Organstoffwechsels unter Zuhilfenahme von Tracern, die mit stabilen Isotopen markiert sind, kann nur durch die Kombination mit anderen Techniken, wie z. B. der selektiven Katheterisierung der das jeweilige Organ versorgenden Gefäße, geschehen. Auch kann durch Entnahme von Gewebebiopsien die Einbaurate der verwendeten Traceraminosäure in das jeweilige Gewebe (organspezifische Proteinsyn-

Stabile Isotopen in der Erforschung von Ernährungsbedürfnissen 335

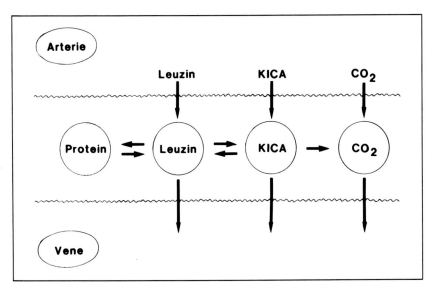

Abb. 8. 4-Poolmodell des Leuzinstoffwechsels am Vorderarm. Das Modell umfaßt Pools für intramuskuläres Leuzin, dessen Transaminierungsprodukt Ketoisokapronsäure und dessen Abbauprodukt CO_2. Ferner existiert ein Pool für Muskeleiweiß. ^{15}N-^{13}C-Leuzin wird arteriell dem Skelettmuskel angeboten. Aus der arteriovenösen Konzentrationsdifferenz von Leuzin, Ketoisokapronsäure und CO_2, sowie aus der arteriovenösen Differenz der ^{15}N-^{13}C-Leuzin, 1-^{13}C-Leuzin, ^{15}N-Leuzin, 1-^{13}C-KIC (Ketoisokapronat) und $^{13}CO_2$-Anreicherung lassen sich Werte für die Proteinabbau- und Proteinsyntheserate im Muskel des Unterarms berechnen (nach [7]).

theserate) untersucht werden. Schließlich ist es möglich, durch die Isolierung von Plasmaproteinen auch selektiv deren Syntheseraten zu bestimmen.

Die Modelle, die sich der Kathetertechnik bedienen, zielen darauf ab, im untersuchten Organ Proteinabbau- und Proteinsyntheseraten zu messen. Dabei stand bisher der Stoffwechsel des peripheren Skelettmuskels im Mittelpunkt des Interesses, der durch die Vorderarm- oder Bein-Kathetertechnik selektiv zu erreichen ist. Das von Cheng et al. [7] vorgeschlagene Modell beinhaltet die kontinuierliche Infusion von ^{15}N-^{13}C-Leuzin (Abb. 8). Bei diesem Modell werden im arteriellen und muskelvenösen Blut die Konzentrationen von Leuzin, Ketoisokapronat und Kohlendioxid sowie die Anreicherungen von ^{15}N-^{13}C-Leuzin, 1-^{13}C-Leuzin, ^{15}N-Leuzin, 1-^{13}C-Ketoisokapronat und $^{13}CO_2$ gemessen. Diese aufwendige Analytik ist notwendig, um die verschiedenen Wege des Leuzinstoffwechsels (Proteinsynthese, Transaminierung zu Ketoisokapronat und Oxidation) quantifizieren zu können. Das Modell liefert Umsatzraten für die Muskelproteinsynthese bzw. den Muskelproteinabbau, die, wenn auf den Gesamtorganismus extrapoliert, gut mit den Daten übereinstimmen, die durch die Modelle erhalten werden, die zur Untersuchung des Proteinstoffwechsels des Gesamtkörpers (s. o.) zur Verfügung stehen [7]. Ein alternatives Modell wurde von Gelfand et al. [20] vorgeschlagen. Es beinhaltet die systemische Infusion von L-[Ring-2,6-^{3}H-]Phenylalanin. Das Modell beruht darauf, daß Phenylalanin im Muskel weder synthetisiert noch abgebaut wird. Damit entspricht die Verschwinderate von Phenylalanin im Skelettmuskel des Vorderarms bei Steady-state-Bedingungen der Einbaurate in die Muskulatur, also der Proteinsyntheserate. Die Verschwinderate von Phenylalanin berechnet sich dabei aus dem Produkt von fraktioneller Extraktion des markierten Phanylalanins, arterieller Phenylalanin-Konzentration und Muskeldurchblutung. Entsprechend wird die Proteinabbaurate abgeschätzt durch die Menge an unmarkierten Phenylalanin, die die Muskulatur verläßt (Abb. 9). Wesentlicher Vorteil dieses Modells ist, daß bedeutend weniger Messungen als bei dem von Cheng et al. [7] vorgeschlagenen Modell notwendig sind.

Eine Modifikation dieses Modells wurde vor kurzem von Thompson et al. [20] publiziert, die anstelle des radioaktiven Tritiums einen mit Deuterium markierten Phenylalanintracer (^{2}H$_5$-Phenylalanin) verwendeten [20].

Allen diesen Modellen ist die Problematik gemeinsam, daß durch die Notwendigkeit der Bestimmung der Vorderarmdurchblutung bzw. der Muskeldurchblutung und durch die oft kleinen arterio-venösen Konzentrationsunterschiede eine zum Teil erhebliche Meßungenauigkeit verursacht werden kann. Insbesondere können kleine, aber signifikante Veränderungen im Proteinstoffwechsel unter Umständen nicht mit dieser Technik erfaßt werden.

Anstelle der Kathetertechnik kann auch die Biopsietechnik mit der Stabile-Isotopen-Technik kombiniert werden, um den Stoffwechsel einzelner Organe selektiv zu erfassen. Gewebebiopsien wurden bisher hauptsächlich zur Quantifizierung der Eiweißsyntheseraten im untersuchten Gewebe benutzt. Zu diesem Zweck wird eine Traceraminosäure intravenös infundiert. Die Menge der Traceraminosäure, die über einen bestimmten Zeitraum in Gewebeprotein eingebaut wird, kann als Maß für die Proteinsynthese in diesem Gewebe angesehen werden. Somit ist es wichtig, im Eiweiß der entnommenen Gewebsproben die Anreicherung

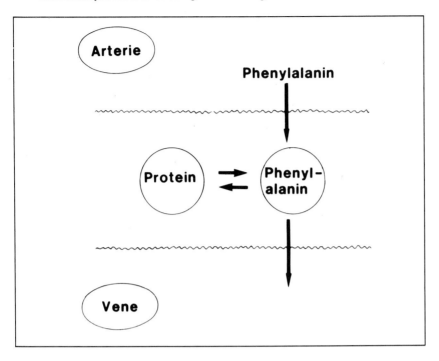

Abb. 9. 2-Poolmodell des Phenylalaninstoffwechsels am Unterarm. Da die Phenylalaninhydroxylase in der Muskulatur nicht vorkommt, kann aus der Verschwinderate von Phenylalanin am Unterarm auf die Proteinsynthese und von der Erscheinungsrate unmarkierten Phenylalanins am Unterarm auf die Proteolyse rückgeschlossen werden (nach [20]).

der Traceraminosäure genau bestimmen zu können. Entscheidend ist jedoch die Anreicherung der Aminosäure im Präkursorpool, d. h. also in dem Aminosäurepool, aus dem die Aminosäuren in die Eiweiß-Synthese eingeschleust werden. Im Prinzip stellt dabei der Aminoazyl-t-RNA-Pool den tatsächlichen Präkursorpool für die Eiweiß-Synthese dar. Somit wäre es notwendig, zur genauen Berechnung der Proteinsyntheserate neben der Aminosäureanreicherung im Protein auch die genaue Anreicherung der Traceraminosäure in ihrem Aminoazyl-t-RNA-Pool im Gewebe zu kennen. Eine direkte Bestimmung der Aminoazyl-t-RNA-Anreicherung ist jedoch in der Praxis kaum möglich, da große Mengen an Gewebe notwendig sind, welche zusätzlich mit besonderer Sorgfalt analysiert werden müßten. Dies ist notwendig, weil der zelluläre t-RNA-Gehalt sehr klein ist und eine extrem hohe Umsatzrate aufweist. Es existieren zahlreiche Vorschläge, dieses Problem zu lösen. Sie zielen im Prinzip alle daraufhin ab, durch Bestimmung der Traceraminosäurenanreicherung bzw. ihrer Ketosäurenanreicherung in anderen repräsentativen Pools (Plasma-Pool, freier intrazellulärer Aminosäuren-Pool) eine Annäherung für die tatsächliche Anreicherung im Aminoazyl-t-RNA-Pool zu erhalten. Bisher ist jedoch nicht klar, welcher Pool bzw. welche Anreicherung in diesem Pool der tatsächlichen Aminoazyl-t-RNA-Anreicherung am nächsten kommt. Verwendet man Leuzin als Traceraminosäure, so gibt es Hinweise dafür, daß die Leuzyl-t-RNA-Anreicherung mehr der Anreicherung von Leuzin in der extrazellulären Flüssigkeit entspricht als der im intrazellulären freien Leuzin-Pool. Legt man das in Abbildung 5 dargestellte Leuzinmodell zugrunde, so würde dies bedeuten, daß das Leuzin, das in Protein eingebaut wird, aus Pool Nr. 3 oder Nr. 5 stammt. Andere Aminosäuren scheinen sich unterschiedlich zu verhalten, wobei hier der freie intrazelluläre Aminosäure-Pool eher dem Aminoazyl-t-RNA-Pool bzw. dessen Anreicherung zu entsprechen scheint. Zusätzliche Probleme bestehen in der intrazellulären Kompartimentierung [7]. Die meisten Autoren benutzten bisher die Plasmaanreicherung von ^{13}C-Ketoisokapronsäure (bei Infusion von ^{13}C-Leuzin) als Indikator für die Anreicherung im Präkursor-Pool (also im Leuzyl-t-RNA-Pool) bei der Berechnung der Proteinsynthese. Auch hierbei ist letztlich unbekannt, ob diese Anreicherung der tatsächlichen Anreicherung entspricht und wie groß der dabei evtl. auftretende Fehler sein könnte.

Um die Problematik der Präkursorpool-Anreicherung zu umgehen, wurde von Garlick et al. die Verwendung der sogenannten Flooding-Dose Technik vorgeschlagen [21]. Das Prinzip dieser Technik besteht darin, daß anstelle einer kontinuierlichen Tracerinfusion eine relativ hochdosierte Bolusinfusion (mehrere Gramm) der verwendeten Traceraminosäure durchgeführt wird. Die Überlegung dabei ist, daß die resultierende hohe Plasmakonzentration der zugeführten Traceraminosäure zu einer schnellen Äquilibrierung aller intra- und extrazellulären Aminosäurenkompartimente, einschließlich des Pools, aus dem die Aminoazyl-t-RNA hervorgeht, führt. Somit sollten über eine kurze Zeitspanne ähnliche Anreicherungen im Plasmaaminosäuren-, wie auch im Aminoazyl-t-RNA-Pool bestehen. Auf diese Weise würde die technisch einfache Bestimmung der Aminosäurenanreicherung im Plasma einen guten Indikator für die Anreicherung im Aminoazyl-t-RNA-Pool darstellen. Jedoch besitzt auch diese Methode ihre Limitierungen. So ist bisher nicht klar, ob am Menschen die Bolusinfusion der dabei verwendeten Aminosäurenmenge nicht per se einen stimulierenden Effekt auf die Eiweiß-Synthese ausübt, insbesondere, da bei den verwendeten Dosen eine Erhöhung der Aminosäurenkonzentration im Plasma und eine leichte, aber signifikante Erhöhung der Plasmainsulinkonzentration gefunden wurde. Zusätzlich ist offen, ob in dem kurzen Untersuchungszeitraum (in der Regel nicht länger als 2 h) tatsächlich alle Eiweiß-Pools erfaßt werden, oder ob nicht nur die Syntheseraten in einem Eiweiß-Pool mit schnellem Umsatz gemessen werden.

Die beschriebenen Modelle wurden bisher hauptsächlich zur Quantifizierung der muskulären Eiweiß-Synthese verwendet. Prinzipiell ähnliche Probleme treten jedoch bei dem Versuch auf, selektiv die Syntheserate von Proteinen zu untersuchen, die z. B. in der Leber synthetisiert werden. Auch hier ist bisher nicht eindeutig geklärt, wie sich die Anreicherung des hepatischen Aminoazyl-t-RNA-Pools am besten abschätzen läßt. So wurde vorgeschlagen, selektiv die Syntheserate von in der Leber gebildeten Proteinen unter Verwendung der Traceraminosäure Arginin oder Glyzin zu untersuchen. Als Indikator für die intrahepatische Präkursorpoolanreicherung diente dabei die Traceranreicherung im ebenfalls in der Leber gebildeten Harnstoff. Diese Methode wurde hauptsächlich zur Abschätzung der Albuminsyntheserate verwendet. Allerdings ergeben sich hier Probleme durch die Kompartimentierung der hepatischen Aminosäure-Pools, insbesondere gibt es Anzeichen dafür, daß Harnstoff-Stickstoff und Albumin aus unterschiedlichen hepatischen Aminosäurepools hervorgehen. Eine Modifizierung dieser Technik macht sich die Eigenschaft zu nutze, daß bei Verwendung der Traceraminosäure Glyzin die Möglichkeit besteht, durch Bestimmung der Anreicherung von Hippursäure im Plasma oder im Urin einen Anhalt für die Anreicherung im Glyzyl-t-RNA-Pool in der Leber zu gewinnen. Dies beruht darauf, daß Glyzin in der Leber irreversibel zu Hippursäure umgewandelt wird und anschließend über den Blutweg durch die Nieren ausgeschieden wird. Somit erfolgt die Berechnung der fraktionellen Proteinsyntheserate aus dem Verhältnis des Gehalts der Traceraminosäure Glyzin im untersuchten Eiweiß zur zugehörigen Hippursäureanreicherung im Plasma oder im Urin. Diese Methode wurde zur Messung der Syntheseraten von Albumin, Lipoproteinen (VLDL, APO-B), Fibronektin und Fibrinogen benutzt [7, 22].

Auch diese Methode ist nicht frei von Problemen, da es Befunde gibt, die nicht mit der oben beschriebenen Modellvorstellung kompatibel sind. So konnte z. B. gezeigt werden, daß bei Infusion von ^{15}N-Glyzin die Hippursäureanreicherung im Urin größer ist als die gleichzeitig im Urin gemessene Anreicherung an freiem Glyzin. Ebenfalls konnte gezeigt werden, daß die Anreicherung von ^{15}N-Glyzin, die in zirkulierenden Lipoproteinen gemessen wurde, die Anreicherung von ^{15}N-Hippursäure im Urin um ungefähr 20% übersteigt [7]. Reflektiert die Hippursäureanreicherung tatsächlich die Anreicherung des hepatischen Glyzyl-t-RNA-Pools, so ist es unmöglich, daß die Anreicherung des Glyzins im untersuchten Protein höher ist als die Anreicherung im Präkursorpool. Maximal wäre eine identische Anreicherung zu erwarten, wenn nach ausreichender Infusionszeit ein Plateau sowohl in der Hippursäureanreicherung im Urin als auch in der Glyzinanreicherung im untersuchten Plasmaprotein erreicht ist, und wenn zu diesem Zeitpunkt die gesamte Menge des von der Leber gebildeten Proteins markiert ist. Die mit dem Modell inkompatiblen Befunde lassen den Schluß zu, daß das Glyzin im untersuchten Protein und die Hippursäure nicht aus dem gleichen intrahepatischen Glyzin-Pool hervorgehen. Andererseits besteht auch die Möglichkeit, daß das untersuchte Lipoprotein nicht in Reinform isoliert wurde, da derartig widersprüchliche Befunde bei der mit der gleichen Technik durchgeführten Messung der Plasmafibronektinsynthese nicht auftreten [23].

Somit existiert auch für die Quantifizierung der Syntheserate von in der Leber gebildeten Proteinen kein Verfahren, das ohne Einschränkungen anwendbar wäre. Auch hier gilt, daß die Interpretation der mit den erwähnten Techniken gewonnene Ergebnisse vorsichtig und unter Berücksichtigung der Technik-inhärenten Limitierungen stattfinden muß.

Zusammenfassung

Die Verwendung von Tracern, die mit stabilen Isotopen markiert sind, erlaubt es heute gefahrlos und nebenwirkungsfrei, wichtige Informationen zum Substrat- und Intermediärstoffwechsel am Menschen unter in-vivo-Bedingungen zu gewinnen. Zur Messung der Plasmaumsatzraten von Kohlenhydraten, Fettsäuren, Aminosäuren, Ketonkörpern und Harnstoff ist die Benutzung von stabil-isotop markierten Molekülen weit verbreitet. Zusätzlich erlaubt die Verfolgung eines Isotops aus einem Tracermolekül die Untersuchung verschiedener Stoffwechselwege, wie der Substratoxidation oder der Umwandlung einzelner Substanzen in weitere Abbauprodukte. Durch die gleichzeitige Infusion von verschiedenen Tracern sind auch so komplizierte Stoffwechselwege wie der Zitratzyklus oder die Gluconeogenese quantifizierbar. Schließlich ermöglicht die Kombination der Stabile-Isotopen-Technik mit anderen Techniken (Kathetertechnik, Biopsietechnik) die selektive Quantifizierung von Stoffwechselvorgängen in einzelnen Organen, insbesondere im Hinblick auf den Eiweiß-Stoffwechsel. Hier stehen vor allem die Proteinsynthese und die Proteinabbaurate im Mittelpunkt des Interesses. Bei der Quantifizierung der zuletzt genannten Stoffwechselwege muß jedoch mit definierten Modellen gearbeitet werden, da die Umsatzraten im Gesamtorganismus nur durch Extrapolation des Stoffwechselverhaltens einer einzigen Tracersubstanz erhalten werden können.

Es ist heute bekannt, daß alle Methoden, die stabil-isotop markierte Tracer benutzen, ihre spezifischen Limitierungen und Einschränkungen besitzen. Dies ist besonders problematisch bei der Quantifizierung der Substratoxidation oder bei der Untersuchung der Proteinsyntheserate in einzelnen Organen. Bei den zuletzt genannten Stoffwechselschritten muß besonders sorgfältig bei der Interpretation der Ergebnisse vorgegangen werden, empfehlenswert wäre es, mehrere voneinander unabhängige Methoden zueinander in Beziehung zu setzen.

Literatur

1   Bier DM, Matthews DE: Stable isotopes tracer methods for in-vivo investigation. Fed Proc 1982;41:2679–2685.
2   Keller U: Welche Erkenntnisse bringen uns stabile Isotope in der klinischen Stoffwechselforschung, in Eckart J, Wolfram G (eds): Stabile Isotope in der Ernährungsforschung / Nicht-energetische Bedeutung von Fett. München, Zuckschwerdt, 1988, pp 15–29.
3   Schmidt HL: Zur Biophysik stabiler Isotope, in Eckart J, Wolfram G (eds): Stabile Isotope in der Ernährungsforschung / Nicht-energetische Bedeutung von Fett. München, Zuckschwerdt, 1988, pp 3–14.
4   Butler PC, Kryshak EJ, Schwenk WF, Haymond MW, Rizza RA: Hepatic and extrahepatic responses to insulin in NIDDM and nondiabetic humans. Diabetes 1990; 39:217–225.
5   Argoud GM, Schade DS, Eaton RP: Underestimation of hepatic glucose production by radioactive and stable tracers. Am J Physiol 1987;252:E606–E615.
6   Jahoor F, Klein S, Miyoshi H, Wolfe RR: Effect of isotope infusion and sampling sites on glucose kinetics during a euglycemic clamp. Am J Physiol 1988;255:E871–E874.
7   Bier DM: Intrinsically difficult problems: the kinetics of body proteins and amino acids in man. Diabet Metab Rev 1989;5:111–132.
8   Layman DK, Wolfe RR: Sample site selection for tracer studies applying a unidirectional circulatory approach. Am J Physiol 1987;253:E173–E178.
9   Hartl WH, Wolfe RR: Untersuchung des Kohlenhydratstoffwechsels mittels stabiler Isotope, in Dietze GJ, Peter K, Steinbereithner K (eds): Wertigkeit metabolischer Parameter in der parenteralen Ernährung. München, Zuckschwerdt, 1987, pp 85–92.

10 Wolfe RR: Assessment of the physiological significance of substrate cycles in human subjects, in Paust H, Park W, Helge H, Scigalla P (eds): Use of stable isotopes in clinical research and practice. München, Zuckschwerdt, 1988, pp 1–8.
11 Hetenyi G: Correction for the metabolic exchange of ^{14}C for ^{12}C atoms in the pathway of gluconeogenesis in vivo. Fed Proc 1982;41:104–109.
12 Hartl WH, Jauch KW, Cohnert TU, Wolfe RR, Schildberg FW: Untersuchungen zum Pyruvatstoffwechsel mittels stabiler Isotope, in Wolfram G, Eckart J, Adolph M (eds): Künstliche Ernährung. Basel, Karger, 1990, pp 389–398.
13 Consoli A, Kennedy F, Miles J, Gerich J: Determination of Krebs cycle metabolic carbon exchange in vivo and its use to estimate the individual contributions of gluconeogenesis to overall glucose output in man. J Clin Invest 1987;80:1303–1310.
14 Keles T, Paust H, Park W, Knoblauch G: Bedeutung der Bikarbonatkinetik für die $^{13}CO_2$-Atemgasanalytik, in Wolfram G, Eckart J, Adolph M (eds): Künstliche Ernährung. Basel, Karger, 1990, pp 374–388.
15 Hoerr RA, Ya YM, Wagner DA, Burke JF, Young VR: Recovery of ^{13}C in breath from $NaH^{13}CO_3$ infused by gut and vein: effect of feeding. Am J Physiol 1989; 257:E426–E438.
16 Schoeller DA, Klein PD, Watkins JB, Heim T, MacLean WC: ^{13}C abundances of nutrients and the effect of variations in ^{13}C isotopic abundances of test meals formulated for $^{13}CO_2$ breath test. Am J Clin Nutr 1980;33:2375–2385.
17 Halliday D: Aminoacid and protein metabolism measurements by stable isotopes, in Paust H, Park W, Helge H, Scigalla P (eds): Use of stable isotopes in clinical research and practice. München, Zuckschwerdt, 1988, pp 12–23.
18 Goran M, Peters E, Herndon DN, Wolfe RR: Total energy expenditure in burned children using the doubly labeled water technique. Am J Physiol 1990;259: E576–E585.
19 Hartig W, Matkowitz R, Faust H, Junghans P, Ritter R, Czarnetzki HD, Jung K: Methoden zur Bestimmung des Protein-Turnovers mit Hilfe der ^{15}N-Tracertechnik, in Dietze GJ, Peter K, Steinbereithner K, Wolfram G, Häuser B (eds): Wertigkeit metabolischer Parameter in der parenteralen Ernährung. München, Zuckschwerdt, 1987, pp 67–84.
20 Thompson GN, Pacy PJ, Merritt H, Ford GC, Reed MA, Cheng KN, Halliday D: Rapid measurement of whole body and forearm protein turnover using a $^2H_5$ phenylalanine model. Am J Physiol 1989;256:E631–E639.
21 Garlick PJ, Wernerman J, NcNurlan MA, Essen P, Lobley GE, Milne E, Calder GA, Vinnars E: Measurement of the rate of protein synthesis in muscle of postabsorptive young men by injection of a 'flooding dose' of $1-^{13}C$-leucine. Clin Sci 1989;77: 329–336.
22 Carraro F, Hartl WH, Stuart CA, Layman DK, Jahoor F, Wolfe RR: Whole body and plasma protein synthesis in exercise and recovery in human subjects. Am J Physiol 1990;258:E821–E831.
23 Carraro F, Wolfe RR: Isotopic determination of fibronectin synthesis in man. Metabol (im Druck 1991).

Schauder P (Hrsg): Ernährung und Tumorerkrankungen.
Basel, Karger, 1991, pp 343–362.

Ernährung und subjektives Wohlbefinden

Walter Thomas[a], Günter Ollenschläger[b]

[a] Institut für Psychosomatik und Psychotherapie der Universität Köln
[b] Bundesärztekammer, Köln

Subjektives Wohlbefinden als Ziel der Tumortherapie

Die Entwicklungen der Tumortherapie haben in den letzten Jahren zur Vergrößerung der Heilungschancen bzw. zur Verlängerung der Überlebenszeit für viele Malignomkranke geführt. Diese Erfolge sind vor allem darauf zurückzuführen, daß zunehmend radikalere antineoplastische Behandlungsstrategien eingesetzt werden konnten. Die Intensivierung der onkologischen Therapie hat jedoch nicht nur die Behandlungsergebnisse verbessert, meist haben auch Toxizität und unerwünschte Nebenwirkungen zugenommen.

Beide Entwicklungen führten dazu, daß als Erfolgsparameter einer Krebsbehandlung heute nicht nur Ansprechraten, Ansprechdauer und Überlebenszeit berücksichtigt werden können. Vielmehr ist für den Patienten, insbesondere für solchen mit einer nicht kurablen Neoplasie, die Qualität des Überlebens von hervorragender Bedeutung [4].

Das Krebsleiden und seine Behandlung führen in den meisten Fällen zu einer deutlichen Beeinträchtigung der Körperfunktionen und des subjektiven Befindens. Schmerzen, Operationsfolgen, Entstellungen, Nebenwirkungen der Chemotherapie oder Bestrahlungen können den Patienten ebenso belasten wie die Angst vor der existentiellen Bedrohung des Lebens.

Dabei sind die Ängste des Betroffenen häufig zuallererst nicht auf den drohenden Tod gerichtet, sondern auf die Belastung der individuellen physischen, psychischen und sozialen Situation [22]. Der Patient wird seinen Krankheitsverlauf unter solchen Umständen am ehesten akzeptieren können, in denen diese Aspekte seines Lebens weitestgehend erhalben bleiben. Dies erklärt, daß eine erfolgreiche Tumortherapie sich nicht ausschließlich auf die somatische Behandlung der Krankheit beschränken darf, und daß gerade für die palliative Tumortherapie die sogenannte «Lebensqualität» als maßgebliches Beurteilungskriterium medizinischer Maßnahmen angesehen wird.

Der Begriff «Lebensqualität»

Indem sich das Augenmerk des Onkologen auf eine Minderung der krankheits- und behandlungsbedingten Belastungen des Patienten richtete, wurden neben der reinen Überlebenszeit zunehmend subjektive Aspekte zum Therapieziel. Für diese Ziele fehlte eine einprägsame Umschreibung. Die von der Psychologie angebotenen Schmerz-, Befindens- oder Stimmungs-Konzepte und -Maße wurden als zu speziell und einseitig abgelehnt.

Das Wort «Lebensqualität», ein Begriff, der zu Beginn der 70er Jahre Einzug in die Gesellschaftspolitik gefunden hatte, schien den Sachverhalt besser zu umschreiben und wurde begierig aufgenommen.

Während Einigkeit darüber besteht, daß das Konzept «Lebensqualität» ein wesentlicher Bestandteil der Medizin geworden ist, besteht jedoch nur geringe Übereinstimmung darüber, was man unter diesem Begriff überhaupt versteht und wie man ihn erfassen oder gar messen kann.

Gerade wegen der nicht exakten Definition umfaßt der Begriff zahlreiche unterschiedliche Aspekte: Der Chirurg, dem bezüglich der Überlebenszeit zwei gleichwertige Methoden zur Verfügung stehen, will wissen, welche von seinen Patienten als besser erlebt wird; Psychosomatiker bestehen darauf, vor allem die Subjektivität des Patienten im Behandlungsplan zu berücksichtigen; Pharmafirmen sind bestrebt, ihr Produkt über das Modewort Lebensqualität von der Konkurrenz abzuheben; Internisten wollen wissen, ob der Überlebenszeit oder der Lebensqualität größere Priorität eingeräumt werden soll; Sozialwissenschaftler untersuchen, wie sich Glück und Lebenszufriedenheit in Abhängigkeit von objektiven Parametern ändern. Politiker stellen ebenso die hohe Lebensqualität ihrer Stadt heraus, wie die werbende Wirtschaft Verbrauchsgüter.

Obwohl diese Aufzählung bei weitem noch nicht vollständig ist, wird vielleicht schon jetzt klar, wie heterogen die Vorstellungen über den Begriff «Lebensqualität» sind. Entsprechend zahlreich und unterschiedlich sind die Definitionsversuche: Sehr allgemein gehaltene Definitionen stehen extrem speziellen Meßmethoden gegenüber.

*Versuch einer Ordnung der Begriffs-Definitionen von
«Lebensqualität»*

Mit dem vorliegenden Text soll nicht die Menge der bisherigen Definitionen vergrößert werden. Statt dessen wird zunächst systematisch untersucht, in welchem Zusammenhang das Wort Lebensqualität überhaupt in der medizinischen Literatur verwendet wird, um von daher zu einer Ordnung und Klärung zu gelangen. Zu diesem Zweck wurden 1222 Artikel des Zeitraums 1986 bis Mitte 1989 der Medline Datenbank, die das Stichwort «Quality of Life» als Haupt- oder Nebenstichwort enthielten, analysiert. Dabei wurde ein zweistufiges Vorgehen gewählt: Zunächst wurden sämtliche Artikel berücksichtigt, die in irgendeiner Form Bezug auf das Thema Lebensqualität nahmen. In eine zweite Analyse gingen nur diejenigen Artikel ein, bei denen das Thema Lebensqualität wesentlicher Bestandteil der Veröffentlichung war.

Erstaunlich war dabei der erste Eindruck, daß in den untersuchten Publikationen zwar mehr als 2600 Autoren genannt wurden, daß dabei im Beobachtungszeitraum die einmalige Auseinandersetzung mit diesem Thema praktisch die Regel ist: Nur 45 Verfasser waren mit mehr als zwei Veröffentlichungen vertreten. Dies läßt erkennen, daß ein zunehmend großes Bedürfnis besteht, die subjektive Welt der Patienten und der Behandlung zu berücksichtigen, andererseits aber auch, daß die Spezialisierung auf dieses Thema und damit die wissenschaftliche Methodik erst am Anfang stehen.

Ein genaueres Bild der Themen und über die Art der Auseinandersetzung mit dem Begriff Lebensqualität, erhält man, wenn man die einzelnen Veröffentlichungen zu typischen Gruppen ordnet.

Hierzu wurden die Stichworte, welche ein spezifisches medizinisches Problem charakterisieren und die verhältnismäßig am häufigsten mit dem Begriff Lebensqualität gemeinsam genannt wurden, mit Hilfe der Hauptkomponenten-Analyse [29] zu übergeordneten Begriffen zusammengefaßt. Auf diese Weise wurden die 19 häufigsten Stichworte sechs Bereichen zugeordnet, welche zusammen noch immer zwei Drittel der gemeinsamen Varianz erklären. Die Benennung dieser Dimensionen erfolgt an Hand derjenigen Stichworte, die hoch auf den jeweiligen Dimensionen laden. Diese sechs Faktoren repräsentieren die wichtigsten Bereiche, die in der zur Verfügung stehenden Literatur zum Thema Lebensqualität behandelt werden (Tab. 1).

Für jede der 1222 Veröffentlichungen wurden dabei Kennwerte be-

Tabelle 1. Medizinische Bereiche, in denen der Begriff «Lebensqualität» in der Literatur verwendet wird

  I. Lebensqualität bei erwachsenen und älteren Menschen
 II. Ethische Aspekte der Lebensqualität z. B. bei Frühgeborenen und Behinderten
III. Klinische Studien mit besonderem Schwerpunkt auf antihypertensiver Therapie
 IV. Psychologische Aspekte der Lebensqualität
  V. Übersichtsarbeiten zur Lebensqualität
 VI. Lebensqualität bei Kindern und Jugendlichen

rechnet, die die jeweilige Ausprägung dieser sechs Dimensionen repräsentierten und eine thematische Ordnung der Publikationen in Form von «Clustern» ermöglichten.

Das größte Cluster, es umfaßt mit 840 Veröffentlichungen etwas mehr als drei Viertel der erfaßten Literatur, hat Aspekte der Lebensqualität bei Erwachsenen und älteren Menschen mit unterschiedlichen Erkrankungen zum Inhalt. Auffällig ist, daß in diesen Artikeln praktisch niemals die Stichworte «Psychologie» oder «Anpassung an die Krankheit» vergeben wurden.

Bei einem weiteren, sehr ähnlich strukturierten Cluster liegt der Schwerpunkt auf Kindern und Jugendlichen. Darüber hinaus finden sich in einem dritten Cluster 106 Übersichtsartikel zu diesen Arbeiten. Insgesamt machen diese drei Gruppierungen ca. 85% der erfaßten Literatur aus.

Die Behandlung der Hypertonie spielt bei den beiden Clustern, die klinische Versuche zum Inhalt haben, eine herausragende Rolle. Davon besteht das kleinere Cluster aus Übersichtsartikeln. Veröffentlichungen, welche Anpassungsprobleme an Krankheiten oder andere psychologische Fragestellungen im Zusammenhang mit Lebensqualität behandeln, stehen überraschenderweise völlig isoliert von den übrigen Publikationen. Auch hier findet sich eine kleinere Gruppe von Übersichtsartikeln.

Insgesamt weist die Tatsache, daß fast sechs Siebtel aller Veröffentlichungen relativ unspezifisch allgemeine Aspekte der Lebensqualität ansprechen, unseres Erachtens darauf hin, daß zwar ein Konsens besteht, zunehmend die Subjektivität des Patienten zu berücksichtigen, dies aber nur unsystematisch und oberflächlich verwirklicht wurde. Gleichzeitig lassen die Menge der Stichworte, die Vielzahl der Autoren und deren geringe Spezialisierung den Schluß zu, daß man den Begriff Lebensqualität als

Kürzel verwendet, um unterschiedlichste subjektive Phänomene zu beschreiben. Eine weitere Analyse kam zu dem Ergebnis, daß die inhaltliche Fassung des Terminus selbst dann nicht klarer wurde, wenn man nur Publikationen berücksichtigte, welche sich schwerpunktmäßig mit der Problematik Lebensqualität beschäftigen.

Sicherlich wurde die inflationäre Verwendung des Begriffes dadurch begünstigt, daß das Wort Lebensqualität präzise und unpräzise zugleich ist. Präzise deswegen, weil es wissenschaftlicher klingt, wenn man sagen kann, daß die Lebensqualität unserer Patienten unter Therapie um 15 Prozent stieg, als wenn man sagt, «unseren Patienten geht es gut». Unpräzise, weil der Begriff nicht operationalisiert ist und sich jeder etwas anderes unter Lebensqualität vorstellen kann. Feinstein beschreibt die Situation wie folgt: «Die Idee (Lebensqualität) ist zu einer Art Regenmantel geworden, unter den zahlreiche unterschiedliche Indizes gesteckt werden, die gerade das erfassen, was den Untersucher interessiert» [10].

Klinische Studien berücksichtigen in der letzten Zeit vermehrt neben rein somatischen Parametern subjektive Maße zur Beurteilung des Behandlungserfolges. Auf diesem Hintergrund ist verständlich, daß aus dem Spektrum subjektiver Parameter vor allem solche zur Beurteilung der Lebensqualität als relevant wahrgenommen werden, in denen sich die unmittelbaren Folgen ärztlichen Handelns abbilden. Es ist daher nicht erstaunlich, wenn subjektive «Befindlichkeit» in vielen Fällen fälschlicherweise mit «Lebensqualität» gleichgesetzt wird. So sind die Mehrzahl der ad hoc entwickelten «Instrumente» zur angeblichen Quantifizierung einer umfassenden Lebensqualität daher Paraphrasen herkömmlicher Befindens- und Beschwerdenlisten, also stark spezialisierter Untersuchungsmethoden, deren Ergebnisse oft bedenkenlos generalisiert werden.

Faßt man die bisherigen Befunde zusammen, so wird «Lebensqualität» in der Medizin anscheinend immer dann benutzt, wenn man entweder irgendwelche Aspekte des subjektiven Erlebens der Patienten beschreiben oder spezifische Behandlungseffekte nachweisen will. Im ersten Fall ist das Konzept eher diffus und sehr allgemein gehalten. Ansonsten werden als Lebensqualität nur diejenigen Phänomene wahrgenommen und untersucht, die unmittelbar durch das eigene Handeln beeinflußbar sind. Entsprechend gibt es «Lebensqualität» aus der Sicht des Chirurgen, des Internisten oder Psychologen. Lebensqualität aus der Sicht des Patienten ist noch immer die Ausnahme, wie die wenigen Publikationen zum Thema Lebensqualität und Gesundheit zeigen.

Die Tatsache, daß trotz einer fast unüberschaubaren Flut von Publikationen die Qualität der Veröffentlichungen üblicherweise noch nicht befriedigt, liegt zum Teil daran, daß die zur erfolgreichen Bearbeitung nötige interdisziplinäre Zusammenarbeit in der Regel nicht realisiert ist. Jedoch erscheint gerade diese Zusammenarbeit die Voraussetzung für die korrekte Auswahl von Instrumenten zur Erfassung von Lebensqualität sowie für deren kritische Bewertung zu sein. Die folgenden testtheoretischen Erläuterungen sollen dabei einen kurzen Überblick über die entsprechenden Methodiken geben.

Beispiele für inhaltliche Probleme der «Lebensqualität»

Bei den meisten gebräuchlichen Instrumenten zur Messung der Lebensqualität handelt es sich um Fragebogen. Dabei erfolgt die Konstruktion der Erhebungsmethoden bevorzugt nach intuitiven Prinzipien, da der Untersuchungsgegenstand, nämlich die «Lebensqualität», nur ungenügend operational definiert ist. Bei dieser Art von Testkonstruktion geht man von zwei «Axiomen» aus: Zum einen benötigt man Experten, welche die diagnostischen Fragen kennen, an Hand derer man den zu untersuchenden Sachverhalt diagnostizieren kann. Zum anderen setzt man die wahrheitsgemäße Problemschilderung durch den Probanden voraus.

Die Notwendigkeit der Experten bedeutet für die Lebensqualitäts-Instrumente, daß die Merkmalsdefinition entscheidend von den Interessen der am Entwicklungsprozeß beteiligten Berufsgruppen beeinflußt wird. Letztere sind bevorzugt an denjenigen Merkmalen interessiert, die unmittelbar durch ärztliches Handeln beeinflußbar sind. Daher ist es nicht verwunderlich, daß Fragen, die man jahrzehntelang in Beschwerdelisten und Befindensfragebogen stellte, nun den Kern von «Instrumenten zur Erfassung der Lebensqualität» ausmachen.

Das zweite Axiom bedeutet, daß die Antworten der Probanden wahrheitsgemäße Schilderungen sind. Wenn beispielsweise jemand die Frage: «Ich habe häufig Kopfschmerzen» mit «stimmt» beantwortet, so weiß man im Grunde genommen nicht, was der Betreffende sich unter «häufig» vorstellt und wie er den Begriff Kopfschmerzen interpretiert.

Wenn man Menschen fragt: «Wie geht es Ihnen?», so laufen nach Campbell, Converse und Rodgers [5] sehr komplexe Vorgänge ab, die weder dem Befragten noch dem Fragestellenden unmittelbar bewußt zu sein brauchen. Anscheinend werden zur Beantwortung dieser Frage sehr rasch zahlreiche Lebensbereiche, die dem Befragten im Augenblick wichtig sind, bewertet und zu einer Gesamtaussage verschmolzen. Die objektiven Verhältnisse der Lebensbereiche, z. B. Befinden und Beschwerden, Krankheitssymptome, finanzielle oder berufliche Situation, soziale Unterstützung, werden je nach Person unterschiedlich wahrgenommen und bewertet. Die individuelle Zufriedenheit mit diesen Bereichen hängt zunächst von Persönlichkeitszügen des Befragten ab. So ist zu erwarten, daß Optimisten mit DM 1800 Monatseinkommen zufriedener sind als Pessimisten. Andererseits wird diese Einschätzung jedoch massiv von Standards beeinflußt, an denen man sich vergleicht. Ein Berufsanfänger ist in der Regel mit diesem Monatseinkommen zufriedener, als wenn er bereits längere Zeit im Berufsleben steht.

Wie ein Patient Schmerzen beurteilt und erlebt, hängt sowohl von Persönlichkeitszügen, von bisherigen Erfahrungen mit Schmerzen und seinem gegenwärtigen Zustand ab. Weiterhin wird das Urteil davon beeinflußt, wie der Patient mit den Informationen zur Entstehung des Schmerzes umgeht. Die subjektive Wahrnehmung wird dadurch beeinflußt, ob die Ursache des Schmerzes als bedrohlich oder ungefährlich, kurzfristig oder überdauernd angesehen wird. Wenn man bei Patienten eruieren will, wie groß Schmerzen sind, unter denen sie leiden, so fällt immer wieder auf, daß einzelne Patienten bei vergleichbarer Ursache die Schmerzen vollkommen unterschiedlich beurteilen. Weiterhin kann dieses Urteil bei ein und demselben Patienten ohne zwischenzeitliche medikamentöse Intervention erheblich variieren.

Diese Ausführungen sollen ausreichen, um die komplexen Prozesse zu veranschaulichen, die ablaufen, wenn man einen Patienten bittet, auf einer Schmerzskala das Ausmaß seiner gegenwärtigen Schmerzen anzugeben. Es ist verständlich, daß die Antworten auf die alte Frage nach der Lebensqualität: «Wie geht es Ihnen?», noch stärker als die Beurteilung des Schmerzes durch eine Vielzahl von Bewertungen unterschiedlicher Lebensbereiche, bisherige Erfahrungen und gegenwärtige Situation der Patienten zustande kommt. Weiterhin ist wahrscheinlich, daß sich das Wertesystem im Laufe des Lebens und insbesondere in Folge einer lebensbedrohlichen oder lebensverändernden Krankheit ändert. Diese Veränderung innerhalb des Bewertungssystems ist die Ursache, warum sich in zahlreichen Untersuchungen die «Lebensqualität» Krebskranker nicht von der Gesunder unterscheidet.

Um diese methodischen Schwierigkeiten zu umgehen, untersuchen die herkömmlichen Lebensqualitätsinstrumente einzelne oder mehrere Indikatoren, von denen man annimmt, daß sie maßgeblich an der Beurteilung der allgemeinen Lebensqualität beteiligt sind. Der Vorteil besteht darin, daß diese Indikatoren einfacher und verläßlicher zu erfassen sind.

Leider wird heute in der Regel die Gültigkeit der Expertenmeinung über die dem Instrument zugrundeliegenden Lebensqualitätskonzepte nicht ausreichend überprüft. Daher kann man über die Validität der einzelnen Items bzw. der Inventare vielfach nur wenig aussagen. Für gute Instrumente zur Erfassung der Lebensqualität müßte man deutlich anspruchsvollere Konstruktionsprinzipien verwenden [20], als dies vielfach der Fall ist. Dies würde voraussetzen, eine mehrjährige Entwicklungszeit zu investieren.

Gebräuchliche Testsysteme

Zu den schwierigsten Problemen bei der Charakterisierung der Lebensqualität gehört die Auswahl von Meßparametern (Instrumenten), welche valide, spezifisch und zuverlässig sind. Eine Übersicht über die Verwendbarkeit der gebräuchlichsten Instrumente wurde 1988 von van Knippenberg und de Haes [32] gegeben. Wegen des Bekanntheitsgrades in der Onkologie wird im folgenden kurz auf den Karnofsky-Index, den WHO Performance Status sowie auf den «Quality of Life Index» der EORTC-Quality of Life Study Group eingegangen.

Karnofsky-Index

Der Karnofsky-Index wird seit mehr als 40 Jahren in klinischen Studien als das Instrument zur Erfassung von Aktivität und Leistungsfähigkeit eingesetzt. Aber erst 30 Jahre nach seiner Einführung erfolgte eine erste wissenschaftliche Evaluation der psychometrischen Eigenschaften.

Heute ist bekannt, daß Zuverlässigkeit und Validität des Maßes nicht befriedigend sind. Dies liegt besonders an der Konstruktion der elfstufigen Skala. Erfragt werden Informationen zu drei Bereichen: Symptome, Aktivität und Selbstfürsorge, die jedoch nicht gleichsinnig auf allen Abschnitten der Skala erscheinen. Daher sind unterschiedliche Einschätzungen für ein und denselben Patienten durch verschiedene Beurteiler möglich. Verbunden sind die Ankerreize mit obskuren Prozenträngen, die die relative Aktivität des Patienten wiedergeben sollen.

Im «Idealfall» reduziert sich die Einschätzung auf folgenden Origi-

Tabelle 2. Aktivitätsindex (nach Karnofsky) aufgrund einer Fremdbeurteilung des Patienten

Prozentzahl	Kommentar
100	normal, keine Klagen, keine Zeichen von Krankheit
90	kann normales Leben führen, geringe Krankheitszeichen
80	nur unter Anstrengung normale Aktivität, Krankheitssymptome zeigen sich
70	kann sich selber versorgen, aber nicht mehr arbeiten, Aktivität eingeschränkt
60	kann sich im großen und ganzen selber versorgen, braucht aber gelegentlich Hilfe
50	braucht ständig pflegerische und häufig ärztliche Hilfe
40	beeinträchtigt, braucht spezielle Hilfe
30	schwer beeinträchtigt, Krankenhausversorgung ist angezeigt, jedoch keine Todesdrohung
20	sehr krank, aktive Hilfe notwendig
10	moribund, rapider Fortschritt der Krankheit
0	tot

naldialog: Stationsarzt: «Also Herrn B.'s Lebensqualität ist 40%», Oberarzt: «Eher 50%», Klinikdirektor (weise): «Also 45%». Der lange, unkritische Einsatz dieser Skala ist das größte Hindernis für eine längst überfällige Verbesserung. Der Karnofsky-Index gehört zu der Gruppe von Instrumenten, die aufgrund ihres Alters und Bekanntheitsgrades praktisch immun gegen Veränderungen sind (Tab. 2).

WHO Performance-Status

Um die Mängel des Karnofsky-Index, der auf den einzelnen Skalenabschnitten mit unterschiedlichen Ankerreizen arbeitet, auszugleichen, wurde von der WHO ein Index empfohlen, der mit nur fünf Stufen einfacher und schneller durchzuführen ist. Obwohl mit einem bedeutenden Namen versehen und deswegen unkritisch eingesetzt, wurden die psychometrischen Eigenschaften bis heute nicht überprüft. Zudem spricht sehr viel dafür, daß die Reduktion der Skala um mehr als die Hälfte der Skalenpunkte den letzten Vorteil des Karnofsky-Index, bei einer Reihe von Tumorerkrankungen den Verlauf gut prognostizieren zu können, zunichte macht.

Sowohl beim Karnofsky-Index als auch beim WHO-Performance-Status schätzt der behandelnde Arzt für seinen Patienten die Lebensqualität ein. Dadurch wird das Konzept Lebensqualität ad absurdum geführt, weil man die subjektive Wirklichkeit des Patienten, die ja gerade untersucht werden soll, als Störgröße eliminiert. Am besten vergißt man die Existenz dieser obskuren Aktivitätsmaße, die ausschließlich durch ehrwürdiges Alter geschützt, vornehme Herkunft geadelt und gebetsmühlenhafte Wiederholung im Stil von «... die Lebensqualität der so behandelten Patienten stieg um 20%, nächstes Dia bitte...», den Status der Pseudowissenschaftlichkeit erreicht haben.

Quality of Life Study Index der EORTC

Die Quality of Life Study Group der European Organization for Research and Treatment of Cancer hat in den letzten Jahren ein mehrdimensionales Instrument zur Erfassung der Lebensqualität entwickelt. Es handelt sich um einen zweiseitigen Fragebogen der spezifische Informationen über Funktionsstatus, Beschwerden und Symptome sowie psychische Belastungen in 37 Fragen liefert. Dieses Instrument wird zur Zeit in mehreren großen internationalen Studien evaluiert. Dazu wurde der Fragebogen solange in mehrere europäische Sprachen übersetzt, bis eine erfolgreiche Rückübersetzung ins Englische möglich war. Kritisch läßt sich anmerken, daß innerhalb des Fragebogens drei unterschiedliche Skalierungen eingesetzt werden. Offensichtlich war das ursprüngliche Instrument, dessen einzelne Skalen von divergierenden Arbeitsgruppen beigesteuert wurden, wesentlich umfangreicher, ehe es in mehreren Konsenskonferenzen auf die gegenwärtige Länge gekürzt wurde. Bei diesem Fragebogen wurde ein Modulprinzip eingesetzt. Für alle Patientengruppen soll der Kernfragebogen verwendet werden. Darüber hinaus existieren bereits mehrere krankheitsspezifische Module, deren psychometrische Qualität jedoch extrem variieren soll. Insgesamt gehört der EORTC-Fragebogen jedoch zur Zeit zu den am sorgfältigsten konstruierten Untersuchungsinstrumenten.

Wie bereits angedeutet, darf der zeitliche Aufwand zur Entwicklung testtheoretisch gut fundierter Instrumente für die Erfassung von Parametern der Lebensqualität nicht gering eingeschätzt werden. So benötigte die Forschergruppe, die den CIPS-Bogen [21] entwickelte, mehr als sechs Jahre. Ein vergleichbarer Zeitaufwand war auch für die Formulierung des EORTC-Questionnaire notwendig (Tab. 3).

Ernährung und subjektives Wohlbefinden

Tabelle 3. EORTC-Fragebogen (Fragen-Auswahl)

Zu Ihrer jetzigen Verfassung:	Ja	Nein
1. Sind Sie z. Z. in der Lage, z. B. schwere Möbel zu rücken oder ähnlich körperlich anstrengende Aktivitäten auszuführen?	1	2
2. Könnten Sie, wenn Sie wollten, eine kurze Strecke rennen?	1	2
3. Macht es Ihnen Schwierigkeiten, einen Spaziergang zu machen oder einige Treppenabsätze zu steigen?	1	2
4. Macht es Ihnen Schwierigkeiten, eine kurze Strecke zu gehen oder einen Treppenabsatz zu steigen?	1	2
5. Müssen Sie die meiste Zeit des Tages zu Hause bleiben?	1	2
6. Verbringen Sie die meiste Zeit des Tages im Bett oder in einem Sessel?	1	2
7. Brauchen Sie Hilfe beim Essen, Anziehen, Waschen oder beim Benutzen der Toilette?	1	2
8. Sind Sie in irgendeiner Weise bei Ihrer Arbeit oder Tätigkeit im Haushalt eingeschränkt?	1	2
9. Verhindert Ihr Zustand, daß Sie Ihrer Arbeit nachgehen können?	1	2

Während der letzten Woche:	Überhaupt nicht	Ein wenig	Mäßig	Sehr stark
10. Waren Sie kurzatmig?	1	2	3	4
11. Hatten Sie Schmerzen?	1	2	3	4
12. Mußten Sie sich ausruhen?	1	2	3	4
13. Fühlten Sie sich insgesamt krank?	1	2	3	4
14. Hatten Sie Schlafstörungen?	1	2	3	4
15. Fühlten Sie sich körperlich schwach?	1	2	3	4
16. Hatten Sie Appetitmangel?	1	2	3	4
17. War Ihnen übel?	1	2	3	4
18. Mußten Sie erbrechen?	1	2	3	4
19. Hatten Sie Durchfall?	1	2	3	4
20. Hatten Sie Verstopfung?	1	2	3	4
21. Waren Sie müde?	1	2	3	4

Bei den nächsten Fragen kreuzen Sie bitte die Zahl zwischen 1 und 7 an, die für Sie am ehesten zutrifft.

36. Ist während der letzten Woche Ihr körperlicher Zustand

1   2   3   4   5   6   7

sehr viel schlechter   sehr viel besser geworden?

37. Wie würden Sie Ihre Lebensqualität in der letzten Woche – alles in allem – einschätzen?

1   2   3   4   5   6   7

sehr schlecht   sehr gut

Resümee: «Subjektive Befindlichkeit» anstelle «Lebensqualität»

Insgesamt kranken alle bekannten Meßinstrumente daran, daß unterschiedlichste Erfassungs-Methoden und Begriffsinhalte letztendlich in den Begriff «Lebensqualität» einmünden. Zum Teil wird Lebensqualität global mit «Wohlbefinden» und «Überlebensqualität» gleichgesetzt. In der Mehrzahl der Publikationen werden jedoch verschiedene Einzelaspekte (Faktoren, Domänen, Indikatoren oder Dimensionen) unterschieden, welche entweder voneinander unabhängig oder explizit miteinander korreliert sind.

In einigen Untersuchungen aus dem onkologischen Bereich wurden mehrere charakteristische Aspekte des subjektiven Befindens mittels Faktorenanalyse differenziert, welche die Dimensionen «physische Funktion», «somatisches Unwohlsein», «geistiges (intellektuelles und psychisches) Befinden» und «ökonomischen Status» zum Inhalt haben [16]. Im einzelnen handelte es sich dabei um Faktoren wie: «Physical well-being and ability», «emotional state», «sociability», «family situation», «nausea» [23]; «physical and social impairment», «common symptoms», «emotional disturbances and their effect on concentration and family relations», «alimentary disturbances», «hair loss» and «attractiveness» [24]; «psychological well-being», «physical well-being», «symptom control», «financial protection» [18]; «psychological distress», «fatigue», «gastrointestinal complaints», «pain» [8]; «fatigue/malaise», «psychological distress», «well-being», «social support» [1].

Die Vielzahl verschiedener Aspekte erklärt sich dadurch, daß je nach Zielstellung unterschiedliche Items (Stellungnahmen zu Fragen) gewählt wurden, die die inhaltlich voneinander differierenden Faktoren bestimmen. Gerade dieser methodische Ansatz läßt es fraglich erscheinen, ob die Bildung eines einzigen Konstruktes – genannt «Lebensqualität» aus Dimensionen unterschiedlichen Inhaltes gerechtfertigt ist [32].

Subjektive Befindlichkeit und Ernährungsverhalten von Tumorpatienten

Aufgrund des zunehmenden Interesses der Onkologen an den subjektiven Problemen ihrer Patienten liegen jetzt einige wenige Analysen vor, welche auf eine enge Beziehung zwischen Ernährungsverhalten und dem psychosozialen Wohlbefinden hindeuten. Heinrich, Schag und Ganz

[11] gaben an, daß 60% eines heterogenen Kollektivs Tumorkranker über subjektive Probleme bei der Nahrungsaufnahme berichteten. Von Kerekjarto et al. [30] dokumentierten nach Fremdeinschätzung des körperlichen Befindens von internistischen Krebspatienten bei 45% Anorexie, Übelkeit und Erbrechen. Nach Lanham [15] gehören Appetit und die Fähigkeit zu essen zu den Haupt-Faktoren, welche die subjektive Befindlichkeit bei Tumorpatienten beeinflussen.

Bekanntlich ist die spontane Nahrungsaufnahme insbesondere während der Verabreichung aggressiver Tumortherapie beeinträchtigt: In einer von Padilla [19] beschriebenen Studie an zytostatisch oder strahlentherapeutisch behandelten Patienten war Appetit von größerer subjektiver Bedeutung als körperliche Leistungsfähigkeit, die Fähigkeit zu arbeiten und das Sexualleben.

Trotz dieser Beziehungen ist das «subjektive Wohlbefinden» im Rahmen von kontrollierten Ernährungsstudien bisher nur einmal systematisch analysiert worden. Bruning et al. [3] berichteten über die statistisch signifikante inverse Beziehung zwischen dem Ausmaß der Nahrungsaufnahme und allgemeinem Unwohlsein («malaise»). Korrelationen zu psychischer Belastung oder körperlicher Schwäche wurden nicht erwähnt.

Die Ergebnisse erlaubten keine Schlußfolgerungen darüber, welcher Faktor den anderen bedingt: Die Ernährungsprobleme das Unwohlsein oder umgekehrt.

Subjektive Befindlichkeit von Patienten mit akuter Leukämie während oraler Ernährungstherapie

Aus diesem Grunde bemühten wir uns im Rahmen einer prospektiven Ernährungsstudie, eine Antwort auf die Frage zu finden, in welcher Beziehung subjektives Befinden und Ernährungsverhalten von Patienten mit akuter Leukämie stehen. Am Beispiel dieser Untersuchung soll das methodische Vorgehen verdeutlicht werden, mit dessen Hilfe man die Beziehungen zwischen subjektivem Befinden und Ernährungsverhalten analysieren kann, ohne daß hieraus Aussagen zur sogenannten «Lebensqualität» abgeleitet werden.

Die akute Leukämie des Erwachsenen ist das typische Beispiel für eine Krankheit, deren Behandlung sehr nebenwirkungsreich ist und trotzdem nur bei der Minderzahl der Patienten zur definitiven Heilung führt. Gerade wegen der Diskrepanz zwischen der geringen Lebenserwartung (die mediane Dauer der Remission beträgt nach Wilms zwischen sieben und 22 Monaten) und jahrelanger aggressiver Therapie, kommt der Aufrechterhaltung oder Verbesserung der subjektiven Befindlichkeit leukämischer Patienten zentrale Bedeutung zu.

Methodik: Testsystem und Testanwendung

Die individuelle Befindlichkeit wurde durch Selbsteinschätzung der Patienten anhand einer linearen analogen Selbsteinschätzungs-Skala «LASA = linear analogue self assessment» [2] untersucht, da Fremdbeurteilungen das subjektive Moment nur unzureichend erfassen [24]. Die

---

Tabelle 4. LASA-Items zum subjektiven Wohlbefinden bei leukämischen Patienten unter Zytostase und oraler Ernährungstherapie. Die individuelle Einschätzung jedes Zustandes wird durch Markierung auf der Linie dokumentiert [17]

In der letzten Woche...
... litt ich

(0 cm)   (10 cm)
X————————————————————————————————————X
gar nicht   sehr stark

unter:
- Schwäche   – Hilflosigkeit
- Sorgen   – Unruhe
- Angst   – Hoffnungslosigkeit
- Appetitlosigkeit – Übelkeit
- Erbrechen   – Schmerzen
- Störungen des Geschmacksempfindens
- Entzündungen im Mundbereich

... waren
- meine allgemeine Lebensqualität
- mein Allgemeinbefinden
- mein körperliches Befinden
überhaupt nicht (0 cm) / sehr stark (10 cm) beeinträchtigt

... war
- mein Schlafbedürfnis sehr gering (0 cm) / sehr groß (10 cm)
- das Essen miserabel (0 cm) / sehr gut (10 cm)

LASA-Skala ist durch den Patienten einfach zu handhaben, sie erlaubt eine ausreichende Diskrimination zwischen den Schweregraden der individuellen Beschwerden, und sie hat eine hohe Reliabilität bei wiederholter Durchführung des Testes [13, 31].

Während des gesamten Therapieverlaufs wurden den Kranken wöchentlich Aussagen zu allgemeinen oder Therapie-spezifischen Beschwerden vorgelegt. Es wurden dabei ausschließlich Fragen zu solchen Beschwerden gewählt, deren Einfluß auf die spontane Nahrungsaufnahme generell akzeptiert ist [7, 12, 19] und die als Folge der applizierten Therapieschemata üblicherweise auftreten können. Auf die Erfassung sozialer und ökonomischer Faktoren wurde unter der Annahme verzichtet, daß diese Einflüsse während der Hospitalisierung der Kranken für die Fragestellung von untergeordneter Bedeutung seien (Tab. 4).

Umformung von Items zu Faktoren

Die 16 Skalen zur subjektiven Befindlichkeit wurden mittels Faktoren-Analyse [30] daraufhin untersucht, ob sie Teilaspekte einiger weniger übergeordneter und quantifizierbarer Einflußgrößen («Faktoren», z. B. körperliche Schwäche, psychische Belastung, Folgen der Tumortherapie) darstellen.

Die einzelnen Skalen des LASA-Fragebogens korrelieren in unterschiedlicher Weise miteinander. Mit Hilfe geeigneter statistischer Verfahren sollten die 16 Skalen zu den subjektiven Beschwerden auf wenige unabhängige und quantifizierbare Faktoren reduziert werden. Zusätzlich zur inhaltlichen Beschreibung und Benennung dieser Faktoren sollte nach Durchführen der Faktorenanalyse für jeden Patienten pro Befragungstag ein Faktoren-Meßwert pro Einflußgröße vorliegen, mit dessen Hilfe die Befindlichkeit zu den therapeutischen Bemühungen in Beziehung gesetzt werden konnte.

Die Berechnungen über 16 Fragen für 220 Untersuchungstage von 13 Patienten wurden mit dem SPSS-Programm von Nie durchgeführt. Die Methodik ist bei Thomas [26] ausführlich beschrieben, der Ablauf wird wie folgt zusammengefaßt:
– Transformation der LASA-Rohwerte in normalverteilte z-Werte mit Mittelwert 0,0 und Standardabweichung 1,0.
– Transformation der 16 korrelierten Variablen in ebenso viele unkorrelierte Hauptkomponenten.

Tabelle 5. Faktoren der subjektiven Befindlichkeit und Ladungen der LASA-Items nach Varimax-Rotation [17]

LASA-Items	Faktor 1 Erschöpfung	Faktor 2 Dysphorie	Faktor 3 Nebenwirkungen
negatives Körperbefinden	*0,905*	0,106	0,239
negatives Allgemeinbefinden	*0,872*	0,174	0,290
negative Lebensqualität	*0,809*	0,375	0,220
Schwäche	*0,719*	0,335	0,243
Hilflosigkeit	*0,633*	*0,505*	0,077
Schmerz	*0,533*	0,332	0,328
Hoffnungslosigkeit	0,100	*0,800*	0,137
Sorge	0,259	*0,797*	−0,080
Angst	0,319	*0,786*	0,190
Unruhe	*0,559*	*0,615*	0,203
Stomatitis	0,134	*0,556*	0,282
Schlaflosigkeit	−0,010	0,000	−0,060
Übelkeit	0,204	0,220	*0,869*
Brechreiz	0,167	0,087	*0,829*
Anorexie	*0,492*	−0,060	*0,635*
Geschmacksstörungen	0,299	0,232	*0,530*

– Varimax-Rotation von vier ausgewählten Hauptkomponenten, welche zusammen über 70% der Gesamtvarianz erklären.

Mit der Varimax-Rotation wurden die Hauptkomponenten zu Faktoren transformiert, bei denen nur einige Variablen (Items) mit einem bestimmten Faktor korrelieren und die Ladungen der übrigen gegen 0 streben (Tab. 5).

Auf Faktor 1 laden hauptsächlich die Items: Negative Lebensqualität, beeinträchtigtes Allgemeinbefinden, schlechtes Körperbefinden, Schwäche, Schmerz und – gemeinsam mit Faktor 2 – Unruhe und Hilflosigkeit, sowie mit Faktor 3 Anorexie. Faktor 1 wurde deshalb als «Allgemeine Beeinträchtigung des subjektiven Befindens (Erschöpfung)» bezeichnet.

Entsprechend der Hauptladungen (siehe die kursiven Ladungen in Tabelle 5) wurden die weiteren Faktoren folgendermaßen bezeichnet: Faktor 2: «Beeinträchtigung des psychischen Befindens (Dysphorie)»;

Faktor 3: «Subjektive körperliche Beschwerden als Folge der Tumortherapie (Nebenwirkungen)».

Diese Faktoren stimmen nominell weitgehend mit den in der Literatur angegebenen Befindlichkeits-Aspekten überein: Erschöpfung = Fatigue, Malaise, Physical Distress; Dysphorie = Psychological Distress, Emotional Disturbance; Nebenwirkungen = Gastrointestinal Complaints, Alimentary Disturbance.

Für jeden Probanden wurden mit Hilfe einer Regressionsmethode individuelle Faktorenwerte berechnet mit einem Mittelwert 0 und einer Standardabweichung 1, ohne Korrelation untereinander.

Korrelation zwischen Faktoren der subjektiven Befindlichkeit und Ernährungsverhalten

Die ermittelten Faktoren wurden mit der wöchentlichen Energieaufnahme der Patienten korreliert, sowie mit den Gewichtsveränderungen pro Woche und der Einschätzung der Speisen-Qualität durch den Patienten (Tab. 6).

Es fiel dabei auf, daß die Minderung der Nährstoff-Zufuhr primär mit dem Faktor «Nebenwirkungen» und erst in zweiter Linie mit «Erschöp-

Tabelle 6. Korrelationen zwischen Befindlichkeits-Faktoren, Ernährungs-Parametern, das Ernährungsverhalten beeinflussende Beschwerden (ANE-Syndrom) und Akzeptanz der Krankenhauskost während der Behandlung der akuten Leukämie [17]

Parameter	Faktor 1: Erschöpfung	Faktor 2: Dysphorie	Faktor 3: Nebenwirkungen
Gewichtsverlust (% Vorwoche)	0,3985**		
Nährstoff-Aufnahme (Kcal/kg OKG)	−0,2412*		−0,3989**
Anorexie (LASA-Wert)	−0,4926**		0,6350**
Übelkeit (LASA-Wert)			0,8699**
Erbrechen (LASA-Wert)			0,8298**
Geschmacksstörung (LASA-Wert)			0,5301**
Speisen-Akzeptanz (LASA-Wert)			−0,5041**
Stomatitis (LASA-Wert)		0,5569**	0,2822**

* − $p < 0,01$; ** − $p < 0,001$

fung» korreliert, die Veränderung des Körpergewichtes allein mit «Erschöpfung». Eine multiple Regressionsanalyse bestätigte diese Beziehungen. Statistisch signifikante Korrelationen zwischen Dysphorie und Ernährungsparametern waren in Übereinstimmung mit den Befunden von Holland [12] nicht nachweisbar. Im Gegensatz zu den Befunden von Christensen [6] und Holland [12] fanden wir keine Interaktionen zwischen Schlafbedürfnis und Ernährungsverhalten.

Die Reduktion von Nahrungsaufnahme und Ernährungszustand korrelierte bei dem untersuchten Kollektiv mit solchen subjektiven Beschwerden, welche in typischer Weise bei onkologischen Patienten auftreten: Schwäche und Appetitlosigkeit [15].

Von besonderer klinischer Relevanz ist unseres Erachtens die Erkenntnis, daß sich Ernährungsverhalten für das Individuum nicht vorhersehen läßt. Wie bereits für die postoperative Phase bekannt, kommt es nach relativ standardisiertem Trauma zu individuell unterschiedlicher Entwicklung von Schwäche und Gewichtsverlust [6]. Dies bestätigen varianzanalytische Untersuchungen zum Effekt unterschiedlicher Zytostatika-Regime auf das subjektive Befinden der einzelnen Patienten [17]. Demnach war die Wertung der Beschwerden unabhängig von der Art der Chemotherapie für ein Individuum immer gleich: Nicht das therapiespezifische Ausmaß der Nebenwirkungen, sondern ausschließlich die persönliche Fähigkeit, mit den Beschwerden umzugehen, bedingt somit das Verhalten.

Welches ist nun der auslösende Faktor für die Entwicklung und den Verlauf der Mangelernährung? Aus den Korrelationsberechnungen ließen sich folgende Problem-Paare bilden:
1. Nebenwirkungen – Kostakzeptanz
2. Kostakzeptanz – Nahrungsaufnahme
3. Nahrungsaufnahme – Gewichtsverlauf
4. Gewichtsverlauf – Erschöpfung.

Diese Beziehungen lassen unseres Erachtens darauf schließen, daß das Ernährungsverhalten überwiegend durch die individuelle Belastung der studierten Patienten infolge der Krankheits- und/oder Therapie-induzierten Nebenwirkungen (vorrangig der Anorexie) beeinflußt war. Hiervon abhängig traten Akzeptanz oder Ablehnung der angebotenen Kost auf, sowie ausreichende bzw. unzureichende spontane Ernährung.

Es empfiehlt sich, die beschriebenen statistischen Beziehungen zwischen Ernährungsverhalten und subjektivem Befinden in weiteren Studien daraufhin zu untersuchen, welche der beiden Größen (Appetitlosigkeit oder Schwäche) vorrangig die Entwicklung der Mangelernährung bedingt und somit intensiverer therapeutischer Bemühungen bedarf.

Diese Ergebnisse bestätigen die wiederholt geäußerte Ansicht, daß die Beeinträchtigung des subjektiven Befindens mit unzureichender oraler Nahrungsaufnahme in enger Beziehung steht.

Literatur

1. Aaronson NK, Bakker W, Stewart AL, et al: A multi-dimensional approach to the measurement of quality of life in lung cancer clinical trials, in Aaronson NK, Beckman J (eds): Quality of life in cancer patients. EORTC Monograph series. New York, Raven Press, 1987.
2. Aitken RCB: Measurements of feelings using visual analogue scales. Proc R Soc Med 1969;62: 989–993.
3. Bruning PF, Egger RJ, Gooskens AC, et al: Dietary intake, nutritional status and well-being of cancer patients: a prospective study. Eur J Cancer Clin Oncol 1985;21: 1449–1459.
4. Brunner KW: Beurteilung der Lebensqualität bei Tumortherapie. Schweiz med Wschr 1976;106:1165–1167.
5. Campbell A, Converse PH, Rodgers E: The Quality of American Life. Perceptions Evaluations and Satisfactions. New York, Sage, 1976.
6. Christensen T, Bendix T, Kehlet H: Fatigue and cardiorespiratory function following abdominal surgery. Br J Surg 1982;69:417–419.
7. Cushman KE: Symptom management: A comprehensive approach to increasing nutritional status in the cancer patient. Sem Oncol Nurs 1986;2:30–35.
8. De Haes JCJM, Pruyn JFA, van Knippenberg FCE: Klachtenlijst voor krankerpatienten. Eerste ervaringen. Med Tijdschr Psych 1983;38:403–442.
9. Aaronson NK, Bullinger M, Ahmedzai S: A modular approach to quality of life assessment in clinical trials. Recent Results Cancer Res 1988;111:231–249
10. Feinstein AR: Clinimetric Perspectives. J Chron Dis 1987;40:635–640.
11. Heinrich RL, Schag CC, Ganz PA: Living with cancer: The cancer inventory of problem situations. J Clin Psych 1984;40:972–980.
12. Holland JCB, Rowland J, Plumb M: Psychological aspects of anorexia in cancer patients. Cancer Res 1977;37:2425–2428.
13. Holmes S, Dickerson J: The quality of life: design and evaluation of a self-assessment instrument for use with cancer patients. Int J Nurs Stud 1987;1:15–24.
14. Karnofsky DA, Abelman WH, Craver LF, Burchenal JH: The use of nitrogen mustards in the palliative treatment of carcinoma. Cancer 1948;1:634–656.
15. Lanham RJ, Digiannantonio AF: Quality-of-life of cancer patients. Oncol 1988; 45:1–7.
16. Ochs J, Mulhern R, Kun L: Quality-of-life assessment in cancer patients. Am J Clin Oncol (CCT) 1988;11:415–421.
17. Ollenschläger G: Diagnostik und Therapie der Mangelernährung onkologischer Patienten während aggressiver Tumortherapie. Köln, Habilitationsschrift, Medizinische Fakultät, 1989.

18 Padilla GV, Presant C, Grant MM: Quality of life index for patients with cancer. Res Nurs Health 1983;6:117–126.
19 Padilla GV: Psychological aspects of nutrition and cancer. Surg Clin N Amer 1986;66: 1121–1135.
20 Priestman TJ, Baum M: Evaluation of quality of life in patients receiving treatment for advanced breast cancer. Lancet 1976;i899–901.
21 Schag CC, Heinrich RL, Aadtlandt RL, Ganz PA: Assessing problems of cancer patients: Psychometric properties of the Cancer Inventory of Problem Situations. Health Psychol 1990;9:83–102.
22 Schara J: Was bedeutet Lebensqualität bei Krebs? in Aulbert E, Niederle N (eds): Die Lebensqualität des chronisch Krebskranken. Stuttgart, Thieme, 1990, pp 1–14.
23 Schipper H, Clinch J, McMurray A, Levitt M: Measuring quality of life of cancer patients: the functional living index – cancer patients: development and validation. J Clin Oncol 1984;2:472–483.
24 Selby PJ, Chapman JAW, Etazadi-Amoli J, Dalley D, Boyd NF: The development of a method for assessing the quality of life of cancer patients. Br J Cancer 1984;50:13–22.
25 Slevin ML, Plant H, Lynch D, Drinkwater J, Gregory WM: Who should measure quality of life, the doctor or the patient? Br J Cancer 1988;57:109–112.
26 Spitzer WO, Dobbson AJ, Hall J, et al: Measuring the quality of life of cancer patients. A concise QL-index for use by physicians. J Chron Dis 1981;34:585–597.
27 Thomas W: Leistungspsychologische Untersuchungen an Patienten mit Diabetes mellitus. Bonn, Inaugural-Dissertation der Philosophischen Fakultät, 1980.
28 Thomas W, Schonecke OW: Testpsychologie, in Adler R, Herrmann JM, Köhle K, Schonecke OW, von Uexküll T, Wesiack W (eds): Uexküll – Psychosomatische Medizin. München, Urban & Schwarzenberg, 1990, pp 227–240.
29 Tüchler H, Lutz D (eds): Lebensqualität und Krankheit. Köln, Dtsch Ärzte, 1991.
30 Überla K: Faktoren-Analyse. Heidelberg, Springer, 1971.
31 von Kerekjarto M, Schug S: Psychosoziale Betreuung von Tumorpatienten im ambulanten und stationären Bereich. Nagel GA, Sauer R, Schreiber HW (eds): Akt Onkol. München, Zuckschwerdt, 1987, vol 37, p 83.
32 Van Knippenberg FCE, de Haes JCJM: Measuring quality of life of cancer patients: psychometric properties of instruments. J Clin Epidemiol 1988;41:1043–1053.

Schauder P (Hrsg): Ernährung und Tumorerkrankungen.
Basel, Karger, 1991, pp 363–383.

Verbesserung der Erfolge und Reduktion von Nebenwirkungen der Tumorchirurgie durch künstliche Ernährung

Peter Schlag, Christiane Decker-Baumann

Chirurgische Universitätsklinik Heidelberg

Einleitung

Bei Tumorpatienten, die sich einem chirurgischen Eingriff unterziehen müssen, ist die postoperative Komplikationsrate und der Verlauf von verschiedenen Faktoren, wie z. B. Schwere und Dauer der Operation, dem präoperativen Ernährungsstatus, dem Alter, aber auch den präoperativen Zusatzbehandlungen (Chemo-, Strahlentherapie), abhängig.

Die chirurgische Therapie kann auf vielerlei Art zu einem schlechten Ernährungsstatus beitragen. Schon im Verlauf der Vorbereitung auf eine Operation kann es zu erheblichen Einschnitten in der Ernährung kommen. Da sind die oft erheblichen Zeiträume mit Nahrungskarenz zu erwähnen, bedingt durch die ausführlichen Diagnoseverfahren; aber auch die Nahrungskarenz während und unmittelbar nach dem operativen Eingriff. Wird dabei nicht über die künstliche Ernährung eingegriffen, können schon hier wesentliche Defizite an Energie und Protein entstehen. Des weiteren ergeben sich Ernährungsprobleme, wenn das Operationsgebiet unmittelbar den Bereich der Nahrungsaufnahme oder der Verdauung betrifft.

Ziel der Ernährungstherapie ist es deshalb,

– den Patienten in einem möglichst guten Ernährungsstatus zu halten,

– präoperativ einen nutritiven Mangelzustand zu beheben,

– Folgeproblemen der Mangelernährung, z. B. einer Abwehrschwäche, vorzubeugen,

– eine bessere Toleranz tief einschneidender weiterer Therapien (Chemo- und Strahlentherapie) zu erreichen.

Zur Verwirklichung dieser Ziele ist eine exakte Ernährungsanamnese erforderlich. Sie umfaßt den augenblicklichen Ernährungsstatus, die medizinische Anamnese, das Eßverhalten, die Ernährungsgewohnheiten sowie die ausführliche Erkundung aller damit in Zusammenhang stehenden Probleme. Daraus ergibt sich das folgende Therapiekonzept.

Erfassung des Ernährungsstatus (Abb. 1)

Die Erfassung des Ernährungsstatus dient der Diagnose und Quantifizierung einer Fehl- bzw. Mangelernährung, um bereits präoperativ ernährungstherapeutische Maßnahmen einleiten zu können. Zur Beurteilung des Ernährungsstatus werden anthropometrische, immunologische und laborchemische Methoden eingesetzt bzw. multivariable Indizes berechnet.

Speziell für Karzinom-Patienten in der Chirurgie entwickelten Mullen et al. [8] einen prognostischen Ernährungsindex (PNI). Dieser Index kalkuliert das postoperative Operationsrisiko anhand von Serum-Albumin- und Transferrin-Konzentration, Trizeps-Hautfaltendicke und verzögerter Immunreaktivität gegenüber Standardantigenen:

PNI (Prognostic Nutritional Index) [8, 9]

$PNI\% = 158 - 16{,}6\,Alb - 0{,}78\,TSF - 0{,}20\,TFN - 5{,}8\,DH$
Alb = Serumalbumin (g/100 ml)
TSF = Trizepshautfalte (mm)
TFN = Serumtransferrin (mg/100 ml)
DH = Hauttest mit 3 ubiquitären Antigenen
  0 = keine Induration
  1 = Induration < 5 mm
  2 = Induration > 5 mm

In einer Serie von 159 Patienten, die einem elektiven, kurativen oder palliativen operativen Eingriff unterzogen wurden, sind die PNI-Indices bestimmt worden. Patienten mit PNI-Werten über 40% hatten ein 6fach höheres Risiko postoperativer Mortalität als Patienten mit einem PNI-Wert unter 40% [9].

Ein weiterer Index, der Ernährungsindex (EI) nach Müller et al. [18], wurde anhand einer schrittweisen Diskriminanzanalyse entwickelt:

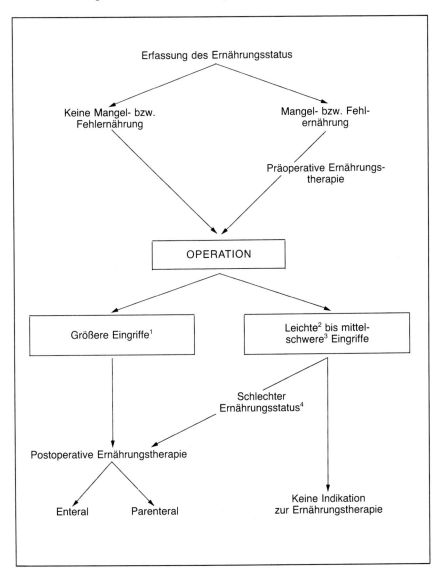

Abb. 1. Therapiekonzept. [1] Gastrektomie, OP nach Whipple, Ösophagusresektion, Hemihepatektomie. [2] Staging-Laparotomie, Probelaparotomie von Malignomen. [3] Hemicolektomie rechts bzw. links, Rektumextirpation. [4] PNI% <40, EI ≤−1,00 bzw. LBM unter dem Normalwert für das entsprechende Alter und Geschlecht.

Ernährungsindex (EI) [7]

Ernährungsindex: 1,9579
                   − 0,0017 × IgM (mg/dl)
                   + 0,0188 × Präalbumin
                   − 0,0075 × Komplementfaktor C_3 (mg/dl)
                   − 0,0066 × Fibrinogen (mg/dl)
                   + 0,003 × Cholesterin (mg/dl)
                   − 0,1858 × Retinolbindendes Protein (mg/dl)
                   + 0,6636 × Thyroxinbindendes Globulin (mg/dl)

Die prospektive Überprüfung dieses Index bei 211 Karzinom-Patienten zeigte, daß mit zunehmendem Ausmaß der Mangelernährung, entsprechend einem fallenden Index, die postoperative Komplikationsrate und Klinikletalität bei Resektionen wegen eines Karzinoms ansteigt [7].

Die diagnostische Wertigkeit der einzelnen Parameter, aber auch der Indices, wird in der Literatur kontrovers diskutiert [1–6]. Während verschiedene Arbeitsgruppen [4, 5, 10] pathologische Serum-Albumin-Werte bezüglich ihrer Spezifität, Sensitivität und Validität den multivariablen Indices gleichsetzen, zweifeln andere Autoren diese Aussage an, nicht zuletzt wegen der biologischen Halbwertszeit des Albumins von 20 d [3, 11].

Eine relativ neue Methode zur Erfassung des Ernährungsstatus ist die bioelektrische Widerstandsmessung (BIA: Bioelectrical Impedance Analysis) zur Bestimmung der Körperzusammensetzung: Über Elektroden an Hand und Fuß wird ein Wechselstrom von 800 Mikroampère durch den Körper geleitet. In Abhängigkeit von der Körperzusammensetzung wird dabei ein Ohmscher sowie kapazitiver Widerstand gemessen. Zusammen mit den anthropometrischen Basisdaten (Geschlecht, Alter, Körpergewicht und -größe) werden mittels entsprechender Software das Körperfett, die Magermasse (lean body mass) und das Gesamtkörperwasser sowie der Grundumsatz berechnet. Mit dieser Messung können somit weitere Parameter der Ernährung erfaßt werden.

In einer prospektiven Studie untersuchten wir die klinische und prognostische Wertigkeit dieser Methode an 115 unselektionierten Karzinom-Patienten, die sich einem operativen Eingriff unterziehen mußten. Schwere operative Eingriffe, wie z. B. Ösophagus-Resektion, Gastrektomie, Whipple-OP, Hemihepatektomie, wurden bei 81 Patienten, leichte operative Eingriffe, wie z. B. explorative Laparotomie, Kathetereinlage, wurden bei 34 Patienten durchgeführt [12]. Alle postoperativen Komplikationen wurden bis zur Entlassung aus dem stationären Aufenthalt erfaßt. Zur Minimierung anderer Einflußgrößen wurden nur Patienten berücksichtigt, die von einem Operateur nach standardisierter Operationstechnik und perioperativer Therapie behandelt wurden.

Klinische und prognostische Wertigkeit der BIA an 115 unselektionierten Karzinom-Patienten

Patienten n = 115; m: 60 (52%), w: 33 (48%)	
Diagnose:	
Ösophagus-Ca	10 (9%)
Magen-Ca	31 (27%)
Kolorekt.-Ca	38 (33%)
Leber-Ca	16 (14%)
Andere	20 (17%)
Operation:	
Ösophagus-Resektion	8 (7%)
Gastrektomie	17 (15%)
Magenteilresektion	7 (6%)
Hemikolektomie	17 (15%)
Anteriore Rektum-Resektion	12 (11%)
Rektum-Exstirpation	5 (4%)
Hemihepatektomie	7 (6%)
Whipple-OP	3 (3%)
Sonstige	39 (33%)
Insgesamt: schwere OP	n = 81 (70%)
leichte OP	n = 34 (30%)

Die schweren postoperativen Komplikationen, d. h. Komplikationen, die eine Intensivüberwachung bzw. Re-Operation erforderlich machen, zeigten eine deutliche Abhängigkeit von der relativen Magermasse (LBM). Dementsprechend konnte eine Risikogruppe definiert werden, deren Magermasse unter dem «funktionellen Normalgewicht» lag.

Risikogruppe

$LBM^*_{normal} - LBM_{ist} \geq 0$

LBM^* normal = LBM entsprechend Normtabellen für Alter und Geschlecht, bezogen auf das Broca-Gewicht

LBM-Normtabelle

Alter	< 30 J	31–40 J	41–50 J	51–60 J	> 60 J
Männer	86%	85%	84%	82%	81%
Frauen	77%	76%	75%	74%	73%

Die Rate schwerer Komplikationen in dieser Risikogruppe war mit 31% im Vergleich zur Nicht-Risiko-Gruppe mit 10% signifikant erhöht (p = 0,02 Wilcoxon).

	n	Komplikationen		
		gesamt	leichte*	schwere**
Gesamt	115 (100%)	34 (30%)	11 (10%)	23 (20%)
Risikogruppe	55 (48%)	21 (38%)	4 (7%)	17 (31%)
Nicht-Risiko-Gruppe	60 (52%)	13 (22%)	7 (12%)	6 (10%)

* Wundinfekte, leichte Pneumonie u. a.
** schwere Pneumonie, Sepsis, Anastomoseninsuffizienz u. a.

Somit erwies sich die relative Magermasse, als indirektes Maß für die Funktionsreserven des Körpers, als sensibler Indikator zu Identifizierung von Risikopatienten im Hinblick auf postoperative Komplikationen (Abb. 2).

Präoperative Ernährungstherapie

Nachdem ein Zusammenhang zwischen Ernährungsstatus und postoperativer Komplikationen nachgewiesen werden konnte, wurde auch der positive Einfluß einer präoperativen Ernährungstherapie bei Mangelernährten auf den postoperativen Verlauf bestätigt. Offen ist jedoch noch immer die Frage der Indikation, Dauer und evtl. Art der nutritiven Therapie. Die Indikation für ein präoperatives Ernährungsregime ist zu stellen, wenn eine Mangelernährung diagnostiziert werden konnte (Abb. 3).

Die Optimierung des Ernährungsstatus im präoperativen Stadium durch orale Nahrungsaufnahme scheitert oft an tumorbedingten Nahrungsmittelaversionen, Inappetenz, gastrointestinalen Obstruktionen sowie Nüchternperioden, bedingt durch die ausführlichen präoperativen

```
       Datum  : 02/01/90
       Uhrzeit : 09:24:25

Name : R.M.
Alter: 56
Geschlecht : W
Gewicht  :   69.0 kg
Größe    :  153.0 cm
Aktivitätsgrad  : KA
Widerstand : 552 Ohm
Reaktanz   :  50 Ohm

-----------------------------

       GESAMTE KÖRPERFETT,
        36.5 %,  25.2 kg

       GESAMTE MAGERMASSE
        63.5 %,  43.8 kg

           Verhältnis
       Magermasse/Fett  1.7

          EMPFOHLENER
         GEWICHTSBEREICH
       60.8 kgs bis  64.4 kgs

        GESCHÄTZTER BASALER
           STOFFWECHSEL

          1397 Kalorien

       GESAMTE KÖRPERWASSER
         46.1 %,  31.8 L

           EMPFOHLENE
         GEWICHTSABNAHME

Gewichtverlust  :   6.4 kg
Kalorien pro Tag : 1000
Abnahmetempo : 0.6 kg/wk
Tag bis zur
Zielerreichung  :   76
```

Abb. 2. Ausdruck der Daten aus einem BIA-Gerät.

Diagnoseverfahren. Aus diesem Grunde ist eine parenterale Ernährungstherapie häufig das Mittel der Wahl.

Für eine adäquate Ernährungstherapie muß zunächst der Energiebedarf des Tumorpatienten berechnet werden. Der Grundumsatz kann über die bereits vorgestellte BIA-Messung analysiert werden oder alternativ dazu nach der Harris-Benedict-Gleichung berechnet werden. Durch Mul-

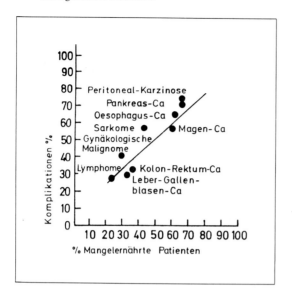

Abb. 3. Korrelation von Mangelernährung und postoperativen Komplikationsraten bei verschiedenen malignen Tumoren (nach Meguid und Meguid, 1985 [13]).

tiplikation dieses Wertes mit Aktivitäts-, Streß- und Verletzungsfaktoren erhält man den Energiebedarf [30]. Dieser liegt in der Regel zwischen 30–40 kcal/kg KG, kann jedoch bis zu 60 kcal/kg KG betragen, wobei als Bezugsgröße das optimale Körpergewicht (OKG) gewählt werden sollte.

OKG (kg) = Broca-Gewicht − (a × b)

Broca-Gewicht = Körpergröße in cm − 100
a = Broca-Gewicht − 52
b = 0,2 für Männer, 0,4 für Frauen

Der tägliche Proteinbedarf wird bei einer Zufuhr von 1–1,5 gAS/kg KG gedeckt. Die Zufuhr kann aber bei starker Malnutrition auf 2–3 gAS/kg KG/d erhöht werden. Der Glukosebedarf sollte mit maximal 5 g/kg KG gedeckt werden, wobei die restliche Energie durch Fettemulsionen abgedeckt werden sollte. Die Zugabe von Fettemulsionen zur parenteralen Ernährung erscheint gerade im Hinblick auf den Tumorstoffwechsel sinnvoll, da Glukose eine bevorzugte Energiequelle des Tumors ist und eine erhöhte Glukosezufuhr möglicherweise das Tumorwachstum unterstützt. Entscheidend für den Aufbau von körpereigenem Protein ist, daß pro g Stickstoff 120–200 kcal zur Verfügung stehen. Damit wird vermieden, daß die Aminosäuren als Energiedonatoren verstoffwechselt werden und als Proteinbausteine verloren gehen. Elektrolyte und Spurenelemente sollten entsprechend dem Bedarf infundiert werden, wobei Blutwerte als Kontrollen dienen. Vitamine sollten ebenfalls dem Bedarf entsprechend substituiert werden, da vor allem die Gruppe der B-Vitamine als Coenzyme des Protein-, Kohlenhydrat-, Fettstoffwechsels von Bedeutung sind. Zur Vermeidung von Vitaminmangelerscheinungen hat sich die Gabe von Multivitaminpräparaten, in Abhängigkeit von der Dosierung täglich oder alle 2–3 Tage, zur Deckung des Bedarfs wasserlöslicher und fettlöslicher Vitamine bewährt.

Während für die Zusammensetzung der parenteralen Ernährung relativ einheitliche bedarfsadaptierte Empfehlungen erstellt wurden, hält die Diskussion um die Dauer einer effektiven präoperativen parenteralen Ernährungstherapie noch an.

In mehreren Studien wurde der Einfluß der präoperativen parenteralen Ernährung auf die postoperative Komplikationsrate und Klinikletalität bei Karzinompatienten untersucht. Die Ergebnisse zeigten eine Minderung postoperativer Komplikationen und letztendlich eine Verbesserung der Prognose: Bellantone et al. [14] ernährten 49 mangelernährte Patienten parenteral als Supplement zur oralen Ernährung in einem Zeitraum von 7 Tagen. Signifikante Unterschiede zwischen Kontroll- und Therapiegruppe fanden sie lediglich bei mangelernährten Karzinompatienten, während die Unterschiede bei benignen Erkrankungen keine Signifikanz aufwiesen. Aus ihren Ergebnissen schließen sie jedoch, daß eine adäquate präoperative Ernährungstherapie postoperative Komplikationen reduzieren kann, vor allem bei größeren gastrointestinalen Eingriffen und Vorliegen einer Malnutrition.

Starker et al. [15] untersuchten in ihrer Studie 32 mangelernährte Patienten, die präoperativ 5–14 Tage total parenteral ernährt wurden und einer größeren abdominellen Operation unterzogen wurden. Während der Ernährungstherapie ergaben sich 2 unterschiedliche Reaktionen auf die vollständig parenterale Ernährung: Das infolge der Mangelernährung expandierte extrazelluläre Flüssigkeitsvolumen verringerte sich bei einem Teil der Patienten und resultierte in einer Gewichtsabnahme sowie einem Anstieg des Serum-Albumin. Die anderen Patienten nahmen an Gewicht zu und hatten konstante bzw. erniedrigte Serumalbuminwerte infolge einer Flüssigkeitsretention und Expansion des extrazellulären Volumens. Der postoperative Verlauf war in beiden Gruppen unterschiedlich. In der Gruppe mit Flüssigkeitsretention (vor allem Tumorpatienten) war eine signifikant größere Anzahl an postoperativen Komplikationen zu verzeichnen. Eine weitere Studie ergab, daß Patienten, die zunächst mit Flüssigkeitsretention auf vollständig parenterale Ernährung reagierten, bei einer längeren Periode der vollständig parenteralen Ernährung von 3–4

Wochen postoperativ geringere Komplikationsraten hatten. Aus all diesen Resultaten folgerten die Autoren, daß 1 Woche vollständig parenterale Ernährung ausreicht, wenn die Diurese danach erfolgt, ansonsten muß die Dauer individuell auf den einzelnen Patienten abgestimmt werden, da die Flüssigkeitsretention ein erhöhtes Operationsrisiko bedeutet, deren Ursache untersucht werden sollte.

Von unterschiedlichen Reaktionen auf eine zweiwöchige präoperative parenterale Ernährung bei Patienten mit Ösophagus-Karzinom berichten auch Fan et al. [16]. In ihrer Studie nahmen jedoch beide Gruppen an Gewicht zu, und die Serumalbuminwerte änderten sich (Zunahme bzw. Abnahme). In der Gruppe mit erniedrigten Serumalbuminwerten war eine signifikant höhere Inzidenz postoperativer Komplikationen zu beobachten im Vergleich zur Gruppe mit erhöhten Serumalbuminwerten. Auch diese Autoren fordern aufgrund ihrer Ergebnisse, daß die Wirksamkeit einer längeren Periode der parenteralen Ernährung bei Patienten mit Flüssigkeitsretention zu prüfen sei, und lassen die Beantwortung der Frage nach einer optimalen Dauer der parenteralen Ernährung noch offen.

Die Beeinflussung der postoperativen Komplikationsrate durch eine 10tägige präoperative vollständig parenterale Ernährung untersuchte die Gruppe um Smith [17]. Im Verlauf der nutritiven Therapie konnten sie signifikante Zunahmen an Gewicht, der Trizepshautfaltendicke sowie der zellulären Immunität beobachten, während die Veränderung von Serumalbumin und -transferrin nicht signifikant waren. Lediglich ein Trend in der Reduzierung postoperativer Komplikationen war im Vergleich zwischen Kontroll- und Therapiegruppe festzustellen. Analog zu Müller et al. [18] schätzen diese Autoren die Erfassung des Immunstatus als Indikator für den Ernährungsstatus hoch ein. Eine Verbesserung dieses Parameters scheint nach ihrer Auffassung durch eine 10tägige präoperative Ernährung möglich, empfehlen aber auch, nach 10 Tagen Immunstatus und Plasmaproteine zu bestimmen, um evtl. eine Verlängerung der Ernährungstherapie bei pathologischen Werten vorsehen zu können.

Aufgrund des unterschiedlichen Patientengutes, der unterschiedlichen Kriterien zur Definition des Ernährungsstatus und zur Bewertung der Ergebnisse, lassen sich diese Studien nicht vergleichen. Der Grundtenor ist jedoch nahezu identisch: eine präoperative parenterale Ernährung weist bei deutlich mangelernährten Patienten sowie bei Patienten mit präoperativer Nahrungskarenz (z. B. bedingt durch präoperative Diagnoseverfahren, Obstruktionen) ein günstiges Nutzen-Risiko-Verhältnis auf [19, 20] (Tab. 1, 2).

Tabelle 1. Studien zur präoperativen Ernährungstherapie

Autor	Randomisierte kontrollierte Studie	n	Einschluß-kriterien	Kriterien für Mangelernährung	Erkrankung	TPE + orale Ernährung	TPE präop.	TPE postop.
R. Bellantone et al., 1988 [14]	prospektiv	100	größere Resektionen im GIT	Serumalbumin < 3,5% und/oder totale Lymphozytenzahl < 1500/mm³	benigne und maligne Erkrankungen des GIT	ja	7d	–
P. Starker et al., 1983 [15]	–	32	Mangelernährung, größere abdominelle Operation	Serumalbumin < 3,5% Gewichtsverlust > 10%	benigne und maligne Erkrankungen	–	5–14d	bis zur oralen Aufnahme
S. T. Fan et al., 1989 [16]	prospektiv	40	Ösophagus-Ca Dysphagie bezügl. fester und flüssiger Nahrung	Gewichtsverlust > 10%	Ösophagus-Karzinom	ja	14d	7d bis Gastrografinschluck
R. Smith et al., 1988 [17]	prospektiv	34	PNI > 30%	PNI > 30%	v. a. maligne Erkrankungen des GIT	–	12 +/- 3d	–
Müller et al., 1982 [18]	prospektiv	125	Ca im GIT ohne zwingende Indikation zur PE	Gewichtsverlust > 5 kg innerhalb von 3 Monaten Serumalbumin < 3,5% keine Reaktion auf intrakutanen Test	Ca im GIT	–	10d	Dauer nicht angegeben

Tabelle 2. Studien zur präoperativen Ernährungstherapie (TPE = vollständige parenterale Ernährung; PE = parenterale Ernährung)

Autor	Zusammensetzung der PE		Einfluß auf Ernährungsstatus präoperativ	Postoperativer Verlauf
	Nonproteinkalorien	Protein		
R. Bellantone et al., 1989 [14]	30 kcal/kg KG/d – 70 % Glukose – 30 % Lipide	200 mgN/kg KG = 1,25 gAS/kg KG		Signifikanter Unterschied bezüglich Infektion beim Vergleich der mangelernährten Untergruppen sowie bei Pat. mit Magen-Karzinom
P. Starker et al., 1983 [15]	Kalorienzufuhr 1,5 × Ruheumsatz – 50 % Glukose – 50 % Lipide	1,5–2 gAS/kg KG	Gewichtsverlust u. Anstieg des Serumalbumins oder Gewichtszunahme u. Abnahme des Serumalbumins bzw. unverändertes Serumalbumin	Signifikanter Unterschied postop. Komplikationen im Vergleich der Gruppe mit bzw. ohne Flüssigkeitsretention
S. T. Fan et al., 1989 [16]	40 kcal/kg/d Glukose Lipide	250 mgN/kg KG = 1,6 gAS/kg KG	Gewichtszunahme, Zunahme an N, Serumalbuminabnahme bzw. -zunahme; Hautfaltendicke, Armumfang blieben unverändert	Signifikanter Unterschied postop. Komplikationen im Vergleich der Gruppe mit Zunahme bzw. Abnahme von Serumalbumin
R. Smith et al., 1988 [17]	42–50 kcal/kg/d Glukose	1,9–2,5 gAS/kg KG	Gewichtszunahme Zunahme der Hautfaltendicke und zellulären Immunität	Weniger Komplikationen in der Kontrollgruppe, statistisch nicht signifikant
Müller et al., 1982 [18]	11 g Glukose/kg KG = 45 kcal/kg+d	1,5 gAS/kg KG	Gewichtszunahme, Anstieg kurzlebiger Proteine, IgM, Ig u. a., Anstieg der zellulären Immunität, Abnahme des Serumalbumins	Weniger Komplikationen in der Therapiegruppe, statistisch signifikant nur bei schwerwiegenden Komplikationen im Operationsgebiet

Postoperative Ernährungstherapie

In der postoperativen Phase müssen die metabolischen Besonderheiten des Postaggressionsstoffwechsels berücksichtigt werden. Die Reaktionen des Organismus auf eine «Aggression» lassen sich in 3 Phasen einteilen [21, 22] (Abb. 4).

Diskutiert wird derzeit vor allem über die Ernährungstherapie in der *Postaggressionsphase*, wenn ein oraler Kostaufbau nicht möglich ist. Im Vordergrund steht die Frage, inwieweit die katabole Stoffwechsellage in dieser Phase durch ein entsprechendes nutritives Regime korrigiert werden kann. Hypokalorisches bzw. hyperkalorisches parenterales oder enterales Ernährungsregime stehen im Mittelpunkt der Diskussionen.

Das hyperkalorische Konzept war in der Annahme entworfen worden, daß der Energiebedarf durch schwere operative Eingriffe stark erhöht wird. Energieumsatzmessungen von Altemeyer et al. [21] bei polytraumatisierten Intensivpatienten ergaben Werte zwischen 2000 und 3000 Kalorien pro Tag. Diese Ergebnisse liegen somit weit unter den oft vermuteten Energiebedarfszahlen von 4000–6000 kcal pro Tag. Als weiteres Argument gegen ein hyperkalorisches Konzept sind die Stoffwechselimbalanzen infolge der Hormondysregulation in der Postaggressionsphase zu nennen, die aufwendige Laborkontrollen nötig machen. Die Studie von Mory und Wehner [23] zeigte beim Vergleich eines hypokalorischen mit einem hyperkalorischen Konzept, daß die Komplikationsrate in der hyperkalorischen Gruppe höher ist.

Prinzipiell ist in der Postaggressionsphase ein stufenweiser Aufbau des Infusionsregimes angezeigt. Die Bedarfszahlen sollten in Abhängigkeit vom Ernährungszustand des Patienten berechnet werden. Empfehlenswert ist das hypokalorische Konzept bei Patienten mit gutem Ernährungszustand nach leichtem bis mittelschwerem operativen Eingriff [22, 25]. Zum errechneten Aminosäurenbedarf (1,5–2 gAS/kg KG) sollten zusätzlich pro g Aminosäure 10 kcal infundiert werden [22].

Das normokalorische Konzept sollte bei bereits präoperativer Malnutrition und nach größeren chirurgischen Eingriffen gewählt werden. Bei der Zusammenstellung des Infusionsregimes sind hierbei folgende Aspekte zu beachten:

1. Die maximale Glukoseumsatzkapazität ist aus o.g. Gründen herabgesetzt, d.h., Glukose muß einschleichend dosiert werden. Die Zufuhr sollte 2–5 mg/kg KG/min nicht überschreiten [24, 26].

2. Die Energieversorgung sollte bedarfsdeckend sein, um die Pro-

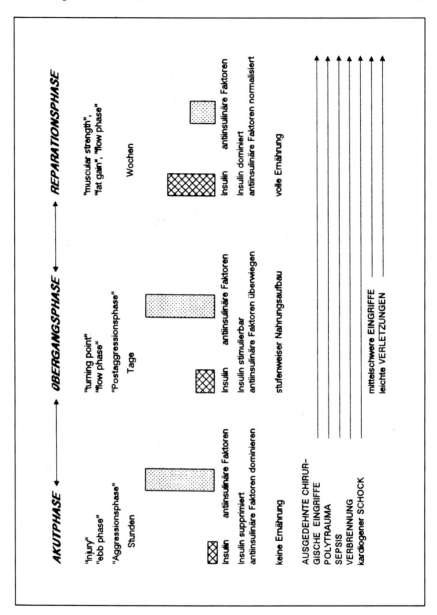

Abb. 4. Definition der einzelnen Phasen des posttraumatischen Stoffwechsels mit Hilfe der Relation zwischen dem Insulin und den anti-insulinären Hormonen (nach Altemeyer et al., 1984 [21]).

teinsynthese aus den parenteral zugeführten Aminosäuren zu unterstützen (siehe präoperatives Infusionsregime).

3. Es sollten 1,5–2,0 gAS/kg KG gegeben werden, um der Proteinkatabolie Rechnung zu tragen.

4. Ab dem 4. postoperativen Tag (evtl. sogar früher) können Fettemulsionen infundiert werden.

Das Ziel der Ernährungstherapie, die Proteinkatabolie zu verringern, wird am besten durch gleichzeitige Gabe von Kohlenhydraten und Aminosäuren erreicht. Reine Kohlenhydrat-Zufuhr vermindert die N-Ausscheidung um 25%, reine Proteinzufuhr um 50% und gemeinsame Gabe von Protein und Kohlenhydraten um 75% [27].

Die enterale Nährstoffapplikation als Alternative zur parenteralen Ernährung wird in der letzten Zeit immer häufiger in Erwägung gezogen. Das früher vertretene Konzept der postoperativen Magen-Darm-Atonie kann nicht mehr aufrechterhalten werden [28, 29].

Es bieten sich vor allem enterale Sonden an, da die Peristaltik des Dünndarms früher einsetzt als die des Magens. Gründe, die für diese Art der nutritiven Therapie sprechen, sind die physiologische Art der Nahrungszufuhr, Risikoverringerung sowie Kostenersparnis [30].

Studien zu dieser Art der Ernährungstherapie zeigen positive Ergebnisse: Mona et al. [31] ernährten 20 Patienten mit chirurgischen Eingriffen im Gastrointestinaltrakt per Jejunalsonde bereits 1–12 h postoperativ. Dabei wurde eine nährstoffdefinierte Sondenkost zunächst einschleichend dosiert (10 ml/h) und täglich gesteigert. Die Verträglichkeit war insgesamt sehr gut. Von den Patienten reagierten zwar 30% mit Diarrhö, die jedoch durch Drosselung der Zufuhr bzw. Umstellung auf eine chemisch definierte Diät behoben werden konnte. Zu positiven Resultaten kam auch die Gruppe um Pasurka [32]. Sie ernährten Patienten mit kolorektalem Karzinom über eine Nasojejunalsonde 2 Tage präoperativ und bereits 8 h postoperativ beginnend. Die Kalorienzufuhr wurde erhöht von 500 kcal am OP-Tag auf 3000 kcal am 3. Tag postoperativ. Die enterale Applikation verlief komplikationslos. Auch Bruning et al. [33] bewerten dieses Ernährungskonzept ebenfalls positiv. Auch in ihrer Studie mit Karzinom-Patienten im HNO-Bereich verlief die Ernährungstherapie komplikationslos.

Analog zur parenteralen Ernährung gelingt es auch mit der enteralen Ernährungstherapie nicht, die Proteinkatabolie zu verhindern. Laborkontrollen [32, 33] zeigten abfallende Werte der Plasmaproteine, die sich aber im Laufe der Ernährungstherapie normalisierten (Tab. 3).

Tabelle 3. Studien zur enteralen Ernährung in der postoperativen Phase

Autor	n	Art der Sondenapplikation	SK	Beginn	Enteraler Kostaufbau postoperativ		Komplikationen	Patienten
					Dauer	Dosierung		
D. Mona et al., 1983 [31]	20	Katheterjejunostomie Jejunalsonde	NDD	1–12 h postop.	keine Angaben	10 ml/h in den ersten 12 h, Steigerung bis 100 ml/h am 3. Tag postop.	30% Diarrhoe, Umstellung von NDD auf CDD bzw. Drosselung der Zufuhr führte zur Besserung	OP im GIT
B. Pasurka et al., 1984 [32]	14	Naso-Jejunalsonde	CDD	nach 8 h postop.	2d präop. OP-Tag 5d postop.	1000 Kal.–1. Tag postop., bis 3000 ab 3. Tag postop., zusätzl. 2d postop. Ringerlösung	keine	Kolon-Ca
P. F. Bruning et al., 1988 [33]	20	Naso-Gastralsonde	NDD	1. Tag postop.	3 Wochen	32 kcal/kg KG bzw. 43 kcal/kg KG	Übelkeit; verschwand nach Reduz. der Dosis	Ca im HNO-Bereich
Eigene Ergebnisse K. Buhl et al., 1990 [34]	20	Katheterjejunostomie Jejunalsonde	CDD	1. Tag postop.	6 Wochen	20 ml/h in den ersten 24 h Steigerung bis 100 ml/h am 7. Tag postop. danach 21 kcal/kg KG	Diarrhoe, Erbrechen, Schmerzen Reduzierung der Beschwerden durch Drosselung der Zufuhr war nur z. T. möglich	totale Gastrektomie (Magen-Ca)

NDD = nährstoffdefinierte Sondenkost
CDD = chemisch definierte Sondenkost

Die bisher vorgestellten positiven Ergebnisse der enteralen Nährstoffapplikation in der postoperativen Phase lassen sich nicht unbedingt generalisieren. Eine zur Zeit in unserer Klinik laufende Studie bei Patienten nach Gastrektomie konnte bisher die gute Verträglichkeit dieser Ernährungstherapie nicht bestätigen. Der Beginn des Kostaufbaus am 1. Tag postoperativ führte zu Unverträglichkeitsreaktionen, so daß unserer Meinung nach frühestens am 2. postoperativen Tag begonnen werden kann [34]. Zu klären ist immer noch die Frage, ob durch zeitliche Verzögerung der enteralen Applikation und wesentlich langsameren Aufbau die Verträglichkeit verbessert werden kann.

Zusammenfassend sei zu vermerken, daß eine Ernährungstherapie, beginnend ab dem 2.–3. postoperativen Tag, nach ausgedehnten chirurgischen Eingriffen im Gastrointestinaltrakt angezeigt ist, um die Proteinkatabolie zu mindern, die gerade bei Tumorpatienten mit defizitärem Ernährungsstatus zur Verschlechterung der Prognose (Komplikationsrate) führen würde.

Noch offene Fragen, die durch Studien geklärt werden sollten:

1. Erfassung des Ernährungsstatus
- Anthropometrische, laborchemische Veränderungen sind weniger sensibel und spezifisch als Veränderungen der body composition.
- Definition des Ernährungsstatus.
- BIA als Indikator zur Risikodefinition.

2. Präoperative Ernährungstherapie
- Dauer einer effektiven Therapie
- Art der Therapie
- Wie Erfolg kontrollieren
- Nutzen-Risiko-Verhältnis

3. Postoperative Ernährungstherapie
- Nutzen-Risiko-Verhältnis
- Enterale Therapie: Beginn, allgemeingültiger Plan zum Aufbau für die Routine
- Einsatz von mehrfach ungesättigten Fettsäuren (Fischöle), um Abwehrlage und Wundheilung zu begünstigen
- Beeinflussung der Proteinkatabolie im Postaggressionsstoffwechsel durch Pharmaka und Mediatoren, Wachstumshormon

---

Wie bereits angedeutet, werden die verschiedenen Parameter zur Erfassung des Ernährungsstatus in der Literatur kontrovers diskutiert. Neuere Untersuchungen beurteilen Bestimmungen der Körperzusammensetzung (body composition) als sensibler und spezifischer als anthropometrische oder laborchemische Untersuchungen [35]. Durch die Analyse der body composition kann die stoffwechselaktive Körpermasse (body cell mass bzw. lean body mass), der Körperwassergehalt sowie die Fettmasse ermittelt werden. Verletzungen, Nahrungskarenz und Infektionen führen zu Veränderungen der body cell mass, die somit zur Beurteilung des Ernährungsstatus herangezogen werden kann [35]. Die meisten Verfahren zur Bestimmung der Körperzusammensetzung, beispielsweise Densitometrie, aber auch neue Methoden wie die natürliche Ganzkörperkaliumzählung, Isotopenverdünnung, neutroneninduzierte Radioaktivität sind nur geeignet für die klinische Forschung [37]. Für den Einsatz in der klinischen Routine sind sie jedoch zu aufwendig. Eine Alternative stellt die bioelektrische Impedanzanalyse (BIA) dar. Mit dieser Methode kann ohne großen technischen und zeitlichen Aufwand die body composition annäherungsweise bestimmt werden. Die Identifikation von Risikopatienten im Hinblick auf postoperative Komplikationen ist nach unseren Ergebnissen mit der BIA-Messung möglich. Die Überprüfung der prognostischen Wertigkeit sollte jedoch noch anhand weiterer Studien bestätigt werden. Ob der Impedanzanalyse ein höherer Stellenwert als den konventionellen Methoden zur Erfassung des Ernährungsstatus zukommt, ist noch zu klären.

Die Frage nach der Dauer einer effektiven präoperativen parenteralen Ernährung als adjuvante Therapiemaßnahme zur Reduzierung postoperativer Komplikationen ist noch immer offen. Bisherige Studien konnten eine Effektivität nach Selektion von Risikopatienten nachweisen. Kriterien für die Indikation, Dauer, Art sowie Erfolgskontrolle der nutritiven Therapie sind noch zu erarbeiten. Bei der Evaluation von Nutzen und Risiko sollten die möglichen Komplikationen eines parenteralen Ernährungsregimes nicht außer acht gelassen werden.

Auch für eine postoperative Ernährungstherapie fehlen abgesicherte Richtlinien für den Einsatz sowie Infusionsschemata für die parenterale Ernährung, die ein günstiges Nutzen-Risiko-Verhältnis einkalkulieren. Weitere Studien sind zu der in letzter Zeit immer mehr zur Diskussion stehenden postoperativen enteralen Ernährung erforderlich. Da unsere negativen Erfahrungen mit dieser Form der frühen postoperativen Ernährung nicht mit denen anderer Studien übereinstimmen, halten wir es für denkbar, daß in Abhängigkeit vom chirurgischen Eingriff, Zeitpunkt des Beginns der Therapie und Aufbau der enteralen Ernährung positive Resultate zu erzielen sind. Weitere Studien sollten deshalb klären, nach welchen Operationen diese Art der nutritiven Therapie der parenteralen Ernährung gleichgestellt bzw. überlegen ist. Erforderlich für die Routine wäre auch ein allgemeinverläßlicher Plan zum Aufbau der enteralen Ernährung.

Da die postoperative Ernährung in der Postaggressionsphase die Stoffwechselveränderungen nicht korrigieren kann, stellt sich derzeit die Frage nach Substanzen, mit denen es gelingen könnte, die Proteinkatabolie zu minimieren. Neuere Untersuchungen von Manson und Wilmore [36] zeigten eine eiweißsparende Wirkung des Wachstumshormons in Kombination mit hypokalorischen Ernährungsregimen. Kontrollierte klinische Studien zu diesem Behandlungsregime stehen noch aus.

Literatur

1 Christou NV, Tellado-Rodriguez J, Chartrand L, et al: Estimating mortality risk in preoperative patients using immunologic nutritional and acute-phase response variables. Ann Surg 1989;7:69–77.
2 Debonis D, Pizzolato M, Zamboni M, et al: Quantitative nutritional assessment of 102 consecutive patients admitted to a general surgery ward in Buenos Aires, Argentina. Nut Int 1986;2(3):168–171.
3 Dempsey DT, Mullen JL, Buzby GP: The link between nutritional status and clinical outcome: Can nutritional intervention modify it? Am J Clin Nutr 1988;47:352–356.
4 Brenner U, Müller JM, Keller HW, et al: Der Vergleich prognostischer Ernährungsindizes zur präoperativen Erfassung von Risikopatienten. Infusionsther 1987; 14:215–221.
5 Leite JFMS, Antunes CF, Monteiro JCMP, et al: Value of nutritional parameters in the prediction of postoperative complications in elective gastrointestinal surgery. Br J Surg 1987;74:426–429.
6 Cafiero F, Gipponi M, Moresco L, et al: Selection of pre-operative haematobiochemical parameters for the identification of patients 'at risk of infection' undergoing surgery for gastro-intestinal cancer. Europ J Surg Oncol 1989;15:247–252.
7 Müller JM, Keller HW, Brenner U, et al: Adjuvante künstliche Ernährung in der Tumorchirurgie. Infusionsther 1986;13/3:126–132.
8 Mullen JL, Buzby GP, Matthews DC, et al: Reduction of operative morbidity and mortality by combined preoperative and postoperative nutritional support. Ann Surg 1980;192:604–613.
9 Smale BF, Mullen JL, Buzby GP, et al: The efficacy of nutritional assessment and support in cancer surgery. Cancer 1981;47:2375–2381.
10 Puchstein C, Mertes N, Nolte G: Erfassung des Ernährungszustandes. Infusionsther 1989;16:222–228.
11 Ollenschläger G: Indikationen und Methoden der klinischen Ernährung bei onkologischen Patienten. Klinische Ernährung. München, Zuckschwerdt, 1987, vol 25, pp 177–188.

12 Fritz T, Höllwarth I, Romaschow M, Schlag P: Klinische und prognostische Wertigkeit der Bioelektrischen Impedanzmessung bei Malignompatienten. Eur J Surg Oncol 1990;16:326–331.

13 Meguid MM, Meguid V: Preoperative identification of the surgical cancer patient in need of postoperative supportive total parenteral nutrition. Cancer 1985;55:258–262.

14 Bellantone R, Doglietto GB, Bossola M, et al: Preoperative parenteral nutrition in the high risk surgical patient. JPEN 1988;12:195–197.

15 Starker PM, Lasala PA, Askanazi J, et al: The response to TPN. Ann Surg 1983; 198:720–724.

16 Fan ST, Lau WY, Wong KK, et al: Pre-operative parenteral nutrition, randomized clinical trial. Clin Nutr 1989;8:23–27.

17 Smith RC, Hartemink R: Improvement of nutritional measures during preoperative parenteral nutrition in patients selected by the prognostic nutritional index: A randomized controlled trial. JPEN 1988;12:587–591.

18 Müller JM, Brenner U, Dienst C, et al: Preoperative parenteral feeding in patients with gastrointestinal carcinoma. Lancet 1982 (January); Special edition.

19 Detsky AS, Baker JP, O'Rourke K, et al: Perioperative parenteral nutrition: A meta-analysis. Annals Int Med 1987;107:195–203.

20 Heberer M: Trends der Stoffwechselforschung und der perioperativen Ernährungstherapie. Mitt Dt Ges Chir 1989;5:39–42.

21 Altemeyer KH, Seeling W, Schmitz JE, et al: Posttraumatischer Stoffwechsel – Grundlagen und klinische Aspekte. Anaesthesist 1984;33:4–10.

22 Hartig W: Postoperative Ernährung. Klinische Ernährung. München, Zuckschwerdt, 1987, vol 25, pp 16–26.

23 Mory M, Wehner W: Die hypokalorische Ernährung in der frühen postoperativen Phase bei Patienten nach kolorektalen Eingriffen. Infusionsther 1989;16:41–43.

24 Vogel WM, Guttmann J, Krieg N: Parenterale und enterale Ernährung bei Polytraumatisierten. Klinische Ernährung. München, Zuckschwerdt, 1987, vol 25, pp 27–39.

25 Scieszka S, Kampa U, Scigalla P: Postoperative parenterale Ernährung mit glucosehaltiger Komplettlösung. Wehrmedizin 1986;4:Sonderdruck.

26 Scigalla P, Hahn B: Möglichkeiten und Grenzen des Einsatzes von Glucose bei der vollständigen parenteralen Ernährung in der postoperativen Phase. Klinische Ernährung. München, Zuckschwerdt, 1986, vol 20 (Sonderdruck).

27 Dietze GJ: Prinzipien der künstlichen parenteralen und enteralen Ernährung. Klinische Ernährung. München, Zuckschwerdt, 1987, vol 25, pp 1–5.

28 Bruining HA, Schattenkerk ME, Obertrop H: Early postoperative feeding by needle jejunostomy as an alternative to total parenteral nutrition. World J Surg 1981; 5:436.

29 Moss G: Maintenance of gastrointestinal function after bowel surgery and immediate enteral full nutrition. JPEN 1981;5:215–220.

30 Höllwarth I, Schlag P (eds) in: Kompendium künstliche enterale Ernährung. Stuttgart, Kohlhammer (im Druck).

31 Mona D, Geroulanos S, Uhlschmid G: Die frühe postoperative enterale Ernährung mit der Jejunalsonde. Helv Chir Acta 1983;50:31–38.

32 Pasurka B, Filler D, Kahle M: Enterale Ernährung nach Colonresektionen. Chirurg 1984;55:275–279.

33 Bruning PF, Halling A, Hilders FJM, et al: Postoperative nasogastric tube feeding in

patients with head and neck cancer: A prospective assessment of nutritional status and well-being. Eur J Cancer Clin Oncol 1988;24:181–188.
34 Buhl K, Decker-Baumann C, Schlag P: Postoperative enterale Ernährung nach Gastrektomie (in Vorbereitung).
35 Tellado JM, Garcia-Sabrido JL, Hanley JA, et al: Predicting mortality based on body composition analysis. Ann Surg 1989;209:81–87.
36 Manson JM, Wilmore DW: Positive nitrogen balance with human growth hormone and hypocaloric feedings. Surg 1986;100:188–197.
37 Heberer M, Günther B: Praxis der parenteralen und enteralen Ernährung in der Chirurgie. Berlin, Springer, 1988, pp 314–316.

Schauder P (Hrsg): Ernährung und Tumorerkrankungen.
Basel, Karger, 1991, pp 384–398.

Chirurgie, Ernährung und Immunsystem: Ein Überblick

Eugen Faist, Linda Kabbash, Martin Storck, Wolfgang H. Hartl

Chirurgische Klinik und Poliklinik, Ludwig-Maximilians-Universität München und Cancer Research Institute, Harvard Medical School, Boston

«Die Chirurgie ist die kunstvolle Tätigkeit der Hände, die durch Diät und Pharmazie stark gemacht wird» (Ambroise Paré, französischer Chirurg, 1510–1590) [1].

Ziel dieser Arbeit ist es, die Auswirkung der Ernährung auf das Immunsystem zu diskutieren, insbesondere in Hinsicht auf eine Verbesserung der Abwehrlage in Streßzuständen, wie zum Beispiel bei Tumorleiden und nach chirurgischen Traumata. Die vorliegende Übersicht beschränkt sich auf drei spezifische Gruppen von Nahrungsstoffen, nämlich auf die Aminosäure Arginin, auf Nukleotide und auf Lipide. Im Rahmen der Chirurgie ist schon seit längerem die Wichtigkeit einer adäquaten Ernährung beim postoperativen oder posttraumatischen Patienten bekannt. Seit kurzem gibt es zusätzlich Hinweise auf eine wichtige Rolle des Immunsystems hinsichtlich der Morbidität und Letalität des Patienten [2–4]. Um die Immunantwort des Patienten zu verbessern, sollte sich die Denkweise des Chirurgen dahingehend ändern, daß er das Konzept einer ernährungsbezogenen Pharmakologie als einen neuen Ansatz zur Therapie des chirurgischen Patienten ansieht. Dieses Konzept sollte unter anderem die Benutzung einer gezielten Ernährungstherapie beinhalten, um Stoffwechselvorgänge im Rahmen des Immunsystems zu beeinflussen. Dies könnte entweder geschehen, um die Immunantwort zu verbessern (z. B. nach Verletzungen oder in der Sepsis bzw. bei onkologischen Patienten) oder um diese Antwort gesteuert zu reduzieren (z. B. nach Organtransplantationen).

Arginin

Arginin ist eine sogenannte halbessentielle Aminosäure. Arginin selbst ist nicht notwendig für das Wachstum und die Entwicklung des Menschen, aber diese Aminosäure besitzt vielfache und ausgeprägte sekretionssteigernde Wirkungen auf verschiedene endokrine Organe. Es konnte gezeigt werden, daß Arginin einen wichtigen Faktor beim Wachstum von immunkompetenten Zellen in Kultur darstellt und die proliferative Antwort auf Mitogene beeinflußt [5–7]. In weiteren Studien fand man, daß Arginin bei der DNA-Synthese eine Rolle spielt und zu einem geringen Grad auch bei der RNA- und Eiweißsynthese von immunkompetenten Zellen in Kultur [8]. Arginin wird zu Citrullin bzw. Ornithin umgebaut, und letztere Substanzen sind Vorläufer für Polyamine, die ebenfalls das Zellwachstum und die Zellteilung stimulieren. Ein anderer biochemischer Effekt des Argininumbaus zu Citrullin und Ornithin beruht auf der Produktion von Nitritoxiden, welche in Makrophagen schnell in Nitrate und Nitrite umgewandelt werden [9, 10]. Letztere Substanzen spielen eine wichtige Rolle sowohl bei der bakterientötenden wie auch bei der tumorbekämpfenden Aktivität des Makrophagen. Die Umwandlung von Arginin zu Nitraten und Nitriten wird ferner durch TNF-α- und γ-Interferon beeinflußt [11].

Aufgrund dieser bekannten Wirkungsweise von Arginin ist diese Substanz im Hinblick auf ihre Wirkung bezüglich der Immunantwort nach Verletzungen oder bei Tumorträgern untersucht worden. So konnte in Tierversuchen gezeigt werden, daß nach Trauma eine erhöhte diätetische Zufuhr von Arginin die Thymolyse und eine abnormale T-Zell-Funktion verhindern kann [12]. In Ratten, die Femurbrüchen unterzogen wurden, war es möglich, mit solchen Ernährungsregimen die Stickstoffbalance zu verbessern und die Immunantwort der Lymphozyten zu steigern [13]. Ebenfalls in Tierexperimenten war es möglich, nach Verbrennungsverletzungen durch eine mit Arginin angereicherte Diät die sogenannte verzögerte Hypersensitivitätsantwort auf Dinitrofluorbenzen zu verbessern. In Verbindung mit der verbesserten spezifischen Immunlage fand sich eine verbesserte Abtötung von Staphylococcus aureus, welcher subkutan injiziert worden war [14]. Ferner reduzierte Arginin signifikant die Letalität in Tieren, bei denen durch Ligatur des Coecums und Punktion eine schwere Peritonitis induziert worden war.

Zur Zeit gibt es jedoch nur wenige Studien, die sich mit der Auswirkung von Arginin im Rahmen eines Ernährungsregimes auf das Immunsystem beim Menschen beschäftigen. So konnte Barbul bei gesunden menschlichen Freiwilligen zeigen, daß eine erhöhte tägliche orale Arginin-Zufuhr signifikant die lymphozytäre Reaktion auf die Mitogene ConA und PHA steigerte. Ebenfalls zeigten postoperative Patienten, die im Rahmen einer enteralen Ernährung vermehrt Arginin erhielten, eine verbesserte Antwort der peripheren Lymphozyten auf Phytomitogene [15].

Was die Auswirkung von Arginin auf den Tumorstoffwechsel angeht, so sind die bisher verfügbaren Untersuchungen meistens an Tiermodellen durchgeführt worden. So konnte in Tiermodellen, bei denen Neoplasmen durch Karzinogene induziert wurden, wie z. B. Acetamid, gezeigt werden, daß eine verstärkte Zufuhr von Arginin sowohl das Auftreten wie auch die Größe des Tumors reduzieren kann [16]. Tiere, bei denen das Moloney Sarkomvirus inokuliert wurde und die mit einer argininhaltigen Diät ernährt wurden, wiesen längere Latenzzeiten im Hinblick auf die Entwicklung des Tumors und eine geringere Tumorgröße auf [17]. Zukünftige Studien bei onkologischen Patienten werden zeigen müssen, ob die spezifische Ernährung mit Arginin in der Tat auch zu positiven klinischen Auswirkungen auf das Tumorwachstum bzw. die Tumorgenese führen kann.

Die bisher vorliegenden Studien weisen darauf hin, daß Arginin eine immunstimulierende Wirkung besitzt. Die verbesserte Funktion von Lymphozyten und Makrophagen könnte wichtig sein, um die Immunfunktion postoperativ zu verbessern und um potentielle infektiöse Komplikationen zu verhindern.

Nukleotide

Die Nukleotide (Purine und Pyrimidine) spielen bei vielen biochemischen Reaktionen eine Rolle. Sie sind Vorläufer für die RNA- und DNA-Synthese und können als zelluläre Energiestoffe im Substratstoffwechsel dienen. Sowohl Purine wie auch Pyrimidine sind wichtig, um ein optimales Wachstum und eine optimale Funktion von stoffwechselaktiven Zellen zu erzielen [18]. Der notwendige Bedarf an Nukleotiden wird besonders deutlich bei Makrophagen und bei Lymphozyten im Streßzustand. So benötigen Lymphozyten, die mit Mitogenen stimuliert wurden, Nukleotide, um den Zellzyklus zu vollenden, und diese Abhängigkeit ist besonders stark in der G1-Phase [19, 20]. Enzyme, deren Aktivität nukleotidabhängig ist, sind Nukleosidphosphorylase, Adenosindeaminase und

5'-Nukleotidase. Die Aktivität dieser Enzyme ist erhöht bei der Transformation von Lymphozyten, die mit Mitogenen induziert wurden [21–28]. Im Vergleich zu Kontrolldiäten bewirkte ein Nukleotidmangel in mehreren Tiermodellen eine Abnahme in der Wirkung von PPD (purified protein derivative of tuberculin antigen) und DNFB (Dinitrofluorbenzol) [27, 28]. In solchen Modellen konnte Uracil, jedoch nicht Adenin, die zelluläre Antwort wiederherstellen. Letzterer Befund könnte darauf hindeuten, daß die Pyrimidine mehr als die Purine bei der zellulären Immunität eine Rolle spielen. Tiermodelle, bei denen nukleotidarme Diäten verwendet wurden, zeigten eine verminderte Widerstandskraft hinsichtlich der intravenösen Verabreichung von Staphylococcus aureus oder Candida albicans [29, 30]. Makrophagen von diesen Tieren zeigten eine verminderte phagozytäre Aktivität. Diese Befunde weisen darauf hin, daß Nukleotide bei der Reaktion des Organismus auf Infektionen wichtig sind, insbesondere im Hinblick auf die lymphozytäre und die Makrophagenfunktion. Diese tierexperimentellen Studien sind ebenfalls noch klinisch zu bestätigen.

Im Bereich der Organtransplantation gibt es ebenfalls tierexperimentelle Hinweise, daß Nukleotide für die Immunfunktion eine wichtige Rolle spielen könnten [28]. So konnte gezeigt werden, daß transplantierte Herzen eine signifikant längere Organ-Überlebenszeit aufwiesen, wenn eine nukleotidarme Diät verabreicht wurde [31]. Die zusätzliche Verabreichung von Adenin, Uracil oder RNA konnte diesen Effekt wieder aufheben. Falls eine Nukleotid-Mangeldiät zusammen mit der Verabreichung von Cyclosporin zur Anwendung kommt, so zeigt sich eine zusätzliche Verlängerung der Transplantat-Überlebenszeit. Letzterer Effekt weist auf eine synergistische Wirkung von Cyclosporin und Nukleotidmangel hin [32]. Der Effekt der Nukleotide geht mit einer verringerten lymphoproliferativen Antwort auf Alloantigene einher [31, 33]. Tiere, die mit einer nukleotidarmen Diät ernährt werden, reagieren mit einer signifikanten Abnahme ihrer lymphozytären Proliferation nach Verabreichung des Allografts. Die Ausprägung des IL-2-Oberflächenrezeptors ist bei Diäten, die Nukleotide enthalten, gesteigert im Vergleich zu nukleotidarmen Diäten [33]. Somit scheinen Nukleotide eine wichtige Rolle bei der natürlichen lymphozytären Proliferation und bei der Abstoßung von transplantierten Organen zu spielen und ein Mangel an diesen Nukleotiden kann eine solche Reaktion reduzieren und die Überlebensdauer des Transplantats verlängern. Auch dieser Nukleotideffekt konnte klinisch bisher nicht nachvollzogen werden.

Nur wenig ist über die Auswirkung von diätetischen Nukleotiden auf

Tumorwachstum und Genese bekannt. Frühere Studien belegen, daß Nukleotide das Tumorwachstum beeinflussen. Unter Benutzung von Tiermodellen, bei denen T-lymphozytäre Tumore induziert wurden, konnten die Untersucher zeigen, daß solche Tumore zur Erreichung des maximalen Tumorwachstums von Nukleotiden abhängen. Die bisherigen tierexperimentellen Befunde bieten noch keine ausreichende Basis für die klinische Anwendung von Nukleotiden [34].

Zusammenfassend läßt sich sagen, daß die diätetische Gabe von Nukleotiden für die Proliferation und Funktion immunkompetenter Zellen wichtig ist. Der Bedarf ist besonders ausgeprägt in Streßzuständen. Die Zufuhr von Nukleotiden scheint den Anteil an lymphozytären Zellen, der in der Lage ist, von der G1-Phase in die S-Phase überzugehen, zu steigern und somit die zelluläre Immunität aufrechtzuerhalten. Durch die diätetische Zufuhr von Nukleotiden könnte es möglich sein, die Immunantwort des Organismus zu modulieren und chirurgische Infektionen, Transplantatabstoßungen oder das Tumorwachstum günstig zu beeinflussen.

Lipide

Lipide sind wichtige Nahrungssubstanzen bei der Antwort des Organismus auf Nahrungsmangel und Streß. Seit kurzem gibt es Hinweise dafür, daß Lipide eine wichtige Rolle im Immunsystem spielen können, vor allem Prostaglandine und Leukotriene. Bei diätetischen Untersuchungen mit Lipiden ist es wichtig, den Zustand der mehrfach ungesättigten freien Fettsäuren (falls sie z. B. oxidiert sind) zu berücksichtigen und den Gehalt an essentiellen Fettsäuren zu kennen. Die Auswirkung von Fetten auf das Immunsystem ist abhängig vom Alter der Versuchstiere sowie von der Zeitspanne, über die die Ernährungstherapie durchgeführt wird. Ein weiterer Gesichtspunkt, der bei der Interpretation lipidinduzierter Immunreaktionen berücksichtigt werden muß, sind die jeweiligen Bedingungen, die bei der Untersuchung der Lymphozytenproliferation zur Anwendung kommen. Die Untersuchung der lymphozytären Proliferation ist nicht standardisiert und weist Variationen zwischen einzelnen Laboratorien auf [35].

Es konnte gezeigt werden, daß die Auswirkung der Lipide auf die RES-Funktion eine deutliche klinische Konsequenz besitzt. Die wichtigste Rolle spielen dabei Metabolite der diätetisch verabreichten mehrfach ungesättigten Fettsäuren, die z. B. durch Desaturation, Oxidation oder

Elongation entstehen. So wird die essentielle Fettsäure Linolsäure durch die Delta-6-Desaturase in der Leber zu Arachidonsäure umgewandelt. Aus Arachidonsäure entstehen Endoperoxide, die sowohl aus physiologischer wie auch aus immunologischer Sicht wichtig sind [36]. Endoperoxide stellen wichtige interzelluläre Signalstoffe dar, die die Interaktionen zwischen einzelnen Zellen und das Zellverhalten steuern. Die balancierte Produktion der Endoperoxide beeinflußt die kurzzeitige «normale» örtliche Reaktion auf Verletzungen. Bei chronischen Traumata kann es zu einer übermäßigen Produktion dieser Substanzen kommen, die zu einer überschießenden entzündlichen und damit pathologischen Reaktion führt. Die Stimulierung von Lymphozyten, Monozyten, Makrophagen und polymorphkernigen neutrophilen Granulozyten (PMN) bewirkt eine Freisetzung von Arachidonsäure aus dem Phospholipidpool und eine Umwandlung der Arachidonsäure in Prostanoide (z. B. PGE_2) durch das Enzym Cyclooxigenase und zu Leukotrienen (LTB_4, LTC_4, LTE_4) durch das Enzym 5-Lipoxigenase und schließlich zu Hydroxifettsäuren durch 5- oder 15-Lipoxigenase [37]. Obwohl Lymphozyten einen hohen Gehalt an Arachidonsäure aufweisen, synthetisieren sie nicht sehr viel Endoperoxide, sondern setzen nach Stimulation mit Mitogenen oder Antigenen nur Arachidonsäure frei. Der Makrophage ist als wichtigste Quelle der Endoperoxide anzusehen und benutzt sowohl eigene Arachidonsäure als auch die von Lymphozyten freigesetzte Arachidonsäure zur Herstellung von Prostaglandinen (PGE2, $PGF_{2\alpha}$, PGI2) und Leukotrienen (LTB4, LTC4, LTE4) [38–40]. Die Produktion dieser Substanzen wird durch die Menge an verfügbarer Arachidonsäure gesteuert. Die Produktion wird auch durch die Aktivität des Enzyms Phospholipase A2 beeinflußt. Kortikosteroide hemmen die Aktivität der Phospholipase A2, wodurch die Freisetzung von Arachidonsäure aus dem Phospholipidpool während einer Stimulation reduziert wird. Daraus resultiert ein signifikanter Abfall der Endoperoxide [41].

Die Auswirkung der Endoperoxide auf das Immunsystem ist ausgiebig untersucht worden. Allerdings basieren die Kenntnisse überwiegend auf Ergebnissen von In-vitro-Studien. Die Bestätigung durch In-vivo-Studien (sei es am Tier oder am Menschen) steht bisher noch aus. In vitro ist PGE_2 Teil einer wichtigen Feedbackschleife bei der Stimulierung von Lymphozyten oder Makrophagen. So reduzieren hohe Spiegel an PGE_2 die klonale Expansion und unterdrücken die IL-2-Produktion [40]. Zusätzlich gibt es Hinweise dafür, daß in niedrigen Konzentrationen Prostaglandin E die B-Zell-Funktion stimuliert [42], wohingegen hohe PGE-

Spiegel die B-Zell-Funktion hemmen können [43]. Die wichtigsten Leukotriene sind LTB$_4$, 5HPETE und 5HETE. Monozyten, Makrophagen, Lymphozyten, PMN und Milzzellen können alle diese Leukotriene produzieren, wenn sie mit Komplementfaktoren, Antigenen, Antikörpern und phagozytären Reizen stimuliert werden [40, 44]. LTB$_4$ ist eine sehr starke chemotaktische und chemogenetische Substanz, die eine Aggregation und Adhärenz von PMN an Endothelzellen bewirkt [45]. Man kann davon ausgehen, daß bei vielen entzündlichen Zuständen ein Ungleichgewicht innerhalb der Endoperoxide existiert. So gibt es Befunde, die auf eine sehr starke Produktion von PGE$_2$ bei Verbrennungsverletzungen, nach massivem Trauma und in der Sepsis hinweisen [40, 46]. Die PGE$_2$-Spiegel sind mit einer verzögerten Immunantwort und einer Unterdrückung der T-Lymphozytenfunktion kombiniert [47]. Bei Verletzungen fand sich neben hohen PGE$_2$-Spiegeln eine verminderte Antigenpräsentation des Makrophagen und eine verringerte IL-2-Rezeptorausprägung bei T-Zellen. Eine Veränderung der Immunantwort kann auch bewirkt werden, wenn die Zufuhr von essentiellen Fettsäuren reduziert wird. Dies beruht darauf, daß die Verfügbarkeit von Arachidonsäure begrenzt wird und es somit zu einer Verringerung der Endoperoxide kommt [49].

Es hat in der Vergangenheit nicht an Versuchen gefehlt, das Immunsystem durch gezielte Zufuhr von Lipiden mit besonderer Zusammensetzung zu manipulieren, z.B. durch mittelkettige Triglyzeride (*m*edium *c*hain *t*riglycerides = MCT). MCT besteht aus «mittelkettigen» Fettsäuren mit einer Kettenlänge von 6–12 C-Atomen. MCT weisen gegenüber langkettigen Triglyzeriden (*l*ong *c*hain *t*riglycerides = LCT), einige Besonderheiten auf. Ihre Resorption im Gastrointestinaltrakt ist z.B. nicht an die Bildung von Mizellen gebunden, und ihr Transport durch die Mitochondrienmembran verläuft carnitinunabhängig. Sowohl in tierexperimentellen wie auch in humanen Studien führte die Verwendung von Lipiden, die eine Kombination von MCT und LCT (1:1; M/M) aufwiesen, zu einer verbesserten Funktion des RES. Die MCT-haltigen Lipide hoben die Blockierung des hepatischen RES-Systems teilweise wieder auf, wobei eine Verringerung der bakteriellen Sequestrierung in der Lunge beobachtet wurde. Gleichzeitig wurden diese Lipide zu einem deutlich höheren Anteil oxidiert [50]. Bei Experimenten, die die Auswirkung von mehrfach ungesättigten Fettsäuren auf das Immunsystem untersuchten, konnten Hinweise gefunden werden, daß eine Veränderung der zugeführten Menge an mehrfach ungesättigten freien Fettsäuren zu einer signifikanten Veränderung in der Lipidzusammensetzung von immunkompetenten Zellen führt. So gibt es Hinweise dafür, daß Ernährungsregime, die einen hohen Gehalt an Omega-6-Fettsäuren aufweisen, zu einer ebenfalls hohen Produktion von PGE_2 führen. Ein solcher Effekt konnte bei Splenozyten und Makrophagen gezeigt werden, die von Tieren stammten, welche mit Weizenöl ernährt wurden [51]. Zusätzlich konnte ein signifikanter Abfall in der lymphozytären Reaktion auf Mitogene beobachtet werden [52].

Omega-3-Fettsäuren verringern den Arachidonsäurepool. Diäten, die einen niedrigen Anteil an Linolsäure aufweisen, führen zu einer verminderten Prostaglandin-Synthese in der Milz und im Thymus [53]. Die Verwendung von Eicosapentaensäure und Docosahexaensäure (beides Abbauprodukte von Omega-3-Fettsäuren) führt zu einer signifikanten Verringerung der Spiegel von PGE_2, LTB_4 und zu einer Abnahme des inflammatorischen Exsudats nach Injektion eines Antigens [54]. Zahlreiche Studien berichten, daß Omega-3-Fettsäuren aus Fischölen zu einer Verringerung der 5-Lipoxigenaseaktivität und somit zu einer Senkung des Leukotrienspiegels führen [55]. Die Infusion von Fischölemulsionen in Meerschweinchen bewirkte ein verbessertes Überleben nach Verabreichung von Endotoxin und verhinderte die Entwicklung einer metabolischen Azidose [56]. Wenn Omega-3-Fettsäuren Tieren, die einer Verbrennungsverletzung unterzogen wurden, enteral gegeben wurden, so zeigte sich ein deutlich geringerer Energieumsatz und eine verbesserte zelluläre Immunität im Vergleich zu Tieren, die mit Sonnenblumenöl ernährt wurden [57, 58]. Bei Patienten, die an rheumatischer Arthritis leiden, fand sich bei einer Ernährung mit Fischöl eine deutliche Reduzierung der Leukotrienproduktion in Neutrophilen. Gleichzeitig kam es zu einer Verringerung der klinischen Symptomatik [55]. Fischölhaltige Diäten führen beim Menschen zu einer verringerten Aktivität der natürlichen Killerzellen und bewirken ebenfalls eine Abnahme der Leukotrienproduktion bei stimulierten Neutrophilen [59].

In anderen Studien konnte gezeigt werden, daß die Omega-3-mehrfach-ungesättigten Fettsäuren in der Lage sind, intrazelluläre Signalsysteme herabzuregulieren und die Produktion von Zytokinen zu verringern. So zeigten Studien an Tieren wie auch an Menschen, daß eine zusätzliche diätetische Zufuhr von Omega-3-mehrfach-ungesättigten Fettsäuren die Produktion von TNF in stimulierten Makrophagen verringern kann. Zusätzlich fand sich in den Makrophagen eine signifikante Abnahme der Interleukin-1-Produktion [60, 62]. Interessanterweise bleiben diese Effekte für mehr als zehn Wochen nach Beendigung der Omega-3-Fettsäure Diät bestehen [62].

Die diätetische Manipulation der Lipidzufuhr hat Konsequenzen für die Organtransplantation. So fand sich bei Verwendung von Omega-3-, aber auch von Omega-6-Fettsäure-haltigen Diätregimen eine verlängerte Überlebenszeit des Transplantats in Tierexperimenten [63, 64]. Im Fall von Omega-6-Fettsäuren korrelierte dieser Effekt mit hohen PGE-2-Spiegeln, als möglicher Hinweis für eine Einschränkung lymphozytärer Funktionen. Bei Verabreichung von Omega-3-Fettsäuren ist der exakte Mechanismus der Transplantatprotektion nicht bekannt. Auch in diesem Fall ist die Verlängerung der Transplantat-Überlebenszeit kombiniert mit einer Verringerung der lymphozytären Proliferation, wie man sie z. B. in gemischten Lymphozytenkulturen beobachten kann. Besonderes Interesse riefen jüngste Untersuchungen hervor, die zeigen konnten, daß die Überlebenszeit von Herz-Transplantaten durch Omega-6- und Omega-3-Fettsäuren verlängert werden kann und daß ein synergistischer Effekt mit Cyclosporin besteht. Diese Befunde harren der Bestätigung durch weitere Tierexperimente. Inwieweit sich durch Modifikation der Fettzufuhr die medikament-induzierte Langzeitimmunsuppression transplantierter Patienten beeinflussen läßt, ist unklar [65].

Zusammenfassend weisen alle diese Studien darauf hin, daß immunkompetente Zellen unterschiedlich reagieren, je nachdem ob das Ernährungsregime mittelkettige Triglyzeride, Omega-3-Fettsäuren oder Omega-6-Fettsäuren enthält. Diese jüngsten Untersuchungen sprechen dafür, daß das Immunsystem durch die Verabreichung von speziellen fetthaltigen Diätregimen sowohl therapeutisch wie auch prophylaktisch beeinflußt werden kann. Diese Diätregime könnten so zusammengesetzt sein, daß der Effekt von Omega-6-Säuren minimiert und der Effekt von MCT und Omega-3-Fettsäuren optimiert wird. Prinzipiell kann durch Abwandlung im Verhältnis der einzelnen Fette die Funktion des Immunsystems so variiert werden, wie es die jeweilige klinische Situation erfordert.

Das sogenannte strukturierte Lipid stellt ein Triglyzeridmolekül dar, dessen Glyzerinanteil mit verschiedenen Fettsäuren verestert ist. Strukturierte Lipide wurden unter der Vorstellung entwickelt, ein möglichst günstiges Verhältnis von Energieproduktion und Beeinflussung der Endoperoxidsynthese sowie von Immunfunktionen zu erreichen. Strukturierte Lipide werden zur Zeit chemisch oder enzymatisch hergestellt. Ursprünglich wurde vor allem der Effekt von strukturierten Lipiden untersucht, die einen definierten Anteil an mittel- und langkettigen Fettsäuren im gleichen Triglyzeridmolekül enthielten. Diese Untersuchungen konnten am Tier zeigen, daß ein strukturiertes Lipid mit 64% MCT- und 36% LCT-

Gehalt zu einer verbesserten Stickstoffbilanz und zu einem stärkeren eiweißeinsparenden Effekt führt, verglichen mit einer üblichen MCT/LCT-Mischung oder mit alleiniger Verabreichung von LCT [66]. In Verbrennungsmodellen führte die parenterale Gabe von LCT-Emulsionen zu einer Verringerung der RES-Funktion der Leber, wobei es zu einer verstärkten Sequestrierung von Bakterien in der Lunge kam [50]. Die Verabreichung von Lipidemulsionen, die entweder MCT in physiologischer Mischung oder in Form von strukturierten Lipiden enthielten, bewirkte eine weniger ausgeprägte hepatische RES-Funktionseinschränkung und eine geringere bakterielle Sequestrierung in der Lunge [67]. In weiteren tierexperimentellen Studien wurden strukturierte Lipide, die Omega-3-Fettsäuren enthielten, untersucht. Diese Studien beschäftigten sich mit Auswirkungen auf Tumore. Derartig strukturierte Lipide bewirkten im Vergleich zu ausschließlich LCT-haltigen Emulsionen die Aufrechterhaltung einer besseren Stickstoffbilanz, eine ausgeglichenere Protein-Kinetik, eine bessere Bewahrung des Körpergewichts, sowie eine Reduktion des Tumorwachstums [68]. Somit existieren derzeit Hinweise, daß durch strukturierte Lipide der Effekt von Lipidemulsionen optimiert werden könnte und zwar sowohl in Hinsicht auf die Substratverwertung als auch auf den immunmodulatorischen Effekt. Aber auch hier sind weitere klinische Studien notwendig, um zu verifizieren, inwieweit die in-vitro oder in Tiermodellen beobachteten Effekte klinisch relevant sind.

Diätetische Kombinationstherapie

In mehreren Studien ist ein möglicher synergistischer Effekt der oben beschriebenen Nahrungssubstanzen untersucht worden. So wurde bei Verbrennungspatienten die Zufuhr von Arginin und Fetten (zur Hälfte Fischöl, zur anderen Hälfte Sonnenblumenöl) verglichen mit zwei anderen enteralen Ernährungsregimen, die kein Arginin, sondern mehr Fett enthielten. Patienten, denen die Kombinationsdiät zugeführt wurde, wiesen eine deutlich reduzierte Verweildauer im Krankenhaus und eine deutlich verringerte Inzidenz an Wundinfektionen auf. Positive Blutkulturen wurden in allen drei Gruppen in gleichem Ausmaß gefunden. Gegenwärtig ist es möglich, im Rahmen der enteralen Ernährung Arginin, RNA, Omega-3-mehrfach-ungesättigte Fettsäuren und ein MCT-LCT-haltiges strukturiertes Lipid in Kombination gleichzeitig zuzuführen. Eine derartige Kombinationsdiät kann postoperativ die Stimulationsfähigkeit von

Lymphozyten aus dem peripheren Blut nach Verabreichung von PHA und Con-A steigern. Bei Intensivpatienten kommt es ebenfalls zu einer verbesserten Tetanus-, PHA- oder Con-A-Stimulierung der Lymphozyten. Eine vor kurzem publizierte klinische Studie konnte zeigen, daß die Verabreichung einer derartigen Kombinationsdiät bei postoperativen Patienten mit malignem Grundleiden zu einer verringerten Inzidenz an infektionsbedingten Komplikationen führt (11% im Vergleich zu 37% bei einem Kontrollregime). Zusätzlich wiesen die Patienten, die diese Diät erhielten, eine deutlich verringerte Aufenthaltsdauer im Krankenhaus auf (15,8 im Vergleich zu 20,2 Tagen) [70].

Zusammenfassung

Ernährung, d. h. einzelne Nahrungsbestandteile interagieren mit dem Immunsystem und können dessen Funktionen hemmen oder stimulieren. Daraus könnten sich Konsequenzen ergeben für die Behandlung von chirurgischen oder Malignompatienten. Wechselwirkungen mit dem Immunsystem wurden bei spezifischen Substanzen wie Arginin, Nukleotiden und Lipiden gefunden. Es ist jedoch offensichtlich, daß noch viele weitere Untersuchungen notwendig sind, um nahrungsinduzierte Effekte auf das Immunsystem wirksam steuern zu können, im Hinblick auf unterschiedliche klinische Situationen, wie Verbrennungen, ausgedehnte Operationen, Organtransplantationen oder Tumorleiden. Immerhin berechtigen die bisherigen Studien zu der Hoffnung, daß die Entwicklung immunmodulatorischer Diäten erfolgreich sein wird.

Literatur

1 Bessey PQ: ASPEN 15th Clinical Congress. San Francisco, Jan. 27–30, 1991, p 40.
2 Christou NV: Anergy testing in surgical patients. Infect Surg 1983;10:692–700.
3 Forse RA, Christou NV, Meakins JL, MacLean LD, Shizgal HM: The reliability of skin testing as a measure of the nutritional state. Arch Surg 1981;116:1284–1288.
4 Faist E, Kupper TS, Baker CC, Chaudry IH, Dwyer J, Baue AE: Depression of cellular immunity after major injury: its association with posttraumatic complications and its reversal with immunomodulation. Arch Surg 1986;121:1000–1005.
5 Eagle H: Amino acid metabolism in mammalian cell culture. Science 1959;130:432–437.

6   Barbul A, Sisto DA, Wasserkrug HL, Efron G: Arginine stimulates lymphocyte immune response in healthy humans. Surg 1981;90:244–251.
7   Barbul A: Arginine and immune function. Nutr 1990;6(1):53–58.
8   Su HL, Huang MH, Yu CL, Han SH, Chiang BN, Wang SR: The mechanism of inhibitory effects of liver extract on lymphocyte proliferation. Clin Exp Immunol 1988;72:228–232.
9   Marletta MA, Yoon PS, Iyengar R, Leaf CD, Wishnok JS: Macrophage oxidation of L-arginine to nitrite and nitrate: nitric oxide is an intermediate. Biochem 1988;27:8706–8711.
10 Hibbs JB Jr, Taintor RR, Vavrin Z, Rachlin EM: Nitric oxide: a cytotoxic activated macrophage effector molecule. Biochem Biophys Res Comm 1988;159:87–94.
11 Ding AH, Nathan CH, Stuehr DJ: Release of reactive nitrogen intermediates and reactive oxygen intermediates from mouse peritoneal macrophages. J Immunol 1988;141:2407–2412.
12 Barbul A, Rettura G, Levenson SM, Seifter E: Arginine: thymotrophic and wound healing promoting agent. Surg Forum 1977;28:101–106.
13 Barbul A, Wasserkrug HL, Seifter E, Rettura G, Levenson SM, Efron G: Immunostimulatory effects of arginine in normal and injured rats. J Surg Res 1980;29:228–235.
14 Saito H, Trocki O, Wang S, Gonce SJ, Joffe SN, Alexander W: Metabolic and immune effects of dietary arginine supplementation after burn. Arch Surg 1987;122:784–789.
15 Daly JM, Reynolds JV, Thom A, Kinsley L, Dietrick-Gallagher M, Shou J, Ruggieri B: Immune and metabolic effects of arginine in the surgical patient. Ann Surg 1988;208:512–523.
16 Weisburger JH, Yamamoto RS, Glass RM, Frankel HH: Prevention by arginine glutamate of the carcinogenicity of acetamide in rats. Toxicol Appl Pharmacol 1969;14:163–175.
17 Barbul A, Wasserkrug HL, Sisto DA, Seifter E, Rettura G, Levenson SM, Efron G: Thymic and immune stimulatory actions of arginine. JPEN 1980;4:446–449.
18 Seegmiller JE, Watanabe T, Schreier NH: The effect of adenosine on the proliferation and antibody formation of lymphoid cells. In: Purine and pyrimidine metabolism. Amsterdam, Elsevier, 1977, 245 ff.
19 Cohen A, Barankiewicz J, Lederman HM, Gelfand EW: Purine metabolism in human T lymphocytes: role of the purine nucleoside cycle. Can J Biochem 1984;62:577–583.
20 Cohen A, Barankiewicz J, Gelfand EW: Roles of alternative synthetic and catabolic purine pathways in T lymphocyte differentiation. Ann NY Acad Sci 1985;451:26–33.
21 Barton RW, Goldschneider I: Nucleotide-metabolizing enzymes and lymphocyte differentiation. Mol Cell Biochem 1979;28:135–147.
22 Chechick BE, Schrader WP, Minowada J: An immunomorphologic study of adenosine deaminase distribution in human thymus tissue, normal lymphocytes, and hematopoietic cell lines. J Immunol 1981;126:1003–1007.
23 Ma DDF, Sylwestrowicz TA, Granger S, Massaia M, Franks R, Janossy G, Hoffbrand AV: Distribution of terminal deoxynucleotidyl transferase and purine degradative and synthetic enzymes in subpopulations of human thymocytes. J Immunol 1982;129:1430–1435.
24 Kurashige S, Akuzawa Y, Yoshida T, Teshima C, Mitsuhashi S: Purine metabolic enzymes in lymphocytes. Microbiol Immunol 1982;26:77–85.
25 Sidi Y, Umiel T, Trainin N, Pinkhas J, Sperling O: Differences in the activity of adeno-

sine deaminase and of purine nucleoside phosphorylase and in the sensitivity to deoxy-purine nucleosides between subpopulations of mouse thymocytes. Thymus 1982;4:147–154.

26 Freire-Moar JM, Rodriguez D, Rodriguez-Segade S, Freire M: The distribution of adenosine deaminase, purine nucleotide phosphorylase and 5'-nucleotidase in subpopulations of thymocytes, bone marrow cells and other lymphoid organs in mice. Int J Biochem 1984;16:225–229.

27 Kulkarni AD, Fanslow WC, Rudolph FB, Van Buren CT: Effect of dietary nucleotides on response to bacterial infections. JPEN 1986;10:169–171.

28 Van Buren CT, Kulkarni AD, Rudolph F: Synergistic effect of a nucleotide-free diet and cyclosporine on allograft survival. Transplant Proc 1983;15 (suppl 1):2967–2968.

29 Kulkarni AD, Fanslow WC, Rudolph FB, Van Buren CT: Modulation of delayed hypersensitivity in mice by dietary nucleotide restriction. Transplant 1988;44:847–849.

30 Fanslow WC, Kulkarni AD, Van Buren CT, Rudolph FB: Effect of nucleotide restriction and supplementation on resistance to experimental murine candidiasis. JPEN 1988;12:49–52.

31 Van Buren CT, Kulkarni AD, Schandle VB, Rudolph FB: The influence of dietary nucleotides on cell-mediated immunity. Transplant 1983;36:350–353.

32 Van Buren CT, Kim E, Kulkarni AD, Fanslow WC, Rudolph FB: Nucleotide-free diet and suppression of immune response. Transplant Proc 1987;19 (suppl 5):57–59.

33 Kulkarni A, Fanslow A, Higley H, Pizzini R, Rudolph FB, Van Buren C: Expression of immune cell surface markers in vivo and immune competence in mice by dietary nucleotides. Transplant Proc 1989;21:121–124.

34 Rudolph FB, Kulkarni AD, Fanslow WC, et al.: Role of RNA as a dietary source of pyrimidines and purines in immune function. Nutrition 1990;6:45.

35 Kinsella JE, Lokesh B, Broughton S, et al.: Dietary polyunsaturated fatty acids and eicosanoids: potential effects on the modulation of inflammatory and immune cells: an overview. Nutrition 1990;6:24–44.

36 Sprecher H: Comparison of omega-3 and omega-6 fatty acid metabolism. In: Simopouolos A et al. (eds): Health effects of polyunsaturated fatty acids in seafoods. Academic Press, New York, 1986: 353 f.

37 Gerrard JM, in Brinkhous KM (ed): Prostaglandins and leukotrienes: blood and vascular cell function. New York, Dekker, 1985.

38 Bailey MJ: Eicosanoids and aspirin in immune cell function. Bio Essays 1984;3:60 f.

39 Bailey MJ: Prostaglandis and leukotrienes and lipoxins: Biochemistry, mechanism of action and clinical applications. New York, Plenum Press, 1988.

40 Goodwin JS: Prostaglandis and immunity. Boston, Nijhoff, 1985.

41 Curtis-Prior M: Prostaglandins: Biology and chemistry of prostaglandins and related eicosanoids. New York, Churchill-Livingston, 1988.

42 Johnston PV: Dietary fat, eicosanoids and immunity. Adv Lipid Res 1985;21:103–141.

43 Gualde N, Aldiger J, Mexmain S, Goodwin JS: Regulation of the immune response by eicosanoids, in Goodwin JS (ed): Prostaglandins and immunity. Boston, Nijhoff, 1985, pp 147–160.

44 Levi R, Krell RD: Biology of leukotrienes. Ann NY Acad Sci 1988;524:91–102.

45 Goetzl EJ, Sherman JW, Ratnoff WD, Harvey JP, Eriksson E, Seaman WE, Band C,

Koo CH: Receptor-specific mechanisms for the responses of human leukocytes to leukotrienes. Ann NY Acad Sci 1988;524:345–355.
46 Lands WEM: Renewed questions about poly unsatured fatty acids. Nutr Rev 1986;44:189.
47 Freeman TR, Shelby J: Effects of anti-PGE antibody on cell mediated immune response in thermally injured mice. J Trauma 1988;28:190–194.
48 Miller-Graziano C, Fink M, Wu JY, Szabo G, Kodys K: Mechanisms of altered monocyte PGE_2 production in severely injured patients. Arch Surg 1988;123:293–299.
49 Lefkowith JB, Jakchik BA, Stahl P, Needleman P: Metabolic and functional alterations in macrophages induced by essential fatty acid deficiency. J Biol Chem 1987;262:6668–6675.
50 Sobrado J, Moldawer LL, Pomposelli JJ, Mascioli EA, Babayan VK, Bistrian BR, Blackburn GL: Lipid emulsions and reticuloendothelial system function in healthy and burned guinea pigs. Am J Clin Nutr 1985;42:855–863.
51 Meydani SN, Nicolosi RJ, Hayes KC: Effect of long-term feeding of corn oil or coconut oil diets on immune response and prostaglandin E_2 synthesis of squirrel and cebus monkeys. Nutr Res 1985;5:993 f.
52 Johnston P: Lipids in immunity, in Chandra RK (ed): Nutrition and immunology. New York, Liss, 1988.
53 Marshall LA, Johnston PV: Linoleic acids and the immune response. Prog Lipid Res 1982;20:731–734.
54 Yoshino S, Ellis EF: The effects of fish oil supplemented diet on inflammation and immunological processes in rats. Int Arch Allergy Appl Immunol 1987;84:233–240.
55 Sperling RI, Austen KF: Effects of omega-3 polyunsaturated fatty acids on human leukocyte 5-lipoxygenation and function, in Lands WEM (ed): Polyunsaturated fatty acids and eicosanoids. Champaign, IL, Am Oil Chem Soc 1987, pp 115 f.
56 Mascioli E, Leader L, Flores E: Enhanced survival to endotoxin in guinea pig fed IV fish oil emulsions, in Lands WEM (ed): Polyunsaturated fatty acids and eicosanoids. Champaign, IL, Am Oil Chem Soc 1987, pp 435 f.
57 Trocki O, Heyd TJ, Waymack JP, Alexander JW: Effects of fish oil on postburn metabolism and immunity. JPEN 1987;11:521–528.
58 Alexander JW, Saito H, Trocki O, Ogle CK: The importance of lipid type in the diet after injury. Ann Surg 1986;204:1–8.
59 Hamazaki T, Yamashita N, Yokoyama A, et al.: Natural killer cells and eicosapentaenoic acid, in Lands WEM (ed): Polyunsaturated fatty acids and eicosanoids. Champaign, IL, Am Oil Chem Soc 1987, p 127.
60 Lokesh BR, Black JM, Kinsella JE: The suppression on eicosanoid synthesis by peritoneal macrophages is influenced by the ratio of dietary linoleic acid to docosahexanoic acid. Lipids 1989;24:589–593.
61 Biliar TR, Bankey PE, Svingen BA, Curran RD, West MA, Holman RT, Simmons RL, Cerra FB: Fatty acid intake and Kupffer cell function: fish oil alters eicosanoid and monokine production to endotoxin stimulation. Surg 1988;104:343–349.
62 Endres S, Ghorbani R, Kelley VE, Georgilis K, Lonnemann G, van der Meer JW, Cannon JG, Rogers TS, Klempner MS, Weber PC, Schaefer EJ, Wolff SM, Dinarello CA: The effect of dietary supplementation with n-3 polyunsaturated fatty acids on the synthesis of interleukin-1 and tumor necrosis factor by mononuclear cells. N Engl J Med 1989;320:265–271.

63 Mertin J: Effect of polyunsaturated fatty acids on skin allograft survival and primary and secondary cytotoxic response in mice. Transplant 1976;21 (suppl 1):1–4.

64 Kelley VE, Kirkman RL, Bartos M, Barrett LV, Strom TB: Enhancement of immunosuppression by substitution of olive oil for fish oil as a vehicle for cyclosporine. Transplant 1989;48 (suppl 1):98–102.

65 Haw M, Kabbash L, Forse RA: The effect of omega-3 and omega-6 polyunsaturated fatty acids on immune tolerance in a rat cardiac allograft. International Symposium on Tolerance Induction. Breckenridge, CO, USA, January 13–16, 1991.

66 Mok KT, Maiz A, Yamazaki K, Sobrado J, Babayan VK, Moldawer LL, Bistrian BR, Blackburn GL: Structured medium-chain and long-chain triglyceride emulsions are superior to physical mixtures in sparing body protein in the burned rat. Metabol 1984;33:910–915.

67 Hamawy KJ, Moldawer LL, Georgieff M, Valicenti AJ, Babayan VK, Bistrian BR, Blackburn GL: The effect of lipid emulsions on reticuloendothelial system function in the injured animal. JPEN 1985;9:559–565.

68 Ling P, Istfan N, Babayan V, et al: Effect of fish oil-medium chain triglyceride structured lipid (FMS) on tumor growth and protein metabolism in Yoshida Sarcoma-bearing rats. JPEN 1989;13 (suppl):5S.

69 Gottschlich MM, Jenkins M, Warden GD, Baumer T, Havens P, Snook JT, Alexander JW: Differential effects of three enteral dietary regimens on selected outcome variables in burn patients. JPEN 1990;14:225–236.

70 Daly J: Clinical and immunologic effects of nutrients on cancer patients undergoing major operation. 2nd Int Cong on Immune Consequences of Trauma, Shock and Sepsis. Munich, 1991, abstr SY 108.

Therapeutische Ziele

Schauder P (Hrsg): Ernährung und Tumorerkrankungen.
Basel, Karger, 1991, pp 399–410.

Total parenterale und enterale Ernährung: Verbesserung der Erfolge und Reduktion von Nebenwirkungen der Chemotherapie

Jörg-Herbert Beyer

Medizinische Universitätsklinik, Göttingen

Einführung

Mangelernährung und Kachexie sind häufige Begleiterscheinungen von Tumorpatienten und werden als prognostische Kriterien für den Spontanverlauf der Erkrankung, aber auch als Indikatoren für den therapeutischen Erfolg oder Mißerfolg angesehen.

Theoretisch müßte es möglich sein, durch eine überkalorische Ernährung und gleichzeitige Beseitigung von Mangelzuständen an Vitaminen, Mineralien, Spurenelementen und Proteinen den Gewichtsverlust auszugleichen und einen normalen Metabolismus herzustellen. Damit sollten die besten Voraussetzungen gegeben sein, Patienten mit malignen Tumoren effektiver und nebenwirkungsärmer mit Chemotherapie zu behandeln. Diese Voraussetzungen sollten besonders nach Einführung der hyperkalorischen Ernährung durch zentrale Venenkatheter [1, 2] gegeben sein. Verschiedene retrospektive Studien schienen diese theoretischen Überlegungen zu bestätigen. Sie erbrachten nach den Auswertungen höhere Tumoransprechraten, verlängerte Überlebenszeiten und höhere Toleranz gegenüber der Chemotherapie [3–9]. Retrospektiven Studien haften jedoch häufig Fehler an, z. B. wurde durch eine ungewollte Patientenselektion, geänderte supportive Maßnahmen bei Studienpatienten und gelegentliche positive Bewertungen durch das Studienpersonal selbst, Bias in die Studien getragen. Außerdem existierten keine Kontrollgruppen.

Prospektiv randomisierte Studien mit Kontrollgruppen stellen heute die beste Möglichkeit dar, Studien mit möglichst wenig Fehlern durchzuführen. Aus diesem Grunde wurden in den letzten Jahren verschiedenste Tumorarten prospektiv untersucht, um den realen Stellenwert der total parenteralen oder enteralen Ernährung zu charakterisieren und um die Fragen des Tumoransprechens, der Überlebenszeit und der Chemotherapie-Nebenwirkungen zu beantworten.

Im folgenden sollen die publizierten, prospektiv randomisierten Studien nach Tumorentitäten dargestellt werden.

Parenterale Ernährung

Kolorektale Karzinome

Nixon et al. [10] publizierten 1981 ihre Ergebnisse. 20 Patienten wurden mit totaler parenteraler Ernährung behandelt, 25 Patienten dienten als Kontrollgruppe. Die Behandlungsgruppe wurde durchschnittlich für 24 Tage behandelt. Die Infusionslösung bestand aus 25% Glukose und 4,5% Aminosäuren, bei einer mittleren Kalorienaufnahme von 35 kcal/kg/Tag. Die behandelten Patienten wogen nach Ende der total-parenteralen Ernährung im Durchschnitt 2,8 kg mehr, die nicht behandelten 0,8 kg weniger als zu Beginn. Die kompletten und partiellen Remissionen lagen bei den behandelten Patienten bei 15%, bei den nicht behandelten bei 12%. Die mittlere Überlebenszeit war bei den behandelten mit 11 gegenüber 44 Wochen bei den nicht behandelten signifikant verkürzt. Es fanden sich keine Differenzen, die Leukopenierate betreffend. Die Infektionsraten waren mit 5% bzw. 4% nicht signifikant unterschiedlich. Für das schlechte Überleben der parenteral ernährten Gruppe kann vielleicht angefügt werden, daß sie zu 85% Lebermetastasen aufwiesen, die Kontrollgruppe aber nur zu 68%.

Heim et al. [11] behandelten 17 Patienten, und 18 Patienten dienten als Kontrolle. Die parenterale Ernährung wurde zehn Tage durchgeführt und bestand aus 50% Glukose, 10% Aminosäuren und 10% Fett (1 bis 1,5 g/kg Aminosäuren und 30–40 Nichteiweißkalorien/kg/24 h). Elektrolyte und Vitamine wurden substituiert. Lebermetastasen wiesen 35% der behandelten und 56% der unbehandelten Patienten auf. Komplette und partielle Remissionen wurden nur in der Kontrollgruppe beobachtet, die mittleren Überlebenszeiten waren in beiden Gruppen mit acht Monaten identisch. Eine Gewichtszunahme fand sich in der Ernährungsgruppe mit 1,7 kg, eine Abnahme um 3,2 kg bei den Kontrollen. Es bestanden keine Unterschiede bezüglich der hämatologischen und gastrointestinalen Toxizitäten, auch der Aktivitätsindex nach ECOG war identisch.

Bronchialkarzinome

Issell et al. [12] behandelten insgesamt 26 Patienten mit einem Plattenepithelkarzinom der Lunge. 13 Patienten erhielten im Durchschnitt für 31 Tage eine 25%ige Glukoselösung mit 4,25% Aminosäuren, bei einer durchschnittlichen Kalorienzufuhr von 3037 kcal/24 h. 31% der Patienten reagierten mit einer partiellen Remission, jedoch nur 8% in der Kontrollgruppe. Überlebenszeiten wurden nicht mitgeteilt. Der Leukozytennadir lag bei der behandelten Gruppe mit 2550/mm^3 höher als bei der nichtbehandelten (1500/mm^3), Nebenwirkungen wie Übelkeit und Erbrechen konnten durch die parenterale Ernährung gesenkt werden.

Lanzotti et al. [13] randomisierten 14 Patienten mit nicht-kleinzelligem Bronchialkarzinom in die parenteral ernährte Gruppe und 13 in die unbehandelte. Die durchschnittliche Ernährungsdauer betrug 19 Tage und bestand aus 25%iger Glukose und 4,25%iger Aminosäurenlösung. Im Durchschnitt wurden 2000 kcal/24 h infundiert. 14% der behandelten und 23% der unbehandelten Patienten reagierten auf die Chemotherapie; beide Gruppen zeigten eine mittlere Überlebenszeit von 11 bzw. 12 Wochen. Es fanden sich keine Unterschiede bezüglich der Myelotoxizität durch die verabreichte Chemotherapie.

Jordan et al. [14] führten eine dreiarmige Studie bei Patienten mit Adenokarzinom der Lunge durch. 17 Patienten erhielten eine 25tägige simultane parenterale Ernährung, 21 eine prätherapeutische für 35 Tage, und 23 Patienten dienten als Kontrollgruppe. Infundiert wurde eine Lösung aus 25%iger Glukose und 4,25%iger Aminosäuren, bei einer mittleren Aufnahme von 2000 kcal/24 h. Die Quote der kompletten und partiellen Remissionen wurde für die einzelnen Gruppen mit 15, 35 und 39% ermittelt, die mittleren Überlebenszeiten waren deutlich unterschiedlich mit 4,5 Wochen, 28 und 40 Wochen. Die Infektionsrate lag bei den parenteral ernährten Patienten mit 32% deutlich oberhalb der nichtbehandelten (8%), Unterschiede von seiten der Chemotherapietoxizität fanden sich nicht.

Valdivieso et al. [15] randomisierten 21 Patienten mit einem kleinzelligen Bronchialkarzinom in die Gruppe der parenteral zu ernährenden und 28 Patienten in die Kontrollgruppe. Die Ernährungstherapie wurde über 42 Tage durchgeführt. Sie bestand in einer 25%igen Glukoselösung und 4,25%igen Aminosäurenzusetzung. Die tägliche Kalorienzufuhr betrug 3000 kcal. Komplette und partielle Remissionen fanden sich in beiden Gruppen zu 100%, wobei jedoch die parenteral ernährten Patienten mit 85% kompletten Remissionen gegenüber 59% der Kontrollgruppe besser abschnitten. Die Mortalitätsrate betrug im behandelten Kollektiv 24%, im unbehandelten 32%. Die Überlebenszeit beider Gruppen war nach einem Jahr mit 72% gegenüber 55% statistisch nicht signifikant unterschiedlich; es fanden sich ebenfalls keine Differenzen bezüglich der hämatologischen Toxizität und der gastrointestinalen Nebenwirkungen.

Clamon et al. [16] therapierten 18 Patienten mit kleinzelligem Bronchialkarzinom für 28 Tage parenteral und verglichen sie mit 22 Kontrollpatienten. Die parenterale Ernährung erfolgte ebenfalls als Glukose- und Aminosäuren-Infusionen mit einer Zufuhr von 3000 kcal/24 h. Die Ansprechraten lagen bei 77% für die behandelten Patienten und bei 94% für die unbehandelte Gruppe, die Infektionsrate bei 35% für die therapierten und bei 7% für die nichttherapierten Patienten.

Serrou et al. [17] randomisierten 19 Patienten zur parenteralen Ernährungsgruppe und 20 Patienten in die Kontrollgruppe. Alle Patienten litten an einem kleinzelligen Bronchialkarzinom. Die parenterale Ernährung erfolgte über einen peripheren Venenzugang für 8 Tage. Die Infusionslösung bestand aus 10% Glukose, 20% Fett und Aminosäuren und führte den Patienten täglich 1550 kcal zu. 67% der behandelten Gruppe bekam eine komplette (7/15) und eine partielle (3/15) Remission, 56% der Kontrollgruppe (komplett 6/16, partiell 3/16). Die Überlebenszeit betrug nach einem Jahr 73% für die behandelten, 68% für die unbehandelten Patienten. Es konnten keine signifikanten Unterschiede in bezug auf den Gesundheitszustand, die Nebenwirkungen, die Dauer der kompletten und partiellen Remissionen und der Überlebenszeit gefunden werden.

Shike et al. [18] behandelten ebenfalls Patienten mit kleinzelligem Bronchialkarzinom. 15 erhielten eine parenterale Ernährung für 28 Tage, bestehend aus Glukose, Fett und Aminosäuren, während 16 als Kontrollen dienten. 27% der behandelten Patienten bekamen eine komplette Remission, 50% der unbehandelten. Die Überlebenszeit betrug nach sechs Monaten 53% für die therapierte Gruppe, 69% für die Kontrollen.

Unter der parenteralen Ernährung kam es zu einer kurzfristigen Zunahme des Körperfettes und einem Anstieg des Kaliums; die Stickstoffbilanz konnte jedoch nicht angehoben werden. Die Nebenwirkungsrate der Chemotherapie war vergleichbar.

Akute Leukämien

Coquin, Maraninchi et al. [19, 20] randomisierten 11 Patienten für eine parenterale Ernährung und 12 als Kontrollgruppe. Die zusätzliche Ernährung wurde zwischen 30–70 Tage durchgeführt und besonders in der leukopenischen Phase intensiv betrieben. Die Ansprechraten waren in beiden Gruppen vergleichbar, ebenso die hämatologische Toxizität. Die Infektionsrate lag in der therapierten Gruppe niedriger, statistisch war dies aber nicht signifikant.

Hays et al. [21] berichteten über einen positiven Effekt der parenteralen Ernährung bei Kindern mit akuter nichtlymphoblastischer Leukämie. Die Kinder bekamen weniger hämatologische Nebenwirkungen und eine schnellere Repopulierung des Knochenmarks nach intensiver Chemotherapie.

Pädiatrische Tumoren

Van Eys [22] und Donaldson [23] behandelten Kinder mit unterschiedlichsten Tumoren. Während Donaldson in beiden Gruppen keinerlei Unterschiede in der Ansprechrate, der hämatologischen Toxizität, der Infektionsrate und der gastrointestinalen Nebenwirkungen sah, fand van Eys eine Zunahme der Infektionen in der Gruppe der parenteral ernährten Kinder, ohne daß die Zahlen jedoch statistisch signifikant waren.

Hodentumoren

In der Arbeit von Samuels et al. [24] wird über den Verlauf von 30 Patienten berichtet, die an einem Hodentumor im Stadium III litten. 16 erhielten eine total parenterale Ernährung, 14 nicht. Die Infusionstherapie erfolgte mit Glukose und Aminosäuren, es wurden 3000 kcal/Tag über einen Zeitraum von 18–48 Tagen infundiert. Die Überlebenszeiten nach zwei Jahren betrugen 72% für die infundierte Gruppe, 77% für die nur chemotherapeutisch behandelte. Der Leukozytennadir war mit 780/mm^3 gegenüber 680/mm^3 gleich, es wurden jedoch deutlich mehr Fiebertage und Infektionen in der Gruppe mit totaler parenteraler Ernährung beobachtet als in der Kontrollgruppe. Außerdem traten bis 72% Hyperglykämien in der Gruppe mit parenteraler Ernährung auf.

Drott et al. [25] randomisierten 12 Patienten zur Gruppe mit parenteraler Ernährung und 11 ohne. Es waren Patienten mit seminomatösen Hodentumoren im Stadium I–IV. Die Infusionstherapie wurde in den Wochen 1, 4, 7 und 10 gegeben und bestand aus 48% Kohlenhydraten, 34% Fett und 18% Eiweiß. Die Kontrollgruppe ernährte sich oral nach Belieben. Es bestanden keine Unterschiede in den hämatologischen und nicht hämatologischen Nebenwirkungen und den Ansprechraten. Es fand sich lediglich ein deutlicher verstärkter Abfall der Energie- und Stickstoffaufnahme bei der ausschließlich oral ernährten Gruppe. Es gelang bei den parenteral ernährten Patienten, während der stationären Phase die negative Bilanz zu mildern und abzufangen; während der häuslichen Phase fielen die Bilanzen aber wieder in den deutlich negativen Bereich ab.

Hochmaligne Non-Hodgkin-Lymphome

Popp et al. [26, 27] behandelten insgesamt 41 Patienten mit hochmalignen diffusen Non-Hodgkin-Lymphomen, dabei entfielen 21 auf zusätzlich zu behandelnde Patienten, 20 auf die reine Chemotherapiegruppe. Die Infusionstherapie wurde mit Glukose und Aminosäuren durchgeführt, durchschnittlich konnten 2215 kcal/Tag infundiert werden. Die Infusionsdauer betrug 14–16 Tage. Die Überlebenszeit nach zwei Jahren wurde mit 69% bzw. 66% angegeben. Es fanden sich keine Unterschiede bezüglich der gegebenen Chemotherapiedosis, des Leukozytennadirs, der Zunahme der Muskelmasse, des Albumins oder der Lymphozytenzahl. Es kam lediglich zu einer Zunahme von Körperfett und Körperwasser während der Zeit der Infusionstherapie.

Levine et al. [28] behandelten je 21 Patienten mit hochmalignen Non-Hodgkin-Lymphomen. Die parenterale Ernährung erfolgte ebenfalls mit Glukose und Aminosäureninfusionen über 14 Tage. Ebenso wie bei Popp [26, 27] fanden sich in beiden Gruppen keine Unterschiede in den Überlebenszeiten, den Chemotherapiedosierungen, der hämatologischen und gastrointestinalen Toxizitäten sowie des gemessenen Albumins oder der Muskelmasse.

Sarkome

Levine et al. [28] behandelten 14 Patienten, die an histologisch verschiedenen Weichteiltumoren erkrankt waren, mit parenteraler Ernährung und 18 ohne. Die Ernährung mit Glukose und Aminosäuren wurde für 14 Tage durchgeführt. Die Überlebenszeiten nach zwei Jahren betrugen für die parenteral therapierte Gruppe 48%, für die allein chemotherapierte 64%. Die Infektionsrate lag bei den parenteral ernährten Patienten leicht über der Kontrollgruppe, die hämatologischen und gastrointestinalen Nebenwirkungen waren nicht signifikant unterschiedlich. Die Stickstoffbilanz blieb negativ unter der parenteralen Therapie, war aber weniger negativ im Vergleich zur Kontrolle. Es ergaben sich keine Differenzen in bezug auf verschiedene Proteine einschließlich dem Transferrin.

In den Arbeiten von Shamberger et al. [29, 30] wurden insgesamt 27 Patienten mit unterschiedlichen Weichteilsarkomen behandelt, 12 mit parenteraler Ernährung und 15 als Kontrollen. Die parenterale Ernährung bestand aus Glukose und Aminosäuren über einen Zeitraum von 15–25 Tagen. Die Ansprechraten der Tumoren waren in beiden Gruppen identisch, ebenso das Langzeitüberleben. Die Angaben über das Gesamteiweiß, Albumin und Transferrin weichen nicht voneinander ab. Die hämatologische und die Myelotoxizität waren gleich. In der parenteral ernährten Gruppe wurden jedoch drei Patienten mit Sepsis beobachtet und entsprechend behandelt.

Enterale Ernährung

Zur Frage der Chemotherapie und der enteralen Ernährung liegt eine dreiarmige Studie von Evans et al. [31] vor. Es wurden insgesamt 192 Patienten mit nicht-kleinzelligem Bronchialkarzinom (102 Patienten) und kolorektalem Karzinom (90 Patienten) in drei Gruppen randomisiert:
1. Kontrollgruppe mit einer Ernährung ad libitum;
2. Standardgruppe mit 1,7–1,95mal erhöhter Kalorienzufuhr in Abhängigkeit vom basalen prätherapeutischen Energiebedarf;
3. 25%ige Steigerung gegenüber der Standardgruppe durch zusätzliche Kalorienaufnahme durch Eiweiß sowie Zink- und Magnesiumzusätze.

Von 93 auswertbaren Patienten mit Bronchialkarzinom sprachen nur 20,4% auf die Chemotherapie mit Cisplatin und Vindesin an. Es bestanden keine Unterschiede in der Ansprechrate, der Zeit bis zur erneuten Progression und der Gesamtüberlebenszeit für alle drei Randomisierungsgruppen. 81 Patienten mit kolorektalen Tumoren waren auswertbar. Die Ansprechrate auf 5-Fluorouracil und Methotrexat betrug 14,8%; auch bei diesem Patientenkollektiv konnten keine Unterschiede in den Ansprechraten, Überlebenszeiten und der Zeit bis zur Progression errechnet werden. Für alle Patienten waren keine statistisch signifikanten Änderungen aufgetreten in bezug auf Chemotherapie-Dosierung, hämatologische und gastrointestinale Nebenwirkungen oder Verzögerung der Therapiezyklen. Somit hatte die tägliche unterschiedliche Kalorienaufnahme bei beiden Tumorentitäten in den jeweiligen Randomisationsgruppen keinen Einfluß auf die Behandlungsergebnisse und die Nebenwirkungen der Therapie.

Schlußbetrachtung

In fünf Arbeiten wird über den Wert oder Unwert der total parenteralen Ernährung bei der Behandlung maligner Erkrankungen unter einer intensiven Chemotherapie diskutiert [32–36]. Der allgemeine Tenor der kritischen Würdigung der publizierten randomisierten Studien ergibt ein negatives Bild, obwohl in wenigen Studien leichte Vorteile für die behandelten Gruppen aufgezeigt werden. Die genannten Daten sind jedoch meistens nicht statistisch signifikant. In einigen anderen Studien wiederum werden eindeutig negative Befunde in der Gruppe der parenteral ernährten Patienten erhoben. In zwei Studien wird sogar über eine verkürzte Überlebenszeit der Patienten mit total parenteraler Ernährung berichtet [10, 14] und über eine mögliche Tumorstimulation diskutiert [34]. Die meisten Studien ergeben jedoch keinerlei Differenzen zwischen den behandelten und nicht behandelten Patientenkollektiven. Neben der marginal therapeutischen Effektivität werden zusätzlich andere kritische Bemerkungen gemacht. In den meisten Studien sind die je Gruppe eingebrachten Patientenzahlen klein, somit wenig aussagefähig. Die verwendeten Substanzen zur parenteralen Ernährung, in den meisten Studien Glukose- und Aminosäurenlösungen, in wenigen zusätzlich Fett, Vitamine und Spurenelemente, werden unterschiedlich lange, zu verschiedenen Zeiten und mit differierenden Kalorienzahlen infundiert, so daß auch die

Studien untereinander schwer vergleichbar sind, obwohl zum Teil gleiche Tumorentitäten behandelt werden. Die Komplikationsrate bei der parenteralen Ernährung durch Katheterkomplikationen, Fieber und Sepsis liegt höher als bei nur chemotherapeutisch behandelten Patienten. Die Kosten für diese Therapieform sind sehr hoch.

Des weiteren kommen Klein et al. [36] zu dem Schluß, daß in den Arbeiten über die randomisierten Studien eine Reihe von Fehlern gemacht werden. Es werden die Studienpatienten nicht einheitlich beschrieben, der Therapieplan und die tatsächlich gegebene Therapiemenge nicht exakt angegeben, Patientenausschlüsse aus den Studien nicht vermerkt und was mit diesen Patienten in der Auswertung geschieht. Es findet selten Erwähnung, daß die mitgeteilten Daten durch unabhängige Gutachter bestätigt wurden, auch daß die statistischen Analysen an prognostische Faktoren zu koppeln sind. Manchmal werden die Endpunkte der Studien wie Tumoransprechrate, Toxizität und Infektionsrate nicht genannt.

In der Studie der enteral ernährten Patienten [31] mit kolorektalen Karzinomen und nicht-kleinzelligen Bronchialkarzinomen werden ausreichende Patientenkollektive behandelt, Unterschiede im Hinblick auf Ansprechraten, Chemotherapie-Nebenwirkungen, Zeit bis zur Progression und Überlebenszeiten ergeben sich nicht gegenüber einem Kontrollkollektiv.

Somit könnte man wie Koretz 1984 [37] zu der Ansicht kommen, daß die parenterale Ernährung bei Tumorpatienten unlogisch ist.

Ist 1990 aber 1984? Die Fragen sind dieselben geblieben, aber auch die Methoden? Durch weiterführende Untersuchungen an Tumorpatienten ist man zu detaillierteren Erkenntnissen über Mangelernährung und Kachexie gekommen, so daß die Erwartung besteht, durch verfeinerte Substitutionsmethoden die Patienten in eine positive Energiebilanz zu bekommen, die fehlenden Mineralien und Vitamine zu ersetzen und auf ein positives Ansprechen der Tumoren auf eine effektive Chemotherapie zu hoffen. Es sollte jedoch nicht geschehen, daß die verbesserte parenterale oder enterale Ernährung bei ineffektiver Chemotherapie nur den Tumor in seiner Entwicklung begünstigt. Es wird deshalb die Aufgabe zukünftiger randomisierter Studien sein, mit suffizienten Patientenzahlen pro Randomisationsarm die Tumorentität und den richtigen Zeitpunkt sowie die Länge der Therapie zu definieren, wo eine Ernährungstherapie trotz hoher Kosten und bekannter Gefahren einen Einsatz für unsere Patienten lohnt.

Literatur

1 Dudrick SJ, Wilmore DW, Vars HM, Rhoads JE: Long-term total parenteral nutrition with growth development, and positive nitrogen balance. Surg 1968;64:134–142.
2 Wilmore DW, Dudrick SJ: Growth and development of an infant receiving all nutrients exclusively by vein. JAMA 1968;32:233–243.
3 Lanzotti V, Copeland EM, George S, Dudrick SJ, Samuels ML: Cancer chemotherapeutic response and intravenous hyperalimentation. Cancer Chem Rep 1975; 59:437–439.
4 Copeland EM, MacFadyen BV, Dudrick SJ: Intravenous hyperalimentation in cancer patients. J Surg Res 1974;16:241–247.
5 Copeland EM, MacFadyen BV, Mac Comb WS, Guillamondequi P, Kesse RJ, Dudrick SJ: Intravenous hyperalimentation in patients with head and neck cancer. Cancer 1975;35:606–611.
6 Copeland EM, MacFadyen BV, Lanzotti V: Intravenous hyperalimentation as an adjunct to cancer chemotherapy. Am J Surg 1975;129:167–173.
7 Copeland EM, Daly JM, Dudrick SJ: Nutrition as an adjunct to cancer treatment in the adult. Cancer Res 1977;37:2451–2456.
8 Copeland EM, Daly JM, Ota DM, Dudrick SJ: Nutrition, cancer and intravenous hyperalimentation. Cancer 1979;43:2108–2116.
9 Lerebours E, Tilly H, Rimbert A, Delarue J, Piguet H, Colin R: Change in energy and protein status during chemotherapy in patients with acute leukemia. Cancer 1988; 61:2412–2417.
10 Nixon DW, Lawson DH, Kutner MH, Moffitt SD, Ansley J, Heynsfield SB, Lynn MJ, Wesley M, Yancey R, Rudman D: Effect of total parenteral nutrition on survival of advanced colon cancer. Cancer Detect Prevent 1981;4:421–427.
11 Heim ME, Leweling H, Edler L, Queißer W: Adjuvant parenteral nutrition in patients with colorectal cancer receiving polychemotherapy: A randomized clinical trial. Tumor Diagnostik Therapie 1985;6:129–133.
12 Issell BF, Valdivieso M, Zeren HA, Dudrick SJ, Freireich EJ, Copeland BW, Bodey GP: Protection against chemotherapy toxicity by i.v. hyperalimentation. Cancer Treat Rep 1978;62:1139–1143.
13 Lanzotti V, Copeland EM, Bhuchar V, Wesley M, Corriere J, Dudrick SJ: A randomized trial of total parenteral nutrition with chemotherapy of non-oat cell lung cancer (Abstract). Proc Am Ass Cancer Res/Am Soc Clin Oncol 1980;21:377.
14 Jordan WM, Valdivieso M, Frankmann C, Gillespie M, Issell BF, Bodey GP, Freireich EJ: Treatment of advanced adenocarcinoma of the lung with ftorafur, doxorubicin, cyclophosphamide, and cisplatin (FACP) and intensive i.v. hyperalimentation. Cancer Treat Rep 1981;65:197–205.
15 Valdivieso M, Bodey GP, Benjamin RS, Barkley HT, Freeman MB, Ertel M, Smith TL, Mountain CF: Role of intravenous hyperalimentation as an adjunct to intensive chemotherapy for small cell bronchogenic carcinoma. Cancer Treat Rep 1981;65(suppl 5):145–150.
16 Clamon G, De Wys W, Kubota T, Lininger L, Karmer B, Feld R, Weiner R, Moran E, Blum E, Evans WK, Jeejeebhoy K, Griffin C: Hyperalimentation (IVH) as an adjunct to therapy for small cell lung cancer (SCCL): Preliminary report of safety and nutritional efficacy (Meeting Abstract). Proc Am Ass Cancer Res 1981;22:241.

17 Serrou B, Cupissol D, Plagne R, Boutin P, Chollet P, Carcassonne Y, Michel FB: Follow-up of a randomized trial of oat cell carcinoma evaluating the efficacy of peripheral intravenous nutrition (PIVN) as adjunct treatment. Rec Cancer Res 1982; 80:246–253.

18 Shike M, Russel DM, Detsky AS, Harrison JE, McNeill KG, Shepherd FA, Feld R, Evans WK, Jeejeebhoy KN: Changes in body composition in patients with small cell lung cancer: The effect of total parenteral nutrition as an adjunct to chemotherapy. Ann Int Med 1984;101:303–309.

19 Coquin JY, Maraninchi D, Gastaut JA, Carcassone Y: Influence of parenteral nutrition on chemotherapy and survival of acute leukemias: Preliminary results of a randomized trial (Abstract). JPEN 1981;5:357.

20 Maraninchi D, Coquin JY, Gastaut JA, Sebahoun G, Carcassone Y: Parenteral nutrition as an adjuvant to the chemotherapy of acute leukemias (Meeting Abstract). Third International Symposium of Therapy of Acute Leukemias: December 10–14, 1982, University of Rome, p 537 ff.

21 Hays DM, Merritt RJ, White L, Ashley J, Siegel SE: Effect of total parenteral nutrition in marrow recovery during induction therapy for acute non-lymphocytic leukemia in childhood. Med Pediat Oncol 1983;11:134–140.

22 Van Eys J, Copeland EM, Cangir A, Taylor G, Teitell-Cohen B, Carter P, Ortiz C: A clinical trial of hyperalimentation in children with metastatic malignancies. Med Pediat Oncol 1980;8:63–73.

23 Donaldson SS, Wesley MN, Ghavimi F, Shils ME, Suskind RM, De Wys WD: A prospective randomized clinical trial of total parenteral nutrition in children with cancer. Med Pediat Oncol 1982;10:129–139.

24 Samuels ML, Selig DE, Ogden S, Grant C, Brown B: I.v. hyperalimentation and chemotherapy for stage III testicular cancer: A randomized study. Cancer Treat Rep 1981;65:615–627.

25 Drott C, Unsgaard B, Schersten T, Lundholm K: Total parenteral nutrition as an adjuvant to patients undergoing chemotherapy for testicular carcinoma: Protection of body composition – A randomized, prospective study. Surg 1988;103:499–506.

26 Popp MB, Fisher RI, Simon RM, Brennan MF: A prospective randomized study of adjuvant parenteral nutrition in the treatment of diffuse lymphoma: Effect on drug tolerance. Cancer Treat Rep 1981;65:129–135.

27 Popp MB, Fisher RI, Wesley R, Aamodt R, Brennan MF: A prospective randomized study of adjuvant parenteral nutrition in the treatment of advanced diffuse lymphoma: Influence on survival. Surg 1981;90:195–203.

28 Levine AS, Brennan MF, Ramu A, Fisher RI, Pizzo PA, Glaubiger DL: Controlled clinical trials of nutritional intervention as an adjunct to chemotherapy, with a comment on nutrition and drug resistance. Cancer Res 1982;42(suppl):774–781.

29 Shamberger RC, Pizzo PA, Goodgame JT, Lowry SF, Maher MM, Wesley RA, Brennan MF: The effect of total parenteral nutrition on chemotherapy-induced myelosuppression. A randomized study. Am J Med 1983;74:40–48.

30 Shamberger RC, Brennan MF, Goodgame JT, Lowry SF, Maher MM, Wesley RA, Pizzo PA: A prospective randomized study of adjuvant parenteral nutrition in the treatment of sarcomas: Results of metabolic and survival studies. Surg 1984; 96:1–13.

31 Evans WK, Nixon DW, Daly JM, Ellenberg SS, Gardner L, Wolfe E, Shepherd FA,

Feld R, Gralla R, Fine S: A randomized study of oral nutritional support versus ad lib nutritional intake during chemotherapy of advanced colorectal and non-small cell lung cancer. J Clin Oncol 1987;5:113–124.
32 Brennan MF: Total parenteral nutrition in the cancer patient. N Engl J Med 1981;305:375–382.
33 Darbinian JA, Coulston AM: Parenteral nutrition in cancer therapy: A useful adjunct. J Am Diet Ass 1983;82:493–498.
34 Chlebowski RT: Critical evaluation of the role of nutritional support with chemotherapy. Cancer 1985;55:268–272.
35 Heim ME: Adjuvante parenterale Ernährung bei zytostatischer Chemotherapie. Infusionsther 1986;13:115–121.
36 Klein S, Simes J, Blackburn GL: Total parenteral nutrition and cancer clinical trials. Cancer 1986;58:1378–1386.
37 Koretz RL: Parenteral nutrition: Is it oncologically logical? J Clin Oncol 1984;2:534–538.

Schauder P (Hrsg): Ernährung und Tumorerkrankungen.
Basel, Karger, 1991, pp 411–426.

Verbesserung der Erfolge und Reduktion von Nebenwirkungen der Strahlentherapie durch ernährungsmedizinische Maßnahmen

Stephan L. Roth[a], Ferdinand G. Müller[b]

[a] Klinik für Strahlentherapie und Radiologische Onkologie, Düsseldorf
[b] Strahlentherapeutische Universitätsklinik, Inselspital, Bern

Einleitung

Die Erfolge der modernen Strahlentherapie werden nicht nur in einer möglichst wirksamen Tumorvernichtung gesehen, sondern in zunehmendem Maße auch in der Erhaltung von Organfunktionen und der Minderung von Nebenwirkungen. Deshalb möchten wir in einer praxisnahen Übersicht die Strahlenfolgen auf die Ernährung darstellen und Behandlungsmöglichkeiten aufzeigen.

Die Diätberatung

Am Beginn einer Strahlentherapie hat der Patient in der Regel wenig Nebenwirkungen. Zu diesem Zeitpunkt sollten die ersten Beratungsgespräche beginnen, um das Vertrauen des Patienten zu gewinnen. Es ist von Vorteil, auch Familienmitglieder in das Gespräch mit einzubeziehen, da der Patient durch seine Erkrankung in einer Belastungssituation steht und Schwierigkeiten haben kann, die Ratschläge zu verstehen. Wenn möglich, sollten wöchentliche Gespräche stattfinden.

Jeweils wird das Gewicht gemessen. Mit der Standarddiät-Vorschrift einschließlich der Zusatznahrung beginnt man bereits zu Anfang der Strahlentherapie. Sie sollte über den Behandlungszeitraum hinaus, bis die Reaktionen verschwinden, eingehalten werden. Die Diätberaterin oder der Arzt weisen den Patienten auf die Bedeutung gleichbleibender Nahrungsaufnahme hin, auch für den Zeitraum, wenn der Appetit abnimmt,

Veränderungen im Geschmack vorkommen und wenn die Zusammensetzung und die Darreichungsformen sich ändern. Damit kann man einen circulus vitiosus vermeiden, der aus Übelkeit, Erbrechen, vermindertem Essen, Durchfall und Gewichtsverlust besteht. Wenn dieser einmal aufgetreten ist, ist er schwer beeinflußbar. Durch die Diätberatung kann sich z. B. eine nasogastrale Sondenernährung in vielen Fällen erübrigen.

Doppelblind-Studien, die den Wert einer Diätberatung belegen, gibt es aber noch nicht [25].

Hals-Nasen-Ohrenregion

Zu Beginn der Strahlentherapie hat der Patient wenig Nebenwirkungen und kann sich normal ernähren. In Abhängigkeit von der bestrahlten Region treten verschiedene Störungen der Nahrungsaufnahme auf. Bei Bestrahlung der Stimmbänder, der Schilddrüse oder des Ohres entstehen gewöhnlich keine Eßprobleme. Stimmbandkarzinom-Patienten nehmen sogar an Gewicht zu, da der Appetit wegen der Nikotinabstinenz größer wird. Andererseits ist eine hochdosierte Strahlentherapie der Mundhöhle, des Oropharynx, des Nasopharynx oder des Hypopharynx mit starken Nebenwirkungen und Gewichtsverlust verbunden. Eine ständige Ernährungsberatung kann erreichen, daß der Gewichtsverlust möglichst gering bleibt.

Die führenden Beschwerden sind: *Trockenheit der Schleimhäute, Schluckbeschwerden, Geschmacksverlust, Übelkeit und Erbrechen.* Sie führen zu einer verminderten Nahrungsaufnahme und Gewichtsverlust.

Die Trockenheit der Schleimhäute

Die Mundtrockenheit tritt etwa in der zweiten Woche auf. Die großen Speicheldrüsen, die Parotis, die Glandula submandibularis, die Glandula sublingualis und die kleinen Speicheldrüsen, die in den Schleimhäuten gelegen sind, sezernieren nach fünftägiger Bestrahlung mit zwei Gy vermindert. Der Speichel wird zäh und eingedickt. Der Patient hat das Gefühl, einen trockenen Mund bzw. eine trockene Nase zu haben. Die Nahrung wird nicht ausreichend angefeuchtet und kann deshalb nur mit Schwierigkeiten geschluckt werden.

Die Zähne weisen einen vermehrten Belag auf, da sie nicht von Speichel umspült werden. Innerhalb von zwei Jahren entwickelt sich nahezu regelmäßig *Karies*. Eine Verminderung des Speichelflusses, eine Veränderung der bakteriellen Flora und ein Anstieg des pH in der Mundhöhle schaffen ein günstiges Medium für ein bakterielles Wachstum. Karies kann zudem durch die Wirkung der Bestrahlung auf die organischen Bestandteile der Zähne bedingt sein [10, 17, 26].

Das Risiko einer *Osteoradionekrose* wird reduziert, wenn der Knochen von einer normalen Mukosa bedeckt ist und die Zähne gesund sind. Das Gebiß sollte während der Strahlentherapie nicht getragen werden, da sich Druckstellen entwickeln können.

Therapie

Diät: Die Flüssigkeitsaufnahme sollte erhöht werden; z. B. empfiehlt es sich, Kamillentee oder Salbeitee täglich zwischen den Mahlzeiten zu trinken. Die Nahrung sollte durch Beimengung von Soßen, Brühen, Sahne und Flüssigkeit gleitfähig gemacht werden.

Medikamentöse Behandlung: Die Bildung von Speichel wird durch Bepanthen-Lutschtabletten, zuckerfreies Kaugummi und zuckerfreie Zitronenbonbons angeregt.

Als Ersatz für Speichel ist ein Spray mit synthetischem Speichel (Glandosane®) hilfreich. Papain, ein proteolytisches Enzym der Papayafrucht, vermag das Sekret aufzulösen.

Die Kariesentwicklung verhindert man prophylaktisch durch Verwendung von Zahncreme mit einem hohen Gehalt an Fluor. Man sollte die Zähne damit wenigstens zweimal 3 min pro Tag bürsten oder das Gel mit einer Miniplastschiene einwirken lassen [10, 17]. Dies muß bis zum Lebensende beibehalten werden. Wenn nach Abschluß der Strahlentherapie eine Zahnextraktion notwendig wird, erhält der Patient vorher und drei Tage nachher Antibiotika. Die Wundränder werden geglättet, und die Wunde wird mit einer Naht zur primären Wundheilung verschlossen.

Strahlentherapeutische Maßnahmen: Durch geeignete Felderwahl lassen sich bei bestimmten Tumorlokalisationen (Nasopharynx, Tonsille, einseitiger Befall in der Mundhöhle) einige Speicheldrüsen aus dem Bestrahlungsfeld aussparen [30]. Eine chronische Funktionseinschränkung der Speicheldrüsen ist bei Dosen über 50 Gy zu erwarten, wenn der Patient älter als 50 Jahre ist.

Die Mukositis

In der zweiten bis dritten Woche nach Beginn der Strahlentherapie bemerkt der Patient ein brennendes Gefühl in der Kehle, wenn er Zitronensaft trinkt oder saure Früchte ißt. Bei der Inspektion der Mundhöhle fällt im Bestrahlungsbereich ein Erythem mit einer fleckigen (= WHO-Grad I) oder konfluierenden (= WHO-Grad III) Epitheliolyse auf. Weißlich-gelbliche Beläge, gebildet von nekrotischen Zellen, können sich auflagern und lassen sich differentialdiagnostisch nicht leicht von einer Candida-Mykose abgrenzen. Diese Beschwerden sind am Ende der Strahlenserie am ausgeprägtesten und dauern danach noch etwa zwei bis drei Wochen nach Abschluß der Strahlentherapie an.

Diättherapie

Die Diät sollte säurearm sein. Die Konsistenz paßt man dem Schluckvermögen an. Das Fleisch und das Gemüse werden kleingeschnitten oder in einem Mixer gemahlen. Anstelle von Kartoffeln empfiehlt sich Püree usw. im Sinne einer passierten Kost. Die Nahrung sollte nicht zu heiß serviert werden. Die Kalorienzahl sollte eventuell durch Zusätze erhöht werden. Zwischenmahlzeiten ergänzen die Hauptmahlzeiten. Einige Patienten lassen sich von zu Hause Nahrung mitbringen, da sie diese dem Angebot einer Großküche bzw. den Flüssignahrungen vorziehen. Empfehlenswert sind Getränke mit Fruchtgeschmack und Zusatz von Ascorbinsäure oder gekochtes Kompott anstelle von Fruchtsäften oder frischem Obst.

Alkohol und Nikotin sind streng zu meiden bzw., wenn nicht anders möglich, sollte der Mund nach dem Rauchen mit Tee gereinigt werden.

Medikamentöse Therapie

Der Mund sollte zur Desinfektion mindestens 5× täglich gespült werden, z. B. mit Kamillen- oder Salbeitee. Kommerziell verfügbare Mundlösungen und aufgelöstes Wasserstoffperoxyd können weniger günstig sein, da sie schützende Zellschichten abtragen, Infektionen begünstigen und ein Abheilen verzögern. Eine lauwarme Lösung von einem Eßlöffel Salz und Backsoda in einem Viertel Liter Wasser, appliziert in kleinen Mengen über fünf Minuten, ist hilfreich, um einige schmerzreiche Nebenwirkungen, die oben beschrieben wurden, zu lindern. Vor den Mahlzeiten können lokale Analgetika (z. B. visköses Xylocain) oder systemische Analgetika eingenommen werden.

Strahlentherapeutische Maßnahmen

Bei Bestrahlung der gesamten Mundhöhle und der zervikalen Lymphabflußwege empfiehlt es sich, die tägliche Einzeldosis von 2 Gy auf 1,8 Gy zu reduzieren. Bei einseitiger Primärtumorlokalisation können evtl. Abschnitte der Mundhöhle ausgespart werden. Nach 50 und 60 Gy sind jeweils Feldverkleinerungen zur Dosisanhebung üblich.

Geschmacksverlust, Appetitverlust, Übelkeit

Während der zweiten und dritten Woche bis zwei Monate nach Ende der Strahlenbehandlung hat die Nahrung für die Patienten einen metalligen Geschmack. Übelkeit kann entstehen, weil der Patient die einzelnen Geschmacksqualitäten nicht unterscheiden kann und sozusagen «mundblind» ist. Die Übelkeit und Appetitlosigkeit sind häufig unvermeidbare Nebenwirkungen einer Bestrahlung im Sinne eines Strahlensyndroms.

Diättherapie

Es ist nicht ratsam, das Essen stärker zu würzen. Trotz fehlendem Geschmack und entsprechendem Widerwillen muß die ausreichende Kalorienmenge zugeführt werden. Gegen die Übelkeit sind viele kleine Mahlzeiten, Vermeidung von Küchenduft, Wunschkost, Zusatz von Aromastoffen hilfreich (z.B. Schokoladen, Kaffee, Vanille). Eine Gewichtsabnahme von mehr als 5 kg oder 10% des Körpergewichts oder ein Serumalbumin unter 3,5 g% sollten Anlaß sein, aktiv eine Gewichtszunahme anzustreben. Häufig legt man eine nasogastrale Sonde oder Gastrostomien oder Jejunostomien. Der enterale Weg ist immer dem parenteralen vorzuziehen, es sei denn, daß die Nahrungsaufnahme auf normalem Wege beeinträchtigt ist oder die intestinale Absorption gestört ist.

Mechanisch bedingte Schluckbeschwerden
(Dysphagia mechanica)

Patienten haben nach einer partiellen oder totalen Glossektomie Schwierigkeiten, die Nahrung von vorn nach hinten in der Mundhöhle zu bewegen. Immerhin sind nach einer totalen Glossektomie noch 50% der Patienten in der Lage, sich ausreichend oral zu ernähren [1].

Therapie
Eine individuelle Beratung ist notwendig: Durch Zurücklegen des Kopfes kann die Nahrung in der Mundhöhle nach hinten gleiten. Andere plazieren das Essen mit einem Löffel oder dem Finger in die Nähe der Uvula. Flüssige Nahrung läßt sich mit einer Spritze, an deren Spitze ein Schlauch ist, direkt in den Mundrachen einbringen.

Nerval bedingte Schluckstörungen

Nach einer partiellen Laryngektomie, besonders nach einer suprapraglottischen Laryngektomie, kann der N. laryngeus superior durchgetrennt werden. Die pharyngeale Phase des Schluckaktes ist gestört, und der Patient neigt zur Aspiration.

Therapie
Der Patient kann eine Technik lernen, um das Risiko der Aspiration niedrig zu halten:
1. Er beugt den Hals,
2. atmet vor dem Schlucken tief ein,
3. hält während des Schluckaktes die Luft an und
4. hustet leicht, um die Kehle sofort zu reinigen, sobald der Schluckvorgang beendet ist.

Ösophagus

Klinische Symptomatik

Ein führendes Symptom des Ösophaguskarzinoms ist die tumorbedingte Dysphagie. Etwa am fünften Tag der Bestrahlung kann sie sich, bedingt durch eine radiogene Ösophagitis, verstärken. Hierauf weisen Schmerzen hin, die retrosternal oder zwischen den Schulterblättern auftreten. Drei Serien einer Strahlentherapie wegen eines Bronchialkarzinoms [9, 12, 16] berichten über die Entwicklung einer radiogenen Dysphagie nach etwa 30 Gy in ca. drei Wochen. Diese Beschwerden dauern etwa zwei Wochen nach Abschluß der Strahlentherapie an. Wenn die Gesamtdosis der Strahlentherapie 45 Gy nicht überschreitet [24], ist eine schwere akute Ösophagitis selten. Erst bei Dosen von über 60 Gy wird über die Entwicklung von Stenosen des Ösophagus berichtet [32]. Andere Ursachen einer Ösophagitis können der verminderte Speichelfluß, eine Soormykose, eine virale Genese oder eine Immunschwäche sein.

Histologisch ist eine akute Strahlenösophagitis durch einen Untergang der Basalzellen gekennzeichnet, ein Ödem der Submukosa, eine Dilatation der Kapillaren und eine Schwellung der Endothelzellen. Nach einigen Wochen kommt es zu einer oberflächlichen Erosion wegen einer unzureichenden Regeneration und einer Veränderung der Durchblutung [4, 5]. Chemotherapeutika können die Toxizität einer Strahlentherapie wesentlich erhöhen [9, 12, 16]. Man beobachtet diese schweren Nebenwirkungen in 25–50%, insbesondere nach Bleomycin [12], Adriamycin und Actinomycin D sowie Vinblastin.

Perforationen und Fisteln können auch auftreten, wenn als Folge der Tumortherapie Karzinome, die die Ösophaguswand überschreiten, nekrotisch werden.

Eine schwere, mehr als zwei Monate anhaltende Dysphagie beobachtet man nach einer Strahlenbehandlung nur in weniger als 10% [13, 19, 29].

Diättherapie

Die Empfehlungen entsprechen denen der Diättherapie für die HNO-Region (s. dort).

Bei Stenosierungen ist eine perorale Dilatation angezeigt. Diese ist auch während der Strahlentherapie risikoarm.

Medikamentöse Therapie

Medikamentös ist eine Anästhesie mit viskösem Xylocain oder mit Analgetika direkt vor der Nahrungsaufnahme hilfreich. Tierexperimentell scheint es belegt, daß der Prostaglandinmechanismus bei der Strahlenschädigung des Ösophagus eine Rolle spielt. Inhibitoren der Zyclooxygenase-Enzyme (Indometacin, Aspirin und Medofenaminsäure) sollen eine prophylaktisch schützende Wirkung haben [2, 22, 23].

Strahlentherapeutische Gesichtspunkte

Das Behandlungsvolumen kann durch eine Verwendung hochenergetischer Photonen und einer Mehrfeldertechnik verkleinert werden. Die Einzeldosis kann bei großen Feldern bei fünfmaliger Bestrahlung pro Woche auf 1,8 Gy reduziert werden. Bei weitgehender Tumorrückbildung nach 50 Gy kann eine intrakavitäre Strahlentherapie indiziert sein, wenn keine periösophagealen Tumoranteile in der Computertomographie zu sehen sind.

Strahlentherapie des Oberbauchs

Magen

Die häufigsten Nebenwirkungen einer Strahlentherapie des Magens und des Ösophagus sind Übelkeit und Appetitlosigkeit. Nur in Ausnahmefällen kommt es zu Dyspepsie, Gastritis, Ulkusbildung oder Perforation.

Bei einer Fraktionierung von 1,8–2,0 Gy pro Tag an fünf Tagen der Woche wird eine Gesamtdosis von 36 Gy, z. B. bei Bestrahlung des Paraaortalfeldes bei Seminomen, in der Regel gut toleriert. Bei einer Strahlentherapie des Abdomens mit nur vier oder drei Fraktionen pro Woche erhöht sich jedoch die intestinale Komplikationsrate (Ulzera des Magens oder Duodenum, schwere Gastritis oder Dünndarmobstruktion oder Perforation) von 4% auf 22% [8]. Wenn man allerdings die Gesamtdosis auf den Magen und Duodenum, z. B. bei Behandlung eines Gallengangkarzinoms, auf über 55 Gy anhebt, steigt die Komplikationsrate von 5–10% auf 30% an [6, 7]. Hierbei scheint die Größe des Behandlungsfeldes von ausschlaggebender Bedeutung zu sein. Dobelbower [37] konnte bei Patienten mit einem Pankreaskopfkarzinom 70 Gy auf das Duodenum und Magen geben, ohne daß gehäuft Komplikationen auftraten [21]. Voraussetzung hierfür war, daß das Behandlungsvolumen kleiner als 100 cm^3 war. Ulzera treten häufig im Antrum oder in der präpylorischen Region auf. Sie können zur Perforation führen oder zu einem Verschluß des Magenausgangs [4].

Bei Patienten mit Non-Hodgkin-Lymphomen des Magens besteht ein erhöhtes Risiko einer Blutung nach einer Chemo- oder Strahlentherapie. Deshalb ist bei großen Lymphomen eine primäre Operation, kombiniert mit einer postoperativen Strahlentherapie, vorzuziehen [15, 30].

Therapie
Eine Therapie der Magenirritation mit Antazida oder H_2-Rezeptorenblockern sollte man von einer Magensäureanalyse abhängig machen; denn es ist bekannt, daß es nach 20 Gy zu einer Minderung der Magensekretion kommt.

Diättherapie

Ein hoher Eiweiß- und Kaloriengehalt ist für die Regeneration angezeigt. *Die Diät soll ballastarm sein, um den mechanisch erklärbaren Verlust der intestinalen Epithelzellen zu hemmen.* Denn während der Strahlentherapie ist ihre Regeneration verlangsamt und es entwickelt sich eine Atrophie der Mukosa.

Wegen der verminderten Absorptionsleistung empfiehlt es sich, viele kleine Mahlzeiten zu geben. Die Nahrung darf in der Zusammensetzung nicht einseitig sein und dennoch sollte sie durch eine Zubereitung mit Kochen und eventuell mechanischer Zerkleinerung leicht verdaulich sein. Eine vermehrte Flüssigkeitszufuhr erleichtert die intestinale Passage. Die Mahlzeiten sollten nicht zu heiß sein.

Milchprodukte sind nur bei Auftreten einer Diarrhöe nicht erlaubt, wenn Verdacht auf einen Laktasemangel besteht. Rotes Fleisch, Vollkorn, Nüsse, Spiegeleier, frische Früchte, Bratkartoffeln, frisches Gemüse, scharfe Gewürze sind schwer verdaulich und deshalb zu meiden.

Die Diätvorschriften sollten auch bis vier Wochen nach Beendigung der abdominellen Strahlentherapie eingehalten werden.

Medikamentöse Therapie

Im Vordergrund steht die antiemetische Therapie, z. B. Phenothiazin, Chlorpromazin, Metoclopramid, Graniseton und andere. Die intestinale Sekretion des Magens und des Pankreas sind nach etwa 20 Gy vermindert. Deshalb ist bei Dyspepsie eine Substitution von Magen- und Pankreasenzymen zu überlegen. Der Wert der Antazida ist in dieser Situation umstritten. Kortikoide und Antiphlogistika können eine Ulkusbildung verstärken.

Bestrahlung des gesamten Abdomens

Radiogene Veränderungen des Dünndarms

Eine radiogene Enteritis führt zu einer Malabsorption und Durchfällen. Eine Gewichtsabnahme ist weiterhin bedingt durch Appetitverlust, Übelkeit und Erbrechen. Verschiedene klinische und tierexperimentelle Studien haben sich mit den zugrundeliegenden Mechanismen beschäftigt:

Die Malabsorption bezieht sich auf Fette, Eiweiß und Kohlenhydrate: Die Fettresorption ist insbesondere bei Vorliegen einer Diarrhöe gestört, wie Untersuchungen mit 131-J-markierten Fettsäuren gezeigt haben [28,

35]. Im Serum sind die Triglyzeride erniedrigt, und im Stuhl ist der Fettanteil erhöht. Über eine radiogene Malabsorption von Eiweiß berichtet Duncan 1965 [36]. Dieser Eiweißmangel scheint dosisabhängig zu sein und bereits ab Dosen um 30 Gy aufzutreten.

Ein Laktaseenzymmangel kann auch durch eine Strahlentherapie bedingt sein [33].

Eine erhöhte Ausscheidung von Gallensalzen im Stuhl ist ein weiterer pathogenetischer Mechanismus. Eine radiogene ileale Dysfunktion beeinträchtigt die Rückresorption der Gallensäuren. Weiterhin werden Prosta-

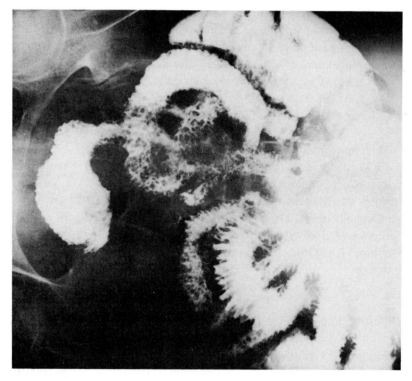

Abb. 1. Dünndarmkontrastdarstellung einer chronischen Enteritis mit polypoidem Faltenrelief und vermehrter Wanddistanzierung. Klinisch bestand ein Malabsorptionssyndrom bei radiogener Sprue bei Z. n. 54 Gy Telekobaltstrahlentherapie des gesamten Abdomens wegen eines paraaortalen Rezidivs eines Seminoms. (Für die Überlassung der Röntgenaufnahme danken wir Herrn Prof. Dr. med. H. Dombrowski, Leiter der Abteilung für Strahlendiagnostik im Med. Zentrum für Radiologie des Klinikum der Philipps-Universität Marburg.)

glandinfraktionen für die Entstehung von Diarrhöen verantwortlich gemacht [18].

Pathohistologische und röntgenologische Befunde
Die *pathohistologischen Befunde* lassen sich in akute, subakute und chronische Formen einteilen [3, 4, 36, 37].

Typischerweise gehen akute Veränderungen mit einer Verplumpung der Zotten einher. Dies kann bereits in der zweiten Bestrahlungswoche auftreten [40]. Man findet eine Hyperämie, Ödembildung und ein ausgedehntes entzündliches Zellinfiltrat der Mukosa. Kryptenabszesse kommen hinzu, und infolge einer unzureichenden Regeneration kann es zu einer Ulkusbildung kommen.

2-12 Monate nach Abschluß der Strahlentherapie entwickelt sich während der subakuten Phase eine Degeneration der Arteriolen und eine Gefäßischämie [40]. Neben einer Atrophie der Schleimhaut können sich durch fokale submuköse Fibrosierungen und ischämische Nekrosen Ulzera, Stenosen und Perforationen mit Fistelbildungen entwickeln. Das röntgenologische Bild zeigt unspezifische Veränderungen, welche einer chronischen Entzündung oder einer Fibrose entsprechen.

Die Passagezeit ist verzögert, die intestinale Sekretion vermehrt, die Dünndarmschlingen sind erweitert oder stenosiert, die Schleimhaut ist verdickt, das Wandrelief ist verändert, die Wände sind vermehrt distanziert und die Mesenterialwurzeln verdickt und retrahiert (Abb. 1). Allerdings können sich akute Strahlenreaktionen wegen der schnellen Regeneration der Zellen des Intestinaltraktes schnell zurückbilden: Innerhalb von drei Tagen weisen die Zotten wieder normale Mitosen auf, und zwei Wochen nach Abschluß der Strahlenbehandlung haben atrophische Zotten sich wieder ausgebildet [40].

Diättherapie
Bei einer Bestrahlung des gesamten Abdomens ist eine eiweiß- und kalorienreiche und ballaststarme Diät nicht immer ausreichend. Wegen der verminderten Fettabsorption bevorzugt man dann eine Diät mit mittelkettigen Fettsäuren.

Ein potentieller Laktaseenzymmangel wird immer wieder als Begründung für eine Diät ohne Milchprodukte angeführt [33]. Insbesondere bei Schwarzen oder Patienten aus dem Mittelmeerraum sollte man daran denken.

Eine glutenfreie Kost kann prophylaktisch bei einer Bestrahlung des gesamten Abdomens empfohlen werden.

Medikamentöse Therapie
Eine Diarrhöe kann medikamentös, z. B. mit Kaopectate, Imodium®
und Morphinderivaten, behandelt werden.

Die verminderte Gallerückresorption läßt sich durch Cholestyramin-
Ionenaustauscherharz günstig beeinflussen. Verschiedene Blocker der
Prostaglandinsynthese, z. B. Salicylate, hat man bei anders nicht be-
herrschbaren Diarrhöen eingesetzt [14]. Erste Ergebnisse aus dem Royal
Marsden Hospital London an 15 Patientinnen sind vielversprechend [20].
Auch scheint sich die Kombination mit Salicylazosulphapyridin bei einer
chronischen radiogenen Enteritis [14] bewährt zu haben.

Strahlentherapeutische Möglichkeiten
Man kann die Verträglichkeit einer abdominellen Strahlentherapie
auf verschiedene Weise verbessern: Durch eine fünfmalige statt einer vier-
maligen Bestrahlung pro Woche und eine entsprechende Reduzierung der
Einzeldosis wird die Toleranz verbessert [8]. Das Volumen der Bestrahlung, das innerhalb der 50%-Isodose gelegen ist, kann durch Verwendung
hoher Energien reduziert werden.

Bei einer Bestrahlung des gesamten Abdomen wird eine Vielfelder-
technik, wie sie in Stanford von Goffinet [42] empfohlen wird, besser
vertragen als ein abdominelles Bad [43] mit anterior-posterioren Feldern.

Eine Aussparung des Dünndarms aus dem Bestrahlungsfeld ist bei
der Bestrahlung des Beckens mit einer Box-Technik möglich. Bei der
Simulation wird der Dünndarm kontrastiert. Individuell angefertigte Blei-
satelliten blocken ihn dann, wenn möglich, aus dem Bestrahlungsfeld aus.

Kolon, Rektum, Anus

Die Bestrahlung des Beckens kann zu Früh- und Spätveränderungen
führen, die nach Empfehlungen der Radiotherapy and Oncology Group in
den USA in vier Grade eingeteilt werden [11].

Das *Rektum* ist am meisten betroffen. Akute Veränderungen im Sinne einer Proktitis werden in den ersten zwei Monaten beobachtet. Zwischen zwei und etwa zwölf Monaten entwickeln sich subakute und ab dem
achten Monat Spätveränderungen. Hierbei kann es sich um eine chronische Kolitis, eine Verdickung und Fibrose der Darmwand, eine Ulkus-
und Abszeßbildung mit Stenosen, Verwachsungen und Fistelbildungen
handeln. Nach 45 Gy werden Spätveränderungen in 5% beobachtet und

nach 65 Gy in 50% der Fälle [31]. Mehrere Arbeiten berichten über eine rasche Zunahme der Komplikationen ab 70 Gy [27, 42]. Prädisponierende Faktoren für radiogene Nebenwirkungen sind vorherige chirurgische Eingriffe, entzündliche Veränderungen, Adhäsionen, simultane Chemotherapie, Divertikulose und Gefäßerkrankungen.

Bei Bestrahlungen der Analregion kann es neben einer Entzündung auch zu einer Sphinkterinsuffizienz kommen. Der innere Schließmuskel ist möglicherweise durch eine radiogene Störung seiner Innervation in Mitleidenschaft gezogen [34].

Diät
Die Prinzipien der Diättherapie sind in einem nachfolgenden Kapitel ausführlich behandelt.

Medikamentöse Therapie
Neben einer Defäkationserleichterung mit Laxantien besteht die Möglichkeit einer Behandlung mit lokalen Antiphlogistika (Anusol-, Anusol H Suppositorien) oder mit Einläufen mit Kortikosteroiden oder 5-Aminosalicylsäure.

Chirurgische Therapie
Die Anlage eines passagären Anus praeter zur Ruhigstellung des Rektums wird nur bei etwa 1–6% der Patienten notwendig. Rektovaginale Fisteln können sich danach verschließen. Andere Fistelbildungen des Darms zur Blase oder zum Dünndarm oder zwischen Rektum und Sigma müssen operiert werden.

Strahlentherapeutische Therapie
Die Einzeldosis beträgt bei Feldern, die größer als 17 × 17 cm sind, maximal 1,8 Gy in Beckenmitte.

Literatur

1 Aguilar NN, Obson ML, Shedd DP: Rehabilitation of deglutition in patients with head and neck cancer. Am J Surg 1979;138:501–507.
2 Ambrus JL, Ambrus CM, Lillie DB, Johnson RJ, Gastpar H, Kishel S: Effect of sodium meclofenamate on radiation-induced esophagitis and cystitis. J Med 1984; 15:81.

3 Andersson H, Bosalus I, Nystrom C: Bile salt malabsorption in the radiation syndrome. Acta Radiol (Ther) 1978;17:312.
4 Berthrong M, Fajardo LF: Radiation injury in surgical pathology. Part II: Alimentary tract. Am J Surg Pathol 1981;5:153.
5 Berthrong M: Pathologic changes secondary to radiation. World J Surg 1986;10:155.
6 Buskirk SJ, Gunderson LL, Adson MA, Martinez A, May GM, McIlrath DC, Nagoruy DM, Edmundson GK, Bender CE, Martice JK: Analysis of failure following curative irradiation of gall bladder and extrahepatic bile duct carcinoma. Int J Radiat Oncol Biol Phys 1984;10:2013–2023.
7 Buskirk SJ, Gunderson LL, Adson MA, Martinez A, May GR, McIlrath DC, Martin JK, Themaine WJ: Analysis of failure following curative irradiation of extrahepatic bile duct carcinoma. ASTRO Proc Int J Radiat Oncol Biol Phys MA 1986;12(suppl 1):120.
8 Cosset JM, Henry-Amar M, Burgers JHV, Noordijk EM, van der Werff-Messing B, Meerwaldt JH, van der Schneren E: Late radiation injuries of the gastrointestinal tract in the H_2- and H_5-EORTC Hodgkin's disease trials: Emphasis on the role of exploratory laparotomy and fractionation (RTO 00487). Radiother Oncol 1988;13: 61–68.
9 Coy P: A randomized study of irradiation and vinblastine in lung cancer. Cancer 1970;26:803–807.
10 Daly TE: Dental care of the irradiated patients. Textbook of radiotherapy. Philadelphia, PA, Lea and Febiger, 1973, pp 157–165.
11 Dische S: The recording of morbidity related to radiotherapy. Radiother Oncol 1989; 16:103–108.
12 Eagan RT, Fleming TR, Lee RE, Inglek JN, Frytak S, Creagan ET: Chemotherapy response as a prognostic factor in patients with limited squamous cell lung cancer treated with combined chemotherapy and radiotherapy. Int Radiat Oncol Biol Phys 1980;6:879–883.
13 Elkon D, Lee MS, Henddrickson FR: Carcinoma of the esophagus: Sites of recurrence and palliative benefits after definitive radiotherapy. Int J Radiat Oncol Biol Phys 1978;4:615–620.
14 Goldstein F, Khoury J, Thornton JJ: Treatment of chronic radiation enteritis and colitis with salicylazosulfapyridine and systemic corticosteroid. Am J Gastroenterol 1978; 65:201.
15 Gospodarowicz MK, Bush RS, Brown TC, Chna T: Curability of gastrointestinal lymphoma with combined surgery and radiation. Int J Radiat Oncol Biol Phys 1983;9:3.
16 Hall TC, Dederick MM, Chalmers TC, Krant MJ, Shnider BJ, Lynch JJ, Holland JF, Ross C: A clinical pharmacologic study of chemotherapy and X-ray therapy in lung cancer. Am J Med 1967;43:186–193.
17 Horiot JC, Schraub S, Bone MC, Bain J, Ramadier J, Chaplain G, Nabid N, Thevenot B, Bransfield D: Dental preservation in patients irradiated for head and neck tumours: A 10-year experience with topical fluoride and a randomized trial between two fluoridation methods. Radiother Oncol 1983;1:77–82.
18 Horton EW, Main JHM, Thompson CJ: Effect of orally administered prostaglandin E_1 on gastric secretion and gastrointestinal motility in man. Gut 1968;9:655.
19 Langer M, Choi NC, Orlow E, Grillo H, Wilkins EW: Radiation therapy alone or in combination with surgery in the treatment of carcinoma of the esophagus. Cancer 1986;58:1208–1213.

20 Mennie AT, Dalley V: Aspirin in radiation induced diarrhea. Lancet 1973;iii:1131.
21 Nguyen TD, Bugat R, Combes PF: Postoperative irradiation of carcinoma of the head of the pancreas area. Cancer 1982;50:53–56.
22 Nicolopoulos N, Mautidis A, Stathopoulos E, Papaodyssees S, Kouvaris J, Ververis H, Papavasiliou C: Prophylactic administration of indometacin for irradiation esophagitis. Radiother Oncol 1985;3:23.
23 Northway MG, Libshitz HI, Osborne BM, Feldman MS, Mamel JH, West JH, Szwarc IS: A radiation esophagitis in the opossum: Radio protection with indometacin. Gastroenterol 1980;78:883.
24 Perez CA, Stanley K, Rubin P, Kramer S, Brady L, Perez-Tamayo R, Brown GS, Concannon J, Rotman M, Hydel HG: A prospective randomized study of various irradiation doses and fractionation schedules in the treatment of inoperable non-oat-cell carcinoma of the lung. Cancer 1980;45:2744–2753.
25 Pezner R, Archambeau JO: Critical evaluation of the role of nutritional support for radiation therapy patients. Cancer 1985;55:263–267.
26 Poyton HG: The effect of radiation on teeth. Oral Surg Oral Med Oral Path 1968;26:639–646.
27 Pilepich MV, Perez CA, Walz BJ, Zivnuska FR: Complications of definitive radiotherapy for carcinoma of the prostate. Int J Radiat Oncol Biol Phys 1981;7:1341–1348.
28 Reeves RJ, Cavanaugh PJ, Isley JK, et al: Fat absorption studies and small bowel X-ray studies in patients undergoing Co-60 teletherapy and/or radium application. Am J Roentgenol 1965;94:848–851.
29 Richmond J, Hydel HG, Bal Y, Lewis J, Burdakin J, Jacobson G: Comparison of three treatment strategies for esophageal cancer within a single institution. Int J Radiat Oncol Biol Phys 1987;13:1617–1620.
30 Roth SL, Sack H, Bertram G: Strahlentherapeutische Ergebnisse beim Nasopharynxkarzinom an den Kölner Universitätskliniken von 1974–1985. Strahlenther Onkol 1989;165:633–640.
31 Rubin P, Casarett G: A direction for clinical radiation pathology – the tolerance dose. Front Radiat Ther Oncol 1972;6:1–16.
32 Seaman WB, Ackermann LV: The effect of radiation on the esophagus: A clinical and histologic study of the effects produced by the betatron. Radiol 1957;68:534–541.
33 Stryker JA, Mortel R, Hepner GW: The effect of pelvic radiation in lactase absorption. Int J Radiat Oncol Biol Phys 1979;4:859.
34 Varma JS, Smith AN, Busuttil A: Function of anal sphincter after chronic radiation injury. Gut 1986;27:528–533.
35 Reeves RJ, Sanders AP, Isley JK: Gastrointestinal tract in patients undergoing radiation therapy. Radiol 1959;73:398–401.
36 Duncan W, Leonard JC: The malabsorption syndrome following radiotherapy. Q J Med 1965;34:319–329.
37 Dobelbower RR, Borgelt BB, Santharalingam N, Strubler KA: Pancreatic carcinoma treated with high-dose small-volume irradiation. Cancer 1978;41:1087–1092.
38 Ackermann LV: The pathology of radiation effect of normal and neoplastic tissue. Am J Roentgenol 1972;114:447.
39 White DC: An atlas of radiation histopathology. Technical Information Center, Office of Public Affairs, U.S. Energy Research and Development Administration, TID-26676, 1975:141–160.

40 Trier JS, Browning TH: Morphologic response of human small intestine to X-ray exposure. J clin Invest 1966;45:194.
41 Hasleton PS, Carr N, Schoffield PF: Vascular changes in radiation bowel disease. Histopathol 1985;9:517.
42 Goffinet DR, Glatstein E, Funkes Z, Kaplan HS: Abdominal irradiation in non-Hodgkin's lymphomas. Cancer 1976;37:2797–2806.
43 Musshoff K: Maligne Systemerkrankungen, in Scherer E (ed): Strahlentherapie. Berlin, Springer, 1987, pp 1080–1281.
44 Leibel SA, Hanks GA, Kramer S: Patterns of care outcome studies: Results of the national practice in adenocarcinoma of the prostate. Int J Radiat Oncol Biol Phys 1984;10:401–409.

Ernährung und Lebenserwartung beim onkologischen Patienten

Dietmar Sailer

Medizinische Klinik I mit Poliklinik der Universität Erlangen-Nürnberg

Malnutrition mit progressivem Gewichtsverlust ist beim onkologischen Patienten ein häufiger Befund. Shils [29] konnte zeigen, daß in einem gemischten onkologischen Krankengut 40% der Patienten bis zur Diagnosestellung einen Gewichtsverlust von 10% ihres ursprünglichen Körpergewichtes aufwiesen und daß bei 25% der Patienten der Gewichtsverlust mehr als 20% betrug. Unterschiede zeigen sich aber entsprechend der Tumorart. Besonders progressiv ist der Gewichtsverlust beim Magen- und Pankreaskarzinom, aber auch beim Bronchial-, Mamma- und Prostatakarzinom sowie bei akuter myeloischer Leukämie und bei Sarkomen [9].

Die Ursachen der Malnutrition sind immer noch weitgehend unklar. Diskutiert werden neben erhöhtem Nährstoffbedarf des Malignoms verminderte Nährstoffaufnahme oder Nährstoffverwertung, aber auch erhöhter Nährstoffbedarf des Wirts.

Tumorbedingte anatomische Veränderungen oder Folgen operativer Interventionen am Gastrointestinaltrakt, z. B. Strikturen, Stenosierungen oder Resektionen, lassen oft eine normale, spontane Ernährung nicht oder in nicht ausreichendem Maße zu und führen zwangsläufig zur Malnutrition. Ähnliches gilt auch für Patienten unter antitumoröser Therapie. Chemotherapeutische und radiotherapeutische Maßnahmen induzieren häufig eine verminderte Nährstoffresorption oder Nährstoffverwertung oder führen über Anorexia und Nausea zu einer verminderten Nährstoffaufnahme.

Unabhängig von der Ursache induziert eine Malnutrition immer tiefgreifende metabolische und immunologische Beeinträchtigungen, die letztlich die Lebensqualität vermindern, die antitumoröse Therapie limitieren und die Lebenserwartung reduzieren.

Besondere Beachtung verdient in diesem Zusammenhang die ernährungsbedingte Depletion der Hämatopoese [20] und des Immunsystems [4, 23], da der Tumor selbst als auch alle tumorverkleinernden Maßnahmen die Immunabwehr vermindern [5, 7, 8, 13], die Ansprechrate der Tumortherapie einschränken [8, 16, 17] und die Komplikationsrate [8, 16, 17] sowie die Mortalität, insbesondere durch nicht beherrschbare Infektionen, erhöhen [1, 9, 15, 17, 26].

Schon Anfang der fünfziger Jahre konnte evaluiert werden, daß durch eine entsprechende Ernährungstherapie sowohl die Energiebilanz als auch die Stickstoffbilanz beim tumorkranken Patienten verbessert werden kann [35]. Mittlerweile konnte in einer Vielzahl von Untersuchungen belegt werden, daß durch eine adäquate Nährstoffzufuhr die Komplikationsrate der antitumorösen Therapie reduziert werden kann [2, 3, 6, 10, 11]. Nur wenig Untersuchungen liegen zur Lebensverlängerung unter supportiver Ernährungstherapie beim Menschen vor. Tierexperimentelle Daten sind wegen des wesentlich schnelleren Tumorwachstums nur mit größter Vorsicht auf den Menschen übertragbar.

Die Mehrzahl dieser Untersuchungen konnte keinen signifikanten Effekt auf die Überlebenszeit zeigen. Die enttäuschenden Ergebnisse sind sicherlich im wesentlichen auch begründet in der Nicht-Vergleichbarkeit und Heterogenität der Gruppen sowie in der inadäquaten Nährstoffzufuhr und der meist kurzen Beobachtungszeit und kleinen Fallzahlen.

Elkort [14] untersuchte prospektiv bei 26 ambulanten Frauen mit Mammakarzinomen unter Chemotherapie die Effektivität einer supportiven enteralen Ernährung (500 kcal/d) im Vergleich (n = 24) zur spontanen Nahrungsaufnahme über einen Zeitraum von zwölf Monaten. Unterschiede bezüglich der Überlebenszeit konnten dabei nicht gefunden werden, wobei allerdings nicht protokolliert wurde, ob die spontane Ernährung durch die Trinknahrung beeinflußt wurde.

Ähnliche Ergebnisse werden auch unter parenteraler Ernährung beobachtet, wobei in aller Regel die Fallzahlen klein, die Ernährungstherapie inadäquat und die Dokumentation lückenhaft ist (Tabellen 1–3).

Ziel der Ernährungstherapie beim präfinalen onkologischen Patienten ist aber primär nicht in der Lebensverlängerung, sondern vorrangig in der Verbesserung der Lebensqualität zu sehen. Die bislang vorliegenden Daten sprechen eindeutig dafür, daß durch eine konsequente, kalorisch und nutritiv adäquate Ernährung dieses Ziel durch die heute zur Verfü-

Tabelle 1. Effektivität der parenteralen Ernährung bei onkologischen Patienten unter Strahlentherapie [22] PE = parenterale Ernährung, k. A. = keine Angaben

Tumortyp	Literatur	n	PE (Tage)	Mortalität (%)	mittlere Überlebenszeit (Wochen)
Ovarialkarzinom	[31]				
PE		42	k. A.	k. A.	39
keine PE		39	–	k. A.	36
Abdominaltumor	[34]				
PE		11	k. A.	45	k. A.
keine PE		9	–	33	k. A.
Abdominaltumor	[12]				
PE		11	42	9	>12
keine PE		12	–	8	>12

Tabelle 2. Effektivität der parenteralen Ernährung bei onkologischen Patienten unter Chemotherapie [22]. PE = parenterale Ernährung, k. A. = keine Angabe

Tumortyp	Literatur	n	PE (Tage)	Remission in % komp.	Remission in % part.	Mortalität (%)	mittlere Überlebenszeit (Wochen)
Adenokarzinom der Lunge	[19]						
PE		19	25	0	15	11	22
keine PE		24	–	11	28	4	40
kleinzelliges Bronchialkarzinom	[33]						
PE		21	42	85	15	24	k. A.
keine PE		28	–	59	41	31	k. A.
Hodenkarzinom	[28]						
PE		16	18–48	63	25	k. A.	60
keine PE		14	–	79	14	k. A.	60
Kolonkarzinom	[27]						
PE		20	24	k. A.	k. A.	k. A.	11
keine PE		25	–	k. A.	k. A.	k. A.	44
Sarkome	[21]						
PE		14	k. A.	k. A.	k. A.	0	k. A.
keine PE		18	–	k. A.	k. A.	27	k. A.

Tabelle 3. Effektivität der perioperativen parenteralen Ernährung nach operativen Resektionen bei onkologischen Patienten [22]. PE = parenterale Ernährung, k. A. = keine Angaben

Tumortyp	Literatur	n	PE (Tage)	Komplikationen Schwere (%)	Wund- (%)	Mortalität (%)
Ösophagus	[24]					
PE		10	14	k. A.	0	k. A.
keine PE		5	–	k. A.	20	k. A.
Ösophagus/ Magen	[36]					
PE		38	7–10	k. A.	8	16
keine PE		36	–	k. A.	31	22
Ösophagus/ Magen	[30]					
PE		10	7–10	k. A.	k. A.	0
keine PE		10	–	k. A.	k. A.	10
Gastrointestinal	[18]					
PE		30	12–13	13	k. A.	7
keine PE		26	–	19	k. A.	8
Gastrointestinal	[32]					
PE		12	5–14	17	17	0
keine PE		9	–	11	22	0
Gastrointestinal	[25]					
PE		66	10	17	21	5
keine PE		59	–	32	25	19

gung stehenden ambulanten Ernährungsregime möglich ist. Für Patienten ohne Einschränkung der digestiven und resorptiven Kapazität stellt dabei die perkutane endoskopische Gastrostomie (PEG) ein ideales Versorgungssystem dar, da es relativ komplikationsarm auf praktisch unbegrenzte Zeit die Ernährungssituation sicherstellen kann. Ist der Gastrointestinaltrakt nicht mehr in der Lage, ausreichend resorbieren zu können (z. B. nach Resektionen, bei Strahlenenteritis etc.), kann durch künstliche intravenöse Nährstoffzufuhr auch ambulant eine Malnutrition verhindert und die Lebensqualität gesteigert werden. Dies wurde von verschiedenen Arbeitsgruppen in den letzten Jahren bestätigt. Ein Maß für die gesteigerte Lebensqualität mag darin zu sehen sein, daß von den Patienten unserer

Arbeitsgruppe, die an ihrer Grundkrankheit erlagen, über 75 % im häuslichen Milieu und nicht im Krankenhaus verstarben.

Lebensverlängerung durch ernährungstherapeutische Maßnahmen läßt sich jedoch im operativen Bereich belegen, da durch eine adäquate Nährstoffzufuhr sowohl die postoperativen Komplikationen als auch die Mortalität teilweise erheblich reduziert werden konnte [18, 24, 25, 30, 32, 36].

Unter tumorverkleinernder Strahlen- und Chemotherapie ist allerdings dieser Beweis bislang nicht erbracht. Untersuchungen, die zum Ziel hatten, die Überlebenszeit unter ernährungstherapeutischen Maßnahmen zu überprüfen, liegen nur vereinzelt vor und weisen meist erhebliche methodische Mängel auf.

Lebensverlängerung wird wahrscheinlich dann erreichbar sein, wenn sehr frühzeitig mit entsprechender Nährstoffzufuhr begonnen wird, so daß tumorverkleinernde Maßnahmen konsequenter durchführbar sind. Ergebnisse solcher Untersuchungen liegen derzeit aber nicht vor.

Dies berechtigt aber keineswegs zu einer pessimistischen Haltung gegenüber der Ernährungstherapie. Auch unter der Chemotherapie gelingt uns in den meisten Fällen keine Lebensverlängerung, sondern «nur» eine Verbesserung der Lebensqualität.

Literatur

1   Bolton PM: DNCB sensitivity in cancer patients. A review based on sequential testing in 430 patients. Clin Oncol 1975;1:59–69.
2   Bounous G, Le Bel E, Shuster J, Gold P, Tahan WT, Bastin E: Dietary protection during radiation therapy. Strahlenther 1975;149:476–483.
3   Brennan MF: Total parenteral nutrition in cancer patient. N Engl J Med 1981;305:375–382.
4   Brookes GB, Clifford P: Nutritional status and general immune competence in patients with head and neck cancer. J Roy Soc Med 1981;74:132–139.
5   Copeland EM, MacFadyen BV, Dudrick SJ: Effect of intravenous hyperalimentation on established delayed hypersensitivity in the cancer patient. Ann Surg 1976;184:60–64.
6   Copeland EM, MacFadyen BV, MacComb WS, Guillamondegui O, Jesse RH, Dudrick SJ: Intravenous hyperalimentation in patients with head and neck cancer. Cancer 1975;35:606–611.
7   Cosimi AB, Brunstetter FH, Kemmerer WT, Miller BN: Cellular immune competence of breast cancer patients receiving radiotherapy. Arch Surg 1973;107:531–535.
8   Daly JM, Dudrick SJ, Copeland EM: Evaluation of nutritional indices as prognostic indicators in the cancer patient. Cancer 1979;43:925–931.

9 DeWys WD, Kisner D: Maintaining caloric needs in the cancer patient. Contemp Surg 1979;15:25–32.
10 DeVries EGE, Mulder NH, Houwen B, DeVries-Hospers HG: Enteral nutrition by nasogastric tube in adult patients treated with intensive chemotherapy for acute leukemia. Am J Clin Nutr 1982;35:1490–1496.
11 Donaldson SS, Lenon RA: Alteration of nutritional status: Impact of chemotherapy and radiation therapy. Cancer 1979;43(suppl):2036–2052.
12 Donaldson SS, Wesley MN, Ghavimi F: A prospective randomized clinical trial of total parenteral nutrition in children with cancer. Med Pediatr Oncol 1982;10:129–139.
13 Eilber FR, Nizze JA, Morton DL: Sequential evaluation of general immune competence in cancer patients: Correlation with clinical course. Cancer 1975;35:660–665.
14 Elkort RJ, Baker FL, Vitale JJ, Cordano A: Long-term nutritional support as an adjunct to chemotherapy for breast cancer. J Parent Enter Nutr 1981;5:385–390.
15 Harvey KB, Bothe A, Blackburn GL: Nutritional assessment and patient outcome during oncological therapy. Cancer 1979;43(suppl):2065–2069.
16 Hersh EM, Gutterman JU, Mavligit GM, McCredie KB, Burgess MA, Matthews A, Freireich EJ: Serial studies of immunocompetence of patients undergoing chemotherapy for acute leukemia. J Clin Invest 1974;54:401–408.
17 Hickman DM, Miller RA, Rombeau JL, Twomey PL, Frey CF: Serum albumin and body weight as predictors of postoperative course in colorectal cancer. J Parent Ent Nutr 1980;4:314–316.
18 Holter AR, Fisher JE: The effects of perioperative hyperalimentation on complications in patients with carcinoma and weight loss. J Surg Res 1977;23:31–34.
19 Jordan WM, Valdivieso M, Frankmann C: Treatment of advanced adenocarcinoma of the lung with Ftorofur, Doxorubicin, Cyclophosphamide, and Cisplatin and intensive IV hyperalimentation. Cancer Treat Rep 1981;65:197–205.
20 Labedzki L, Noak D: Stimulation der Hämatopoese zur Beschleunigung der Regeneration nach zytostatisch bedingter Knochenmarksdepression. Klin Wschr 1980;58:211–218.
21 Levine AS, Brennan MF, Ramu A: Controlled clinical trials of nutritional intervention as an adjunct to chemotherapy, with a comment on nutrition and drugs resistance. Cancer Res 1982;42:774–778.
22 Lowry SF, Brennan MF: Intravenous feeding of cancer patient, in Rombeau JL, Caldwell MC (eds): Parenteral nutrition. Philadelphia, PA, Saunders, 1986, pp 445–470.
23 McMurray DN, Loomis SA, Casazza LJ, Rey H, Miranda R: Development of impaired cell-mediated immunity in mild and moderate malnutrition. Am J Clin Nutr 1981;34:68–77.
24 Moghissi K, Hornshaw L, Teasdale PR: Parenteral nutrition in carcinoma of the oesophagus treated by surgery: Nitrogen balance and clinical studies. Br J Surg 1977;64:125–128.
25 Müller JM, Dienst C, Brenner U, Pichlmaier H: Perioperative parenteral feeding in patients with gastrointestinal carcinoma. Lancet 1982;I:68–71.
26 Nixon DW, Heymsfield SB, Cohen AE, Kutner MH, Ansley J, Lawson DH, Rudman D: Protein-caloric undernutrition in hospitalized cancer patients. Am J Med 1980;68:683–690.
27 Nixon DW, Moffit S, Lawson HD: Total parenteral nutrition as an adjunct to chemotherapy of metastatic colorectal cancer. Cancer Treat Rep 1981;65(suppl 5):121–128.

28 Samuels ML, Selig DE, Ogden S: IV hyperalimentation and chemotherapy for state III testicular cancer: A randomized study. Cancer Treat Rep 1981;65:615–627.
29 Shils HM: Principles of nutritional therapy. Cancer 1979;43(suppl):2093–2102.
30 Simms JM, Oliver E, Smith LAR: A study of parenteral nutrition (TPN) in major gastric and oesophageal resection for neoplasia. J Parent Ent Nutr 1980;4:422.
31 Solassol C, Joyeux H, Dubois JB: Total parenteral nutrition (TPN) with complete nutrition mixtures. An artificial gut in cancer patients. Nutr Cancer 1979;1:13–18.
32 Thompson BR, Julian TB, Stremple JF: Perioperative total parenteral nutrition in patients with gastrointestinal cancer. J Surg Res 1981;30:497–500.
33 Valdivieso M, Bodey GP, Benjamin RS: Role of intravenous hyperalimentation as an adjunct to intensive chemotherapy for small cell bronchogenic carcinoma. Cancer Treat Rep 1981;65(suppl 5):145–150.
34 Valerio D, Overett L, Malcolm A: Nutritive support for cancer patients receiving abdominal and pelvic radiotherapy: A randomized prospective clinical experiment of intravenous versus oral feeding. Surg Forum 1978;29:145–148.
35 Waterhouse C, Fenninger LD, Keutmann EH: Nitrogen exchange and caloric expenditure in patients with malignant neoplasms. Cancer 1951;4:500–514.
36 Williams RHP, Heatley RV, Lewis MH: A randomized controlled trial of preoperativ intravenous nutrition in patients with stomach cancer. Br J Surg 1976;63:667–670.

Durchführung der Ernährungstherapie

Schauder P (Hrsg): Ernährung und Tumorerkrankungen.
Basel, Karger, 1991, pp 434–439.

Ernährungstherapie bei Tumorleiden: Ethische Überlegungen

Richard Herrmann

Medizinische Klinik und Poliklinik, Universitätsklinikum Rudolf Virchow, Berlin

Einleitung

Zunächst erscheint es überflüssig, mit einer Ernährungstherapie ethische Aspekte zu verknüpfen, gilt doch die Ernährung als ein menschliches Grundbedürfnis. Zur Debatte steht aber die Ernährung als Therapie, wo Entscheidungen zu treffen sind über den Einsatz einer Ernährungstherapie überhaupt, über Zeitpunkt und über Art dieser Therapie. Eine zusätzliche Dimension ergibt sich dadurch, daß die in Frage kommenden Patienten häufig an einer Erkrankung mit kurzfristig schlechter Prognose leiden. In einer repräsentativen Umfrage unter Onkologieschwestern wurden Ernährung und Schmerzen als die wichtigsten physischen Probleme bei Krebspatienten genannt [1].

Definition, Maßnahmen

Ernährungstherapie ist jede Maßnahme, die darauf zielt, einen gestörten Ernährungszustand zu bessern oder zu verhindern. Dazu gehört auch die gezielte Ernährungsberatung als wichtiges Element und häufig erster Schritt in der Ernährungstherapie. Ethische Probleme ergeben sich damit jedoch nicht, sieht man von dem möglichen Versäumnis dieses Schrittes ab. Für alle anderen Maßnahmen gilt, daß eine Evaluierung der ethischen Vertretbarkeit um so dringlicher ist, je belastender, eingreifender und riskanter das Verfahren erfahrungsgemäß ist. Dabei müssen folgende Parameter Beachtung finden:

- Einstellung und Wunsch des Patienten nach adäquater Aufklärung;
- wissenschaftliche Erkenntnisse über Nutzen der Maßnahme;
- objektive Belastung des Patienten;
- Risiken der Maßnahme;
- subjektive Belastung des Patienten;
- Ziel der Maßnahme;
- Prognose des Tumorleidens.

In Übereinstimmung mit Miles wird die Ernährungstherapie gesehen als eine die Lebensqualität verbessernde und/oder das Leben verlängernde Maßnahme und damit jeder anderen medizinischen Behandlung gleichgestellt [4]. Es wird hier nicht auf den emotionalen Zusammenhang zwischen Ernährung und Pflegen bzw. Versorgen eingegangen.

Einstellung und Wunsch des Patienten

Es ist selbstverständlich, daß der ansprechbare, orientierte Patient sein Selbstbestimmungsrecht auch für diesen Bereich ausüben kann. Eine Ernährungstherapie, sei sie medizinisch auch noch so sinnvoll und erfolgversprechend, kann, ganz abgesehen von technischen Problemen einer Zwangsernährung, nicht gegen den Willen des Patienten durchgeführt werden. Wie ein Patient sich entscheidet, hängt nach unserer Erfahrung wesentlich davon ab, welche Grundeinstellung er oder sie zu ihrer Erkrankung gefunden haben und welche Belastung die Ernährungstherapie mit sich bringt. Patienten mit starkem Lebenswillen werden eher einer Behandlung zustimmen als Patienten, deren Tumorleiden weit fortgeschritten ist, zusätzliche Symptome wie z. B. Schmerzen verursacht und die eine unnötige Verlängerung ihres Lebens verhindern wollen. Die Akzeptanz der Belastung variiert erheblich und ist zumeist nicht vorhersagbar. Im Vordergrund steht hier wohl die soziale Verträglichkeit der Art der Ernährungstherapie, also ob z. B. für einen Außenstehenden eine Ernährungssonde erkennbar ist oder nicht.

Aufklärung

Eine selbständige Entscheidung des Patienten als Ausdruck seines Selbstbestimmungsrechts kann erst dann die Ernährungstherapie bestimmen, wenn sie erfolgt in Kenntnis und Verständnis der für diese Entscheidung relevanten Grundlagen. Die Aufklärung durch den Arzt, möglichst unterstützt von Mitgliedern des Pflegeteams, muß dem Patienten alle wichtigen Informationen, die für seine Entscheidung von Bedeutung sein könnten, übermitteln. Dies muß in einem ruhigen Gespräch (bevorzugt nicht während der Visite), in einer für den medizinischen Laien verständlichen Sprache erfolgen. Für die Entscheidung des Patienten ist es insbesondere wichtig, daß er die alternativen Verfahren erfährt, die alleinige Ernährungsberatung, die enterale Hyperalimentation und die parenterale Alimentation. Voraussetzung hierfür ist es, daß der aufklärende Arzt genau über diese Verfahren, ihre Indikation und ihre Vor- und Nachteile Bescheid weiß. Der Inhalt der Aufklärung sollte schriftlich dokumentiert werden. Die alleinige Überreichung eines Merkblatts an den Patienten ist nicht ausreichend.

Die Verweigerung einer Ernährungstherapie für Krebspatienten mit reduziertem Ernährungszustand könnte vordergründig als verhungern lassen aufgefaßt werden. Das Ziel eines Aufklärungsgesprächs muß es daher sein, sowohl den Patienten als auch seinen Angehörigen Nutzen und Risiken sowie Belastung der Ernährungstherapie klar darzustellen. Die Ernährungstherapie Krebskranker ist nie eine Notfallmaßnahme und erlaubt es daher, den Patienten und seinen Angehörigen für diese Entscheidung Zeit zu geben. Diese Zeit kann auch für die behandelnden Ärzte und das Pflegeteam nützlich sein, um selbst zu einer klaren Meinung zu kommen.

Wissenschaftliche Erkenntnis

Nicht jedes Therapieverfahren muß wissenschaftlich überprüft sein, um ethisch gerechtfertigt zu sein. Wenn allerdings wissenschaftliche Daten vorliegen, müssen diese bei der ethischen Betrachtung berücksichtigt werden. Bei Zweifeln an einer wissenschaftlich nicht überprüften Maßnahme oder bei Zweifeln an der Validität vorliegender Daten kann die wissenschaftliche Überprüfung in Studien aus ethischen Gründen erforderlich werden [5]. Eine kritische Auseinandersetzung mit den vorliegenden wissenschaftlichen Daten ist auch deswegen erforderlich, weil mit der Indikationsstellung zur Ernährungstherapie von Krebspatienten wirtschaftliche Aspekte verknüpft sind. Zwar liegt idealerweise das Interesse des Arztes einzig am Wohl des Patienten, von Außenstehenden werden jedoch verständlicherweise noch andere Interessen verfolgt. Wenn wissenschaftliche Daten nur von dieser Seite bezogen werden, besteht die Gefahr, daß der Arzt für die Beurteilung der Ernährungstherapie ein schiefes Bild erhält.

Belastungen und Risiken

Hier sind zu unterscheiden die objektiven Belastungen (schmerzhafte Manipulationen z. B. durch Port-Implantationen, Völlegefühle bei enteraler Hyperalimentation, Durchfälle) subjektive Belastungen (insbesondere die Stigmatisierung z. B. durch einen Ernährungstubus in der Nase oder durch andere äußere Zeichen der Ernährungstherapie, die einzelne Patienten zu einer sozialen Isolierung veranlassen) und Risiken der Ernährungstherapie. All dies muß mit dem Patienten ausführlich besprochen werden. Weil die objektiven und subjektiven Belastungen von Patient zu Patient unterschiedlich eingeschätzt werden und damit die voraussichtliche Toleranz sehr variabel ist, wird der Patient selbst bei der Abschätzung der Nutzen-Risiko-Analyse die ausschlaggebende Rolle spielen. Bei der Beurteilung der Risiken wird diese Rolle eher dem Arzt zufallen, da der Patient die qualitative und quantitative Bedeutung der Risiken kaum wird einschätzen können.

Ziel der Ernährungstherapie

Bei jeder Überlegung zur ethischen Vertretbarkeit einer Ernährungstherapie muß das Therapieziel definiert werden. Therapieziele könnten sein:
– Verbesserung des Ernährungszustands bei Gewichtsverlust infolge Anorexie (krankheitsbedingt, therapiebedingt);
– Ernährungstherapie zur Prophylaxe chemo- bzw. radiotherapiebedingter Gewichtsabnahme;
– Ernährungstherapie zur Verbesserung der Toleranz anderer Therapien (Operation, Chemotherapie, Bestrahlung);
– Ernährungstherapie bei reversiblen oder irreversiblen gastrointestinalen Passagehindernissen zur Erhaltung des Ernährungszustands [3].;
– Verlängerung der Überlebenszeit durch Ernährungstherapie bei unheilbar Erkrankten.
Dabei muß zunächst die Frage gestellt werden, ob aufgrund der vorliegenden Literaturdaten mit der geplanten Ernährungstherapiemodalität das definierte Ziel erreicht werden kann. Eine Ernährungstherapie allein aus psychischen Gründen ohne eine solche Abklärung erscheint ethisch problematisch.

Bei einem Patienten mit fortgeschrittenem Tumorleiden und reduziertem Ernährungszustand könnte argumentiert werden, daß durch eine

Verbesserung des Ernährungszustands die Aussichten einer Behandlung verbessert werden. In der Tat sind in den meisten Studien, die dies berücksichtigen, die Behandlungsergebnisse bei Patienten mit reduziertem Ernährungszustand schlechter als bei Patienten mit gutem Ernährungszustand. Dabei muß jedoch bedacht werden, daß der reduzierte Ernährungszustand in der Regel Ausdruck eines weiter fortgeschrittenen, evtl. auch aggressiveren Tumorwachstums ist und daß damit die schlechten Behandlungsergebnisse eher darauf zurückzuführen sind als auf den reduzierten Ernährungszustand.

Prognose des Tumorleidens

Die exakte Prognose eines Tumorleidens ist häufig schwer vorherzusehen. Dennoch lassen sich mit ausreichender Erfahrung einigermaßen zuverlässige semiquantitative Angaben machen, wenn die Lokalisation und das Ausmaß der Tumormanifestationen bekannt sind. Eine Ernährungstherapie erscheint dann problematisch, wenn mit einiger Wahrscheinlichkeit anzunehmen ist, daß die Zufuhr von Kalorien, sei es enteral oder parenteral, den Ernährungszustand des Patienten nicht mehr bessern wird, weil er innerhalb von wenigen Wochen an seiner Erkrankung sterben wird. Eine Besserung der Lebensqualität durch die Ernährungstherapie ist nur dann zu erreichen, wenn diese auch mit objektivierbaren Verbesserungen des Ernährungszustands einhergeht. Alles was darüber hinaus geht, muß als Plazeboeffekt angesehen werden. Bei Patienten, bei denen eine mehrmonatige Lebenserwartung wahrscheinlich ist, und bei denen eine Mangelernährung bereits besteht, die sich durch eine Ernährungsberatung nicht korrigieren läßt, ist dagegen die Ernährungstherapie in Betracht zu ziehen. Hier kann sogar die Verweigerung einer Ernährungstherapie ethisch bedenklich sein.

Patienten, die aufgrund ihrer weit fortgeschrittenen Tumorerkrankung nicht in der Lage sind, an der Entscheidung für oder gegen eine Ernährungstherapie mitzuwirken, weil sie somnolent oder komatös sind (z. B. ausgeprägte Hyperkalziämie, Leberkoma, Nierenversagen, paraproteinämisches Koma), sollten keine Ernährungstherapie erhalten, da in einer solchen terminalen Phase ein Nutzen nicht belegt ist. Die Dauer korrigierbarer komatöser Zustände ist demgegenüber so kurz, daß eine Ernährungstherapie in dieser Phase nicht notwendig wird. Hier kann den Ausführungen eines anderen Autors nicht gefolgt werden [2].

Literatur

1   Bramwell L: Cancer nursing – a problem-finding survey. Cancer Nurs 1989; 12(6):320–328.
2   Fry ST: Ethical aspects of decision-making in the feeding of cancer patients. Sem Oncol Nurs 1986;2(1):59–62.
3   Gemlo B, Rayner AA, Lewis B, et al: Home support of patients with end-stage malignant bowel obstruction using hydration and venting gastrostomy. Am J Surg 1986; 152(1):100–104.
4   Miles SH: The terminally ill elderly. Dealing with the ethics of feeding. Geriatrics 1985;40(5):112–120.
5   Roy DJ, Black P, McPeek B: Ethical principles in surgical research, in Troidl H, Spitzer WO, McPeek B, et al (eds): Principles and practice of research. Berlin, Springer, pp 119–131.

Schauder P (Hrsg): Ernährung und Tumorerkrankungen.
Basel, Karger, 1991, pp 440–453.

Tumordiät – Fakt oder Phantasie?

Heinrich Kasper

Medizinische Klinik der Universität Würzburg,
Würzburg

Einleitung

Trotz weltweiter intensiver Bemühungen um die Tumorbehandlung sind die Erfolge chirurgischer, radiologischer und zytostatischer Behandlungsverfahren in hohem Maße unzureichend. Eine Folge dieses therapeutischen Unvermögens ist die Hinwendung zu alternativen Behandlungsverfahren. Eine Erhebung von Berger et al. [1] ergab, daß 44% der befragten Tumorkranken paramedizinische Heilmittel gebrauchen, wobei diätetische und anthroposophische Behandlungen im Vordergrund standen. Die Einleitung und Durchführung erfolgte in 60% der Fälle durch den Hausarzt oder einen Heilpraktiker. Eine spezielle Diät kam mit 34% am häufigsten zur Anwendung, gefolgt von einer Vitamintherapie in 18% und Maßnahmen zur «Entgiftung und Entschlackung» in 17% der Fälle.

Teile der Bevölkerung und auch der Ärzte akzeptieren unkritisch Therapiekonzepte, die weder auf exakten pathophysiologischen Erkenntnissen aufbauen noch durch entsprechende Therapiestudien belegt wurden. Begriffe und Aussagen wie «natürlich», «entschlackend», «den Zellstoffwechsel optimal beeinflussend», «natürliche Abwehrmechanismen steigernd», «den Abbau von Tumortoxinen fördernd» etc. erwecken Vertrauen und veranlassen oft dazu, solche Therapiekonzepte zu akzeptieren.

Bereits im Altertum und später im Mittelalter wurde versucht, das Tumorleiden mit speziellen Kostformen zu behandeln. Zur damaligen Zeit wurde bereits – wie auch heute noch bei den meisten Tumordiäten – der Verzehr von Fleisch untersagt, während Süßspeisen, Reispudding, Ziegenmilch, große Mengen von Eiern – insbesondere Eidotter etc. – empfohlen wurden. Speziell bei gynäkologischen Tumoren wurde geraten,

Gurken und Kürbis zu verzehren [2]. Manche der alten Vorstellungen zur diätetischen Tumortherapie werden in bestimmten Zeitabständen wieder in neuer Form propagiert, wie etwa die bereits 1556 erstmals beschriebene «Grape Cure», in dem in den USA weitverbreiteten Buch «Cancer – It's Causes and Treatment by Grapes». Im wesentlichen besteht diese Kur darin, sich während einer Initialphase ausschließlich von Weintrauben und daran anschließend mit rohem Obst, Gemüse, saurer Milch, Honig, Oliven und Nüssen zu ernähren [3]. Auch die Mehrzahl der übrigen sogenannten «Tumordiäten» sind überwiegend bzw. rein vegetarische Kostformen (vgl. Tab. 1). Aus der Vielzahl der Diäten – in einer amerikanischen Übersicht aus dem Jahre 1977 wurden allein 59 Kostformen zusammengestellt [4] –, sei die sogenannte Gerson-Diät etwas ausführlicher dargestellt, da sie besonders in den USA in den 50er Jahren häufig eingesetzt und viel diskutiert wurde. Auch derzeit findet die Gerson-Diät in den USA und z. T. auch in Europa noch Anwendung.

Gerson wurde 1881 in Deutschland geboren und lebte ab Mitte der 30er Jahre in den USA. Während seiner Tätigkeit als Internist und Nervenarzt in Bielefeld entwickelte er eine Diät zur Therapie der Migräne, mit der es ihm gelang, auch seine eigene Migräne zu heilen. Nachdem sich bei einer von ihm wegen Migräne behandelten Patientin unter dieser Diät auch eine gleichzeitig bestehende Hauttuberkulose zurückbildete, wurde diese Kostform Ende der 20er Jahre, z. T. in Zusammenarbeit mit dem Chirurgen Sauerbruch, zur Tuberkulosebehandlung eingesetzt. Die zu dieser Zeit empfohlene Gerson-Sauerbruch-Hermannsdorfer-Diät wirkte bei der Tuberkulose nach Ansicht der Autoren positiv, weil sie den Boden, auf dem die Tuberkelbakterien wachsen, ändert. Während seiner Tätigkeit in den USA wendete Gerson das von ihm entwickelte diätetisch-therapeutische Prinzip bei malignen Tumoren an. Als Beweis der Wirksamkeit dienten große, zusammenfassende Darstellungen von Fallberichten. In dem Buch «A Cancer Therapy, Review of 50 Cases» wird über 50 Dauerheilungen berichtet. Eine exakte vergleichende Therapiestudie wurde jedoch nie durchgeführt.

Die wesentlichen Inhalte und Forderungen der Gerson-Diät sind: Verzehr von frischem, ohne Anwendung von Kunstdüngern erzeugtem Obst und Gemüse. Konserven sind verboten. Die Lebensmittel sollen keinen Kontakt mit Aluminium haben etc. Verzehr werden überwiegend Obst, Gemüse bzw. hieraus hergestellte Säfte und Hafermehl. Fleisch, Kochsalz, Gewürze, Alkohol und Tabak sind verboten. Nach sechs Wochen werden Milchprotein und die fettlöslichen Vitamine A und D ergänzt. Die Diät, deren mittlere Zusammensetzung aus Tabelle 1 zu entnehmen ist, wird ergänzt durch Bio-Hefe, Gallensalze, Leber- und Schilddrüsenextrakte, Lugolsche Lösung etc. Bestandteil der Therapie sind weiterhin Kaffee-Einläufe, die unter der Vorstellung, toxische Substanzen über den Darm abzuleiten, gegeben werden [5].

Auch derzeit hat, wie bereits erwähnt, die Tumortherapie mit Gerson-Diät noch Anhänger in den USA (Gerson-Institute, San Diego/Kalifornien). In Österreich wird von Lechner eine auf den Therapieprinzipien der Gerson-Diät beruhende Kostform als adjuvante Maßnahme ergänzend zu allen übrigen Verfahren der Onkotherapie eingesetzt [6, 7]. – Von McCarty [8] wurde diskutiert, daß die als Folge der niedrigen Natrium- und hohen Kaliumzufuhr gesteigerte Mineralokortikoidsekretion u. U. hemmend auf das Tumorwachstum wirkt.

Ähnlich wie die Gerson-Diät basieren auch andere Tumordiäten auf der Vorstellung, den Krankheitsverlauf durch Elimination von «Tumortoxinen» positiv beeinflussen zu können. Eine vermehrte Ausscheidung dieser von den Autoren postulierten Substanzen, glaubt man durch ein Meiden von Fleisch, Eiern, «weißem» Zucker, Weißmehl etc. und einen vermehrten Verzehr von Früchten, Gemüse und hieraus hergestellten Säften, Vollkornprodukten etc. zu erreichen. Nicht selten werden wie bei der Gerson-Diät zur Unterstützung der Detoxifikation des Organismus Einläufe mit Koffeinlösungen und laxierenden Substanzen empfohlen. Hohe Dosen der verschiedensten Vitamine sollen zusätzlich die Leber als zentrales Entgiftungsorgan «stützen» [11].

Eine Reihe weiterer «Tumordiäten» basieren auf der Theorie Warburg's über die Entstehung bösartiger Tumoren. Hiernach ist eine irreversible Schädigung der Zellatmung, gefolgt von einer Energiegewinnung aus der Gärung, der Grund für eine Umwandlung hochdifferenzierter Zellen in undifferenzierte, regellos wachsende Krebszellen. Daß diese Vorstellung seit langem widerlegt ist und der Sauerstoffmangel des Gewebes nicht Ursache, sondern Folge des bösartigen Zellwachstums ist, wird von den Autoren ignoriert. Der Milchsäure und der Zellatmung kommt folglich bei den Spekulationen um den Wirkmechanismus dieser Diäten eine große Bedeutung zu. Auch die immer wieder gegebene Empfehlung, Rote-Bete-Saft zu trinken, basiert auf der Vorstellung, die gestörte Zellatmung durch den hohen Gehalt an Betazyanen zu aktivieren [9, 10].

Auch die auf dem Gedankengut des Zen-Buddhismus basierende Makrobiotik verspricht Heilerfolge bei malignen Tumoren. Die derzeit in den westlichen Industrieländern propagierten Kostformen basieren auf den Anleitungen des japanischen Philosophen Ohsawa [9, 12]. In den USA ist die auf den Vorstellungen der Makrobiotik beruhende Anleitung von Kushi zum Vermeiden und Therapieren maligner Tumoren weitverbreitet. Nach seiner Ansicht ist ein Tumor die Folge schlechter Gedanken und eines falschen Lebensstils, wobei der Ernährung eine besondere Bedeutung zukommt. Die Anhänger dieser Vorstellung gehen davon aus, daß falsche Ernährung einen chronischen Vergiftungszustand zur Folge hat und daß ein maligner Tumor ein natürlicher Mechanismus zur Entgiftung des Körpers darstellt. Dies führt zu der Ansicht, daß man das Tumorleiden nicht durch Entfernung bzw. Zerstörung des Tumors, der einen natürlichen Abwehrmechanismus darstellt, heilen kann. Bereits diese kurzen Ausführungen zeigen, daß es sich um Therapievorschläge weitab jeder wissenschaftlichen Basis handelt. In entsprechenden Stellungnahmen wissenschaftlicher Gesellschaften wird vor Behandlungen mit makrobiotischen Kostformen gewarnt [12].

Bar jeder wissenschaftlichen Grundlage sind auch Vorstellungen, die auf Steiner, den Begründer der Anthroposophie, zurückgehen, wie folgender Satz zum Verbot von Tomaten und Kartoffeln demonstriert: «Man sollte daher demjenigen, der an einem Karzinom leidet, sofort den Tomatengenuß verbieten, denn die Tomate wirkt ihrem Wesen gemäß ganz besonders auf dasjenige, was selbständig ist im Organismus...»

Auch zu der insbesondere aufgrund von Ergebnissen tierexperimenteller Untersuchungen immer wieder diskutierten Frage des positiven Einflusses von Fastenkuren bzw. hypokalorischer Ernährung auf das Tumorwachstum, gibt es, abgesehen von Fallberichten und positiven Eindrücken, keine systematischen Untersuchungen [13].

Wie bereits bei der Besprechung der verschiedenen Kostformen erwähnt, basieren diese allenfalls auf Ergebnissen biochemischer oder tierexperimenteller Studien, häufig jedoch nur auf wissenschaftlich nicht begründeten, z. T. sehr verworrenen Vorstellungen. Keiner der Autoren, die sogenannte Tumordiäten propagieren und meist wortreich Therapieerfolge verkünden und somit beim Laien Hoffnungen wecken, legt exakte Beweise für die angeblichen Therapieergebnisse vor. Bewiesen werden kann der Effekt einer Tumordiät nur durch exakte vergleichende Therapiestudien, die bis auf wenige Ausnahmen und einige Ansätze fehlen.

Eine vergleichende Studie an über 170 Tumorkranken, in der neben einer Tumordiät (metabolic diet) mit einem hohen Anteil an frischem Gemüse, Früchten, Vollkornprodukten etc., bei reduziertem Verzehr von Eiern, Milchprodukten, Fleisch, Weißmehl, Zucker, Salz, koffein- und alkoholhaltigen Getränken etc., auch die Substanz Amygdalin geprüft wurde, verlief negativ [14]. Vor dieser auch als «nutritional and metabolic antineoplastic diet» bezeichneten Tumordiät wird von manchen Autoren wegen ihres geringen Anteils an biologisch hochwertigem Protein und Eisen gewarnt [15], während Anhänger auf tierexperimentelle Befunde hinweisen, die zeigen, daß möglicherweise die immunologische Ausgangssituation von Tumorpatienten unter reduzierter Energie- und Proteinzufuhr und insbesondere geringer Fettaufnahme mit der Nahrung verbessert werden [16].

Die Erfahrungen mit der bereits erwähnten modifizierten Gerson-Diät bei inoperablen Tumorkranken an der Chirurgischen Klinik Graz [7] werden als positiv bezeichnet, wobei die Autoren ausdrücklich darauf hinweisen, daß keine strengen Kriterien einer Therapiestudie angelegt werden konnten. Das vorläufige Ergebnis eines fast 6jährigen Einsatzes dieser adjuvanten Diättherapie spricht für ein verzögertes Auftreten der Tumorkachexie, geringere subjektive und objektive Nebenwirkungen bei einer Strahlen- und Chemotherapie, geringeren Bedarf an Analgetika und Psychopharmaka als bei einem nicht mit dieser Diät behandelten Vergleichskollektiv, Hinweise auf eine langsamere Progredienz bestehender Lebermetastasen etc.

Obwohl keinerlei Beweise für den Wirkeffekt einer der beschriebenen Tumordiäten vorliegen, muß man aufgrund neuerer experimenteller Befunde zwei wesentliche Charakteristika der meisten Kostformen (vgl. Tab. 1), den hohen Gehalt an Vitaminen, insbesondere Vitamin C und Karotin, und den geringen Fettgehalt bei hohen p/s-Quotienten, als möglichen Wirkmechanismus diskutieren.

Vitamine

Die überwiegende Zahl der Tumordiäten ist aufgrund des hohen Anteils an frischem Obst und Gemüse reich an Vitamin C und Karotin (vgl. Tab. 1). In diesem Zusammenhang interessieren die durch Pauling und Cameron [17] ausgelösten Diskussionen um einen Hemmeffekt hoher Dosen Ascorbinsäure (bis zu 10 g/Tag) auf das Tumorwachstum. Diese Therapie basierte auf der Vorstellung, daß Ascorbinsäure die Widerstandsfähigkeit des Organismus gegen den sich ausbreitenden Tumor durch eine Verbesserung der Lymphozytenfunktion, eine gesteigerte Resistenz von Zellbestandteilen gegen die von Tumorzellen produzierte Hyaluronidase und eine Beeinflussung der Hypophysen-Nebennierenrin-

Tabelle 1. Mittlere tägliche Nährstoff-, Energie- und Ballaststoffaufnahme bei verschiedenen «Krebsdiäten» im Vergleich zu Vollkost und leichterer Kost, nach den Empfehlungen für die Nährstoffzufuhr im Krankenhaus. (1) Vollkost nach den Empfehlungen für die Nährstoffzufuhr im Krankenhaus, (2) Krebsdiät nach Moermann, (3) Schultz-Friese (Bestkost), (4) Dr. Kuhl, (5) Gerson (nach Lechner[7])

	Protein tier. (g)	Protein pflanz. (g)	Fett (g)	Fett p/s-Wert	Kohlenhydrate (g)	Mono- u. Disaccharide (g)	Energie (kcal)	Na (g)	K (g)	Vit. C (mg)	Retinol-Äquivalent (mg)	Vit. B$_6$ (mg)	Zn (mg)	Ballaststoffe (g)
(1)	37	37	78	1,0	250	80	2000	2,0	4,0	110	1,2	2,2	15,0	30
(2)	42	43	51	0,4	286	102	1987	0,8	4,5	499	3,2	3,8	5,2	43
(3)	47	39	66	1,0	234	72	1905	1,0	3,2	286	1,4	2,0	11,9	34
(4)	31	38	60	1,1	264	105	1919	0,7	4,0	340	1,5	2,9	6,3	34
(5)	(27)*	60	32	1,1	473	301	2540	0,9	11,4	1118	3,5	5,3	11,5	60

* zu Behandlungsbeginn kein tierisches Eiweiß. Nach Monaten magere Milchprodukte

den-Achse verbessert. Nach Veröffentlichung positiver Ergebnisse einiger nicht exakt kontrollierter Studien [18] wurden zwei placebokontrollierte Doppelblindstudien mit 10 g Ascorbinsäure täglich durchgeführt, ohne daß ein Effekt der hohen Vitamin-C-Dosis nachgewiesen werden konnte [19, 20]. Von Pauling [21] werden die Ergebnisse dieser kontrollierten Studie nicht anerkannt. Er weist auf methodische Unterschiede zu den Studien mit positivem Ergebnis von Cameron et al. [22–24] hin. In den Studien mit negativem Ausgang wurden letztlich vom Patienten nur weniger als 7,5 g Ascorbinsäure/Tag eingenommen, das Vitamin wurde bereits relativ früh wieder abgesetzt, so daß keiner der Patienten bis zum Finalstadium mit Ascorbinsäure behandelt wurde etc. In dieser Stellungnahme weist Pauling darauf hin, daß Befürworter einer hochdosierten Ascorbinsäurebehandlung nicht nur mit einer längeren mittleren Lebensdauer argumentieren, sondern auch Belege dafür haben, daß die Anorexie und Tumorkachexie deutlich weniger ausgeprägt sind und die allgemeine Vitalität positiv beeinflußt wird, so daß letztlich die Patienten, wenn nicht durch Lebensverlängerung, so doch durch Verbesserung der Lebensqualität profitieren.

In einer Reihe experimenteller Untersuchungen fanden sich positive Effekte hoher Ascorbinsäuredosen auf das Wachstum von Tumorzellen in der Zellkultur, auf immunologische Abwehrmechanismen, die Biosynthese von Interferon etc. [25]. Die Kombination von Vitamin C und Vitamin K_3 potenziert die Wirkung von Zytostatika [26] und hemmt das Wachstum verschiedener Tumorzellinien in der Kultur [27]. Ob solche positiven Effekte eine Bedeutung für das Zustandekommen der immer wieder diskutierten günstigen Wirkung hoher Vitamin-C-Dosen auf den Verlauf von Tumorkrankheiten haben, erscheint fraglich.

Aufgrund des hohen Anteils an Früchten und Gemüsen in den meisten Tumordiäten werden vergleichsweise große Mengen an Beta-Karotin und anderen Karotinoiden mit solchen Kostformen aufgenommen. Die Karotinresorption – aus der bei uns üblichen Kost werden etwa 20–30 % resorbiert – ist abhängig von der Höhe des gleichzeitig verzehrten Fettes. Sie kann – je nach Höhe des Fettanteils einer Mahlzeit – zwischen 5 % und maximal 50 % schwanken. Bei dem meist geringen Fettanteil von Tumordiäten ist folglich mit einer nur geringen intestinalen Ausnutzung zu rechnen [9]. Während ein positiver Effekt von Karotinoiden, die als Radikalfänger wirken und hoch-reaktive Sauerstoffmoleküle desaktivieren, bei der Tumorentstehung nicht mehr bezweifelt wird [9], gibt es auch Hinweise darauf, daß sich präkanzeröse Läsionen sowohl unter Gabe von

Beta-Karotin als auch Vitamin A zurückbilden. Dies konnte an Personen, die Tabak-Betelnuß-Mischungen kauen, gezeigt werden. Leukoplakien und Mikronuklei in Zellen der Mundschleimhaut als präkanzeröse Läsionen bildeten sich innerhalb von 6 Monaten um 14,8 bzw. 96 % zurück, wenn pro Woche 180 mg Beta-Karotin zusätzlich zur üblichen Nahrung verabreicht wurden [28].

Auch die Aufnahme von Vitamin E kann mit einer Tumordiät hoch sein, wenn sie reich an Vollgetreide und Nüssen ist. Vitamin E hemmt in vitro das Wachstum von Neuroblastomzellen. In einer klinischen Studie konnte bei einem Drittel der Patienten mit Neuroblastomen eine kurzfristige Besserung des Allgemeinbefindens und auch eine Verringerung der Tumorgröße unter Gabe von Vitamin E beobachtet werden [29].

Experimentelle Befunde weisen auch auf einen möglichen Einsatz von Vitamin D, besonders bei Mammakarzinom, hin. Etwa 80 % aller Mammakarzinome besitzen Rezeptoren für 1,25-Dihydroxi-Vitamin D, die aktive Form des Vitamins. Die Proliferation von rezeptorpositiven Mammakarzinomzellen läßt sich durch 1,25-Dihydroxi-Vitamin D hemmen. Die Überlebenszeit der Patientinnen mit rezeptornegativen Tumoren ist signifikant geringer als die mit rezeptorpositiven. In den von diesen Befunden ausgehenden tierexperimentellen Studien konnte durch orale Gabe von Vitamin D das Wachstum der Mammakarzinome signifikant gehemmt werden. Ob sich das Tumorwachstum auch beim Menschen durch erhöhte Aufnahme an diesem Vitamin hemmen läßt, muß noch in entsprechenden Therapiestudien geprüft werden [30].

Obwohl in tierexperimentellen Untersuchungen immer wieder unter hohen Dosen Vitamin A hemmende Effekte auf das Wachstum maligner Tumoren beobachtet wurden, konnten bei Einhalten exakter Prüfbedingungen beim Menschen nie überzeugende Behandlungsergebnisse erzielt werden [31].

Zusammenfassend kann festgestellt werden, daß selbst dann, wenn hohe Dosen der genannten Vitamine und des Pro-Vitamins Karotin wirksam sein sollten, die erforderlichen Mengen auch mit den extremsten Diäten nicht erreicht werden.

Fette

Die Mehrzahl der Tumordiäten ist, wie die Tabelle 1 zeigt, relativ fettarm, bei einem hohen Anteil an Polyensäuren. Es erhebt sich die

Frage, ob eine Reduktion der Fettzufuhr bzw. Modifikation des Fettsäuremusters einen Einfluß auf den Verlauf von Tumorerkrankungen hat.

In tierexperimentellen Studien konnte gezeigt werden, daß Ausmaß und Verlauf der Metastasierung in hohem Maße durch Art und Menge des verfütterten Nahrungsfettes modifiziert werden können. Einflüsse des Fettes auf die eine Metastasierung mitbestimmende Eicosanoidsynthese in Tumoren und Effekte auf das Immunsystem werden als Ursache diskutiert [32]. Ob Ergebnisse dieser Studie auf den Menschen übertragen werden können, ist unbekannt. Eine prospektive Untersuchung an Frauen mit metastasierendem Mammakarzinom stützt die Spekulation um eine Bedeutung des Fettverzehrs für den Verlauf von Tumorerkrankungen. Es ergab sich eine negative Korrelation zwischen der Höhe des Fettverzehrs und der Überlebensdauer. Jedes Kilogramm an verzehrtem Nahrungsfett pro Monat steigerte die Mortalität um den Faktor 1,4 [33]. Auch die bekannte längere Überlebenszeit bei Mammakarzinom in Japan im Vergleich zu den USA wird mit dem unterschiedlich hohen Fettverzehr erklärt. Experimentelle Befunde sprechen dafür, daß mehrfach ungesättigte Fettsäuren der Omega-3- und Omega-6-Gruppe über Beeinflussung immunologischer Parameter und auch der Eicosanoidsynthese das Wachstum maligner Tumoren und somit den Verlauf der Tumorerkrankung beeinflussen können.

Hoher Fettverzehr reduziert wahrscheinlich sowohl immunologische Mechanismen der Tumorkontrolle als auch die Aktivität von Natural-Killer-Zellen. Bei gesunden Versuchspersonen konnte, ähnlich wie bei Versuchstieren, durch Reduktion des Fettanteils auf 20% der Gesamtenergie die Aktivität der Natural-Killer-Zellen signifikant gesteigert werden [34].

Eine Reihe experimenteller Studien weist darauf hin, daß mehrfach ungesättigte Fettsäuren als Ausgangssubstrate für die Synthese von Prostanoiden sowohl die Entstehung, das Ausmaß der Metastasierung [32] als auch das Wachstum von Tumoren und somit die Tumormasse beeinflussen [35]. Linolsäure (C 18: 2 n-6) als Ausgangssubstanz von Prostanoiden der Serie 1 und 2 steigert im Tierversuch das Wachstum von Mammatumoren. Wird das zur Prostanoidsynthese erforderliche Enzym Zyklooxygenase durch Inhibitoren gehemmt, so bleiben diese Effekte auf das Tumorwachstum aus. Der gleiche Hemmeffekt läßt sich am experimentell induzierten Mammakarzinom der Maus, auch durch die im Fett mancher Fische reichlich vorkommenden, mehrfach ungesättigten Fettsäuren der Omega-3-Reihe, insbesondere die Eicosapentaensäure (C 20: 5 n-3), erreichen [35].

Mit mehrfach ungesättigten Fettsäuren konnten auch Hemmeffekte auf das Wachstum verschiedener, vom Menschen stammender Tumorzelllinien in der Zellkultur nachgewiesen werden [36]. Einen ausgeprägten Hemmeffekt zeigte Gamma-Linolensäure auf Hepatozellen [37], Osteosarkom- und Ösophaguskarzinomzellen [38], während das Wachstum von benignen Zellen nicht beeinflußt wurde. Diese experimentellen Befunde sind die Basis für Empfehlungen des an Gamma-Linolensäure-reichen Nachtkerzenöls zur Tumorbehandlung. Unter Gabe dieses Öls wurden angeblich Reduktionen der Lebergröße bei primärem Leberkarzinom und positive Effekte bei Mesotheliomen und Astrozytomen beobachtet [39]. Die erste kontrollierte Studie an Patienten mit kolorektalen Karzinomen Stadium Dukes C verlief jedoch negativ. 49 Patienten erhielten entweder täglich 6 Kapseln eines Präparats mit 500 mg Gamma-Linolensäure und Zusätzen verschiedener Vitamine bzw. Placebo. Die Überlebenszeit während einer Gesamtbeobachtungsdauer von mehr als 40 Monaten unterschied sich in beiden Gruppen nicht [39].

Die Untersuchungen mit Gamma-Linolensäure basieren auf der Hypothese von Horrobin [37]. Demnach führt eine Supplementierung mit Gamma-Linolensäure zu einem Ausgleich des Defizits an PGE 1 in Tumorzellen, wodurch eine Normalisierung der Zellfunktion erreicht werden soll.

Während nach der genannten Vorstellung die diätetischen Maßnahmen über eine Normalisierung der Prostanoidsynthese wirken sollen, wird auch die Ansicht vertreten, daß eine weitere Verminderung dieser Substanzen das Tumorwachstum hemmt. Hierfür sprechen die bereits genannten experimentellen Befunde [35], die Hinweise darauf geben, daß Prostanoide der Serie 1 und 2 – sie werden aus Arachidonsäure gebildet, die im menschlichen Organismus aus Linolsäure entsteht – das Tumorwachstum begünstigen. Die Synthese dieser Prostanoide kann durch vermehrten Verzehr von Omega-3-Fettsäuren, insbesondere Eicosapentaensäure, verringert werden, da die in Zellmembranen eingelagerten Omega-3-Fettsäuren die Umwandlung von Arachidonsäure in Prostanoide durch das Enzym Zyklooxygenase inhibitorisch hemmen.

Eine weitere Vorstellung zum Problem Nahrungsfett und Tumorwachstum, mit der belegt werden soll, daß eine rein vegetarische Ernährung hemmend auf das Tumorwachstum wirkt, beruht auf folgender Vorstellung: Die meisten Tumorzellen verfügen nur über eine geringe Aktivität des Enzyms 6-Desaturase. Sie können folglich – im Gegensatz zur intakten Zelle – Linolsäure nur unzureichend in Arachidonsäure umwandeln. Da sich die letztgenannte Fettsäure in Pflanzenfetten nicht findet, verarmen Tumorzellen unter rein vegetarischer Ernährung (reich an Linolsäure) an Arachidonsäure.

Hierdurch soll die Struktur der Tumorzellmembranen und damit die Resistenz gegenüber körpereigenen Abwehrmechanismen, aber auch gegenüber therapeutischen Maßnahmen wie Zytostatika, Bestrahlungen etc., herabgesetzt werden. Unter vegetarischer Ernährung würde somit über eine Änderung der Lipidanteile in Tumorzellmembranen die Vulnerabilität von Tumorzellen erhöht [40].

Energiezufuhr

In einer Vielzahl tierexperimenteller Untersuchungen konnte gezeigt werden, daß eine Verringerung der Energieaufnahme die Entstehung spontaner und experimenteller Tumoren reduziert [41]. Von solchen und ähnlichen Befunden gehen wahrscheinlich die Überlegungen aus, nach denen Tumoren durch «Aushungern» geheilt werden können. Ein Beispiel ist die «Krebskur total» nach Breuss. Behandelt wird mit einer 42tägigen Gemüsesaftkur. Feste Speisen dürfen nicht verzehrt werden, da nach Ansicht des Autors Krebs von festen Speisen lebt [42].

Diskussion

In zunehmendem Maße wenden sich Kranke sogenannten alternativen Heilmethoden zu. Dies gilt verständlicherweise besonders für chronische Erkrankungen und solche Leiden, die einer Therapie nicht zugängig sind, wie etwa maligne Tumoren im fortgeschrittenen Stadium. Häufig werden als «Tumordiät» oder «Krebsdiät» bezeichnete Kostformen oder Präparate, die einen oder mehrere Nährstoffe bzw. Nahrungsbestandteile in hoher Konzentration enthalten, mit geschickten Formulierungen und Hinweisen auf Heilerfolge in der Laienpresse empfohlen. Aber auch Ärzte stützen immer wieder mit wissenschaftlich unbegründeten Aussagen die Vorstellung, man könne Krebs mit einfachen diätetischen Maßnahmen heilen. Mit naiven Vorstellungen der «Erfahrungsmedizin» über angebliche Möglichkeiten, das Tumorwachstum beeinflussen zu können, werden unbegründete Hoffnungen auf Heilung geweckt. Folgende Zitate aus der

Schriftenreihe «Natur und Medizin» [43] belegen dies: «Meiden sollte man Zucker und weißes Mehl ... sie sind wertlos und enthalten darüber hinaus die Rohstoffe für die krankhaft gesteigerte Milchsäure der Krebszellen. Der Tumorpatient hat es selbst in der Hand, ob der Tumor schnell oder langsam wächst. Hält er eine eiweißarme Kost ein, kann sich der Tumor nicht mehr weiterentwickeln, weil auch der Tumor zum Wachstum Eiweiß benötigt. Andererseits baut der Körper bei fehlender Eiweißzufuhr dort Eiweiß ab, wo er es am ehesten entbehren kann, nämlich im Tumor.»

Literatur

1 Berger DP, Obrist R, Obrecht JP: Tumorpatienten und Paramedizin, Versuch einer Charakterisierung von Anwendern unkonventioneller Therapieverfahren in der Onkologie. Dt Med Wsch 1989;114:323–328.
2 Rivlin RS: Nutrition and cancer: State of the art, relationship of several nutrients to the development of cancer. J Am Col Nutr 1982;1:75–88.
3 Statement of the American Cancer Society: Unproved methods of cancer management, grape diet. Cancer J for Clinician 1974;24:144–146.
4 Olson KB: Drugs, cancer and charlatans, in Horton J, Hill GJ (eds): Clinical oncology. Philadelphia, Saunders, 1977, pp 182–191.
5 Statement of the American Cancer Society: Unproved methods of cancer management, Gerson method of treatment for cancer. Cancer J for Clinician 1973; 23:314–317.
6 Lechner P, Kronberger L: Erfahrungen mit dem Einsatz der Diät-Therapie in der chirurgischen Onkologie. Akt Ernähr Med 1990;15:72–78.
7 Lechner P: Die Gerson-Therapie in der Behandlung von Geschwulst-Erkrankungen, eine Patienteninformation. Graz, Eigen, 1983.
8 McCarty MF: Aldosterone and the Gerson-diet – a speculation. Medical Hypotheses 1978;7:591–597.
9 Kasper H: Ernährungsmedizin und Diätetik. München, Urban und Schwarzenberg, 1990.
10 Ernährungsbericht der Deutschen Gesellschaft für Ernährung. Frankfurt/M., Henrich, 1984.
11 Shils ME, Hermann MG: Unproved dietary claims in the treatment of patient with cancer. Bull NJ Acad 1982;58:323–340.
12 Statement of the American Cancer Society: Unproved methods of cancer management, macrobiotic diets. Cancer J for Clinician 1984;34:60–63.
13 Douwes FR, Wolfrum DI, Dagnelie PC, Keute H: Hat das Fasten in der Therapie von Tumorpatienten einen Sinn? Krebsgeschehen 1984;16:141–149.
14 Moertel CG, Flemming TR, Rubin J, Kvols LK, Sarna G, Koch R, Curriee VE, Young CW, Jones SE, Davignon P: A clinical trial of amygdalin (Laetrile) in the treatment of human cancer. N Engl J Med 1982;306:201–206.

15 Herbert V: The nutritionally unsound 'nutritional and metabolic antineoplastic diet' of laetrile proponents. J Am Med Ass 1978;240:1139–1140.
16 McCarty MF: The nutritionally and metabolically destructive 'nutritional and metabolic antineoplastic diet' of laetrile proponents. Am J Clin Nutr 1980;33:7–8.
17 Cameron E, Pauling L: The orthomolecular treatment of cancer. I. The role of ascorbic acid in host resistance. Chem Biol Interact 1974;9:273–283.
18 Duncan FJ, Amorosino CS: Vitamin C and cancer. N Engl J Med 1985; 312:178–179.
19 Moertel CG, Fleming TR, Creagan ET, Rubin J, O'Connell MJ, Ames MM: High-dose vitamin C versus placebo in the treatment of patients with advanced cancer who have had no prior chemotherapy. N Engl J Med 1985;312:137–141.
20 Creagan ET, Moertel CG, O'Fallon JR, Schutt AJ, O'Connell MJ, Rubin J, Frytak S: Failure of high-dose vitamin C (ascorbic acid) therapy to benefit patients with advanced cancer. N Engl J Med 1979;301:687–690.
21 Pauling L: A proposition: Megadoses of vitamin C are valuable in the treatment of cancer. Nutr Rev 1986;44:28–29.
22 Cameron E, Campbell A: The orthomolecular treatment of cancer. II. Clinical trial of high-dose ascorbic acid supplements in advanced human cancer. Chem Biol Interact 1974;9:285–315.
23 Cameron E, Pauling L: Supplemental ascorbate in the supportive treatment of cancer: Prolongation of survival times in terminal human cancer. Proc Natl Acad Sci USA 1976;73:1685–1689.
24 Cameron E, Pauling L: Supplemental ascorbate in the supportive treatment of cancer: Reevaluation of prolongation of survival times in terminal human cancer. Proc Natl Acad Sci USA 1978;75:4538–4542.
25 Hanck A: Vitamin C and cancer. Int J Vit Nutr Res 1983;24(suppl):87–104.
26 Taber HS, de Gerlache J, Lans M, Roberfroid M: Non-toxic potentiation of cancer chemotherapy by combined C and K3 vitamin pretreatment. Int J Cancer 1987; 40:575–579.
27 Noto V, Taber MS, Yi-Hua J, Janssnes J, Bonte J, de Loecker W: Effects of sodium ascorbate (vitamin C) and 2-methyl-1,4-naphthoquinone (Vitamin K_3) treatment on human tumor cell growth in vitro. Cancer 1989;63:901–906.
28 Stich HF: Remission of precancerous lesions in the oral cavity of tobacco chewers, and maintenance of the protective effect by beta-carotene and vitamin A. Antioxidant vitamins and beta-carotene in disease prevention. International Conference, London, 1989.
29 Helson L: A trial of vitamin E in neuroectodermal tumors. Proc Ann Meet Am Soc Clin Oncol 1984;3:80–85.
30 Colston KW, Berger U, Coombes RC: Possible role for vitamin D in controlling breast cancer cell proliferation. Lancet 1989;i:188–191.
31 Goodman G: Phase II trial of retinol in patients with advanced cancers. Cancer Treat Rep 1986;70:1023–1027.
32 Erickson KL, Hubbard NE: Dietary fat and tumor metastasis. Nutr Rev 1990; 48:6–14.
33 Gregorio KJ, Emrich LJM, Graham S, Marshall JR, Nemoto I: Dietary fat consumption and survival among women with breast cancer. J Nat Cancer Just 1985;75:37–41.
34 Barone J, Hebert JR, Reddy MM: Dietary fat and natural-killer-cell activity. Am J Clin Nutr 1989;50:861–867.

35 Gabor H, Abraham S: Effect of dietary menhaden oil on tumor cell loss and the accumulation of mass of a transplantable mammary adenocarcinoma in BALB/c mice. J National Cancer Inst 1986;76:1223–1226.
36 Bégin ME, Ells G, Das UN, Horrobin DF: Differential killing of human carcinoma cells supplemented with n-3 and n-6 polyunsaturated fatty acids. J National Cancer Inst 1986;77:20–25.
37 Dippenaar N, Booyens J, Fabbri D, Engelbrecht P, Katzeff IE: The reversibility of cancer: Evidence that malignancy in human hepatoma cells is gamma-linolenic acid deficiency-dependent. S Afr med J 1982;62:683–685.
38 Booyens J, Dippenaar N, Fabbri D, Engelbrecht P, Katzeff IE: The effect of gamma-linolenic acid on the growth of human osteogenic sarcoma and oesophageal carcinoma cells in culture. S Afr med J 1984;65:240–242.
39 McIllmurray MB, Turkie W: Controlled trial of linolenic acid in Dukes's C colorectal cancer. Brit med J 1987;294:1260.
40 Siguel EN: Cancerostatic effect of vegetarian diets. Nutrition and Cancer 1983; 4:285–291.
41 Albanes D: Caloric intake, body weight and cancer. Nutr Cancer 1987;4:199–203.
42 Breuss R: Ratschläge zur Vorbeugung und Behandlung vieler Krankheiten. Krebs, Leukämie und andere scheinbar unheilbare Krankheiten mit natürlichen Mitteln heilbar. Eigenverlag, Bludenz (ohne Jahreszahl).
43 Carstens V: Diagnose und Therapie von Krebs mit Mitteln der Erfahrungsheilkunde. Schriftenreihe Natur und Medizin, Druck-Center Meckenheim, 1989.

Schauder P (Hrsg): Ernährung und Tumorerkrankungen.
Basel, Karger, 1991, pp 454–476.

Ernährungstherapie bei Tumorkrankheiten: Wird der Tumor «gefüttert»?

Eggert Holm

Klinikum Mannheim der Universität Heidelberg

Einleitung

Bei allem Streben nach Klarheit durch Vereinfachung läßt sich eine Differenzierung der im Titel formulierten Frage nicht umgehen. Welche Art von Ernährungstherapie: Hyperkalorisch oder nur bedarfsdeckend? Qualitativ krankheitsadaptiert? Auf welcher Basis und wie adaptiert? Parenteral oder enteral? Ernährungstherapie abhängig oder unabhängig vom Ernährungszustand? Worin manifestiert sich das «Gefüttertwerden» des Tumors?

Wir stehen derzeit an der Schwelle einer wissenschaftlich begründeten Ernährungstherapie von Malignom-Patienten, d. h. einer Anpassung der Ernährung an die metabolische und immunologische Situation bei Tumorkrankheiten. Die Zusammenfassung einer 1987 erschienenen Originalarbeit schließt mit dem Satz: «This is the first example of an attempt to reverse cachexia by a diet based on metabolic differences between tumour and host tissues, which aims to selectively feed the host at the expense of the tumour» [89].

Konventionelle Ernährungstherapie

Eigeneffekte

Nachdem ein Tumor entstanden ist, kann die Ernährung theoretisch erstens die Zunahme der Tumormasse beeinflussen und zweitens die Metastasierung, also die Entwicklung von tumorösen Emboli zu Zellverbänden mit Bindegewebe und Gefäßen [87]. Gegenstand bisheriger Untersuchungen war fast ausschließlich der erste Aspekt, wobei es sich – wiederum fast ausschließlich – um Tierexperimente mit totaler parenteraler Ernährung (TPE) handelte.

Fragen wir, bevor die TPE zur Sprache kommt, zunächst nach der Wirkung des Fastens. Schon 1953 zitierten Tannenbaum und Silverstone mehrere (eigene und fremde) Studien, denen zufolge ein Nahrungsentzug, genauer gesagt eine kalorische Restriktion, das Tumorwachstum verlangsamt [87]. Dies wurde 1979 von Goodgame et al. nicht bestätigt; zumindest hatte bei den von ihnen untersuchten Ratten eine 24–96stündige Hungerphase keinen Effekt auf das Gewicht und das Volumen von Sarkomen; der Einbau markierten Methylthymidins in Tumor-DNS erwies sich sogar als gesteigert [29]. Eine weitere Autorengruppe zeigte zehn Jahre später, daß verschiedenartige Tumoren auf Nahrungsentzug unterschiedlich reagieren [32]. Auch die Art des Nahrungsentzugs (Eiweiß, Kalorien) soll hier eine Rolle spielen [33]. Gemeinhin geht man davon aus, der Tumor sei metabolisch privilegiert und könne nicht «ausgehungert» werden, jedenfalls nicht ohne massiven nutritiven Schaden für den Wirt [25].

Daß eine TPE das Tumorwachstum fördere, wird aus tierexperimentellen Daten u. E. mit zu wenig Kritik gefolgert. Dabei geht es keineswegs nur um das Problem der Übertragbarkeit der tierischen auf die menschliche Pathologie (verschiedene Tumor-Verdopplungszeiten, usw.), sondern um die Tierversuche selbst. Die zwischen 1976 und 1984 publizierten Arbeiten von Cameron et al. [10, 11] sowie von Popp et al. [71–73] stellen einen potentiell stimulierenden Effekt der TPE zwar außer Zweifel; sie schließen sogar neben der Tumorgröße die mitotische Aktivität [11] sowie den Wasser-, Fett- und Stickstoffgehalt des Malignoms in ihre Analysen ein [72]. Andererseits wird jedoch von Popp et al. betont, daß nicht nur das absolute Tumorvolumen, sondern auch die Quotienten Tumorgewicht/Wirtsgewicht sowie Tumorgewicht/Ganzkörper-Magermasse des Wirts in einer linearen Beziehung zur Substrat- bzw. Kalorienzufuhr stehen; letztere variierte von 33–167% der normalen Aufnahme. Aus den Befunden resultierte die Devise, nicht über den Bedarf zu infundieren, um die Steigerung des Tumorwachstums in einem «vertretbaren» Rahmen zu halten [71, 73]. Eine wesentliche Rolle des Verhältnisses Kalorien/Stickstoff (z. B. 143/1 statt 102/1) bezüglich der Vergrößerung eines Neoplasmas wurde 1990 noch einmal tierexperimentell belegt [13]. Im übrigen scheint für die TPE zu gelten, was für das Fasten gilt: Manche Tumoren nehmen zu bzw. ab, andere nicht [31, 32]. Hinzu kommt noch, daß auch die Art der präexistenten Mangelernährung des Wirts die Antwort auf eine nutritive Maßnahme determinieren kann [33].

Die tierexperimentellen Daten divergieren insofern, als viele von ihnen – im Gegensatz zu den bisher aufgeführten – zur Zerstreuung von Bedenken beitragen. Oft wurde unter einem TPE-Regime im Vergleich zur oralen ad libitum-Fütterung eine signifikante Beschleunigung des Tumorwachstums nicht beobachtet [16, 28, 52, 53, 61]; oder es unterschied sich zumindest die Relation Tumorgewicht/Wirtsgewicht nicht von den Kontrollwerten [16], sie konnte sogar weniger betragen [36]. Auch Variable wie der Stickstoff-, Protein- und DNA-Gehalt des Tumors [28, 52] sowie die Tumor-Verdopplungszeit [52] zeigten sich durch die parenterale Ernährung nicht beeinflußt; die auf DNS bezogene Tumor-RNS nahm allerdings zu [52]. Wir führen mit Rücksicht auf unser Thema die positiven Wirkungen der TPE auf den Ernährungsstatus des Wirts und seine Immunkompetenz [16, 53] hier nicht auf. Diese Wirkungen machten aber schon tierexperimentell einen positiven Gesamteffekt (!) der Ernährungsbehandlung deutlich, indem der Wirt mehr profitierte als der Tumor [16, 53].

Ungeachtet des «Gesamteffekts» der Ernährung bleibt die Frage: «Wird der Tumor gefüttert?» Die Evidenz aus den Tierversuchen spricht im Ganzen eher dagegen, sie läuft im schlimmsten Falle auf ein «Unentschieden» hinaus. Als gutes Exempel dafür mag eine Arbeit von Hasegawa et al. aus dem Jahre 1984 dienen [38]. Die Autoren implantierten bei Ratten ein Lungenkarzinom. Eine Tiergruppe erhielt sodann ausschließlich eine 5%ige Glukoselösung; für eine zweite Gruppe wurde eine TPE (21%ige Glukose plus Aminosäuren) und für eine dritte, übliches Futter vorgesehen. Unter den nach acht Tagen erhaltenen Resultaten stellt, soweit es um das Malignom geht, Tabelle 1 die wesentlichen heraus. Volumen und Gewicht des Tumors waren in den Tiergruppen 2 und 3 gegenüber der Gruppe 1 gesteigert, wobei dann aber zwischen den ausreichend ernährten Gruppen 2 und 3 kein Unterschied bestand. Die Tumor-Verdopplungszeit verhielt sich jeweils umgekehrt. Von besonderem Interesse ist, daß die Tumoren der parenteral gefütterten Tiere weniger, aber dafür größere (weil wasserreichere) Zellen aufwiesen als die der konventionell gefütterten Ratten (Tab. 1). Was bedeutet da «Tumorwachstum»?

Die das Thema betreffenden Untersuchungen an Patienten sind sehr spärlich. Noch 1981 wurden von Brennan solche Studien völlig vermißt

Tabelle 1. Wachstumsparameter von Lungenkarzinomen bei Ratten unter drei Ernährungsregimen, die jeweils 8 Tage lang liefen [38]

Parameter des Tumorwachstums	5%ige Glukose (n = 15)	21%ige Glukose + Aminosäuren (n = 20)	Konvent. Futter (n = 10)
Anfangsvolumen, cm^3	1,5	1,6	1,6
Endvolumen, cm^3	3,3*	7,3 ns	7,4
Endgewicht, g	3,7*	8,7 ns	9,7
% des Wirtsgewichts	3,0 ns	4,6 ns	4,8
Verdopplungszeit, Tage	6,9*	3,5 ns	3,8
Zellzahl/mm^2 (n = 4)	124 ns	90**	124
Zellgröße, µm^2 (n = 5)	195 ns	267**	185
Wassergehalt, %	84 ns	88*	85

Mittelwerte. */** $p < 0,01/0,001$ vs. konventionelles Futter

[9]. Mullen et al. bestimmten bei 25 Patienten mit gastrointestinalen Malignomen die fraktionelle Proteinsyntheserate der Tumoren ohne und mit vorausgehender TPE [68]. Die Rate betrug 15,1% vs. 14,2%/Tag, war also nicht verändert. Ein direktes Maß des Tumorwachstums stellt die untersuchte Variable allerdings nicht dar. Dies gilt auch und erst recht für die freien Aminosäuren, die von derselben Arbeitsgruppe wiederum bei Patienten analysiert wurden [84]. Eine vorher durchgeführte TPE hatte eine Akkumulation essentieller Aminosäuren in Magen-Darm-Tumoren gegenüber gesundem Gewebe zur Folge [84]. Leider sagt uns die Avidität der Tumoren für essentielle Aminosäuren nichts über deren Verwendung. Deshalb ist eine morphologische Studie von Baron et al. an menschlichen Plattenepithelkarzinomen aufschlußreicher [2]. Hier steigerte eine TPE den Prozentsatz hyperdiploider Zellen im malignen – nicht im gesunden – Gewebe von 15,1 auf 27,3%. Angesichts dieser Stimulation der Zellkinetik reicht die beruhigende und sicherlich auch fundierte Versicherung von Copeland et al., bei 1000 parenteral ernährten Kranken sei kein abnormes Tumorwachstum beobachtet worden [14], nicht ganz aus. Copeland et al. betonten aber zusätzlich, daß eine Ernährungstherapie bei Malnutrition aggressive Tumorbehandlungen häufig erst ermögliche [14]. Daß solche Behandlungen die Ernährung flankieren sollten, ist eine banale Forderung [9, 25]. Dennoch bleibt die Frage nach der Struktur eines übergreifenden therapeutischen Konzepts.

Effekte in Kombination mit Chemotherapie

Tierexperimentell haben mehrere Arbeitsgruppen demonstriert, daß eine TPE die Effektivität zytostatischer Medikamente verbessern kann. 1977 beschreiben Cameron und Rogers eine quantitativ beachtlichere und schnellere Regression von Ratten-Hepatomen, wenn die Tiere zugleich mit Hydroxyharnstoff, der hemmend in die G_1- und S-Phase eingreift, anstelle oralen Futters eine TPE erhielten [12]. Negative Auswirkungen der dabei zugeführten Flüssigkeitsmengen können hier außer acht bleiben, da sie den Menschen wohl kaum betreffen. 1978 folgte eine Mitteilung von Daly et al. über die Kombination von Methotrexat mit parenteraler Ernährung. Ratten-Karzinosarkome sprachen auf die Chemotherapie bei simultaner intravenöser vs. oraler Ernährung weit deutlicher an [17]. Wurde bezüglich der Einflußnahme auf den Methotrexat-Effekt eine reguläre Fütterung mit Kochsalzinjektionen verglichen, so erwies sich die erstere als überlegen [18]. Daß die Verbindung einer S-Phasen-spezifischen Chemotherapie mit einer suffizienten Ernährung mehrere positive Aspekte haben kann, ist 1982–84 von Torosian et al. belegt worden. So befanden sich bei Experimenten an Ratten nach einer TPE mehr Tumorzellen in der S-Phase als nach Zufuhr von NaCl; der Quotient sensitive/resistente Zellen war größer [92]. Dem entsprach eine signifikante Effizienzsteigerung von Methotrexat, wenn mangelhaft ernährte Tiere als Kontrollen dienten [91]. Die Toxizität von Methotrexat, gemessen an der Morbidität und Mortalität, war bei normaler Fütterung geringer als nach Proteinentzug [90]. Einen anderen Versuchsansatz hatten Chance et al., die 1990 berichteten, daß sich der stimulierende Effekt eines hohen Kalorienangebots (TPE) auf das Wachstum von Ratten-Sarkomen durch den Glutamin-Antimetaboliten Acivicin zumindest neutralisieren läßt; die Relation Tumorgewicht/Wirtsgewicht fiel mit der Kombination sogar günstiger aus, freilich auch deshalb, weil die Tiere unter der TPE zunahmen [13].

Gäbe es Befunde wie die zitierten aus dem klinischen Bereich, dann läge die Empfehlung auf der Hand. Ermutigend ist eine Arbeit von Schwartz et al. Die Autoren beobachteten zehn Patienten mit unterschiedlichen Malignomen. Appliziert wurden eine Chemotherapie und eine TPE. In zwei Fällen konnte auf eine Tumorregression geschlossen werden; bei den übrigen Kranken trat wenigstens keine Progression ein [80]. McGeer et al. haben 1989 und 1990 kontrollierte Studien synoptisch analysiert. Das Gesamtergebnis der 22 Untersuchungen zur parenteralen

Ernährung bei Chemotherapie war deprimierend, denn eine TPE schien nicht nur die Ansprechquote auf die Zytostase, sondern auch die Überlebenszeit zu verringern [65, 66]. Das gilt für die simultane (!) Anwendung beider Therapien. Zieht man den Ernährungszustand bei diesem Behandlungsmodus in Betracht, dann kommen Zweifel an der Zweckmäßigkeit eines solchen Vorgehens auf. Wir führten bei 17 Patienten vom ersten bis zum siebten Tag nach kurativer Operation kolorektaler Karzinome eine TPE durch, wobei randomisiert acht Kranke über einen portalen Katheter kontinuierlich FUDR (Fluxouridine) erhielten und die übrigen neun als Kontrollen dienten. Vorausgegangen war in beiden Kollektiven eine viertägige Diät mit 60 g Protein. Abbildung 1 zeigt die Harnstoffproduktionsraten, die vor dem Eingriff ziemlich genau jeweils 10 g/24 h betrugen. Die Operation steigerte die Harnstoffbildung ungefähr um den Faktor 2,5–3; das gilt für die Zeit vom 1. bis zum 4. postoperativen Tag. Danach war der Trend in der nicht chemotherapierten Patientengruppe rückläufig, während das FUDR-Kollektiv am 5. und 6. Tag noch mehr Harnstoff produzierte, so daß der Unterschied zwischen den Gruppen in dieser Phase signifikant wurde (Abb. 1). Gleich der Harnstoffbildungsrate demonstrierten die (unter Zytostatika unzuverlässige) Stickstoffbilanz, die 3-Methylhistidinausscheidung und mehrere kurzlebige Proteine viszeraler Herkunft, daß das Zytostatikum positive Effekte der TPE auf den Ernährungszustand neutralisierte bzw. in seiner Wirkung auf den Stoffwechsel sogar stärker war. Es ist wahrscheinlich, daß die Ernährungstherapie während (!) einer intensiven Zytostatikatherapie nichts oder nur wenig ausrichten kann. Deshalb neigen wir dazu, nutritive Maßnahmen zusätzlich oder ausschließlich in die Intervalle der aggressiven Tumorbehandlung zu verlegen. Der vorher mangelernährte Patient unterzieht sich dann der Chemotherapie mit gebesserten Voraussetzungen.

Adaptierte Ernährungstherapie

In einer 1990 erschienenen Übersichtsarbeit zur oralen Ernährungstherapie von Malignompatienten ist von einer krankheitsspezifischen Anpassung der Nährstoffauswahl noch keine Rede [70]. Eine solche Anpassung muß metabolische und immunologische Gesichtspunkte berücksichtigen. Es geht erstens darum, basierend auf dem Vergleich des Tumorstoffwechsels mit dem Wirtsstoffwechsel, Nährstoffangebote zu identifizieren, die dem Metabolismus des Tumors möglichst wenig und dem des

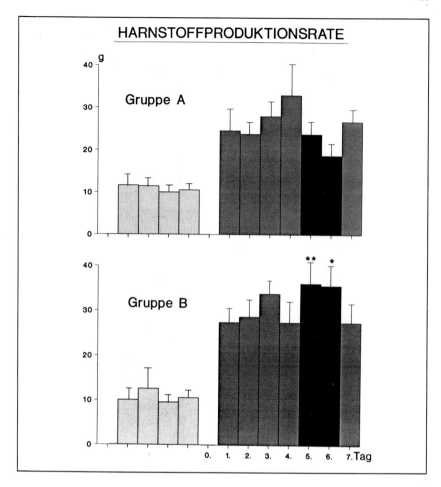

Abb. 1. Prä- und postoperative Harnstoffproduktion bei Patienten mit kurativ entfernten kolorektalen Karzinomen. Vom 1. bis zum 7. postoperativen Tag lief eine TPE ohne (Gruppe A, n = 9) bzw. mit (Gruppe B, n = 8) simultaner portaler Infusion von FUDR. Mittelwerte und Standardfehler. */** $p < 0{,}05/0{,}01$ vs. Gruppe A.

Patienten möglichst gut entsprechen. Zweitens ist zu prüfen, ob die Nahrung so gestaltet werden kann, daß sie die Immunkompetenz positiv beeinflußt. Es besteht ja trotz aller Ähnlichkeiten zwischen tumor- und nicht tumorbedingter Mangelernährung [3–5, 46] kein Zweifel daran, daß die Präsenz eines Malignoms den Stoffwechsel des Wirts – schon vor dem Eintritt der Malnutrition [39, 51] – verändert, unter anderem den der peripheren Gewebe [26, 82]. Ebenso ist ein Zusammenhang zwischen Immunität und Tumorwachstum anerkannt.

Protein und Aminosäuren

Eine extreme Restriktion der Proteinzufuhr, wie sie in der Praxis nicht vertretbar ist, verlangsamt tierexperimentell das Tumorwachstum [18, 87], obgleich dabei auch die Immunkompetenz erheblich alteriert wird [16]. Wenn im Rahmen einer TPE die Stickstoffzufuhr zwischen 33% und 167% des normalen Angebots variierte, sprachen das Gewicht wie auch der Protein-, Fett- und Wassergehalt von Ratten-Sarkomen darauf nicht an [74]. Ebenso scheint es bei enteraler Nahrungszufuhr, ohne daß Tumoren reagieren, einen großen Spielraum für das Quantum der Eiweißversorgung zu geben [87]. Innerhalb dieses Spielraums ist der Organismus des Patienten jedenfalls empfindlicher als der Tumor [18, 44, 87]. Wachstumsfördernd auf Malignome wirkte bei Ratten ein normales Eiweißangebot nur nach vorherigem Eiweißentzug [18]. Im übrigen setzt die Erhaltung der Immunkompetenz eine bedarfsdeckende Versorgung mit Protein voraus [16].

Eine größere Rolle als die Menge des Proteins könnte dessen Qualität spielen. Breillout et al. berichteten 1986, daß Ratten mit Lungenkarzinomen und solche mit Rhabdomyosarkomen bei Fütterung von Soja-Protein weit weniger Metastasen entwickelten als bei Fütterung von Kasein [8]. Sie führten diese Befunde auf den wesentlich geringeren Gehalt des Soja-Proteins an Methionin zurück [8]. Damit ist die Frage angesprochen, welche Bedeutung einzelnen Aminosäuren zukommt. Eine TPE ohne Methionin (und ohne Zystein) hatte bei Ratten mit Hepatomen eine signifikante Verminderung des Aszites sowie der Zellzahl im Aszites zur Folge [30]. Allerdings kam es auch zu einem Verlust an Körpersubstanz. Die Befunde weisen in Verbindung mit den Versuchen von Breillout et al. wohl darauf hin, daß das Methioninangebot zumindest den Bedarf nicht überschreiten sollte.

Das umgekehrte Postulat gilt für Arginin. Hier liegen Daten vor, die eine therapeutische Konsequenz eher rechtfertigen als im Falle des Methionins. Die Daten betreffen im metabolischen Bereich den Tumorpatienten und im immunologischen auch den Tumor selbst. Wir haben kürzlich beobachtet, daß die peripheren Gewebe von normalgewichtigen Kranken mit unterschiedlichen Magen-Darm-Karzinomen – im Gegensatz zur Peripherie gesunder Probanden – während einer TPE unter den essentiellen Aminosäuren nur die verzweigtkettigen aufnahmen und daß für die nicht-essentiellen Aminosäuren eine signifikant ausgeprägtere Netto-Freisetzung resultierte als bei den Vergleichspersonen [26]. Für den Gesamtorganismus stellten Jeevanandam et al. bei Mangelernährung (ohne und mit Malignom) eine stark verminderte Effizienz der Nutzung infundierter Aminosäuren fest [46]. Nun hat man für Arginin durch Messung der postoperativen Stickstoffbilanz von Gallensteinträgern sowie durch Bestimmung weiterer Parameter einen antikatabolen Effekt nachgewiesen [23]. Es ist wahrscheinlich, daß ein solcher Effekt auch bei Tumorpatienten eintritt. In diesem Zusammenhang sei erwähnt, daß bei Ratten mit Karzinosarkomen die Plasmaspiegel des Arginins abfielen, wenn das Protein im Futter aus dem schon erwähnten Kasein bestand [53]. Inzwischen existieren zahlreiche Untersuchungen zur Wirkung von Arginin auf das Immunsystem. Arginin beeinflußt stickstoffhaltige Mediatoren, die offenbar den wichtigsten Mechanismus der Abtötung von Tumorzellen durch aktivierte Makrophagen etablieren [50]. Zumindest bei pharmakodynamischer Dosierung stimuliert Arginin die zellvermittelte Immunität. Die Lymphozyten-Blastogenese unter Con A und PHA nimmt zu [1], die Zahl der T-Suppressorzellen (OKT 8) wird absolut und prozentual verringert [1]. Für den günstigeren Verlauf einer Peritonitis [60] oder einer Verbrennungskrankheit [78] bei Supplementierung von Arginin ist, soweit erkennbar, eine intensivierte zelluläre Abwehr mitverantwortlich. Das Gleiche gilt nach einer Sarkom-Inokulation bei Mäusen für die unter Arginin festzustellende Abnahme der Tumorinzidenz sowie der Tumorgröße und für die Zunahme der Latenzzeit bis zur Tumormanifestation [76]. Streßsituationen wie Operationen begünstigten bei Tierversuchen das «Angehen» von Malignomen und deren Wachstum [59, 100], ebenso die Metastasierung [59], dies alles bei einer Schwächung der zellulären Zytotoxizität [59]. Tachibana et al. demonstrierten 1985, daß eine mit Arginin angereicherte Aminosäurenlösung bei Sarkom-implantierten Ratten die Makrophagenaktivität steigern, das Tumorwachstum hemmen (Abb. 2) und eine Metastasierung verhindern kann [86]. Nun gibt es die experimentell begründete Meinung, bei tumortragenden Tieren würde eine nutritive Intervention nur greifen, wenn der Wirt gegen den Tumor eine starke Immunantwort entwickelt [64, 102]. Da bei den betreffenden Versuchen das Futter eines Teils der Tiere nur 2,5% Protein enthielt, lassen sich die Resultate zu der vollkommen verschiedenen Situation der pharmakodynamischen Wirkung des Arginins nicht in Beziehung set-

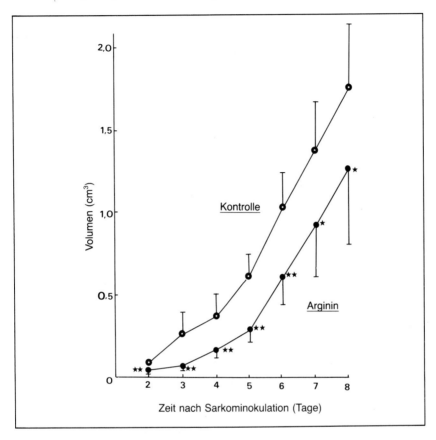

Abb. 2. Volumenzunahme subkutaner Sarkome von Ratten ohne bzw. mit Infusion einer Arginin-reichen Aminosäurenlösung [86]. Mittelwerte und Standardfehler. */** p < 0,05/0,01.

zen. Daß Arginin auch beim Menschen die zelluläre Immunantwort stimuliert, ist gut belegt [1].

Die zur Behandlung von Patienten mit Leberzirrhose eingesetzten verzweigtkettigen Aminosäuren (VAS; [42, 56]) sollten bei Tumorkranken mit Vorsicht gehandhabt werden. Ratten mit Sarkomen weisen unter dem Einfluß einer mit VAS angereicherten TPE eine verbesserte Tyrosin-Bilanz auf, wobei die Proteinsynthese des Tumors und das Tumorwachstum nicht gesteigert waren [15]. Auch bei Malignompatienten wurden insofern positive Befunde erhoben, als unter einem entsprechenden Regime die Ganzkörper-Proteinsynthese [88] und die Proteinbilanz der Muskulatur zunahmen [101]. Wir können dennoch den Einsatz der VAS nicht empfehlen, da wir intra operationem gemessen haben, daß menschliche Magenkarzinome (unveröffentliche Daten) und kolorektale Karzinome [35, 55] ganz überwiegend und gegenüber der peripheren Freisetzung signifikant die VAS aufnahmen. So könnte, was dem Gesamtorganismus und den peripheren Geweben nützt, auch dem Tumor zugute kommen.

Kohlenhydrate und Fett

Tierversuche zur Frage der qualitativen Optimierung des kalorischen Angebots bedienten sich zum größten Teil der TPE. Generelle therapeutische Folgerungen lassen sich aus den tierexperimentellen Beobachtungen nach TPE kaum ableiten, unter anderem, weil der Anteil des Fetts an den Nichteiweiß-Kalorien von 18% [36] bis 85% variierte [61]. Bei einem Fettanteil von 67% war Protein in den Tumoren vermindert, aber ebenso in den Organen des Wirts [24]. Bezüglich des Tumorgewichts ergaben sich in mehreren Studien keine Unterschiede zwischen den Glukose- und Lipidsystemen der TPE [24, 36, 52, 61], und es bestanden keine Differenzen hinsichtlich Zellzahl, Verdopplungszeit und Volumen der Malignome [36, 52]. Economides et al. gaben bei oraler Fütterung von Karzinom-Ratten die Nichteiweiß-Kalorien entweder nur in Form von Kohlenhydraten oder nur als Fett [19]. Dabei wiederholte sich der oben erwähnte Befund eines reduzierten Stickstoffgehalts der Tumoren unter dem Fettregime. Ebenso wie die relativ kurzfristigen Experimente mit TPE erscheint die zitierte Studie zur oralen Ernährung wenig relevant, da ein völliger Verzicht auf Kohlenhydrate unphysiologisch ist.

Bozzetti referierte 1989 vier Publikationen zum Thema «Glukose vs. Fett in der TPE von Tumorpatienten» [7]. In den Arbeiten fanden sich zum Tumorwachstum keine Angaben. Müssen wir also sagen, daß es auf die von uns gestellte Frage keine Antwort gibt? Es gibt u. E. eine mindestens vorläufige Antwort:

Wie aus Abbildung 3 ersichtlich, nehmen in vivo untersuchte kolorektale Karzinome des Menschen im Vergleich zu den peripheren Geweben gewaltige Mengen von Glukose auf, wobei ein großer Teil davon als Laktat freigesetzt wird. Gemessen an der Retention der Glukose im Tumor kann die Retention freier Fettsäuren völlig vernachlässigt werden. Für die Ketonkörper resultierte eine geringe Netto-Abgabe (Abb. 3). Methodisch ähnliche In-vivo-Bestimmungen des Substratstoffwechsels

Ernährungstherapie: Wird der Tumor «gefüttert»?

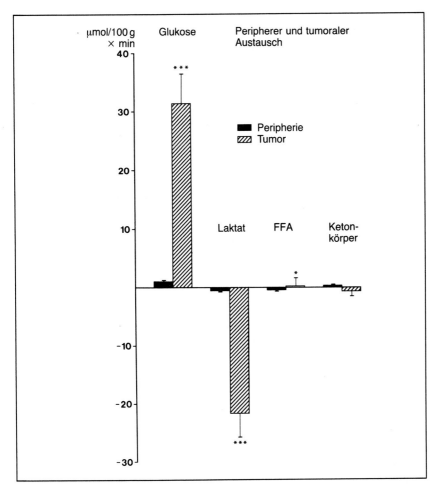

Abb. 3. Peripherer und tumoraler Austausch energieliefernder Substrate bei 17 Patienten mit Kolonkarzinomen [35, 83]. FFA = free fatty acids. */*** p < 0,05/0,001 für Tumor vs. Peripherie.

von Magenkarzinomen haben die Dominanz der Glukose für die energetische Versorgung bösartiger Tumoren im wesentlichen bestätigt (unveröffentlichte Daten). Die peripheren Gewebe von Krebspatienten verhalten sich offensichtlich anders. Kranke mit verschiedenartigen gastrointestinalen Karzinomen zeigten schon im Nüchternzustand eine nur minimale und in Relation zu gesunden Probanden signifikant erniedrigte Glukoseaufnahme. Unter einer TPE (Lipidsystem) war der Mittelwertsunterschied zwischen den Gruppen – bei enormer Streuung im Tumorkollektiv – noch ausgeprägter (Abb. 4). Dagegen wurden während der TPE freie Fettsäuren von den Gesunden und den Kranken gleichermaßen retiniert (Abb. 5). Die periphere Aufnahme der Ketonkörper erwies sich bei den Patienten postabsorptiv wie auch unter der TPE als ungestört. Sie überstieg sogar die bei den Vergleichspersonen gemessene Aufnahmequote (Abb. 6). Somit liegt die Forderung nahe, daß Malignompatienten möglichst wenig Kohlenhydrate und möglichst viel Fett erhalten sollten. Ent-

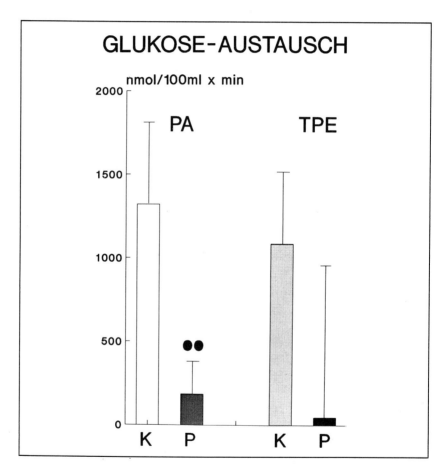

Abb. 4. Peripherer Austausch der Glukose postabsorptiv (PA) und während einer TPE jeweils bei 11 Kontrollpersonen (K) und 14 Patienten (P) mit gastrointestinalen Karzinomen. Mittelwerte und Standardfehler. ** p < 0,01 vs. K.

spricht dieses Postulat der heutigen Kenntnis des Tumor- sowie des Wirtsstoffwechsels? Und weisen erste Erprobungen der vorgeschlagenen Diät auf deren Berechtigung hin?

Als erster hat Warburg beschrieben, daß der Verbrauch von Glukose, genauer gesagt die anaerobe Glykolyse, den Energiebedarf entarteter Zellen weitgehend deckt [97, 98]. Gullino et al. analysierten den Stoffwechsel transplantierter Karzinome, Hepatome und Fibrosarkome. All diese Tumoren utilisierten sehr viel Glukose, wobei jedoch das Ausmaß des Glukoseverbrauchs vom Blutzuckerspiegel abhängig war [34]. Aus In-

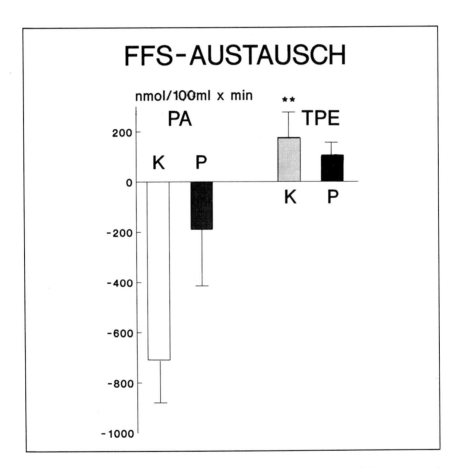

Abb. 5. Peripherer Austausch freier Fettsäuren (FFS) postabsorptiv (PA) und während einer TPE jeweils bei 11 Kontrollpersonen (K) und 14 Patienten (P) mit gastrointestinalen Karzinomen. Mittelwerte und Standardfehler. ** $p < 0,01$ vs. PA.

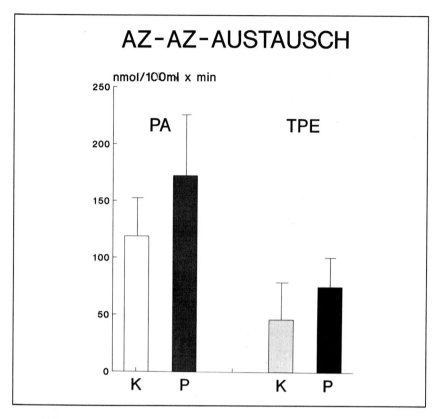

Abb. 6. Peripherer Austausch des Azetazetats (AZ-AZ) postabsorptiv (PA) und während einer TPE jeweils bei 11 Kontrollpersonen (K) und 14 Patienten (P) mit gastrointestinalen Karzinomen. Mittelwerte und Standardfehler.

vivo-Untersuchungen von Sauer et al. [79] sowie von Kallinowski et al. [47, 49] ging hervor, daß außer Glukose, die von den tierischen bzw. menschlichen (transplantierten) Tumoren stets aufgenommen wurde, fakultativ auch Ketonkörper und Glutamin zur energetischen Versorgung beitragen. Dabei lieferten jedoch die Ketonkörper vergleichsweise wenig Kalorien [49, 79]. Der Rückgriff auf Glutamin als Energieträger erforderte außer einer relativ hohen arteriellen Konzentration des Säureamids eine ausreichende Gewebsoxygenierung [47]. Daß Glutamin – vornehmlich aufgrund von In-vitro-Befunden – lange Zeit als kalorisch wichtigstes Substrat für Krebszellen galt, sei hier nur beiläufig erwähnt [43, 54, 63, 67, 75, 85]. Was die anaerobe Glykolyse betrifft, so wird sie in entarteten

Zellen nach einem Konzept von Eigenbrodt et al. durch ein modifiziertes Muster von Isoenzymen bedeutend erleichtert [21, 22]. Insgesamt richtet sich die kalorische Versorgung eines Malignoms nach vielen Variablen, besonders dem Substrat- und Sauerstoffangebot, der Tumorgröße sowie der von Areal zu Areal wechselnden Vaskularisierung und Oxygenierung [34, 47–49, 79, 93–95]. Da der Sauerstoffpartialdruck auch bei guter Gesamtdurchblutung oft niedrig ist, dürfte die ohnehin im Vordergrund stehende anaerobe Glykolyse und selbst die Glukoseoxidation für den Tumor auch einfacher sein als etwa die Fettverbrennung.

Für den Organismus des Tumorwirts gelten andere Gesetze. So entwickelt sich bei Kranken mit Malignomen nahezu immer eine Glukoseintoleranz, die auf einer Insulinresistenz und/oder auf einer Insulinsekretionsstörung beruht [6, 40, 51, 57, 58, 62, 69]. Im Vergleich zu gesunden Individuen wird Glukose vermehrt neu gebildet [27, 40, 81, 96], ein Vorgang, der sich durch eine enterale Zufuhr von Glukose nicht verhindern läßt [20]. Gleichzeitig wird Glukose vom Gesamtorganismus in verringertem Maße oxidiert [37]. Die Verbrennung freier Fettsäuren [37, 41], die offenbar infolge einer reduzierten Lipogenese vermehrt anfallen, verläuft ungestört [45]. Selbst unter Glukoseinfusion nimmt die Fettsäurenoxyda-

Tabelle 2. Tumorgewicht und Körperkompartimente von Mäusen mit (A) bzw. ohne (B) Kolon-Adenokarzinom. Die Tiere erhielten übliches Futter («Normal») oder 80% der Nichteiweiß-Kalorien in Form von MCT mit Zusatz von Arginin-3-Hydroxybutyrat (3-OHB) [89]

Futter	Tumorgewicht (g)	Fettfreie Körpermasse (g)	Ganzkörperfett (g)
A			
Normal	1,2	7,1	0,32
80% MCT + 3-OHB	0,78*	8,2*	0,53*
B			
Normal	–	10,8*	1,82*•
80% MCT + 3-OHB	–	10,2*	1,01

Mittelwerte. * p < 0,01 vs. den tumortragenden Tieren mit üblichem Futter
• p < 0,01 vs. den tumortragenden Tieren mit MCT-reichem Futter

tion nicht ab [99]. Indirekt weisen die im Muskel und Plasma von Malignompatienten angetroffenen Relationen der Azylkarnitine zum freien Karnitin auf eine vermehrte Fettverbrennung zuungunsten der Nutzung von Glukose hin [77]. Die aufgeführten Befunde dürften dafür sprechen, im Ernährungsregime von Krebskranken den Anteil der Kohlenhydrate gering zu halten und den Fettanteil zu erhöhen.

Tisdale et al. verabreichten Mäusen mit Kolonkarzinomen ein Futter, dessen Kalorien zu 80% aus mittelkettigen Triglyzeriden (ohne oder mit Zusatz von 3-Hydroxybutyrat) stammten [89]. Unter diesem ketogenen Regime wuchsen gegenüber den Kontrolltieren die Tumoren signifikant langsamer. Die fettfreie Masse sowie der Fettgehalt des Wirtsorganismus blieben besser erhalten (Tab. 2).

Schlußfolgerungen

Obwohl unsere Kenntnisse über den Einfluß der Ernährung auf die Tumorprogredienz beim Menschen noch spärlich sind, lassen sich inzwischen zumindest vorläufige, klinisch relevante Leitlinien formulieren:

1. Fasten schadet dem Patienten mehr als dem Tumor, von einer kalorisch nicht bedarfüberschreitenden Ernährung profitiert der Patient mehr als der Tumor. Deswegen sollten Patienten mit Malignomen einer Ernährungstherapie zugeführt werden, sofern Zeichen der Malnutrition bestehen.

2. Ob durch die Zusammensetzung der Nahrung die Progredienz des Tumorleidens beeinflußt werden kann, ist nicht ausreichend erforscht.

3. Es gibt aber Hinweise darauf, daß eine kohlenhydratarme–fettreiche Ernährung der Tumorprogredienz entgegenwirkt, während der Anteil des Proteins an der Gesamtkalorienzufuhr zwar bedarfsdeckend sein soll, aber variieren darf.

4. Auch der Stellenwert einzelner Aminosäuren in pharmakologischer Dosierung erfordert weitere Untersuchungen. Nach gegenwärtigem Wissensstand ist von einem reichlichen Methioninangebot eher abzuraten, während Arginin wegen seiner antikatabolen und immunstimulatorischen Effekte Beachtung verdient.

5. Wenn eine Ernährungsbehandlung als flankierende Maßnahme bei Chemotherapie eingesetzt wird, ist zu bedenken, daß ihre positiven Wirkungen während der Zytostase geringer sind als im Intervall.

Literatur

1. Barbul A: Arginine and immune function. Nutr 1990;6:53–58.
2. Baron BL, Lawrence W, Chan WMY, White FKH, Banks WL: Effects of parenteral nutrition on cell cycle kinetics of head and neck cancer. Arch Surg 1986; 121:1282–1286.
3. Bennegard K, Edén E, Ekman L, Scherstén T, Lundholm K: Metabolic balance across the leg in weight-losing cancer patients compared to depleted patients without cancer. Cancer Res 1982;42:4292–4299.
4. Bennegard K, Edén E, Ekman L, Scherstén T, Lundholm K: Metabolic response of whole body and peripheral tissues to enteral nutrition in weight-losing cancer and noncancer patients. Gastroenterol 1983;85:92–99.
5. Bennegard K, Lindmark L, Edén E, Svaninger G, Lundholm K: Flux of amino acids across the leg in weight-losing cancer patients. Cancer Res 1984;44:386–393.
6. Bishop JS, Marks PA: Studies on carbohydrate metabolism in patients with neoplastic disease: II. Response to insulin administration. J Clin Invest 1959;38:668–672.
7. Bozzetti F: Effects of artificial nutrition on the nutritional status of cancer patients. J Parent Ent Nutr 1989;13:406–420.
8. Breillout F, Poupon MF, Lascaux V, Goldberg J, Echinard-Garein P: The impact of protein variation on tumor growth and metastatic dissemination using lewis lung carcinoma and J 1 rat rhabdomyosarcoma animal tumors. Clin Nutr (suppl 5) 1986;150:103.
9. Brennan MF: Total parenteral nutrition in the cancer patient. N Engl J Med 1981;305:375–382.
10. Cameron IL, Ackley WJ, Rogers W: Responses of hepatoma-bearing rats to total parenteral hyperalimentation and to 'ad libitum' feeding. J Surg Res 1977; 23:189–195.
11. Cameron IL, Pavlat WA: Stimulation of growth of a transplantable hepatoma in rats by parenteral nutrition. J Nat Cancer Inst 1976;56:597–601.
12. Cameron IL, Rogers W: Total intravenous hyperalimentation and hydroxyurea chemotherapy in hepatoma-bearing rats. J Surg Res 1977;23:279–288.
13. Chance WT, Cao L, Fischer JE: Response of tumor and host to hyperalimentation and antiglutamine treatments. J Parent Ent Nutr 1990;14:122–128.
14. Copeland EM, Daly JM, Ota DM, Dudrick SJ: Nutrition, cancer, and intravenous hyperalimentation. Cancer 1979;43:2108–2116.
15. Crosby L, Bistrian B, Hoffman S, Ling P, Istfan N, Blackburn G: Branched chain amino acid (BCAA) enriched TPN improves amino acid utilization in rats bearing yoshida sarcoma (YS). J Parent Ent Nutr 1987;11(suppl):21.
16. Daly JM, Copeland EM, Dudrick SJ: Effects of intravenous nutrition on tumor growth and host immunocompetence in malnourished animals. Surg 1978;84:655–658.
17. Daly JM, Copeland EM, Guinn E, Dudrick SJ: Effects of oral vs iv nutrition on tumor response to chemotherapy. J Parent Ent Nutr (Abstract Iss) 1978;2:71.
18. Daly JM, Reynolds HM, Rowlands BJ, Dudrick SJ, Copeland EM: Tumor growth in experimental animals. Ann Surg 1980;191:316–322.
19. Economides E, Mahaffey SM, Sitren HS, Baumgartner TG, Copeland EM: Altered tumor and liver composition in mice fed high fat vs. high carbohydrate diets. ASPEN, 9th Clin Congr, Las Vegas, 1985, Abstract Book, No 15, p 326.

20 Edén E, Edström S, Bennegard K, Schersten T, Lundholm K: Glucose flux in relation to energy expenditure in malnourished patients with and without cancer during periods of fasting and feeding. Cancer Res 1984;44:1718–1724.
21 Eigenbrodt E, Fister P, Reinacher M: New perspectives on carbohydrate metabolism in tumor cells (review), in Breitner (ed): Regulation of carbohydrate metabolism. Boca Raton, FL, CRC Press, 1985, vol II, pp 141–179.
22 Eigenbrodt E, Reinacher M: Carbohydrate metabolism in neoplastic tissue. Infusionsther 1986;13:85–90.
23 Elsair J, Poey J, Issad H, Reggabi M, Bekri T, Mattab F, Spinner C: Effect of arginine chlorhydrate on nitrogen balance during the three days following routine surgery in man. Biomed 1978;29:312–317.
24 Enrione EB, Morré DM, Black CD: Carcass and organ composition of rats fed high fat total parenteral nutrition. J Parent Ent Nutr 1987;11:152–158.
25 Fekl W: Stimuliert die forcierte Ernährungstherapie das Krebswachstum?, in Sauer R, Thiel HJ (eds): Ernährungsprobleme in der Onkologie. Akt Onkol 35. München, Zuckschwerdt, 1987, pp 138–144.
26 Gladisch R, Deckert DW, Staedt U, Rödel U, Steiner G, Holm E: Peripherer Aminosäurenaustausch bei Karzinompatienten. Postabsorptive Befunde und Einflüsse einer totalen parenteralen Ernährung (TPE). Infusionsther 1990;17(suppl 1):14–15.
27 Gold J: Proposed treatment of cancer by inhibition of gluconeogenesis. Oncol 1968;22:185–207.
28 Goodgame JT, Lowry SF, Brennan MF: Nutritional manipulations and tumor growth. II. The effects of intravenous feeding. Am J Clin Nutr 1979;32:2285–2294.
29 Goodgame JT, Lowry SF, Reilly JJ, Jones DC, Brennan MF: Nutritional manipulations and tumor growth. I. The effects of starvation. Am J Clin Nutr 1979;32:2277–2284.
30 Goseki N, Onodera T, Koike M, Kosaki G: Inhibitory effect of L-methionine-deprived amino acid imbalance using total parenteral nutrition on growth of ascites hepatoma in rats. Tohoku J Exp Med 1987;151:191–200.
31 Grossie B, Benitez M, Ota D, Ajani J, Nishioka K: Influence of total parenteral nutrition (TPN) on tumor growth and erythrocyte (RBC) polyamine levels of colon tumor-bearing (TB) rats. J Parent Ent Nutr 1987;11 (suppl 6):3S.
32 Grossie VB, Nishioka K, Chang TH, Patenia D, Benitez MM, Ajani JA, Ota DM: Differential effects of parenteral nutrition on tumor growth and erythrocyte polyamine levels in the rat. J Parent Ent Nutr 1989;13:590–595.
33 Grossie B, Ota DM, Ajani JA, Chang T-H, Patenia D, Nishioka K: Influence of total parenteral nutrition on tumor growth and polyamine biosynthesis of fibrosarcoma-bearing rats after induced cachexia. J Parent Ent Nutr 1988;12:441–444.
34 Gullino PM, Grantham FH, Courtney AH: Glucose consumption by transplanted tumors in vivo. Cancer Res 1967;27:1031–1040.
35 Hagmüller E, Saeger HD, Barth H-O, Seßler M, Holm E: Neue Aspekte des Tumorstoffwechsels: Substrataustausch maligner Colontumoren beim Menschen. Chir Forum Exp Klin Forsch. Berlin, Springer, 1989, pp 525–529.
36 Hak LJ, Raasch RH, Hammer VB, Matthews T, Sandler RS, Heizer WD: Comparison of intravenous glucose and fat calories on host and tumor growth. J Parent Ent Nutr 1984;8:657–659.
37 Hansell DT, Davies JWL, Burns HJG, Shenkin A: The oxidation of body fuel stores in cancer patients. Ann Surg 1986;204:637–642.

38 Hasegawa J, Okada A, Nakao K, Kawashima Y: Does total parenteral nutrition (TPN) really promote tumor growth? Cancer 1984;54:1739–1746.
39 Heber D: Metabolic pathology of cancer malnutrition. Nutr 1989;5:135–137.
40 Heber D, Chlebowski RT, Meguid MM, McAndrew P: Malnutrition and cancer: Mechanisms and therapy. Part 1. Nutr Int 1986;2:184–187.
41 Heber D, Chlebowski RT, Meguid MM, McAndrew P: Malnutrition and cancer: Mechanisms and therapy. Part II. Nutr Int 1986;2:258–267.
42 Holm E, Leweling H, Staedt U, Striebel JP, Tschepe A, Uhl W: Protein- und Aminosäurenstoffwechsel bei Leberinsuffizienz – Infusionstherapeutische und diätetische Folgerungen. Verh Dt Ges Inn Med 1986;92:685–738.
43 Holm E, Schimpf F, Schlickeiser GG, Söhner W, Staedt U, Striebel JP: Aminosäurenstoffwechsel bei Tumorkrankheiten, in Sauer R, Thiel HJ (eds): Ernährungsprobleme in der Onkologie. Akt Onkol. München, Zuckschwerdt, 1987, vol 35, pp 25–54.
44 Jacobs PBD, de Graaf PW, Ruevekamp MC, Hart GAM, Smets LA: The influence of dietary protein content on cell cycle parameters of tumour and host tissue. Impact of protein deprivation and replenishment. Clin Nutr 1988;7:1–6.
45 Jeevanandam M, Horowitz GD, Lowry SF, Brennan MF: Cancer cachexia and the rate of whole body lipolysis in man. Metabol 1986;35:304–310.
46 Jeevanandam M, Legaspi A, Lowry SF, Horowitz GD, Brennan MF: Effect of total parenteral nutrition on whole body protein kinetics in cachectic patients with benign or malignant disease. J Parent Ent Nutr 1988;12:229–236.
47 Kallinowski F, Runkel S, Fortmeyer HP, Förster H, Vaupel P: L-Glutamine: A major substrate for tumor cells in vivo? J Cancer Res Clin Oncol 1987;113:209–215.
48 Kallinowski F, Schlenger KH, Runkel S, Kloes M, Stohrer M, Okunieff P, Vaupel P: Blood flow, metabolism, cellular micro-environment and growth rate of human tumor xenografts. Cancer Res 1989;49:3759–3764.
49 Kallinowski F, Vaupel P, Runkel S, Berg G, Fortmeyer HP, Baessler KH, Wagner K: Glucose uptake, lactate release, ketone body turnover, metabolic micromilieu, and pH distributions in human breast cancer xenografts in nude rats. Cancer Res 1988;48:7264–7272.
50 Keller R, Geiges M, Keist R: L-Arginine-dependent reactive nitrogen intermediates as mediators of tumor cell killing by activated macrophages. Cancer Res 1990;50:1421–1425.
51 Kern KA, Norton JA: Cancer cachexia. J Parent Ent Nutr 1988;12:286–298.
52 King WWK, Boelhouwer RU, Kingsnorth AN, Weening JJ, Weber G, Young VR, Malt RA: Total parenteral nutrition with and without fat as substrate for growth of rats and transplanted hepato-carcinoma. J Parent Ent Nutr 1985;9:422–427.
53 Kishi T, Iwasawa Y, Itoh H, Chibata I: Nutritional responses of tumor-bearing rats to oral or intravenous feeding. J Parent Ent Nutr 1982;6:295–300.
54 Kovacevic Z, Morris HP: The role of glutamine in the oxidative metabolism of malignant cells. Cancer Res 1972;32:326–333.
55 Künkel B, Schlickeiser G: Untersuchungen des Substrataustausches maligner Kolon-Tumoren beim Menschen und der Eignung von Aminosäuren als Tumormarker. Med Diss, Heidelberg/Mannheim, 1988.
56 Leweling H, Staedt U, Striebel JP, Holm E: Hepatic failure: Nutritional measures and treatment of encephalopathy. SA J Clin Nutr 1988;1:11–30.
57 Lundholm K, Bennegard K, Edén E, Edström S, Scherstén T: Glucose metabolism in

cancer disease, in Wesdorp RIC, Soeters PB (eds): Clinical nutrition 81. Edinburgh, Churchill Livingstone, 1982, pp 153–159.
58 Lundholm K, Bylund AC, Holm L, Scherstén T: Skeletal muscle metabolism in patients with malignant tumor. Eur J Cancer 1976;12:465–473.
59 Lundy J, Lovett EJ, Wolinsky SM, Conran P: Immune impairment and metastatic tumor growth. Cancer 1979;43:945–951.
60 Madden HP, Breslin RJ, Wasserkrug HL, Efron G, Barbul A: Stimulation of T cell immunity by arginine enhances survival in peritonitis. J Surg Res 1988;44:658–663.
61 Mares-Perlman JA, Francis AM, Shrago E: Host and tumor growth and energy substrates in blood of hepatoma-bearing rats receiving high-fat parenteral infusions. Am J Clin Nutr 1988;48:50–56.
62 Marks PA, Bishop JS: The glucose metabolism of patients with malignant disease and of normal subjects as studied by means of an intravenous glucose tolerance test. J Clin Invest 1957;36:254–264.
63 Matsuno T: Bioenergetics of tumor cells: Glutamine metabolism in tumor cell mitochondria. Int J Biochem 1987;19:303–307.
64 McCarrick JW, Ikeda CB, Ziegler MM: Tumor immunogenicity – the prime determinant of the nutritional influence on the host-tumor relationship. J Parent Ent Nutr 1986;10:21–28.
65 McGeer AJ, Detsky AS, O'Rourke K: Parenteral nutrition in patients receiving cancer chemotherapy. Ann Int Med 1989;110:734–736.
66 McGeer AJ, Detsky AS, O'Rourke K: Parenteral nutrition in cancer patients undergoing chemotherapy: A meta-analysis. Nutr 1990;6:233–240.
67 Moreadith RW, Lehninger AL: The pathways of glutamate and glutamine oxydation by tumor cell mitochondria. J Biol Chem 1984;259:6215–6221.
68 Mullen JL, Buzby GP, Gertner MH, Stein TP, Hargrove WC, Oram-Smith J, Rosato EF: Protein synthesis dynamics in human gastro-intestinal malignancies. Surg 1980;87:331–338.
69 Norton JA, Maher M, Wesley R, White D, Brennan MF: Glucose intolerance in sarcoma patients. Cancer 1984;54:3022–3027.
70 Ollenschläger G, Konkol K, Sander F, Moll H, Neumaier K, Haydous B, Kotthoff G: Orale Ernährungstherapie des internistischen Tumorkranken – ein integraler Bestandteil der supportiven Behandlungsmaßnahmen. Akt Ernähr 1990;15:66–771.
71 Popp MB, Brennan MF, Morrison SD: Resting and activity energy expenditure during total parenteral nutrition in rats with methylcholanthrene-induced sarcoma. Cancer 1982;49:1212–1220.
72 Popp MB, Kirkemo AK, Morrison SD, Brennan MF: Tumor and host carcass changes during total parenteral nutrition in an anorectic rat-tumor system. Ann Surg 1984;199:205–210.
73 Popp MB, Wagner SC, Brito OJ: Host and tumor responses to increasing levels of intravenous nutritional support. Surg 1983;94:300–308.
74 Popp MB, Wagner SC, Brito OJ: Influence of increasing levels of nitrogen infusion on tumor growth and host carcass in rats transplanted with a sarcoma. J Parent Ent Nutr 1984;8(abstr 25):88.
75 Reitzer LJ, Wice BM, Kennell D: Evidence that glutamine, not sugar, is the major energy source for cultured HeLa cells. J Biol Chem 1979;254:2669–2676.
76 Rettura G, Padawer J, Barbul A, Levenson SM, Seifter E: Supplemental arginine

increases thymic cellularity in normal and murine sarcoma virus-inoculated mice and increases the resistance to murine sarcoma virus tumor. J Parent Ent Nutr 1979; 3:409–416.

77 Rössle C, Pichard C, Roulet M, Bergström J, Fürst P: Muscle carnitine pools in cancer patients. Clin Nutr 1989;8:341–346.

78 Saito H, Trocki O, Wang S-I, Gonce SJ, Joffe SN, Alexander JW: Metabolic and immune effects of dietary arginine supplementation after burn. Arch Surg 1987; 122:784–789.

79 Sauer LA, Dauchy RT: Ketone body, glucose, lactic acid, and amino acid utilization by tumors in vivo in fasted rats. Cancer Res 1983;43:3497–3503.

80 Schwartz GF, Green HL, Bendon ML, Graham WP, Blakemore WS: Combined parenteral hyperalimentation and chemotherapy in the treatment of disseminated solid tumors. Am J Surg 1971;121:169–173.

81 Shaw JHF, Wolfe RR: Glucose and urea kinetics in patients with early and advanced gastrointestinal cancer: The response to glucose infusion, parenteral feeding, and surgical resection. Surg 1986;101:181–191.

82 Staedt U, Holm E, Deckert DW, Kuhn C, Saeger HD: Peripheral exchange of energy-yielding substrates postabsorptively and during TPN in cancer patients (CP). Clin Nutr 1989;8(suppl):37.

83 Staedt U, Striebel J-P, Künkel B, Schlickeiser G, Kuhn C, Holm E: Substrate balances across malignant colonic tumors in man. Clin Nutr 1988;7(suppl):47.

84 Stein TP, Buzby GP, Leskiw MJ, Mullen JL: Parenteral nutrition and human gastrointestinal tumor protein metabolism. Cancer 1982;49:1476–1480.

85 Striebel JP, Saeger H-D, Ritz R, Leweling H, Holm E: Aminosäurenaufnahme und -abgabe kolorektaler Karzinome des Menschen. Infusionsther 1986;13:92–104.

86 Tachibana K, Mukai K, Hiraoka I, Moriguchi S, Takama S, Kishino Y: Evaluation of the effect of arginine-enriched amino acid solution on tumor growth. J Parent Ent Nutr 1985;9:428–434.

87 Tannenbaum A, Silverstone H: Nutrition in relation to cancer. Adv Cancer Res 1953;1:451–501.

88 Tayek JA, Bistrian BR, Hehir DJ, Martin R, Moldawer LL, Blackburn GL: Improved protein kinetics and albumin synthesis by branched chain amino acid-enriched total parenteral nutrition in cancer cachexia. Cancer 1986;58:147–157.

89 Tisdale MJ, Brennan RA, Fearon KC: Reduction of weight loss and tumour size in a cachexia model by a high fat diet. Br J Cancer 1987;56:39–43.

90 Torosian MH, Buzby GP, Presti ME, Stein TP, Zinnser K, Mullen JL: Reduction of methotorexate toxicity with improved nutritional status. Surg Forum 1982; 33:109–112.

91 Torosian MH, Mullen JL, Miller EE, Zinnser KR, Stein TP, Buzby GP: Enhanced tumor response to cycle-specific chemotherapy by parenteral amino acid administration. J Parent Ent Nutr 1983;7:337–345.

92 Torosian MH, Tsou KC, Daly JM, Mullen JL, Stein TP, Miller EE, Buzby GP: Alteration of tumor cell kinetics by pulse total parenteral nutrition. Cancer 1984; 53:1409–1415.

93 Vaupel P: Hypoxia in neoplastic tissue. Microvasc Res 1977;13:399–408.

94 Vaupel PW, Frinek S, Bicher HI: Heterogenous oxygen partial pressure and pH distribution in C3H mammary adenocarcinoma. Cancer Res 1981;41:2008–2013.

95 Vaupel P, Kallinowski F, Okunieff P: Blood flow, oxygen and nutrient supply, and metabolic microenvironment of human tumors: A review. Cancer Res 1989; 49:6449–6465.
96 Wachsman BA, Hardin TC: Cancer cachexia: The metabolic alterations. Nutr Clin Pract 1988;3:191–197.
97 Warburg O: Über den Stoffwechsel der Carcinomzelle, in Warburg O (ed): Über den Stoffwechsel der Tumoren. Berlin, Springer, 1926, pp 187–193.
98 Warburg O, Wind F, Negelein E: Über den Stoffwechsel von Tumoren im Körper, in Warburg O (ed): Über den Stoffwechsel der Tumoren. Berlin, Springer, 1926, pp 248–257.
99 Waterhouse C, Kemperman JH: Carbohydrate metabolism in subjects with cancer. Cancer Res 1971;31:1273–1278.
100 Weese JL, Ottery FD, Emoto SE: Do operations facilitate tumor growth? An experimental model in rats. Surg 1986;100:273–276.
101 Yamanaka H, Kanemaki T, Tsuji M, Kise Y, Hatano T, Hioki K, Yamamoto M: Branched-chain amino acid-supplemented nutritional support after gastrectomy for gastric cancer with special reference to plasma amino acid profiles. Nutr 1990; 6:241–245.
102 Ziegler MM, Kirby J, McCarrick JW, Ikeda CB, Dasher J: Neuroblastoma and nutritional support: Influence on the host-tumor relationship. J Pediat Surg 1986; 21:236–239.

Erhebung der Ernährungsanamnese

Babette Bürger, Günter Ollenschläger, Heike Moll

Medizinische Klinik II und Poliklinik der Universität Köln

Einleitung

Unzureichende spontane Nahrungsaufnahme ist eine vorrangige, wenn nicht gar die bestimmende Ursache für die Entwicklung von Mangelernährung beim Tumorpatienten [1].

Die Ernährungsanamnese ist daher neben der Bestimmung des Ernährungszustandes die Basis jeder ernährungstherapeutischen Behandlung. Häufig gelingt es sogar, durch die regelmäßige Selbstkontrolle der Nahrungsaufnahme die spontane Nahrungszufuhr zu steigern [1], so daß die Ernährungsanamnese auch ein aktiver Bestandteil der Ernährungstherapie sein kann.

Marr [2] bemerkt allerdings, daß es keine generell akzeptierte Methode gibt, die Nährstoffaufnahme freilebender Individuen reproduzierbar zu erfassen. Alle Methoden haben Vor- und Nachteile, so daß die Wahl der Methode eine genaue Abwägung nach Untersuchungszweck, benötigtem Genauigkeitsgrad der Aussage und den verfügbaren finanziellen und personellen Möglichkeiten erfordert.

Für die Ernährungsanamnese stehen indirekte und direkte Methoden zur Auswahl. Die indirekte Methode berechnet lediglich den Pro-Kopf-Verbrauch an Nahrung aus vorhandenen volkswirtschaftlichen Statistiken und liefert dementsprechend nur Durchschnittswerte. Diese Methode hat den Vorteil, daß relativ aktuelle Daten zugrunde gelegt werden, daß nach Lebensmittel-Gruppen getrennt werden kann, daß sie preiswert ist und daß keine Kooperation mit den untersuchten Personen verlangt werden muß.

Bei den direkten Methoden unterscheidet man Food-Record-Methoden und die Recall-Methoden.

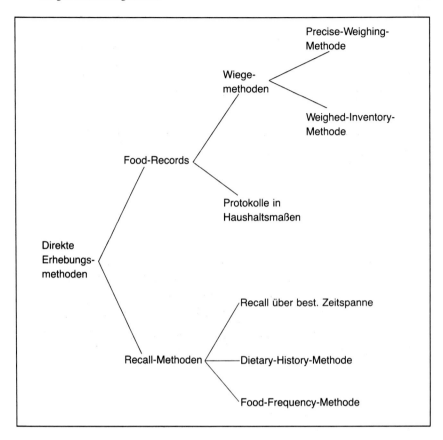

Abb. 1: Direkte Erhebungsmethoden (nach [3] abgeändert).

Recall-Methoden

Bei diesen Methoden wird der Lebensmittelverzehr eines spezifizierten Zeitraumes, der vor dem Befragungszeitpunkt liegt, ermittelt. Die Quantifizierung der Lebensmittel erfolgt meist in Haushaltsmaßen oder mit Hilfe von Modellen bzw. Fotografien, die die Größe unterschiedlicher Mahlzeitenportionen wiedergeben. Die Recall-Methoden werden entweder in Form eines mündlichen Interviews oder von schriftlichen Befragungen durchgeführt [3]. Die Analyse der Nährstoffaufnahme erfolgt anhand von Nährstofftabellen (z.B. von Souci, Fachmann, Kraut [20] oder von Elmadfa et al. [21]) oder Ernährungsprogrammen [22].

24-h-Recall

Häufig wird der 24-h-Recall gewählt, um den Lebensmittelverzehr quantitativ zu ermitteln. Die einzelnen Mahlzeiten werden nacheinander besprochen und zusätzliche Nahrungs- und Getränkeaufnahmen ebenfalls erfaßt. Obwohl eine schriftliche Befragung möglich ist, scheint sich dadurch keine Zeitersparnis zu ergeben, da häufig die Fragebögen unvollständig oder mißverständlich ausgefüllt werden und bei der Rückgabe eine ausführliche Besprechung der Bögen erfolgen muß [4].

Beim Recall-Verfahren wird oft das mangelnde Erinnerungsvermögen der Befragten als nachteilig empfunden. So beziffert Keys [5] die Unterschätzung des tatsächlichen Verzehrs mit 10%. In einer eigenen Untersuchung [6] fand sich in retrospektiven Protokollen von HIV-Infizierten eine Überschätzung der Energieaufnahme von bis zu 1000 kcal/d.

Es ist absolut unzureichend, die Nährstoffaufnahme eines einzelnen Tages zu erfassen, da dieser Tag durch Krankheit oder andere besondere Umstände nicht die übliche Nahrungsaufnahme widerspiegeln muß [2]. Dennoch eignet sich der 24-h-Recall für die Erfassung der aktuellen Nahrungsaufnahme im Rahmen einer Ernährungstherapie. Anhand der Aufzeichnung des vorangegangenen Tages können dem Patienten die Wichtigkeit einer adäquaten Nahrungsaufnahme und Verbesserungsmöglichkeiten in seiner Diät aufgezeigt werden. Der 24-h-Recall kann dementsprechend als didaktisches und motivationsförderndes Hilfsmittel in der Ernährungstherapie eingesetzt werden.

Dietary-History-Methode

Die Dietary-History-Methode ist wie kein anderes Verfahren geeignet, ein exaktes Bild der langfristigen Ernährungsweise des einzelnen zu zeichnen. Es handelt sich hierbei um eine sogenannte «quantitative Ernährungsanamnese», die in den vierziger Jahren von Burke und Mitarbeitern [7] entwickelt wurde. Sie umfaßt drei Teile:

Im ersten Teil werden die Ernährungsgewohnheiten der Probanden mit Fragen wie «Was essen Sie normalerweise zum Frühstück?» erfaßt. Gleichzeitig wird bei diesem Interview auch ein 24-h-Recall durchgeführt. Im zweiten Teil erfolgt ein sogenannter «Cross-check», d. h. den Probanden wird eine detaillierte Lebensmittel-Liste vorgelegt, die sie mit dem Interviewer hinsichtlich Vorlieben, Abneigungen, Einkaufsgewohnheiten etc. bearbeiten. Der dritte Teil dieser Methode beinhaltet ein 3-Tage-Protokoll, das der Proband selbst ausfüllt. Modifizierte Versionen der Dietary-History-Methode ersetzen das 3-Tage-Protokoll durch visuelle Hilfen, anhand derer die üblichen Portionsgrößen der einzelnen Lebensmittel und Speisen erfaßt werden sollen [8].

Die Dietary-History-Methode stellt sowohl an den Probanden als auch an den Interviewer hohe Ansprüche. Die Befragung erfordert im allgemeinen einen Zeitaufwand von 1,5–2 h pro Versuchsperson. Dabei muß der Untersuchende fachliche Kompetenz, eine geschulte Objektivität sowie psychologisches Geschick und Einfühlungsvermögen vorweisen können [4]. Der Untersuchende muß sich immer eines Urteils über die Eßgewohnheiten des Probanden enthalten, da ein solches Urteil den Probanden dazu verleitet, eine «Idealdiät» als seine «Normaldiät» anzuführen.

Auch der Proband muß Grundkenntnisse der Warenkunde und der Küchentechnik besitzen, um einzelne Lebensmittel und Gerichte ausreichend genau beschreiben zu können. Dies kann leicht zu einer positiven Selektion der Stichprobe führen, sodaß die Ergebnisse dieser Methode nicht ohne weiteres verallgemeinert werden dürfen [2, 4].

Gute Einsatzmöglichkeiten bietet die Dietary-History-Methode wenn die aktuelle Nahrungsaufnahme durch Krankheit oder Therapie beeinflußt ist und die «normalen» Verzehrsgewohnheiten erfaßt werden sollen [9].

Food-Frequency-Methode

Bei dieser Methode handelt es sich um eine rein qualitative Methode zur Analyse von Verzehrsgewohnheiten verschiedener Personengruppen. Auf standardisierten Fragebögen geben die Probanden die Häufigkeit des Verzehrs verschiedener Lebensmittel oder -gruppen an, wobei die Erfassung der Verzehrshäufigkeit anhand grob skalierter Vorgaben wie «täglich», «wöchentlich», «reichlich» oder «gar nicht» erfolgt. Eine solche Befragung dauert rund 15 min; der zeitliche und personelle Aufwand ist so gering, daß sich diese Methode für größere Feldstudien eignet [4]. Dabei ist die Food-Frequency-Methode primär nur für solche Untersuchungen geeignet, die den Einfluß der Ernährung insgesamt erfassen sollen [9], nicht aber den Einfluß einzelner Nahrungskomponenten. Soll die Relevanz einzelner Nahrungskomponenten untersucht werden, z. B. der

Zusammenhang zwischen der Höhe des Fettverzehrs und anerkannten prognostischen Indikatoren bei Brustkrebs [10], müssen die Lebensmittel-Listen entsprechend modifiziert werden.

Die Food-Frequency-Methode ist als Basis für eine Ernährungstherapie ungeeignet, sie ist das Mittel der Wahl für epidemiologische Untersuchungen.

Food-Record-Methoden

Wiegemethoden

Precise-Weighing-Methode
Bei dieser Form der Wiegemethoden werden sämtliche Lebensmittel und alle Bestandteile der Speisen vor und nach der Zubereitung gewogen. Auch Abfälle, das Gewicht der zubereiteten Speisen sowie die Topf- und Tellerverluste werden erfaßt. Das Wiegen muß von einer geschulten Fachkraft vorgenommen werden. Die Analyse der Nährstoffaufnahme erfolgt entweder mit Hilfe von Nährstofftabellen oder durch die chemische Analyse adäquater Nahrungsmittel.

Die Methode garantiert eine sehr hohe Meßpräzision, allerdings sind Proband und Erhebungsperson einer großen Belastung ausgesetzt, da die Meßperson im Durchschnitt mehr als 12 h im Probandenhaushalt anwesend sein sollte [2, 3, 4]. Darüber hinaus kann die ständige Anwesenheit der Meßperson und das damit verbundene Gefühl der Kontrolle zu atypischen Verhaltensweisen und damit zu verfälschten Ergebnissen führen.

Bei berufstätigen Probanden ist das «precise-weighing» kaum durchzuführen, da jeglicher Außer-Haus-Verzehr nicht entsprechend erfaßt werden kann. Generell ist die Anwendbarkeit dieser Methode durch den hohen zeitlichen, personellen und finanziellen Aufwand auf wenige Probanden eingeschränkt, ihr Einsatz in der Epidemiologie nahezu unmöglich. Die Precise-Weighing-Methode ist als Basis für die Ernährungstherapie gut geeignet, da sie so genau wie keine andere Methode die Aufnahme einzelner Nährstoffe dokumentieren kann.

Weighed-Inventory-Methode
Hier werden die vorbereiteten Speisen und Lebensmittel unmittelbar vor dem Verzehr gewogen, Tellerverluste werden nach der Mahlzeit erfaßt und entsprechend abgezogen. Die so gewonnenen Daten werden, wie im vorherigen Abschnitt dargestellt, ausgewertet. Diese vereinfachte Wiege-

methode kann von dem Probanden selbst durchgeführt werden, allerdings sind eine gute Schulung und eine Überwachung des Probanden notwendig. Für Langzeitstudien oder Studien an großen Populationen scheint diese Methode ebenfalls zu aufwendig, sie bietet aber einen sehr guten Vergleich für die indirekte Validation einfacherer Methoden [3].

Wie beim Precise-Weighing sollte berücksichtigt werden, daß an die Probanden hohe Anforderungen hinsichtlich Kenntnis und Kooperation gestellt werden, die zu einer Verfälschung des Gesamtergebnisses durch eine positive Selektion der Probanden führen kann.

Protokolle in Haushaltsmaßen (household measure methods)

Eine solche Methode stellt wesentlich weniger Ansprüche an den Probanden, da er die verzehrten Lebensmittel lediglich in Haushaltsmaßen (1 Teelöffel Zucker etc.) erfassen muß. Für die Berechnung der so erfaßten Lebensmittel müssen die Haushaltsmaße anhand von Standardtabellen und -rezepten (z. B. Mengenlehre für die Küche [23] oder Ernährungsprogramme [22]) in «Normalgewichte» umgerechnet werden. Die Genauigkeit der Untersuchung kann erhöht werden, indem die Haushaltsmaße im Probandenhaushalt ausgewogen und erfaßt werden. Die Nährstoffaufnahme wird anschließend anhand von Nährstofftabellen errechnet.

Dieses Verfahren ist zwar ungenauer als die Precise-Weighing- oder die Weighed-Inventory-Methode, die Kooperation der Probanden wird durch die Vereinfachung der Methode jedoch meist erhöht. Bei längeren Erhebungszeiträumen kann es nötig sein, die Probanden nach einiger Zeit neu zu motivieren [4].

Da bei dieser Methode keine strenge Überwachung der Probanden erforderlich ist, ist sie für die Untersuchung größerer Populationen geeignet [3]. Dabei muß allerdings ständig ein kompetenter Mitarbeiter für Rückfragen der Probanden zur Verfügung stehen, um Unklarheiten und Ungenauigkeiten kurzfristig korrigieren zu können. Lücken im Protokoll, die erst bei der Auswertung bemerkt werden, lassen sich dann kaum noch schließen [4].

Für die richtige Einschätzung der Daten ist es unabdingbar, die Nährstoffaufnahme über einen ausreichend langen Zeitraum zu quantifizieren. Die Höhe der Nahrungszufuhr eines einzelnen Tages läßt wegen der großen intraindividuellen Tag-für-Tag-Schwankungen keine vernünftige Interpretation zu. Die Resultate von Beaton [11] weisen darauf hin, daß ein Erhebungszeitraum von mehr als 6 Tagen notwendig ist, um das Ernährungsverhalten ausreichend genau erfassen zu können. Morgan et al. [9] halten einen Erhebungszeitraum von 7 aufeinanderfolgenden Tagen oder 20 aufeinanderfolgenden Mahlzeiten für eine gute Validation für notwendig. Die von Ollenschläger [12] bei Patienten mit akuter Leukämie nachgewiesene Korrelation zwischen Nährstoffzufuhr, Ernährungszustand und Befinden (Perioden von je 7 Tagen) bestätigen diese Auffassung. Auch bei von uns durchgeführten Ernährungsanamnesen mit HIV-Infizierten konnte erst ab einer 7tägigen Untersuchungsperiode eine vernünftige Aussage zur Nährstoffaufnahme gemacht werden [13]. Ein 3-Tage-Protokoll scheint in Fällen, in denen ein 7-Tage-Protokoll nicht durchführbar ist, das Minimum für ein aussagekräftiges Ergebnis zu sein [9].

Insbesondere bei anorektischen Patienten oder Patienten, die sich einer den Appetit beeinträchtigenden Therapie unterziehen müssen, gehört die kontinuierliche Dokumentation der Nahrungsaufnahme zum integralen Bestandteil der Ernährungsdiagnostik. Einer drohenden Malnutrition kann nur auf diese Weise rechtzeitig begegnet werden. Außerdem ist die regelmäßige Selbstkontrolle der Nahrungsaufnahme eine Motivationshilfe für den Patienten. Es gelingt häufig bei Malnutrition allein durch diese Maßnahme die spontane Nahrungszufuhr zu steigern, sofern dem Kranken die Notwendigkeit einer adäquaten Ernährung vermittelt wurde («Patienten-Schulung») [1].

Ein Tag aus einem 7-Tages-Protokoll einer Patientin mit Akuter myelotischer Leukämie soll die Einsatzmöglichkeit als Basis für eine effektive orale Ernährungstherapie verdeutlichen.

Die Patientin hatte ein Untergewicht von ca. 10 kg (173 cm, 55 kg). Ein Tag in ihren Protokollen sah folgendermaßen aus:

Frühstück
7.00 Uhr
2 Scheiben Graubrot mit Butter und Honig oder Marmelade (1 TL)
2 Tassen Kaffee mit viel Kondensmilch (je ca. 10 g)

8.15 Uhr
1 Scheibe Graubrot mit Butter und Honig oder Marmelade
1 Tasse Kaffee mit viel Kondensmilch

Zwischenmahlzeit (11.00 Uhr)
1 Brötchen mit Butter und Wurst
1 Tasse Tee mit Zucker und Milch

Mittagessen (berufsbedingt 16–17 Uhr)
1 Portion Rindfleisch (2 dünne Scheiben), Meerrettichsauce, Kartoffeln und Salat
1 Glas Mineralwasser
1 Joghurt

Abendessen
1 Knäckebrot mit Butter und Tomaten

Sonstiges
1 l Milch über den Tag verteilt

Wegen des starken Untergewichts und der Erkrankung der Patientin wurde der Energiebedarf mit 50 kcal pro kg Sollgewicht und Tag, der Eiweißbedarf mit 2 Gramm pro kg Sollgewicht und Tag festgelegt.

65 kg × 50 kcal/d = 3250 kcal/d
65 kg × 2 g   = 130 g Eiweiß/d

Der Energiegehalt der Eiweißmenge wird zum errechneten Energiebedarf hinzugerechnet, sodaß ein Gesamtenergiebedarf von 3780 kcal/d resultiert.

Der Patientin wurde folgender Tagesplan als Beispiel für eine in ihrer Situation geeignete Kost vorgelegt. Dabei wurde individuellen Vorlieben und Abneigungen ebenso Rechnung getragen wie dem Tagesablauf und der damit verbundenen Mahlzeitenverteilung:

Mahlzeit	Menge	Lebensmittel	Eiweiß (g)	kcal
Frühstück	2 Tassen	Kaffee	–	–
	2 EL	Kondensmilch 7,5 %	–	42
	1	Brötchen	4	122
	1 Scheibe	Graubrot	3	114
	30 g	Butter	–	234
	50 g	Sahnequark 40 %	6	84
	25 g	Marmelade	–	65
	30 g	Frischkäse	3	106
	1	Ei	7	92
2. Frühstück	2 Gläser	Milch 3,5 %	14	250
	1	Brötchen	4	122
	20 g	Butter	–	156
	40 g	Roher Schinken	8	158
	1	Banane	1	109

Mahlzeit	Menge	Lebensmittel	Eiweiß (g)	kcal
3. Frühstück	2 Tassen	Tee	–	–
	2 EL	Kondensmilch 7,5 %	–	42
	2 Stück	Zucker	–	40
	1 Stück	Marmorkuchen	5	275
Mittagessen	1 Glas	Mineralwasser	–	–
	1 Portion	Rinderbraten mit Sauce	34	331
	1 Portion	Kartoffeln	4	191
	1 Portion	Gemüse	4	139
	100 g	Sahnequark	11	168
	100 g	Pfirsiche in Dosen	1	76
	5 g	Zucker	–	20
Abendessen	1 Glas	Milch 3,5 %	7	125
	1 Scheibe	Graubrot	3	114
	10 g	Butter	–	78
	1 Scheibe	Gouda-Käse	11	160
Spätmahlzeit	150 g	Sahne-Fruchtjoghurt	5	190
Summe			135	3603

Fehlerquellen

Das Gedächtnis

Das Erinnerungsvermögen stellt eine relevante Fehlerquelle für solche Erhebungsmethoden dar, die retrospektive Daten abfragen. Dabei werden nicht nur Lebensmittel vergessen, auch die Häufigkeit ihres Verzehrs wird über- oder unterschätzt. Es ist aber festzustellen, daß nicht alle Lebensmittel gleich stark «vergessen» werden, sozial akzeptierte Lebensmittel werden häufiger erwähnt und auch in der Verzehrsmenge überschätzt, als solche Lebensmittel, von denen die Überzeugung besteht, daß sie nicht gegessen werden sollten [3].

Das Gedächtnis ist aber auch alters- und geschlechtsabhängig. So fanden Campbell und Dodds [14], daß Frauen sich in 24-h-Recalls besser erinnern können als Männer und daß ältere Probanden mehr vergessen als junge. Im Gegensatz dazu kommen Dwyer et al. [15] in einer Untersuchung an 50jährigen Erwachsenen, die über 40 Jahre studienmäßig betreut wurden, zu dem Schluß, daß die Erinnerung an die Nahrungsaufnahme in der entfernten Vergangenheit eine gute Aussage über die tatsächliche Nahrungsaufnahme in diesem Zeitraum gewährleisten kann. In dieser Studie zeigte sich aber auch eine deutliche Verfälschung der Erinnerung durch aktuelle Verzehrsgewohnheiten. Dabei schwächte sich die Beeinflussung jedoch um so stärker ab, je weiter die Befragung in die Vergangenheit ging.

Kooperation

Auch die Kooperation der Probanden kann das Ergebnis einer Ernährungsanamnese verfälschen. So findet sich bei älteren Probanden durch Hör-, Sprach- und Verständnisschwierigkeiten häufig eine schlechtere Kooperation als bei jungen Probanden. In solchen Fällen müssen dann Informationen von «Stellvertretern», wie Gatte, Kinder, andere enge Verwandte oder Freunde eingeholt werden [16]. Die so erhaltenen Informationen (aus zweiter Hand) sind dabei oft ungenauer als die Informationen, die die untersuchte Person direkt liefern könnte.

Aber auch eine gute Kooperation kann eine nicht zu unterschätzende Fehlerquelle für die Allgemeingültigkeit mancher Aussagen sein. Gerade bei schriftlichen Interviews oder Befragungen, bei denen Ansprüche auch an den Probanden gestellt werden, kann eine gute Kooperation ein Zeichen für eine positive Selektion der Probanden sein.

Veränderungen der Ernährungsgewohnheiten

Nicht nur wöchentliche, jährliche und jahreszeitliche Veränderung der Ernährungsgewohnheiten können Fehlerquellen für Ernährungsanamnesen darstellen, sondern auch die Veränderungen der Ernährungsgewohnheiten durch die Befragungen selbst können zu Erhebungsfehlern führen. So kann z. B. bei 7-Tage-Protokollen die intensive Beschäftigung mit der Ernährung eine Veränderung der Ernährungsgewohnheiten bedingen [17]. Dabei besteht die Tendenz, «unerwünschte» Lebensmittel weniger, die «erwünschten» dagegen vermehrt aufzuführen. Bei der Precise-Weighing-Methode kann die ständige Anwesenheit des Untersuchers im Probandenhaushalt zu einem Überwachungseffekt und damit auch zu Verfälschungen des Ergebnisses führen.

Block [18] stellte darüber hinaus in vergleichenden Studien fest, daß die Dietary-History-Methode höhere Werte für die Energie- und Nährstoffzufuhr liefert als Ernährungsprotokolle. Dies führt er darauf zurück, daß die Protokollierung der verzehrten Lebensmittel aus Gründen der Arbeitserleichterung zu einer Reduktion der Nahrungsaufnahme führt. Einen ähnlichen Effekt stellten Morgan et al. [9] bei Probanden fest, die den Nahrungsmittelverzehr nach der Weighed-Inventory-Methode festhalten sollten. Allein der Verzicht auf das Wiegen der Speisen ergab einen Anstieg der Nahrungsmittelaufnahme.

Die Benutzung von Nährwerttabellen

Die Ermittlung der Nährstoffzufuhr aus Nährwerttabellen ist häufig, birgt aber viele Fehlerquellen. So basieren die Werte der Tabellen auf chemischen Analysen, die unexakte Ergebnisse bringen können. Dies kann zum einen an nicht adäquaten Analysemethoden, zum anderen aber auch an der schlechten Trennbarkeit einiger Substanzen liegen [1].

Die Angaben der Nährwerttabellen stellen meist Mittelwerte dar, die aber je nach Standort, Erntezeitpunkt oder Jahreszeit stark variieren können.

Häufig sind Nährwerttabellen nicht vollständig, sei es, daß Analysedaten fehlen oder daß nicht alle Lebensmittel, speziell fertige Gerichte, in ihnen enthalten sind.

Eine weitere Fehlerquelle bei der Benutzung von Nährwerttabellen ist der Anwender selbst. Diese Fehlerquelle kann durch Üben und Standardisierung der Benutzung solcher Tabellen vermieden werden.

Schließlich kann auch die Bioverfügbarkeit der einzelnen Nährstoffe bei der Benutzung von Tabellen nicht erfaßt werden. So macht z. B. keine Tabelle Angaben über die Komplexbildung von Kalzium und Oxalat und der damit verbundenen Ausnutzungsminderung von Kalzium.

Zusammenfassende Schlußbemerkung

Zusammenfassend bleibt festzuhalten, daß es zum jetzigen Zeitpunkt keine ideale Methode zur Erfassung der Energie- und Nährstoffzufuhr freilebender Individuen gibt [2]. Vor jeder Untersuchung muß daher die Fragestellung genau definiert werden, um die Methode der Wahl fundiert auswählen zu können. So scheinen die 24-h-Recall-Methode, aber auch das 7-Tage-Protokoll ungeeignet in solchen Case-control-Studien, bei denen Krankheit oder Therapie einen Einfluß auf das Eßverhalten ausüben können [9]. Für solche Studien bietet sich die Dietary-History-Methode an.

Eine individuelle Ernährungstherapie sollte dagegen immer auf der Basis der aktuellen Ernährungsgewohnheiten aufbauen, d. h. hierfür sind 7-Tage-Protokolle oder gar die Precise-Weighing-Methode bzw. die Weighed-Inventory-Methode die geeigneten. Gebhardt et al. [19] stellten allerdings bei einer Vergleichsstude mit Dialysepatienten keinen signifikanten Unterschied zwischen einem 7-Tage-Precise-Weighing, einem 7-Tage-Recall und einem 7-Tage-Protokoll fest. Große Abweichungen (bis zu 100%) ergaben sich dagegen bei einem intraindividuellen Vergleich zwischen einem 1-Tages-Recall und 7-Tages-Erhebungen.

Begrenzt wird die Auswahl der Methoden meist durch die Möglichkeiten des zeitlichen, personellen und finanziellen Aufwandes, wobei die Precise-Weighing-Methode sicherlich die aufwendigste ist, die Food-Frequency-Methode sich dagegen auch für große Populationsstudien eignet.

Literatur

1 Ollenschläger G: Diagnostik und Therapie der Mangelernährung onkologischer Patienten während aggressiver Tumortherapie. Habilitationsschrift Medizinische Fakultät der Universität Köln, 1989.
2 Marr JW: Individual dietary surveys: Purposes and methods. World Re Nut Dietetics 1971;13:105–164.
3 Jensen OM: Dietary diaries and histories; in Newell GR, Ellison NM (eds): Nutrition and cancer: Etiology and treatment. New York, Raven Press, 1981, pp 111–121.
4 Wahrburg U, Bender F: Die Anwendbarkeit verschiedener Methoden von Ernährungserhebungen in epidemiologischen Studien: Dargestellt am Beispiel der Arterioseloseforschung. Akt Ernähr 1985;10:133–138.
5 Keys A: Dietary survey methods, in Levy RL, Rifkind BM, Dennis ND (eds): Nutrition, lipids and coronary heart disease; a global view. Nutrition in Health and Disease. New York, Raven Press, 1979, vol 1, pp 1.
6 Bürger B, Ollenschläger G, Fätkenheuer G: Pilotstudie zu Ernährungsdiagnostik und Ernährungsverhalten von Patienten mit HIV-1-Infektion. Infusionsther 1990; 17 (suppl 1):8.
7 Burke BS: The dietary history as a tool in research. J Am Diet Ass 1947; 23:1041–1046.
8 Péquignot G, Cubeau J: Enquetes méthodologiques comparant chez les mêmes sujets la consommation alimentaire appréciée par la interrogatoire à la consommation mesurée par pesée. Rev Epidémiol Santé Publique 1973;21:585–608.

9 Morgan RW, Jain M, Miller AB, et al: A comparison of dietary methods in epidemiologic studies. Am J Epidemiol 1978;107:488–498.

10 Verreault R, Brisson J, Deschenes L, et al: Dietary fat in relation to prognostic indicators in breast cancer. J Natl Cancer Inst 1988;80(11):819–825.

11 Beaton GH: Nutritional assessment of observed food intake: an interpretation of recent requirement reports; in Draper HH (ed): Advances in nutritional research. New York, Plenum Press, 1985, vol 7, pp 101–127.

12 Ollenschläger G: Indikationen und Methoden der klinischen Ernährung onkologischer Patienten; in Peter K, Dietze GE, Hartwig W, Steinhard HJ (eds): Differenzierte klinische Ernährung. Klinische Ernährung, München, Zuckschwerdt, 1987, Band 25, pp 177–188.

13 Bürger B, Ollenschläger G, Schrappe-Bächer M: Organisation und Durchführung einer Ernährungssprechstunde für AIDS-Patienten. Ernährungsumschau 1990;37(4):150.

14 Campbell VA, Dodds ML: Collecting dietary information from groups of older people. J Am Diet Ass 1967;51:29–33.

15 Dwyer JT, Gardner J, Halvorsen K, et al: Memory of food intake in the distant past. Am J Epidemiol 1989;130(5):1033–1046.

16 Samet JM: Surrogate measures of dietary intake. Am J Clin Nutr 1989;50 (suppl 5): 1139–1144.

17 Colling M, Weggemann S, Döring A, et al: Ernährungserhebungen bei Erwachsenen mit 7-Tage-Protokoll – eine Pilotstudie im MONICA-Projekt Augsburg. Öff Gesundh-Wes 1989;51:94–97.

18 Block G: A review of validations of dietary assessment methods. Am J Epidemiol 1982;115:492.

19 Gebhardt A, Waskowiak J, Schaeffer G, et al: Bewertung verschiedener Ernährungserhebungsmethoden am Beispiel einer Analyse der Nährstoffversorgung von Dialysepatienten. Ernährungsumschau 1990;37(4):155.

20 Souci SW, Fachmann W, Kraut H: Die Zusammensetzung der Lebensmittel. Nährwerttabellen 1986/87. Stuttgart, Wissenschaftliche Verlagsges, 1986.

21 Elmadfa I, Aign W, Muskat E, et al: Die große GU Nährwerttabelle. München, Gräfe und Unzer, 1989.

22 Karg G, Kibler R, Stoiber R, et al: Bewertung von PC-Anwendersoftware im Bereich Ernährung. Ernährungs-Umschau 1987;34(11):377–379.

23 Union Deutsche Lebensmittelwerke GmbH, Presse- und Informationsabteilung: Mengenlehre für die Küche, 1985.

Schauder P (Hrsg): Ernährung und Tumorerkrankungen.
Basel, Karger, 1991, pp 490–513.

Erhebung des Ernährungszustandes und Therapiekontrolle

Hans Leweling

Klinikum Mannheim der Universität Heidelberg

Einleitung

Mangelernährung führt zu einer schweren Beeinträchtigung des Funktionsniveaus der meisten Organe und kann damit ein Grund für erhöhte Morbiditäts- und Mortalitätsraten sein. Abhängig von den zugrunde gelegten Kriterien wird die Häufigkeit der Mangelernährung sowohl bei chirurgischen als auch internistischen Patienten mit bis zu 50%, bei Patienten mit fortgeschrittenen Malignomen oft noch höher angegeben [1–7]. Es besteht eine hohe Korrelation zwischen dem Ernährungsstatus und der Immunkompetenz bei Patienten mit malignen Erkrankungen verschiedener Organe [8–10]. Ernährungsstatus und Immunkompetenz werden durch chirurgische Eingriffe weiter verschlechtert: postoperative Komplikationen wie respiratorische Probleme, Anastomosen-Insuffizienzen und Infektionen treten vermehrt auf [9]. Konservative Therapien, wie z. B. die adjuvante Strahlen- oder Chemotherapie, werden von mangelernährten Patienten schlechter toleriert [11–13].

Die Erhebung des Ernährungszustandes ist daher eine wesentliche Voraussetzung für die Erkennung von Mangelzuständen und deren Schweregrad, aus der sich gegebenenfalls die Indikation zur künstlichen enteralen oder parenteralen Ernährungstherapie ergibt. Die Bestimmung des Ernährungsstatus stellt damit eine wichtige diagnostische Maßnahme dar. Auch zur Überprüfung des Effekts ernährungstherapeutischer Maßnahmen ist die Erhebung des Ernährungszustandes unerläßlich.

Eine Fülle von physikalischen, biochemischen und immunologischen Methoden stehen zur Verfügung. Kein einziger Test kann den Ernährungszustand eines Patienten allein zufriedenstellend beschreiben. Daher werden üblicherweise mehrere Verfahren gleichzeitig eingesetzt. Optimale Parameter zur Erfassung des Ernährungsstatus bzw. der Körperzusammensetzung sollten kostengünstig, nicht-invasiv, einfach zu erheben sein und verläßliche, reproduzierbare Resultate liefern. Darüber hinaus sollten solche Parameter auf Veränderungen des Ernährungszustandes so empfindlich reagieren, daß sie auch zur Effizienzkontrolle einer Ernährungstherapie eingesetzt werden können. Die vorliegende Arbeit hat zum Ziel, die wichtigsten Methoden zur Erhebung des Ernährungszustandes zu beschreiben, ihre klinische Anwendbarkeit und auch ihre Grenzen aufzuzeigen.

Körperkompartimente

Das Körpergewicht (Einkompartiment-Modell)

Der einfachste, allerdings auch gröbste Parameter zur Beschreibung des Ernährungszustandes eines Patienten ist das Körpergewicht. In dieser Einkompartimentbeschreibung deuten z. B. tägliche Gewichtsänderungen von mehr als 0,5 kg eher auf Flüssigkeitsverschiebungen als auf Ab- oder Aufbau von Gewebesubstanz hin. Die Betrachtung des Körpergewichtes im klinischen Verlauf kann bei Patienten mit Aszites, Ödemen oder größeren Flüssigkeitsverlusten irreführend sein; dennoch ist seine Kenntnis unverzichtbar bei Ersterhebungen des Ernährungszustandes, da die Erfassung des momentanen oder des früheren Gewichts bzw. des Gewichtsverlustes pro Zeiteinheit wichtige Informationen liefern.

Auf die Bedeutung einer sorgfältig zu erhebenden Gewichtsanamnese sowie Konsequenzen eines klinisch relevanten Gewichtsverlustes weisen viele Untersucher hin. So konnte ein signifikanter (drei- bis zehnfacher) Anstieg der postoperativen Mortalitätsrate nachgewiesen werden, wenn die Kranken 20% oder mehr an Gewicht verloren hatten [14, 15]. Um einen Patienten auf Grund seines Gewichtsverlustes als mangelernährt zu charakterisieren, gelten üblicherweise bereits 4–10% Gewichtsverlust als signifikant.

Die prozentuale Abweichung vom Standardgewicht (prozentuales ideales Körpergewicht) wie auch die prozentuale Abweichung vom gewöhnlichen Gewicht beschreiben den Grad der Mangelernährung. Es bestehen folgende Beziehungen (KG = Körpergewicht; AKG = aktuelles

Körpergewicht; IKG = ideales Körpergewicht; GKG = gewöhnliches Körpergewicht):

$$\% \text{ IKG} = \frac{\text{AKG}}{\text{IKG}} \times 100 \qquad \% \text{ GKG} = \frac{\text{AKG}}{\text{GKG}} \times 100$$

Patienten mit einem % IKG von 80–90 % werden als leicht, solche mit einem IKG von 70–79 % als mäßig und solche mit einem % IKG von < 69 % als schwer mangelernährt angesehen. Für das % GKG gelten entsprechend 85–95 %, bzw. 75–84 % bzw. < 75 %.

Die Schwere und die Signifikanz eines Gewichtsverlustes errechnen sich aus der folgenden Formel, die Bewertung ist in Tabelle 1 wiedergegeben:

$$\% \text{ Gewichtsverlust} = \frac{\text{GKG} - \text{AKG}}{\text{GKG}} \times 100$$

Tabelle 1. Bewertung von Gewichtsverlusten [15]

Zeitraum	Signifikanter Gewichtsverlust (%)	Schwerer Gewichtsverlust (%)
1 Woche	1–2	> 2
1 Monat	5	> 5
3 Monate	7,5	> 7,5
6 Monate	10	> 10

Natürlich ist das oben erwähnte ideale oder auch wünschenswerte bzw. optimale KG ein angemessener Parameter für eine gesunde Population, hat aber nur begrenzte Aussagekraft, wenn man den Grad der Mangelernährung von Patienten beschreibt. Als verfügbare Standards zur Bestimmung des idealen bzw. optimalen KG werden gewöhnlich das Broca-Gewicht, auch oft als Normalgewicht bezeichnet, oder das optimale Körpergewicht nach Ott (OKG) angewandt [16].

OKG für Frauen = A−0,4 × (A−52)
OKG für Männer = A−0,2 × (A−52)
A = Broca-Gewicht in kg = Größe in cm −100

Sowohl das Broca-Gewicht als auch das OKG nach Ott sind nur bei Erwachsenen anwendbar und lassen den jeweiligen Konstitutionstypus unberücksichtigt.

Als weitere Standards zur Bestimmung des idealen oder wünschenswerten Gewichtes finden die Tabellen der Metropolitan Life Insurance Company Anwendung. Die Werte basieren auf denjenigen Körpergewichten, die jeweils in bestimmten Altersgruppen mit den niedrigsten Mortalitätsraten verbunden waren. Die neuen, 1983 erstellten Tabellen, berücksichtigen sogar drei verschiedene Konstitutionstypen, ermittelt durch die Bestimmung der jeweiligen Ellenbogen-Breiten. Folgende Kritikpunkte an diesen Tabellen werden diskutiert: Die Personen wurden in bekleidetem Zustand gewogen und das Gewicht der Kleider wurde geschätzt. Weiterhin können Daten, die an einer lebensversicherten Population erhoben wurden, nicht die Gesamtpopulation repräsentieren. Schließlich enthalten die Tabellen nur Daten von Personen zwischen 25 und 59 Jahren [17].

Das Zweikompartiment-Modell

Ein Zweikompartiment-Modell erfordert neben dem Körpergewicht noch die Messung eines zusätzlichen Kompartiments. Es unterteilt das Körpergewicht in Körperfett (= total body fat, TBF) und fettfreie Masse (= fat free mass, FFM). Diese Aufteilung beruht historisch auf der Hydrodensitometrie. Diese Methode wiederum beruht auf den aus Kadaveranalysen ermittelten Dichteunterschieden zwischen Fett und FFM. Fett, womit wasser- und kaliumfreie Triglyzeride gemeint sind, hat eine Dichte von $0,9\ g/cm^3$, während die FFM eine Dichte von $1,1\ g/cm^3$ aufweist. Entsprechend enthält Fettgewebe 15–18%, die FFM etwa 73% Wasser. Die FFM und die magere Körpermasse (= lean body mass, LBM) sind nicht, wie fälschlich oft angenommen, identisch, da die LBM als Körpergewicht minus Fettgewebe definiert ist. Dennoch werden die Begriffe FFM und LBM häufig synonym benutzt. Die FFM enthält im Gegensatz zur LBM zusätzlich die Proteinmatrix und das Wasser des Fettgewebes.

Die drei Referenz-Techniken, um das Körpergewicht in Fett und fettfreie Komponenten einzuteilen, sind die Hydrodensitometrie, die Ganzkörper-^{40}Kalium-Zählung und die Messung des Gesamtkörper-Wassers (TBW). Andere Methoden zur Beschreibung des Zweikompartiment-Modells sind die Messung von Hautfaltendicken, die bioelektrische Impedanz-Analyse (BIA) und die elektrische Leitfähigkeits-Messung (total body electrical conductivity = TOBEC). Jede dieser Methoden ergibt ein Korrelat von Fett und fettfreier Masse und ist gegen eine der drei oben genannten Referenz-Methoden geeicht.

Das Dreikompartiment-Modell

Zusätzlich zum Zweikompartiment-Modell unterteilt das Dreikompartiment-Modell die LBM in extrazelluläre Masse (ECM) und Körperzellmasse (= body cell mass, BCM). Da die BCM ernährungsphysiologisch eine zentrale Größe darstellt, bedeutet die Anwendung dieses Modells eine wesentliche Erweiterung im Vergleich zum Zweikompartiment-Modell. Nach Moore [18] versteht man unter BCM die Summe aller sauerstoffverbrauchenden, kaliumreichen, glucoseoxidierenden arbeitenden Zellen. Dazu gehören die Zellen der Muskulatur, des Fettgewebes, der Eingeweide, des ZNS, des hämatopoetischen Systems, aber auch die der Knochen, Knorpel und Sehnen. Die BCM besteht zu etwa 70% aus Protein und enthält etwa 98% des Gesamtkörper-Kaliums. Damit kann die BCM entweder mit einer Gesamtkörper-Kaliumbestimmung, dilutionstechnisch mit Hilfe des austauschbaren Kaliums oder aber mit Hilfe der bioelektrischen Impedanz-Analyse ermittelt werden.

Die ECM spielt bei der Erhebung des Ernährungszustandes und ganz besonders bei Verlaufskontrollen eine wichtige Rolle. Bekanntermaßen vergrößert sich bei Mangelernährung die ECM, gleichzeitig verringert sich die BCM. Die LBM kann dabei weitgehend unverändert bleiben. Zweikompartiment-Analysen, die naturgemäß mit der LBM arbeiten und nichts über die BCM bzw. ECM aussagen können, haben daher nur eine stark eingeschränkte Relevanz.

Mehrkompartiment-Modelle

Vier wichtige neue Techniken zur Erfassung der Körperzusammensetzung und Unterteilung in mehr als drei Kompartimente etablierten sich in den letzten Jahren. Es handelt sich dabei um die «in-vivo-Neutronenaktivierungsanalyse» (= IVNAA) [20–23], die Computer-Tomographie (= CT) [24, 25], die «Nuclear Magnetic Resonance»-Technik (= NMR) [20] und die Dual-Photonen-Absorptiometrie (= DPA) [26–28]. Wenn auch alle diese Techniken kostenintensiv und zeitaufwendig sind, nicht im Krankenhaus und auch nicht für Feld-Studien, sondern nur in Forschungsinstituten eingesetzt werden können, bedeuten sie doch einen großen Fortschritt in der Beschreibung der Körperzusammensetzung. Diese Methoden erlauben es nämlich, die üblichen Annahmen, wie z.B. den konstanten Hydrierungsgrad der LBM, die Dichte von Fettgewebe und

FFM, den Kaliumgehalt der BCM usw., die für die klassischen Methoden wie Densitometrie, Gesamtkörper-Kaliumbestimmung und verschiedener Dilutionstechniken notwendig sind, unberücksichtigt zu lassen. Typische Vierkompartiment-Modelle sind z. B. die Unterteilung der Körpermasse in Skelett, Muskulatur, Nichtmuskel-Magermasse und Fett oder in Knochenmineral, Protein, Wasser und Triglyzeride. Mit Hilfe der IVNAA-Technik lassen sich z. B. Gesamtkörper-Kalzium, -Kalium, -Chlorid, -Stickstoff und -Kohlenstoff-Messungen durchführen. NMR und CT-Techniken haben anderen Methoden gegenüber den Vorteil, die Ausmaße einzelner Gewebe und Organe erfassen zu können. Nachteile der IVNAA bzw. CT-Technik sind in erster Linie die vergleichsweise hohe Strahlenbelastung.

Bestimmung der Körperzusammensetzung mit indirekten und direkten Methoden

Indirekte Methoden zur Messung von subkutanem und Gesamtkörperfett

Subkutanes Fett: Die Messung subkutaner Fettspeicher ermöglicht eine Aussage über das Vorliegen einer Mangelernährung oder auch einer Fettsucht. Unter den vier am häufigsten gewählten Hautfalten ist die über dem M. triceps am besten zugänglich und läßt sich auch bei weitem am verläßlichsten bestimmen. Gemessen wird mit Hilfe von Präzisionskalipern in der Mitte zwischen Acromion und Olecranon am nichtdominanten Arm. Die gemessenen Werte werden in % vom Standard ausgedrückt, der für die Trizepshautfalte (THF) des Mannes 10–12 mm, für die der Frau 17–22 mm beträgt. Aus der THF und dem Armumfang (AU) läßt sich das Arm-Fett-Areal (AFA) errechnen [19]:

$$\text{AFA (cm}^2) = \left(\frac{AU \times THF}{2}\right) - \left(\frac{\pi \times (THF)^2}{4}\right)$$

Wie bei anthropometrischen Messungen üblich, gelten Patienten mit einem Wert bis zu 90 % des Standards als leicht, von 60–90 % als mäßig und unter 60 % des Standards als schwer mangelernährt [15].

Ganzkörperfett: Um das Gesamtkörperfett anthropometrisch erfassen zu können, sind Messungen an mehreren Hautfalten sinnvoll. Dennoch begnügen sich manche Untersucher mit nur einer Meßstelle, andere verwenden 10 und mehr. Durchgesetzt hat sich aber wohl die Vier-Hautfalten-Methode, nämlich die Messung der Trizeps-, der Bizeps-, der subskapularen und der suprailiakalen Hautfalte [19]. Gesamtkörperfett (TBF) und fettfreie Masse (FFM) errechnen sich nach den folgenden Formeln, die Körperdichte aus den dekadischen Logarithmen der Summe der vier Hautfalten (Tab. 2):

$$\text{TBF [kg]} = \text{KG [kg]} \times ((\frac{4{,}95}{D}) - 4{,}5)$$

$$\text{FFM [kg]} = \text{KG [kg]} - \text{TBF [kg]}$$

$$\%\ \text{TBF} = ((\frac{4{,}95}{D}) - 4{,}5) \times 100$$

Die o. g. Berechnungen des TBF aus der Körperdichte wurden übrigens von Durnin und Womersley an 481 Männern und Frauen im Alter von 16–72 Jahren erhoben.

Was die Interpretation der anthropometrischen Daten anbetrifft, ist zu berücksichtigen, daß die Verteilung des Fettgewebes im menschlichen Körper relativ inhomogen ist, was natürlich Auswirkungen auf die Hautfaltenstärken hat. Bei Männern beträgt das subkutane Fett etwa 30%, bei Frauen etwa 33% des TBF, seine Beziehung zum TBF ist aber nicht linear und außerdem ist das Körperfettgewebe von einem zum anderen Menschen keineswegs gleich verteilt.

Tabelle 2. Berechnung der Körperdichte aus dem Logarithmus der vier Hautfalten [29]

	Alter	
Männer	17–19	D = 1,1620−0,0630 × (logΣ)
	20–29	D = 1,1631−0,0632 × (logΣ)
	30–39	D = 1,1422−0,0544 × (logΣ)
	40–49	D = 1,1620−0,0700 × (logΣ)
	50+	D = 1,1715−0,0779 × (logΣ)
Frauen	17–19	D = 1,1549−0,0678 × (logΣ)
	20–29	D = 1,1599−0,0717 × (logΣ)
	30–39	D = 1,1423−0,0632 × (logΣ)
	40–49	D = 1,1333−0,0612 × (logΣ)
	50+	D = 1,1339−0,0645 × (logΣ)

Bei idealgewichtigen Probanden findet sich etwa ein Drittel des TBF subkutan, bei Adipösen können dies zwei Drittel oder mehr sein. Darüber hinaus ist die Dicke der Hautfalten stark abhängig vom Alter, von der Rasse und auch vom Hydrierungsgrad. Im übrigen sind erhebliche Interobserver-Unterschiede beschrieben, die bis zu 50% betragen sollen. Anthropometrische Messungen sollten daher von Spezialisten durchgeführt werden, besonders dann, wenn es um Verlaufsuntersuchungen geht. Es hat sich daher auch nicht bewährt, Effekte relativ kurzfristiger Ernährungsbehandlungen anthropometrisch dokumentieren zu wollen [63]. Dennoch hat sich das von von Heymsfield et al. bei Erwachsenen mit der Vier-Hautfalten-Methode errechnete TBF innerhalb der ±5%-Grenzen des densitometrisch bestimmten Fetts bewegt, was eine bedeutende Leistung der Anthropometrie darstellt [19].

Body-Mass-Index: Der Body-Mass-Index (BMI) errechnet sich aus dem Gewicht in kg dividiert durch die Größe in m^2: BMI = KG [kg]/ Größe^2 [m^2]. Unter-, Normal- und Übergewicht sind charakterisiert als BMI < 20, bzw. 21–25 bzw. > 26. Der BMI weist eine hohe Korrelation zum TBF auf, aber eine relativ geringe Abhängigkeit von der Körperhöhe. Es muß darauf hingewiesen werden, daß der BMI nicht bedenkenlos übernommen werden kann, da ein hohes Gewicht pro Körpergröße nicht nur zuviel Fett, sondern auch zuviel Muskelgewebe, zuviel extrazelluläres Wasser und/oder relativ schwere Knochen beinhalten kann. Der Gefahr von Fehlinterpretationen kann man vorbeugen, indem man den BMI mit weiteren Methoden kombiniert, etwa mit einer Gesamtkörperwasser-Messung mittels der bioelektrischen Impedanz-Analyse.

Indirekte Methoden zur Messung von somatischen Proteinen

Anthropometrische Messungen: Anthropometrische Messungen zur Bewertung der Skelettmuskulatur beinhalten die Messung des Armumfanges (AU), des Armmuskelumfanges (AMU) und des Armmuskel-Areals (AMA). Die Berechnungen erfolgen nach folgenden Formeln:

$$AMU\ (cm) = AU\ (cm) - 3{,}14 \times THF\ (cm)$$

$$AMA\ (cm^2) = \frac{(AU\ [cm] - 3{,}14 \times THF\ [cm])^2}{4\ \pi}$$

Standardwerte sind in der Tabelle 3 wiedergegeben:

Tabelle 3. Standards für anthropometrische Messungen (nach Blackburn et al. [15])

	THF (mm)	AU (cm)	AMU (cm)
Männer	12,5	29,3	25,3
Frauen	16,5	28,5	23,2

Messungen von Arm-Umfang, Armmuskel-Umfang und Armmuskel-Areal unterliegen den gleichen Unzuverlässigkeiten wie die Hautfaltenmessungen. Trotzdem sollen hohe Korrelationen bestehen zwischen der Kreatinin-Ausscheidung bzw. dem Kreatinin-Größen-Index und dem anthropometrisch ermittelten Armmuskel-Areal [30], was natürlich von dem Ernährungszustand der untersuchten Population abhängig ist. Bei schwer mangelernährten Patienten muß die Armmuskelerfassung zu deutlich schlechteren Resultaten führen wie z. B. die Messung der THF, weil die Fläche des Humerus, die ja mit in die Berechnung eingeht, im Gegensatz zum Muskel und zum subkutanen Fett, konstant bleibt. Während sich anthropometrische Messungen zur Beurteilung der Skelettmuskulatur in Feldstudien, besonders bei Kindern und Heranwachsenden, sehr bewährt haben, besitzen sie in der Klinik nur eine eingeschränkte Relevanz: Beim Vorliegen einer Protein-Kalorien-Mangelernährung fallen die Parameter oftmals noch in den Normbereich und reagieren auf Veränderung des Ernährungsstatus, ähnlich wie die Messungen der verschiedenen Hautfalten, zu träge.

Biochemische Messungen (Kreatinin, 3-Methyl-Histidin): Kreatinin ist ein Endprodukt des Stickstoff-Stoffwechsels. Es entsteht infolge einer nicht-enzymatischen Dehydrierung sowohl aus Kreatinin wie auch aus Kreatin-Phosphat, deren Abbau täglich etwa 1,5% bis 2% beträgt. Da sich etwa 98% des gesamten Kreatins und Kreatin-Phosphates in der Muskulatur befinden, der Abbau zu Kreatinin konstant verläuft und Kreatinin nicht metabolisiert und daher quantitativ ausgeschieden wird, repräsentiert die Kreatinin-Ausscheidungsrate sehr genau den Gesamtkörper-Kreatinin-Pool und damit die Gesamtkörper-Muskelmasse. Entsprechend hohe Korrelationen finden sich zwischen der Kreatinin-Ausscheidungsrate und der «lean body mass» wie der «body cell mass» [30].

Die Kreatinin-Ausscheidung nimmt bei Mangelernährung ab und

nach ernährungstherapeutischen Maßnahmen zu. Eine tägliche Kreatinin-Ausscheidung von 1 g entspricht etwa 18–20 kg Muskelgewebe. Die durchschnittlich zu erwartende Kreatinin-Ausscheidung, auch Kreatinin-Koeffizient genannt, beträgt 18 mg Kreatinin pro kg OKG bei Frauen (16–22 mg) und 23 mg pro OKG bei Männern (20–26 mg). Zur Beurteilung wird üblicherweise der Kreatinin-Größen-Index herangezogen. Er ist definiert als das Verhältnis aus der über 24 Stunden ausgeschiedenen Kreatininmenge einer Person in mg und der erwarteten ausgeschiedenen Kreatininmenge einer Normalperson gleicher Größe [31]. Als Vergleichsstandard hat man die Körpergröße dem Körpergewicht vorgezogen, da letzteres wegen dem Fettgewebsanteil stärker variiert. Der Index ist ein nützlicher Indikator der Muskelmasse bei allen Formen der Protein-Mangelernährung und während ernährungstherapeutischer Maßnahmen. Ein Kreatinin-Größen-Index von 60–80 % deutet auf eine mäßige, ein Index von weniger als 60 % auf eine schwere somatische Proteinverarmung hin.

Wegen großer täglicher intraindividueller Schwankungen (10–25 %) wird eine mindestens dreimalige Messung der 24-Stunden-Kreatinin-Ausscheidung empfohlen. Einer der wichtigsten Faktoren, der zu Fehlinterpretationen führt, ist die inkomplette Urinsammlung. Fleischkonsum kann die Kreatinin-Ausscheidung ebenso signifikant beeinflussen wie eine vegetarische Kost; die Ernährung mit einer kreatininfreien Diät kann zu einer Verminderung der Urin-Kreatinin-Ausscheidung von bis zu 30 % führen, selbst wenn genügend Protein, welches kein Kreatinin enthält, zugeführt wird [32]. Unabhängig von der Muskelmasse schwankt die Kreatinin-Ausscheidung beträchtlich bei traumatisierten und septischen Patienten sowie bei allen Formen der Nierenerkrankung [33]. Wenn die Kreatinin-Konzentration im Urin mittels der häufig angewendeten Jaffe-Reaktion bestimmt wird, kann es zu Fehlbestimmungen kommen, da z. B. Ketonkörper, einige Antibiotika wie z. B. Zephalosporine und auch einige (enteral oder parenteral verabreichte) Vitamine diese chemische Reaktion stören. Letztgenannte Probleme tauchen nicht auf, wenn das Kreatinin enzymatisch bestimmt wird. Schließlich wird die Kreatinin-Ausscheidung noch durch die Körpertemperatur, durch Blut- und Urin-pH und durch die intrazelluläre Konzentration von Kreatin- und Kreatin-Phosphat beeinflußt [33].

Trotz dieser vielen Faktoren, die die Kreatinin-Ausscheidung direkt oder indirekt stören, ermöglicht diese Methode eine relativ gute Abschätzung der Gesamtkörper-Muskelmasse bei stabilen, nicht niereninsuffizienten Patienten, sofern der 24 h-Urin komplett gesammelt wurde. Während Einzelbestimmungen des Kreatinin-Größenindex großen Fehlern unterliegen, sind Serienmessungen, z. B. bei Patienten, die wegen ihrer Mangelernährung künstlich ernährt werden, von großem Wert [30, 32].

Während die Kreatinin-Ausscheidung eine Schätzung der Muskelmasse erlaubt, ist die 3-Methylhistidin-Ausscheidung ein direktes und verläßliches Maß für den Muskel-Katabolismus [34]. 3-Methylhistidin befindet sich hauptsächlich im Actin aller und im Myosin der weißen Muskelfasern. Beim Abbau myofibrillärer Proteine wird die Aminosäure nicht metabolisiert oder reutilisiert, sondern unverändert und quantitativ in den Urin abgegeben. Es gibt keine andere endogene oder exogene Quelle, aus der 3-Methylhistidin freigesetzt werden könnte. Aufgrund dieser Eigenschaften wird die 3-Methylhistidin-Ausscheidung nicht nur als Parameter zur Charakterisierung anaboler oder kataboler Zustände [35], sondern auch zur Beschreibung der Körperzusammensetzung herangezogen [36].

So zeigten die densitometrisch ermittelte fettfreie Körpermasse und die 3-Methylhistidin-Ausscheidung im 24 h-Urin eine Korrelation von r = 0,90 bei 16 männlichen Probanden unter fleischfreier Diät. Die gleichzeitig errechnete Korrelation zwischen der Kreatinin-Ausscheidung und der fettfreien Körpermasse (r = 0,67) war signifikant schlechter [36]. Mittels Gesamtkörper-Stickstoff- und -Kalium-Messungen bestimmte Muskel- und Nichtmuskelmassen [37] ergaben ähnlich hohe Korrelationen mit der 3-Methylhistidin-Ausscheidung und ebenso schwächere Korrelationen mit der Kreatinin-Ausscheidung, gleichzeitig aber korrelierten die beiden Urinparameter hoch miteinander. Dies spricht für die Validität dieser beiden Metaboliten als Indices von Muskel- und fettfreier Körpermasse. Erniedrigte Urin-Konzentrationen von 3-Methylhistidin werden regelmäßig bei Kwashiorkor und Marasmus gefunden wie auch während längerdauerndem Fasten [38–40], also in Situationen, wo eine reduzierte Muskelproteinsynthese vorherrscht. Dagegen findet man erhöhte Konzentrationen stets bei fieberhaften Erkrankungen, nach elektiven chirurgischen Eingriffen, Polytrauma, Sepsis und Verbrennungen [35], wenn eine negative Stickstoffbilanz Ausdruck erhöhter Muskelprotein-Abbauraten ist. Unter diesen Bedingungen lassen sich weder die 3-Methylhistidin- noch die Kreatinin-Ausscheidung als Marker für die Körperzusammensetzung verwenden, allenfalls kann das Ausmaß des Muskelabbaus damit abgeschätzt werden.

Die täglichen intraindividuellen Schwankungen der 3-Methylhistidin-Ausscheidung wie auch die analytische Präzision liegen deutlich besser als bei der Kreatinin-Ausscheidung, nämlich bei 4,5% bzw. 4% [36]. Dies gilt für stabile Stoffwechselverhältnisse. Trotzdem gelten die gleichen Limitierungen im klinischen Einsatz: Hauptproblem bleibt die komplette Sammlung des 24h-Urins, ein eventueller Fleischkonsum kann die 3-Methylhistidin-Ausscheidung um mehr als 100% beeinflussen [37]. Die aufwendigere und teurere Analytik mittels Ionenaustausch-Chromatographie oder HPLC und das Fehlen von Standards machen eine weite Verbreitung der Messung der 3-Methylhistidin-Ausscheidung in der klinischen Praxis eher unwahrscheinlich.

Direkte Methoden zur Messung von Gesamtkörperfett und -protein

Hydrodensitometrie: Die Hydrodensitometrie, das Wiegen eines Körpers unter Wasser, ist die wohl beste Methode, die Gesamtkörper-Dichte zu messen. Sie arbeitet nach dem archimedischen Prinzip, nach dem das Volumen eines Körpers unter Wasser gleich dem Wasservolumen ist, welches der Körper verdrängt bzw. daß jeder Körper unter Wasser soviel an Gewicht verliert, wie die von ihm verdrängte Wassermenge wiegt. Die zu messende Person wird einmal in der Luft und einmal unter Wasser gewogen. Dabei wird zu Korrekturzwecken das Lungenresidualvolumen bestimmt (1–2 Liter), das gastrointestinale Gasvolumen (50–300 ml) wird jedoch geschätzt [41].

Die Technik des hydrostatischen Wiegens ist ein anerkanntes Verfahren und gilt als goldener Standard, wenn es um die Bestimmung der Gesamtkörper-Fettmasse geht. Die mathematischen Berechnungen, aus der Körperdichte das Gesamtkörper-Fett zu berechnen, stammen von Brozek et al. [42] und Siri [43]. Die Gleichungen lauten:

$$F = (4{,}570/D) - 4{,}142 \text{ (Brozek) bzw.}$$
$$F = (4{,}950/D) - 4{,}50 \text{ (Siri),}$$

wobei F = Gesamtkörper-Fett in Prozent und D = Körperdichte bedeuten.

Bei Körperdichten zwischen 1,03 und 1,10 ergeben beide Gleichungen einen maximalen Fehler von 1%. Für Individuen mit einem Körperfett-Anteil von mehr als 30% ergibt die Siri-Gleichung höhere Werte als die von Brozek et al. [44]. Insgesamt liegt die Genauigkeit der Densitometrie immer unter 4%. Abgesehen davon, daß diese Technik sehr aufwendig und kostenintensiv und bei Patienten kaum anwendbar ist, erst recht nicht als Verlaufsuntersuchung, werden einige fundamentale Annahmen gemacht, zumindest diskutiert werden müssen.

Im Rahmen des Zweikompartiment-Modells wird angenommen, daß der Körper aus zwei verschiedenen Komponenten (Fett und fettfreier Masse) besteht, deren Zusammensetzung relativ konstant ist, so daß die Dichte der fettfreien Masse (D = 1,10 g/ccm) sich signifikant von der des Fetts (D = 0,90 g/ccm) unterscheidet. Dichteänderungen des Körpers werden als Änderungen des Körperfetts interpretiert, was bedeutet, daß die Dichte der fettfreien Masse als konstant angenommen wird. Deren Wassergehalt schwankt aber um etwa 1% bis 3% [45]. Diese Variabilität im Hydratationszustand der fettfreien Masse führt bereits bei Normalpersonen zu einem Meßfehler von etwa 2,7% [43]. Ein Fehler in etwa der gleichen Größenordnung ergibt sich aus der Annahme, daß das Verhältnis von Protein zum Knochenmineral-Gehalt konstant sei. Bei einem neueren densitometrischen Verfahren [46] entfällt die Messung des Lungenresidualvolumens: Der Proband muß nicht vollständig, sondern nur bis zum Hals ins Wasser getaucht werden. Er befindet sich dabei in einem geschlossenen Gefäß, in dem sein Volumen über Druckänderungen, die durch eine Pumpe bekannten Schlagvolumens erzeugt werden, berechnet wird. Diese Technik kann die Durchführbarkeit der Densitometrie unter klinischen Bedingungen erleichtern.

Dilutionstechniken: Die Bestimmung der Körperzusammensetzung im Zweikompartiment-Modell ist auch durch die Erfassung des Gesamtkörper-Wassers mittels verschiedener Isotopenverdünnungsmethoden möglich. Am häufigsten benutzt man Deuteriumoxyd (^2H_2O) oder Tritium-markiertes Wasser (^3H_2O), seltener, aus Kostengründen, $H_2^{18}O$. Bei diesen Techniken macht man die Annahme, daß die gespeicherten Triglyzeride wasserfrei sind und daß die fettfreie Körpermasse einen konstanten Hydrierungsgrad von 73,2% aufweist [47]; der Wassergehalt der mageren Körpermasse schwankt bereits bei Gesunden zwischen 71% und 73,5% [33]. Damit können die fettfreie Masse und das Körperfett berechnet werden. ^2H_2O und $H_2^{18}O$ sind im Gegensatz zu ^3H_2O stabil und nicht radioaktiv; letztere Substanz eignet sich daher nicht zum Einsatz bei Kindern und Frauen im gebärfähigen Alter. Außerdem kann ^3H_2O wegen der Erhöhung der Hintergrundaktivität nicht in kürzeren Abständen für wiederholte Messungen genutzt werden. Die analytische Präzision dieser Methoden liegt zwischen 2,5% und 4% [33, 41].

Die Messung der Körperzusammensetzung mit Hilfe einer multiplen Isotopenverdünnungs-Technik ermöglicht die genaue Erfassung des Ernährungsstatus und die Effizienzkontrolle einer Ernährunghterapie [48]. Zum Einsatz kommen sowohl ^{22}Natrium als auch $^{3}H_2O$, womit drei Kompartimente, nämlich das Körperfett, die Körperzellmasse (BCM) und die extrazelluläre Masse (ECM) bestimmt werden können (Körpermasse = Fettmasse + magere Körpermasse; magere Körpermasse = BCM + ECM). Das austauschbare Natrium (Na_e) ist ein Maß für die ECM. Das austauschbare Kalium (K_e), was gleich dem Gesamtkörper-Kalium ist, ist ein Maß für die BCM, da 98% des Gesamtkörper-Kaliums sich intrazellulär befinden [48, 49]. Man errechnet das austauschbare Kalium aus der Beziehung K_e = (Gesamtkörper-Wasser × R) -Na_e, wobei R die Summe des Natrium-Kaliumgehaltes einer Vollblutprobe, bezogen auf das Körperwasser, ist. Die BCM kann aber auch allein über das K_e bestimmt werden, wenn man als Tracer ^{42}K einsetzt. Dabei gilt die Beziehung BCM = 8,33 × K_e [49].

Bei Mangelernährung kommt es neben einer Verminderung der Fettdepots oft zu einer Erhöhung des Gesamtkörper-Wassers und der ECM. Die magere Körpermasse ist dabei oftmals unverändert, da die BCM gleichzeitig vermindert wird. Der Quotient ECM/BCM ist ein besonders empfindlicher Parameter zur Charakterisierung der Mangelernährung [50]. Neben der Strahlenbelastung von etwa 240 mRem sind Hauptnachteile der beschriebenen Techniken die Meßgenauigkeiten bei Patienten mit Störungen im Säure-Basen-Haushalt, in der Natrium- oder Kalium-Homöostase und bei starken Schwankungen des Hydrierungszustandes der mageren Körpermasse, d. h. unter Streßbedingungen, bei schwerer Mangelernährung und bei Adipositas.

Gesamtkörper-Kalium (^{40}K): ^{40}K ist ein natürliches Isotop, welches sich im Körper mit 0,012% vom Gesamtkörper-Kalium befindet. ^{40}K wird in vivo mit Hilfe eines Ganzkörperzählers gemessen und ist in der Meßgenauigkeit mit den radioaktiven, dilutionstechnisch verwendeten Isotopen ^{40}K und ^{43}K vergleichbar [51]. Man nimmt an, daß sich Kalium, ähnlich wie Wasser, in der fettfreien Körpermasse in einer fixen Konzentration befindet und im Fettgewebe gar nicht vorkommt. Wenn man also einen normalen Hydratationszustand unterstellt, kann man mit der Messung des Gesamtkörper-Kaliums die fettfreie Masse bzw. die BCM errechnen. Es gelten die gleichen Limitierungen wie bei den verschiedenen Dilutionstechniken. Moderne Ganzkörperzähler können sowohl bei Gesunden als auch bei Kranken eingesetzt werden.

Bioelektrische Impedanzanalyse (BIA), Konduktivität (TOBEC): Die Verfügbarkeit einer hochgenauen phasensensitiven Elektronik hat die BIA in den letzten Jahren für die klinische Ernährungswissenschaft sehr interessant gemacht, da nunmehr drei Kompartimente mit dieser Technik erfaßt werden können. Die Grundprinzipien der BIA sind bereits seit mehr als 40 Jahren bekannt [52], zur Erfassung von Komponenten der Körperzusammensetzung, wie Gesamtkörper-Wasser, intra- und extrazelluläres Wasser oder der fettfreien Körpermasse wird diese Methode erst seit etwa 1970 eingesetzt [53–55].

Die BIA basiert auf der Leitfähigkeit einer angelegten elektrischen Wechselspannung innerhalb des Organismus. Hoch leitfähige fettfreie Gewebe, die große Mengen an Wasser und Elektrolyten enthalten, ergeben im Gegensatz zum Fettgewebe eine niedrige Impedanz, während Zellmembranen sich wie elektrische Kondensatoren verhalten und damit einen kapazitiven Widerstand aufbauen. Bei Frequenzen unterhalb 1 KHz fließt der Strom hauptsächlich durch die extrazellulären Flüssigkeitsräume, während er bei Frequenzen über 50 KHz sämtliche Wasserkompartimente durchdringt.

Zur Messung der Impedanz wird heute ein Impedanzplethysmograph eingesetzt, der mittels vier Hautklebeelektroden ein homogenes elektrisches Feld in der zu messenden Person erzeugt. Die tetrapolare Elektronenanordnung wird benutzt, um Kontakt-Impedanzen zu minimieren bzw. Haut-Elektroden-Interaktionen zu verhindern. Gemessen werden Impedanz und Phasenverschiebung. Daraus lassen sich die beiden Komponenten der Impedanz, nämlich der resistive Widerstand R und der kapazitive Widerstand XC, berechnen. Der resistive Widerstand richtet sich nach dem Gesamtkörper-Wasser (TBW) und ist zu diesem umgekehrt proportional. Das Körperwasser errechnet sich aus der Beziehung $TBW = p \times (H^2/R)$, wobei p eine Konstante darstellt und H = Körpergröße [53]. Aus dem TBW wird die magere Körpermasse (LBM) berechnet. Damit ist auch das Fettkompartiment bekannt. Der kapazitive Widerstand wird von den Zellmembranen aufgebaut und korreliert mit der Körperzellmasse (BCM). Die extrazelluläre Masse errechnet sich aus der Differenz LBM minus BCM.

Zur Validierung der BIA wurden am häufigsten die Densitometrie [55–59] und die Isotopenverdünnungsmethoden [55, 60–62] herangezogen. Es ergaben sich mit beiden Techniken stets Korrelationskoeffizienten zwischen 0,91 und 0,98, obwohl die Variation des Körperfetts in den untersuchten Gruppen oft sehr groß war. Vergleiche densitometrisch bestimmter und impedanzanalytisch errechneter LBM ergaben einen maximalen Fehler von 2,0–2,5 kg und eine maximale Abweichung vom prozentualen Körperfett von 2,7%. In einer prospektiven Studie an Patienten fand sich kein statistisch signifikanter Unterschied zwischen impedanzanalytisch errechnetem (42,9 ± 7,4 L) TBW und dilutionstechnisch bestimmtem (41,9 ± 7,3 L) TBW [62]. Die Präzision der BIA, ermittelt an zehn Personen, bei denen an zehn aufeinanderfolgenden Tagen in Minuten- und Stundenabständen Impedanzmessungen durchgeführt wurden, lag bei einem Variationskoeffizienten von weniger als 2,56% [63]. Es lassen sich also sehr geringe Variationen im Wasserhaushalt nachweisen; die Verläßlichkeit und die Reproduzierbarkeit der BIA dürfen als sehr zufriedenstellend bezeichnet werden.

Die Messung der Gesamtkörper-Konduktivität (total body electrical conductivity = TOBEC) beruht, ähnlich wie die BIA, auf Unterschieden in der elektrischen Leitfähigkeit von LBM und Fettgewebe. Die zu messende Person wird in eine elektromagnetische Spule gelegt, deren Impedanz dann verändert wird [64]. Auch diese Methode wurde mit verschiedenen Isotopen-Dilutionstechniken, mit der Hydrodensitometrie und mit ^{40}Kalium-Zählungen validiert und erbrachte dabei hervorragende Ergebnisse [65–67].

Die Vorteile der BIA sind in erster Linie die leichte und schnelle, von jedermann durchzuführende Messung. BIA-Geräte sind, im Gegensatz zur TOBEC-Anlage, portabel und damit für den Routine-Einsatz am Krankenbett geeignet. Die Messungen sind, das gilt für beide Methoden, nicht invasiv und gefahrlos und erfordern keine oder eine nur sehr geringe Kooperationsbereitschaft der Meßperson. Die mit beiden Techniken erzielten Ergebnisse dürfen als sehr gut bezeichnet werden, wurden aber fast ausnahmslos [62] an gesunden Probanden erzielt. Abgesehen davon, daß die gleichen theoretischen Annahmen gemacht werden müssen wie z. B. bei der ^{40}-Kalium-Ganzkörper-Messung oder wie bei den Dilutionstechniken, gibt es bisher keine Validierungsdaten und kaum Erfahrungen bei Patienten mit z. B. Störungen im Säure-Basen-Haushalt oder mit abnormen Wasser- und Elektrolytverteilungen. Nicht zuletzt wegen dem enormen Preisunterschied (Faktor 28) wird sich die BIA gegenüber der TOBEC in der Klinik durchsetzen [41].

Infrarot-Interaktanz: Die Infrarot-Interaktanz ist eine neue Methode zur Erfassung der Körperzusammensetzung. Sie basiert auf den Prinzipien der Infrarot-Spektroskopie, d. h. der Lichtabsorption und -Reflektion. Für den klinischen Einsatz wurde ein computerisiertes Spektrophotometer mit einem einzelnen, schnell arbeitendem Monochromator und einer fiber-optischen Sonde entwickelt. Die Sonde schickt vom Monochromator aus eine elektromagnetische Strahlung auf eine definierte Körperstelle (z. B. Bizeps- oder Trizeps-Region), die dann, je nach Gewebedichte, entsprechend reflektiert, absorbiert oder zerstreut wird. Ein Detektor erfaßt die interaktive Energie als Summe der reflektierten und zerstreuten Strahlung, die computermäßig ausgewertet wird. Berechnet wird das Verhältnis aus der interaktiven Energie der Meßstelle und der eines Eichstandards, eines 1 cm dicken Teflon-Blocks. Signifikante Korrelationen ergaben sich mit Daten aus Dilutionsanalysen (r = 0,94), Hautfaltendicken (r = 0,90) und Ultraschallmessungen (r = 0,89) [68]. Dennoch überschätzte die Infrarot-Interaktanz das Gesamtkörperfett im Vergleich zu allen anderen Methoden. Für diese Technik gelten die gleichen Limitierungen wie für die anthropometrisch ermittelten Hautfaltendicken, da es sich hierbei letztlich auch nur um eine «pars pro toto»-Methode [63] handelt. Allerdings ist die Präzision dieser Technik weit höher als die der Hautfaltenmessung [41].

Biochemische Bestimmungen zur Erhebung des Ernährungszustandes und zur Therapiekontrolle

Plasma-Proteine

Veränderungen der Konzentration verschiedener Plasma-Proteine korrelieren mit der viszeralen Proteinsynthese und mit dem Stadium der Mangelernährung. Da die Leber der Syntheseort für die meisten Plasma-Proteine ist, können niedrige Konzentrationen von Albumin, Transferrin, thyroxin-bindendem Präalbumin und retinol-bindendem Protein eine gestörte Leberfunktion reflektieren. Bei Mangelernährung ist aber meistens ein vermindertes Angebot von Proteinen bzw. Aminosäuren dafür verantwortlich. Zusätzlich modifizieren akute, besonders entzündliche Erkrankungen die Konzentrationen der verschiedenen Plasma-Proteine unabhängig von der hepatischen Synthese. Die Messung dieser Substanzen ist eine Resultante aus Hydratationszustand, hepatischer Synthese, peripherem Katabolismus und abnormer extravaskulärer Verluste.

Bei Patienten mit normaler Leberfunktion sollen Ernährungsstatus und erhöhtes Morbiditäts- wie Mortalitätsrisiko mit dem Serum-Albuminspiegel korrelieren [69, 70]. Bei Serumkonzentrationen zwischen 3,0 und 3,5 g/dl spricht man von leichter, unter 2,5 g/dl von schwerer Depletion. Während das Albumin einen der besten Indikatoren für chronische Mangelernährung darstellt [69], reagiert es in frühen Stadien, wenn andere kurzlebige Proteine schon vermindert sind, selten. Aufgrund seines großen Pools und seiner vergleichsweisen langen Halbwertszeit von 18–20 Tagen reagiert das Albumin auf Änderungen des Ernährungsstatus zu langsam. Empfindlicher reagieren Transferrin, Präalbumin und das retinol-bindende Protein. Die drei kurzlebigen Proteine haben Halbwertszeiten von acht Tagen bzw. 48 Stunden bzw. 12 Stunden. Sie lassen sich einfach und präzise entweder mittels radialer Immundiffusion oder laser-nephelometrisch bestimmen. Transferrin kann auch über die totale Eisenbindungskapazität (TIBC) errechnet werden. Von mehreren existierenden Formeln soll hier die gebräuchlichste genannt werden:

$$\text{Transferrin (mg/dl)} = 0{,}8 \times \text{TIBC (mg/dl)} - 43$$

Verminderte Transferrin-Spiegel findet man bei chronischen Infektionen, akuten katabolen Situationen, Nieren- und Lebererkrankungen und bei erhöhten Eisenkonzentrationen im Blut. Demgegenüber sind erhöhte Konzentrationen typisch für Schwangerschaft, Hepatitis, chronischen Blutverlust und Eisenmangel-Anämien, in den beiden letzten Situationen ist die Konzentrationserhöhung reaktiv [70].

Verminderte Plasma-Konzentration von Präalbumin und retinol-bindendem Protein sind neben der chronischen Mangelernährung Ausdruck akuter kataboler Situationen wie z. B. in der postoperativen Phase, bei Lebererkrankungen und bei hämodialysierten Patienten. Erhöhte Spiegel beider Proteine findet man häufig bei Niereninsuffizienz. Aufgrund der kurzen Halbwertszeit reflektieren beide Parameter sehr frühe Veränderungen in der Leberproteinsynthese und sind entsprechend empfindlich, die Effizienz einer Ernährungsbehandlung zu dokumentieren [69].

Die in vielen Kliniken routinemäßig innerhalb der Serum-Profil-Analyse erfaßte Cholinesterase ist ebenfalls ein sehr guter Parameter zur Effizienzkontrolle ernährungstherapeutischer Maßnahmen [69]. Wegen der großen individuellen Streubreite der Referenzwerte (Normbereich 3000–8000 U/l) eignet sich die Bestimmung der Cholinesterase-Konzentration weniger dazu, den Ernährungszustand zu beschreiben. Allerdings sind Konzentrationen unter 1500 U/l fast immer beweisend für eine schwere Störung des Ernährungsstatus und erfordern nutritive Maßnahmen. Bei Patienten mit Leberzirrhose und unter zytostatischer Therapie findet man oft Cholinesterase-Konzentrationen von weit unter 1000 U/l, die dann auf Ernährungsbehandlung nicht oder kaum reagieren.

Immunstatus

Sowohl beim Proteinmangel als auch beim Protein-Kalorien-Mangel liegen als Folge der insuffizienten Ernährung gestörte Immunverhältnisse vor. Das Ausmaß der Störung kann durch routinemäßige Bestimmung der Lymphozytenzahl im peripheren Blut erfaßt werden. Der prozentuale Anteil der Lymphozyten, durch 100 dividiert und mit der Leukozytenzahl multipliziert, ergibt die Gesamt-Lymphozytenzahl. 1500–1800 kennzeichnen bereits eine leichte, 900–1500 eine signifikante und weniger als 900 eine schwere Depletion [69]. Die Lymphozytenzahl korreliert in hohem Maße mit einem Albuminmangel. Da die Anzahl der Lymphozyten während infektiöser Prozesse ansteigt, aber unter Streßsituationen, malignen Erkrankungen sowie unter Steroid-Therapie abfällt, eignet sich dieser Parameter nur eingeschränkt, den Ernährungszustand zu beschreiben oder die Wirksamkeit von ernährungstherapeutischen Maßnahmen zu kennzeichnen. Das Ausmaß gestörter Immunverhältnisse kann auch durch Intracutantestungen mit z.B. Streptokinase, Streptodornase, Mumps-Hauttestantigen und Candidavakzine erfaßt werden [69]. Die Hauttests werden an der Volarseite des Unterarms durchgeführt und die Reaktionen nach 24, 48 und 72 Stunden abgelesen. Bei einer Ausdehnung der Hautreaktionen von mehr als 5 mm nach einem dieser Tests wird die zelluläre Immunreaktivität als intakt angesehen.

Harnstoffproduktionsrate, Stickstoffbilanz

Mit einer erhöhten Harnstoffproduktionsrate bzw. einer hohen Stickstoff-Ausscheidung läßt sich der Ernährungszustand eines Patienten oder das Ausmaß seiner Katabolie nur semiquantitativ erfassen, zumal beide Parameter stark von der Menge zugeführter Proteine bzw. Aminosäuren abhängig sind. Gilt es jedoch, Verläufe von Ernährungsbehandlungen zu dokumentieren, sind die beiden Größen sehr gute Indikatoren. Da gewöhnlich ein fixer Teil, etwa 80%, des zugeführten Stickstoffs in Form von Harnstoff ausgeschieden wird, kann man, ohne eine aufwendige Stickstoffbestimmung durchzuführen, über die Harnstoff-Ausscheidung die Stickstoff-Ausscheidung und damit die Bilanz errechnen: Stickstoff-

Bilanz = Stickstoff-Zufuhr minus Stickstoff-Ausscheidung. Die Stickstoff-Ausscheidung wird berechnet, indem man die Harnstoff-Ausscheidung pro Tag in Gramm mit dem Faktor 1,25 multipliziert, um auf 100% zu kommen, und zusätzlich 3 g für Verluste über Haut und Faeces addiert. Dieses Ergebnis muß dann durch den Faktor 2,143 dividiert werden, um den Harnstoff in Stickstoff umzurechnen.

Die Harnstoff-Produktionsrate kennzeichnet anabole oder katabole Situationen. Sie wird nach folgender Formel berechnet [71]:

$$\text{HPR} = \text{HU} \times \text{V} + \frac{(\text{HSE} - \text{HSA})}{100} \times \text{KG} \times \text{F}$$

HPR = Harnstoffproduktionsrate, HU = Harnstoff im Urin in Gramm pro Liter, V = ausgeschiedenes Urinvolumen in Liter, HSE = Harnstoff im Serum in mg/dl am Ende der Sammelperiode, HSA = Harnstoff im Serum in mg/dl am Anfang der Sammelperiode, KG = aktuelles Körpergewicht, F = Körperwasser-Faktor, für Frauen 0,55, für Männer 0,60.

Bei bekannter Stickstoff-Zufuhr läßt sich damit die maximal zu erwartende Harnstoffproduktion vorausberechnen. Dazu multipliziert man die zugeführte Stickstoffmenge mit dem Faktor 2,143 und dividiert durch 1,25, um in diesem Falle auf 80% zu kommen. Bei einer Zufuhr von 16 g Stickstoff täglich, das entspricht etwa 100 g Aminosäuren bzw. Eiweiß, kann man also mit einer Ausscheidung von etwa 27 g Harnstoff rechnen. Wie bei allen Ausscheidungs-Parametern ist auch hier die komplette Sammlung des 24-Stunden-Urins unbedingte Voraussetzung. Die tägliche Erfassung der Harnstoff-Produktionsrate erleichtert die Interpretation und ermöglicht ein lückenloses Monitoring.

Zusammenfassung

Eine große Anzahl von physikalischen, biochemischen und immunologischen Methoden steht zur Verfügung, um den Ernährungszustand und die Körperzusammensetzung eines Patienten zu erfassen. Es sollte jedoch nicht darum gehen, aufzuzeigen, welche Messungen technisch möglich wären, sondern was unter klinischen Bedingungen durchführbar ist.

Die meisten indirekten Methoden zur Erfassung verschiedener Körperkompartimente sind eher für Feldstudien als für den klinischen Routineeinsatz geeignet, besonders wenn es um die Effizienzkontrolle einer

Ernährungstherapie geht. Die meisten direkten Methoden hingegen sind von vornherein wegen ihrer Kosten- und Zeitintensität für den klinischen Routineeinsatz nicht, wohl aber für wissenschaftliche Fragestellungen geeignet, auch um inzwischen verfügbare moderne Meßmethoden zu validieren.

Aufgrund ihrer Preiswürdigkeit, einfachen und schnellen Anwendbarkeit und nicht zuletzt ihrer hohen Genauigkeit ist die BIA eine gute Methode, um den Ernährungszustand befriedigend zu charakterisieren. Die Bestimmung kurzlebiger Proteine, die Messung von Kreatinin-Ausscheidung und Harnstoff-Produktionsrate ergänzen die mit der BIA erhobenen Parameter und gewährleisten damit gleichzeitig die Effizienzkontrolle der Ernährungstherapie.

Literatur

1 Theologides A: Cancer cachexia. Cancer 1979;43:2004–2012.
2 Costa G: Cachexia, the metabolic component of neoplastic disease. Cancer Res 1977;37:2327–2335.
3 Theologides A: Pathogenesis of cachexia and cancer: A review and hypothesis. Cancer 1972;29:484–488.
4 Waterhouse C: How tumors affect host metabolism. Ann NY Acad Sci 1974;230: 86–93.
5 Blackburn GL, Maini BS, Bistrian BR, McDermott WV: The effect of cancer on nitrogen, electrolyte, and mineral metabolism. Cancer Res 1977;37:2348–2353.
6 Brennan MF: Uncomplicated starvation versus cancer cachexia. Cancer Res 1977; 37:2359–2364.
7 Holland JCB, Rowland J, Plumb M: Psychological aspects of anorexia in cancer patients. Cancer Res 1977;37:2425–2428.
8 Harvey KB, Bothe AB, Blackburn GL: Nutritional assessment and patients outcome during oncological therapy. Cancer 1979;43:2065–2069.
9 Dionigi R, Zonta A, Dominioni L et al: The effects of total parenteral nutrition on immunodepression due to malnutrition. Ann Surg 1977;185:467–474.
10 Law DK, Dudrick SJ, Abdon NI: Immunocompetence of patients with protein-calorie malnutrition. Ann Intern Med 1973;79:545–550.
11 Copeland EM, Souchon A, MacFaden BV, Rapp MA, Dudrick SJ: Intravenous hyperalimentation as an adjunct to radiation therapy. Cancer 1977;39:609–616.
12 Copeland EM, Daly JM, Dudrick SJ: Nutrition as an adjunct to cancer treatment in the adult. Cancer Res 1977;37:2451–2456.
13 Daly JM, Dudrick SJ, Copeland EM: Evaluation of nutritional indices as prognostic indicators in the cancer patient. Cancer 1979;43:925–931.
14 Studley HO: Percentage of weight loss: A basic indicator of surgical risk in patients with chronic peptic ulcer. JAMA 1936;106:458–560.

15 Blackburn, GL, Bistrian BR, Maini BS, Schlamm HT, Smith MF: Nutritional and metabolic assessment of the hospitalized patient. JPEN 1977;1:11–22.
16 Ott H: Normalgewicht und Optimalgewicht. Ernähr Umsch 1963;10:49–52.
17 Seltzer CC, Mayer J: How representative are the weights of insured men and women? JAMA 1967;201:221–224.
18 Moore FD: Body composition, in Bozzetti F, Dionigi R (eds): Nutrition in cancer and trauma sepsis. Basel, Karger, 1985, pp 1–20.
19 Heymsfield SB, McManus CB, Seitz SB, Nixon DW, Smith Andrews J: Anthropometric assessment of adult protein-energy malnutrition, in Wright RA, Heymsfield SB, McManus CB (eds): Nutritional Assessment. Boston, Blackwell, 1984, pp 27–82.
20 Foster MA, Fowler PA: Non-invasive methods for assessment of body composition. Proc Nutr Soc 1988;47:375–388.
21 Burkinshaw I, Morgan DB: Mass and body composition of fat-free tissues of patients with weight loss. Clin Sci 1985;68:455–462.
22 Burkinshaw L, Morgan DB, Silverton NP, Thomas RD: Total body nitrogen and its relation to body potassium and fat free mass in healthy subjects. Clin Sci 1981;61:457–462.
23 Morgan DB, Burkinshaw L: Estimation of non-fat body tissues from measurements of skinfold thickness, total body potassium and total body nitrogen. Clin Sci 1983;65:407–414.
24 Baumgarter R, Heymsfield SB, Roche AF, et al: Abdominal composition quantified by computed tomography. Am J Clin Nutr 1988;48:936–945.
25 Kvist H, Sjostrom L, Tylen U: Adipose tissue volume determinations in women by computed tomography: technical considerations. Int Obesity 1986;10:53–67.
26 Heymsfield SB, Wang J, Heshka S, et al: Dual-photon absorptiometry: comparison of bone mineral and soft tissue mass measurements in vivo with established methods. Am J Clin Nutr 1989;49:1283–1289.
27 Wang J, Heymsfield SB, Aulet M, et al: Body fat from body density: underwater weighing versus dual-photon absorptiometry. Am J Physiol 1989;19:E 829–834.
28 Hassanger C, Sorenson S, Nielson B, et al: Body composition measurements by dual-photon absorptiometry: comparison with density and total body potassium measurements. Clinical Physiol 1989;9:333–360.
29 Durnin JVGA, Womersley J: Body fat assessed from total body density and its estimation from skinfold thickness: measurements on 481 men and women aged from 16 to 72 years. Br J Nutr 1974;32:77–97.
30 Heymsfield SB, Arteaga C, McManus C, Smith J, Moffitt S: Measurement of muscle mass in humans: validity of the 24-hour urinary creatinine method. Am J Clin Nutr 1983;37:478–494.
31 Viteri FE, Alvarado J: The creatinine-height index: its use in the estimation of the degree of protein depletion and repletion in protein-calorie malnourished children. Pediatr 1970;46:696–706.
32 Bleiler RE, Schedl HP: Creatinine excretion: Variability and relationships to diet and body size. J Lab Clin Med 1962;59:945–955.
33 Elia M, Jebb SA: Assessment of body composition: research techniques and bedside methods. SA J Clin Nutr 1990;3:21–26.
34 Young VR, Munro HN: N-methylhistidine (3-methylhistidine) and muscle protein turnover. Fed Proc 1978;37:2291–2300.

35 Fürst P, Bergström J, Holmström B, Liljedahl SO, Neuhäuser M, Vinnars E: N-methylhistidine (3-methylhistidine) in trauma, in Partsch G, Batsford S (eds): Histidine II. Stuttgart, Thieme, 1980, pp 34–43.

36 Lukaski HC, Mendez J: Relationship between fat free weight and urinary 3-methylhistidine excretion in man. Metabol 1980;29:758–761.

37 Burkinshaw L, Hill GL, Morgan DB: Assessment of the distribution of protein in the human by in vivo neutron activation analysis. International symposium on nuclear activation techniques in life sciences. Vienna, IAEA, 1978, pp 787–796.

38 Long CL, Schiller WR, Blakemore WS, et al: Muscle protein catabolism in the septic patient as measured by 3-methylhistidine excretion. Am J Clin Nutr 1977;30:1349–1352.

39 Munro HN, Young VR: Urinary excretion of N-methylhistidine (3-methylhistidine): A tool to study metabolic responses in relation to nutrient and hormonal status in health and disease of man. Am J Clin Nutr 1978;31:1608–1614.

40 Rao BSN, Nagabhushan VS: Urinary excretion of 3-methylhistidine in children suffering from protein-calorie-malnutrition. Life Sci 1973;12:205–210.

41 Lukaski HC: Methods for the assessment of human body composition: traditional and new. Am J Clin Nutr 1987;46:537–556.

42 Brozek J. Grande F, Anderson JT, Keys A: Densitometric analysis of body composition: revision of some quantitative assumptions. Ann NY Acad Sci 1963;110:113–140.

43 Siri WB: The gross composition of the body, in Tobias CA, Lawrence JH (eds): Advances in biological and medical physics. New York, Academic Press, 1956, vol 4, pp 239–280.

44 Lohmann TG: Skinfolds and body density and their relation to body fatness: a review. Hum Bio 1981;53:181–225.

45 Werdein EJ, Kyle LH: Estimation of the constancy of density of the fat-free body. J Clin Invest 1960;39:626–629.

46 Garrow JS, Stally S, Diethielm R, Pittet PH, Hesp R, Halliday D: A new method for measuring the body density of obese adults. Br J Nutr 1979;42:173–183.

47 Pace H, Rathburn EN: Study in body composition III. The body water and chemically combined nitrogen content in relation to fat content. J Biol Chem 1945;158:685–691.

48 Shizgal HM: Nutritional assessment with body composition measurements by multiple isotope dilution. Infusionsther 1990;17 (suppl 3):9–17.

49 Shizgal HM, Spanier AH, Humes J, Wood CD: Indirect measurement of total exchangeable potassium. Am J Physiol 1977;233:F253–256.

50 Forse RA, Shizgal HM: The Na_e/K_e ratio: a predictor of malnutrition. Surg Forum 1980;31:89–90.

51 Burmeister W: Human body composition as related to surface area. Eur J Pediatr 1980;135:147–151.

52 Barnett A, Bagno S: The physiological mechanisms involved in the clinical measure of phase angle. Am J Physiol 1936;114:366–382.

53 Hoffer EC, Meador CK, Simpson DC: A relationship between hole body impedance and total body water volume. Ann NY Acad Sci 1970;170:452–461.

54 Jenin P, Lenior J, Roullet C, Thomassett A, Ducrot H: Determination of body fluid compartments by electrical impedance measurements. Aviat Space Environ Med 1975;46:152–155.

55 Lukaski HC, Johnson PE, Bolonchuk WW, Lykken GI: Assessment of fat-free mass

using bioelectrical impedance measurements of the human body. Am J Clin Nutr 1985;41:810–817.

56 Baumgartner RN, Chumlea WC, Roche AF: Bioelectric impedance phase angle and body composition. Am J Clin Nutr 1988;48:16–23.

57 Lukaski HC, Bolonchuk WW, Hall CB, Siders WA: Validation of tetrapolar bioelectrical impedance method to assess human body composition. J Appl Physiol 1986;41:1327–1332.

58 Deurenberg, P, Weststrate JA, Hautvast JGAJ: Changes in fat-free mass during weight loss measured by bioelectrical impedance and by densitometry. Am J Clin Nutr 1989; 49:33–36.

59 Deurenberg P, Weststrate JA, van der Kooy K: Body composition changes assessed by bioelectrical impedance measurements. Am J Clin Nutr 1989;49:401–403.

60 Van Loan M, Mayclin P: Bioelectrical impedance analysis: Is it a reliable estimator of lean body mass and total body water? Hum Biol 1987;59:299–309.

61 McDougall D, Shizgal HM: Body composition measurements from whole body resistance and reactance. Surg Forum 1986;37:42–44.

62 Kushner R, Schoeller DA: Estimation of total body water by bioelectrical impedance analysis. Am J Clin Nutr 1986;44:417–424.

63 Kuhn C, Leweling H, Staedt U, Barth H, Saeger HD, Holm E: Erfassung des Ernährungszustandes mit modernen Methoden, in Wolfram G, Eckart J, Adolph M (eds): Künstliche Ernährung 1989. Beitr Infusionsther, Basel, Karger, 1989, vol 25, pp 29–79.

64 Cunningham JJ: New approaches to the noninvasive assessment of body composition: Bioelectrical impedance analysis and total body electrical conductivity. Nutr Int 1987;3:6–10.

65 Cochran WJ, Fiorotto ML, Sheng HP, Klish WJ: Reliability of fat-free mass estimates derived from total body electrical conductivity measurements as influenced by changes in extracellular fluid volume. Am J Clin Nutr 1989;49:29–32.

66 Horswill CA, Geeseman R, Boileau RA, Williams BT, Layman DK, Massey BH: Total-body electrical conductivity (TOBEC): Relationship to estimates of muscle mass, fat-free weight, and lean body mass. Am J Clin Nutr 1989;49:593–598.

67 Segal KR, Gutin B, Presta E, Wang J, van Itallie TB: Estimation of human body composition by electrical impedance methods: a comparative study. J Appl Physiol 1985; 58: 1565–1571.

68 Conway JM, Norris KH, Bodwell CE: A new approach for the estimation of body composition: infrared interactance. Am J Clin Nutr 1984;40:1123–1130.

69 Gofferje H, Fekl W: Diagnostik der Mangelernährung. Infusionsther 1979;6:95–99.

70 Mullen JL, Torosian MH: Biochemical testing in nutritional assessment, in Newell GR, Ellison NM (eds): Nutrition and Cancer: Etiology and Treatment. New York, Raven Press, 1981, pp 141–160.

71 Lee HA, Hartley TF: A method of determining daily nitrogen requirements. Postgrad Med J 1975;51:441–445.

Medikamentöse Therapie der tumorbedingten Anorexie

Jürgen Borghardt

Deister-Süntel-Kliniken, Bad Münder

Anhaltender Gewichtsverlust ist eines der Leitsymptome bei Tumorkrankheiten. Die prognostische Bedeutung der tumorbedingten Mangelernährung liegt unter anderem in einer Herabsetzung der Infektabwehr, der Verzögerung von Heilungsprozessen und Steigerung der Toxizität tumorspezifischer Therapien. In der palliativen Behandlungsphase der Erkrankungen kommt es zu einer Verstärkung subjektiver Mißempfindungen, die sich als Schmerzen oder allgemeines Krankheitsgefühl äußern und zusätzlich in hohem Maße die restliche Lebensqualität beeinträchtigen [1–4].

Appetit- und Gewichtsverlust können sich positiv verändern, wenn der zugrundeliegende Krankheitsprozeß beeinflußt werden kann, das heißt, primär gilt es, die Tumorerkrankung selbst zu behandeln. Fortschreitende Tumorkachexie zeigt fast immer an, daß die Primärerkrankung therapieresistent gegenüber tumorspezifischen Maßnahmen geworden ist. Für die verbleibende Lebensqualität kann es aber gerade in diesen Fällen von großer Wichtigkeit sein, wenn trotzdem der Versuch gemacht wird, Anorexie und Gewichtsverlust wirksam zu behandeln, auch wenn dies den eigentlichen Krankheitsprozeß nicht mehr beeinflußt.

Die Ätiologie der Tumorkachexie ist komplex und in vielerlei Hinsicht unklar (s. S. 198). Neben tumorinduzierten Stoffwechselveränderungen ist eine verringerte Kalorienaufnahme durch Appetitmangel ein wichtiger und häufiger Grund für eine progrediente Gewichtsabnahme [5]. Bei Patienten, deren Gewichtsverlust vorwiegend auf einer Anorexie beruht, besteht im Prinzip die Möglichkeit, durch Beseitigung des Appetitmangels einen Gewichtsanstieg zu erzielen.

Die entsprechenden medikamentösen Möglichkeiten sind allerdings bisher überwiegend unspezifisch und ineffizient, doch einige experimentelle Therapieversuche in jüngster Zeit zeigen vielversprechende Wirkung und mögliche neue Ansätze.

Ursachen der Appetitlosigkeit

Für eine Appetitlosigkeit im Rahmen von Tumorerkrankungen können zahlreiche Gründe verantwortlich sein (Tabelle 1). Häufig handelt es sich um eine Kombination verschiedener Symptome oder Komplikationen. Diese können entweder primär tumorinduziert sein oder Folge therapeutischer Maßnahmen (z.B. Nebenwirkungen einer Bestrahlungs- und/ oder Chemotherapie).

Von den in Tabelle 1 aufgeführten Symptomen sind persistierende Übelkeit und Erbrechen, insbesondere aber auch chronische oder akute

Tabelle 1. Symptome und Komplikationen, die zu Appetitlosigkeit führen können [1]

- Geschmacksirritation
- Geschmacksverlust
- Geruchsirritation
- Geruchsverlust
- Übelkeit
- Erbrechen
- Probleme beim Kauen
- Probleme beim Schlucken
- Mundtrockenheit
- Stomatitis
- Obstruktionen im Bereich des Gastrointestinaltraktes
- Schmerzen
- Völlegefühl
- Obstipation
- Diarrhö
- Infektionen
- Metabolische Komplikationen
- Hirnödem
- Hirnmetastasen
- Zentraler Schwindel
- Psycho-vegetative Symptome
- Psycho-soziale Probleme

Tumorschmerzen, einer gezielten medikamentösen Therapie in der Regel zugänglich.

Neben somatischen Faktoren spielen vor allem auch begleitende psychische Aspekte gerade am Entstehungsbeginn einer Anorexie eine entscheidende Rolle. Medikamentöse Therapieansätze sollten sich deshalb zunächst hieran orientieren.

Begleitende Psychopharmakatherapie

Basis der Behandlung ist das parallel zur Therapie stattfindende regelmäßige, aufklärende, angstabbauende und hoffnungsvermittelnde Gespräch. Psychische und soziale Probleme, Überlagerung durch Angst oder reaktive Depressionen müssen zur realistischen Einschätzung der individuellen Krankheitssituation erkannt werden. Unabhängig von der begleitenden Gesprächstheorie ist dann in bestimmten Fällen auch eine zusätzliche Behandlung mit Psychopharmaka nötig. Folgende Substanzgruppen kommen je nach Ausgangslage in Betracht:

Benzodiazepine: – Relaxierende Wirkung, Angst- und Spannungslösung, Dämpfung innerer Unruhe:
– Lorazepam, Normaldosierung 1–3 mg/die
– Oxazepam, 1–3× 10–30 mg/die
– Diazepam, 5 bis 20 mg/die.

Neuroleptika: Dämpfung von Angst, Unruhe und schweren Erregungszuständen; Behandlung von Schlafstörungen:
– Levopromazin, 1–3× 5–25 mg/die p.o. oder als Einzelgabe zur Nacht, Substanz mit überwiegend sedierender Wirkung
– Fluspirilen, 1× 1 Amp./Wch. i.m.
– Flupentixol, 2× 0,5–2× 1 mg/die
– Haloperidol, 2–3× 10 mg/die p.o., i.v. oder i.m.

Antidepressiva: Einsatz bei reaktiven Depressionen oder vorbestehenden depressiven Verstimmungszuständen:
– Amitriptylin, 1–4× 5–25 mg/die oder Einzeldosierung zur Nacht (50–75 mg) möglich
– Doxepin, 1–3× 25 mg/die
– Clomipramin, 2–4× 25 mg/die
– Dibenzepin (Tagesdosis 240 mg), z.B. 160 mg morgens, 80 mg mittags.

Medikamentöse Appetitstimulation

Für die Behandlung stehen einige wenige pflanzliche Extrakte und chemisch definierte Substanzen zur Verfügung, hier vor allem das Cyproheptadin [6]. Daneben können insbesondere Glukokortikoide bei anorektischen Tumorpatienten eine appetitstimulierende Wirkung entfalten. In pharmakologischer Dosierung kommt es über eine psychomotorische Anregung zur Appetitsteigerung mit Besserung des subjektiven Empfindens. In den 50er Jahren wurden Kortikoide bei unheilbar Erkrankten häufiger zur Stimulierung des Appetits eingesetzt, eine Indikation, die später kaum noch gesehen wurde, u. a. weil der Zusammenhang zwischen Kortikoid-Gabe und Appetitstimulierung bei tumorkranken Patienten wissenschaftlich ungenügend fundiert war. Dieses Argument gilt im Prinzip auch heute noch, jedoch findet in den letzten Jahren die palliative Kortikoid-Therapie von Tumorpatienten wieder zunehmendes Interesse [7–11].

Kortikoide haben bei einer Dauerapplikation von 15–25 mg/die, d. h. der Dosierung, die mindestens nötig ist, um eine nennenswerte Stimulation des Appetits zu erreichen, eine erhöhte Nebenwirkungsrate. Darüber hinaus kann die durch Einnahme von Kortison zu erzielende Gewichtszunahme auf eine vermehrte Ödembildung zurückzuführen sein und nicht auf die angestrebte Substanzzunahme in Form von Gewebs- und Muskelmasse.

Experimentelle Therapieansätze

Insulin

Tumorpatienten zeigen zu Beginn der Gewichtsabnahme häufig eine Glukoseintoleranz bei relativer Insulinresistenz. Exogen zugeführtes Insulin vermag nach Glukoseverabreichung die Blutzuckerspiegel zu senken, allerdings weniger ausgeprägt als bei gesunden nichtdiabetischen Kontrollpersonen [12, 13].

Der Insulinmangel begünstigt die Lipolyse und führt zu einer Hemmung der Lipoprotein-Lipase-Aktivität u. a. in den Adipozyten. Dies ist ein wesentlicher Grund, warum kachektische Tumorpatienten bei fehlender Ketonämie häufig eine Hypertriglyzeridämie aufweisen sowie einen zunehmenden Verlust an Fettmasse.

In tierexperimentellen Untersuchungen bei kachektischen Ratten mit Experimentaltumoren wurden die anabolen Effekte von exogen zugeführtem, täglich appliziertem Insulin untersucht [14–17]. Die Ergebnisse sind uneinheitlich. Immerhin wurde bei tumorkachektischen Tieren im Vergleich zu den Kontrollen eine Appetit- und Gewichtssteigerung beobachtet ohne gleichzeitige Zunahme der Tumormasse. Eine statistisch relevante Lebensverlängerung ließ sich bei den insulinbehandelten Tieren allerdings nicht feststellen. Ähnliche Untersuchungen bei tumorkranken Patienten liegen zur Zeit nicht vor.

Hydrazinsulfat

Die Tumorkachexie ist durch eine Vielzahl hormoneller und metabolischer Veränderungen gekennzeichnet, wobei schon in frühen Stadien, wie bereits diskutiert, eine Glukoseintoleranz vorliegen kann (s. z. B. S. 213 und S. 286). Zu den zahlreichen Faktoren, die für die Glukosetoleranz verantwortlich gemacht werden müssen, gehören z. B. die eingeschränkte Oxidation sowie eine erhöhte Umsatzrate und Produktion von Glukose [18–21]. Bei Tumorpatienten kann die Bildung von Glukose aus Laktat (Cori-Zyklus) deutlich gesteigert sein. Schon bei Tumorpatienten, bei denen noch kein Gewichtsverlust zu verzeichnen war, fand sich eine zwei- bis dreifach höhere Cori-Zyklusaktivität im Vergleich zu tumorfreien Kontrollpersonen [22].

Ein wichtiger Schritt im Cori-Zyklus ist die Umwandlung von Oxalazetat zu Phosphoenolpyruvat über die Phosphoenolpyruvat-Carboxykinase. Hydrazinsulfat aus der Stoffgruppe der Monoaminooxidasehemmer ist, wie z. B. das Tryptophan, ein potenter Inhibitor dieses Enzyms [23]. Diese Entdeckung lieferte die Basis für plazebokontrollierte Therapiestudien an einer größeren Zahl von Patienten [24–26]. Es zeigte sich, daß durch Hydrazinsulfat der pathologische Glukosestoffwechsel bei Patienten mit tumorbedingtem Gewichtsverlust positiv geändert werden kann. Gegenüber den Plazebogruppen nahmen die Patientengruppen unter Einnahme dieser Substanz bei deutlich gesteigertem Appetit signifikant an Gewicht zu. Darüber hinaus zeigten Patienten mit der Diagnose «nicht kleinzelliges Bronchialkarzinom» und gutem Allgemeinzustand (ECOG 0–1) eine statistisch signifikante Verlängerung der Lebenszeit nach Chemotherapie, verglichen mit der Plazebogruppe. Diese Ergebnisse mit dem nebenwirkungsarmen Hydrazinsulfat sind ermutigend. Es ist zu hoffen, daß diese Substanz möglichst bald einer umfangreichen klinischen Prüfung unterzogen wird.

Megestrolazetat

Megestrolazetat (Abb. 1) wird seit mehr als zehn Jahren in der Therapie hormonabhängiger Tumoren eingesetzt, z. B. bei Mammakarzinom, Ovarial- oder Prostatakarzinom [27–29] (Tabelle 2). Neben dem guten Antitumoreffekt bei einigen Patienten fiel immer wieder, besonders bei Patientinnen mit Mammakarzinom, als «Nebenwirkung» eine erhebliche Gewichtszunahme auf. Der zugrundeliegende Wirkungsmechanismus ist völlig unklar. Die Gewichtszunahme ist in der Regel nicht auf eine vermehrte Flüssigkeitsretention zurückzuführen. Aufgrund der geschilderten «Nebenwirkung» wurde Megestrolazetat bei Tumorpatienten mit fortgeschrittener Gewichtsabnahme sowie bei Patienten mit HIV-Infektion und Kachexie gezielt eingesetzt, um einen Gewichtsanstieg zu bewirken [30, 31]. Diese Untersuchungen, z. B. Dosisfindungs-Untersuchungen, sind noch nicht abgeschlossen.

Kurzzeitige Gabe von Megestrolazetat in einer Dosierung von 160 mg/die bei einer kleineren Gruppe von Patienten mit nicht hormonsensitiven Tumoren bewirkte eine Gewichtssteigerung von über 2 kg bei 30 % der Patienten [30].

In einer eigenen Untersuchung wurde die Wirkung von 160 mg Megestrolazetat/die an 52 Patienten mit nicht hormonsensitiven Tumoren überprüft (Tabelle 3). Die Behandlung erfolgte nach abgeschlossener Chemo- oder Strahlentherapie. Bei den Patienten lag das mittlere Körpergewicht über zehn Prozent unter dem errechneten Normalgewicht. Wir fanden eine Ansprechrate von 59 % mit einer durchschnittlichen Gewichtszunahme von 2,9 kg nach 8wöchiger ambulanter Therapie. Bei der Gruppe von Patienten mit HNO-Tumoren betrug die Ansprechrate sogar 71 % [34, 35] (Tabelle 3).

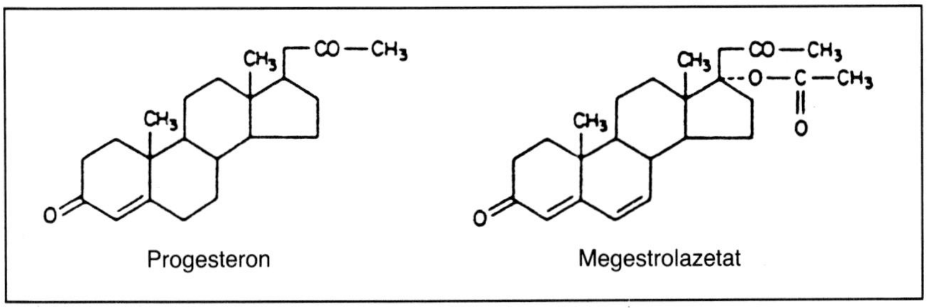

Abb. 1: Strukturformel von Progesteron und Megestrolazetat.

Tabelle 2. Indikationen für den klinischen Einsatz von Megestrolazetat

Tumorerkrankungen
- Mammakarzinom
- Endometriumkarzinom
- Ovarialkarzinom
- Prostatakarzinom
- Hypernephrom

Andere Indikationen
- Kontrazeption
- Endometriumhyperplasie
- Prostatahyperplasie
- Anorexie / Kachexie

Tabelle 3. Effekt von Megestrolazetat auf das Körpergewicht von kachektischen Patienten mit nicht-hormonsensitiven Tumoren

Patientenanzahl	Tumor-Gruppe			
	HNO-Tumoren	Gastrointestinale Tumoren	Bronchialkarzinom	Weichteilsarkome
Gesamt: n = 52				
Auswertbar	n = 28	n = 13	n = 4	n = 1
Keine Gewichtszunahme	n = 8	n = 8	n = 2	n = 1
Gewichtszunahme	n = 20	n = 5	n = 2	n = 0
Durchschnittliche Gewichtszunahme in kg	2,7	2,9	4	0

Nach Beendigung der Megestrolazetat-Einnahme kam es wieder zu Gewichtsverlusten. Dies ließ sich durch Weiterführung der Therapie verhindern. Fast 65% aller Patienten mit Gewichtszunahme gaben im Rahmen einer Eigeneinschätzung über Frage- und Bewertungsbögen eine deutliche subjektive Besserung ihres Allgemeinzustandes an.

Zunächst lagen systematische Untersuchungen über den gewichtssteigernden Effekt von Megestrolazetat bei hormonsensiblen Tumoren (Mammakarzinom) vor. In diesen Studien wurde das Präparat kontinuierlich gesteigert von 480–1600 mg/die [32, 33]. Dabei ließ sich eine Ansprechrate von 80% erreichen bei einem mittleren Gewichtsanstieg von mehr als 5 kg nach 6wöchiger Therapie. Unter hoher Dosierung ist jedoch mit einer vermehrten Nebenwirkungsrate zu rechnen, z. B. mit Flüssigkeitseinlagerungen.

Die Angriffspunkte dieser hormonellen Manipulation sind bis auf weiteres unklar. Aus klinischer Sicht scheinen allerdings zwei Dinge gut belegt, das sind eine erhebliche Appetitzunahme sowie das Fehlen einer Flüssigkeitsretention bei niedriger Dosierung. Biochemische Untersuchungen zur Aufklärung des Wirkungsmechanismus von Megestrolazetat liegen kaum vor. Kürzlich wurde berichtet, daß die Substanz Präadipozytenklone verstärkt zur Differenzierung bringt [36]. Da Zytokine, z. B. der Tumornekrosefaktor Alpha (TNF), dem eine Schlüsselrolle bei der Entwicklung der Tumorkachexie zuzukommen scheint, die Adipozytendifferenzierung blockieren können [37], wurde untersucht, ob Megestrolazetat die Wirkung des Tumornekrosefaktors Alpha auf die Adipozyten aufheben kann. Dies ließ sich jedoch nicht nachweisen.

Die bisherigen eindrucksvollen Ergebnisse zur Wirksamkeit von Megestrolazetat sind sehr ermutigend. Wegen der noch bestehenden Unklarheiten, z. B. hinsichtlich des Wirkungsmechanismus und der richtigen Dosierung, sollte der Einsatz von Megestrolazetat bei anorektischen Tumorpatienten überwiegend noch im Rahmen klinisch kontrollierter Studien erfolgen, im Einzelfall ist allerdings bei guter Verträglichkeit der Substanz und fehlender Therapiealternative auch eine Gabe außerhalb von Studien vorstellbar.

Ausblick

In den letzten Jahren wird vor allem der Rolle der Zytokine für die Entstehung der Tumorkachexie ein besonderes Interesse entgegengebracht. Die meiste Beachtung findet dabei der Tumornekrosefaktor Alpha (TNF), ein Polypeptid, das von Monozyten und Gewebsmakrophagen produziert wird [38].

TNF ist identisch mit Kachexin [39] und wird mit einer ganzen Reihe von Stoffwechselveränderungen bei Tumorpatienten in Verbindung gebracht (s. S. 203).

Trotz der unbestrittenen Eigenschaften von TNF/Kachexin, verschiedene metabolische Störungen hervorrufen zu können, gelang es aber bisher nicht, übereinstimmende Untersuchungsergebnisse vorzulegen, die in vivo den Zusammenhang zwischen Serum- oder Gewebespiegeln von TNF und resultierender Tumorkachexie belegt hätten.

1989 gelang mit einem Sarkom-Experimentaltumor in Ratten die Demonstration eines schlüssigen Zusammenhanges zwischen zunehmender Tumormasse, progredientem Gewichtsverlust und steigenden TNF-Serumspiegeln [40]. Offen bleibt allerdings auch bei dieser Untersuchung, ob TNF wirklich die verursachende Substanz der Kachexie ist oder nur ein Serumindikator für zunehmende Tumormasse bzw. den aktiven inflammatorischen tumorbegleitenden Prozeß.

Die Blockierung von TNF durch spezifische moniklonale Antikörper könnte die Frage nach der Rolle von TNF als aktivem Mediator in der Tumorkachexie lösen. Im positiven Falle ergäben sich hieraus erstmalig gezielte therapeutische Möglichkeiten, den Auslöser einer metabolischen Kettenreaktion zu inhibieren und nicht wie bisher ungezielt medikamentös in eine bereits komplexe Kaskade von Stoffwechselfunktionen einzugreifen.

Zusammenfassung

Die Ätiologie der tumorbedingten Kachexie ist komplex. Eine der Ursachen ist die zu geringe Energiezufuhr infolge «Appetitmangels» und somit eines Zustandes, der auch bei benigner Erkrankung zu einer Kachexie führen kann. Nach Ausschluß organischer und psychischer Gründe, die eine Anorexie induzieren können, ist daher der Einsatz appetitstimulierender Substanzen prinzipiell erwägenswert. Allerdings ist derzeit keine der für diese Indikation überprüften Substanzen in ihrer Wirkung so abgesichert, daß der uneingeschränkte klinische Einsatz empfohlen werden könnte. Die bisher ermutigendsten Ergebnisse liegen mit Hydrazinsulfat und Megestrolazetat vor. Der Einsatz dieser Substanzen sollte zunächst weiter im Rahmen gut kontrollierter klinischer Studien erfolgen, im Einzelfall ist allerdings bei der guten Verträglichkeit der Präparate und fehlender Therapiealternative auch die Gabe außerhalb von Studien vorstellbar.

Literatur

1 DeWys D: Management of Cancer Cachexia. Semin Oncol 1985;15:452–460.
2 Klapdor R: Stoffwechsel- und Ernährungsstörungen bei gastrointestinalen Tumoren, in Klapdor R (ed): Ernährung in Klinik und Praxis. München, Zuckschwerdt, 1986.
3 DeWys WD, Regg C, Lavin PT, et al: Prognostic effect of weight loss. Am J Med 1980;69:491–497.

4   Costa G, Donaldson SS: Effects of cancer and cancer treatment on the nutrition of the host. N Engl J Med 1979;300:1471–1474.
5   Calmann KC: Cancer cachexia. Br J Hosp Med 1982;26:28–34.
6   Hilt G, Bungeroth KA: Nuran zur Appetitsteigerung bei Leberkranken. Münch Med Wschr 1971;113(3):91–94.
7   Beaufort F: Hochdosierte Corticoide wirken lindernd. Klin Wschr 1984;96:549.
8   Besel K: Behandlung Tumorkranker in der Allgemeinpraxis. Z Allgemeinmed 1981;57:2306.
9   Senn HJ, et al: Effective control of chemotherapy – induced nausea and vomiting with oral prednisone and metoclopramide. J Clin Oncol 1982;2:320–322.
10   Minton MJ, Knight RK, Rubens RD, Hayward JL: Corticosteroids for elderly patients with breast cancer. Cancer 1981;48:883.
11   Willox JC, Corr J, Shaw J, et al: Prednisolone as an appetite stimulant in patients with cancer. Br Med J (Clin Res) 1984;288:27–31.
12   Marks PA, Bishop JS: Studies on carbohydrate metabolism in patients with neoplastic disease. Response to insulin administration. J Clin Invest 1959;38:668–672.
13   Schein PS, Kisner D, Haller D, et al: Cachexia of malignancy. Potential role of insulin in nutritional management. Cancer 1979;43:2070–2076.
14   Moley JF, Morrison SD, Norton JA: Insulin reversal of cancer cachexia in rats. Cancer Res 1985;45(10):4925–4931.
15   Moley JF, Morrison SD, Norton JA: Preoperative insulin reverses cachexia and decreases mortality in tumor bearing rats. J Surg Res 1987;43(1):21–28.
16   Peacock JL, Norton JA: Impact of insulin on survival of cachectic tumor-bearing rats. J Parenter Enter Nutr 1988;12(3):260–264.
17   Beck SA, Tisdale MJ: Effect of insulin on weight loss and tumor growth in cachexia model. Br J Cancer 1989;59(5):677–681.
18   Holroyde CP, Gabuzda TG, Putnam RC, et al: Altered glucose metabolism in metastatic carcinoma. Cancer Res 1975;35:3710–3714.
19   Holroyde CP, Reichard GA: Carbohydrate metabolism in cancer cachexia. Cancer Treat Rep 1982;65:55–59.
20   Jasani B, Donaldson LS, Ratcliffe JG: Mechanism of impaired glucose tolerance in patients with neoplasia. B R Cancer 1978;38:287–292.
21   Lundholm K, Edstrom S, Karlberg I, et al: Glucose turnover, gluconeogenesis from glycerol and estimation of net glucose cycling in cancer patients. Cancer 1982;50:1142–1150.
22   Gold J: Cancer cachexia and gluconeogenesis. Ann N J Sci 1974;230:103–110.
23   Chlebowski RT, Heber D, Richardson B, et al: Influence of hydrazine sulfate on abnormal carbohydrate metabolism in cancer patients with weight loss. Cancer Res 1984;44:857–861.
24   Chlebowski RT, Bulcavage L, Grosvenor M, et al: Hydrazine sulfate in cancer patients with weight loss. Cancer 1987;59:406–410.
25   Tayek JA, Chlebowski RT, Heber D: Effect of hydrazine sulphate on whole-body protein breakdown measured by ^{14}C-lysine metabolism in lung cancer patients. Lancet 1987;2:241–243.
26   Chlebowski RT, Bulcavage L, Grosvenor M, et al: Hydrazine sulfate influence on nutritional status and survival in non-small-cell lung cancer. J Clin Oncol 1990;8:9–15.
27   Alexieva-Figusch J, Van Glise HH, Hop WC, et al: Progestin therapy in advanced

breast cancer: Megestrol acetate – an evaluation of 160 treated cases. Cancer 1980;46:2369–2372.
28 Morgan LR: Megestrol acetate vs. tamoxifen in advanced breast cancer in postmenopausal patients. Sem Oncol 1985;12(suppl 1):43–47.
29 Schacter L, Rozencweig M, Canetta R, et al: Megestrol acetate: Clinical experience. Cancer Treat Rev 1989;16(1):49–63.
30 Tchekmedyian NS, Tait N, Moody M, et al: Appetite stimulation with megestrol acetate in cachectic cancer patients. Sem Oncol 1986;13(suppl 4):37–43.
31 von Roenn JH, Murphy RL, Weber KM, et al: Megestrol acetate for treatment of cachexia associated with human immunodeficiency virus (HIV) infection. Ann Int Med 1988;109:840–841.
32 Tchekmedyian NS, Tait N, Moody M, et al: High-dose megestrol acetate. A possible treatment for cachexia. JAMA 1987;254:1195–1198.
33 Aisner J, Tchekmedyian NS, Tait N, et al: Studies of high-dose megestrol acetate: Potential applications in cachexia. Sem Oncol 1988;15(suppl 1):68–75.
34 Borghardt J: Megestrolacetat-induzierte Appetit- und Gewichtszunahme bei kachektischen Tumorpatienten. Onkol Mtlg Nieders 1989;17:17–21.
35 Skorek W, Borghardt J: Megestrol acetate induced weight gain in cachectic patients with non-hormonsensitive cancer. J Cancer Res Clin Oncol 1990; 116(suppl 1):58.
36 Hamburger AW, Parnes H, Gordon GB, et al: Megestrol acetate-induced differention of 3T3-L1 adipocytes in vitro. Sem Oncol 1988;15(suppl 1):76–78.
37 Torti FM, Dreckmann B, Beutter B, et al: A macrophage factor inhibits adipocyte gene expression: An in vitro model of cachexia. Science 1985;229:867–869.
38 Carswell EA, Old LJ, Kassel RL, Green S, Flore N, Williamson B: An endotoxin-induced serum factor that causes necrosis of tumours. Proc Natl Acad Sci USA 1975;72:3666–3670.
39 Beutler B, Cerami A: Cachectin: more than a tumour necrosis factor. N Engl J Med 1987;316:379–385.
40 Stovroff MC, Fraker DL, Norton JA: Cachectin activity in the serum of cachectic tumour bearing rats. Arch Surg 1989;124:94–99.

Schauder P (Hrsg): Ernährung und Tumorerkrankungen.
Basel, Karger, 1991, pp 525–535.

Medikamentöse Therapie des Erbrechens bei Tumorpatienten

Norbert Marschner

Medizinische Universitätsklinik Göttingen

Einleitung

Die moderne Onkologie unterteilt die bösartigen Erkrankungen in zwei Teilbereiche. Sie unterscheidet potentiell heilbare maligne Tumoren und Systemerkrankungen von rein palliativ zu behandelnden malignen Erkrankungen. Patienten mit heilbaren Neoplasien werden heute, soweit es der Allgemeinzustand zuläßt, maximal intensiv behandelt, um die kurable Chance wahrzunehmen. Die Intensivierung der Therapie ist in der Regel mit einem hohen Risiko des Entstehens Therapie-induzierter Übelkeit mit nachfolgendem Erbrechen verbunden. Die Durchführbarkeit intensiver Therapien ist häufig von der Beherrschung der Nebenwirkungen abhängig. Für die eher größere Patientengruppe mit inkurablen Tumorleiden, welche prinzipiell nur palliativ (d. h. symptombezogen) therapiert werden sollten, gilt, daß die Tumortherapie so schonend wie möglich durchgeführt werden sollte. Der maximale Behandlungserfolg ist klar begrenzt. Oberstes Behandlungsziel ist die Verbesserung oder Erhaltung der Lebensqualität. Für beide Patientengruppen steht die Therapie von Übelkeit und Erbrechen im Zentrum des Ziels der Erhaltung und Verbesserung der Lebensqualität.

Tumorbedingte Ursachen bei Übelkeit und Erbrechen

Übelkeit und Erbrechen können einerseits durch die Tumorerkrankung selbst, andererseits durch therapeutische Maßnahmen ausgelöst werden.

Als tumorbedingte Ursachen kommen in Frage:
1. Erhöhter Hirndruck durch Hirnmetastasen,
2. Vagusreizung (Schmerzen, Irritationen des Gastrointestinaltraktes),
3. metabolische Störungen (Lebermetastasierung, endokrine Entgleisungen, Hyperkalzämie, Nieren- und Nebenniereninsuffizienz),
4. paraneoplastische Phänomene.

Vor dem Beginn einer antiemetischen Therapie müssen die genannten Störungen durch eine sorgfältige klinische Untersuchung, eventuell unterstützt durch Apparate- und Labormedizin, ausgeschlossen bzw. die kausale Behandlung eingeleitet werden. Viele Tumorpatienten, vor allem Patienten mit hepatisch metastasiertem Tumor, leiden an chronischer Übelkeit und Erbrechen, ohne daß die Ursache exakt zugeordnet werden kann. Die Therapie der chronischen Übelkeit gestaltet sich meist außerordentlich schwierig und verläuft häufig erfolglos. Die Therapie orientiert sich neben der kausalen Therapie des Tumorleidens rein an symptomatischen Maßnahmen. Medikamentös kommen vor allem Benzamidderivate oder Neuroleptika (Butyrophenone und Phenothiazine) in Form einer Dauertherapie in Frage. Gelingt es mittels dieser Medikamente nicht, die Übelkeit zu durchbrechen, so kann eine niedrig dosierte Kortikoid-Therapie eingesetzt werden. Der Vorteil der Kortikoid-Therapie liegt einerseits in der günstigen Beeinflussung der Übelkeit, andererseits kann eine Appetitsteigerung und eine leicht euphorisierende Wirkung erzielt werden. Tabelle 1 gibt einen Überblick über die Dosierungen verschiedener Antiemetika zur Therapie des chronischen Erbrechens.

Tabelle 1. Therapie des chronischen Erbrechens

Antiemetikum	Dosis	Frequenz
Metoclopramid	20 mg	3–5× täglich
Alizaprid	50 mg	3–5× täglich
Chlorpromazin	25 mg	3–5× täglich
Levomepromazin	25 mg	3 × täglich
Haloperidol	1–2 mg	3–5× täglich
Bei Therapieresistenz:		
Prednisonäquivalent	25 mg	morgens, langsam absteigend

Physiologie des Erbrechens

Die Entdeckung und Erforschung des Brechreflexes und der in diesen Prozeß involvierten Neurotransmitter stellt die Basis der modernen Antiemetika-Therapie dar. Für die Auslösung von Übelkeit und Erbrechen und die Beeinflussung des Brechzentrums in der Formatio reticularis der Medulla oblongata [1] sind in bezug auf Chemo- und Bestrahlungstherapie im wesentlichen drei Regionen maßgebend (siehe Abbildung 1).

1. *Die Peripherie:* Gastrointestinaltrakt (GI-T), Gallenwege, Zwerchfell, Vestibularapparat, Rachen, die Koronarien und viszerale Schmerzafferenzen können über eine Aktivierung des N. vagus sekundär zu einer Aktivierung des Brechzentrums führen [2, 3]. Intravenös oder oral applizierte Medikamente oder Zytostatika und Strahlentherapie können zu

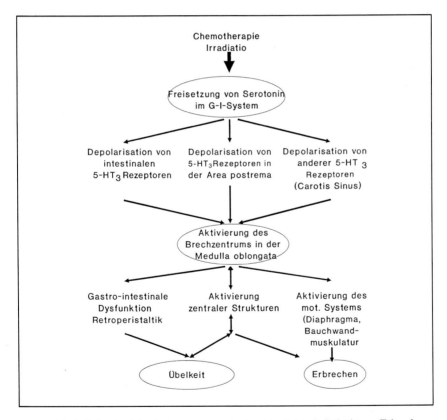

Abb. 1. Pathophysiologie des Chemo- oder Strahlentherapie-induzierten Erbrechens.

einer Irritation des GI-T und damit verbunden zu einer Freisetzung von Serotonin aus den enterochromaffinen Zellen führen. Serotonin wurde in der jüngsten Vergangenheit als bedeutender Neurotransmitter in der Genese des Erbrechens erkannt. Über spezifische Serotoninrezeptoren vom Subtyp 3 erfolgt sekundär die Aktivierung des Nervus vagus.

2. *Die Chemo-Rezeptor-Trigger-Zone (CTZ):* Die CTZ liegt am Boden des 4. Ventrikels. In diesem Gehirnareal kommt es zu einem sehr engen Kontakt von Chemorezeptoren mit Liquor und Blut. Die CTX ist über direkte Bahnen mit dem Brechzentrum verbunden. Auch in der CTZ und der area postrema wurde im Tierversuch ein sehr hoher Besatz mit Serotoninrezeptoren vom Subtyp 3 gefunden, so daß Serotonin, transportiert über den Blutweg, direkt diese zentrale Strukturen erregen kann [4,10].

3. *Der Kortex:* Psychogene Stimuli, visuelle Eindrücke, Geschmacks- oder Geruchssensationen, Erinnerungen und Emotionen können über kortikale Bahnen das Brechzentrum erreichen und ebenfalls Übelkeit und Erbrechen auslösen [5, 6].

Die Aktivierung des Brechzentrums führt zunächst zu einer gastrointestinalen Dysfunktion mit veränderter Peristaltik bis hin zur Retroperistaltik in den oberen Dünndarmabschnitten. Später kommt es unter Mitwirkung zentraler Strukturen zur Ausbildung von Übelkeit und bei persistierender überschwelliger Reizung zu einer Aktivierung des motorischen Systems. Das eigentliche Erbrechen wird durch rhythmische Kontraktion des Zwerchfells und wiederholte Aktivierung der Bauchwandmuskulatur ausgelöst.

Tumortherapie-induziertes Erbrechen

Übelkeit und Erbrechen des Tumorpatienten stehen vor allen Dingen mit medikamentösen oder strahlentherapeutischen Maßnahmen in Verbindung. Die schwere Zytostatika- oder Strahlen-induzierte Übelkeit kann von leichtem Unwohlsein bis hin zu schweren metabolischen Entgleisung des Säure- und Wasserhaushalts durch persistierendes Erbrechen reichen [8, 9].

Zum besseren Verständnis der Ursachen des Erbrechens wird die Genese des Erbrechens drei Mechanismen mit unterschiedlicher Pathophysiologie zugeordnet:

1. Akutes Erbrechen: Einsetzen des Erbrechens innerhalb der ersten 24 Stunden nach Therapiebeginn.

2. Verzögertes Erbrechen: Beginn des Erbrechens erst 24 Stunden nach Therapiebeginn.
3. Antizipatorisches (psychogenes) Erbrechen.

Das akute und verzögerte Erbrechen kann durch die Chemotherapeutika selbst oder deren Metaboliten ausgelöst werden. Weitere Ursachen liegen in der möglichen emetogenen Potenz von akut entstehenden Tumorzerfallsprodukten und der Freisetzung von aktiven Neurotransmittersubstanzen aus der Leber oder dem Gastrointestinaltrakt unter Einwirkung der Tumortherapie [1].

Das antizipatorische Erbrechen erklärt sich im Sinne der klassischen Konditionierung. Ein Patient, welcher in vorausgegangenen Behandlungszyklen unter Übelkeit und Erbrechen litt, weist prinzipiell eine deutlich erhöhte Wahrscheinlichkeit für das Auftreten erneuter Übelkeit und Erbrechen auf. Die Analyse der unterschiedlichen Ursachen der Übelkeitsentstehung führen in der modernen Antiemetika-Therapie zu einem differenten Therapieansatz.

Emetische Wirkung verschiedener Zytostatika

In Tabelle 2 sind die heute gebräuchlichen Zytostatika entsprechend ihrer antiemetischen Potenz aufgelistet [11]. Zur Charakterisierung ihrer emetischen Effektivität ist nicht nur ihre absolute emetische Potenz, sondern auch die Zeit des Einsetzens der Übelkeit und vor allem auch die voraussichtliche Dauer der Übelkeit von entscheidender Bedeutung für die antiemetische Therapie. Während Cisplatin bereits wenige Stunden nach Therapiebeginn zu heftiger Übelkeit und Erbrechen führen kann, setzt die emetische Wirkung von Cyclophosphamid in der Regel erst 6–18 h nach Therapiebeginn ein. Die ausgeprägtesten gastrointestinalen Nebenwirkungen haben Cyclophosphamid, Dacarbazin, Nitrogenmustard, Streptozotocin und besonders Cisplatin, wobei Übelkeit und Erbrechen in der Regel 1–3 h nach der Chemotherapie auftreten, jedoch einige Stunden bis mehrere Tage anhalten können [11].

Antiemetisch wirksame Substanzen

Ziel der modernen antiemetischen Therapie ist die Abkehr von starren Antiemetika-Schemata und die Zuwendung zu individuellen Behandlungskonzepten. Die antiemetische Strategie ist abhängig von folgenden Faktoren:

1. Emetische Potenz der eingesetzten Zytostatika,
2. Dauer der Zytostatikabehandlung,
3. psychogene Faktoren.

Die beste Behandlung des antizipatorischen (psychogenen) Erbrechens ist die Prophylaxe des Erbrechens bereits im ersten Zyklus! Hat die Konditionierung erst einmal stattgefunden, so kann durch eine verbesserte antiemetische Therapie in der Regel kein optimaler Behandlungserfolg mehr erzielt werden. Einen Überblick über die zur Zeit gebräuchlichen Antiemetika mit Dosierungsempfehlungen geben die Tabellen 3 und 4. Häufig angewandt werden Benzamid-Präparate (Metoclopramid, Alizaprid und Benzquinamid) sowie Neuroleptika (Levomepromazin, Triflupromazin, Haloperidol und Droperidol sowie das Antihistaminikum Dimenhydrinat. In der Kombinationstherapie werden teilweise auch Tranquilizer eingesetzt, wobei deren Bedeutung am ehesten in der Beeinflussung des antizipatorischen Erbrechens liegen dürfte [12]. Die Benzamid-Derivate Metoclopramid und Alizaprid ebenso wie die Neuroleptika weisen über die Blockade von Dopaminrezeptoren sowohl eine periphere, die

Tabelle 2. Emetogenes Potential der Zytostatika

Zytostatikum	Wirkungsbeginn (h)	Wirkungsdauer (h)
Cisplatin	1–6	4–48
Dacarbazin	1–3	1–12
Dactinomycin	2–6	12–24
Streptozotocin	1–4	12–25
Cyclophosphamide	4–12	4–10
Carmustine	2–4	4–24
Lomustine	2–6	4–6
Doxorubicin	2–6	6–12
Daunorubicin	2–6	2–24
Cytarabin	6–12	3–5
Procarbazin	24–27	6–12
Etoposid	3–8	–12
Mitomycin-C	1–4	48–72
Methotrexat	4–12	3–12
5-Fluorouracil	3–6	?
Hydroxyurea	6–12	?
Bleomycin	3–6	?
Vinblastin	4–8	?

↑ zunehmendes emetogenes Potential

Tabelle 3. Antiemetikatherapie bei moderat emetogenen Zytostatikakombinationen

Gruppe	Antiemetikum	Applikationsart	Dosis	Frequenz	Handelsname
Benzamide	Metoclopramid	oral, i.v., supp.	20 mg	3–5× täglich	Paspertin
	Alizaprid	oral, i.v., supp.	50–75 mg	3–5× täglich	Vergentan
	Benzquinamid	i.v.	50 mg	3–4× täglich	Promecon
Benzodiazepine	Lorazepam	i.v.	1–2 mg/qm	alle 4 h	Tavor, Pro Dorm
Butyrophenone	Haloperidol	i.v.	1–3 mg	alle 2–6 h	Haldol
		oral	1–2 mg	alle 2–6 h	
Kortikoide	Methylprednisolon	i.v.	250–500 mg	einmalig, alle 4–6 h	Urbason
	Dexamethason	oral, i.v.	4–20 mg	einmalig, alle 4–6 h	Decadron, Fortecortin
Phenothiazine	Chlorpromazin	oral	25–50 mg	alle 3–6 h	Megaphen, Truxal
		i.m., i.v.	25 mg	alle 3–6 h	
	Triflupromazin	oral	25 mg	3× täglich	Psyquil
		supp.	75 mg	2–3× täglich	
		i.m., i.v.	20 mg	2–3× täglich	
5-HT$_3$-Antagonisten	Ondansetron	oral, i.v.	8 mg	3× täglich	Zofran

Tabelle 4. Antiemetikatherapie bei hoch emetogenen Zytostatikakombinationen

Gruppe	Antiemetikum	Applikationsart	Dosis	Frequenz	Handelsname
Benzamide	Metoclopramid	i.v.	1–3 mg/kg KG	alle 2–3 h	Paspertin
5-HT$_3$-Antagonisten	Ondansetron	oral	8 mg	3× täglich	Zofran
		i.v.	1 mg/h	Dauerinfusion	
eventuell in Kombination mit					
Kortikoide	Methyprednisolon	i.v.	250–500 mg	einmalig, alle 4–6 h	Urbason
	Dexamethason	i.v.	4–20 mg	einmalig, alle 4–6 h	Decadron, Fortecortin

Magen-Darm-Motorik regularisierende als auch eine zentrale Wirkung mit Beeinflussung der Chemorezeptor-Triggerzone auf. Die Antihistaminika und Tranquilizer, welche vorzugsweise bei ängstlichen Patienten eingesetzt werden, beeinflussen das Brechzentrum primär über den Cortex. Die Kombination der «klassischen» Antiemetika mit Kortikosteroiden, vor allem Dexamethason, hat für viele Kombinationen zu einer deutlichen Verstärkung der antiemetischen Effektivität geführt [13–15]. Der genaue Mechanismus ist unbekannt. Als Standard-Antiemetikum gilt heute Metoclopramid. Metoclopramid sollte in Verbindung mit der Gabe von hochemetogenen Zytostatika-Kombinationen in der Regel sehr hoch dosiert werden (1–3 mg/kg KG intravenös alle 2–3 h) [16, 17]. In diesem Dosisbereich ist in Kombination mit Dexamethason eine sehr gute antiemetische Effektivität selbst bei Cisplatin-Therapie gegeben.

Nebenwirkungen der Antiemetika

Das Spektrum der unerwünschten Begleiterscheinungen der Antiemetika wird angeführt von Nebenwirkungen, welche durch die dopaminerge Neurotransmitterblockade bedingt sind. Hierzu gehören Störungen des extrapyramidalen Systems mit Ausbildung von Dyskinesien und dystonen Reaktionen. Zusätzlich kann es durch Beeinflussung übergeordneter Zentren zur Ausbildung einer quälenden inneren Unruhe kommen. Die Blockade dopaminerger Transmitter ist auch für die Benzamid-Derivate, Phenothiazine und Butyrophenone beschrieben [18].

Tranquilizer können zu Apathie, verminderter Konzentration und Sedation führen. Kortikosteroide interferieren mit dem Glukose- und Prostaglandin-Stoffwechsel.

Neue Substanzen

Die interessanteste Verbesserung der modernen Antiemetika-Therapie liegt in der Entwicklung von spezifischen Serotoninrezeptorantagonisten, speziell der Serotoninrezeptorantagonisten vom Subtyp 3. Serotoninrezeptoren wurden im Gastrointestinaltrakt und im zentralen Nervensystem beschrieben [19]. Es gibt Hinweise dafür, daß die ausgezeichnete antiemetische Effektivität von Metoclopramid in hoher Dosierung eher auf eine Blockade des Serotoninrezeptors als auf die Blockade des Dopaminrezeptors zurückzuführen ist [19].

Die bisherigen klinischen Studien mit den Serotoninrezeptorantagonisten haben im Vergleich zu Metoclopramid und anderen Standard-Antiemetika gleich gute und teilweise statistisch signifikant überlegene Ergebnisse der antiemetischen Effektivität gezeigt [20, 21]. Dies gilt sowohl für moderat als auch hochemetogene Therapieschemata. In Kombination mit Dexamethason konnte die komplette Kontrolle des Erbrechens und der Übelkeit selbst bei Cisplatintherapie auf über 90% gesteigert werden [22]. Die spezifische Blockade des Serotoninrezeptors führt dazu, daß die oben beschriebenen Dopaminrezeptor-vermittelten Nebenwirkungen der klassischen Antiemetika bei dieser neuen Substanzgruppe bei keinem Patienten zu beobachten waren.

Schlußbemerkung und Ausblick

Die effektive antiemetische Therapie des Tumorpatienten ist von entscheidender Bedeutung für die Lebensqualität des Patienten und für die Durchführbarkeit eventueller kurativer therapeutischer Maßnahmen. Die moderne Antiemetika-Therapie beinhaltet eine individuelle Behandlung jedes Patienten mit Berücksichtigung der Art der Chemotherapie, der Dauer der Behandlung und der speziellen persönlichen Faktoren.

Die Optimierung der Antiemetika-Therapie dürfte zu einer Verbesserung der Lebensqualität des Patienten und nicht zuletzt zu einer Verbesserung der therapeutischen Ergebnisse führen. Durch erfolgreiche antiemetische Therapie läßt sich häufig die komplikationsträchtige parenterale Ernährung umgehen, so daß gegebenenfalls komplikationsärmere orale oder enterale ernährungsmedizinische Maßnahmen eingesetzt werden können.

Literatur

1 Borison HL, McCarthy LE: Neuropharmacology of chemotherapy-induced emesis. Drugs 1983;25:8–17.
2 Mitchell EP, Schein PS: Gastro-intestinal toxicity of chemotherapeutic agents. Semin Oncol 1982;9:52–64.
3 Seigel LJ, Longo DL: The control of chemotherapy-induced emesis. Ann Int Med 1981;95:352–359.
4 Kilpatrick GJ, Jones BJ, Tyers MB: The identification and distribution of 5-HT$_3$ receptors in rat brain using radioligand binding. Nature 1987;330:746–748.
5 Morrow GR: Clinical characteristics associated with the development of anticipatory nausea and vomiting in cancer patients undergoing chemotherapy treatment. J Clin Oncol 1984;2:1170–1176.

6 Nerenz DR, Leventhal H, Easterling DV, Love RR: Anxiety and drug taste as predictors of anticipatory nausea in cancer chemotherapy. J Clin Oncol 1986;4:224–233.
7 Hawthorn J, Ostler KJ, Andrews PL: The role of the abdominal visceral innervation and 5-hydroxytryptamine M-receptors in vomiting induced by the cytotoxic drugs cyclophosphamide and cis-platin in the ferret. Q J Exp Physiol 1988;73(1):7–21.
8 Enck RE: Mallory Weiss lesion following cancer chemotherapy. Lancet 1977; II:927–928.
9 Laszlo J: Nausea and vomiting as major complications of cancer chemotherapy. Drugs 1983;25(suppl 1):74–80.
10 Tyers MB, Bunce KT, Humphrey PPA: Pharmacological and anti-emetic properties of ondansetron. Eur J Cancer Clin Oncol 1989;25(suppl 1):15–19.
11 Gralla RJ, Tyson LB, Kris MG, Clark RA: The management of chemotherapy-induced nausea and vomiting. Med Clin North Am 1987;71(2):289–301.
12 Lazlo J, Clark RA, Hanson DC, Tyson L, Crumpler L, Gralla R: Lorazepam in cancer patients treated with cisplatin. A drug having antiemetic, amnesic and anxiolytic effects. J Clin Oncol 1985;3:864–869.
13 Markman M, Sheidler V, Ettinger DS: Antiemetic efficacy of dexamethasone: Randomized, double blind crossover study with prochlorperazine in patients receiving cancer chemotherapy. N Engl J Med 1984;311:549–552.
14 Cassileth PA, Lusk EJ, Torri S: Antiemetic efficacy of dexamethasone therapy in patients receiving cancer chemotherapy. Arch Intern Med 1983;143:1347–1349.
15 Lee BJ: Methylprednisolone as an antiemetic. N Engl J Med 1981;304:486.
16 Gralla RJ, Itri LM, Pisko SE: Antiemetic efficacy of high dose metoclopramide: Randomized trials with placebo and prochlorperazine in patients with chemotherapy induced nausea and vomiting. N Engl J Med 1981;305:905–909.
17 Anthony LB, Krozely MG, Woodward NJ: Antiemetic effect of oral versus intravenous metoclopramide in patients receiving cisplatin: A randomized double blind trial. J Clin Oncol 1986;4:94–103.
18 Kris MB, Tyson LB, Gralla RJ, et al: Extrapyramidal reactions with high dose metoclopramide. N Engl J Med 1983;309:433.
19 Fozard JR: Neuronal 5-HT receptors in the periphery. Neuropharmacol 1984; 23:1473–1486.
20 Marty M, Pouillart P, Scholl S, et al: Comparison of the 5-HT_3 antagonist ondansetron with high-dose metoclopramide in the control of cisplatin-induced emesis. N Engl J Med 1990;322(12):816–822.
21 Schmoll HJ: The role of ondansetron in the treatment of emesis induced by non-cisplatin-containing chemotherapy regimens. Eur J Cancer Clin Oncol 1989;25(suppl 1):35–39.
22 Tonato M: Ondansetron plus dexamethason: An effective combination in high-dose cisplatin therapy. Eur J Cancer Clin Oncol 1990 (suppl UICC).

Schauder P (Hrsg): Ernährung und Tumorerkrankungen.
Basel, Karger, 1991, pp 536–559.

Orale Ernährungstherapie bei Tumorkranken

Günter Ollenschläger

Bundesärztekammer Köln

Einleitung

Es ist hinreichend belegt, daß sich der Ernährungszustand des Tumorpatienten durch eine adäquate Nährstoffversorgung positiv beeinflussen läßt.

Im Gegensatz zur künstlichen Nährstoffzufuhr sind die Durchführbarkeit und der Nutzen einer systematischen oralen Ernährungstherapie in prospektiv randomisierten Studien bis jetzt nur unzureichend charakterisiert worden. Dies liegt wohl zum Teil an der schwierigen Erhebung der Substratbilanz, dem Personalaufwand für die diätetische Betreuung, aber auch an der zu geringen Wertschätzung der Diättherapie durch den Arzt. Hingegen hat die Ernährung für den Kranken einen hohen Stellenwert: Appetit und die Fähigkeit zu essen sind vorrangige Faktoren, welche das subjektive Befinden des Tumorpatienten beeinflussen [26, 41].

Indikationen zur oralen Ernährungstherapie

Eine gezielte Ernährungsbehandlung wird bei solchen Patienten notwendig, welche offensichtlich mangelernährt sind oder Gefahr laufen, dies zu werden (Tab. 1).

Ungewollter Gewichtsverlust über 5% des Ausgangsgewichtes innerhalb von drei Monaten macht eine unzureichende Nährstoffversorgung wahrscheinlich. Gewichts-Konstanz oder -Zunahme schließen eine Malnutrition jedoch nicht aus, z. B. im Rahmen von Flüssigkeitseinlagerungen.

Das aktuelle Körpergewicht führt häufig zur Fehleinschätzung des

Tabelle 1. Indikationen für eine systematische Ernährungstherapie onkologischer Patienten

A. *Vorhandene Mangelernährung*
- Aktuelles Körpergewicht < 90% OKG *oder*
- Ungewollter Gewichtsverlust > 10% in 6 Monaten/ > 5% in 3 Monaten,
- Serum-Albumin, -Cholinesterase unter der Norm *oder*
  Kontinuierlicher Abfall von Albumin, Cholinesterase
- Nachweis von isolierten Substrat-Defiziten
  (Vitamine, Elektrolyte, Aminosäuren)

B. *Drohende Mangelernährung*
- Inadäquate spontane Nahrungsaufnahme
  (< 60% des berechneten Bedarfs für mehr als 1 Woche)
- Andauernde Diarrhöen
- Onkologische Polychemotherapie
- Wiederholte Nüchternphasen zur Diagnostik
- Operationsvorbereitung

OKG: Optimales Körpergewicht (Broca-Index)

Ernährungszustandes, da ca. 50% der Bevölkerung übergewichtig sind. Mittels quantitativer und qualitativer Analysen der täglichen Nahrungsaufnahme läßt sich das Ernährungsverhalten des Tumorpatienten weitgehend objektivieren. Ernährungsanalysen sind außerdem Voraussetzung für die Erstellung des individuellen Ernährungsplans.

Die sorgfältige Beachtung von Ernährungsanamnese und Ernährungsrisiken (Tab. 2) sind notwendig, um eine drohende oder vorhandene Malnutrition nicht zu verkennen.

Nährstoff-Bedarf

Der Nährstoff-Bedarf des Krebspatienten wird durch den Ernährungszustand, die Art der Erkrankung und der tumorspezifischen Therapie, sowie durch den klinischen Zustand (Fieber, usw.) und die Prognose bestimmt.

Proteine, Proteinbausteine

Proteine haben eine zentrale biologische Bedeutung, die von strukturellen Aufgaben bis zur katalytischen Wirksamkeit reicht. Bei oraler bzw.

Tabelle 2. Ursachen der Malnutrition onkologischer Patienten

Inadäquate(r) Nährstoff-		
Zufuhr	Verlust	Stoffwechsel
Anorexie	*Erbrechen*	*Hypermetabolismus*
Als Folge von	*Diarrhöen*	als Folge von
– Tumor-Metaboliten?	als Folge von	– Tumoreinfluß?
– Akute-Phase-Reaktion	– Pharmaka-Nebenwirkung	– Akute-Phase-Reaktion
(Zytokin-Wirkung)	– Tumorbefall des	
– Psychischer Belastung	GI-Traktes	*Katabolismus*
(Angst, fremde Umgebung)	– GI-Infektion	als Folge von
– Pharmaka-Nebenwirkungen		– Tumortherapie
(Zytostatika, Antibiotika)	*Eiweißverlust*	– Tumoreinfluß?
– Strahlentherapie-Nebenwirkung	als Folge von	– Akute-Phase-Reaktion
– Postoperativer Phase	– exsudativer	
– Konditionierten Aversionen	Enteropathie	*Verminderter*
(Schmerz, schlechtes	– Nephropathie	*Anabolismus*
Krankenhausessen)	– Drainagen	als Folge von
	– Ergüssen	– Leberschädigung
Unzureichende orale Ernährung	– Dialyse	– Tumortherapie
Als Folge von	– Operation	– Tumoreinfluß?
– Nüchternphasen zur Diagnostik		
– Ablehnung der Krankenhauskost		
– Schmerzen beim Essen		
– Mechanischen Problemen (Operation)		
Unzureichende künstliche Ernährung		
Als Folge von		
– Falschen Rezepturen		

gastroenteraler Zufuhr werden die Proteinmoleküle enzymatisch abgebaut und als Di-, Tri- oder Oligopeptide bzw. freie Aminosäuren resorbiert [28]. Die Existenz verschiedener Absorptionsmechanismen für Peptide und Aminosäuren macht man sich bei der oralen und gastroenteralen Ernährung mit Peptid-Gemischen, z. B. im Rahmen von Resorptionsstörungen, zunutze.

Tumorpatienten benötigen täglich zwischen 0,8 und 1,5 g Eiweiß pro Kilogramm Sollgewicht [37]. Bei terminaler Niereninsuffizienz oder stark eingeschränkter Leberfunktion muß entsprechend weniger gegeben werden (minimaler Tagesbedarf: 0,4 g/kg KG).

Proteine sollten immer gemeinsam mit Energiesubstraten verabreicht werden, um die energetische Verwertung der Aminosäuren zu verhindern. Das Verhältnis von Nichtprotein-Kalorien zur Proteinzufuhr (kcal/g Protein) beträgt normalerweise 15–25/1.

Fette

Fett ist der wichtigste Energiespeicher des Körpers, da auch Kohlenhydrate, welche nicht unmittelbar oxidiert werden, als Fett gespeichert werden. Fett ist mit 9,3 kcal/g (39 kJ) der energiedichteste Nährstoff (Protein und Kohlenhydrate: 4,1 kcal = 17 kJ). Je nach Anzahl an Doppelbindungen in den Fettsäuren unterteilt man die Nahrungsfette in 4 Gruppen:

Hoher Gehalt an gesättigten Fettsäuren (Butter, Schmalz, Kokosfett); an einfach ungesättigten Fettsäuren (Olivenöl, Erdnußöl); an zweifach ungesättigten essentiellen Fettsäuren, wie Linolsäure (Sonnenblumenkernöl, Maiskeimöl, Sojaöl); an mehrfach ungesättigten Fettsäuren (Fischöl, Leinöl).

Anstelle der empfehlenswerten Zufuhr von täglich maximal 60–80 g, werden bei uns ca. 140 g/Tag aufgenommen [12]. Dabei liegt die Menge an gesättigten tierischen Fetten doppelt so hoch wie die Zufuhr ungesättigter Fette. Wünschenswert ist hingegen ein P/S-Quotient von 1 (P/S = Polyunsaturated fatty acids / saturated fatty acids). Da Kohlenhydrate und Fette sich in energetischer Hinsicht weitgehend vertreten können und der Organismus aus Kohlenhydraten Fett aufbauen kann, wäre schon die Aufnahme essentieller Fettsäuren, z. B. in Form von Linolsäure, in einer Menge von 10 g/Tag ausreichend, um Mangelerscheinungen zu verhindern und den Transport der fettlöslichen Vitamine sicherzustellen.

Mittelkettige Fettsäuren (8–11 C-Atome) sind in Form von mittelkettigen Triglyzeriden (MKT = MCT) von Bedeutung für die Ernährungstherapie von Resorptionsstörungen und bei der exsudativen Enteropathie.

Kohlenhydrate

Die mit der Nahrung zugeführten Kohlenhydrate stellen mit 40–60 % der Energiesubstrate den Hauptenergielieferanten des Organismus dar. Obwohl sie keinen essentiellen Bestandteil der Nahrung darstellen, ist eine Mindestzufuhr von ca. 100 g/Tag zu empfehlen, um den Glukosebedarf des Gehirns zu decken. Eine tägliche Glukosezufuhr von mehr als 7 g/kg KG bringt keinen direkten Energiegewinn, da die darüber hinaus applizierte Menge nicht direkt oxidiert wird, sondern als Fett (Leber) bzw. Glykogen (Muskel) gespeichert wird [48].

Bei oraler bzw. gastroenteraler Ernährung werden Kohlenhydrate zu ca. 10% als Disaccharide, ansonsten als Polysaccharide (Stärke, Dextrine, Zellulose) aufgenommen. Daneben sind für die Ernährung des Diabetikers und – in Ausnahmefällen für die parenterale Ernährung («posttraumatische Phase») – als Zuckeraustauschstoffe Fruktose, Xylit und Sorbit von Bedeutung. Zuckeraustauschstoffe können im allgemeinen bis zu einer stündlichen Maximaldosierung von 0,25 g/kg KG komplikationslos infundiert werden [2] (Ausnahme: Fruktoseintoleranz, deshalb bei Kindern kontraindiziert). Die in der Literatur immer wieder diskutierten Nebenwirkungen (Oxalatablagerungen, Hyperurikämie, Hypophosphatämie, Hyperlaktatämie) treten bei Einhaltung der Dosierungsobergrenze nicht auf.

Energiebedarf

Der Tagesbedarf an Energiesubstraten errechnet sich aus dem Grundumsatz, zuzüglich eines individuellen Leistungs- oder Arbeitsumsatzes.

Der Energiebedarf des Grundumsatzes wird in der Regel mit 1 kcal (4,2 kJ) pro Stunde und kg Sollgewicht (nach Broca: Körpergröße in cm

Tabelle 3. Energiebedarf bei Eiweißkatabolie, unter Zufuhr von 1,5 g Protein/Aminosäuren/kg KG und Tag (nach Rutten [49])

Kataboliegrad	Nicht-Protein-Kalorien	
1 – Normal	1,3	
2 – Leicht bis mittel	1,5 –1,75	× Grundumsatz (GU)
3 – Stark erhöht	1,75–2,0	
GU (Männer)	= 66 + (13,7× G) + (5,0× L) – (6,8× A)	
GU (Frauen)	= 655 + (9,6× G) + (1,7× L) – (4,7× A)	

G = Körpergewicht (kg), L = Körperlänge (cm), A = Alter (Jahre)

minus 100 = Sollgewicht) angenommen. Der Leistungszuschlag beträgt in Abhängigkeit von der körperlichen Aktivität (Muskeltätigkeit, Krankheit, Tumortherapie) bzw. dem Grad der Katabolie 10–100% des Grundumsatzes (Tab. 3).

Das Ausmaß der Mangelernährung (Kataboliegrad) kann nach Bistrian [3] in folgender Weise ermittelt werden:
Katabolie-Faktor = UHN − (0,5 × Stickstoff-Zufuhr + 3)
(UHN: g Harnstoff-Stickstoff im 24-h-Urin; N-Zufuhr/24 h).

Werte von −5 bis 0 entsprechen dem Kataboliegrad 1; 1 bis 5: Grad 2; >5: Grad 3.

Mineralien und essentielle Nährstoffe

Der mittlere Tagesbedarf des Gesunden an Mineralien und Vitaminen ist in Tabelle 4 dargestellt. Beim Tumorpatienten müssen mögliche Abweichungen von diesen Bedarfszahlen, z. B. bei Hyperkalzämie oder Diarrhöen, durch individuelle Bilanzierung berücksichtigt werden.

Flüssigkeitsbedarf

Die tägliche Flüssigkeitsaufnahme bzw. -Bildung liegt durchschnittlich bei etwa 20–40 ml/kg KG. Der Bedarf steigt bei Erhöhung der Körpertemperatur um etwa 10–12% pro °C. Stark anhaltendes Schwitzen steigert den Wasserbedarf um täglich bis zu 3000 ml. Beim Abbau von Nahrungsmitteln und Körpersubstanz fällt Oxydationswasser an, und zwar durch die Nahrung ca. 300 ml/Tag. Beim Abbau von 1 kg körpereigenem Gewebe wird durchschnittlich 1000 ml Wasser frei. Die täglichen Flüssigkeitsverluste über Lunge, Haut, Stuhl können nur geschätzt werden. Sie liegen – nach Abzug des Oxidationswassers – bei ca. 700 ml/Tag.

Nahrungs-Zusammensetzung

Die Größenordnung der Nahrungszusammensetzung weicht bei mangelernährten Tumorpatienten nicht wesentlich von den bekannten Verbrauchsdaten der gesunden Bevölkerung ab (Abb. 1), jedoch deutlich von den allgemein bekannten Empfehlungen: Eiweiß < 10 kcal%, Kohlenhydrate 50–60 kcal%, Fett 25–30 kcal% [12]. Im Gegensatz zu den Anga-

Tabelle 4. Mittlerer Vitamin- und Elektrolyt-Bedarf/Tag beim Erwachsenen [11, 38]

Nährstoff	Mittlerer Tagesbedarf
Fettlösliche Vitamine	
A (Retinol)	0,8–1,0 mg = 3300 IU
D (Cholecalciferol)	0,005–0,01 mg = 200–400 IU
E (Tocopherolacetat)	10–12 mg = 10–12 IU
K (Phyllochinone)	unbekannt (Eigenproduktion)
	bei Langzeit-parent. Ernährg.: 5 mg/Woche
Wasserlösliche Vitamine	
B_1 (Thiamin)	1,1–1,3 mg
B_2 (Riboflavin)	1,5–1,8 mg
Niacinamid	14–20 mg
B_6 (Pyridoxin)	1,8–2,2 mg
B_5 (Pantothensäure)	8–10 mg
Folsäure	0,4 mg
B_{12} (Cyanocobalamin)	0,005 mg
C (Ascorbinsäure)	70–100 mg
Biotin	unbekannt (Eigenproduktion)
	bei Langzeit-parent. Ernährg.: 0,06 mg
Mineralien	
Natrium	2–3 g = 80–130 mmol
Kalium	2–3 g = 50–80 mmol
Kalzium	0,8–1,2 g = 20–30 mmol
Phosphor	0,8–1,2 g = 26–39 mmol
Magnesium	0,3–0,4 g = 12–17 mmol
Spurenelemente	
Eisen	12–18 mg = 0,2–0,32 mmol
Zink	15 mg = 0,2 mmol
Fluor	1–2 mg
Jod	0,15 mg

ben von DeWys [14, 15] fanden wir keine Unterschiede in der Kostpräferenz von anorektischen Tumor- und Nicht-Tumor-Patienten.

Praxis der oralen Ernährungstherapie

Die Ernährung des Tumorpatienten muß individuell geplant werden. Je nach Nährstoffbedarf, Möglichkeit der spontanen Nahrungsaufnahme, Lebenssituation und Wünschen des Kranken wird die Nahrungszufuhr auf

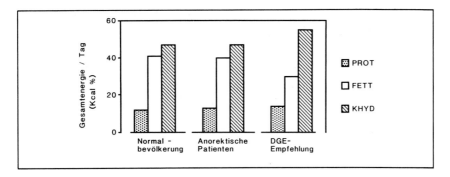

Abb. 1. Nährstoff-Zusammensetzung (kcal% Tages-Energie/Median) anorektischer Patienten mit onkologischen und benignen Erkrankungen (Mitte) im Vergleich zur Normalbevölkerung (links) und Ernährungsempfehlungen (rechts) [37].

natürlichem Wege, über Magen-Darm-Sonden oder mittels parenteraler Ernährung erfolgen (Tab. 5).

Der Malignom-Patient bedarf nicht grundsätzlich einer speziell zusammengesetzten Ernährung. Einseitige Ernährungsformen sind zugunsten einer vollwertigen Mischkost zu meiden. Für die in der Laienpresse

Tabelle 5. Ernährungsformen für den Tumorpatienten [33]

Oral
– Normalkost (Wunschkost)
– Normalkost + Zusatzernährung (Nährstoff-Supplemente)
– Adaptierte Kost
  (spezielle Zubereitung, z. B. passiert; spezielle Zusammensetzung)

Gastral (NDD = nährstoffdefinierte Diäten)
– Nasogastrale Sonde
– Perkutane endoskopische Gastrostomie (PEG)

Intestinal (CDD = chemisch definierte Diäten)
– Nasoduodenale Sonde
– Nasojejunale Sonde
– PEG
– Katheter-Jejunostomie

Parenteral
– Periphervenöse Ernährung
  (kurzzeitig, oder in Kombination mit oraler/gastrointestinaler Ernährung)
– Zentralvenös («Totale parenterale Ernährung»)

vielfach propagierten günstigen Effekte von sogenannten «Krebsdiäten» auf das Tumorwachstum gibt es keine naturwissenschaftlich fundierten Beweise ([23], Beitrag Kasper). Es besteht vielmehr die Gefahr, durch die z. T. unphysiologisch zusammengesetzten Diäten Nährstoffdefizite und Mangelernährung zu induzieren. Außerdem wird dem sowieso häufig an Appetitlosigkeit leidenden Tumorpatienten durch einseitige Kost der letzte Spaß am Essen genommen, es tritt vermehrt konditionierte Anorexie auf [39, 40].

Substrat-Verwertungsstörungen und -Unverträglichkeiten

Leidet der Tumorpatient unter spezifischen Substrat-Verwertungsstörungen oder -Mangelzuständen, müssen diese bei der Zusammenstellung der oralen und gastrointestinalen Ernährung berücksichtigt werden. So kommt es nach Gastrektomie zu Eisen- und Vitamin-B_{12}-Mangel, außerdem gehäuft zu Mangelernährung [10]. Mit Ausnahme von Vitamin B_{12}, welches parenteral verabreicht werden muß, kann dem Nährstoff-Defizit durch Änderung der Ernährungsgewohnheiten begegnet werden.

Die Ursache für die Malnutrition des Gastrektomierten liegt primär in einer deutlich geminderten Aufnahme von Energiesubstraten, insbesondere von Kohlenhydraten [46]. Aus kohlenhydratreichen Mahlzeiten entsteht ein hyperosmolarer Speisebrei, der das sogenannte Dumping-Syndrom auslösen kann. Diese postprandialen Beschwerden, d. h. Durchfall, Übelkeit, abdominelle Krämpfe, treten üblicherweise ca. 15 min nach dem Essen auf und sind derart belastend, daß die Patienten die Nahrungsaufnahme verweigern. Linderung bringt die häufige Zufuhr kleiner kohlenhydratarmer Mahlzeiten, bei ausgeprägter Malnutrition wird künstliche Ernährung über intestinale Sonden notwendig.

Pankreasprozesse und ihre Therapie können verminderte exokrine Pankreasfunktion zur Folge haben. Hier hat sich der Einsatz von mittelkettigen Triglyzeriden (MKT) bewährt, da diese Fette auch ohne Emulgierung durch Gallensalze und ohne Pankreaslipase resorbiert werden können. Bei endokriner Pankreasinsuffizienz wird der Patient insulinabhängig. Unspezifische Nahrungsmittel-Unverträglichkeiten werden beim Krebskranken oft gesehen, z. B. als Reaktionen auf die Tumortherapie, infolge des schlechten Allgemeinzustandes, oder als Nebenwirkungen von Antibiotika und anderen Pharmaka. Spezielle Diäten (sog. Schonkostformen) sind hier nicht notwendig. Es empfiehlt sich, eine leichte Vollkost einzunehmen und einige Regeln zum Eßverhalten zu beherzigen [20]: Nahrungsmittel, die mehrmals Unverträglichkeiten hervorriefen, sollten gemieden werden. Häufige kleine Mahlzeiten sollten bevorzugt und ausreichend gekaut werden. Übereiltes und hastiges Essen ist unbedingt zu meiden.

Tumorpatienten tolerieren nach Literaturangaben tierisches Eiweiß oftmals schlecht, wobei zunächst Schweine- und Rindfleisch, erst später Geflügel und Fisch und zuletzt Eier und Milchprodukte abgelehnt werden [14]. In solchen Fällen kann der Proteinbedarf z. T. durch Zubereitungen aus Milchprotein gedeckt werden.

Probleme bei einseitiger Ernährung

Einseitige Ernährung ist unerwünscht, wie z. B. ausschließlicher Verzehr von Kartoffelbrei, hellen Brotsorten, großen Fleischportionen mit Mehlsoßen, wenig Gemüse, reichlich Süßspeisen usw. (Tab. 6) Die Kost sollte abwechslungsreich zusammengestellt werden mit ausreichend rohem Obst, Gemüse sowie deren Säften, verschiedenen Brotsorten, Fisch- und Fleischgerichten mit appetitanregender Zubereitung und Würzung. Zu meiden sind sehr fetthaltige Speisen (gebackenes Fleisch, fette Wurst, Süßigkeiten mit hohem Fettanteil, Cremetorten); blähende Gemüse (Kohl, Hülsenfrüchte, Zwiebeln, Pilze); größere Mengen von nicht voll

Tabelle 6. Richtlinien für die orale Ernährungstherapie des Tumorpatienten

- Abwechslungsreiche, wohlschmeckende Kost (Wunschkost im Krankenhaus)
- Adäquate Zufuhr von Energiesubstraten und essentiellen Nährstoffen
- Häufige kleine Mahlzeiten
- Energie- und eiweißreiche Zwischenmahlzeiten («Mix-Getränke»)
- Berücksichtigung der individuellen Eßgewohnheiten
- Geschicktes «Arrangieren» von Mahlzeiten
- Vermeiden konditionierter Nahrungsmittel-Aversionen
- Behandlung von Kau- und Schluckstörungen
- Behandlung von Anorexie, Übelkeit, Erbrechen
- Behandlung von abdominellen Beschwerden, Diarrhöen
- Regelmäßige, kompetente Diätbetreuung
- Ernährungs-Schulung von Patient und Angehörigen
- Regelmäßige Kontrolle von Nahrungsaufnahme und Körpergewicht
- Psychologische Führung («Motivation») des Patienten

ausgereiftem und hartschaligem Obst (Pflaumen, Stachelbeeren, Johannisbeeren); größere Mengen von Nüssen; sehr stark gewürzte, gesäuerte und gesalzene Speisen (Salzheringe, fette Räucherwaren, Essiggemüse); stark kohlensäurehaltige und alkoholische Getränke; in größeren Mengen koffeinhaltiger Bohnenkaffee.

Voraussetzung für eine ausreichende Nährstoffaufnahme ist das Angebot einer abwechslungsreichen, wohlschmeckenden Nahrung, die bezüglich des Gehaltes an Energie, Eiweiß, Vitaminen und Spurenelementen auf die individuellen Belange abgestimmt sein muß. Gerade während der Hospitalisierung ist es völlig unzureichend, eine Standardkost anzubieten. Es muß vielmehr die Möglichkeit bestehen, aus mehreren Speisenvorschlägen auszuwählen (Wunschkost). Weiterhin muß gewährleistet sein, daß das Nahrungsangebot akut auftretende Änderungen der Kostakzeptanz – z. B. als Folge von Anorexie, Übelkeit, Erbrechen, Stomatitis, Schmerzen – kurzfristig berücksichtigt. Ein wöchentlicher Speiseplan ist wegen der häufig wechselnden Geschmacksveränderungen von Krebskranken nicht sinnvoll.

Flüssige Kostformen

Wird die Nahrung ausschließlich oder weitestgehend in flüssiger Form toleriert, besteht die Möglichkeit der individuellen Zubereitung von Flüssignahrung oder der Verwendung industriell hergestellter nährstoffdefinierter Diäten (NDD).

Selbstgefertigte Flüssignahrung
Die *homogenisierte Vollkost* besteht aus Fleisch, Gemüse und anderen Bestandteilen einer Vollkost, welche mit Zusatz von Flüssigkeit (Bouillon, Milch, Wasser) homogenisiert wird. Sie wurde früher vorzugsweise als Sondennahrung verwendet, kann aber auch bei entsprechender Zubereitung und Aromatisierung als flüssige Komplettnahrung eingesetzt werden. Ihre Vorteile liegen in der preiswerten Herstellung, der Vielseitigkeit und der niedrigen Osmolarität; sie enthält außerdem physiologische Mengen an Ballaststoffen und Elektrolyten. Nachteilig sind die arbeitsaufwendige Herstellung; weiterhin das erforderliche hohe Lösungsvolumen bei deshalb relativ geringem Energiegehalt. Deckung des Bedarfes an essentiellen Nährstoffen ist unsicher. Bei Zubereitung im Krankenhaus besteht die Gefahr der bakteriellen Kontamination bei der

Herstellung und Aufbewahrung. Für den ambulanten Patienten mit Kau- und Schluckstörungen ist die homogenisierte Vollkost jedoch häufig die einzig mögliche Ernährungsform.

Trinknahrungen aus flüssigen Nahrungsmitteln (sog. Formeldiäten) werden aus Milchprodukten, Eiern, Zucker, Stärkeabbauprodukten und Pflanzenölen, Frucht- und Gemüsesäften hergestellt. Vorteile: Individuelle Kompositionen möglich; Nachteile: Arbeitsaufwendige Herstellung, hohe Osmolarität, hoher Gehalt an Laktose, Kalzium und Cholesterin, niedrige Zufuhr von Linolsäure, Vitaminen und Spurenelementen; Gefahr der Keimkontamination.

Nährstoffdefinierte Diäten
Nährstoffdefinierte Diäten (NDD) sind industriell hergestellte flüssige oder instantisierte Kostformen, welche standardisiert und exakt definiert sind. Die Nährstoffe liegen in höhermolekularer Form vor, so daß eine ausreichende Verdauungsleistung für ihre Verwertung notwendig ist. Bei der Auswahl der NDD soll auf die adäquate Zusammensetzung (hochwertiges Proteinmuster, ausreichende Polyensäurenzufuhr: >8 g/Tag), Osmolarität der Nährlösung (<450 mosmol/l) und Laktosearmut (<10% der Kohlenhydrate) geachtet werden.

Laktoseintoleranz ist eine typische Begleiterscheinung von Mangelernährung, entzündlichen Darmerkrankungen (z.B. bei Zytostase). Auf große Mengen laktosehaltiger Nahrung reagiert der Patient mit ausgeprägten Diarrhöen.

Für bestimmte pathologische Zustände werden modifizierte NDD angeboten (z.B. MKT-haltige für Fettunverträglichkeit). Vorteile der NDD: Definierte, mikrobiologisch einwandfreie Kostform ohne großen Arbeitsaufwand. Nachteile: Starre Formel der Nährstoffkomposition, vor allem hinsichtlich der Elektrolytzusammensetzung. Insbesondere bei hochkalorischer Ernährung, sowie bei katabolen und niereninsuffizienten Patienten werden z.T. zu hohe Mengen an Natrium, Kalium und Kalzium zugeführt.

NDD eignen sich weiterhin als energie- und eiweißreiche Zusatznahrung für Zwischenmahlzeiten. Damit der Tumorpatient diese Kostform längerfristig akzeptiert, ist es nötig, ein breites Spektrum verschiedener Geschmacksrichtungen anzubieten. Auf diese Weise können im allgemeinen nur ca. 10% des täglichen Energiebedarfs auf Dauer als NDD zugeführt werden, wobei individuell deutlich größere Mengen toleriert werden [37]. Dies läßt sich damit erklären, daß Änderungen des Geschmacksempfindens von Tumorpatienten bei Verwendung der industriell gefertigten Flüssignahrungen nicht ausreichend berücksichtigt werden können [19].

Es hat sich deshalb bewährt, Ernährungsrisikopatienten bei längerfristiger Hospitalisierung vorrangig mit individuell bereiteten energiereichen Mix-Getränken zu versorgen, welche auf Milch-Basis oder unter Verwendung nährstoffdefinierter Diäten mit neutralem Geschmack bereitet werden können [25].

Orale Ernährung bei Immunsuppression

Über längere Zeit wurde als spezielles Problem der Ernährungsversorgung langfristig immunsupprimierter Patienten die Tatsache angesehen, daß mit der Nahrung potentiell pathogene Keime aufgenommen werden könnten. Ein Vorteil bakteriologisch dekontaminierter Nahrung gegenüber normaler Hospitalkost ist bezüglich der Patienten-Prognose durch prospektiv randomisierte Studien nicht belegt. Ausführliche Empfehlungen zur speziellen Handhabung und Zubereitung von Speisen für neutropenische Patienten wurden von Somerville 1986 angegeben [52], eine generelle Dekontamination ist demnach nicht vorgesehen.

Motivation zur oralen Ernährung

Eine wesentliche Voraussetzung für den Therapieerfolg der oralen Ernährung ist, daß der Kranke über die Bedeutung der ausreichenden Nährstoffaufnahme für den Ernährungszustand und sein Wohlbefinden, und die Möglichkeiten der gezielten Ernährung informiert wird. Anhand einer Studie an 498 Patienten mit Mamma-Karzinom oder Morbus Hodgkin konnte Pruyn [44] zeigen, daß die Akzeptanz einer bestimmten Diätform direkt von der Schulung des Patienten über deren Sinn abhing. Aus diesem Grund ist die umfassende Ernährungsschulung des Kranken und der nächsten Angehörigen integraler Bestandteil der Ernährungstherapie. Entsprechende Schulungsinhalte wurden von Grant 1986 ausführlich beschrieben [21].

Das spontane Ernährungsverhalten mangelernährter Patienten wird häufig nur aufgrund von bewußter Appetitlosigkeit beeinträchtigt. Vielmehr können ebenso Wahrnehmungsstörungen bezüglich einer unzureichenden Nahrungsaufnahme vorliegen [55]. Wird diese Problematik dem

Tabelle 7. Aufgaben der Ernährungsberaterin bzw. Diätassistentin im Rahmen der Betreuung von Tumorpatienten (verändert nach Metz [30])

- Informationen einholen und geben:

    Patient: Erfragen von Ernährungsgewohnheiten,
    Erhebung von Ernährungsanamnesen,
    Erfragen von Intoleranzen, von Kostakzeptanz, von physischen und psychischen Problemen, welche das Ernährungsverhalten beeinflussen
    Arzt, Patientenbezogene Information zur Durchführung der Diättherapie,
    Pflegedienst: Abklärung organisatorischer Fragen zur Patienten-Verpflegung
- Beratung von Patient und Angehörigen nach ärztlicher Verordnung
- Patienten-Motivation
- Erhebung von Ernährungsstatus und Nährstoff-Aufnahme
- Erstellen von schriftlichen Informationen für Patienten
- Individuelle Nährwertberechnung und Kostzusammenstellung
- Detaillierte Anweisung zur Kostwahl
- Erarbeitung von Demonstrationsmaterial
- Teilnahme an Visiten
- Qualitätsüberwachung der Krankenhaus-Kost
- Ambulante Patienten-Betreuung und -Schulung im Rahmen einer Ernährungsambulanz

Kranken bewußt gemacht, verbessert sich vielfach das Ernährungsverhalten [45]. Die regelmäßige Gewichtsmessung wie auch die Dokumentation der verzehrten Speisen sind dabei wesentlicher Bestandteil der Selbstkontrolle.

Damit alle Probleme des Tumorpatienten, welche das Ernährungsverhalten beeinflussen, während des stationären Aufenthaltes zeitlich und inhaltlich angemessen erfaßt und praktisch umgesetzt werden können, ist die tägliche Betreuung durch eine Ernährungsberaterin/Diätassistentin absolut notwendig. Die Beteiligung dieser Fachkraft an der Patientenversorgung sollte obligatorisch sein (Tab. 7). Durch den intensiven persönlichen Kontakt zum Kranken kommt ihr eine bedeutende Rolle bei der Motivation und psychologischen Stützung des Patienten zu. Dies sollte bei der Auswahl des Personals beachtet werden.

Orale Ernährung während onkologischer Therapie

Aggressive onkologische Behandlungen stellen ein hohes Ernährungsrisiko für den Tumorkranken dar, da ihre Nebenwirkungen häufig therapiebedürftige Mangelernährung induzieren.

Onkologische Chemotherapie

Die klinisch bedeutsamste Nebenwirkung der meisten onkologischen Chemotherapeutika ist neben der unspezifischen Beeinträchtigung jeglicher Zellproliferation ihr anorexigener und emetischer Effekt.

Appetitlosigkeit, Übelkeit und Erbrechen können zu drastischer Minderung der spontanen Nahrungsaufnahme führen [36]: Im Mittel wird bei Zytostatika-induzierter Anorexie über einen längeren Zeitraum weniger als die Hälfte des üblichen Tagesbedarfs an Nährstoffen aufgenommen (Tab. 8).

Außerdem kann bei längeren Fieber-Episoden und durch die z. T. ausgeprägten Beschwerden bei Schleimhautentzündungen im Bereich des Mundes und der Schluckstraße der Nährstoff-Bedarf auf normalem Wege häufig nicht gedeckt werden, so daß eine künstliche Ernährung nötig wird [5, 24].

Bei zahlreichen Zytostatika kommt es oft zu ausgeprägten Entzündungen der Schleimhäute. Die Essen-abhängigen Schmerzen zwingen die Patienten oft, die Nahrungsaufnahme z. T. vollständig einzustellen. Bevor man an künstliche Ernährung denkt, kann hier der Versuch unternommen werden, durch Lokalanästhetika und Analgetika – rechtzeitig vor Einnah-

Tabelle 8. Ernährungsprobleme infolge onkologischer Chemotherapie (verändert nach Thiel [53])

---

1. Direkte Faktoren
- Anorexie (Geschmacksstörungen, latente Irritation des Brechzentrums)
- Übelkeit und Erbrechen (Nausea und Emesis):
    Pharmakon
    Dosis
    Therapieschema
    kombinierte Therapie (Zytostase + Radiation)
    Applikationsweg und -art
    konditioniertes Erbrechen (Erwartungshaltung)
- Schluckstraße: Cheilitis, Glossitis, Stomatitis, Ösophagitis
- GI-Trakt: Mukosaschäden, Diarrhö, Obstipation, Ileus
- Organschäden: Leber, Pankreas

2. Indirekte Faktoren
- Infektionen der Schluckstraße, des GI-Traktes
- Sepsis
- Konditionierte Nahrungsmittelaversionen

me der Mahlzeiten verabreicht – Linderung zu verschaffen. Bei diesen Zuständen müssen säurehaltige, aber auch allzu süße Speisen und Getränke gemieden werden; die Nahrung sollte am besten bei Raumtemperatur verzehrt werden. Teilweise wird die Applikation in passierter Form notwendig. Entsprechende Therapievorschläge sind den Ausführungen von Thiel [53] zu entnehmen.

Die Bedeutung der Zytostase-induzierten Stomatitis als Ursache für eine reduzierte spontane Nahrungsaufnahme ist jedoch vielfach überschätzt worden. Im Rahmen einer prospektiven Untersuchung an Patienten mit Akuter Leukämie stellten wir fest, daß die subjektiven Beschwerden durch Entzündungen des Mundes und der Schluckstraße für die Entwicklung von Mangelernährung nur von untergeordneter Rolle war [37]. Ein zusätzliches Problem könnte sich aus strukturellen und funktionellen Störungen der Darmmukosa infolge onkologischer Chemotherapie ergeben. So wurde in tierexperimentellen Untersuchungen mit verschiedenen Zytostatika [4, 22], vereinzelt auch beim Menschen [1, 9], eine erniedrigte Resorptionskapazität für verschiedene Nährstoffe gefunden. Allerdings sprechen eigene Untersuchungen dagegen, daß solche Resorptionsstörungen generell klinisch relevant sind [34]. Man kann vielmehr davon ausgehen, daß bei zytostatisch behandelten Patienten oral applizierte Nährstoffe ausreichend assimiliert werden, sofern es nicht zu anhaltenden Diarrhöen kommt.

Von größerer prognostischer Bedeutung könnte dagegen die Integrität der Darmmukosa sein. In letzter Zeit wurde darauf hingewiesen, daß es bei morphologischer und funktioneller Schädigung der Darmwand zu einer Migration gastrointestinaler Bakterien durch die Darmwand kommen kann [18]. Besonders gefährdet scheint hierbei der mit immunsupprimierenden Substanzen behandelte Patient zu sein, wobei ein Großteil der schweren Infektionen onkologischer Patienten auf die intestinale Bakterien-Permeation zurückgeführt wurde. Zur Zeit wird untersucht, ob spezielle Ernährungsformen (z. B. Glutamin-angereicherte Kostformen) einen protektiven Effekt auf die Darmmukosa des zytostatisch behandelten Patienten ausüben können.

Außer der allgemeinen Mangelernährung, welche durch die Nebenwirkungen onkologischer Chemotherapie ausgelöst oder unterhalten werden kann, ist an spezifische Nährstoff-Defizite als Folge der Tumortherapie zu denken, z. B. an Folsäure-Mangel nach Knochenmark-Transplantation [27] oder Glutamin-Defizit nach Behandlung mit L-Asparaginase von E. Coli [34]. Generell muß in der Regenerationsphase nach Ende

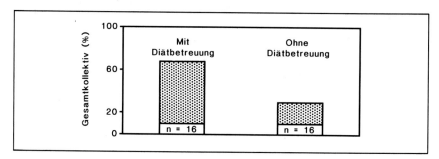

Abb. 2. Einfluß einer prospektiv durchgeführten diätetischen Betreuung als supportive Maßnahme zur Induktionsbehandlung der Akuten Leukämie [37].

einer zytostatischen Therapie ein deutlich erhöhter Bedarf für essentielle Substanzen angenommen werden. Die bisher bekannten Untersuchungen zur Effektivität künstlicher Ernährungsformen während der Verabreichung onkologischer Chemotherapeutika lassen den Schluß zu, daß (mit Ausnahme der Glutaminase – Asparaginase) Zytostatika per se nicht in der Lage sind, Mangelernährung zu induzieren [6, 17, 36]. Vielmehr ist es bei konsequenter diätetischer Führung möglich, einen Großteil der Patienten auch im Verlauf onkologischer Polychemotherapie auf ausschließlich oralem Wege zu ernähren (Abb. 2).

Die Therapie-induzierte Mangelernährung des Tumorpatienten ist somit vorwiegend ein Problem der unzureichenden Nahrungsaufnahme und nicht von Störungen der Substratverwertung [13, 29, 47, 54].

Eine Ernährungstherapie auf künstlichem Wege ist nur dann indiziert, wenn eine vital bedrohliche Mangelernährung vorhanden oder abzusehen ist, daß eine diätetische Betreuung nicht erfolgreich sein kann.

Strahlentherapie

Ebenso wie die onkologische Chemotherapie schädigt Strahlentherapie nicht spezifisch das bösartige Gewebe. Vielmehr kann es in Abhängigkeit von der Lokalisation des Strahlenfeldes sowie von der Intensität und Dauer der Bestrahlung zu unterschiedlichen Ernährungsstörungen kommen (Tab. 9).

Strahlentherapie führt insbesondere dann zu ausgeprägten Ernährungsstörungen, wenn die Kopf-Hals-Region, Thorax oder das Abdomen im Strahlenfeld liegen [43, 53]. Im Verlauf der Behandlung von Kopf-

Tabelle 9. Effekte der Bestrahlung mit Auswirkung auf den Ernährungszustand (nach Donaldson [16])

Bestrahlte Region	Akute Effekte	Spät-Effekte
ZNS	Nausea, Emesis	
HNO	Dysphagie Xerostomie Mukositis Anorexie Dysosmie Dys-/Hypo-/Ageusie	Ulkus Xerostomie Osteoradionekrose Zahnkaries Hypo-/Ageusie
Thorax	Dysphagie	Ösophagus- Fibrose, -Stenose Perforation, Fistel
Abdomen und Becken	Anorexie Nausea Erbrechen Diarrhö Akute Enteritis Akute Kolitis	Ulkus Malabsorption Diarrhö Chron. Enteritis/Kolitis Striktur/Obstruktion Perforation/Fistel

Hals-Tumoren mit wöchentlich 10 Gy wurden – als Folge von Radiomukositis, Strahlenschäden der Geschmacksknospen und der Speicheldrüsen – schon nach 3 Wochen bei mehr als der Hälfte der Kranken, nach 5 Wochen bei ca. 80% der Patienten Geschmackstörungen, Mundtrockenheit, Anorexie und Dysphagie gesehen [8]. Die Nährstoffaufnahme betrug unter freier Kost nur 70% des empfohlenen Tagesbedarfs. Da Patienten mit Kopf-Hals-Tumoren schon vor Beginn einer Strahlentherapie häufig mangelernährt sind, ist eine konsequente Ernährungstherapie hier besonders notwendig.

Die Bestrahlung von Tumoren der Lunge, des Mediastinums oder des Ösophagus führt im Laufe der Bestrahlung zu Ösophagitis und damit zur Dysphagie. Die Radiotherapie des Magens hat normalerweise bis auf eine unspezifische Anorexie keine Ernährungsprobleme zur Folge. Dagegen kommt es zu besonders starker Beeinträchtigung des Ernährungszustandes, wenn der Dünndarm im Strahlenfeld liegt. Klinische Symptome der akuten Strahlenenteritis sind Übelkeit, Erbrechen, Diarrhö und wechselnd ausgeprägte Malabsorption, deren Schwere mit der Strahlendosis korreliert. Hierbei muß mit allen Formen der Nährstoffverwertungsstörungen gerechnet werden: Es kann zu Resorptionsstörungen von Protein, Kohlenhydraten, vor allem von Fetten – sowie zu Wasser- und Elektrolytverlusten kommen.

Die intestinale Toxizität ist oft der limitierende Faktor einer intensiven Bestrahlung von Abdominal- und Beckentumoren. Vorrangig muß dabei die Gallensäuren-Malabsorption als Hauptursache der Diarrhöen behandelt werden [53]. Während Gallensalz-Komplexbildner, z. B. Cholestyramin, häufig unzureichend wirksam sind, führt eine fettarme Diät, evtl. unter Verwendung von mittelkettigen Fettsäuren, oft zur Minderung der Fett-Ausscheidung und zu symptomatischer Besserung.

Chirurgische Therapie

Operative Traumata induzieren eine katabole Umstellung des Intermediärstoffwechsels im Rahmen der Akute-Phase-Reaktion [50]. Obligatorisch kommt es dabei zum Abbau von Muskelprotein, Verschiebung freier Aminosäuren aus Muskulatur und Gefäßsystem in die Leber, Produktion von Akute-Phase-Proteinen und Erhöhung des Grundumsatzes. Ein weiteres Ernährungsrisiko stellt die postoperative Anorexie dar, und zwar insbesondere bei Patienten mit Tumoren des oberen Gastrointestinaltraktes. Eine prospektive Analyse zum spontanen Ernährungsverhalten operierter Tumorpatienten zeigt, daß Dauer und Schweregrad der subjektiven Anorexie eng mit der postoperativen Liegedauer korreliert, und zwar unabhängig von der präoperativen Ernährungssituation [40]. Weitere Untersuchungen müssen zeigen, ob auch bei chirurgischen Patienten eine intensive diätetische Betreuung den Ernährungszustand positiv beeinflussen kann. Dies erscheint deshalb besonders erstrebenswert, da chirurgische Patienten die einzige Krankengruppe darstellen, bei denen Ernährungsstatus und Prognose nachgewiesenermaßen miteinander korrelieren [31].

Radikale Resektionen im Bereich der Schluckstraße und des Gastrointestinaltraktes können entweder durch Beeinträchtigung der spontanen Nahrungsaufnahme oder der Digestions- bzw. Absorptionsleistung zu einem dauernden Ernährungsproblem werden (Tab. 10).

Ösophagektomie und Gastrektomie führen z. T. zu langfristig reduzierter spontaner Nahrungsaufnahme infolge von Dysphagie, Völlegefühl, übelriechendem Aufstoßen, epigastrischen Beschwerden und Diarrhöen [51]. Insgesamt sind nahezu doppelt so viele Patienten ein Jahr nach

Tabelle 10. Konsequenz radikaler Resektionen im Bereich des GI-Traktes für die Nährstoff-Verwertung

Resezierte Organe	Effekt
Mundhöhle und Pharynx	Abhängigkeit von Sondenernährung
Thorakaler Ösophagus	Magenentleerungsstörung (bei Vagotomie) Fett-Malabsorption Abhängigkeit von intestinaler Ernährung (wenn Rekonstruktion unmöglich)
Magen	Dumping-Syndrom Fett-Malabsorption Eisen-Malabsorption Vitamin-B_{12}-Malabsorption
Duodenum	Fett-Malabsorption (bei Wegfall von Galle-/Pankreas-Sekretion)
Jejunum	Generelle Resorptionsminderung
Ileum	Vitamin-B_{12}-Malabsorption Gallensäure-Malabsorption
Gesamter Dünndarm (>80%)	Generalisiertes Malassimilations-Syndrom
Kolon	Wasser-/Elektrolyt-Verlust

Gastrektomie untergewichtig wie vor dem Eingriff [46]. Eine intensive diätetische Betreuung muß deshalb für gastrektomierte Tumorpatienten obligatorisch sein.

Orale Ernährung und «Lebensqualität»

Dem psychischen Befinden des Patienten wird neuerdings gerade in der Onkologie zunehmende Beachtung geschenkt. Nach Brunner [7] ist «das Ziel jeder Tumortherapie entweder die definitive Heilung, die Verlängerung einer lebenswerten Zeit, oder die wirksame Palliation mit Verbesserung der Qualität der verbleibenden Lebensspanne».

Den potentiell günstigen, d. h. lebensverlängernden Wirkungen aggressiver Tumortherapie stehen deren Nebenwirkungen gegenüber, die das Allgemeinbefinden und somit die «Lebensqualität» der betroffenen Kranken beeinträchtigen können. Dies ist besonders bei Tumoren zu berücksichtigen, deren Behandlung sehr nebenwirkungsreich ist und trotzdem nur bei der Minderzahl der Patienten zur definitiven Heilung führt. Gerade in diesen Fällen ist es besonders notwendig, die Lebensqualität des Tumorkranken bei der Auswahl der Behandlungskonzepte zu berücksichtigen.

Appetit und die Fähigkeit zu essen gehören zu den Haupt-Faktoren, welche die Lebensqualität von Tumor-Patienten beeinflussen [26]. In einer Untersuchung an 126 zytostatisch oder strahlentherapeutisch behandelten Patienten waren sie für die subjektive Befindlichkeit von größerer Wichtigkeit als die Fähigkeit zu arbeiten, körperliche Leistungsfähigkeit und Sexualleben [42]. Von den Therapie-induzierten Nebenwirkungen beeinträchtigten Übelkeit und Erbrechen die Kranken stärker als Schmerz.

Trotz ihrer Bedeutung für das Individuum ist die «Lebensqualität» als therapeutisches Ziel bisher im Rahmen kontrollierter Ernährungsstudien weitgehend unberücksichtigt geblieben.

Wir analysierten deshalb während der aggressiven Polychemotherapie Akuter Leukämien die Beziehungen zwischen Ernährungsverhalten und subjektivem Wohlbefinden [37]. Hierbei zeigte sich, daß es vorrangig zur Minderung der Nahrungsaufnahme in solchen Therapiephasen kam, in welchen die Belastung durch die körperlichen Folgen der zytostatischen Behandlung am stärksten empfunden wurde. Zeitlich verzögert kam es zur Gewichtsabnahme, die eng mit der Angabe allgemeiner körperlicher

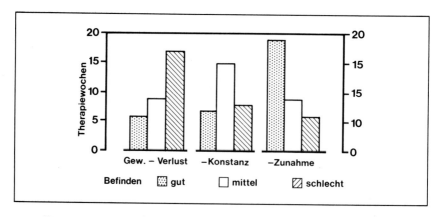

Abb. 3. Zusammenhang zwischen subjektiver Erschöpfung und Gewichtsverlauf während Induktionsbehandlung der Akuten Leukämie (13 Pat.). Dargestellt sind die Anzahl der Therapiewochen mit gutem/mittlerem/schlechtem Befinden [37].

Erschöpfung korrelierte (Abb. 3). Beziehungen zwischen Ernährungsverhalten und psychischen Beschwerden ließen sich nicht nachweisen.

Die Ergebnisse bestätigen die wiederholt geäußerte Ansicht, daß die Beeinträchtigung des subjektiven Wohlbefindens mit inadäquater oraler Nahrungsaufnahme und der Entwicklung von Mangelernährung in enger Beziehung steht.

Literatur

1. Bero T, Javor T: The effect of cytostatics on the intestinal absorption of D-xylose in patients with malignant lymphoma. Act Med Hung 1983;40:247–250.
2. Bickel H, Schwemmle K, Scranowitz P, et al: Glukose, Fruktose und Xylit als Energieträger in der postoperativen parenteralen Ernährung. Dtsch Med Wochenschr 1975: 100:527–530.
3. Bistrian BR: A simple technique to estimate severity of stress. Surg Gynecol Obstet 1979;148:675–678.
4. Böhmer R, Binder R, Rommel K, Dietrich M, Wolf G: Jejunale Xylose- und Galaktoseabsorption der Ratte in Abhängigkeit von der bakteriellen Darmflora und nach Zytostatikagabe. Z Gastroenterol 1976;1:30–40.
5. Brennan MF: Metabolic response to surgery in the cancer patient. Consequences of aggressive multimodality therapy. Cancer 1979;43:2053–2064.
6. Bruning PF, Egger RJ, Gooskens AC, et al: Dietary intake, nutritional status and wellbeing of cancer patients: a prospective study. Eur J Cancer Clin Oncol 1985;21: 1449–1459.
7. Brunner KW: Beurteilung der Lebensqualität bei Tumortherapie. Schweiz med Wschr 1976;106:1165–1167.
8. Chencharick JD, Mossmann KL: Nutritional consequences of the radiotherapy of head and neck cancer. Cancer 1983;51:811–815.
9. Craft SW, Kay HEM, Lawson DN, et al: Methotrexate-induced malabsorption in children with acute lymphoblastic leukemia. Br Med J 1977;ii:1511–1512.
10. Delbrück H, Severin M, Lindenbeck U: Diätetische Aspekte und Befunde bei 227 gastrektomierten Magenkarzinompatienten. Akt Ernähr 1990;15:17–19.
11. Deutsche Gesellschaft für Ernährung (DGE): Empfehlungen für die Nährstoffzufuhr, 4. Aufl. Frankfurt, Umschau-Verlag, 1985.
12. Deutsche Gesellschaft für Ernährung (DGE): Ernährungsbericht 1988. Frankfurt, DGE-Eigenverlag, 1988.
13. DeVries EGE, Mulder NH, Houwen B, de Vries-Hospers: Enteral nutrition by nasogastric tube in adult patients treated with intensive chemotherapy for acute leukemia. Am J Clin Nutr 1982;35:1490–1496.
14. DeWys WD: Anorexia in cancer patients. Cancer Res 1977;37: 2354–2358.
15. DeWys WD: Pathophysiology of cancer cachexia: current understanding and areas for future research. Cancer Res 1982;suppl.42:721s–726s.
16. Donaldson SS: Nutrition support as an adjunct to radiation therapy. JPEN 1984; 8:302–310.

17 Evans WK, Nixon DW, Daly JM, et al: A randomized study of oral nutritional support versus ad lib nutritional intake during chemotherapy for advanced colorectal and non-small-cell lung cancer. J Clin Oncol 1987;5:113–124.
18 Fox AD, Kripke SA, DePaula JA, Berman JM, Settloe RG, Rombeau JL: Effect of a glutamine-supplemented enteral diet on methotrexate-induced enterocolitis. JPEN 1988;12:325–331.
19 Gallagher P, Tweedle DE: Taste threshold and acceptability of commercial diets in cancer patients. JPEN 1983;7:361–363.
20 Götz ML, Rabast U: Diättherapie. Lehrbuch mit Anwendungskonzepten. Stuttgart, Thieme, 1987.
21 Grant MM: Nutritional interventions: Increasing oral intake. Semin Oncol Nurs 1986; 2:36–43.
22 Hartwich G, Domschke W, Matzkies F, Pesch HJ, Prestele H: Disaccharidasen der Dünndarmschleimhaut der Ratte unter einer zytostatischen Behandlung mit 5-Fluorouracil. Klin Wschr 1974;52:930–938.
23 Jungi C: Diätetik bei Krebserkrankungen. Internist 1988;29:492–498.
24 Kokal W: The impact of antitumor therapy on nutrition. Cancer 1985;55:273–278.
25 Kotthoff G, Haydous B: Zunehmen – leicht gemacht. Gräfelfing, Demeter, 1985.
26 Lanham RJ, Digiannantonio AF: Quality-of-life of cancer patients. Oncol 1988;45: 1–7.
27 Link H, Blaurock M, Wernet P, Niethammen D, Wilms K, Ostendorf P: Acute folic acid deficiency after bone marrow transplantation. Klin Wschr 1986;64:423–432.
28 Matthews DM: Mechanism of peptide transport. Contr Infusion Ther Clin Nutr 1987;17:6–53.
29 Merritt RJ, Ashley JD, Siegel SS, Sinatra F, Thomas DW, Hays DM: Calorie and protein requirement of pediatric oncology patients with acute nonlymphocytic leukemia. JPEN 1981;5:20–23.
30 Metz G, Schiff J, Schmitting S: Beitrag des Diätassistenten zur rationellen Diätetik, in Kluthe R (ed): Ernährungsmedizin 1987. Deisenhofen, Dustri, 1988, pp 20–27.
31 Müller JM, Brenner U, Dienst C, Pichlmaier H: Preoperative feeding in patients with gastrointestinal carcinoma. Lancet 1982;i:68–71.
32 Müller JM, Keller HW, Brenner U, Walter M: Stoffwechselkonsequenzen der parenteralen Ernährung bei Tumorpatienten. Leber Magen Darm 1984;14:68–77.
33 Ollenschläger G, Jansen S, Fischer H, Mödder B: Zur Pathogenese und klinischen Bedeutung der Anorexie onkologischer Patienten, in Sauer R, Thiel HJ (ed): Ernährungsprobleme in der Onkologie. Akt Onkol 1987;35:12–24.
34 Ollenschläger G, Roth E, Linkesch W, Jansen S, Simmel A, Mödder B: Asparaginase-induced derangements of glutamine-metabolism: the pathogenetic basis for some drug-related side-effects. Eur J Clin Invest 1988;18:512–516.
35 Ollenschläger G, Konkol K, Mödder B: Indications for and results of nutritional therapy in cancer patients. Rec Res Cancer Res 1988;108:172–184.
36 Ollenschläger G, Konkol K, Wickramanayake PD, Schrappe-Bächer M, Müller JM: Nutrient intake and nitrogen metabolism of cancer patients during oncological chemotherapy. Am J Clin Nutr 1989;50:454–459.
37 Ollenschläger G: Diagnostik und Therapie der Mangelernährung onkologischer Patienten während aggressiver Tumortherapie. Habil Schr. Köln, Med Fakultät, 1989.
38 Ollenschläger G, Schönleben K, Bünte H, Paust H: Prinzipien der Ernährungstherapie,

in Krück F, Kaufmann W, Bünte H, Gladtke E, Tölle R (eds): Therapiehandbuch. 3. Aufl. München, Urban & Schwarzenberg, 1989; pp 221–231.

39 Ollenschläger G: Ernährungstherapie des chronisch Krebskranken, in Aulbert E, Niederle N (eds): Die Lebensqualität des chronisch Krebskranken. Stuttgart, Thieme, 1990, pp 117–130.

40 Ollenschläger G, Viell B, Thomas W, Konkol K, Bürger B: Tumor Anorexia: causes –assessment–treatment. Rec Res Cancer Res, 1990;121:248–258.

41 Padilla GV, Presant C, Grant MM, Metter G, Lipsett J, Heide F: Quality-of-life index for patients with cancer. Res Nurs Health 1983;6:117–126.

42 Padilla GV: Psychological aspects of nutrition and cancer. Surg Clin N Am 1986;66: 1121–1135.

43 Pezner R, Archambeau JO: Critical evaluation of nutritional support for radiation therapy patients. Cancer 1985;55:263–267.

44 Pruyn JF, Rijckman RM, van Brunschot CJ, et al: Cancer patients' personality characteristics, physician-patient communication and adoption of the Moerman diet. Soc Sci Med 1985;20:841–847.

45 Pudel VE: Experimental feeding in man, in Silverstone T (ed): Appetite and food intake: report of the Dahlem workshop on appetite and food intake. Berlin, Abakon, 1976, pp 245–264.

46 Raab M, Stützer H, Kotthoff G: Ernährungsanalyse nach vollständiger Entfernung des Magens wegen eines malignen Tumors. Akt Ernähr 1988;13:10–14.

47 Reed MD, Lazarus HM, Herzig RH, et al: Cyclic parenteral nutrition during bone marrow transplantation in children. Cancer 1983;51:1563–1570.

48 Roth E, Ollenschlager G, Hackl JM: Grundlagen und Technik der Infusionstherapie und klinischen Ernährung (Handbuch der Infusionstherapie und klinischen Ernährung, Bd. II). Basel, Karger 1985, pp 84–85.

49 Rutten P, Blackburn GL, Flatt JP, Hallowell E, Cochran D: Determination of optimal hyperalimentation infusion rate. J Surg Res 1975;18:477–483.

50 Shenkin A, Neuhäuser M, Bergström J, et al: Biochemical changes associated with severe trauma. Am J Clin Nutr 1980;33:2119–2127.

51 Siewert JR, Blum AL (Hrsg): Postoperative Syndrome. Berlin, Springer, 1980.

52 Somerville ET: Special diets for neutropenic patients: Do they make a difference? Semin Oncol Nurs 1986;2:55–58.

53 Thiel HJ: Ernährungsstörungen durch Strahlentherapie: Ursachen–Prophylaxe–Therapie. In Sauer R, Thiel HJ (ed): Ernährungsprobleme in der Onkologie. Akt Onkol 1987;35:65–102.

54 Weisdorf S, Hofland C, Sharp HL, et al: Total parenteral nutrition in bone marrow transplantation: a clinical evaluation. J Ped Gastroent Nutr 1984;3:95–100.

55 Wooley OW, Bartoshuk LM, Cubanac MJC, et al: Psychological aspects of feeding: group report. In: Silverstone T (eds): Appetite and food intake: report of the Dahlem workshop on appetite and food intake. Berlin, Abakon, 1976:331–354.

Sondenernährung bei Tumorkranken – Technische Aspekte

Paul Thul

Chirurgische Universitätsklinik, Köln

Einleitung

Erste Mitteilungen über eine Sondenernährung stammen aus dem 12. Jahrhundert. Über den Erfolg einer längerfristigen Sondenernährung wird von einem englischen Chirurgen 1790 berichtet. Trotzdem galt diese Form der Ernährung lange Zeit als Notbehelf. Mit der Entwicklung von ausgereiften Sonden, tragbaren Pumpen, gutverträglichen Sondennahrungen und neuen Techniken der Sondenapplikation hat sich die enterale Ernährung sowohl in der Klinik als auch ambulant etabliert [2].

Zur enteralen Ernährung ist die Applikation einer Sonde den individuellen Gegebenheiten der Erkrankung, der geplanten Dauer der Ernährung und ebenso den Wünschen des Patienten anzupassen. Es stehen mit der nasogastralen und nasoduodenalen Sonde, der perkutanen endoskopischen Gastrostomie (PEG), der durch Laparotomie angelegten perkutanen Fistel mit ihren diversen Modifikationen und der ösophagokutanen Fistel verschiedene Systeme zur Verfügung. Die Anlage der Sonde und ihre Langzeitbenutzung ist bei den nasoenteralen Systemen und der perkutanen endoskopischen Gastrostomie ungefährlich; bei den durch Laparotomie angelegten gastrokutanen Fisteln oder der Feinnadeljejunostomie liegt das operative Risiko im Bereich der Laparotomie. Dies kann bei der Witzel- oder Kaderfistel bis zu 30% betragen [11, 38].

Plazierung der Ernährungssonde

Für eine langfristige, insbesondere für die heimenterale Ernährung haben sich dünnlumige Sonden aus Polyurethan und Silikonkautschuk bewährt. Dicklumige PVC- oder Latex-Sonden verlieren innerhalb kurzer Zeit ihre Weichmacher und verfestigen sich [3, 28]. Um die damit zu erwartenden Drucknekrosen im Nasopharynx und im Ösophagus zu vermeiden, ist ein wöchentlicher Austausch erforderlich. Die modernen dünnlumigen Sonden machen eine Ernährung über Monate möglich, ohne daß Risiken wie Ulzerationen im Ösophagus, durch Druck wie bei den dicklumigen Sonden zu erwarten sind. Dies ist ein besonderes Problem bei intensivtherapierten beatmeten Patienten [15].

Nasogastrale/Nasointestinale Sonde

Das Legen einer nasogastralen bzw. einer nasointestinalen Sonde bleibt dem Arzt vorbehalten. Bronchusperforationen, Verletzungen des Zwerchfells und Plazierung der Sondenspitze im Mediastinum, in der freien Bauchhöhle und im Hirnschädel sind bekannt [29].

Sollen bewußtlose Patienten über eine Sonde ernährt werden, soll die Sondenspitze im Dünndarm liegen, eine intragastrale Lage birgt die Gefahr eines Refluxes und der Aspiration [5, 21]. Durch Rechtsseitenlage und die Gabe von Metoclopramid eine halbe Stunde vor Legen der Sonde wird die Plazierung im Dünndarm erleichtert. Die Schienung der Sonde

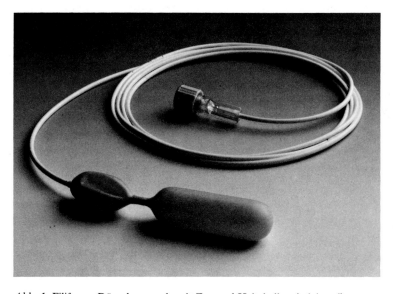

Abb. 1. Filiforme Dünndarmsonde mit Zug und Halteballon (salvisond).

mit einem Mandrin kann die Passage des Pylorus mit filiformen Sonden ermöglichen. Eine transpylorische Plazierung gelingt leicht mit einer speziellen Sonde, der Salvisond (Abb. 1). Es handelt sich um eine 1,8 mm dicke Sonde, die an dem distalen Ende mit einem Zugballon und einem zweiten Halteballon bewehrt ist. Ist die Spitze im Magen plaziert, wird der Zugballon mit 5 ml Kochsalzlösung gefüllt. Durch die Peristaltik wird der Ballon über das Duodenum ins Jejunum transportiert. Im alkalischen Milieu des Duodenums löst sich die Verklebung des Ballons mit der Sonde. Die Peristaltik wirkt auf den verbleibenden Halteballon und hält ihn in Position. Löst sich der Zugballon hier nicht ab, kann durch Bikarbonatlösung eine Absprengung ins Darmlumen erreicht werden. Die Lagekontrolle erfolgt durch Aspiration von alkalischem Darmsekret oder Röntgenkontrolle.

Eine extrem seltene Komplikation stellt die Obstruktion des Darmlumens durch den Halteballon dar. Aufgrund von Gasdiffusion kann sich der Ballon mit einem Ausgangsvolumen von weniger als 1 ml auf Durchmesser von 5 cm ausdehnen. Durch perkutane computergesteuerte Punktion mit einer feinen Nadel kann die Darmpassage problemlos wieder hergestellt werden.

Eine weitere Möglichkeit zur Plazierung einer Sonde im Dünndarm besteht in der endoskopisch kontrollierten Applikation. Über das Gastroskop wird eine Sonde (Salvisond 250, Durchmesser 1,8 mm) in die gewünschte Position vorgebracht. Zur transnasalen Plazierung wird ein Katheter mit einem Innenlumen von 10 Charr durch die Nase eingeführt und durch den Mund hervorgezogen, am distalen Ende wird die duodenale Sonde eingeführt und retrograd aus der Nase vorgezogen. Danach wird die Sonde auf die gewünschte Länge gekürzt und der Quetschkonus angeschraubt (Abb. 2).

Eine Sonde mit großem Innenlumen, die sich endoskopisch plazieren läßt, ist die Salvisond-Endo (Abb. 3). Ein Seldingerführungsdraht wird durch das Gastroskop in den Dünndarm plaziert, das orale Ende wird pernasal ausgeleitet und die mit Silikonspray durchsprühte Sonde über den Draht vorgeschoben.

Soll eine Sonde für eine längere Zeit belassen werden und wird der extrakorporal liegende Schlauchanteil als kosmetisch störend empfunden, ist eine Versorgung der Sonde mit einer Nasenolive möglich. Hierbei wird ein Abdruck des Nasenlochs vorgenommen und ein Kunststoffteil nach diesem Abdruck speziell für den Patienten angefertigt. So ist eine weitgehend unauffällige Plazierung möglich, wenn die Sonde nicht in Betrieb ist.

Sondenernährung bei Tumorkranken – technische Aspekte 563

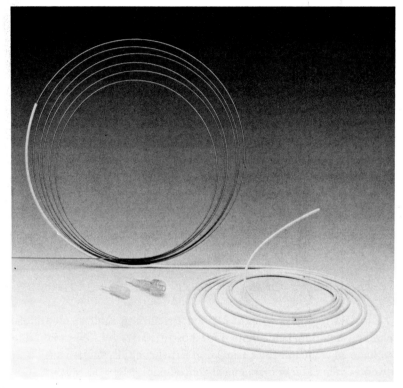

Abb. 2. Filiforme Sonde zur endoskopischen Plazierung (salvisond 250).

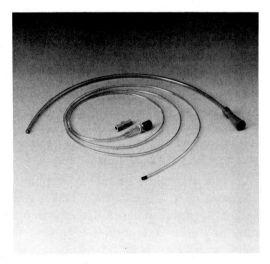

Abb. 3. 2,8 mm dicke Sonde zur endoskopischen Plazierung (salvisond Endo).

Für spezielle Sondentypen, wie sie von Abbott [1] angegeben wurden, dürfte selten eine Indikation gegeben sein. Diese doppellumigen Sonden erlauben eine Dekompression eines Teils des Magendarmtrakts, während gleichzeitig über den anderen Kanal eine Ernährung möglich ist.

Zervikale Ösophagostomie

Die zervikale Ösophagostomie ist seit der Einführung der diversen Verfahren zur perkutanen Gastrostomie aufgrund ihrer Risiken verlassen worden. Mit Hilfe eines Peel-away-Bestecks kann im abgedunkelten Raum auf die Spitze eines starren Endoskops perkutan punktiert werden und ein Katheter über einen Seldingerdraht vorgeschoben werden. Wir haben die Methode seit Jahren nicht mehr angewandt.

Gastrostomie

Die Gastrostomie zur künstlichen Ernährung zählt zu den ältesten Techniken der Bauchchirurgie. 1891 beschrieb Witzel [39] eine operativ eingelegte Magenfistel zur künstlichen Ernährung. Er bildete aus der Magenwand einen ca. 5 cm langen serösen Tunnel. Mehrere Modifikationen dieser Technik wurden von Kader 1896 [16], Stamm 1894 [33] und Sanders 1965 [31] angegeben. Die Verfahren waren teilweise operativ aufwendig und in vielen Fällen mit schweren Komplikationen verbunden. Es wurde deshalb Ende der 70er Jahre von der Arbeitsgruppe um Gauderer [8, 9] die perkutane endoskopische Gastrostomie (PEG) entwickelt. Kommerziell stehen Bestecke zur perkutanen endoskopischen Gastrostomie und zur Plazierung des distalen Katheteranteils im Magen wie auch im Duodenum zur Verfügung. In jüngerer Zeit werden neben den seit Jahren üblichen Kathetern von 9 Charr auch Katheter mit einem Durchmesser von 15 Charr angeboten (Abb. 4).

In Tabelle 1 werden die Indikationen bzw. Kontraindikationen zur Langzeiternährung aufgeführt.

Frühere Eingriffe am oberen Gastrointestinaltrakt wie z. B. Magenresektionen oder Gastrektomien stellen keine Kontraindikation für eine perkutane endoskopische Katheterplazierung dar [12, 25, 32]. Voraussetzung ist jedoch eine positive Diaphanie und eine eindeutige Sicht des palpierenden Fingers im Endoskop.

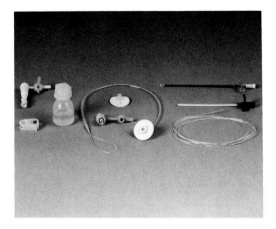

Abb. 4. Katheterset zur perkutanen endoskopisch kontrollierten Gastrostomie, PEG (salvisond PEG, gastral).

Tabelle 1. Indikationen/Kontraindikationen zur Langzeiternährung

Indikation zur intragastralen Langzeiternährung
- Stenosierende Oropharynxtumoren
- Radiochemotherapie von Oropharynxneoplasien
- Verletzung des Gesichtsschädels
- Ösophagusverätzungen
- Morbus Crohn

Indikation zur intraduodenalen Langzeiternährung
- Magenausgangsstenosen
- Ernährung bei Bewußtseinsstörung
- Neurogene Schluckstörungen
- Ösophago-tracheale Fisteln

| Kontraindikationen | |
Absolut	Relativ
Fehlende Diaphanie	Aszites
Blutgerinnungsstörung	Peritonealkarzinose
Schwere Wundheilungsstörung	(Morbus Crohn)
Peritonitis	
Akute Pankreatitis	
Ileus	

Operationsvorbereitungen vor Plazierung einer perkutanen endoskopischen Gastrostomie
- Ausgiebige Munddesinfektion mit Jodpolyvidonlösung
- 24 h präoperativ Absetzung von H_2-Blockern und Antazida
- unmittelbar präoperativ einmalige Gabe eines Breitbandantibiotikums
- Abdeckung mit sterilen Tüchern

Perkutane endoskopische Gastrostomie (PEG)

Zur Anlage einer perkutanen endoskopischen Gastrostomie existieren prinzipiell zwei Verfahren, die Einstichmethode [24, 26, 37] und die Durchzugsmethode [9].

Die Einstichmethode erscheint nur für dünnlumige Katheter geeignet. Beim Einführen der Kanüle bzw. des Dilatators erweist sich die Magenwand als elastischer Widerstand und erschwert eine Punktion des Magens. Es kommt zu einem Auseinanderweichen von parietalem Peritoneum und Magenwand. Eine weitere Schwäche stellt der Katheterballon dar. Fällt der Ballon zusammen, so löst sich der Katheter und endet in der freien Bauchhöhle. Diese Gefahr besteht nicht mehr, wenn der Katheter ca. 2 Wochen gelegen hat.

Eine Neuentwicklung zur Direktpunktion des Magens stellt die Memosond dar. Nach Diaphanie der Bauchdecke wird eine Sonde, die einen Memorymetallstreifen enthält, in den Magen eingestochen. Nach Spülen der Sonde mit warmem Wasser nimmt das Memorymetall seine ursprüngliche Form wieder ein; der intragastrale Sondenanteil verformt sich spiralförmig und bildet damit ein Widerlager (Abb. 5).

Bei der Einstichmethode kommt es nicht zu einer Kontamination der Bauchwand mit Keimen aus dem Mund- und Rachenraum. Inwieweit dies bei gründlicher Desinfektion des Mundes von Bedeutung ist, bleibt offen. Eine Verschleppung von Tumorzellen aus dem Pharynx und das Angehen von Implantationsmetastasen, wie wir es gesehen haben, könnte bei Patienten, bei denen die PEG im Rahmen einer geplanten kurativen Therapie vorübergehend implantiert wird, von Bedeutung sein [27].

Eine perkutane Gastrostomie unter Durchleuchtungskontrolle ist durch Direktpunktion des Magens möglich [7]. Eine Indikation zu diesem Vorgehen kann gegeben sein, wenn eine Stenose im Oropharynx oder Ösophagus besteht, die nicht mehr mit dem Endoskop passierbar ist, jedoch noch eine transnasale Sonde im Magen liegt.

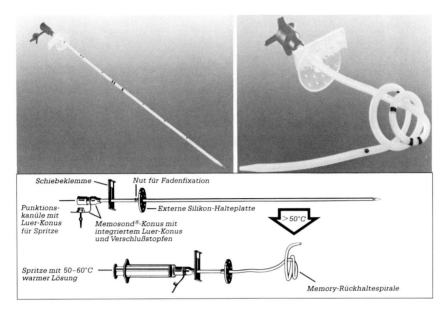

Abb. 5. *Katheterset zur PEG (Memosond).*

Bei der Durchzugsmethode werden die Nachteile der Direktpunktion vermieden. Die Kanüle zur Magenpunktion ist kleinkalibrig, damit gelingt eine problemlose Punktion des Magens. Eine sichere Adaptation der Magenwand am Peritoneum parietale ist durch eine Silikonplatte des Keymlingkatheters oder die ähnlich gestalteten Platten der verschiedenen Kathetersysteme gewährleistet [18, 19]. Zur Plazierung leuchtet der Endoskopiker im distalen Magendrittel gegen die vordere Bauchwand, nach Lokalanästhesie erfolgt eine Stichinzision von ca. 3 mm Länge, eine Kanüle wird in den Magen eingestochen, ein Haltefaden eingeführt und mit dem Endoskop durch den Mund herausgezogen. Danach wird ein Bougie mit einem angeschweißten Katheter befestigt und durch die Bauchwand gezogen. Der Katheter wird unter mäßigem Zug mit einer Halteplatte an der vorderen Bauchwand fixiert. Zur sicheren Fixation des Katheters an der Halteplatte hat sich die Armierung des Schlauchs mit einer Manschette, die aus einem ca. 1 cm langem Stück Infusionsschlauch besteht, bewährt. Die Manschette kann mit dem den kommerziellen Systemen beigelegten Polyurethankleber ausreichend sicher fixiert werden. Hierbei ist zu beachten, daß einerseits die Zugbelastung an der Magenvorderwand ausreichend groß ist, so daß die Magenwand mit der vorderen Bauchwand

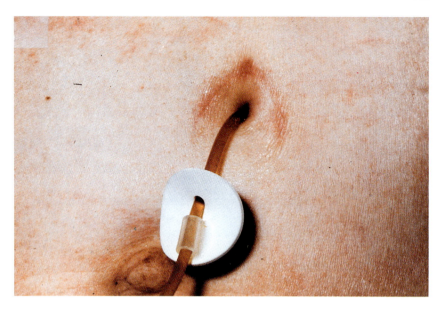

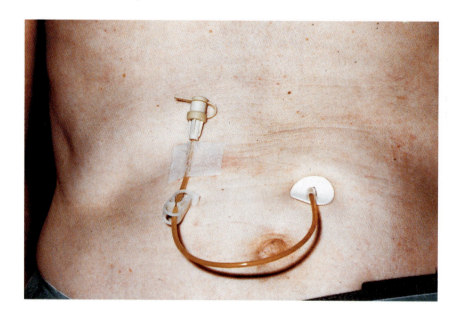

Abb. 6. PEG in situ. Ernährung über Sonde seit 1 Jahr.

verwachsen kann, andererseits ein zu hoher Zug vermieden wird, da es sonst zu Irritationen der Magenschleimhaut kommen kann (Abb. 6).

Für die Verwendung von großlumigen PEG-Kathetern bestehen zwei spezielle Indikationen, nämlich die langfristige Dekompression bei vollständiger Darmobstruktion und die Rückführung von Galle nach perkutaner Gallengangsdrainage (Abb. 7, 8).

Die heimparenterale Ernährung hat dazu geführt, daß inoperable Tumorpatienten in einem sehr guten Zustand lange überleben. In Einzelfällen kann es durch den Tumor zu einer totalen Obstruktion des Darmlumens mit unerträglichem Erbrechen kommen. Die PEG mit einer großlumigen Sonde zur Drainage ermöglichte es den Patienten wieder Getränke zu sich zu nehmen.

Die kommerziell erhältliche großlumige PEG-Sonde (Freka-PEG universal intestinal) hat ein Lumen, das es ermöglicht, einen Dünndarmkatheter CH 8 bis in das Jejunum vorzuschieben. Dadurch besteht die Möglichkeit einer duodenalen/jejunalen Langzeiternährung oder einer intestinalen Gallerückführung bei externer Gallengangsdrainage und eine gleichzeitige gastrale Ernährung. Die Indikation zu einem solchen Vorgehen ist nur noch selten gegeben. Permanente externe Gallengangsdrainagen kommen nur dann in Betracht, wenn eine interne Ableitung oder Tumorresektion nicht möglich ist. Bei einem großen Krankengut ist dies in den letzten fünf Jahren nicht der Fall gewesen. Bei einer temporären externen Gallenableitung – auch hier hat sich die Indikationsstellung aufgrund des chirurgischen Konzepts gewandelt – ist die Anlage einer PEG und Rückführung der Galle über eine Dünndarmsonde kontraindiziert. Eine Rückführung durch die PEG in den Magen sollte nicht erfolgen, da die Gallensäuren im Magen Schleimhautläsionen verursachen können.

Eine wesentliche Komplikation der Ernährung über Sonden stellt die Aspiration dar. Die Inzidenz wird mit 1–9% angegeben [5, 20–23]. Eine Letalität von 9% erscheint extrem hoch und durch die Besonderheit des Patientenkollektivs bedingt zu sein [20]. Diese hohe Letalitätsrate ist vermeidbar durch die Verwendung von Kathetern, deren intraluminaler Anteil bis in das Duodenum reicht. Für die Anwendung solcher Sonden besteht jedoch nur bei bewußtlosen Patienten eine Notwendigkeit. Eine Lagekontrolle ist indiziert, da es häufig zu einem Zurückschlagen der Sondenspitze in den Magen kommt.

Nuklearmedizinische Untersuchungen mit Technetium haben bei Patienten mit perkutanen Gastrostomien ebenso wie mit nasogastralen Sonden einen Reflux in den Ösophagus und eine Aspiration gezeigt [5]. Die-

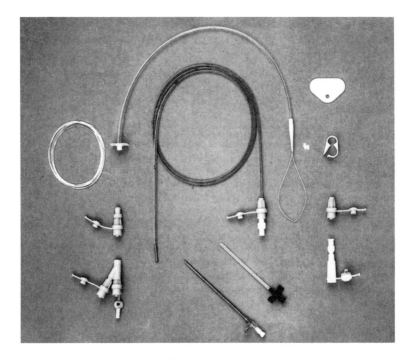

Abb. 7. Besteck zur Gallerückführung oder intestinalen Ernährung.

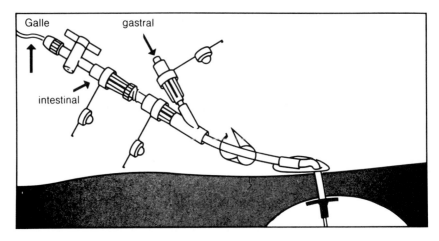

Abb. 8. Extrakorporaler Anteil des Schlauchsystems zur Gallerückführung.

Tabelle 2. Komplikationen der perkutanen Gastrostomie und ihre Lösung

Problem	Lösung
Ablösung von der Bauchwand und Peritonitis	Manschette aus Infusionsschlauch um die Sonde
Infektion	Desinfektion des Rachens
Hautirritation	Keine Okklusivverbände
Granulationsgewebe	Kauterisation
Leckage	Kleinlumige Sonden
Lokaler Infekt	Lockern der Halteplatte
Unannehmlichkeiten	Kleinlumige Sonden
Katheterokklusion	Regelmäßiges Spülen

sen Untersuchungen widersprechen manometrische Untersuchungen, die gezeigt haben, daß bei der perkutanen Gastrostomie der Verschlußdruck des unteren Ösophagussphinkter erhöht ist. Dies liegt nahe, denn ein operatives Verfahren zur Minderung des gastroösophagealen Refluxes stellt die Gastropexie an die vordere Bauchwand dar. Die wird ebenso durch die perkutane Gastrostomie erreicht. Tabelle 2 zeigt Komplikationen der perkutanen Gastrostomie und ihre Lösung.

Zu den operativen Risiken der perkutanen Gastrostomie zählen die gastrokolische Fistel [34] und die nektrotisierende Fasciitis [13]. Gastrokolische Fisteln sind bei Kindern aufgetreten. Als Ursache wurde eine beträchtliche Gasinsufflation angesehen, die zu einer Blähung des Dünn- und Dickdarms führt und damit zu einer Verlagerung des Querkolons vor den Magen. Das Risiko einer Fasciitis kann durch ausgiebige Desinfektion des Mund- und Rachenraums sowie eine präoperative Antibiose verringert werden. Ein asymptomatisches Pneumoperitoneum ist häufig und erfordert außer der klinischen Überwachung keine weiteren Maßnahmen [4].

Bei ausgeprägten Ösophagusvarizen ist eine Blutung nach PEG nach dem Durchzugsverfahren, als auch nach Direktpunktion beschrieben worden [4, 17]. Das Risiko der PEG scheint erträglich wenn eine Sklerosierungstherapie möglich ist. Die Alternative, die nasogastrale Sonde ist langfristig ebenso mit einer Ösophagusschädigung verbunden [15].

Wir haben bei einer Ernährungsdauer von über 23.000 Tagen lediglich eine Okklusion durch nicht vollständig zerstoßene Tabletten gesehen. Es besteht der Eindruck, daß Infektionen um den Katheter bei dicklumigen Kathetern höher sind als bei kleinlumigen Sonden. Ein Vorteil eines großlumigen Katheters könnte die weitgehend unproblematische Applikation von ballaststoffhaltigen Nahrungen sein. Inwieweit dies von Nutzen für den Patienten ist, ist nicht abschätzbar. Wir sehen keinen wesentlichen Vorteil in der Applikation von ballaststoffhaltiger Nahrung, eine Verringerung der Stuhlfrequenz auf weniger als einmal täglich wurde von den Patienten nicht als unangenehm empfunden.

Die Pflege der Katheterdurchtrittstelle erfolgt durch übliches Duschen des Wundbereichs und Abdecken mit einer Schlitzkompresse. Nach jeder Nahrungsapplikation, mindestens jedoch einmal täglich, sollte der Katheter durchgespült werden. Früchtetees sind hierzu ungeeignet, da es zur Ausflockung von Nahrungseiweiß und damit zur Okklusion kommen kann. Die Entfernung des PEG-Katheters erfolgt durch Endoskopie. Bewährt hat sich das Einführen eines Fadens durch den Katheter, der Faden wird mit der Biopsiezange gefaßt und der Katheter nach Entfernung des Konus peroral extrahiert. Es ist dringend abzuraten, den Katheter in Höhe der Bauchdecke abzuschneiden und ihn dem Abgang per vias naturales zu überlassen; ebenso ist es nicht empfehlenswert, den Katheter alleine mit der Biopsiezange zu entfernen, da nach Tumoren bzw. Operationen im Ösophagus oder Rachen eine vollständige Extraktion erschwert bis nicht möglich sein kann. Nach Entfernung des Katheters wird zu einer Nahrungskarenz von 12 h geraten. Innerhalb kurzer Zeit schließt sich die Magenfistel ohne weiteres Zutun. Ein Katheter darf nicht früher als zehn Tage nach Applikation endoskopisch entfernt werden. Sollte eine Entfernung notwendig sein, ist dies durch Laparotomie vorzunehmen, da es in der kurzen Zeit nicht zu einer ausreichend sicheren Verklebung von Magenwand und vorderer Bauchwand gekommen ist.

Katheterjejunostomie

Die Anlage einer Katheterjejunostomie erfolgt in der Regel nach einem abdominellen Eingriff. Komplette Katheterbestecke stehen kommerziell zur Verfügung (Freka Jejunalset) (Abb. 9). Es wird eine Punktionsstelle im mittleren Drittel des Oberbauches lateral der Rektusscheide gewählt. Mit einer Splittkanüle wird die Bauchdecke durchstoßen und der Katheter eingeführt, die Kanüle wird zurückgezogen und aufgebrochen. Die Punktion des Jejunums erfolgt ca. 15 cm distal des Treitzschen Bandes oder, falls Anastomosen angelegt worden sind, etwa 15 cm distal der untersten Anastomose. Eine Punktion proximal einer Anastomose ist

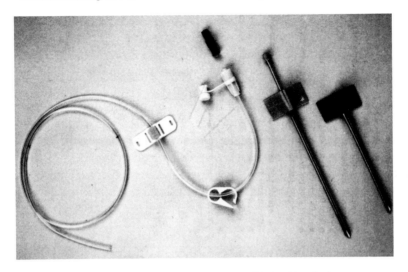

Abb. 9. Katheterbesteck zur Katheterjejunostomie (Freka Jejunalset).

möglich, wenn der Katheter ca. 20 cm über die Anastomose vorgeschoben wird. Insgesamt sollte jedoch die Distanz zwischen Treitzschem Band und Punktionsstelle möglichst gering sein [14]. Zur Bildung eines langen submukösen Tunnels erfolgt die Injektion von physiologischer Kochsalzlösung in die Darmwand zwischen Serosa und Mucosa. Eine Splittkanüle mit eingeführtem stumpfen Mandrin wird in die Darmwand vorgeschoben und möglichst weit von der Punktionsstelle der Serosa in das Darmlumen eingeführt. Der Mandrin wird zurückgezogen, der Katheter vorgeschoben, die Splittkanüle retrahiert und aufgebrochen. Die Katheterlage wird mit einer Tabaksbeutelnaht am Darm gesichert und die Punktionsstelle mit zwei Nähten an der Bauchwand fixiert [6, 35, 36]. Derzeit kommerziell erhältliche Sondentypen sind in Tabelle 3 aufgeführt.

Pumpen

Der Einsatz von Pumpen zur Ernährung über Sonden ist seit mehr als 30 Jahren bekannt. Bei den modernen dünnlumigen Sonden reicht die Schwerkraft nicht aus, um die teilweise hochviskösen Sondennahrungen in ausreichender Menge zuzuführen. Da die batteriegetriebenen Pumpen geringe Maße haben und leicht mitzuführen sind, können Pumpe und

Sondennahrung in einer Weste oder Tasche getragen werden und erlauben dem Patienten eine große Bewegungsfreiheit. Die exakte Einstellbarkeit der Flußrate gewährleistet eine kontinuierliche Zufuhr der Nahrung, was insbesondere bei im Dünndarm liegenden Sonden von Bedeutung ist. Dadurch werden die häufig beschriebenen Durchfälle nach Bolusgabe vermieden [10]. Bei stationären Patienten ergibt sich durch die Verwendung von Pumpen eine Entlastung des Personals.

Ist die Indikation zur Ernährung über eine Sonde gestellt, erfolgt die Plazierung des Katheters. Ist hierzu ein operativer Eingriff erforderlich, wird ab dem ersten postoperativen Tag Sondennahrung zugeführt, ansonsten beginnen wir sofort mit der Nahrungszufuhr. Es werden 20 ml Son-

Tabelle 3. Sondentypen

	Länge	Durchmesser	
Salvisond 70	70 cm	2,5	filiforme Sonde
Freka Ernährungssonde	120 cm	CH 8	
		CH 12	für hochviskose Nahrung
Conphar Ernährungssonde		CH 12	
Entriflex Feeding		CH 12	
Wander Ernährungssonde		CH 14,5	
Salvisond	125 cm	2,1 mm	selbstplazierende Sonde
Salvisond 250	250 cm	2,1 mm	Plazierung durch Endoskopkanal
Salvisond Endo	125 cm	2,8 mm	endoskopische Plazierung Vorschubmethode
Freka Endo-Sonde	130 cm	CG 8	endoskopische Plazierung Vorschubmethode
Freka Sil	130 cm	CH 7,6	filiforme Dünndarmsonde
Salvisond PEG gastral		2,9 mm	PEG, Durchzugmethode
Freka PEG gastral		CH 9	
Salvisond PEG-duodenal		2,9 mm	PEG, Durchzugmethode Sondenspitze duodenal
Freka PEG duodenal		CH 9	
Freka PEG univ. gastral		CH 15	zur Magendrainage geeignet
Freka PEG univ. duodenal		CH 15	zur Gallerückführung
Caluso PEG		CH 22	zur Drainage geeignet
Caluso Super-PEG		CH 28	zur Einlage einer Jejunalsonde
Freka Jejunal-Set	75 cm	CH 9	Katheterjejunostomie
Memosond			PEG Einstichmethode

dennahrung/h kontinuierlich zugeführt, täglich erfolgt eine Steigerung um 20 ml/h, bis eine adäquate kalorische Versorgung gewährleistet ist, in der Regel nach vier oder fünf Tagen. Hat der Patient sich an die Sondennahrung gewöhnt, dies gilt besonders für die ambulanten Patienten, erfolgt die Nahrungszufuhr nicht mehr während des ganzen Tages. Die Patienten lernen sehr schnell die Zufuhr im wesentlichen auf Zeiten der Ruhe zu reduzieren.

Die Sondenernährung wird inzwischen in zunehmendem Umfang zu Hause durchgeführt («enterale Heimernährung»). Dies bedeutet einen erheblichen Gewinn an Lebensqualität [30].

Literatur

1 Abbott WO, Rawson AJ: A tube for use in the postoperative care of gastro-enterostomy cases. JAMA 1937;108:1873.
2 Canzler H: Grundlagen der Sondenernährung. Internist 1978;19:28–43.
3 Canzler H: Indikation zur künstlichen Ernährung. Akt Ernährungsmed 1980;5:228–231.
4 Cappell MS: Esophageal bleeding after percutaneous endoscopic gastrostomy. J Clin Gastroenterol 1988;10:383–385.
5 Cole MJ, Smith JT, Molnar C, Shaffer EA: Aspiration after percutaneous gastrostomy. J Clin Gastroenterol 1987;9:90–95.
6 Delany HM, Lindine P: The pros and cons of needle jejunostomy. Nutr 1988;4:119–124.
7 Eisenberg P: Enteral nutrition. Indications, formulas and delivery Techniques. Nurs Clin N Am 1989;24:315–338.
8 Gauderer MWL, Ponsky JL, Izant RJ Jr: Gastrostomy without laparotomy: a percutaneous endoscopic technique. J Pediat Surg 1980;15:872–875.
9 Gauderer MWL, Stellato TA: Gastrostomies: evolution, techniques, indications, and complications. Curr Probl Surg 1986; 23:657–719.
10 Gottschlich MM, Warden GD, Michel M, Havens P, Kopcha R, Jenkins M, Alexander JW: Diarrhea in tube-fed burn patients: incidence, etiology, nutritional impact, and prevention. JPEN 1988;12:338–345.
11 Grand JP: Comparison of percutaneous endoscopic gastrostomy with Stamm gastrostomy. Ann Surg 1988;207:598–603.
12 Gray RR, Ho CS, Yee A, Montanera W, Jones DP: Direct percutaneous jejunostomy. AJR 1987;149:931–932.
13 Greif JM, Ragland JJ, Ochsner MG, Riding R: Fatal necrotizing fasciitis complicating percutaneous endoscopic gastrostomy. Gastrointest Endosc 1986;32:292–294.
14 Heberer M, Brandl M: Sondenernährung chirurgischer Patienten. Klin Ernähr 1982;10:110–126.
15 Iro H, Kachlik HG, Weidenbecher M, Brandl M: Bedeutung der perkutanen endosko-

pisch kontrollierten Gastrostomie zur Prophylaxe und Therapie der Ösophagotrachealfistel nach Langzeitintubation. Anästh Intensiv Notfallmed 1987;22:283–286.
16   Kader B: Zur Technik der Gastrostomie. Zbl Chir 1896;23:665.
17   Kelly KM, Lewis B, Gentili DR, Benjamin E, Waye JD, Iberti J: Use of percutaneous gastrostomy in the intensiv care patient. Crit Care Med 1988;16:62–63.
18   Keymling M, Schlee P, Weber M: Erfahrungen mit einem doppellumigen Katheter zur perkutanen endoskopischen Gastrostomie. Med Welt 1988;39:1118–1121.
19   Keymling M, Schlee P, Wörner W: Derzeitiger Stand der perkutanen, endoskopisch kontrollierten Gastrostomie. Verdauungskrankh 1988;1:32–36.
20   Kirby DF, Graig RM, Tsang TK, Plotnick BH: Percutaneous endoscopic gastrostomies: a prospective evaluation and review of the literature. JPEN 1986;10:155–159.
21   Larson DE, Burton DD, Schroeder KW, DiMagno EP: Percutaneous endoscopic gastrostomy. Indications, success, compications, and mortality in 314 consecutive patients. Gastroenterol 1987;93:48–52.
22   Llaneza PP, Menendez AM, Roberts R, Dunn GD: Percutaneous endoscopic gastrostomy. South Med J 1988;81:321–324.
23   Lübke HJ, Frieling T: Praktische Aspekte der enteralen Sondenernährung. Int Welt 1988;3:49.
24   Miller RE, Winkler WP, Kotler DP: The Russel percutaneous endoscopic gastrostomy: key technical steps. Gastroint Endoscopy 1988;34:339–342.
25   Paul A, Vestweber KH, Bode C, Eypasch E: Percutaneous endoscopic duodenostomy PED. Surg Endosc 1987;1:123–126.
26   Preshaw RM: A percutaneous method for inserting a feeding gastrostomy tube. Surg Gynec Obstet 1981;152:658–660.
27   Preyer S, Thul P: Gastric metastasis of squamous cell carcinoma of the head and neck after percutaneous endoscopic gastrostomy. Endoscopy 1989;21:295.
28   Rabast U: Grundlagen und Entwicklung der Sondenernährung. Krankenpflege-J 1986;24:22.
29   Rabast U: Diagnostik, Prophylaxe und Therapie bei Komplikationen der Sondenernährung. Med Klinik 1988;83:257–262.
30   Sailer D (ed): Aktueller Stand der künstlichen Ernährung zu Hause. Ernährung. München, Sympomed, 1990, vol I.
31   Sanders RJ: A modified techique for tube gastrostomy. Surg Gynec Obstet 1965;121:121–124.
32   Shike M, Schroy P, Ritschie MA, Lightdale CJ, Morse R: Percutaneous endoscopic jejunostomy in cancer patients with previous gastric resection. Gastroint Endosc 1987;33:372–374.
33   Stamm M: Gastrostomy by a new method. Med News 1894;65:324.
34   Stefan MM, Holcomb GW, Ross AJ: Cologastric fistula as a complication of percutaneous endoscopic gastrostomy. JPEN 1988;13:554–556.
35   Troidl H, Vestweber KH, Sommer H, Tepner S: Moderne Techniken der Sondenernährung. Leber Magen Darm 1984;14:58–63.
36   Vestweber KH, Troidl H, Sommer H: Perkutane endoskopische Gastrostomie. Dtsch Med Wschr 1984;109:1203–1204.
37   Vestweber KH, Troidl H, Sommer H, Viell B, Eypasch E, Paul A, Bode C: Techniken der perkutanen endoskopischen Gastrostomie (PEG). Med Klin 1987; 82:736–741.

38 Wasiljew BK, Ujiki GT, Beal JM: Feeding gastrostomy: Complications and mortality. Am J Surg 1982;143:194–195.
39 Witzel O: Die Technik der Magenfistelanlegung. Zbl Chir 1891;18:601.

Sondenernährung und Aspekte zur Wahl geeigneter Sondenkosten bei onkologischen Patienten

Gerd Richter

Zentrum Innere Medizin, Universität Marburg

Einleitung

Gewichtsabnahme und ein schlechter Ernährungszustand sind die auffälligsten klinischen Symptome bei einer fortschreitenden Tumorerkrankung [8, 17, 42, 49, 60]. Die Tumorkachexie als schwerste Malnutrition bei Tumorpatienten ist typisch für das Endstadium vieler Tumorerkrankungen und stellt ein multifaktorielles Geschehen dar [16, 23, 27, 28, 33, 42, 45, 48, 51, 53, 54, 80], jedoch weisen manche Tumorerkrankungen auch schon in frühen Tumorstadien einen kontinuierlichen Gewichtsverlust auf [8, 47]. Nicht nur das allgemeine Wohlbefinden, geistiges und körperliches Leistungsvermögen, Stoffwechselfunktionen, Immunkompetenz und Wundheilungen sind von einer adäquaten Ernährung abhängig, sondern es konnte auch eine enge Korrelation zwischen der Malnutrition und dem Erfolg einer spezifischen Tumortherapie [4, 11, 18, 36], der Prognose und der Mortalität sowie der Lebensqualität der Patienten aufgezeigt werden [6, 17, 24, 26, 41, 48, 50, 57, 66]. Ein zufriedenstellender Ernährungsstatus ist vor Einleitung einer erforderlichen spezifischen Tumortherapie wünschenswert, da alle Tumortherapien (chirurgische Eingriffe, onkologische Chemotherapie und/oder Strahlentherapie) selbst Nebenwirkungen aufweisen, die den Ernährungszustand weiter negativ beeinträchtigen. Wenn trotz Ausschöpfung aller diätetischen Möglichkeiten Tumorpatienten in einen Zustand der Malnutrition geraten, besteht im

Rahmen eines Stufenplans der Ernährungstherapie [40] die Indikation zur Verordnung speziell zusammengesetzter Flüssigkosten. In Abhängigkeit von der klinischen Situation können sie als Trinknahrung allein oder als Zusatz zur Diät verordnet werden. Wenn orale Nahrungszufuhr nicht möglich ist, kann die Flüssigkost über Sonden zugeführt werden (z. B. nasogastral oder -duodenal, PEG, Katheterjejunostomie etc.). Die Auswahl an unterschiedlich zusammengesetzten «Sondendiäten» ist groß, so daß sich dem Therapeuten die Frage stellt, nach welchen Kriterien er bei der Verordnung vorgehen soll.

Grundlagen

Durch die Entwicklung neuer Diäten und Applikationstechniken und durch den Nachweis gleicher Effektivität wie die parenterale Ernährung hat die enterale Ernährung immer mehr an Bedeutung in der klinischen Medizin gewonnen [7, 9, 29, 55, 71].

Die sichere und sinnvolle Anwendung der Sondendiäten verlangt eine genaue Kenntnis der physiologischen [12] und pathophysiologischen [37, 77] Digestions- und Resorptionsleistungen, der Arten der künstlichen Nährsubstrate, der Applikationstechnik, der Überwachung und der möglichen Komplikationen.

Die digestiv-absorptive Funktion des Darms besteht aus 4 Hauptphasen:

1. Einer luminalen Phase mit Verdauung vor allem durch Pankreasenzyme,

2. einer Bürstensaumphase, in der Nahrungsbestandteile durch die bürstensaumständigen Enzyme weiter aufgespalten und zur Absorption vorbereitet werden,

3. einer intrazellulären Phase, teils mit weiterer Aufspaltung, teils mit erneuter Resynthese,

4. einer basalen und basolateralen Membranphase, die teils dem Abtransport zum Portalblut und zur Lymphe, teils der Energiebereitstellung für den Transport dient [14].

Zur Bewältigung der Digestions- und Absorptionsfunktion ist der Dünndarm so aufgebaut, daß ein Maximum an resorbierender Oberfläche entsteht. Über die Kerckringschen Falten (3fach), die Zotten (10fach) und den Bürstensaum (Mikrovilli) (20fach) wird die resorbierende Oberfläche um das 600fache vergrößert. Der Enterozyt als absorbierende Schleimhautzelle stellt die wichtigste strukturelle Einheit im Digestions- und Absorptionsprozeß dar und ist die Lokalisation der Phasen 2–4 der Digestion und Absorption. Diese Zelle weist morphologisch und funktionell einen polaren Charakter auf, so daß die Aufnahme der Substrate an der luminalen Seite erfolgt, während über die basale bzw. basolaterale Membran diese Substanzen, z. T. in geänderter Form, wieder abgegeben werden. Allerdings zeichnet sich die Topographie von Resorption und Sekretion in der Zotte der Dünndarmmukosa durch eine unterschiedliche Verteilung aus [35]. Die terminale, bürstensaumständige Digestion und Resorption erfolgt überwiegend durch die reifen Epithelzellen der Zottenregion, während die Sekretion vorwiegend in der Kryptenregion lokalisiert ist. Die terminale Digestion findet an der luminalen Seite des absorptiven Enterozyten statt. Die in ihrer Gesamtheit den Bürstensaum darstellenden Mikrovilli sind von einer filamentösen Schicht, der Glykocalix oder Mikrocalix überzogen, die aus Mukopolysacchariden besteht und besonders gut an der Mikrovillioberfläche des Säugetierdünndarms ausgebildet ist [31, 32, 75]. Wichtige digestive Prozesse sind am Glykocalix-Mikrovillusmembran-Komplex des absorbierenden Enterozyten lokalisiert [15, 21]. Eine Anzahl digestiver Enzyme, wie z. B. verschiedene Disaccharidasen und Peptidasen, die eine wichtige Rolle in der terminalen Digestion von Kohlenhydraten und Peptiden spielen, sind entlang der Mikrovillusmembran in der Glykocalix verteilt, und auch Enzyme des Pankreassaftes können adsorptiv an die äußere Glykocalix gebunden und in diese eingelagert werden. In unmittelbarer Nähe der membranständigen Enzyme finden sich in der Mikrovillusmembran aktive Transportsysteme (Carrier), die die digestiv entstandenen kleinmolekularen Substrate in die Zelle aufnehmen. Solche Natrium-abhängigen, aktiven Transportersysteme stehen für die Aminosäure- und Monosaccharid-Absorption der Zelle zur Verfügung. Neben den vier verschiedenen Aminosäure-Carriern finden sich in der Mikrovillusmembran der Enterozyten ebenfalls Transportersysteme, die Di- und Tripeptide aktiv in die Zelle aufnehmen können. Die Di- und Tripeptid-Carrier sind an der Bürstensaummembran für die Absorption von Nahrungsprotein wichtig, da viele Aminosäuren als Dipeptide schneller absorbiert werden, als wenn sie in Form freier Aminosäuren vorliegen (62–65, 70). Es besteht ebenfalls eine enge Beziehung zwischen der terminalen Kohlenhydratdigestion und -absorption, da morphologisch wie auch funktionell die entsprechenden Enzyme und die Carrierproteine benachbart sind. Die Resorption von D-Glukose verläuft schneller und effektiver, wenn sie in Form eines Oligosaccharids appliziert wird, als wenn eine Applikation in Form freier D-Glukose erfolgt [22]. Zur optimalen Resorption einer Flüssigkost sollten daher nicht die osmotisch wirksamen Monomere, wie z. B. D-Glukose oder freie Aminosäuren, zur Anwendung kommen, sondern es sind in diesen Flüssigdiäten Maltose oder ein komplettes Stärkehydrolysat bzw. Oligopeptide vorzuziehen [12, 63]. Fettabsorption ist generell ein passiver Prozeß [13, 58, 78, 79], obgleich Fettsäuren und Triglyzeride mit weniger als 12 Kohlenstoffatomen (kurz- und mittelkettige Triglyzeride) auch direkt von den Enterozyten aufgenommen und carnitinunabhängig metabolisiert werden können. Langkettiges Fett benötigt für die mizellare Solubilisation und eine effektive Absorption eine Digestion zu Fettsäuren und Monoglyzeriden. Galle und pankreatische Lipase ermöglichen zum größten Teil die terminale Fettdigestion und Absorption, jedoch werden beachtliche Anteile der Fettabsorption im gesunden Dünndarm auch durch die Bürstensaumlipase und durch einfache Diffusion erreicht. Diese absorbierte Fraktion ist relativ unbeeinflußt von der Gesamtmenge zugeführter Fette. Ungesättigte Fette werden leichter resorbiert als gesättigte. In den Enterozyten werden die Fettsäuren und andere Lipidpartikel aus den Mizellen als Chylomikronen in die Lymphe abgegeben. Aus diesen Gründen finden sich in den enteralen Flüssigdiäten vor allem ungesättigte Fettsäuren und in den sog. Oligopeptiddiäten MCT-Fette.

Grundsätzlich stehen dem Therapeuten selbst hergestellte und industriell gefertigte Flüssigdiäten zur Durchführung einer Sondenernährung zur Verfügung. Die selbst hergestellte «home made»-Sondennahrung ist ernährungsphysiologisch nicht ausgewogen, nicht bilanzierbar, bakteriologisch nicht kontrolliert und somit mit einem hohen Kontaminationsrisiko behaftet, welches zu schweren Diarrhöen führen und bei immunsupprimierten Patienten die Ursache einer Sepsis sein kann. Außerdem ist diese Kostform nicht durch gewebefreundliche, dünne Ernährungssonden applizierbar, die Zubereitung zeit- und personalintensiv, und somit der angebliche Preisvorteil hinfällig.

Als industriell gefertigte Sondennahrung stehen heute nährstoffdefinierte Diäten (NDD) bzw. hochmolekulare Diäten und die chemisch definierten Diäten (CDD) bzw. niedermolekulare Diäten zur Verfügung (Tab. 1). Die NDD, einfach oder modifiziert, die CDD und spezielle «krankheitsadaptierte» Diäten sollen bei kalorisch ausreichender Zufuhr eine bedarfsdeckende Versorgung mit Protein, sowie Makro- und Mikronährstoffen gewährleisten (Tab. 2). Die Nährstoffquellen industriell gefertigter

Tabelle 1. Nomenklatur und Zusammensetzung der enteralen Ernährung

Diät-Prinzip	Funktion des Gastrointestinaltraktes	Zusammensetzung
1. Nährstoff definierte Diäten (NDD)		hochmolekular
a) vollbilanziert	intakte Verdauungs- und Resorptionsleistung	ballaststoffnormal oder -frei
b) vollbilanziert, modifiziert	partiell eingeschränkte Verdauungsleistung	ballaststofffrei
– MCT-Fette	Fettunverträglichkeit, z. B. exokrine Pankreasinsuffizienz	mit mittelkettigen Triglyzeriden
– laktosefrei	Laktoseintoleranz	ohne Laktose
2. Chemisch definierte Diäten (CDD)	stark eingeschränkte Verdauungs- und Resorptionsleistung (Maldigestion, Malabsorption)	niedermolekular
– definierte Oligopeptide		ballaststofffrei, laktosefrei, MCT
3. Spezielle «krankheitsadaptierte» Diäten	z. B. Leberinsuffizienz	Proteinrestriktion

Sondennahrung sind bei den Kohlenhydraten Glukosepolymere, insbesondere teilabgebaute Maisstärke, sogenannte Maltodextrine, Di- und Monosaccharide, bei den Fetten langkettige (LCT) und mittelkettige Triglyzeride (MCT) bevorzugt aus Sojaölen, und bei den Proteinen Proteingemische, die hinsichtlich ihrer Zusammensetzung hochwertig sein müssen, d. h. den Bedarf an essentiellen Aminosäuren ausreichend decken. Zur Anwendung kommen Milchproteine unter Zusatz von Kasein, Sojaprotein und Hühnereiweiß, die dann als intaktes Protein, hydrolysiertes Protein und als Oligopeptide, bestehend aus 2–10 Aminosäuren, in den einzelnen Sondennahrungen vorliegen. Kristalline Di- und Tri-Peptide sind bislang kommerziell noch nicht verfügbar. Die früher übliche Astronautenkost, bestehend aus kristallinen Aminosäuren wird heute nicht mehr eingesetzt, da Studien [67] gezeigt haben, daß bei einer Aminosäurediät der angebotene Stickstoff nicht ausreichend in die Proteinsynthese ge-

Tabelle 2. Bilanzierte Diäten (Fortsetzung auf Seiten 474–476)

NDD
Hochmolekulare Diäten

Präparat	Energiedichte	Nährstoffrelation (Eiweiß : Fett : Kohlenhydrate)	Osmolarität	Besonderheiten
Biosorb Sonde Pfrimmer Kabi	1 kcal/ml	16 : 36 : 48 Energie %	290 mosmol/l	ballaststofffrei
Biosorb Drink Pfrimmer Kabi	1 kcal/ml	16 : 36 : 48 Energie %	290 bzw. 380 mosmol/l	ballaststofffrei
Biosorb spezial Pfrimmer Kabi	1 kcal/ml	32 : 18 : 50 Energie %	340 mosmol/l	eiweißreiche Zusatznahrung
Biosorb 1500 Pfrimmer Kabi	1,5 kcal/ml	16 : 36 : 48 Energie %	310 bzw. 360 mosmol/l	hochkalorisch
Biosorb Plus Pfrimmer Kabi	1 kcal/ml	20 : 30 : 50 Energie %	234, 254, 262, 370 mosmol/l	ballaststoffreich
Enrich Abbott	1 kcal/ml	15 : 30 : 55 Energie %	352 bzw. 364 mosmol/l	ballaststoffreich
Ensure Plus Abbott	1,5 kcal/ml	17 : 30 : 53 Energie %	475 mosmol/l	hochkalorisch
Fresubin Fresenius	1 kcal/ml	15 : 30 : 55 Energie %	300 bzw. 350 mosmol/l	ballaststofffrei
Fresubin plus Fresenius	1 kcal/ml	15 : 30 : 55 Energie %	250 bzw. 400 mosmol/l	ballaststoffreich
Meritene Wander	1 kcal/ml	34 : 19 : 47 Energie %	560 mosmol/l	eiweißreiche Zusatznahrung

Tabelle 2. (Fortsetzung)

Präparat	Energiedichte	Nährstoffrelation (Eiweiß : Fett : Kohlenhydrate)	Osmolarität	Besonderheiten
Nutricomp F Braun	1,25 kcal/ml	17:24:59 Energie %	340 mosmol/l	ballaststofffrei
Nutricomp intensiv Braun	1,2 kcal/ml	20:40:40 Energie %	300 mosmol/l	ballaststofffrei
Nutrodrip Standard Wander	1 kcal/ml	14:34:52 Energie %	245, 250, 270, 291 mosmol/l	ballaststofffrei
Nutrodrip Energie Wander	1,6 kcal/ml	14:35:51 Energie %	300 mosmol/l	hochkalorisch
Nutrodrip faser Wander	1 kcal/ml	14:34:52 Energie %	295 mosmol/l	ballaststoffreich
Nutrodrip intensiv Wander	1 kcal/ml	16:31:53 Energie %	309 mosmol/l	ballaststoffhaltig
Proten plus Fresenius	1 kcal/ml	40:22:38 Energie %	400 mosmol/l	eiweißreiche Zusatznahrung
Salvimulsin Standard Salvia	1 kcal/ml	15:30:55 Energie %	230, 357, 393 mosmol/l	ballaststofffrei
Salviplus Salvia	1 kcal/ml	19:27:54 Energie %	350 mosmol/l	ballaststoffreich

Tabelle 2. (Fortsetzung)

Präparat	Energiedichte	Nährstoffrelation (Eiweiß : Fett : Kohlenhydrate)	Osmolarität	Besonderheiten
NDD Modifizierte hochmolekulare Diäten				
Biosorbin MCT flüssig Pfrimmer Kabi	1 kcal/ml	20 : 30 : 50 Energie %	230, 330, 370 mosmol/l	75 % MCT im Fettanteil
Fresubin 750 MCT Fresenius	1,5 kcal/ml	20 : 35 : 45 Energie %	300 mosmol/l	60 % MCT im Fettanteil hochkalorisch
Osmolite Abbott	1 kcal/ml	17 : 30 : 53 Energie %	250 mosmol/l	50 % MCT im Fettanteil
Osmolite mit Ballaststoffen Abbott	1 kcal/ml	17 : 30 : 53 Energie %	254 mosmol/l	50 % MCT im Fettanteil ballaststoffreich
Salvimulsin MCT Salvia	1 kcal/ml	19 : 27 : 54 Energie %	300 mosmol/l	50 % MCT im Fettanteil
Salvimulsin MCT 800 Salvia	1,6 kcal/ml	19 : 35 : 46 Energie %	395 mosmol/l	50 % MCT im Fettanteil hochkalorisch
CDD Niedermolekulare Diäten				
Nutricomp Peptid F Braun	1 kcal/ml	18 : 15 : 67 Energie %	350 mosmol/l	Oligopeptid-Diät
Peptisorb flüssig Pfrimmer Kabi	1 kcal/ml	15 : 10 : 75 Energie %	340 mosmol/l	Oligopeptid-Diät

Tabelle 2. (Fortsetzung)

Präparat	Energiedichte	Nährstoffrelation (Eiweiß : Fett : Kohlenhydrate)	Osmolarität	Besonderheiten
Salvipeptid liquid Salvia	1 kcal/ml	13 : 11 : 76 Energie %	360 mosmol/l	Oligopeptid-Diät
Survimed OPD Fresenius	1 kcal/ml	18 : 22 : 60 Energie %	400 mosmol/l	Oligopeptid-Diät
Spezialpräparate				
Fresubin diabetes Fresenius	1 kcal/ml	15 : 32 : 53 Energie %	320 mosmol/l	ballaststoffreich fruktosehaltig
Fresubin hepa Fresenius	1 kcal/ml	12 : 33 : 55 Energie %	400 mosmol/l	angereichert mit verzweigtkettigen AS
Fresubin soja Fresenius	1 kcal/ml	15 : 30 : 55 Energie %	300 mosmol/l	Zusatznahrung mit Sojaeiweiß
Pulmocare Abbott	1,5 kcal/ml	17 : 55 : 28 Energie %	385 mosmol/l	fettreich
Salvimulsin diabetes Salvia	1 kcal/ml	13 : 34 : 53 Energie %	315 mosmol/l	ballaststoffreich Xylithaltig
Nutricomp Hepa Braun	1,3 kcal/ml	12 : 40 : 48 Energie %	371 mosmol/l	angereichert mit verzweigtkettigen AS

langt, sondern bei hoher Harnstoffproduktionsrate und hoher Harnstoffausscheidung im Urin verstoffwechselt bzw. ausgeschieden wird.

NDD enthalten als Hauptnährstoffe hochwertiges natives Protein, Oligo- und Polysaccharide (Maltodextrine) und pflanzliche Öle in Form von langkettigen Triglyzeriden. Die NDD setzen allerdings eine normale bzw. weitgehend erhaltene Verdauungs- und Resorptionsleistung des Organismus voraus. Die Standardpräparate der NDD weisen eine ausgewogene Energierelation von 15–20% Protein, 25–35% Fett und 45–55% Kohlenhydrate auf, haben eine Energiedichte von 1 kcal/ml, sind laktosearm bzw. -frei, gluten-, purin- und cholesterinfrei, besitzen eine physiologische Osmolarität (<400 mosmol/l) und enthalten ausreichend freie Flüssigkeit (>800 ml freies Wasser/l Sondennahrung). Modifizierte nährstoffdefinierte Diäten sind vor allem laktosefreie Diäten, einzusetzen bei Laktoseintoleranz, da ca. 15% der Bevölkerung eine primäre Laktoseintoleranz aufweisen und schwere Erkrankungen häufig zu sekundären Laktoseverwertungsstörungen führen. Des weiteren gelten MCT-Diäten, einzusetzen bei Fettunverträglichkeit, und hochkalorische Diäten mit einer Energiedichte von 1,5 kcal/l als modifizierte NDD.

CDD sind dagegen durch folgende Hauptnährstoffe ausgezeichnet: Oligopeptide aus hochwertigem Protein, Oligosaccharide und pflanzliche Öle, bestehend aus mittelkettigen Triglyzeriden und nur einem geringen Anteil an langkettigen Triglyzeriden, die lediglich den Bedarf an essentiellen Fettsäuren decken. Der Fettanteil ist mit 15–20% geringer und der Kohlenhydratanteil dementsprechend mit 60–70% höher als bei den NDD. Die CDD der 1. Generation mit kristallinen Aminosäuren, die sogenannte Astronautenkost, wurde ursprünglich unter der Vorstellung entwickelt, daß die Proteinresorption ausschließlich auf der Stufe der Aminosäuren stattfindet. Als erstes konnte gezeigt werden, daß Glyzin in Form von Di- und Tri-Peptiden schneller resorbiert wird als in Form der kristallinen Aminosäure. Seitdem konnte nachgewiesen werden, daß neben den bürstensaumständigen Oligopeptidasen und den vier verschiedenen Aminosäuretransportersystemen ebenfalls Peptid-Carrier in der Bürstensaummembran der Enterozyten vorhanden sind, die für die Aufnahme von Oligopeptiden mit einer Kettenlänge von bis zu 3 Aminosäuren verantwortlich sind [1, 2, 68]. Der Hartnupschen Erkrankung, als klinischem Beispiel, liegt das Fehlen des neutralen Aminosäuretransportersystems pathogenetisch zugrunde, jedoch können die neutralen Aminosäuren in Form von Dipeptiden resorbiert werden. Der Nachweis, daß Transportersysteme nicht nur für Aminosäuren, sondern auch für Oligopeptide in der Bürstensaummembran der Enterozyten vorhanden sind, war der Grund dafür, daß in CDD Protein nicht mehr in Form schlecht schmekkender und osmotisch stark wirksamer Aminosäuren eingesetzt wird, sondern diese durch Oligopeptide ersetzt wurden, die weniger osmotisch wirksam und geschmacklich akzeptabler sind [63]. Aufgrund der niedermolekularen Strukturmerkmale der Nährsubstrate in den CDD können diese auch bei ausgeprägter Maldigestion und Malabsorption des Darms eingesetzt werden, jedoch ist eine teilweise, gering erhaltene Digestions- und Resorptionsleistung des Dünndarms, vor allem des oberen Dünndarms, Voraussetzung zur Anwendung der niedermolekularen CDD. Indikationen zur enteralen Ernährung mit CDD sind daher die Chemo- und Strahlenenteritis, akute Schübe von Morbus Crohn und Colitis ulcerosa, Eingriffe am Gastrointestinaltrakt (z. B. Kurzdarmsyndrom, Jejunostomie), Darm-OP-Vorbereitung, frühe postoperative Ernährung sowie Sondenernährung in tiefere Darmabschnitte. Darüber hinaus sollten die CDD nur nach strenger Indikationsstellung im individuellen Fall zur Anwendung kommen, da die CDD die erwähnten Nachteile einer unausgewogenen Nährstoffrelation aufweisen, eine Sondenzufuhr obligat ist, sie eine höhere Osmolarität aufweisen und wesentlich kostenungünstiger sind als die NDD. Das Substrat für die allgemeine Sondenernährung stellt damit die NDD dar, und zwar aufgrund ihrer Flexibilität hinsichtlich der Applikationswege und der Energiedichte, der Trinkbarkeit, der niedrigeren Osmolarität, der ausgewogenen Nährstoffrelation, der Ballaststoffkompatibilität und des wesentlich günstigeren Preises.

Komplikationen

Neben dem grundlegenden Wissen über die verschiedenen Nährsubstrate und ihren jeweiligen Besonderheiten und Indikationen, sind Kenntnisse der Applikationstechnik und der möglichen Komplikationen vorauszusetzen. Abhängig von der Sondenlage ist die Applikation der Nährsubstrate festzulegen. Grundsätzlich gilt, daß bei transpylorischer Sondenlage eine kontinuierliche, pumpengesteuerte Zufuhr obligat ist, während bei gastraler Sondenlage eine Bolusapplikation oder eine kontinuierliche Applikation möglich ist.

Die enterale Ernährung ist physiologischer, kostengünstiger, komplikationsärmer und erfordert einen geringeren Überwachungsaufwand als die totale parenterale Ernährung. Allerdings muß betont werden, daß die Sondenernährung nicht komplikationsfrei ist [56]. Die Komplikationsrate ist jedoch um so geringer, je mehr Erfahrung der Verwender hat und die Richtlinien zu Sondenernährung, wie Lagerung des Patienten, Sondenkostaufbauplan, Portionsgröße, Zufuhrgeschwindigkeit, Nahrungstemperatur, Reinigung der Sonde, Überwachung des Patienten, beachtet werden. Die häufigsten Komplikationen sind gastrointestinalen Ursprungs in Form von Übelkeit, Erbrechen, Meteorismus, allgemeines Völlegefühl und Diarrhöen, die schwerwiegendste Komplikation ist die der Aspiration mit nachfolgender Aspirationspneumonie. Des weiteren muß auf metabolische Komplikationen wie Wasserretention mit Ödembildung, Wassermangel, Hyperglykämie und Anstieg der harnpflichtigen Substanzen hingewiesen werden, und auf mechanische Probleme wie Sondendislokation und -verstopfung, sowie gerade bei Tumorpatienten unter Chemo- und/oder Strahlentherapie auf eventuelle Drucknekrosen. Sondenfehllagen müssen von vornherein durch Röntgenkontrolle oder in speziellen Fällen durch endoskopische Plazierung vermieden werden. Ursachen für die häufigste Komplikation, die Diarrhöe, sind eine zu schnelle Steigerung der Zufuhrrate, zu häufige und zu große Bolusportionen, eine zu hohe Osmolarität der Flüssigdiät, ein Laktasemangel, eine Fettintoleranz oder eine nicht erkannte generelle Einschränkung der Resorptionsleistung, die durch eine richtige Applikationstechnik und indizierte Substratauswahl in den meisten Fällen behoben werden kann. Insbesondere durch einen langsamen Sondenkostaufbau über mehrere Tage und eine kontinuierliche Substratzufuhr, auch bei gastraler Sondenlage, läßt sich die Rate an gastroenterologischen Komplikationen, besonders in der Anfangsphase der enteralen Sondenernährung, deutlich vermindern [56].

Potentielle Komplikationen sind gerade in der Anfangsphase der enteralen Sondenernährung vor allem metabolische Störungen sowie Störungen im Flüssigkeits- und Elektrolythaushalt. Daher gehört zum Monitoring in der stationären Anfangsphase einer Sondenernährung die Bestimmung folgender Parameter: Serum- und Urinelektrolyte, Harnstoff und Kreatinin (Serum und Harn), Blutbild, Gesamteiweiß und Albumin, Blutglukose, Osmolarität im Serum und 24 h-Urin, tägliches Urinvolumen, Stuhlfrequenz, -konsistenz und -volumen. Insbesondere ist bei onkologischen Patienten auf eine Störung der Glukoseutilisation zu achten, da Tumorpatienten häufig eine Glukoseintoleranz aufweisen [30, 31, 39, 59], die gegebenenfalls mit einer Insulintherapie behandelt werden sollte.

Sondenernährung in der Onkologie

Onkologische Patienten sollten in Abhängigkeit vom histologischen Tumortyp, Tumorstadium, der beabsichtigten Form der Tumortherapie und vom Ernährungsstatus als Ernährungs-Risikopatienten angesehen werden und einer intensiven, d. h. täglichen, ernährungstherapeutischen Betreuung unterzogen werden.

Bei Tumorerkrankungen kommen künstliche Ernährungsverfahren in Form der enteralen Sondenernährung als supportive, adjuvante und definitive Maßnahmen in Betracht. Die Domäne des *supportiven* Einsatzes der enteralen Sondenernährung stellt die präoperative Ernährungstherapie mit dem Ziel der Verbesserung des Ernährungsstatus und der damit verbundenen Reduktion des Operationsrisikos dar [8, 9, 30, 41, 44, 74]. *Adjuvante* Ernährungstherapien mittels Sonde kommen vor allem während einer längerfristigen Bestrahlungstherapie und einer palliativen Chemotherapie zum Einsatz, und sollen die Toleranz gegenüber der spezifischen antineoplastischen Therapie verbessern und zur Stärkung der Immunkompetenz führen (Übersicht bei [42]). Zur *definitiven* Maßnahme wird eine Ernährungstherapie dann, wenn aufgrund der antineoplastischen Therapie (ausgedehnte chirurgische Eingriffe im Oropharyngealbereich, Strahlentherapie mit Entwicklung einer Strahlenenteritis, vor und nach palliativen therapeutischen Maßnahmen bei Tumoren im HNO-Bereich) eine ausreichende orale Nahrungsaufnahme oder eine ausreichende Digestions- und Resorptionsleistung nicht mehr möglich ist und so die Lebensqualität des Patienten nur mittels einer künstlichen Ernährungstherapie erhalten oder aber verbessert werden kann [52].

Ist die Indikation zur Sondenernährung bei einem Patienten unter Beachtung des ernährungstherapeutischen Stufenplans gestellt, so folgt die gastrale oder intestinale Sondenernährung in bezug auf Durchführung und Wahl der Nährsubstrate den allgemeinen Kriterien bei Nicht-Tumorpatienten. Die Besonderheiten zur Wahl der Nährsubstrate bei onkologischen Patienten sollen im folgenden erörtert werden. Grundsätzlich muß bei den immunsupprimierten Tumorpatienten auf die erhöhte Infektionsgefährdung und somit auf ein steriles Arbeiten bei der Katheterpflege und bei der Zubereitung der Nährlösungen geachtet werden. Aus diesem Grund sollten industrielle Fertignährlösungen eingesetzt werden, da hier die manuelle Zubereitung entfällt. Auch in diesen Fällen müssen die Grundsätze sterilen Vorgehens beim Füllen der Ernährungscontainer bzw. der -beutel genau beachtet werden.

Zytostatische Therapie

Unter einer zytostatischen Behandlung kommt es in Abhängigkeit von Art und Dosierung des oder der verschiedenen Medikamente regelmäßig zum Auftreten des ANE-Syndroms (Anorexie, Nausea, Erbrechen) [51]. Des weiteren treten gehäuft unter der Chemotherapie oder einer kombinierten Chemo-/Strahlentherapie Mukositiden im Bereich des oberen Gastrointestinaltraktes auf, die den aktuellen Ernährungszustand des Patienten verschlechtern. Bei der kurativen zytostatischen Therapie mit einer Polychemotherapie in Form der Induktionstherapie stehen die erstgenannten Nebenwirkungen derart im Vordergrund, daß diese eine Sondenernährung in den meisten Fällen ausschließen. Enterale Ernährungstherapien über Sonden werden aufgrund des ANE-Syndroms zum einen von den Patienten schlecht akzeptiert, da das Fremdkörpergefühl durch die Sonde das ANE-Syndrom erheblich verstärken kann, zum anderen ist die Gefahr der Sondendislokation und der Aspiration bei diesen Patienten um ein Vielfaches erhöht und die Applikation über ein gastrales (PEG) oder jejunales (FKJ) Stoma mit der Gefahr einer Sepsis verbunden, die bei diesen immunsuprimierten Patienten durch die lokale Schädigung des Gastrointestinaltraktes hervorgerufen werden kann.

Im Rahmen einer palliativen Chemotherapie oder Erhaltungstherapie ist jedoch der Einsatz enteraler Ernährungstherapien als adjuvante Maßnahme oder als Langzeittherapie durchaus möglich [34, 59, 69]. Neben der Verminderung der Nahrungsaufnahme kommt es unter Chemotherapie und bei fortgeschrittenen Tumorerkrankungen zu Digestions- und Resorptionsstörungen durch Beeinträchtigung der Darmfunktion. So konnte eine Korrelation zwischen der Tumorausbreitung und dem histologischen Differenzierungsgrad einerseits und dem Ausmaß der Dünndarmresorption andererseits gefunden werden [54, 76]. Unter einer Chemotherapie kommt es in Abhängigkeit der verwendeten Substanz, der Dosis und einer eventuellen Polychemotherapie ebenfalls zu vielfältigen Beeinträchtigungen der Verdauungs- und Resorptionsleistungen des Darms, da neben dem Tumorgewebe insbesondere die schnell proliferierenden gesunden Gewebe, wie Knochenmark und gastrointestinale Mukosa, von den zytostatischen Substanzen angegriffen werden (Übersicht bei [20, 50]). Folge eines solchen proliferationshemmenden Eingriffs ist die Verminderung der sich pro Zeiteinheit teilenden Kryptenzellen und damit eine geringere Zellproduktionsrate [20]. Durch diese Suppression der gastrointestinalen Mukosa werden intestinale Eiweißverluste, intraluminale

Blutungen, Ulzerationen und ein gehäuftes Auftreten von Infektionen mit der potentiellen Gefahr einer sich daraus entwickelnden Sepsis begünstigt. Zusätzlich zu dieser aproliferativen Zytopenie der Darmmukosa kommt es unter den verschiedenen zytostatischen Therapeutika zu den unterschiedlichsten Beeinträchtigungen von Motilität und Absorption (Übersicht bei [43, 50]). Es kann zu massivsten Diarrhöen unter 5-Fluorouracil (5-FU) und Actinomycin D kommen. Obstipation bis hin zum Ileus werden insbesondere nach Gabe von Vinca-Alkaloiden gesehen. In einer Studie [3], bei der eine Patientengruppe vor und während der Chemotherapie mit 5-FU eine niedermolekulare Diät erhielt und die Kontrollgruppe eine normale Klinik-Wunschkost, zeigten sich in Kolon- und Rektumbiopsien der Kontrollgruppe histologische Schädigungen, während die Patienten, die eine CDD erhielten, keine Schädigungen in den Biopsien aufwiesen. Unter einer Chemotherapie ist die Aktivität der digestiven Enzyme der Mukosa gemindert und eine Steatorrhö ist daher häufig zu beobachten. Resorptionsminderungen können bei Aminosäuren, Kohlenhydraten, Fetten, Vitaminen und einer ganzen Reihe von Pharmaka nachgewiesen werden (Übersicht bei [54]). Zusätzlich kommt es unter der Behandlung mit diesen Substanzen zu einer negativen Stickstoffbilanz, die hauptsächlich durch eine vermehrte Stickstoffausscheidung im Urin hervorgerufen wird. Ist die Indikation zu einer enteralen Ernährungstherapie gestellt, so müssen die aufgeführten Veränderungen bei der Wahl der Nährsubstrate berücksichtigt werden. Aufgrund der dargestellten Veränderungen der digestiven und resorptiven Leistungen und der möglichen Komplikationen hinsichtlich der Darmmotilität sind die CDD die Nährsubstrate der Wahl, da aufgrund ihrer niedermolekularen Nährstoffzusammensetzung eine bessere Resorption möglich ist. Zusätzlich konnte in einigen Studien [3, 38] eine bessere Toleranz gegenüber der Chemotherapie unter einer Diät mit CDD während der Therapiephase beobachtet werden.

Einen möglicherweise positiven Effekt auf die Nebenwirkungen der Zytostatika hinsichtlich der resorptiven Darmschleimhaut hat der Einsatz von Glutamin in Flüssigdiäten, da Glutamin das bevorzugte oxidative Substrat des Darms ist, und eine schnellere Regeneration der Mukosa nach Schädigung durch Zytostatika möglich erscheinen läßt. In einer tierexperimentellen Studie konnte gezeigt werden, daß eine Glutamin enthaltende enterale Flüssigdiät zu einem verbesserten Ernährungsstatus, einer verminderten bakteriellen Translokation und einer verminderten Methotrexat-induzierten Schleimhautschädigung am Darm führte, und insgesamt in dem verwandten Modell der Methotrexat-induzierten Enterocolitis unter Einsatz des Glutamins die Überlebensrate höher war als in der glutaminfreien Kontrollgruppe [25].

Strahlentherapie

Wie die zytostatische Tumortherapie, so beschränkt sich die Wirkung der Strahlentherapie nicht auf die malignen Zellpopulationen, sondern belastet auch das umgebende normale Gewebe. Ähnlich wie die Chemotherapie bewirkt auch die Radiotherapie eine Verschlechterung des Ernährungszustandes. Die Beeinträchtigung des Ernährungszustandes durch die Strahlentherapie ist abhängig von der Tumorlokalisation, der bestrahlten Region, der Dosis und Bestrahlungsdauer, der Fraktionierung, des Bestrahlungsvolumens und einer eventuellen Kombination mit anderen Therapiemodalitäten [72]. Bestrahlungen des ZNS bei primären Tumoren oder aber bei zerebralen Metastasen führen insbesondere zu Nausea und Erbrechen. Angesichts der relativ langen Behandlungsdauer und der nachfolgenden Periode der Nebenwirkungen sollten diese Patienten einer intensiven Ernährungstherapie zugeführt werden. Aufgrund der Tatsache, daß die Nausea bei diesen Patienten im Vordergrund steht, ist eine Sondenernährung bei gleichzeitiger antiemetischer Therapie vom Patienten gut tolerabel und relativ komplikationsfrei durchzuführen. Bei der enteralen Ernährungstherapie dieser Patienten sollte jedoch eine duodenale oder jejunale Nährsubstrat-Applikation durchgeführt werden. Bei primären Tumoren des ZNS können NDD eingesetzt werden, bei der palliativen Bestrahlung zerebraler Metastasen einer fortgeschrittenen Tumorerkrankung sollten aus den oben angeführten Gründen CDD appliziert werden. Tumoren des Oropharyngealbereichs sind relativ strahlensensibel und neigen daher zu akuten und chronischen Strahlenreaktionen, die eine orale Nahrungsaufnahme erschweren oder unmöglich machen. Zu den akuten Strahlenreaktionen zählen Dysphagie, Odynophagie, Xerostomie, Mukositis, Dysosmie, Dysgeusie, zu den Späteffekten zählen Ulcera, Xerostomie, Zahnkaries, Osteoradionekrosen, Trismus und Hypo-/Ageusie [48, 72, 73]. Bei Patienten mit Tumoren im HNO-Bereich besteht oft schon zu Beginn der Strahlentherapie eine Malnutrition, die auf vorausgegangene, ausgedehnte chirurgische Eingriffe und auf die Lebens- und Ernährungsgewohnheiten dieser Patienten zurückzuführen ist. Eine Ernährungstherapie ist daher neben lokalen prophylaktischen und therapeutischen Maßnahmen integraler Bestandteil der Tumortherapie dieser Patientengruppe.

Da der Gastrointestinaltrakt weitgehend intakt ist, kann die Sondenernährung, wenn sie indiziert ist, über nasogastrale Sonden oder eine PEG mit NDD durchgeführt werden.

Die Bestrahlung des Thorax bei Tumoren der Lunge, des Mediastinums und des Ösophagus kann während der Behandlungsdauer zur Ösophagitis mit konsekutiver Dysphagie führen. Chronische Strahlenschäden treten in Form von Ulzerationen, Perforationen und Fistelbildungen, sowie als Fibrose des Ösophagus mit Stenosebildung und Obstruktionen auf [48, 72]. Jede dieser akuten wie chronischen Bestrahlungsfolgen kann eine Sondenernährungstherapie indiziert erscheinen lassen und ist mittels gastraler Applikation einer NDD durchzuführen.

Insbesondere eine abdominopelvine Bestrahlungstherapie, in deren Strahlenfeld sich Dünn- und Dickdarm befinden, führt zu ausgeprägten Ernährungsproblemen, da neben dem Knochenmark die intestinale Mukosa das strahlensensibelste Organ ist (Übersicht bei [50, 72]). Als klinische Symptomatik tritt bei der Bestrahlung des Dünn- und Dickdarms die Trias von Nausea, Erbrechen und Diarrhöe als Zeichen der akuten Strahlenenteritis auf. Bei der Bestrahlung kommt es zu morphologischen Veränderungen des Dünndarmepithels, zu einer Proliferationsinhibition der Kryptenzellen, zur Abnahme der Enzymaktivitäten und damit zu unterschiedlich ausgeprägten Malabsorptionszuständen von Fetten, Kohlenhydraten, Proteinen sowie zu Wasser- und Elektrolytverlusten. Neben der Malabsorption kann die Radiomukositis zu massiven Proteinverlusten im Sinne einer exsudativen Enteropathie führen. Die Schwere der Malabsorption und die Entwicklung einer akuten Strahlenenteritis korreliert mit der Strahlendosis. Ursächlich für die Steatorrhö und die Diarrhöe ist die sogenannte choleretische Enteropathie, die einer Malabsorption von Gallensalzen mit konsekutiver Fettmalabsorption entspricht. Darüber hinaus ist das vermehrte Anfallen der Gallensalze im Kolon für eine Inhibition der Wasserabsorption verantwortlich und stimuliert die Kolonperistaltik, was zu Wasser- und Elektrolytverlusten des Organismus führt. Die akute Strahlenenteritis gilt als Vorstufe der chronischen Strahlenenteritis, die noch Jahre nach der abdominopelvinen Bestrahlung auftreten kann. Diese ist klinisch charakterisiert durch eine chronische Diarrhöe oder intermittierende intestinale Obstruktionen, Ulzerationen, Perforation und Fistelbildung, morphologisch durch eine Fibrose des Dünndarms, submuköse Teleangiektasien, Gefäßthrombosen und Hyalinisierungen. Ernährungsprobleme werden durch die Diarrhöe, die Tenesmen und durch intestinale Blutverluste hervorgerufen und sind Ausdruck des Verlustes von

Wasser, Elektrolyten, Fetten, Kohlenhydraten, Proteinen und Vitaminen. Von besonderer Bedeutung für die Entwicklung der Strahlenenteritis soll die Zusammensetzung des Darminhalts zum Zeitpunkt der Bestrahlung sein, da die histologisch nachweisbaren Schädigungen der Mukosa bei leerem Darm und ohne Einfluß von Gallen- und Pankreassekretion deutlich geringer waren als bei mit Chymus gefülltem Darm [46]. Der ausschließliche Einsatz von niedermolekularen Diäten (CDD) während der gesamten Dauer der Radiotherapie soll eine bessere Verträglichkeit der Bestrahlung und eine schnellere Regeneration der Mukosa bewirken. So wurde unter der enteralen Applikation einer CDD gegenüber einem Patientenkollektiv mit normaler, oraler Ernährung signifikant weniger Diarrhöen gesehen, und die Patienten der CDD-Gruppe konnten im Gegensatz zur Kontrollgruppe ihr Gewicht halten und die Serumproteinspiegel und die Immunglobuline fielen nicht ab [4, 5]. Der Effekt der CDD wird über eine verminderte Gallensalz- und Pankreassekretion, eine bessere Absorption der niedermolekularen Nährstoffe, sowie über eine gesteigerte Proliferation des hämatopoetischen Gewebes, welches vermutlich eine größere Strahlenresistenz bewirkt, erklärt. Donaldson et al. [19] konnten bei Kindern, welche eine abdominale Bestrahlung durchgemacht hatten und eine Dünndarmobstruktion oder Diarrhöe als Zeichen einer chronischen Strahlenenteritis erlitten hatten, eine deutliche klinische und histologische Befundbesserung durch eine 12- bis 24monatige gluten-, laktose- und kuhmilchfreie, fettarme und ballaststofffreie Sondenernährung erreichen. Diese Kostform entspricht in etwa der Nährstoffzusammensetzung einer niedermolekularen Diät.

Aufgrund der dargelegten Beobachtungen und Studien aus der Literatur erscheint der Einsatz einer enteralen Sondenernährung mit CDD vorteilhaft, jedoch sollten die Nebenwirkungen der abdominopelvinen Bestrahlung in Form von Nausea und Erbrechen im individuellen Fall berücksichtigt werden, und eine begonnene Sondenernährung ohne Besserung der Bestrahlungsnebenwirkungen durch eine hochdosierte antiemetische Therapie zugunsten einer total-parenteralen Ernährung abgebrochen werden.

Chirurgische Tumortherapie

Die Chirurgie stellt bei allen Tumoren des Gastrointestinaltraktes die primäre Therapiemodalität dar. Für Tumorpatienten gelten grundsätzlich die gleichen Stoffwechselbelastungen hinsichtlich Stickstoffverlust und Zunahme des Energiebedarfs bei einem chirurgischen Eingriff wie für andere chirurgische Patienten. Allerdings weisen häufig gerade Patienten mit Tumoren im Gastrointestinalbereich schon primär eine Malnutrition auf, die sie als Ernährungs-Risikopatienten, hinsichtlich eines bevorstehenden operativen Eingriffs, gelten lassen. In vielen Studien [8, 9, 30, 41, 44, 74] ist ein positiver Effekt einer perioperativen, intensiven Ernährungstherapie beschrieben worden, wobei es sich gezeigt hat, daß die enterale Sondenernährung der parenteralen Ernährung gleichwertig ist. So ist eine präoperative Sondenernährungstherapie vorzugsweise mit CDD, aufgrund der oben aufgeführten Ursachen und Folgen einer Malnutrition, bzw. bei bestehender Tumorkachexie wünschens- und erstrebenswert. Auch scheint insbesondere die frühe postoperative jejunale Applikation einer Oligopeptid-Diät (CDD) von Vorteil zu sein, zumal bei einem abdominalchirurgischen Eingriff leicht eine Feinnadel-Katheter-Jejunostomie durchzuführen ist. Radikale Tumorresektionen im Bereich des gesamten Verdauungstraktes können je nach Lokalisation und Ausmaß zu unterschiedlichen Ernährungsproblemen führen [10, 50, 61].

Nach radikaler chirurgischer Tumortherapie im Oropharyngealbereich kann eine zeitweise, aber auch eine definitive künstliche Ernährungstherapie notwendig werden. Bei ansonsten relativ intaktem Gastrointestinaltrakt ist daher die gastrale Applikation einer NDD die Therapie der Wahl.

Eine Ösophagektomie kann aufgrund der damit verbundenen Vagotomie zu Magenentleerungsstörungen und Fett-Malabsorption führen und eine diätetische Therapie in Form modifizierter NDD, die laktosefrei ist und mittelkettige Triglyzeride (MCT) enthält, notwendig machen. Bei indizierter Sondenernährung ist dann ebenfalls gastral eine modifizierte NDD zu applizieren. Bei Unmöglichkeit der chirurgischen Rekonstruktion ist eine vorzugsweise jejunale Ernährung notwendig, die dann mit modifizierten oder aber Standard-NDD durchzuführen ist.

Bei ausgedehnter Resektion des Duodenums mit Wegfall der Gallen- und Pankreassekretion, z. B. Whipple-Operation, ist eine Ernährung anzustreben, die laktosefrei ist und deren Fettanteil primär aus MCT besteht. Ist eine zeitweise enterale Ernährung indiziert, eignen sich hier ebenfalls die modifizierten NDD oder aber die CDD.

Bei stärkeren postoperativen Störungen der Resorption, z. B. nach Jejunumresektion, oder der Motilität, stellen Oligopeptiddiäten (CDD) die adäquate Form der Nährstoffzufuhr dar.

Literatur

1   Adibi SA: Intestinal transport of dipeptides in man: relative importance of hydrolysis and intact absorption. J Clin Invest 1971;50:2266–2271.
2   Adibi SA, Kim YS: Peptide absorption and hydrolysis, in Johnson LR (ed): Physiology of the gastrointestinal tract. New York, Raven Press, pp 1073–1095.
3   Bounous G, Gentile JM, Hugon J: Elemental diet in the management of the intestinal lesion produced by 5-fluorouracil in man. Can Surg 1971;14:312–324.
4   Bounous G, LeBel E, Shuster J, et al: Dietary protection during radiation therapy. Strahlenther 149:476–483.
5   Bounous G: The use of elemental diets during cancer therapy. Anticancer Res 1983;3:299–304.
6   Bozzetti F, Migliavacca S, Gallus G, et al: Nutritional markers as prognostic indicators of postoperative sepsis in cancer patients. JPEN 1985;9:464–470.
7   Bozzetti F: Effects of artificial nutrition on the nutritional status of cancer patients. JPEN 1989;13:406–420.
8   Brennan MF: Total parenteral nutrition in the cancer patient. N Engl J Med 1981;305:375–382.
9   Brennan MF, Ekman L: Metabolic consequences of nutritional support of the cancer patient. Cancer 1984;54:2527–2534.
10 Brenner U: Ernährungsstörungen durch chirurgische Eingriffe, in Sauer R, Thiel HJ (eds): Ernährungsprobleme in der Onkologie. München, Zuckschwerdt, 1986, pp 55–64.
11 Buzby GP, Steinberg JJ: Nutrition in cancer patients. Surg Clin North Am 1981;61:691–700.
12 Caspary WF: Physiologie der intestinalen Resorption. Z Gastroenterol 1989;27 (suppl 2):3–8.
13 Chow SL, Hollander, D: Initial cholesterol uptake by everted sacs of rat intestinal: kinetic and thermodynamic aspects. Lipids 13:239–245.
14 Classen M, Kurtz W: Enterale Absorption, in Demling L (ed): Klinische Gastroenterologie. Stuttgart, Thieme, 1984, vol I, pp 460–471.
15 Crane RK: A digestive-absorptive surface as illustrated by the intestinal cell brush border. Trans Am Microsc Soc 1975;94:529–544.
16 Daly JM, Thom AK: Neoplastic diseases, in Kinney JM (ed): Nutrition and metabolism in patient care. London, Saunders, 1986.
17 DeWys WD, Begg C, Lavian PT, et al: Prognostic effect of weight loss prior to chemotherapy in cancer patients. Am J Med 1980;68:491–497.
18 DeWys WD, Begg C, Band P, et al: The impact of malnutrition on treatment results in breast cancer. Cancer Treat Rep 1981;65:87–91.
19 Donaldson SS, Jundt S, Ricour C, et al: Radiation enteritis in children: a retrospective review, clinicopathologic correlation and dietary management. Cancer 1975;35:1167–1178.
20 Ecknauer R, Rommel U: Zytostatika und Dünndarm. Klin Wschr 1978;56:579–592.
21 Eichholz A: Studies on the organization of the brush border in intestinal epithelial cells. V. Subfractionation of enzymatic activities of the microvillus membrane. Biochim Biophys Acta 1968;163:101–107.
22 Elsenhans B, Caspary WF: Absorption of carbohydrates, in Caspary WF (ed): Struc-

ture and function of the small intestine. Amsterdam, Excerpta Medica, 1987, pp 248–262.
23 Fearon KCH, Plumb JA, Calman KC: Nutritional consequences of cancer in man. Clin Nutr 1986;5:81–89.
24 Fein R, Kelsen DP, Guller N, et al: Adenocarcinoma of the esophagus and gastro esophageal function: prognostic factors and results of therapy. Cancer 1985;56: 2512–2518.
25 Fox AD, Krike SA, DePaula, Berman JM, Settle RG, Rombeau JL: Effect of a glutamine-supplemented diet on methotrexate-induced enterocolitis. JPEN 1988;12: 325–331.
26 Harvey KB, Moldawer LL, Bistrian BR, et al: Biological measures for the formulation of a hospital prognostic index. Am J Clin Nutr 1981;34:2013–2022.
27 Heber D, Chlebowski RT, Meguid MM, et al: Malnutrition and cancer: mechanism and therapy. Part I. Nutr Int 1986;2:185–192.
28 Heber D, Chlebowski RT, Meguid MM, et al: Malnutrition and cancer: mechanism and therapy. Part II. Nutr Int 1986;2:258–267.
29 Heymsfield SB, Bethel RA, Ansley JD, et al: Enteral hyperalimentation: an alternative to central venous hyperalimentation. Ann Int Med 1975;90:63–71.
30 Holter AR, Fischer JE: The effects of perioperative hyperalimentation on complications in patients with carcinoma and weight loss. J Surg Res 1977;23:31–34.
31 Ito S: The enteric surface coat on cat intestinal microvilli. J Cell Biol 1965;27: 475–491.
32 Ito S: Form and function of the glycocalix on free cell surfaces. Philos Trans R Soc Lond (Biol) 1974;268:55–66
33 Kern KA, Norton JA: Cancer cachexia. JPEN 1988;12:286–298.
34 Keymling M, Wörner W: Formuladiäten in der internistischen Tumortherapie, in Sauer R, Thiel HJ (eds): Ernährungsprobleme in der Onkologie. München, Zuckschwerdt, 1986, pp 195–201.
35 Krejs GJ: Dünndarm als Sekretionsorgan: Wasser- und Elektrolyttransport, in Caspary WF (ed): Handbuch der Inneren Medizin, Bd III/Teil 3A: Dünndarm. Berlin, Springer, 1953, pp 434–463.
36 Lanzotti VJ, Copeland EM, George SL, et al: Cancer chemotherapeutic response and intravenous hyperalimentation. Cancer Chemother Rep 1975;59:436–441.
37 Lembcke B: Pathophysiologie der intestinalen Resorption. Z Gastroenterol 1989;27 (suppl 2):9–14.
38 Loh KK, Inamasu MS, Melish J, et al: Enteral hyperalimentation in the treatment of malnourished cancer patients. Proc Am Soc Clin Oncol 1979;20:301–309.
39 Lundholm K, Holm G, Schersten T: Insulin resistance in patients with cancer. Cancer Res 1978;38:4665–4670.
40 Marks PA, Bishop JS: The glucose metabolism of patients with malignant disease and of normal subjects as studied by means of an intravenous glucose tolerance test. J Clin Invest 1975;36:254–264.
41 Meguid MM, Meguid V: Preoperative identification of the surgical patient in need of a postoperative supportive total parenteral nutrition. Cancer 1985;55:258–262.
42 von Meyenfeldt MF, Fredix EWHM, Haagh WAJJM, et al: The aetiology and management of weight loss and malnutrition in cancer patients. Clin Gastroenterol 1988; 2:869–885.
43 Mitchell EP, Schein PS: Gastrointestinal toxicity of chemotherapeutic agents. Sem Oncol 1982;9:52–64.

44 Müller JM, Brenner U, Dienst C, et al: Preoperative parenteral feeding in patients with gastrointestinal carcinoma. Lancet 1982;11:68–71.
45 Müller JM, Brenner U, Erasmi H, et al: Der Energiebedarf und seine Deckung bei Karzinompatienten, in Kleinberger G, Eckart J (eds): Der Energiebedarf und seine Deckung. München, Zuckschwerdt, 1982, pp 257–267.
46 Mulholland MW, Levitt SH, Sony CW, et al: The role of luminal contents in radiation enteritis. Cancer 1984;54:2396–2402.
47 Nathanson L, Hall TC: Lung tumors: how they produce their syndromes. Ann NY Acad Sci 1974;230:367–377.
48 Ollenschläger G: Zur Pathogenese und Therapie der Malnutrition in der Onkologie. Z Ernährungswiss 1982;21:124–145.
49 Ollenschläger G, Sander F: Indikation und Ergebnisse der enteralen Ernährung in der Onkologie. Z Gastroenterol 1985;23(suppl):64–76.
50 Ollenschläger G: Einfluß aggressiver Tumortherapie auf die Nährstoffverwertung und den Ernährungszustand. Infusionsther 1986;13:70–77.
51 Ollenschläger G: Indikation und Methoden der klinischen Ernährung bei onkologischen Patienten, in Peter K, Dietze GE, Hartig W, Steinhardt HJ: Differenzierte klinische Ernährung. München, Zuckschwerdt, 1986, pp 177–188.
52 Ollenschläger G: Tumorerkrankungen und Ernährung – Zur Ernährung des onkologischen Patienten. Onkol Forum Chemother 1987;12:20.
53 Ollenschläger G, Sander F: Zur Pathogenese und klinischen Bedeutung der Anorexie onkologischer Patienten, in Sauer R, Thiel HJ (eds): Ernährungsprobleme in der Onkologie. München, Zuckschwerdt, 1987, pp 12–24.
54 Ollenschläger G, Jansen S: Besonderheiten der Substratverwertung bei onkologischen Patienten. Infusionsther 1988;15:118–123.
55 Payne-James Y, Silk D: Enteral nutrition: background, indications and management. Clin Gastroenterol 1988;2:815–874.
56 Rabast U: Komplikationen der enteralen Ernährung. Z Gastroenterol 1989; 27 (suppl 2):53–57.
57 Roth E, Funovics J, Winter M, et al: Mangelernährung und postoperative Komplikationshäufigkeit bei Carcinompatienten. Langenbecks Arch Chir 1982;357:77–84.
58 Sallee VL, Dietschy JM: Determinants of intestinal mucosal uptake of short- and medium-chain fatty acids and alcohols. J Lipid Res 1973;14:475–484.
59 Shils ME: Enteral nutrition by tube. Cancer Res 1977;37:2432–2439.
60 Shils ME: Principles of nutritional therapy. Cancer 1979;43:2093–2102.
61 Shils ME: Nutrition and diet in cancer, in Shils ME, Young VR (ed): Modern nutrition in health and disease. Philadelphia, Lea & Febiger, 1988, pp 1380–1422.
62 Silk DBA, Perrett D, Clark ML: Intestinal transport of two dipeptides containing the same two neutral amino acids in man. Clin Sci Molec Med 1973;45:291–299.
63 Silk DBA, Fairclough PD, Clark ML, et al: Uses of peptide rather than free amino acid nitrogen source in chemically defined 'elemental' diets. JPEN 1980;4:548–553.
64 Silk DBA: Peptide transport. Clin Sci 1981;60:607–615.
65 Silk DBA, Hegarty JE, Fairclough PD, Clark ML: Characterization and nutritional significance of peptide transport in man. Ann Nutr Metab 1982;26:337–352.
66 Smale BF, Mullen JL, Buzby GP, et al: The efficacy of nutritional assessment and support in cancer surgery. Cancer 1981;47:2375–2381.

67 Smith JC, Ortega C, Heymsfield SB: Increased ureagenesis and impaired nitrogen use during infusion of synthetic amino acid formula. N Engl J Med 1982;306:1013–1019.
68 Sleisinger MH, Kim YS: Protein digestion and absorption. N Engl J Med 1979; 300: 659–664.
69 Steinhardt HJ: Möglichkeiten und Grenzen der enteralen Ernährung in der Onkologie, in Sauer R, Thiel HJ (eds): Ernährungsprobleme in der Onkologie. München, Zuckschwerdt, 1986, pp 177–184.
70 Steinhardt HJ, Adibi SA: Kinetics and characteristics of absorption from an equimolar mixture of 12 glycyl-dipeptides in human jejunum. Gastroenterol 1986;90: 577–582.
71 Strandbhouge LKR, Bristain BR, Blackburn GL: Trends in enteral nutrition in the surgical patient. J Royal College Surg Edinb 1987;31:267–273.
72 Thiel HJ: Ernährungsstörungen durch Strahlentherapie. Ursache – Prophylaxe – Therapie, in Sauer R, Thiel HJ (eds): Ernährungsprobleme in der Onkologie. München, Zuckschwerdt, 1986, pp 65–102.
73 Thiel HJ: Sondenernährung von Patienten mit HNO-Tumoren unter Strahlentherapie, in Sauer R, Thiel HJ (eds): Ernährungsprobleme in der Onkologie. München, Zuckschwerdt, 1986, pp 225–239.
74 Thompson BR, Julian TB, Stremple JF, et al: Perioperative total parenteral nutrition in patients with gastrointestinal cancer. J Surg Res 1981;30:497–500.
75 Trier JS: The surface coat of gastrointestinal epithelial cells. Gastroenterol 1969; 56:618–622.
76 Waterhouse C, Kemperman JH: Carbohydryate metabolism in subjects with cancer. Cancer Res 1971;31:1273–1278.
77 Weiner R, Hartig W, Haupt R, et al: Dünndarmresorption bei Krebskranken – Grundlagen für die enterale Ernährungstherapie in der Onkologie. Z Ernährungswiss 1984; 23:157–170.
78 Wilson FA, Dietschy JM: Characterization of bile acid absorption across the unstirred water layer and brush border of the rat jejunum. J Clin Invest 1972;51:3015–3025.
79 Wilson FA, Treanor LL: Characterization of bile acid binding to rat intestinal brush border membranes. J Memb Biol 1977;33:213–230.
80 Young VR: Energy metabolism and requirements in the cancer patient. Cancer Res 1977;37:2336–2347.

Parenterale Ernährung bei Tumorerkrankungen

Peter Schauder

Medizinische Universitätsklinik Göttingen

Totale parenterale Ernährung umgeht die enteralen Schritte der Digestion und Absorption von Nahrung durch Zufuhr von Glukose bzw. Glukoseaustauschstoffen, Aminosäuren, Fettemulsionen, Elektrolyten, Spurenelementen und Vitaminen in eine zentrale Vene [28]. Sie ist das komplizierteste ernährungstherapeutische Verfahren und nicht nur unphysiologischer, sondern auch komplikationsträchtiger sowie wesentlich teurer als alle anderen Formen der Nahrungszufuhr. Deswegen sollte parenterale Ernährung nur dann eingesetzt werden, wenn die sonstigen Möglichkeiten zur Nahrungszufuhr ausscheiden. Für den Entschluß zur parenteralen Ernährung spielt es im Prinzip keine Rolle, ob der Patient, der auf diese Form der Nahrungszufuhr angewiesen ist, an einer «benignen» oder einer «malignen» Grunderkrankung leidet. Allerdings kommen tumorspezifische Gesichtspunkte insofern zum Tragen, als die Abwägung von Nutzen und Risiken der Therapie sowie metabolische und technische Aspekte ihrer Durchführung vom Grundleiden beeinflußt sein können.

Parenterale Ernährung kann als «peripher venöse» Ernährung durchgeführt werden, oder als «totale» parenterale Ernährung, die über eine zentrale Vene erfolgen muß. Seit einigen Jahren besteht auch die Möglichkeit der totalen parenteralen Heimernährung.

Therapeutische Ziele

Das «primäre» Ziel, welches durch den Einsatz der verschiedenen ernährungsmedizinischen Verfahren bei Tumorpatienten angestrebt wird, ist die Prophylaxe oder Beseitigung einer tumorassoziierten Malnutrition. Es ist eindeutig erwiesen, daß eine nach den derzeitigen Regeln der Kunst durchgeführte parenterale Ernährung bei der großen Mehrzahl mangelernährter Tumorpatienten Symptome der Malnutrition bessern oder beseitigen kann. Dies gilt sowohl für biochemische als auch für anthropometrische Parameter. Aus der umfangreichsten Übersicht zum Thema ist zu entnehmen, daß sich unter der Therapie z. B. das Körpergewicht erhöht, Fettreserven zunehmen und bei einigen Tumorarten auch die Muskelmasse ansteigt [10]. Welchen Nutzen ziehen Tumorpatienten aus diesen Veränderungen?

Die Prophylaxe oder Beseitigung der Malnutrition durch parenterale Ernährung soll Lebensqualität sichern bzw. verbessern, die Morbidität senken, das Leben verlängern oder Nebenwirkungen «klassischer» Therapieverfahren wie Strahlenbehandlung, Tumorchirurgie oder Chemotherapie reduzieren. Inwieweit sich bei parenteral ernährten Patienten diese «sekundären» Therapieziele erreichen lassen, ist umstritten. Entsprechende Studien sind nicht nur verhältnismäßig selten, sondern wegen unterschiedlich durchgeführter parenteraler Ernährung oft kaum miteinander vergleichbar [25, 48]. Als Beispiel sei das «Position Paper» des «American College of Physicians» über den Wert der parenteralen Ernährung bei Patienten, die chemotherapeutisch behandelt wurden, genannt [48]. Die sehr negative Stellungnahme basiert auf der «Auswertung» von 22 Veröffentlichungen, die u. a. deswegen nicht miteinander vergleichbar sind, weil verschiedene Therapieformen, d. h. «peripher venöse» Ernährung [62] und «totale» parenterale Ernährung [63], eingesetzt wurden. Die «totale» parenterale Ernährung mit Glukose, Fett und Aminosäuren pro kg Körpergewicht und Tag war jeweils unterschiedlich, ebenso wie die Gabe von Elektrolyten, Spurenelementen und Vitaminen. Das «Position Paper» ist insofern nützlich, als es belegt, daß derjenige, welcher parenterale Ernährung bei Tumorpatienten einsetzt, präzise definieren sollte, was er darunter versteht.

Peripher venöse Ernährung

Bei peripher venöser Ernährung über eine kleinlumige Vene ist die Deckung des Bedarfs an essentiellen Fettsäuren, Elektrolyten, Spurenelementen und Vitaminen in vollem Umfang möglich. Auch eine ausreichende Versorgung mit Aminosäuren ist realisierbar. Allerdings ist peripher venöse Ernährung zwangsläufig unterkalorisch. Dies liegt daran, daß aus osmotischen Gründen nur niedrig konzentrierte Glukoselösungen infundiert werden können. Beispielsweise besitzt eine 5%ige Glukoselösung, durch die pro 1000 ml eine Zufuhr von 200 Kcal erfolgt, bereits eine Osmolarität von 300 mOsmol/l. Lösungen, die mehr als 5% Glukose enthalten, verursachen bei peripher venöser Gabe in kurzer Zeit unweigerlich Thrombophlebitiden. Wenn dennoch Glukose in der Regel als 10%ige Lösung verabfolgt wird, stellt dies einen Kompromiß dar, der allzu unterkalorische Ernährung vermeidet, allerdings unter Inkaufnahme eines geringfügig erhöhten Thrombophlebitisrisikos. Länger als etwa drei Tage sollte 10%ige Glukose aber nicht «peripher» eingesetzt werden. Dabei ist auch zu berücksichtigen, daß durch den Elektrolytzusatz die Molarität noch erheblich ansteigt. Ein großer Vorteil der peripher venösen Ernährung besteht in der Vermeidung von Komplikationen, die durch zentrale Positionierung des Katheters auftreten können, besonders wenn eine «zentrale» Punktionsstelle, z. B. die A. subclavia, gewählt wird.

Für die Wahl der peripher venösen oder der total parenteralen Ernährung sind der Ernährungszustand des Patienten sowie die mutmaßliche Therapiedauer entscheidende Kriterien. Als typisches Beispiel für eine klinische Situation, in der peripher venöse Nahrungszufuhr sinnvoll ist, sei ein Patient ohne Zeichen der Malnutrition genannt, der aufgrund einer «aggressiven» Chemotherapie für einige Tage nicht in der Lage sein wird zu essen oder eine Sonde für die künstliche enterale Ernährung zu tolerieren. Tabelle 1 zeigt ein Beispiel für die kurzfristige peripher venöse Ernährung mit Glukose, Aminosäuren und Fett bei einem 70 kg schweren Patienten.

Tabelle 1. Schema zur peripher venösen Ernährung

Nährstoff	%	ml	Kcal
Glukose	10	1500	600
Aminosäuren[a]	5–10	1000	–
Fett	20	250	500
Mikronährstoffe[b]	–	250	–

[a] nicht berücksichtigt als Energiequelle
[b] Dosierung siehe Tabellen 3, 7, 8

Wenn hingegen absehbar ist, daß parenterale Ernährung über Monate oder sogar lebenslang notwendig sein wird, besteht keine Alternative zur «totalen» parenteralen Ernährung. Als entsprechende Beispiele seien eine passagere Strahlenenteritis oder ein hochsitzendes Ileostoma nach einem tumorchirurgischen Eingriff genannt.

Totale parenterale Ernährung

Vor der Besprechung von Einzelheiten seien noch zwei Probleme diskutiert, einmal die Bedeutung des Begriffs «total» im Zusammenhang mit parenteraler Ernährung und zum anderen das Problem «Fettinfusion und Tumorerkrankung».

«Totale» parenterale Ernährung ist derzeit nicht möglich, sofern man darunter die Zufuhr aller essentiellen bzw. aller in bestimmten Streßsituationen essentiellen Nahrungskomponenten versteht. Dafür sind in erster Linie technische Gründe verantwortlich. Aminosäurelösungen enthalten beispielsweise kein Glutamin, weil bei längerer Lagerung Stabilitätsprobleme auftreten. Glutamin weist unter allen Aminosäuren im Blut die höchste Konzentration auf [9, 22, 23]. Es ist für humane Enterozyten [7, 69] und Lymphozyten [5, 33] ein wesentlicher Nahrungsbestandteil. Parenterale Ernährung führt zu einer Atrophie der gastrointestinalen Mukosa [26, 29] mit vermehrter bakterieller Translokation und einer erhöhten Infektionsrate [2]. Glutaminzusatz zur parenteralen Ernährung kann die bakterielle Translokation vermindern [12]. Inwieweit durch das Fehlen von Glutamin in den Infusionslösungen Lymphozyten in ihrer Funktion beeinträchtigt werden, läßt sich derzeit nicht eindeutig beantworten. Bei kritisch kranken Patienten ist mit Störungen zu rechnen, weil bei ihnen das freie Glutamin in der Muskulatur auf 10% bis 20% der Norm abfallen kann [52]. Die Muskulatur ist das wichtigste Organ für die Versorgung von Enterozyten und Lymphozyten mit Glutamin. Derzeit werden Aminosäurelösungen entwickelt, denen Glutamin als stabiles Dipeptid zugesetzt ist [70].

Tumorpatienten weisen im Vergleich zum Gesunden eine Reihe von Stoffwechselanomalien auf [76]. Schon lange ist bekannt, daß manche Tumorträger eine höhere Clearance für exogenes Fett besitzen [77] und daß sie erhöhte Konzentrationen freier Fettsäuren im Blut aufweisen als möglichen Hinweis für eine gesteigerte Mobilisation von endogenem Fett [45]. Versuche mit ^{14}C-markiertem Tripalmitin haben ergeben, daß Tumorpatienten vermehrt $^{14}CO_2$ exhalieren [14]. Der Fettstoffwechsel mancher Tumorpatienten scheint somit charakterisiert durch vermehrte Mobilisation und Utilisation von endogenem Fett zur Energiegewinnung. Ob daraus generell gefolgert werden darf, daß bei parenteraler Ernährung von Tumorpatienten dem Fett eine bevorzugte Rolle als Energiesubstrat zukommt, ist umstritten [11, 76]. Die totale parenterale Ernährung von Tumorpatienten wird derzeit nach den gleichen Prinzipien durchgeführt wie bei Patienten mit benigner Grunderkrankung.

Makronährstoffe

Der Kalorienbedarf im Stoffwechselgleichgewicht beträgt etwa 30 Kcal/kg Körpergewicht/Tag [1]. Bei Tumorpatienten kann der Kalorienbedarf aus verschiedenen Gründen erhöht sein. Knox et al. haben beispielsweise bei 200 mangelernährten Tumorpatienten durch indirekte Kalorimetrie den Grundumsatz gemessen und bei 25% der Probanden erhöhte Werte festgestellt [32]. Solche Patienten benötigen zur Beseitigung der Malnutrition sowie zur Aufrechterhaltung des Stoffwechselgleichgewichts 40 oder mehr Kcal/kg Körpergewicht/Tag. Die suffiziente Kalorienzufuhr ist letztlich am Therapieerfolg zu beurteilen.

Verschiedene nationale Ernährungsgesellschaften empfehlen zur Deckung des Kalorienbedarfs beim Gesunden folgende prozentuale Verteilung: Eiweiß 15%, Fett 30 bis 35% und Kohlenhydrate 50 bis 55% [50]. Bei parenteraler Ernährung sind diese Empfehlungen problemlos einzuhalten, wobei der Eiweißanteil über inkomplett zusammengesetzte Aminosäurelösungen, der Kohlenhydratanteil nahezu ausschließlich über Glukose und der Fettanteil über Emulsionen gedeckt wird, die mittelkettige und/oder langkettige Triglyzeride enthalten [1, 16].

Die Gesamtzufuhr von Aminosäuren und Fett sollte nicht mehr als 1,5 bzw. 1,2 g/kg Körpergewicht/Tag betragen. Glukosezufuhr in einer Menge bis 400 g/Tag ist in der Regel unproblematisch. Bei höherer Zufuhr kann durch Überschreiten der Oxidationskapazität für Glukose die Blutglukose auf Werte ansteigen, die zur Glukosurie führen. Darüber hinaus droht vermehrte Lipogenese mit Splenomegalie, Leberverfettung und Leberfunktionsstörungen [13, 64, 66].

Der Flüssigkeitsbedarf ist von zahlreichen Faktoren abhängig, etwa davon, ob Patienten in gewissem Umfang trinken dürfen oder ob erhöhte Verluste auszugleichen sind, z. B. infolge eines Ileostoma. Als Richtwert

Tabelle 2. Flüssigkeits- und Kalorienzufuhr bei einem katabolen 70 kg schweren Patienten

Bedarf	Flüssigkeit 40 ml/kg/Tag 2800 ml	Energie 40 Kcal/kg/Tag 2800 Kcal	Kcal (%)
Zufuhr			
30% Glukose	1500 ml	1800 Kcal	56
20% Fett	500 ml	1000 Kcal	31
10% Aminosäuren[a]	1000 ml	400 Kcal	13

[a] nur zum geringen Anteil Energielieferant

des Flüssigkeitsbedarfs hat sich eine Zufuhr von 40 ml/kg Körpergewicht/Tag bewährt. Je nach klinischer Situation muß diese Menge erhöht oder erniedrigt werden. Dies läßt sich am einfachsten durch den Einsatz unterschiedlich konzentrierter Glukoselösungen erreichen, die in Konzentrationen von 5% bis 70% verfügbar sind.

Es erscheinen zunehmend Veröffentlichungen, die belegen, daß bei Einhaltung bestimmter Kriterien alle Komponenten der parenteralen Ernährung in einem Beutel gemischt werden können («All-in-one technique») [25, 68], d.h. Kohlenhydrate, Aminosäuren und Fett einschließlich Elektrolyte, Spurenelemente und Vitamine. Das Risiko von Ausflockungen und Katheterobstruktionen läßt sich aber am sichersten vermeiden, wenn der Fettanteil getrennt von den übrigen Bestandteilen der parenteralen Ernährung infundiert wird. Bei getrennter Fettinfusion sollten den Emulsionen nur die fettlöslichen Vitamine zugesetzt werden.

Es empfiehlt sich, parenterale Ernährung einschleichend zu beginnen, weil sich der Organismus an die Verstoffwechselung der in hohen Konzentrationen intravenös applizierten Energieträger adaptieren muß. Dabei kann man beispielsweise am ersten Tag 50% des errechneten Kalorienbedarfs zuführen, am zweiten Tag 75% und am dritten Tag die errechnete Gesamtmenge. Die tägliche Infusionsdauer läßt sich je nach den individuellen Gegebenheiten zwischen 12 und 24 Stunden variieren. Bei Fettemulsionen muß eine zu schnelle Infusion unbedingt vermieden werden. Die Infusionszeit für 500 ml einer 20%igen Fettemulsion sollte mindestens 8 Stunden betragen. Nichtbeachtung dieser Regel ist der häufigste Grund für angebliche «Unverträglichkeiten» von Fett. In Tabelle 2 ist ein Infusionsschema zur Deckung des Flüssigkeits- und Kalorienbedarfs gezeigt, das je nach klinischer Situation zu modifizieren ist.

Mikronährstoffe

Elektrolyte

Durchschnittswerte zur Deckung des täglichen Elektrolytbedarfs bei ausgeglichener Stoffwechsellage zum Ersatz physiologischer Verluste sind in Tabelle 3 aufgeführt [1]. Wenn zusätzlich unphysiologische Verluste auftreten, kann der Bedarf erheblich steigen. Tabelle 4 zeigt den Elektrolytverlust über verschiedene Körperflüssigkeiten. Beispielsweise gehen mit einem Liter Magensaft bis zu 140 mmol Natrium verloren [24]. Mehrbedarf entsteht auch bei der Neusynthese von Gewebe. Dies betrifft besonders die vorwiegend intrazellulär konzentrierten Elektrolyte Kalium, Magnesium und Phosphat [67].

Eine im Rahmen der Elektrolytzufuhr häufig vernachlässigte Substanz ist das Phosphat. Bei parenteraler Ernährung droht die Gefahr von Hypophosphatämien, besonders wenn kachektische Patienten behan-

Tabelle 3. Durchschnittswerte zur Deckung des täglichen Elektrolytbedarfs bei ausgeglichener Stoffwechsellage. Basierend auf den RDA der National Academy of Sciences, Washington, D.C. [50]

Elektrolyt	mmol/kgKG/Tag
Natrium	2,0
Kalium	1,3
Kalzium	0,15
Magnesium	0,15
Chlorid	2,0
Phosphor	0,25

Tabelle 4. Elektrolytgehalt in Körperflüssigkeiten (mmol/l)

	Na	K	Ca	Mg	P	Cl	HCO_3
Schweiß	40–50	15–20	0,2–6	0,1–4	0,3–1	30–40	40–50
Magensaft	15–140	4–6	0,5–5	0,3–3	0,2–6	120–160	8–18
Pankreassaft	130–150	4–5	1–4	1–2	0–2	40–50	100–130
Galle	130–150	4–5	4–5	1,3–2	2,0–8	90–100	20–25
Dünndarmstuhl	100–130	5–11	5–34	5–14	4,0–7	15–140	30–40
Wäßriger Stuhl	115–135	10–30	5–20	5–10	3,0–6	85–95	35–60

delt werden. Dabei wirkt die Zunahme von Phosphorylierungsreaktionen zum Neuaufbau von Gewebe mit dem hypophosphatämischen Effekt der infundierten Glukose zusammen [31, 67]. Die Neigung, eine Hypophosphatämie zu entwickeln, besteht besonders während der ersten 8 bis 10 Tage nach Einleitung der totalen parenteralen Ernährung (Nutritional recovery syndrome) [31, 37, 67]. Diese Zeit verstreicht, bis die Nieren daran adaptiert sind, die Phosphatausscheidung von etwa 30 mmol/Tag auf sehr niedrige Werte zu reduzieren (etwa 0,3 mmol/Tag). Biochemische Basis für die klinischen Symptome bei Hypophosphatämie ist eine allgemeine Verarmung des Organismus an ATP. Zusätzlich kommt es in den Erythrozyten zu einer Abnahme der Konzentration von 2,3-Diphosphoglyzerat (Abb. 1). Bis zum fünften Schritt der Glykolyse wird ATP verbraucht. Die anschließenden Schritte, die zu einem Nettogewinn an ATP führen, sind bei Mangel an anorganischem Phosphat gestört. Von den zahlreichen klinischen Konsequenzen der Hypophosphatämie ist besonders die Infektionsneigung zu erwähnen. Ihr liegt eine Funktionsstörung von Granulozyten zugrunde (Tabelle 5) [15].

Spurenelemente

Derzeit werden aus der Gruppe der Spurenelemente neun als so wichtig eingestuft, daß ihre Zufuhr im Rahmen der totalen parenteralen Ernährung notwendig ist [1, 65]. Dosierungsempfehlungen für diese neun Spurenelemente, adaptiert an die Bedürfnisse von Tumorpatienten, sind in Tabelle 6 gezeigt. Welche Unsicherheiten hinsichtlich der Dosierung und sogar noch hinsichtlich der prinzipiellen Notwendigkeit einiger dieser Spurenelemente bestehen, läßt sich an den divergierenden Empfehlungen verschiedener Fachgesellschaften erkennen [3, 73]. Beispielsweise wird in den Richtlinien der «American Dietetic Association» zur täglichen Spurenelementzufuhr bei langfristiger parenteraler Ernährung Erwachsener das Kupfer nicht erwähnt [73].

Bei einigen Spurenelementen sind die Dosierungsempfehlungen inzwischen aber recht einheitlich. Das gilt beispielsweise für Zink, das die Funktion von mehr als 70 Enzymen reguliert, darunter solchen, die für das Wachstum unerläßlich sind, wie die Thymidinkinase [30] oder die DNA-abhängige RNA-Polymerase [72]. Zink besitzt auch strukturelle Bedeutung, z. B. für Nukleoproteine [20] sowie für Insulin [60]. Fehlen von Zink bei parenteraler Ernährung verursacht charakteristische klinische Symptome wie Wundheilungsstörungen, Diarrhö, neuropsychiatrische Störungen, Defekte des Immunsystems oder Hauterscheinungen wie bei Acrodermatitis enteropathica [55]. Diese Symptome lassen sich durch Zinksupplementierung sicher und schnell beseitigen [71].

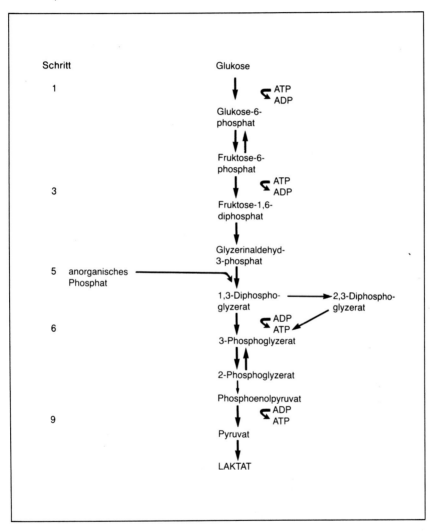

Abb. 1. Beziehung zwischen anorganischem Phosphat, ATP und 2,3-DPG bei der Glykolyse.

Die Gabe von Spurenelementen im Rahmen der parenteralen Ernährung erfolgt in der Regel in Form von Kombinationspräparaten. Wie in Tabelle 6 gezeigt, sind in den derzeit erhältlichen Präparaten nicht alle Spurenelemente enthalten. Tabelle 7 zeigt klinische Symptome, die bei Defiziten von Selen, Chrom und Molybdän auftreten, d. h. von Spurenelementen, die in den derzeit zugelassenen Kombinationspräparaten nicht

Tabelle 5. Klinische und biochemische Manifestationen bei ausgeprägter Hypophosphatämie

Organ	Symptom	Vermutlicher Pathomechanismus
Erythrozyt	Anämie	ATP-Abnahme
		Verminderte Funktion aktomyosinähnlicher Filamente
		Spherozytose
		Verkürzte Überlebenszeit
		Hämolyse
	Hypoxie	2,3-DPG-Abnahme
Granulozyt	Fieber	ATP-Abnahme
	Sepsis	Verminderte Funktion aktomyosinähnlicher Filamente
		Verminderte Chemotaxis
		Phagozytose
		Bakterizidie
Thrombozyt	Blutungsneigung	ATP-Abnahme
		Verminderte Überlebenszeit
		Thrombozytopenie
		Verminderte Retraktion des Gerinnungspfropfes
Zentrales Nervensystem	Parästhesien	keine experimentellen Daten
	Fehlen tiefer Reflexe	
	Krämpfe	
	Apathie	
	Somnolenz	
	Koma	
Skelettmuskel	Fibrilläre Zuckung	Verminderte Aktivität der Na^+-K^+-ATPase
	Schwäche	
	Rhabdomyolyse	
Herz	Verminderte Auswurfleistung	keine experimentellen Daten
	Erhöhter linksventrikulärer enddiastolischer Druck	
Leber	Enzymanstieg	keine experimentellen Daten
	Koma	

Tabelle 6. Empfehlungen zur täglichen parenteralen Zufuhr von Spurenelementen und ihr Gehalt in handelsüblichen Kombinationspräparaten

	Empfehlung[a] µmol/Tag	Inzolen® µmol/10 ml	Addel® µmol/10 ml	Addamel N[b] µmol/10 ml
Chrom	1	–	–	0,2
Eisen	65	–	50	20
Fluor	40–100	–	50	50
Jod	1	–	1	1
Kupfer	20–25	15	5	20
Mangan	20	5	40	5
Molybdän	0,2	–	–	0,2
Selen	0,4	–	–	0,4
Zink	45–100	10	20	100

[a] nach Shenkin und Wretlind [65]
[b] Kabi Vitrum, Stockholm, in Deutschland noch nicht zugelassen

Tabelle 7. Komplikationen durch Spurenelementdefizit bei parenteraler Ernährung [19]

Element	Symptom
Chrom	Glukoseintoleranz
	Periphere Neuropathie
Selen	Myalgien
	Kardiomyopathie
Molybdän	Aminosäurenintoleranz
	Tachykardie
	Tachypnoe
	Zentrales Skotom
	Reizbarkeit

enthalten sind und deren Analyse auch in gut ausgestatteten klinisch-chemischen Labors nicht zum Routinerepertoire gehört [19]. Aufgrund von Vorerkrankungen kann ein isoliertes oder überproportionales Defizit einzelner Spurenelemente vorliegen, z. B. Zinkmangel bei vorbestehenden gastrointestinalen Störungen [55]. Kombinationspräparate sind nicht geeignet, isolierte oder gar überproportionale Verluste einzelner Spurenelemente auszugleichen. Die Verordnung eines der zur Zeit erhältlichen Kombinationspräparate deckt allenfalls den Basisbedarf an einzelnen

Spurenelementen. Wenn durch klinische Symptome und biochemische Kontrollen ein isoliertes oder überproportionales Defizit einzelner Spurenelemente erkennbar wird, ist die Verordnung des entsprechenden Monopräparats angezeigt. Tumorpatienten werden häufig erst dann parenteral ernährt, wenn eine ausgeprägte Kachexie eingetreten ist. Ihr Spurenelementbedarf kann dann erheblich von den in Tabelle 6 angegebenen Werten abweichen.

Vitamine

Seit der Entdeckung eines wachstumsfördernden, lipidlöslichen Faktors aus Butter und Eigelb durch McCollum und Davis im Jahre 1913, der zuerst als «Fat soluble A» bezeichnet wurde, unterscheidet man fettlösliche und wasserlösliche Vitamine. Wasserlösliche B-Vitamine sind Vorstufen von Koenzymen. Anders als bei den B-Vitaminen, deren Wirkformen definierte Koenzyme sind, gibt es bei Ascorbinsäure keine besonderen Wirkformen. Über den Wirkungsmechanismus von Vitamin C, z. B. bei der Bildung von Interferon [21], ist in der Mehrzahl der Fälle nichts bekannt.

Für fettlösliche Vitamine läßt sich kein einheitlicher Wirkungsmechanismus aufweisen. Vitamin D ist ein Prohormon, Vitamin A wirkt teils hormon-, teils koenzymähnlich, Vitamin K ist der Kofaktor enzymatischer Carboxylierungsreaktionen, und beim Vitamin E kennt man, abgesehen von den antioxidativen Eigenschaften, keine detaillierten Wirkungsmechanismen (Übersicht bei Bässler [8]).

Bei Bedarfsangaben von Vitaminen ist zu beachten, daß sie vom jeweils angestrebten Ziel abhängig sind. Beispielsweise reichen bei der Ratte 20 IE/kg Körpergewicht/Tag, um eine Keratinisierung des Vaginalepithels zu verhindern, während zur Sicherung einer maximalen Reproduktionsfähigkeit 1200 IE zugeführt werden müssen [46]. Wie bereits bei den Elektrolyten und Spurenelementen besprochen, ist der Vitaminbedarf noch von sonstigen Faktoren, z. B. von Begleiterkrankungen abhängig. Deswegen sprechen die zuständigen nationalen Gremien bei ihren Empfehlungen zur Vitaminversorgung nicht von «Bedarf», sondern von «empfehlenswerter Zufuhr» oder «Recommended Dietary Allowences» (RDA) [50]. Die Empfehlungen gelten allerdings nur für gesunde Menschen und nicht für Kranke. Die Erforschung des Vitaminbedarfs von Tumorpatienten bleibt eine große Herausforderung für Ernährungswissenschaftler und Ernährungsmediziner.

Tabelle 8. Empfehlungen zur täglichen parenteralen Zufuhr von Vitaminen und ihr Gehalt in handelsüblichen Kombinationspräparaten

Vitamin	AMA-FDA[a]	Soluvit	Multibionta	Vitintra adult	Adek Falk
B_1	3,0 mg	1,2 mg	50,0 mg	–	–
B_2	3,6 mg	1,8 mg	10,0 mg	–	–
Niacin	40,0 mg	10,0 mg	100,0 mg	–	–
B_6	4,0 mg	2,0 mg	25,0 mg	–	–
Panthenol	15,0 mg	10,0 mg	15,0 mg	–	–
Biotin	60,0 µg	300,0 µg	–	–	–
B_{12}	5,0 µg	2,0 µg	–	–	–
Folsäure	0,4 mg	0,2 mg	–	–	–
C	100,0 mg	30,0 mg	500,0 mg	–	–
A	1000 µg	–	3300 µg	750 µg	33 000 µg
D	5 µg	–	–	3 µg	25 µg
K	70–140 µg	–	–	150,0 µg	10 000 µg
E	10 mg	–	10 mg	–	100 mg

[a] American Medical Association, Department of Food and Nutrition [4]

Derzeitige Empfehlungen zur parenteralen Vitaminzufuhr beim Erwachsenen [4] sind in Tabelle 8 gezeigt, zusammen mit einem Vergleich des Vitamingehalts in denjenigen handelsüblichen Präparaten, die hinsichtlich Vollständigkeit oder Dosierung den Empfehlungen noch am nächsten kommen [34]. Beispielsweise wird durch Verordnung von 2 Ampullen Soluvit® die empfohlene Zufuhr für die Mehrzahl der wasserlöslichen Vitamine eingehalten. Vitamine sind gegenüber äußeren Einflüssen wie Hitze, Sauerstoff oder Licht unterschiedlich beständig. Bei parenteraler Ernährung ist der Einfluß von Licht zu beachten, dem die in den Infusionsflaschen oder Beuteln enthaltenen Vitamine ausgesetzt sind, ein Einfluß, der z. B. durch Folien verhindert werden kann. Besonders lichtlabil sind Vitamin A und D, Riboflavin (B_2) sowie das Pyridoxin (B_6) [8].

Komplikationen und Überwachung

Bei parenteraler Ernährung drohen infusionsbedingte sowie katheterbedingte Komplikationen [1, 57]. Infusionsbedingte Komplikationen beinhalten metabolische Entgleisungen, die Dekompensation des Herz-Kreislaufsystems sowie Funktionsstörungen zahlreicher sonstiger Organe. Metabolische Komplikationen betreffen Störungen des Säure-Basenhaushalts sowie die Homöostase von Glukose, Triglyzeriden, freien Fettsäuren, Aminosäuren, Spurenelementen, Vitaminen und Elektrolyten. Die Dekompensation des Herz-Kreislaufsystems ist Folge einer zu niedrigen oder zu hohen Flüssigkeitszufuhr bzw. einer zu hohen Infusionsgeschwindigkeit. Durch klinisches oder biochemisches Monitoring lassen sich die geschilderten Komplikationen frühzeitig erkennen und beseitigen. Dabei erfüllen Laborkontrollen eine zweifache Funktion. Einmal dienen sie der Überwachung aller infundierten Substanzen im Sinne eines drug monitoring. Wegen der aufwendigen Analytik sind allerdings nicht alle zugeführten Substanzen für eine routinemäßige Kontrolle geeignet. Dies gilt z. B. für Aminosäuren, einige Spurenelemente sowie für die Mehrzahl der Vitamine. Darüber hinaus dienen laborchemische Analysen der Überwachung von Organfunktionen. Die häufigste Organfunktionsstörung, auch bei korrekter parenteraler Ernährung, betrifft die Leber. Nach Beginn einer Infusionsbehandlung muß bei bis zur Hälfte der Patienten mit passageren, geringgradigen Anstiegen der Transaminasen (SGOT und SGPT), der alkalischen Phosphatase sowie des Bilirubin gerechnet werden [1, 38]. Der Grund für diese vorübergehende Leberfunktionsstörung ist unbe-

Tabelle 9. Minimalprogramm des biochemischen Monitoring bei parenteraler Ernährung. Aufgeführt sind Parameter aus venösem oder arteriellem Blut

Überwachung infundierter Substrate	Glukose
	Triglyzeride
	Kalium
	Natrium
	Kalzium
	Magnesium
	Phosphat
	Chlorid
Überwachung von Organfunktionen	SGPT
	Alkalische Phosphatase
	Bilirubin
	Kreatinin
	BUN
	Laktatdehydrogenase
	Erythrozyten
	Hämoglobin
	Leukozyten
	Blutgase
	Quickwert

kannt. Persistierende Leberenzymerhöhungen weisen entweder auf eine vorbestehende Lebererkrankung oder auf fehlerhafte parenterale Ernährung hin, z. B. Gabe von zuviel Glukose. Wie bereits besprochen, kann längerfristiges Überschreiten der empfohlenen täglichen Glukosezufuhr von etwa 400 g durch vermehrte intrahepatische Triglyzeridsynthese eine Hepatomegalie induzieren. Bei Hepato-Splenomegalie muß differentialdiagnostisch an überhöhte Fettzufuhr gedacht werden. Einige Komponenten der parenteralen Ernährung, unter ihnen die Fette, beeinflussen verschiedene Funktionen immunkompetenter Zellen [51, 53, 61]. Eine routinemäßige Überwachung dieser Funktionen ist derzeit aber noch nicht möglich. Die biochemische Überwachung bei totaler parenteraler Ernährung ist häufig noch mehr eine Frage dessen, was machbar ist und nicht, was wünschenswert wäre. In Tabelle 9 sind Analyseverfahren aufgelistet, die zum Minimalprogramm des biochemischen Monitoring der parenteralen Ernährung gehören. Die Häufigkeit der Analysen ergeben sich aus der klinischen Situation.

Zu den Katheterkomplikationen gehören lokale und systemische Infektionen, Gefäßthrombosen, die Lungenembolie sowie Katheterverschlüsse. Ob Tumorpatienten ein größeres Risiko laufen, diese Komplikationen zu aquirieren als Patienten mit benigner Grunderkrankung, wurde bisher nicht systematisch untersucht. Häufigste Komplikationen sind immer noch katheterinduzierte Infektionen. In älteren Berichten werden als Keime vorwiegend Pilze [6], in jüngeren Bakterien angegeben [54], besonders Staphylococcus species [28, 47, 61]. Auch durch Einhaltung keimarmer Bedingungen bei der Positionierung und Pflege des Katheters lassen sich Infektionen nicht völlig vermeiden. Die effektivste therapeutische Maßnahme bei Katheterinfektion besteht in der Katheterexplantation in Verbindung mit einer antibiotischen Therapie. Bei kritischen Gefäßverhältnissen, wie sie bei Patienten mit totaler parenteraler Langzeiternährung häufig vorliegen, gilt jedoch ein primärer Therapieversuch mit Antibiotika unter Belassung des Katheters als allgemein akzeptiert [41, 49, 59]. Die Behandlung sollte für etwa vier bis sechs Wochen, entsprechend dem Ausfall des Antibiogramms, durchgeführt werden. Beispielsweise wird derzeit für Koagulase-negative Staphylokokken aus der Gruppe grampositiver Kokken als Mittel der Wahl Vancomycin eingesetzt, welches in mehr als der Hälfte der Fälle erfolgreich ist und die Belassung des Katheters (zunächst) ermöglicht [41]. Die Entscheidung für einen konservativen Therapieversuch wird u. a. durch folgende Situationen bzw. Überlegungen erschwert. Nicht selten muß «blind» therapiert werden, weil ein

Keimnachweis nicht gelingt [47]. Oft werden mehrere Keime angezüchtet, die sich unterschiedlich gut therapieren lassen. Die Rezidivquoten sind insgesamt recht hoch. Schließlich werden bestimmte Patienten, letztlich aus unbekannten Gründen, überproportional häufig von Infektionen betroffen. Unabhängig davon, daß offensichtlich individuelle Faktoren vorliegen können, welche die Infektionsneigung beeinflussen, sind besonders mangelernährte Patienten vermehrt infektgefährdet, da bei ihnen eine Immunsuppression besteht. Insofern ist die immer noch häufigste Katheterkomplikation am effektivsten durch eine suffiziente Ernährungstherapie zu reduzieren, die eine schnelle Beseitigung der Malnutrition und damit der Immunsuppression ermöglicht.

Andere katheterinduzierte Komplikationen wie zentralvenöse Thrombosen treten hinsichtlich ihrer zahlenmäßigen Bedeutung hinter den Infektionen zurück. Durch korrekte Plazierung der Katheterspitze tief in die Vena cava superior läßt sich das Thromboserisiko deutlich reduzieren. Ohne röntgenologische Kontrolle der Katheterspitze darf keine totale parenterale Ernährung begonnen werden. Hinsichtlich der Bedeutung weiterer prophylaktischer Maßnahmen, besonders einer Behandlung mit Antikoagulantien, sind die Ansichten geteilt. Die Zurückhaltung besteht nicht nur aus Besorgnis vor Blutungskomplikationen beim Einsatz gerinnungshemmender Substanzen. Zentralvenöse Thrombosen bei parenteraler Ernährung scheinen erheblich häufiger aufzutreten, als aufgrund klinischer Symptome zu vermuten ist, d. h., sie stellen offensichtlich hinsichtlich der Weiterführung der Therapie oftmals kein Problem dar [74]. Bei klinisch signifikanter zentralvenöser Thrombose ist meist Katheterexplantation notwendig, in Kombination mit einer längerfristigen Gabe von Antikoagulantien [1]. Die Behandlung der Thrombose kann über den Katheter erfolgen, der zur Thrombose geführt hat, d. h., der evtl. Katheterwechsel läßt sich auf die Zeit nach Beendigung der Thrombosetherapie verschieben [43].

Totale parenterale Heimernährung

Als Alternative zur permanenten Behandlung im Krankenhaus läßt sich parenterale Ernährung von Tumorpatienten auch zu Hause durchführen [17, 27, 36, 39, 40, 42, 75, 78]. In Deutschland wird von dieser Behandlungsmöglichkeit in größerem Umfang seit 1986 Gebrauch gemacht. Die Erfahrungen sind erst zu einem kleinen Teil publiziert [35, 44, 56].

Die Indikationsstellung zur parenteralen Heimernährung bei Tumorpatienten gehört zu den schwierigsten ernährungsmedizinischen Entscheidungen. Sie ist so sehr von individuellen Gegebenheiten abhängig, daß derzeit allgemeine Richtlinien kaum zu formulieren sind. Auf dem Hintergrund einer begrenzten Lebenserwartung sowie eines oft sehr schlechten klinischen Zustandes, der allerdings nicht selten durch den zögernden Einsatz ernährungsmedizinischer Maßnahmen mitbedingt und insofern reversibel ist, ist die Frage nach dem Sinn einer aufwendigen therapeutischen Maßnahme wie der totalen parenteralen Heimernährung verständlich. Diese Frage kann letztlich nur der Patient selbst beantworten. Allerdings hängt die Entscheidung über den Beginn einer parenteralen Heimernährung nicht nur vom Patienten ab. Ohne kompetente Mithilfe eines Familienangehörigen läßt sich die Behandlung in der Regel nicht durchführen. Deswegen ist es ratsam, vor einem evtl. Therapieangebot an den Patienten zunächst mit den Angehörigen zu sprechen.

Die logistischen Voraussetzungen für die Therapie wurden von verschiedenen industriellen Anbietern geschaffen. Alle zur Behandlung notwendigen Komponenten, u. a. Infusionslösungen, Verbandsmaterialien und Infusionspumpen, werden kurzfristig an die Patienten ausgeliefert [35].

In Deutschland wurden zwischen Januar 1986 und September 1990 mindestens 498 Patienten durch parenterale Heimernährung betreut [58]. Ihre Überlebenszeit betrug bis zu 720 Tage und lag im Mittel bei 64 Tagen. Der Beginn der Therapie erfolgte bei der Mehrzahl der Patienten nicht rechtzeitig, gemessen an einem durchschnittlichen Untergewicht von 20% nach dem Broca-Index zu Therapiebeginn, sowie an einer deutlichen Gewichtszunahme bei 80% dieser Patienten im Verlauf der Behandlung. In Abbildung 2 sind Überlebenszeiten und Veränderungen des Körpergewichts nach Beginn einer parenteralen Ernährung von 65 Patienten mit Magenkarzinom aufgeführt.

Totale parenterale Heimernährung ist keine Maßnahme zur Behandlung moribunder Tumorpatienten. Allerdings scheint es gerechtfertigt, geeigneten Patienten mehr als bisher die parenterale Heimernährung als Alternative zur permanenten Krankenhausbehandlung anzubieten.

Zusammenfassung

Parenterale Ernährung kann bei Tumorpatienten als periphervenöse Ernährung, als totale parenterale Ernährung sowie als parenterale Heim-

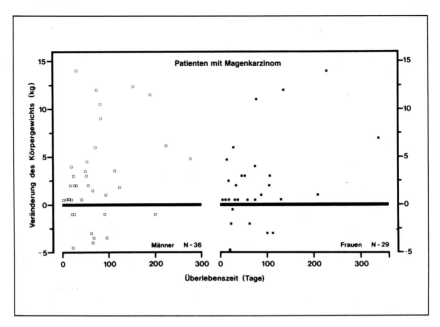

Abb. 2. Körpergewichtsveränderungen und Überlebenszeiten bei 65 Patienten mit Magenkarzinom nach Beginn einer totalen parenteralen Ernährung. Die Dauer der parenteralen Ernährung vor Entlassung aus der Klinik ist nicht berücksichtigt [58].

ernährung eingesetzt werden. Diese Verfahren sind vergleichsweise aufwendig, komplikationsträchtig und teuer. Ihr Einsatz ist indiziert, wenn beim Vorliegen einer Behandlungsindikation andere Möglichkeiten der Nahrungszufuhr ausscheiden. Die sinnvolle Anwendung dieser Verfahren setzt Spezialkenntnisse voraus, u. a. klinische, ernährungsmedizinische, biochemische und immunologische.

In der Hand des Geübten lassen sich mit diesen Verfahren bei der Mehrzahl der Tumorpatienten anthropometrische und laborchemische Zeichen der Malnutrition verhindern bzw. bessern. Es spricht einiges dafür, daß daraus auch eine Verbesserung der Lebensqualität, eine Verminderung der Morbidität, eine Reduktion der Nebenwirkungen «klassischer» Therapieverfahren sowie eine Lebensverlängerung resultieren. Wichtige Fragen zum Problem «parenterale Ernährung und Tumorleiden» sind noch offen und warten auf ihre wissenschaftliche Bearbeitung.

Literatur

1 Alpers DH, Clouse RE, Stenson WF: Manual of nutritional therapeutics. Second edition. Boston, Little, Brown, 1988.
2 Alverdy JC, Aoys E, Moss GS: Total parenteral nutrition promotes bacterial translocation from the gut. Surg 1988;104:185–190.
3 American Medical Association Department of Foods and Nutrition. Guidelines for trace element preparations for parenteral use. A statement by an expert panel. JAMA 1979;241:2051–2054.
4 American Medical Association Department of Food and Nutrition. Multivitamin preparations for parenteral use. A statement by the Nutrition Advisory Group. JPEN 1979;3:258–262.
5 Ardawi MSM: Glutamine and glucose metabolism in human peripheral lymphocytes. Metabol 1988;37:99–103.
6 Ashcraft KW, Leape LL: Candida sepsis complicating parenteral feeding. JAMA 1971;212:454–456.
7 Ashy AA, Ardawi MSM: Glucose, glutamine, and ketone body metabolism in human enterocytes. Metabol 1988;37:602–609.
8 Bässler KH: Vitamine. Dritte Auflage. Darmstadt, Steinkopf, 1989.
9 Benson JV Jr, Gordon MJ, Patterson JA: Accelerated chromatographic analysis of amino acids in physiological fluids containing glutamine and asparagine. Anal Biochem 1967;18:228–240.
10 Bozzetti F: Effects of artificial nutrition on the nutritional status of cancer patients. JPEN 1989;13:406–420.
11 Bozzetti F, Ammatuna M, Migliavacca S, Facchetti G, Cozzaglio L, Morabito A: Comparison of glucose vs. glucose fat solutions in cancer patients: A controlled crossover study. Clin Nutr 1990;9:325–330.
12 Burke D, Alverdy JC, Aoys E: Glutamine supplemented TPN improves gut function. Proceedings of the Ninth Annual Meeting of the Surgical Infection Society. Denver, CO, USA, April 13, 1989, p 12.
13 Burke JF, Wolfe RR, Mullany CJ, Mathews DE, Bier DM: Glucose requirements following burn injury. Parameters of optimal glucose infusion and possible hepatic and respiratory abnormalities following excessive glucose intake. Ann Surg 1979;190:274–285.
14 Costa G, Lyles K, Ullrich L: Effects of human and experimental cancer on the conversion of ^{14}C-tripalmitin to $^{14}CO_2$. Cancer 1976;38:1259–1265.
15 Craddock PR, Yawata Y, Van Santen L, Gilberstadt S, Silvis S, Jacob HS: Aquired phagocyte dysfunction. A complication of the hypophosphatemia of parenteral hyperalimentation. N Eng J Med 1974;290:1403–1407.
16 Creutzfeldt W, Schauder P (eds): Mittelkettige Triglyceride in der parenteralen Ernährung. Beitr Infusionsther klin Ernähr. Basel, Karger, 1988, vol 20.
17 Dudrick SJ, Mac Fayden BV Jr, Souchon EA, Englert DM, Copeland EM: Parenteral nutrition techniques in cancer patients. Cancer Res 1977;37:2440–2450.
18 Flaatten H: Long-term parenteral nutrition using a mixture of fat, amino acids and carbohydrates in a single three-litre bag. Acta Anaesthesiol Scand 1985;82(suppl):81–83.

19 Fleming CR, McGill DB: Total parenteral nutrition, in: Bockus Gastroenterology. Fourth edition. Philadelphia, Saunders, 1985, pp 4379–4389.
20 Fosmire GJ, Fosmire MA, Sandstead HH: Zinc deficiency in weanling rat; effect on liver composition and polysome profile. J Nutr 1976;106:1152–1158.
21 Friedrich W: Handbuch der Vitamine. München, Urban und Schwarzenberg, 1987, p 628.
22 Hamilton PB: Glutamine-like substance in blood and plasma. J Biol Chem 1942; 145:711–714.
23 Hamilton PB: Glutamine: A major constituent of free α-amino acids in animal tissues and blood plasma. J Biol Chem 1945;158:397–409.
24 Hays RM: Dynamics of body water and electrolytes, in Maxwell MH, Kleemann C (eds): Clinical disorders in fluid and electrolyte metabolism. New York, McGraw-Hill, 1980, pp 1–36.
25 Heim ME: Adjuvante parenterale Ernährung bei zytostatischer Chemotherapie. Infusionsther 1986;13:115–121.
26 Hughes CA, Dowling RH: Speed of onset of adaptive mucosal hypoplasia and hypofunction in the intestine of parenterally fed rats. Clin Sci 1980;59:317–325.
27 Hurley RS, Campbell SM, Mirtallo JM, Wade VW, Murphy C: Outcomes of cancer and noncancer patients on HPN. Nutr Clin Pract 1990;5:59–62.
28 Jeejeebhoy KN, Bruce-Robertson A (eds): Total parenteral nutrition in the hospital and at home. Boca Raton, FL, CRC, 1983.
29 Johnson LR, Copeland EM, Dudrick SJ, Lichtenberger LM, Castro GA: Structural and hormonal alterations in the gastrointestinal tract of parenterally fed rats. Gastroenterol 1975;68:1177–1183.
30 Kirchgessner M, Roth HP, Weigand E, in Prasad AS (ed): Trace elements in human health and disease. New York, Academic, 1976, vol I, pp 189–225.
31 Knochel JP: The pathophysiology and clinical characteristics of severe hypophosphatemia. Arch Int Med 1977;137:203–220.
32 Knox LS, Crosby LO, Feurer ID, Buzby GP, Miller CL, Mullen JL: Energy expenditure in malnourished cancer patients. Ann Surg 1983;197:152–162.
33 Koch B, Schröder MT, Schäfer G, Schauder P: Comparison between transport and degradation of leucine and glutamine by peripheral human lymphocytes exposed to Concanavalin A. J Cell Physiol 1990;143:94–99.
34 Kohlschütter B: Parenterale Ernährung, in Fölsch UR, Junge U (eds): Kliniktaschenbuch. Medikamentöse Therapie in der Gastroenterologie. Berlin, Springer, 1990, pp 319–338.
35 Kolb S: Heimernährung bei Tumorpatienten, in Sailer D, Kolb S, Neff H (eds): Künstliche Ernährung zu Hause. Basel, Karger, 1986, pp 137–142.
36 Lavery IC, Steiger E, Fazio VW: Home parenteral nutrition and management of patients with severe radiation enteritis. Dis Col Rect 1980;23:91–93.
37 Lentz R, Brown DM, Kjellstrand CM: Treatment of severe hypophosphatemia. Ann Int Med 1978;89:941–944.
38 Lindor KD, Fleming CR, Abrams A, Hirschkorn M: Liver function values in adults receiving total parenteral nutrition. JAMA 1979;241:2398–2400.
39 Maurage H, Winand J, Wanson JC, Mosselmans R, Verheye E, Body JC, Gerard A: Nutrition parentérale en récipient unique chez des patients hospitalisés et à domicile. Acta chir belg 1981;80:107–112.
40 Miller DG, Ivey MF: Use of home parenteral nutrition in four patients with 'untreatable' malignancies. JPEN 1979;3:457–458.

41 Miller SJ, Dickerson RN, Graziani AA, Muscari EA, Mullen JL: Antibiotic therapy of catheter infections in patients receiving home parenteral nutrition. JPEN 1990; 14:143–147.

42 Moley JF, August D, Norton JA, Sugarbaker PH: Home parenteral nutrition for patients with advanced intraperitoneal cancers and gastrointestinal dysfunction. J Surg Oncol 1986;33:186–189.

43 Moss JF, Wagman LD, Riihimaki DU, Terz JJ: Central venous thrombosis related to the silastic Hickman-Broviac catheter in an oncologic population. JPEN 1989; 13:397–400.

44 Müller JM, Brenner U, Schindler J, Pichlmaier H: Die Alternative – parenterale Ernährung zu Hause. Klinikarzt 1982;2:515–519.

45 Mueller PS, Watkin DM: Plasma unesterified fatty acid concentrations in neoplastic disease. J Lab Clin Med 1961;57:95–108.

46 National Research Council Nutrient requirements of laboratory animals. Washington, DC, 1972, pp 59–93.

47 Porter KA, Bistrian BR, Blackburn GL: Guidewire catheter exchange with triple culture technique in the management of catheter sepsis. JPEN 1988;12:628–632.

48 Position Paper: Parenteral nutrition in patients receiving cancer chemotherapy. American College of Physicians. Ann Int Med 1989;110:734–736.

49 Rannem T, Ladefoged K, Twede M, Lorentzen JE, Jarnum S: Catheter-related septicemia in patients receiving home parenteral nutrition. Scand J Gastroenterol 1986; 21:455–460.

50 Recommended Dietary Allowances. Ninth revised edition. Washington, DC, Nat Acad Sci, 1980.

51 Robin AP, Arain I, Phuangsab A, Holian O, Roccaforte P, Barrett JA: Intravenous fat emulsion acutely suppresses neutrophil chemoluminescense. JPEN 1989;13:608–613.

52 Roth E, Funovics J, Mühlbacher F, Schemper M, Mauritz W, Sporn P, Fritsch A: Metabolic disorders in severe abdominal sepsis: Glutamine deficiency in skeletal muscle. Clin Nutr 1982;1:25–41.

53 Salo M: Inhibition of immunoglobulin synthesis in vitro by intravenous lipid emulsions (Intralipid). JPEN 1990;14:459–462.

54 Sanders RA, Sheldon GF: Septic complications of total parenteral nutrition. Am J Surg 1976;132:214–219.

55 Sandstead HH, Evans GW: Zinc, in: Present Knowledge in Nutrition. Fifth edition. Washington, DC, Nutrition Foundation, 1984, pp 479–505.

56 Schauder P, Holbe A: Parenterale Heimernährung bei fortgeschrittenen Tumorerkrankungen. Dtsch med Wschr 1989;114:1358–1362.

57 Schauder P: Klinisches und biochemisches Monitoring, in Wolfram G, Eckart J, Adolph M (eds): Künstliche Ernährung. Beitr Infusionsther. Basel, Karger, 1990, vol 25, pp 19–28.

58 Schauder P, Sailer D, Müller JM: Totale parenterale Heimernährung bei 498 Patienten mit Tumorerkrankungen (in Vorbereitung).

59 Schmidt-Sommerfeldt E, Snyder G, Rossi TM, Lebenthal E: Catheter-related complications in 35 children and adolescents with gastrointestinal disease on home parenteral nutrition. JPEN 1990;14:148–151.

60 Scott DA: Crystalline insulin. Biochem J 1935;29:1048–1054.

61 Sedman PC, Ramsden CW, Brennan TG, Guillou PJ: Pharmacological concentrations

of lipid emulsions inhibit interleukin 2-dependant lymphocyte response in vitro. JPEN 1990;14:12–17.
62 Serrou B, Cupissol D, Plagne R, Boutin P, Chollet P, Carcassone Y, Michel FB: Follow-up of a randomized trial for oat cell carcinoma: Evaluating the efficacy of peripheral intravenous nutrition (PIVN) as adjunct treatment. Recent Results Cancer Res 1982;80:246–253.
63 Shamberger RC, Pizzo PA, Goodgame JT Jr, Lowry SF, Maher MM, Wesley RA, Brennan RF: The effect of total parenteral nutrition on chemotherapy-induced myelosuppression. Am J Med 1983;74:40–48.
64 Sheldon GF, Petersen SR, Sanders R: Hepatic dysfunction during hyperalimentation. Arch Surg 1978;113:504–508.
65 Shenkin A, Wretlind A: Allgemeine Aspekte hinsichtlich der intravenösen Ernährung von Krebspatienten. Infusionsther 1978;5:156–165.
66 Skidmore FD, Tweedle DEF, Gleave EN, Gowland E, Knass DA: Abnormal liver function during nutritional support in postoperative cancer patients. Ann R Coll Surg Eng 1979;61:183–188.
67 Slatopolsky E: Pathophysiology of calcium, magnesium and phosphorus metabolism, in Klahr S (ed): The kidney and body fluids in health and disease. New York, Plenum, 1984, pp 269–329.
68 Solassol C, Joyeux H, Astruc B, Fourtillan JB, Hazane C, Saubion JL, Jalabert M: Complete nutrient mixtures with lipids for total parenteral nutrition in cancer patients. Acta Chir Scand 1980;498(suppl):151–154.
69 Souba WW, Smith RJ, Wilmore DW: Glutamine metabolism by the intestinal tract. JPEN 1985;9:608–617.
70 Stehle P: Das synthetische Dipeptid L-Alanyl-L-glutamin. Klinische Ernährung. München, Zuckschwerdt, vol 35, 1991.
71 Tasman-Jones C, Kay RG, Lee SP: Zinc and copper deficiency with particular reference to parenteral nutrition. Surg Ann 1978;10:23–52.
72 Terhune MW, Sandstead HH: Decreased RNA polymerase activity in mammalian zinc deficiency. Sci 1972;177:68–69.
73 The American Dietetic Association. Handbook of Clinical Dietetics. New Haven, CT, Yale University Press, 1981.
74 Valerio D, Hussey JK, Smith FW: Central vein thrombosis associated with intravenous feeding – a prospective study. JPEN 1981;5:240–242.
75 Vargas JH, Ament ME, Berquist WE: Long-term home parenteral nutrition in pediatrics: Ten years of experience in 102 patients. J Pediatr Gastroenterol Nutr 1987;6:24–32.
76 Wachsman BA, Hardin TC: Cancer cachexia. The metabolic alteration. Nutrition in Clinical Practice 1988;3:191–197.
77 Waterhouse C, Nye WHR: Metabolic effects of infused triglyceride. Metabol 1961;10:403–414.
78 Weiss SM, Worthington PH, Prioleau M, Rosato FE: Home total parenteral nutrition in cancer patients. Cancer 1982;50:1210–1213.

Probleme der Ernährungstherapie in der pädiatrischen Onkologie

Willi Heine, Heiner Berthold

Universitätskinderklinik Rostock

Einleitung

Die Inzidenz neoplastischer Erkrankungen im Kindesalter bis zum 15. Lebensjahr ist mit 1,2‰ vergleichsweise niedrig [1]. Diese sind jedoch die zweithäufigste Todesursache jenseits der 6. Lebenswoche und demzufolge von erheblicher klinischer Relevanz.

Die Häufigkeit der verschiedenen Malignomtypen im Kindesalter unterscheidet sich wesentlich von der des Erwachsenenalters (Abb. 1). So rangieren die kindlichen akuten Leukämien an erster Stelle, gefolgt von den Tumoren des Zentralnervensystems, den malignen Lymphomen, den bösartigen Tumoren des sympathischen Nervensystems, des Weichteilgewebes, der Niere und des Knochens. In der Häufigkeitsskala folgen die Tumoren des Auges, der Keimzellen und der Leber [2]. Alle anderen Malignomarten machen zusammen rund 7% der Gesamtzahl neoplastischer Erkrankungen im Kindesalter aus.

Die Prognose der Mehrzahl aller Malignome des Kindesalters hat sich im Gefolge verbesserter Behandlungsverfahren in den letzten 15–20 Jahren ganz entscheidend verbessert. Dazu hat die Entwicklung multizentrischer Behandlungsprotokolle einen wesentlichen Beitrag geleistet. Diese tragen namentlich bei den selteneren Tumorformen zur schnelleren Optimierung chirurgischer, zytostatischer und radiologischer Therapieregime bei. Bestimmte hämatologische Malignome haben unter den derzeitigen antineoplastischen Behandlungsverfahren inzwischen eine eindrucksvolle Heilungsrate. Es besteht ein berechtigter Optimismus, daß in Zukunft selbst Kinder in fortgeschrittenen Tumorstadien unter intensiver mehr-

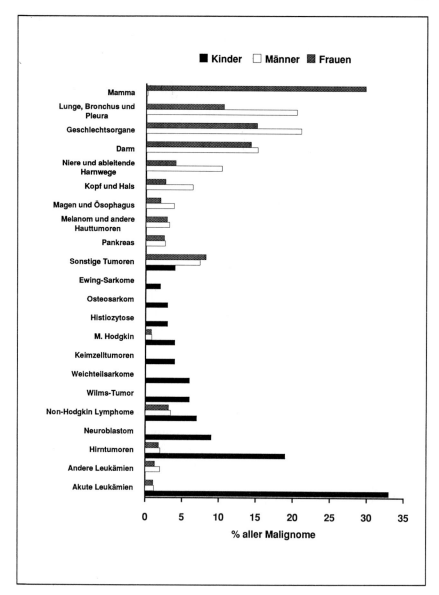

Abb. 1. Derzeitige Inzidenz maligner neoplastischer Erkrankungen im Kindes- und Erwachsenenalter [2, 49].

gleisiger medikamentöser Therapie ihre Langzeitüberlebenschancen verbessern können [3].

Die Ernährungstherapie als weitere Säule des Therapiekonzepts hat derzeit in der Pädiatrie noch nicht den Stellenwert, der ihr inzwischen in der Erwachsenenmedizin eingeräumt wird. Die Ursachen dafür liegen zweifellos in der vergleichsweise deutlich besseren Prognose kindlicher Malignome, die entscheidend durch Fortschritte in der Frühdiagnostik, die bessere Toleranz operativer, zytostatischer und radiologischer Behandlungsverfahren sowie durch den primär relativ guten Ernährungszustand der überwiegenden Zahl tumorkranker Kinder bedingt ist. Frühzeitig diagnostizierte Malignome sind bei Kindern, wie bei Erwachsenen, nicht mit Symptomen der Mangelernährung korreliert [4]. In fortgeschrittenen Tumorstadien ist die Protein-Energie-Malnutrition dagegen ein fast obligates Symptom.

Wechselbeziehungen zwischen kindlichen Malignomen und Protein-Energie-Malnutrition

Die Stoffwechselsituation des Kindes unterscheidet sich grundsätzlich von der des Erwachsenen durch den höheren Eiweiß- und Energiebedarf, der je nach Lebensalter 2–3fach über der Erwachsenennorm liegt. Die Eiweißzufuhr für ein Kleinkind von 2 Jahren sollte etwa 23 g/Tag, für ein 10 Jahre altes Kind etwa 36 g/Tag betragen. Der Energiebedarf in diesen Altersgruppen liegt bei 1300 bzw. 2400 kcal/Tag [5]. In Restaurationsphasen der Malnutrition werden diese Richtwerte zum Teil überschritten. Mangelnde Eiweiß- und Energiezufuhr haben demzufolge bei Kindern tiefergreifende Auswirkungen auf den Ernährungszustand als bei Erwachsenen. Solange die wachstumsbedingte höhere Nettoprotein- und Nukleinsäuresynthese im Kindesalter ungestört verläuft, könnte sie theoretisch eine kompetitive Hemmung des Tumorwachstums bewirken. Die anabole Stoffwechsellage des tumorkranken Kindes schlägt jedoch früher oder später durch fortgeschrittenes Tumorwachstum in einen «metabolischen Kannibalismus» um, der je nach Malignomtyp, Stadium der Tumorentwicklung und Aggressivität der Therapiemaßnahmen rasch zu einer Protein-Energie-Malnutrition führt. Nach Donaldson [6] haben 17% aller Kinder mit lokalisierten soliden Tumoren und 37% im Metastasenstadium Zeichen der Mangelernährung. Man kann davon ausgehen, daß jedes zweite krebskranke Kind im Krankheitsverlauf Symptome der Malnutrition entwickelt. Die klinischen Zeichen der Protein-Energie-Malnutrition (Marasmus) sind Wachstumsverzögerung, Gewichtsverlust, Muskelatrophie und Abnahme des subkutanen Fettpolsters. Intestinale Mukosaschädigungen im Gefolge der Malnutrition [7] können sich dabei verschlechternd auf die Ernährungslage tumorkranker Patienten auswirken. Diese Verläufe sind typisch für High-risk-Formen. Sie führen bei den betroffenen Patienten zu einer gestörten körpereigenen Abwehr. Dies bewirkt im allgemeinen ein beschleunigtes Tumorwachstum und eine erhöhte Anfälligkeit gegen virale und mikrobielle Infektionen, die häufig fatale Verläufe nach sich ziehen. So sind beispielsweise fortgeschrittene Stadien von Wilmstumoren und Neuroblastomen, akute nicht-lymphozytäre Leukämien, lymphozytäre High-risk-Leukämien, intraabdominale Non-Hodgkin-Lymphome, Medulloblastome, Rhabdomyosarkome des Beckens und Ewingsarkome mit einem hohen Malnutritionsrisiko belastet. Dagegen sind Low-risk-Formen der akuten lymphatischen Leukämie und nicht metastasierende solide Tumoren weniger häufig durch Mangelernährung gefährdet [8].

Auswirkungen der antineoplastischen Therapie auf den Ernährungszustand tumorkranker Kinder

Die heute gängigen onkologischen Behandlungsverfahren sind ein wesentlicher Kausalfaktor für die Entstehung und Verschlechterung der Protein-Energie-Malnutrition tumorkranker Kinder. Im Gefolge chirurgischer Maßnahmen entstehen streßbedingte negative Stickstoffbilanzen. Bestrahlungen des Abdominalraumes, des Schädels, Rückenmarks, Ösophagus und anderer Körperpartien haben gleichfalls negative Auswirkungen auf den Ernährungszustand. In noch größerem Maße tragen offensichtlich die Nebenwirkungen der zytostatischen Therapie zur Ausprägung von Protein-Energie-Malnutritionszuständen bei. Kortikosteroide erhöhen die Proteinabbaurate und erzeugen so eine negative Stickstoffbilanz. Das Wirkprinzip der meisten Zytostatika ist auf Zellen gerichtet, die sich schnell teilen. Sie schädigen somit auch normale Zellen mit erhöhter Zellteilungsrate, wie beispielsweise die Enterozyten des Dünndarms und die Zellen des Knochenmarks. Die Entwicklung neuer Zytostatika mit geringeren Nebenwirkungen ist daher ein vordringliches Ziel der Tumorforschung. Als ermutigendes Beispiel in dieser Richtung sei hier das 2-Chlorodesoxyadenosin, ein Antagonist der Adenosindesaminase, ge-

nannt, der effektiv für die Behandlung der Haarzell-Leukämie und der Non-Hodgkin-Lymphome eingesetzt werden kann. Gut verträgliche Zytostatika sind jedoch heute noch die Ausnahme. Die im Therapieregime der kindlichen Malignome gebräuchlichen Zytostatika Cyclophosphamid, Vincristin, Adriamycin, Cisplatin, Dimethyltriaminoimidazolcarboxamid, Actinomycin D, Daunamycin, Cytosinarabinosid und Asparaginase tragen in individuell unterschiedlichem Maße zur Entstehung von Knochenmarksaplasien, zur Immunsuppression sowie zu gastrointestinalen Störungen mit verminderter Nahrungsaufnahme und weiteren Verschlechterung des Ernährungszustandes bei. So sinkt beispielsweise die Energieaufnahme kindlicher Wilmstumorpatienten während der Zytochemotherapie unter die 10. Perzentile des Energiekonsums gesunder Kinder [9]. Die Nahrungsaufnahme verbessert sich allgemein erst 1–2 Wochen nach Beendigung des Chemotherapiezyklus. Einen ähnlichen negativen Effekt auf die Ernährungssituation können Graft-versus-host-Reaktionen nach Knochenmarks- oder Organtransplantationen ausüben. Die Bedeutung der Protein-Energie-Malnutrition für die Prognose neoplastischer Erkrankungen im Kindesalter wird heute in tragischer Weise dadurch ersichtlich, daß Patienten trotz erfolgreicher chirurgischer, radiologischer und zytostatischer Therapie an den Folgen septischer Komplikationen sowie an Pneumocystis carinii- und Zytomegalie-Infektionen versterben. Dies stellt eine Herausforderung an den klinisch tätigen Pädiater dar, sich intensiver mit den Problemen der Prophylaxe und Therapie der Protein-Energie-Malnutrition tumorkranker Kinder zu befassen. Die Aufmerksamkeit richtet sich dabei auf folgende drei Schwerpunkte:
– Diagnostik und Verlaufskontrolle der Malnutrition,
– Beurteilung der immunologischen Abwehrfunktionen,
– Einstufung der Patienten in Gefährdungsgruppen und Festlegung geeigneter Behandlungsverfahren zur Korrektur der Malnutrition.

Diagnostik und Verlaufskontrolle des Ernährungszustandes tumorkranker Kinder

Anthropometrische Hinweiszeichen auf eine akute oder chronische Protein-Energie-Malnutrition sind Körpergewichte, die unterhalb der 5. Perzentile gleichaltriger gesunder Kinder liegen (Abb. 2). Die akute Form ist durch den Gewichtsverlust bei noch normaler Körperlänge, die chronische Form bereits durch Störungen des Längenwachstums charakterisiert. Probleme bei der Erhebung anthropometrischer Meßdaten kön-

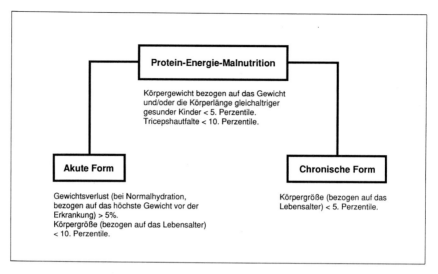

Abb. 2. Definitionen der Protein-Energie-Malnutrition im Kindesalter nach anthropometrischen Gesichtspunkten.

nen Störungen der Wasser- und Elektrolythomöostase in Form von Ödemen, Exsudaten und Transsudaten in Körperhöhlen, Dehydratationszustände durch verminderte Flüssigkeitsaufnahme, Erbrechen, Diarrhö sowie große Tumormassen bereiten. Die Protein-Energie-Malnutrition läßt sich anthropometrisch ferner durch Messung der Hautfaltendicke und des Oberarm-Umfangs erfassen. Verminderungen der Tricepshautfaltendicke unter die 10. Perzentile sind als Hinweiszeichen für die Malnutrition zu werten. Ödeme und durch Kortikosteroidtherapie bedingte Fettablagerungen führen jedoch auch hier häufig zu Verfälschungen der Meßergebnisse.

Anthropometrische Meßdaten vermitteln demnach kein geschlossenes Bild über den Gefährdungszustand des tumorkranken Kindes und müssen daher durch biochemische und immunologische Parameter ergänzt werden. Als verläßlicher klinisch-chemischer Parameter für den erhöhten Eiweißabbau hat sich die Bestimmung der Konzentration kurzlebiger Proteine im Plasma erwiesen, deren Halbwertzeit bei der Protein-Energie-Malnutrition verkürzt ist. Die Bestimmung der Halbwertzeit von Plasmaproteinen und des Gesamtkörper-Protein-Turnovers ist durch Markierung mit stabilen Isotopen möglich [10]. Detaillierte Studien zum Gesamtkörperprotein- und Nukleinsäurestoffwechsel bei neoplastischen Erkrankungen im Kindesalter liegen derzeit jedoch nicht vor. Für klinische Zwecke hat sich zur Bewertung des Ernährungszustandes tumorkranker Kinder die Bestimmung des Albumins, Präalbumins, Transferrins und des retinolbindenden Proteins im Serum bewährt [8]. Für das Albumin gelten 32 g/l als unterer Grenzwert. Albuminsynthesestörungen durch Lebererkrankungen, Plasmatransfusionen, Überwässerung und Zinkmangel schränken die Aussagekraft dieses Laborparameters ein. Merrit et al. [11] fanden die Hypalbuminämie bei 90 pädiatrisch-onkologischen Patienten signifikant mit Fieberepisoden, nicht dagegen mit anthropometrischen Meßdaten korreliert. Die Verringerung des Serumalbuminwertes reflektiert demnach eine akute Stoffwechselreaktion auf Fieber und Infektionen, nicht jedoch eine Depletion der Körpermasse. Serumtransferrinwerte unter 2 g/l sind ein weiterer Indikator für den Schweregrad einer Protein-Energie-Malnutrition. Die Aussagekraft dieses Parameters wird gleichfalls durch erniedrigte Werte bei Leberfunktionsstörungen und erhöhte Werte bei Infektionen und Eisenmangelzuständen beeinträchtigt. Die Erhöhung des Ferritinspiegels bei bestimmten Malignomen im Kindesalter wie der akuten lymphatischen Leukämie und bei malignen Lymphomen ist ein sensibler Tumormarker [12], erschwert dann jedoch die Diagnostik von Eisenmangelzuständen [13].

Das Präalbumin, dessen Halbwertzeit 2 Tage beträgt, zeigt beim Absinken seiner Serumkonzentration unter 200 mg/l eine subklinische Protein-Energie-Malnutrition an. Fehlermöglichkeiten liegen hier wiederum in einer Verringerung der Syntheserate durch schwere Leberfunktionsstörungen, sowie durch Vitamin-A- und Zinkmangel.

Das retinolbindende Protein hat mit 12 h die kürzeste Halbwertzeit und eignet sich daher wie das Präalbumin besonders zur Effektivitätsbeurteilung der Ernährungstherapie. Bei Niereninsuffizienz kann es zu einer Erhöhung seiner Serumkonzentration kommen, Werte unter 40 mg/l zeigen die beginnende Protein-Energie-Malnutrition an [14, 15]. Die Gefahr der Entstehung einer Protein-Energie-Malnutrition wird aktuell, wenn die Nahrungsaufnahme unter 80% des Istwertes gesunder gleichaltriger Kinder sinkt [9].

Immunologische Abwehrfunktionen

Die direkte Gefährdung unterernährter tumorkranker Kinder an tödlich verlaufenden Infektionen zu erkranken, läßt sich durch die Prüfung der Immunantwort nachweisen [16]. Unterernährte Kinder reagieren auf Infektionen mit verminderter Immunabwehr. Dabei können selbst Krankheitserreger, die für das gesunde Kind relativ harmlos sind, fatale septische Komplikationen auslösen. Protein- und Kalorienmangel, Verarmung an Eisen, Folsäure, Pyridoxin und Vitamin A können in unterschiedlichem Maße zu Störungen der Immunantwort führen. Infektionen verstärken über verminderten Appetit, Verweigerung fester Speisen, verminderte intestinale Digestion und Absorption, sowie durch vermehrte Stickstoffverluste das Ausmaß der Malnutrition. Die hohen Stickstoffverluste resultieren insbesondere aus der im Kataboliestoffwechsel verstärkten Glukoneogenese. Die vorwiegend aus dem Muskeleiweiß freigesetzten Aminosäuren werden darüber hinaus in die Synthese von Akut-Phasen Proteinen wie Haptoglobin, C-reaktivem Protein, α-I-Antitrypsin und α-II-Makroglobulin umgeleitet.

Die Störungen der Immunabwehr betreffen die zellvermittelte und humorale Immunantwort, die Phagozytose und Killerzellfunktion der Leukozyten, sowie das Komplementsystem. Die zellvermittelte Immunreaktion läßt sich durch intrakutane Injektion ubiquitärer Antigene wie Candida albicans, Tuberkulin sowie mit Dinitrofluorobenzen überprüfen. Die lokale Induration und Rötung ist in Abhängigkeit vom Schweregrad der Protein-Energie-Malnutrition vermindert oder aufgehoben. Nach Besserung der Ernährungslage normalisiert sich die zellvermittelte Immunantwort. Der Lymphozytentransformationstest weist bei schwerer Malnutrition eine erheblich verminderte Blastentransformation auf, die sich unter erfolgreicher Ernährungstherapie langsam normalisiert. Für das Staging des Ernährungszustandes und die Verlaufskontrolle ist dieser Lymphozytenfunktionstest jedoch zu aufwendig.

Die Verminderung der T-Lymphozyten im Blut ist gleichfalls mit dem Schweregrad der Malnutrition korreliert. Die Zahl der T-Lymphozyten soll bei soliden Tumoren im Kindesalter vermindert sein [17]. Hinweisebend für die Verminderung der T-Lymphozytenzahl ist die Lymphopenie des peripheren Blutbildes, da die T-Lymphozyten normalerweise die Mehrheit der Gesamtlymphozyten bilden. Gleichzeitige Erhöhungen der Zahl der B-Lymphozyten im peripheren Blut, wie sie bei Malnutritionzuständen vorkommen, zwingen jedoch in Zweifelsfällen zur spezifischen Bestimmung der T-Lymphozyten mit Hilfe des Rosettentests. In Übereinstimmung mit der bei unterernährten Kindern erhöhten B-Lymphozytenzahl im peripheren Blut ist die Konzentration des IgA, IgM und IgG normal oder erhöht. Daraus darf jedoch, wie die klinischen Erfahrungen zeigen, nicht auf eine normal funktionierende humorale Immunabwehr geschlossen werden. So fand Suskind [16] signifikant erniedrigte Konzentrationen von sekretorischem Immunglobulin in der Nasenspülflüssigkeit von Kindern, die an Protein-Energie-Malnutrition erkrankt waren und sieht darin Zusammenhänge zur erhöhten Anfälligkeit für respiratorische und gastrointestinale Erkrankungen. Begleitende Infektionen können zu tiefgreifenden Beeinträchtigungen der Antikörpersynthese führen. Die Phagozytosefunktion der polymorphkernigen Leukozyten und Makrophagen ist offensichtlich in der Malnutrition nicht wesentlich gestört. Dagegen sind die Abtötung und die Verdauung der phagozytierten Bakterien häufig deutlich vermindert. Die Aktivierung des Komplementsystems kann bei mangelernährten Kindern durch den Nachweis von C_3 und C_4 auf der Erythrozytenzellmembran erbracht werden. Sie wird durch zirkulierende Immunkomplexe, Endotoxine, Makroglobuline, C-Esterase, sowie C_3- und C_6-Inhibitoren ausgelöst und führt zur Produktion von Komplementfragmenten, die für Infektabwehrvorgänge wie Virusneutralisation, Chemotaxis von polymorphkernigen Leukozyten, Monozyten und Eosinophilen, Opsonisation von Pilzen, Endotoxininaktivierung und Bakteriolyse [18] von Bedeutung sind. Die Plasmakonzentration der Komplementkomponenten und die hämolytische Komplementaktivität sind bei Kindern mit Protein-Energie-Malnutrition gegenüber denen gesunder Kinder signifikant vermindert [16].

Die Normalisierung der Komplementwerte hängt wesentlich von der zugeführten Proteinmenge ab. Isokalorische proteinarme Ernährung führt nicht zur Normalisierung der Komplementkomponenten im Plasma [16]. Die gestörte Immunabwehr bedingt eine erhöhte Anfälligkeit des mangelernährten, tumorkranken Kindes gegen Virusinfektionen wie Varizellen, Herpes, Zytomegalie sowie gegen die verschiedenartigsten mikrobiellen Erreger einschließlich Pneumocystis carinii, Candida und fakultativ pathogene Staphylokokken.

Staging des Ernährungszustandes und der Infektionsgefährdung malignomkranker Kinder

Die Überlebenschancen eines tumorkranken Kindes sind zum Zeitpunkt der Diagnosestellung eng mit dem Ernährungszustand korreliert [19, 20]. Die prinzipielle Frage, ob ein hohes Risiko dem fortgeschrittenen Stadium der Malignomkrankheit, bedingt durch aggressiveres Tumorwachstum, oder dem reduzierten Ernährungszustand per se zuzuschreiben ist, läßt sich im Einzelfall schwer entscheiden. Die immer wieder zu beobachtenden fatalen Verläufe nosokomialer Infektionen bei selbst vollständiger Rückbildung der Malignome unter adäquater Therapie sprechen jedoch für die prognostische Bedeutung des Ernährungszustandes im Krankheitsverlauf. Die blutbildenden Organe, die Enterozyten des Gastrointestinaltraktes und das Immunsystem haben einen hohen Eiweißumsatz gemeinsam und werden deshalb vom Eiweiß- und Energiemangel vorrangig beeinflußt. Weitere Schädigungen dieser Organsysteme sind durch die zytostatische und radiologische Therapie zu erwarten [18, 21–26]. Dies löst einen Circulus vitiosus aus, der die Ernährungssituation des tumorkranken Kindes weiter verschlechtert, die Immunkompetenz stört, die Anfälligkeit gegen mikrobielle Infektionen erhöht und Organfunktionsstörungen, wie beispielsweise die Knochenmarksuppression im Gefolge hat. Morbidität und Mortalität dieser Patienten werden dadurch maßgeblich beeinflußt. Mit der Verhütung oder Korrektur der Tumorassoziierten Protein-Energie-Malnutrion durch eine zielgerichtete Ernährungstherapie ergeben sich somit Ansätze für eine Verbesserung der Prognose.

Die komplexe Erhebung anthropometrischer Befunde, sowie biochemischer und immunologischer Daten ermöglicht heute, die Gefährdungslage tumorkranker Kinder sicher zu erfassen und somit Konsequenzen für die Infektionsprophylaxe und für die zu wählende Ernährungstherapie zu ziehen (Abb. 3). Die heute zunehmend erfolgreiche, jedoch auch zunehmend aggressive zytostatische, radiologische und chirurgische Tumortherapie mit ihren Rückwirkungen auf den Ernährungszustand und die Infektabwehr machen die engmaschige Kontrolle der Nahrungszufuhr und ein Monitoring der relevanten anthropometrischen und biochemischen Befunde erforderlich. Inappetenz, ungenügende Nahrungsaufnahme, Übelkeit, Erbrechen, Störungen der gastrointestinalen Digestion und Absorption und katabole Stoffwechselwirkungen antineoplastischer Therapeutika können bei Kindern sehr viel schneller zu bedrohlichen Malnutritionszuständen führen als bei Erwachsenen. Die durch zytostatische Therapie induzierte akute oder chronische Malabsorption [27] kann ferner die Resorption von Arzneimitteln beeinflussen. Deren Dosierung muß daher entsprechend angepaßt und gegebenenfalls durch Serumspiegel-Monitoring eingestellt werden.

Darüber hinaus ist zu beachten, daß bei Malnutritionszuständen, Ver-

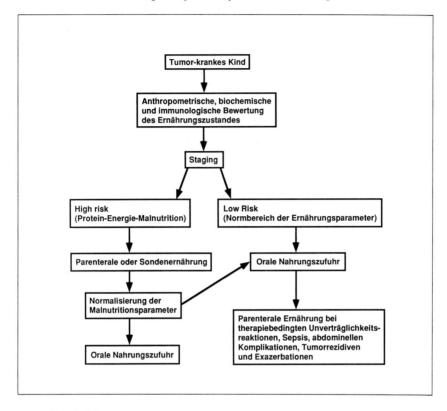

Abb. 3. Schema der Ernährungsdiagnostik und -therapie bei kindlichen Malignomen.

schiebung der Flüssigkeitshomöostase sowie Erbrechen und Durchfällen die Pharmakokinetik von Arzneimitteln verändert sein kann. Dies ist insbesondere für die genaue Dosierung von Zytostatika von Bedeutung [28].

Anthropometrische Meßdaten des Ernährungszustandes können darüber hinaus zur Verlaufsprognose bestimmter Tumorformen und deren Therapie herangezogen werden. Ein Vergleich zwischen Kindern mit fortgeschrittenem Wilmstumor und fortgeschrittenem Neuroblastom zeigte, daß Komplikationsraten, Häufigkeit von Problemen mit der Infusionstherapie sowie Zahl und Dauer der Krankenhausaufenthalte während des Verlaufs beim Wilmstumor, nicht jedoch beim Neuroblastom deutlich mit den bei Diagnosestellung erhobenen anthropometrischen Meßdaten korreliert sind [29].

Formen der Ernährungstherapie

Die supportive Ernährungsbehandlung krebskranker Kinder basiert auf der Annahme, daß es eine effektive Therapie für die Primärbehandlung gibt, daß die optimale Ernährung die Toleranz gegenüber der antineoplastischen Therapie erhöht und die Immunabwehr verbessert und daß es einen vorhersehbaren Ernährungsstreß-Zeitraum gibt [30]. Das Ziel der Ernährungsbehandlung besteht in der Korrektur bestehender und in der Verhütung drohender Malnutritionszustände.

Enterale Ernährung

Tumorkranke Kinder mit niedrigem Malnutritionsrisiko erhalten vorzugsweise eine orale Nahrungszufuhr. Eine Beratung von Kindern und Eltern über die Bedeutung der Ernährung für den Krankheitsverlauf sollte schon zum Zeitpunkt der Diagnosestellung erfolgen [31]. Die Erhebung der Ernährungsanamnese soll die Lieblingsspeisen der Kinder berücksichtigen und der Speiseplan – wo immer möglich – als Wunschkost gestaltet werden. Die Nahrungsaufnahme wird in Gesellschaft mit gut essenden gleichaltrigen Kindern stimuliert. Die Zubereitung der Speisen und die Art, wie sie den Kindern angeboten wird, muß appetitanregend wirken und Spaß machen. Psychologische Faktoren, wie die Anwesenheit der Eltern oder von Bezugspersonen aus dem Pflegepersonal fördern die Nahrungsaufnahme tumorkranker Kinder. Der appetitsteigernde Effekt der hochdosierten Kortikosteroidtherapie ist allgemein bekannt. Chemotherapeutika können bittere oder metallische Geschmacksveränderungen von Nahrungsmitteln, insbesondere bei Rind- und Schweinefleisch, hervorrufen. Weitere Nebenwirkungen der hochdosierten antineoplastischen Therapie sind Stomatitis, Ösophagitis, intestinale Ulzerationen und Nekrosen, Perforationen, paralytischer Ileus, Störungen der Elektrolythomöostase, Durchfälle und Obstipation. In den Chemotherapie-Phasen sollten die sonst bevorzugten Speisen möglichst nicht angeboten werden, um bleibende Aversionen zu vermeiden. Für tumorkranke Säuglinge bietet die Ernährung mit Frauenmilch den Vorteil optimaler Bedarfsdeckung und Verträglichkeit sowie der Übertragung lokaler Schutzstoffe, die zur Minimierung gastrointestinaler Komplikationen beitragen.

Die psychologischen und praktischen Vorteile einer altersgerechten normalen Ernährung für kindliche Malignompatienten mit niedrigem Ernährungsrisiko sind unbestritten. Sie liegen in der Möglichkeit der uneingeschränkten Bewegung, im Kontakt mit Eltern und Spielgefährten und in der Vermeidung von Gefahren, die mit der alternativen parenteralen und Sondenernährung verbunden sind. Operative Tumorentfernung und Nebenwirkungen der radiologischen und zytostatischen Behandlung zwingen gelegentlich jedoch auch bei eutrophen Tumorpatienten zur passageren parenteralen Nahrungszufuhr. Beim Zerfall großer Tumorzellmengen ist auf eine ausreichende Flüssigkeits- und Bikarbonatzufuhr zu achten, um Harnsäureretentionen und Nieren- und Blasenschädigungen durch Zytostatika zu vermeiden. Bei Patienten mit passagerer Granulozytopenie, wie beispielsweise nach Knochenmarkstransplantation, sollte zur Vermeidung von Infektionen für eine keimarme Kost gesorgt werden, insbesondere bei frischen Früchten, Gemüsen und Salaten ist Vorsicht geboten [32]. Während der Chemo- und Radiotherapiezyklen nehmen malignomkranke Kinder deutlich weniger Nahrung zu sich als altersgleiche Gesunde. Auch die empfohlene Zufuhr von Kalzium und Eisen wird teilweise erheblich unterschritten. Die verminderte Zufuhr von Vitaminen kann zur Entstehung oder Verschlimmerung schmerzhafter Zahnfleisch- und Zungenschleimhautentzündungen beitragen, die die orale Nahrungsaufnahme beeinträchtigen. Dem ist durch ausreichende Zufuhr von Vitaminen einschließlich des Vitamin B_{12} und der Folsäure Rechnung zu tragen. Die Nahrungsaufnahme bessert sich erst 1–2 Wochen nach Beendigung des Therapiezyklus. Das Ziel der Ernährungstherapie muß in der Korrektur der Nahrungsmangelsymptome im Intervall der Therapiezyklen liegen, um die Toleranz zu erhalten und das Infektionsrisiko zu vermindern (Tab. 1).

Während der Therapiezyklen ist mit Nebenwirkungen wie Übelkeit, Erbrechen und Inappetenz zu rechnen. Zur Prophylaxe und Therapie von Übelkeit und Erbrechen als unerwünschte Begleiterscheinungen der Zytostatikatherapie und von Bestrahlungen stehen heute in der Erwachsenenmedizin potente und selektive 5-HT_3-Antagonisten, wie beispielsweise Ondansetron oder ICS 205-930, zur Verfügung [33, 34]. Der Wirkmechanismus dieser Substanzen beruht auf einem Serotonin-Rezeptor-Antagonismus. Bei gleicher oder besserer antiemetischer Wirksamkeit im Vergleich zu Dopaminantagonisten (Metoclopramid) zeigen sie deutlich weniger Nebenwirkungen [35], insbesondere bei den extrapyramidalen Störungen, für die Kinder besonders anfällig sind. Es wäre wünschenswert, diese neuen Medikamente durch rasche Prüfung ihrer Sicherheit und Wirksamkeit bei Kindern auch in der pädiatrischen Onkologie bald

Tabelle 1. Diätetik gastrointestinaler Störungen bei tumorkranken Kindern

Symptome	Diätmaßnahmen
Entzündungen und Ulzerationen der Mundhöhle	Pürierte Speisen mit niedrigem Säuregehalt (Kartoffelpüree, Milchsuppen, Puddings, Bananen-, Weintraubenpüree), jedoch auch Speiseeis, gefrorene Desserts
Inappetenz	Kalte Speisen, belegte Brötchen, Salatplatten, Speisequark
Übelkeit, Erbrechen	Kalte kohlensäurehaltige Getränke in kleinen Portionen (Coca-Cola), Zitronensaft, Fruchteis, kalte Bouillon, Hühnersuppe, Gelatine-Zubereitungen, Salzgebäck, Dillgurken
Durchfall	Reisschleim, Karottenpüree, Bananen, Orangen- und Pfirsichnektar, Zwieback, getoastetes Weißbrot, Kartoffelpüree
Verstopfung	Vollkorn- und Kleieprodukte, Haferflocken, rohe Früchte, Trockenfrüchte, Beerenobst, Nüsse
Gewichtsabnahme	Sahne, eiweißangereicherte Milch, Milchshakes, Milchsuppen, Quarkspeisen, Eier, gebratenes Hühnerfleisch, Puddings, Kartoffelpüree. Häufige Mahlzeiten

einsetzen zu können, um damit eine orale Nahrungsaufnahme während Zytostatika- oder Bestrahlungstherapiezyklen so weit wie möglich zu gewährleisten.

Sondenernährung

Die Sondenernährung tumorkranker Kinder wird im Schrifttum unterschiedlich bewertet. Sie wird einerseits als einfache, ökonomische und effektive Methode empfohlen [30], andererseits zurückhaltend beurteilt [8]. Bedenken bestehen bei niedrigen Thrombozytenzahlen und anderen Gerinnungsstörungen hinsichtlich der Insertion und des Verbleibes von Dauersonden. Rickard vermeidet die Sondenernährung nach Möglichkeit bei älteren Säuglingen und Kleinkindern wegen des psychischen Traumas der

Sondierung. Als weitere Nachteile werden Übelkeit, Erbrechen, Peristaltik- und Absorptionsstörungen genannt, Komplikationen, denen man jedoch durch transpylorische Sonden, Pulsationspumpen und Verwendung aufgeschlossener Sondennahrungen begegnen kann. Die Indikation zur Sondenernährung wird u. a. durch die Art des Malignoms bestimmt. Die Sondenernährung hat ihren festen Platz in fortgeschrittenen Stadien bei Hirntumoren und Schluckstörungen und kann als Alternative zur parenteralen Ernährung dienen, wenn ein Gefäßzugang nicht mehr möglich ist.

Parenterale Ernährung

Die parenterale Ernährung gilt heute auch in der pädiatrischen Onkologie als wirksamstes Verfahren zur Behandlung der Protein-Energie-Malnutrition und der damit assoziierten anergischen Reaktionslage. Voraussetzungen für diesen günstigen Therapieeffekt sind die ausreichende Zufuhr von Aminosäuren und Energieträgern, die wenigstens den altersgerechten Bedarf decken muß, und eine Behandlungsdauer von mindestens 4 Wochen. Die Effektivität der parenteralen Ernährung kann maßgeblich verbessert werden, wenn die Betreuer und gegebenenfalls auch das Kind den Sinn der Behandlung verstehen, die Einsicht in die Notwendigkeit erlangen und die sterile Technik strikt einhalten. Dies trifft in besonderem Maße für die parenterale Ernährung tumorkranker Kinder unter häuslichen Bedingungen zu. Rickard und Mitarbeiter [8] beobachteten bei 18 mangelernährten Kindern in fortgeschrittenen Tumorstadien oder bei Leukämierezidiven eine Normalisierung der körperlängenbezogenen Gewichtsverluste, der subkutanen Fettpolster sowie der Serumalbumin- und Transferrinkonzentrationen. Eine Limitierung der totalen parenteralen Ernährung auf 10 Tage brachte die Kinder unter kontinuierlicher Tumortherapie binnen kurzer Zeit in die bedrohliche Ausgangssituation zurück. Die parenterale Ernährung sollte möglichst die Onkotherapiemaßnahmen überlappen, um die mit der aggressiven Behandlung verbundenen Nahrungsaufnahmestörungen zu kompensieren. Die zentralvenöse Zufuhr von Nährlösungen wurde mit der Entwicklung kindgerechter implantationsfähiger Kathetersysteme entscheidend verbessert. Neben einfachen Silastic-Kathetern haben sich für die langfristige parenterale Substratzufuhr das Broviac-Hickman-Kathetersystem [36] und Weiterentwicklungen [37] bewährt, die sich durch geringere Infektionsraten, weniger häufige Verschlüsse und weniger unbeabsichtigte Entfernungen auszeichnen.

Ein Vergleich zwischen zentralvenöser und peripherer Zufuhr der parenteralen Nährlösungen bei 19 Kindern mit fortgeschrittenen Neuroblastomen und Wilmstumoren [8] fiel zugunsten der zentralvenösen Applikationsform aus. Die periphervenöse Zufuhr war mit häufigen subkutanen Infiltrationen verbunden, die jeweils den Wechsel des Infusionssystems erzwangen und somit eine Belastung für die Kinder darstellten. Der gleich gute kurative Effekt auf die Malnutrition wurde bei periphervenöser Zufuhr der Nährlösungen nur durch eine zusätzliche orale Energiezufuhr erreicht, die 25% des Ernährungsrichtwertes der Altersgruppe ausmachte. Unterschiede in der Häufigkeit von Anämien, Fieberepisoden mit und ohne nachgewiesene Sepsis und Transaminasenerhöhungen im Serum bestanden zwischen beiden Applikationsformen nicht. In mehreren prospektiven randomisierten Studien wurde die bei zentralvenöser Substratzufuhr verbesserte Toleranz gegenüber den chemotherapeutischen Maßnahmen im Vergleich zu oraler Ernährung bestätigt [38, 39]. Die zytostatischen Behandlungszyklen konnten vollständiger eingehalten werden [40], die Knochenmarksfunktion normalisierte sich bei 10 Kindern mit nicht-lymphatischer Leukämie schneller. Diese positiven Therapieeffekte der zentralvenösen Ernährung scheinen jedoch von der Art der Malignome und vom Alter der Kinder abzuhängen. So konnten Shamberger und Mitarbeiter [41] bei 27 jugendlichen Sarkom-Patienten mit schlechter Prognose unter extrem aggressiver Chemotherapie keinen fördernden Einfluß der parenteralen Ernährung im Vergleich zur oralen Nahrungszufuhr auf die Knochenmarksregeneration feststellen. Ebenso war die zentrale parenterale Ernährung unter abdominaler Strahlentherapie in einer multizentrischen Studie bei 25 Kindern der oralen Ernährungsform bezüglich der Toleranz der Therapiemaßnahmen nicht überlegen [42].

Eine prospektive randomisierte Studie bei Wilmstumor-Patienten zeigte, daß zentrale parenterale Ernährung der peripher-venösen Nahrungszufuhr bei Kindern mit primär hohem Malnutritionsrisiko überlegen ist, um eine bestehende Protein-Energie-Malnutrition rückgängig zu machen und daß parenterale Ernährung allgemein der oralen Ernährung bei High-risk-Fällen vorzuziehen ist [43]. Eine sichere Bewertung der Effektivität der parenteralen Ernährung als supportive Therapiemaßnahme bei Malignomen im Kindesalter ist jedoch derzeitig nicht möglich. Es fehlen immer noch ausreichende Daten aus multizentrischen Studien für die unterschiedlichen Malignomtypen, das Tumorstadium, den Malignitätsgrad und den Schweregrad der Malnutrition unter Bezug auf die Art und Dosierung der Chemotherapeutika sowie der radiologischen Therapie. Insbesondere ist nicht ausreichend belegt, ob und wie die Überlebenschancen tumorkranker Kinder durch die supportive Ernährungstherapie verbessert werden können. Die Ursache hierfür ist darin zu suchen, daß es in Situationen gestörter oraler Nahrungszufuhr und Nahrungsverwertung heute aus ethischer Sicht in der Behandlung des tumorkranken Kindes kaum Alternativen gibt. Für bestimmte Komplikationen der Tumorbehandlung wie z. B. das postoperative Chyloperitoneum und den postoperativen Chylothorax stellt die totale parenterale Ernährung sogar eine absolute Indikation dar [44]. Levine et al. haben im Hinblick auf die generelle Effektivität der Ernährungstherapie errechnet, daß für den Nachweis einer statistisch signifikanten Verbesserung der Überlebenschancen von Kindern mit speziellen Tumoren von 50% auf 70% wenigstens 200 Patienten in einer randomisierten, prospektiven kontrollierten Studie erforderlich sind. Ein Anstieg von 10 % auf 15 % würde insgesamt 500 – je 250 behandelte und unbehandelte – Patienten erforderlich machen. Dies verdeutlicht die Komplexität dieses Problems [45].

In bezug auf die Qualität parenteraler Nährlösungen zur supportiven Therapie von Malignomen sind einige Fragen offen. So sollen Nahrungsnukleotide, wie kürzlich im Tierversuch beschrieben [46], eine durch Protein-Energie-Malnutrition hervorgerufene Suppression des zellulären Immunsystems restaurieren helfen. Ob dies auch für den Menschen zutrifft, ist derzeit nicht geklärt. Nahrungsnukleotide sind offensichtlich für die Optimierung der Helfer-T-Zellen bedeutsam. Dies hätte entsprechende Konsequenzen für die parenterale Ernährungstherapie tumorkranker Patienten.

Eine Untersuchung mit Hilfe der indirekten Kalorimetrie erbrachte Anhaltspunkte dafür, daß bei akuter Lymphoblasten-Leukämie der Ruheenergieumsatz verändert ist und die Substratverwertung unter Chemotherapie zugunsten der Kohlenhydrat-Utilisation und zu Lasten der Fettverwertung verschoben ist [47].

Die Gefahren der parenteralen Langzeiternährung tumorkranker Kinder werden als nahezu gering eingeschätzt. Komplikationen mit Ausnahme von Fieber waren in einer Gruppe von parenteral ernährten Kindern mit neoplastischen Erkrankungen nicht größer als in der oral ernährten Kontrollgruppe [48]. Ob dies generell gilt, muß jedoch bezweifelt werden. Inwieweit die parenterale Substratzufuhr das Tumorwachstum beschleunigen kann, ist gleichfalls nicht völlig geklärt. Sofern die zytostatische Therapie wirksam ist, muß in der Praxis offensichtlich nicht mit einer Beschleunigung des Tumorwachstums gerechnet werden. Da die meisten antineoplastischen Therapieverfahren am effektivsten auf Zellteilungsprozesse wirken, kann angenommen werden, daß Malignome empfindlicher auf Zytostatika- und Strahlenbehandlung sind, wenn der Ernährungsstatus normalisiert ist. Der wesentliche Effekt der supportiven Ernährungstherapie wird jedoch in einer Verbesserung der zellulären und humoralen immunologischen Abwehrfunktion und anderer durch Mangelernährung gestörter Organfunktionen gesehen. Dies bildet die Grundlage für eine bessere Toleranz der aggressiven antineoplastischen Therapie und für die Erhöhung der Lebensqualität tumorkranker Kinder.

Bei der Vielzahl der positiven Effekte der supportiven Ernährungstherapie insbesondere auf den Immunstatus und die Toleranz gegenüber der antineoplastischen Therapie nimmt es wunder, daß die Überlebenschancen letztlich unbeeinflußt bleiben. Die Gründe hierfür könnten darin liegen, daß das Tumorwachstum bei primärer oder erworbener Zytostatikaresistenz durch die supportive Ernährungstherapie am Ende gefördert wird. Eine weitere Möglichkeit liegt darin, daß Komplikationen der parenteralen Ernährung wie Kathetersepsis und Gefäßperforationen selbst ihren Tribut fordern. Schließlich ist nicht klar, ob die derzeitigen Formen der Ernährungsbehandlung tumorkranker Kinder bereits Optimallösungen sind.

Fragen nach dem Sinn der Ernährungstherapie bei Kindern im Finalstadium der Tumorkrankheit lassen sich nur im Einzelfall beantworten. Eltern und Angehörige sind den psychischen Belastungen einer eigenverantwortlichen Überwachung der parenteralen Ernährung im Finalstadium tumorkranker Kinder häufig nicht gewachsen. Arzt und Ernährungstherapeut sollten sich jedoch von dem Grundsatz leiten lassen, ihre kindlichen Patienten weiter adäquat zu ernähren, wenn die antineoplastische Therapie versagt.

Literatur

1 Altman AJ, Schwartz AD: Malignant diseases of infancy, childhood and adolescence. Philadelphia, Saunders, 1983, 2nd ed.
2 Haaf RJ: Maligne Tumoren im Kindesalter. Dt Ärztebl 1990;87:B928–B930.
3 Skelton J, Pizzo PA: Problems of intensive therapy in childhood cancer. Cancer 1986; 58:488–503.
4 van Eys J: Nutrition and cancer: physiological interrelationships. Annu Rev Nutr 1985; 5:435–461.

5   National Research Council Recommended Daily Dietary Allowances. Food and Nutrition Board, National Academy of Science, Washington, DC, revised 1980.
6   Donaldson SS: Effects of therapy in nutritional status of the pediatric cancer patient. Cancer Res 1982;42:729S–736S.
7   Schneider RE, Viteri FG: Morphological aspects of the duodenojejunal mucosa in protein-calorie malnourished children and during recovery. Am J Clin Nutr 1972;25:1092–1102.
8   Rickard KA, Grosfeld JL, Coates TD, et al: Advances in nutrition care of children with neoplastic diseases: A review of treatment, research, and application. J Am Diet Assoc 1986;86:1666–1676.
9   Beal VA: Nutritional intake, in McCammon RW (ed): Human growth and develop-
10 Wutzke KD, Heine W, Plath C, et al: Zur ^{15}N tracerkinetischen Bestimmung der Halbwertzeit und des Gesamtkörperproteins bei frühgeborenen und reifgeborenen Säuglingen. Monatsschr Kinderheilk 1985;133:291–295.
11 Merritt RJ, Kalsch M, Roux LD, et al: Significance of hypoalbuminemia in pediatric oncology patients – malnutrition or infection? J Parenter Enteral Nutr 1985;9:303–306.
12 Garcia ME, van Eys J, Wang YM: Iron nutrition in childhood malignancy. J Parent Ent Nutr 1989;13:162–167.
13 van Eys J: The pathophysiology of undernutrition in the child with cancer. Cancer 1986;58:1874–1880.
14 Olson RE: The effect of variations in protein and calorie intake on rate of recovery and selected physiological responses in Thai children with protein-calorie malnutrition, in Olson RE (ed): Protein-calorie malnutrition. New York, Academic Press, 1975.
15 Rickard KA, Foland BB, Grosfeld JL, et al: Prealbumin and retinol binding protein: Early biochemical indicators of nutritional repletion in children with neuroblastoma or Wilms'tumor. Fed Proc 1984;43:468.
16 Suskind RM: Malnutrition and the immune response, in Nutritional disorders in childhood. Contr Infusion Ther Clin Nutr. Basel, Karger, 1988, pp 1–25.
17 Ramirez I, van Eys J, Carr D, et al: Immunologic evaluation in the nutritional assessment of children with cancer. Am J Clin Nutr 1985;41:1314–1321.
18 Viart P: Blood Volume (^{51}Cr) in severe protein-calorie malnutrition. Am J Clin Nutr 1976;29:25–37.
19 Rickard KA, Detamore CM, Coates TD, et al: Effect of nutrition staging on treatment delays and outcome in stage IV neuroblastoma. Cancer 1983;52:587–598.
20 Donaldson SS, Wesley MN, DeWys WD, et al: A study of the nutritional status of pediatric cancer patients. Am J Dis Child 1981;135:1107–1112.
21 Finch CA: Erythropoieses in protein-calorie malnutrition, in Olson RE (ed): Protein-calorie malnutrition. New York, Academic Press, 1975.
22 Vilter RW: The anemia of protein-calorie malnutrition, in Olson RE (ed): Protein-calorie malnutrition. New York, Academic Press, 1975.
23 Viteri FE, Schneider RE: Gastrointestinal alterations in protein-calorie malnutrition. Med Clin North Am 1974;58:1487–1505.
24 Scrimshaw NS: Interactions of malnutrition and infection: Advances in understanding, in Olson RE (ed): Protein-calorie malnutrition. New York, Academic Press, 1975.
25 Edelman R: Cell-mediated immune response in protein-calorie malnutrition: A re-

view, in Suskind RM (ed): Malnutrition and the immune response. New York, Raven Press, 1977.
26 Chandra RK: Interaction of nutrition, infection and immune response: Immunocompetence in nutritional deficiency, methodological considerations and intervention strategies. Acta Paediatr Scand 1979;68:137–144.
27 Hurter T, Reis HE, Borchard F: Disorders of intestinal absorption in patients treated with cytostatic chemotherapy. Z Gastroenterol 1989;27:606–610.
28 Kumar RV, Gokhale SV, Ambaye RY, et al: Pharmakokinetics of methotrexate in Indian children and its relationship to nutritional status. Chemother 1987;33:234–239.
29 Lahorra JM, Ginn-Pease ME, King DR: The prognostic significance of basic anthropometric data in children with advanced solid tumors. Nutr Cancer 1989;12:361–369.
30 Lukens JN: Supportive care for children with cancer. Guidelines of the Childrens Cancer Study Group. The use of nutritional therapy. Am J Pediatr Hematol Oncol 1984;6:261–265 (review).
31 Kelly K: An overview of how to nourish the cancer patient by mouth. Cancer 1986;58:1897–1901.
32 Ho WG, Winston DJ: Infection and transfusion therapy in acute leukaemia. Clin Haematol 1986;15:873–904.
33 Leibundgut U, Lancranjan I: First results with ICS 205-930 (5-HT$_3$ receptor antagonist) in prevention of chemotherapy-induced emesis (letter). Lancet 1987;I:1198.
34 Hesketh PJ, Murphy WK, Lester EP, et al: GR 38032F (GR-C507/75): a novel compound effective in the prevention of acute cisplatin-induced emesis. J Clin Oncol 1989;7:700–705.
35 Merrifield KR, Chaffee BJ: Recent advances in the management of nausea and vomiting caused by antineoplastic agents. Clin Pharm 1989;8:187–199.
36 Yokoyama S, Fujimoto T, Tajima T, et al: Use of Broviac/Hickman catheter for long-term venous access in pediatric cancer patients. Jpn J Clin Oncol 1988;18:143–148.
37 Shulman RJ, Rahman S, Mahoney D, et al: A totally implanted venous access system used in pediatric patients with cancer. J Clin Oncol 1987;5:137–140.
38 Van Eys J, Copeland EM, Cangir A, et al: A clinical trial of hyperalimentation in children with metastatic malignancies. Med Pediatr Oncol 1980;8:63–73.
39 James WP, Hay AM: Albumin metabolism: Effect of the nutritional state and the dietary protein intake. J Clin Invest 1969;47:1958–1963.
40 Ghavimi R, Shils ME, Scott BF, et al: Comparison of morbidity in children requiring abdominal radiation and chemotherapy with and without total parenteral nutrition. J Pediatr 1982;101:530–537.
41 Shamberger RD, Pizzo PA, Goodgame JT, et al: The effect of total parenteral nutrition on chemotherapy-induced myelosuppression. Am J Med 1983;74:40–48.
42 Donaldson SS, Wesley MN, Ghavimi F, et al: A prospective randomized trial of total parenteral nutrition in children with cancer. Med Pediatr Oncol 1982;10:129–135.
43 Rickard KA, Godshall BJ, Loghmani ES, et al: Integration of nutrition support into oncologic treatment protocols for high and low nutritional risk children with Wilms' tumor. A prospective randomized study. Cancer 1989;64:491–509.
44 Jayabose S, Kogan S, Berezin S, et al: Combined occurrence of chyloperitoneum and chylothorax after surgery and chemotherapy for Wilms' tumor. Cancer 1989;64:1790–1795.

45 Levine AS, Brennan MF, Ramu A, et al: Controlled clinical trials of nutritional intervention, with a comment on nutrition and drug resistance. Cancer Res 1982;42 (suppl): 774S–781S.
46 Pizzini RP, Kumar S, Kulkarni AD, et al: Dietary nucleotides reverse malnutrition and starvation-induced immunosuppression. Arch Surg 1990;125:86–90.
47 Stallings VA, Vaisman N, Chan HS, et al: Energy metabolism in children with newly diagnosed acute lymphoblastic leukemia. Pediatr Res 1989;26:154–157.
48 Van Eys J, Wesley MN, Cangir A, et al: Safety of intravenous hyperalimentation in children with malignancies: A cooperative group trial. JPEN 1982;6:291–294.
49 Average annual age-adjusted incidence rates among U.S. whites by primary cancer site, 1981–1985. Data from the National Cancer Institute SEER program, 1988.

Schauder P (Hrsg): Ernährung und Tumorerkrankungen.
Basel, Karger, 1991, pp 644–659.

Zur Bedeutung der Ernährung bei der häuslichen Betreuung Krebskranker

Ulrich R. Kleeberg

Hämatologisch-onkologische Praxis Altona, Hamburg

Die Problematik

Essen und Trinken genießen zu dürfen – dieses Grundbedürfnis wird manchem erst so richtig bewußt, wenn er beginnt, Mangel zu leiden, wenn der Appetit nachläßt oder die Nahrungsaufnahme mit Übelkeit, Aversionen und Verdauungsbeschwerden verbunden ist.

Essen und Trinken ist von Kind auf aber auch mit Vorstellungen über Wachsen, Kräftigung und Gesundheit verbunden. Gutes Essen, eine ausgewogene, leckere Diät ist ebenso notwendig wie angenehm und entscheidend für unser Wohlbefinden. Damit spielt das Bedürfnis nach einer optimalen Ernährung eine Schlüsselrolle für unser Leistungs- und Durchhaltevermögen, unsere Fähigkeit, Widerstand gegen Erschöpfung und Krankheit zu entwickeln.

Eine quantitativ wie qualitativ ungenügende Nahrungsaufnahme, die «Unterzuckerung», das Hungern, sind jedem von uns als Befindensstörung geläufig. Muß es da nicht umgekehrt möglich sein, durch eine «richtige» Ernährungsweise das Befinden zu bessern, den Lauf einer Erkrankung, so insbesondere des «an uns zehrenden» Krebsleidens günstig zu beeinflussen? Wunsch und Vorstellungen des Patienten stehen aber in einem recht ungünstigen Verhältnis zu den realen Möglichkeiten, die die Medizin anzubieten hat. Dies um so mehr, je weiter fortgeschritten die Krebskrankheit ist [1].

Ganz unterschiedliche Aspekte ergeben sich dabei je nach Tumorstadium und Krankheitsverlauf, und damit wandeln sich die Anliegen des Kranken: Der klinisch Gesunde möchte einem Rückfall vorbeugen, Kraft und Widerstand aufbauen. Der Symptomatische möchte seine Gesundheit und die hiermit psychologisch verbundene Nahrungsaufnahme erhalten. Die Ansprüche des präterminal Kranken bescheiden sich mit der Hoffnung auf eine Befindlichkeitsbesserung, etwas Freude am Essen. Schließlich bleibt nur der Wunsch, Aversionen zu begegnen und mit der Nahrungsaufnahme wenigstens nicht noch Beschwerden zu verstärken.

Aber auch die Angehörigen, die dem Leidenden das Bestmögliche anbieten wollen, sich hierum besonders bemühen, werden durch die Ablehnung der Nahrung leicht frustriert.

In jeder dieser Phasen ist es die besondere Aufgabe des onkologisch verantwortlichen Arztes, immer wiederkehrende Fragen vorausahnend, den Patienten und seine Angehörigen umfassend zu beraten. Dabei sind aktiv wie passiv die Krankenschwestern, ggf. die Sozialarbeiterin mit einzubeziehen:
– Wie soll sich der Kranke ernähren,
– darf er alles essen,
– was könnte seiner Gesundung schaden,
– kann er durch seine Ernährungsweise selbst etwas zur Heilung beitragen, sein Befinden bessern?

Diese Fragen zu übergehen, was bei den eingeschränkten Möglichkeiten für eine substantielle Verbesserung veständlich wäre, bedeutet aber neben dem physiologischen Aspekt, die psychologische Dimension außer acht zu lassen. Ist der Krebskranke sonst nur passiver Erdulder ärztlicher Anordnungen, wobei er Diagnostik, Operation, Strahlen- und Chemotherapie als unabwendbare Maßnahmen über sich ergehen lassen muß, so hofft er doch wenigstens durch seine Ernährungsweise, deren wichtigen Einfluß auf sein Befinden er ja kennt, endlich einmal selbst aktiv etwas zu seiner Genesung beitragen zu können.

Verschließt sich der Arzt aus therapeutischem Nihilismus diesem Anliegen, dann läuft der Patient um so größere Gefahr, sich den irrationalen Heilsvorstellungen einer vermeintlichen alternativen Medizin zu öffnen, deren Ansprüche er nicht von den realen Möglichkeiten zu differenzieren vermag. Schlimmer noch, aus dem Bestreben heraus, angesichts der Ausweglosigkeit der Erkrankung nichts unversucht zu lassen, wendet er sich den in den öffentlichen Medien verantwortungslos propagierten und von wohlmeinenden Laien weitergetragenen Behauptungen um Krebsdiäten und wundersame Heilverfahren zu und schadet sich damit nicht nur finanziell, sondern läuft auch noch Gefahr, die verbliebene Lebensqualität zu mindern. Diese Problematik ist im Kapitel «Tumordiät: Fakt oder Phantasie?» ausführlich behandelt.

Im folgenden soll nun versucht werden, den aktuellen Wissensstand und Stellenwert der Ernährung bei der ambulanten, insbesondere häuslichen Betreuung Krebskranker zusammenzufassen.

Besondere pathophysiologische Aspekte der Ernährung

Nach einer Untersuchung von Merckle [2] verlieren 74% der Patienten mit Magen- und 55% mit kolorektalen, aber z. B. nur 20% mit Mammakarzinomen schon früh im Laufe ihrer Erkrankung mehr als 10% ihres Körpergewichtes, wobei Appetit- und Geschmacksstörungen bei ca. 70% das führende Symptom darstellen.

Zur Anorexie kommen noch Nausea und Erbrechen (ANE-Syndrom) als unvermeidliche Begleiterscheinungen sowohl der Krebserkrankung selbst als auch ihrer Diagnostik und Therapie [3].

Allein die chronische Unterernährung kann schließlich zu gravierenden Folgen führen: Ein Protein- und Nährstoffmangel hemmt die jejunale Resorption verschiedener Aminosäuren [4], damit die Proliferation intestinaler Epithelien und die Bereitstellung von Verdauungsenzymen, was wiederum weiteren Verdauungsstörungen mit Meteorismus, Durchfällen, gelegentlich auch Darmkrämpfen und Inappetenz Vorschub leistet. Diesen Trend noch mit der Tumortherapie wie Operation, Strahlen- und/oder Chemotherapie zusätzlich zu belasten, bedeutet für die Mehrzahl dieser Kranken eine reduzierte Toleranz gegenüber unerwünschten Begleiterscheinungen und Nebenwirkungen der Therapie, eine vermehrte Morbidität und damit eine Einbuße an Lebensqualität. Eine Untersuchung der Krankheitsverläufe verschiedener Tumorleiden ergab nach Hartlapp [5], daß Gewichtsverlust stets einen prognostisch ungünstigen Faktor darstellt: Im Vergleich mit Tumorkranken stabilen Körpergewichts war z. B. eine Gewichtsabnahme von mehr als 10%, wie sie bei 87% der Patienten mit metastasierenden Magenkarzinomen beobachtet wurde, mit ungünstigeren Therapieergebnissen und kürzeren Überlebenszeiten korreliert.

Was sind die Ursachen des ANE-Syndromes, den führenden Symptomen jedes progredienten Tumorleidens?

Hier sind neben der akuten und chronischen Intoxikation auch organische, metabolische und funktionelle Störungen einzubeziehen, wie sie auf Tabelle 1 dargestellt sind [1].

Die Entwicklung einer Anorexie ist sicher multifaktorieller Genese. Der Beginn ist schleichend, und in zunehmendem Maße lassen sich dann

Ernährung zu Hause

Tabelle 1. Anorexie, Nausea und Erbrechen (ANE-Syndrom) bei Tumorkranken

---
Als Folge des Krebsleidens per se:
- Organische Funktions- und Stoffwechselstörung
  z. B. Elektrolytstörungen, Hyperkalziämie, Urämie
  NNR-Insuffizienz, mechanischer und paralytischer Ileus
  Cholestase, Leberinsuffizienz, Hirnödem, peripherer und zentraler Schwindel,
  Hirndruck, zerebrale Metastasierung.
  Chronischer Husten, Expektoration.
- Paraneoplastisches Syndrom
  «Anorexigene Metaboliten»
  Sensorische Irritationen (z. B. visuell und exogen wie endogen gestörtes
  Geruchs- und Geschmacksempfinden)
- Chronische Schmerzkrankheit
- Chronische Übermüdung und Erschöpfung
- Psychische Faktoren und Depression

Als Folge der Tumortherapie:
- Operative Interventionen
- Strahlentherapie
- Zytostatikatherapie
- Als Erwartungsphänomen vor- oder frühzeitig (antizipatorisch)
---

neben psychosomatischen Effekten und hormonellen Dysregulationen auch Elektrolyt-, Glukose-, Fett- und Proteinstoffwechselstörungen bis hin zur Intoxikation dokumentieren, ohne daß sich bisher in der *Initialphase* ein kausaler, pathophysiologischer Zusammenhang zwischen einem Stoffwechseldefekt und der Anorexie bzw. Gewichtsabnahme dokumentieren ließe.

Erst im *späteren Verlauf* der chronischen Krebskrankheit korreliert die Gewichtsabnahme, die Entwicklung einer Tumorkachexie, schließlich der terminale Marasmus mit der anorektisch bedingten Einschränkung der Nahrungszufuhr [1, 6]. Als Ursachen dieses Prozesses werden neben Regulationsstörungen von Energiezufuhr und -verbrauch, insbesondere im Eiweißhaushalt, die pathogenetische Bedeutung bestimmter Zytokine, wie z. B. des «Kachexins» des von Makrophagen produzierten Tumor-Nekrosefaktors (TNF), diskutiert. Darüber hinaus mögen noch weitere Tumormetaboliten von Bedeutung sein, deren Existenz durch die Beobachtung der Geruchs- und Geschmacksstörungen, von der Hypogeusie und Hyposmie bis zu sensorischen Halluzinationen und einem raschen Abklingen der Inappetenz nach erfolgreicher Tumorbehandlung gestützt wird [1].

Nach Untersuchungen von Grünert [7] an polytraumatisierten Patienten kann eine Nahrungskarenz bezüglich der *oxidierbaren* Substrate eine Weile überbrückt werden. In der Leber und in den Fettdepots stehen durch Glukogenolyse und Glukoneogenese Notreserven zur Verfügung.

Die Körperstrukturen bleiben quantitativ und qualitativ so lange erhalten, wie genügend Energie in Form von ATP durch ausreichende Glukose- und Fettsäureoxidation bereitgestellt werden kann. Ein Mangel an *stickstoffhaltigen* Substraten dagegen, für die es im Körper nur begrenzte Reserven gibt, führt frühzeitig zu einem Substanzverlust. Der aus dem Proteinstoffwechsel freiwerdende und ausgeschiedene Stickstoff muß ständig ersetzt werden. Wird bei einer Nahrungskarenz die Stickstoffzufuhr unterbrochen und die Stickstoffbilanz negativ, resultiert schon in der Anfangsphase eine Reduktion der Proteinsynthese und damit ein Enzymmangel. Die hieraus folgende Einschränkung an Stoffwechselkapazität initiiert den o. a. *Circulus vitiosus* von Verdauungsstörungen und damit einer weiteren Gewichtsabnahme [8]. Nach Grünert [7] entspricht ein Verlust von 30 g Stickstoff pro Tag einem Proteinverlust von ca. 200 g, was wieder gleichbedeutend ist mit einem Verlust von ca. 600 g Gewebe.

Dieser katastrophale Katabolismus wird beim Tumorpatienten nur bei einem Zusammentreffen verschiedener pathogenetischer Faktoren oder regelhaft in der Terminalphase beobachtet. Besonders gefährdet sind hier Kranke mit Karzinomen des Magen-Darm-Traktes, speziell des Magens und des Kolons, bei dem die initial (durch Anorexie und Verdauungsstörungen) schon negative Stickstoffbilanz zusätzlich durch Blutungen, Ileus, Infektionen, Fieber, diagnostisch bedingtes Hungern usw. und schließlich das Operationstrauma dekompensieren und zu einem gravierenden Substanzverlust führen kann. Die Stickstoffversorgung hat also bei der Bereitstellung eines ausreichenden Substratangebotes besondere Priorität. Initial müssen Stickstoffverluste durch eine parenterale Substitution von Aminosäuren, später durch eine eiweißangereicherte Diät ersetzt werden, will man verhindern, daß durch einen Abbau des Eiweißbestandes Körpermasse verlorengeht und sich funktionelle Verdauungsstörungen gravierend verschlechtern [1]. Je nach den individuellen Voraussetzungen eines Patienten, seinem Alter, der Dauer des Tumorleidens und der Summe der vorausgegangenen Schäden und Belastungen, z. B. durch eine Zytostatika- oder Strahlentherapie, wird also sein Vermögen, reparative Funktionen zu erhalten, durch Substrat- und Proteinverluste früher oder später eingeschränkt. Damit werden Überlebensdauer und -qualität und u. U. auch die Heilungschancen nachteilig beeinflußt.

Onkologische Ernährungstherapie

Während aufgrund der oben aufgeführten Ergebnisse von Stoffwechseluntersuchungen kaum Zweifel am Wert einer ausreichenden, vorbeugenden wie begleitenden normo- und gelegentlich hyperkalorischen Ernährung besteht, kann der internistische Onkologe bei der Betreuung seines Tumorpatienten auf einen nur mageren Fundus objektiver Daten zurückgreifen. Wie in den vorausgegangenen Kapiteln dargestellt, mag es zwar gelingen, durch enterale wie parenterale hyperkalorische Ernährung eine positive Stickstoffbilanz mit nachfolgendem Gewichtsanstieg und Appetitsteigerung zu erreichen, ohne daß es bisher in prospektiven, kontrollierten Studien in eine Verlängerung der Überlebenszeiten oder auch Verbesserung der Heilungsraten übersetzbar gewesen wäre. Eine Zunahme des Körpergewichtes, ggf. mit Ausgleich von Mangelerscheinungen, also ein besserer Ernährungszustand, ist zwar Voraussetzung für, nicht aber gleichzusetzen mit einem besseren Allgemeinzustand, wenn Ansprech- und Heilungsraten bzw. Überlebenszeiten als Maßstab dienen. Eine pauschal verordnete und für den Patienten nicht nur funktionell, sondern auch psychisch belastende Mastkur, ist genausowenig sinnvoll wie das Außerachtlassen des Wertes, den eine gezielte Ernährungstherapie für den individuellen Kranken haben mag.

Die Grundsätze einer allgemeinen Ernährungstherapie, wie sie sich aus pathophysiologischen Erkenntnissen ergeben, sind aber in der täglichen Betreuung nicht leicht zu realisieren. Wann sollte eine spezielle Ernährungstherapie denn beginnen und wie sollte sie hinsichtlich ihrer Quantität und Qualität beschaffen sein? Welches Ziel soll sie verfolgen? Sofern der Arzt überhaupt Einfluß auf den Zeitpunkt der Aufnahme einer Ernährungstherapie hat und nicht etwa das okkult progrediente Tumorleiden mit schleichendem Verfall von Allgemein- und Ernährungszustand «vollendete Tatsachen» schafft, gilt der Grundsatz, daß das «wieviel, wovon und wie» den Patienten so früh wie möglich bewußt gemacht werden soll.

Voraussetzung ist zunächst die Erhebung der Ernährungsanamnese, gefolgt von einer sorgfältigen Differentialdiagnose der Anorexie [3], wobei kausale Maßnahmen zu deren Behebung natürlich an erster Stelle stehen.

Anders als in der Klinik, wo Zubereitung sowie Anzahl der Mahlzeiten und deren Anpassung an den individuellen Geschmack und die Bedürfnisse des Kranken auf logistische, personelle und zeitliche Schwierig-

keiten stoßen und – vielleicht von wenigen Intensivstationen abgesehen –
oft genug nur mangelhaft beachtet werden, wird beim ambulanten Patienten die häusliche Betreuung in seiner Familie für genügend Abwechslung und Attraktivität der Diät sorgen und so eine kontinuierliche und dann irreversible Gewichtsabnahme aufschieben.

Die Beobachtung von wirklichen Diätfehlern mit einseitiger, bezüglich der Protein-, Fett- und Kohlenhydrat- sowie Vitaminzufuhr unzureichender Kost habe ich nur selten gemacht, und wenn, dann bei weltanschaulich ebenso einseitig «Gläubigen», die nicht nur bei der Ernährung, sondern auch bei der onkologischen Therapie nach vermeintlichen Alternativen suchten.

Heilsdiäten

Reißerisch aufgemachte Meldungen über neue Wunderdiäten gegen Krebserkrankungen sind ständiges Thema der öffentlichen Medien. Schon 1762 schrieb der in Altona ansässige Arzt Struensee: «Der Pöbel verlangt etwas Außerordentliches und Wunderbares bei der Cur seiner Krankheiten. Weil er dies bei einem wahren Arzt nicht findet, so gibt er ihm wenig Beyfall. Der Rath eines alten Weibes, eines Marktschreiers, eines Scharfrichters gefällt ihm besser...» [9].

Unter den Schlagworten «natürliche Mittel» und «biologische Wege» sammeln sich Phantasten und Kaufleute, Einzelgänger wie Vereine, propagieren eine «alternative Medizin», deren «spektakuläre Erfolge» sie der sogenannten «Schulmedizin» als neue Offenbarung gegenüberstellen.

Aber auch in der ärztlichen Presse wird der naturwissenschaftlichen Medizin von Vertretern der Homöopathie, Anthroposophie sowie sog. «biologischer» und «ganzheitlicher» Verfahren vorgeworfen, wichtige Errungenschaften zu negieren und dem Kranken durch «Stahl, Strahl und Chemie» zu schaden [10]. Unter Betonung des «biologisch-alternativen» werden vermeintlich neue Errungenschaften publiziert, wobei in megalomaner Weise Erfahrungsgut und -dauer, Zahl der Behandelten und Heilungen übertrieben werden [11]. Die naturwissenschaftliche Kritik an unzureichend dokumentierten oder konfabulierten Studien, an widersprüchlichen oder nicht nachvollziehbaren Thesen und an nicht reproduzierbaren Ergebnissen wird zurückgewiesen und oft genug mit Drohungen oder gar Prozessen beantwortet. Dabei wird die eigene autistische und oft irrationale Arbeitsweise und emotionale Argumentation nicht zur Debatte gestellt [10, 11].

Zusammen mit den Heilpraktikern stellen die Außenseiter einen auch wirtschaftlich eindrucksvollen Verbund dar. In eigenen Verlagen, Gesellschaften und auf eigenen Kongressen, die sich in erster Linie an den Laien oder den in der Onkologie nicht weitergebildeten Mediziner wenden, stempeln sie den rational arbeitenden Arzt zum Umweltsünder, unsere Universitäten und Forschungsinstitute als «Mafia» und suchen der Öffentlichkeit zu suggerieren, daß die «Schulmedizin» insuffizient und technifiziert und nicht in der Lage sei, die wahren Nöte des Krebskranken zu erkennen und ihm auf humane Weise zu helfen [12].

Ungeahnte Möglichkeiten werden in besonderen Diäten angepriesen. Hierzu gehören im deutschsprachigen Raum z. B. die «krebsfeindliche, stoffwechselaktive Vollwertkost». Sie basiere nach den Vorstellungen von Kretz, Seeger, Zabel, Bircher-Benner, Schultz-Friese, Kollath, Anemueller und vielen anderen Autoren [13] auf den Empfehlungen von Warburg [14]: Das entscheidende Charakteristikum des Tumorstoffwechsels sei die Glykolyse, so daß es nur darauf ankäme, die Sauerstoffversorgung der Tumorzellen durch die «stoffwechselaktive Vollwertkost» zu verbessern. Anemueller [15] behauptet, daß «mit dieser Kost die Abwehrkraft erhöht, der tumorbegrenzende Abwehrwall des weichen Bindegewebes verstärkt und die Ausleitung von Zellgiften begünstigt» werde. Wie Jungi dies kürzlich zusammenfaßte [13], handelt es sich um vorwiegend laktovegetabile Diäten, die einer allgemeinen Schonkost oder qualitativen Diabetesdiät entsprechen, Überernährung vermeiden und statt Zucker nichtdenaturierte Kohlenhydrate mit viel Ballaststoffen empfehlen und Fleisch, tierische Fette sowie Kochsalz ablehnen.

Wie im folgenden Abschnitt ausgeführt, mischen sich hier vernünftige Ratschläge für eine gesunde Kost mit missionarisch verfochtenen Heilslehren, wobei die Gefahr in der Ausschließlichkeit dieses Anspruchs und in den Extremen dieser Diät liegen.

Wichtiger als eine Ernährungsumstellung des Krebskranken ist die Gesundheitserziehung vom Kindesalter an, die darauf abzielen muß, vermeidbare, diätbedingte Risiken unserer Ernährung zu senken.

Die Diät nach Moerman [17] ist ebenfalls eine Vollwertkost, die auf acht angeblich für Brieftaube und Mensch unentbehrliche Stoffe wie Jod, Zitronensäure, Hefe, Eisen, Schwefel, Vitamin A, E und C Wert legt. Die «orthomolekulare» und «makrobiotische» Diät wurde von Pauling [19] zusammen mit hochdosierter Vitamin-C-Gabe propagiert. Zugrunde liegen hier neben der persönlichen Erfahrung des Nobelpreisträgers fernöstliche Theorien, die Seele und Soma wieder ins Gleichgewicht zu bringen suchen. Da dieser Kost essentielle Aminosäuren, bestimmte Vitamine und Spurenelemente fehlen, kann sie den Krebskranken zusätzlich belasten.

Eine Variante ist die «makrobiotische Diät nach Kushi» [20], die durch das Meiden tierischer Proteine und Fette, des Zuckers und der Betonung von Vollgetreidezubereitungen für den menschlichen Verdauungstrakt nachteilig und darüber hinaus wegen ihrer Eiweißarmut gerade beim chronisch Kranken nicht ungefährlich ist.

Die «isopathische Milchsäurediät» nach Kuhl [16] basiert auf der Zufuhr angeblich krebshemmender, rechtsdrehender Milchsäure. Den Vertretern dieser Kost gilt die linksdrehende Milchsäure als entscheidender Wachstumsfaktor für das Krebswachstum.

Die «Max-Gerson-Diät» [18] verspricht Heilung selbst bei fortgetenen Krebserkrankungen. Nach «Entgiftung» durch Kaffee-Rhizinus-Einläufe werden eine hochdosierte Gabe von Kalium, Leber- und Schilddrüsenextrakten, Jod, Vitamin B_{12}, Azidolpepsin, daneben Pankreasenzyme vorgeschrieben und tierische Eiweiße, Zucker und Salz verboten.

Die «Diät nach Leupold» und Ohler [16, 21] postuliert kausale Zusammenhänge zwischen Cholesterin, Blutzucker sowie Phospholipiden und der Krebsentstehung. Gefordert wird eine extrem kohlenhydratarme Diät und Glukoseinfusionen, kombiniert mit Alt-Insulin. Obst, außer Zitronen, ist verboten.

Weit verbreitet ist auch die Auffassung, durch Fasten Krebs «aushungern» zu können. Dies propagiert die «Krebskur total» von Breuss [13]. 42 Tage lang soll der Patient nur einen Saft aus Kartoffeln, roten und gelben Rüben, Sellerie und Rettich sowie Kräutertee zu sich nehmen. Breuss beschreibt im Eigenverlag, daß Krebs «nur von festen Speisen» lebe, während die «Leukämie eine Erkrankung des Pfortadersystems» sei und in «beinahe allen Fällen innerhalb weniger Tage geheilt werden könne» [13].

Die «Leinöl-Quark-Diät» nach Budwig [24] beruht auf der These, daß hocherhitzte, chemisch veränderte «Pseudofette» Ursache des Krebses seien und durch «elektronenreiche» hochungesättigte Fettsäuren ersetzt werden müßten.

Die «Metabolic Ecology-Behandlung» nach Kelly [13] fordert in Anlehnung an die «Gerson-Diät» [18] Kaffee-Einläufe und weitere Entschlackung durch das Ausspülen (flush) der Gallenwege. Hinzu kommt eine orale Zufuhr von Enzympräparationen, die ohne systemische Effekte in der Tumortherapie bleiben müssen, da sie im Rahmen der Verdauung abgebaut werden [25].

Bestandteil vieler der o. g. Diäten ist die «hochdosierte Vitamin-C-Therapie». Cameron und Pauling behaupteten 1974 [19], daß pharmakologische Dosen von Vitamin C, kombiniert mit der o. a. «orthomolekularen Diät», manifesten Krebs zur Rückbildung bringen könnten. Obwohl von den Onkologen der Mayo-Klinik in den USA zunächst an zytostatisch vorbehandelten [22], dann an nicht vorbehandelten Patienten mit kolorektalen Karzinomen [23] in einer Doppelblind-Studie (10 g Vitamin C gegen Plazebo) die Paulingsche These widerlegt wurde und im Gegenteil ein Trend mit Verkürzung der Überlebenszeit bei der Vitamin-C-behandelten Population auftrat, wird diese «Behandlung» bis heute in verantwortungsloser Weise in Bild und Schrift empfohlen und sogar in Rehabilitationsstätten der Bundesversicherungsanstalt durchgeführt.

Wie soll sich der Laie da noch zurechtfinden und darauf vertrauen, daß das nüchterne Urteil der naturwissenschaftlichen Onkologie über ihre begrenzten Möglichkeiten richtig ist und nicht vielleicht doch wichtige Alternativen außer acht läßt. Bei unserem Glauben an den Fortschritt kann es doch wohl nicht wahr sein, daß für eine Krankheit wie das Krebsleiden zur Zeit nur begrenzte Wege zur Besserung oder Heilung verfügbar sind.

Den Bürger für sinnvolle Vorsorgemaßnahmen, eine vernünftige Ernährungsweise und das Vermeiden von Risiken zu gewinnen, trifft nur bei wenigen auf fruchtbaren Boden. Vom bereitwilligen Eingehen großer Bevölkerungsgruppen auf pseudowissenschaftliche Erfolgsmeldungen und Wundermittel dagegen lebt ein Heer von Nutznießern meist zweifelhafter Dignität.

Wo ist der «Verbraucherschutz für den Krebskranken»?

Bemühungen der Deutschen Krebsgesellschaft, speziell der Arbeitsgemeinschaft Internistische Onkologie (AIO), scheinen ebenso wie entsprechende Initiativen in der Schweiz und in den USA auf wenig fruchtbaren Boden zu treffen. Und das deutsche Arzneimittelgesetz läßt in seiner falsch verstandenen Liberalität zur «Erhaltung der Vielfalt der Heilverfahren» selbst potentiell gefährliche Behandlungsverfahren, sofern sie sich unter dem Mäntelchen des «Biologischen» sammeln, ungeschoren. Daran scheinen auch Blamagen wie jüngst mit Carnivora, das «Hunderte von Krebskranken geheilt» haben sollte und vom Bundesgesundheitsamt auf Empfehlung der Spezialkommission «E» ohne ausreichende Prüfung zugelassen wurde, nichts zu ändern. Mit einer solchen Gesundheitspolitik wird die auf den Naturwissenschaften fußende Medizin im Bewußtsein des Bürgers ins Abseits gedrängt und Schadstoffen gleichgesetzt und außerdem ein wissenschaftsfeindliches Klima geschaffen, das für den Betroffenen gefährlich, oft sehr kostspielig ist und außerdem die Solidargemeinschaft unnötig finanziell belastet. Da wir es beim progredienten Tumorleiden nicht mit einem psychosomatischen Krankheitsbild, sondern mit einem organischen Syndrom von außerordentlich variablem Verlauf zu tun haben, sind Maßnahmen ohne erwiesene Wirksamkeit von Nachteil, möglicherweise gefährlich. Dies nicht zuletzt auch deswegen, weil sie unsere Kranken verleiten können, das ohnehin begrenzte Angebot der palliativen und supportiven Tumortherapie oder gar eine kurative Behandlung zu versäumen [11].

Empfehlungen für eine optimale Ernährung Tumorkranker

«Die gute Nachricht ist, daß wir etwas gegen Krebs tun können», so wirbt das National Cancer Institute der USA für eine gesunde, nicht nur der Entwicklung von Krebserkrankungen, sondern auch der Arteriosklerose vorbeugende Ernährung. Im «Jahr gegen den Krebs» der Europäischen Gemeinschaft (1989) wurden diese Ratschläge auch in Deutschland verbreitet und finden hoffentlich Eingang in jede, sich gesundheitsbewußt ernährende Familie.

Es gilt:
– Übergewicht zu vermeiden,
– den Fettanteil der Kost auf 30% der Kalorienaufnahme zu senken, wobei keine speziellen Empfehlungen zur Höhe der ungesättigten Fettsäuren gegeben werden,
– den Verzehr an Gemüse und Obst zu steigern,
– alkoholische Getränke nur mit Zurückhaltung zu genießen,
– den Verzehr von gepökelten und geräucherten Produkten möglichst gering zu halten und
– höhere Vitaminzufuhr durch vitaminreiche Lebensmittel, nicht aber Medikamente anzustreben.

Während diese Ratschläge, wie eingangs ausgeführt, für den sich gesund fühlenden Krebspatienten wichtig sind, nicht zuletzt auch, um ihn für eine gesunde Lebensführung zu gewinnen, bedarf der symptomatische Kranke zusätzlicher Hilfen. Neben der Warnung vor zahlreichen Pseudo-

Krebsdiäten, die ihn belasten, ihm aber nichts nützen, sind zu empfehlen [1]:
- Folgen Sie Ihrem spontanen Appetit.
- Nehmen Sie häufig kleine Mahlzeiten zu sich, machen Sie ggf. das, was die Dicken behaupten nicht zu tun, nämlich: Zwischen den Hauptmahlzeiten ständig etwas zu knabbern oder zu trinken.
- Kämpfen Sie bei den Bemühungen um die richtige Ernährung nicht gegen die natürlichen Reaktionen Ihres Körpers an. Phasen der Inappetenz oder besonderen Aversion, z. B. gegen Fleisch oder Süßigkeiten, klingen auch wieder ab, Durchfall und Erbrechen gehen vorbei. Es hat keinen Sinn, sich während dieser Zeit das Essen hineinzuzwingen, und dies würde auch die Lust nehmen, ein andermal wieder besser zu essen.
- Wenn Sie es vertragen, dürfen Sie essen und trinken, was Sie möchten – Sie sollen es sogar! So ist eine Leberschonkost – was das immer auch sei – bei Kranken mit einer Metastasierung in die sonst funktionell gesunde Leber fehl am Platze, die völlige Alkoholabstinenz unnötig.
- Eine abwechslungsreiche, leicht verdauliche, gut gewürzte, vorzugsweise passiert gereichte Kost hilft gegen Aversionen vorzubeugen, besonders wenn das Essen unbemerkt vom Kranken durch seine Angehörigen oder Dritte zubereitet wird.
- Lassen Sie sich nicht durch Angebote vermeintlicher Heilsdiäten verführen. Abgesehen davon, daß sie (auch hohe) Kosten verursachen können, sind sie dem Befinden und damit der Gesundheit abträglich, ohne nachgewiesene Wirksamkeit und ohne Einfluß auf die Progredienz des Tumorleidens.
- Informieren Sie sich in seriösen Leitfäden zur optimalen Ernährung bei Tumorkrankheit [26].

Ein flexibler Ernährungsplan, gemeinsam mit den Angehörigen als «Wunschkost» sorgfältig erstellt, in kleinen Mahlzeiten und in angenehmer Atmosphäre gereicht, stellen das Optimum dar, was diätetisch dem chronisch Kranken, bald an seinem Leiden versterbenden Patienten angeboten werden kann. Dem Arzt obliegt die Aufgabe, die Diätberatung frühzeitig mit in seine Betreuung aufzunehmen.

Ernährungsprobleme bei speziellen Tumorleiden bzw. Therapiefolgen, Begleitmedikation

Spezielle Ratschläge des Arztes, ggf. gestützt durch Medikamente (s. u.), werden nötig, wenn es gilt, Ernährungsprobleme zu überwinden.

Letztere können sich als unmittelbare Folge des Tumorleidens, so insbesondere bei Tumoren des Gastrointestinaltraktes, aber auch als Folge operativer, strahlen- und chemotherapeutischer Interventionen einstellen. Folgende häufige Syndrome gilt es zu überwinden:

– Mundtrockenheit mit Kau- und Schluckbeschwerden, z. B. als Folge einer Strahlen- oder Zytostatikatherapie, können durch reichliche Flüssigkeitszufuhr und das Vermeiden trockener Speisen gelindert werden [5].

– Änderungen des Geschmacks mit Angaben über bitteren, sauren, salzigen Beigeschmack sind in der Regel passager und bedürfen oft einer gewürz- und salzarmen blanden Diät. Häufiges Trinken, insbesondere auch kühler Getränke, das Lutschen von Wassereiswürfeln lindern, Kortikosteroide bessern oft diese Beschwerden (s. u.).

– Eine Stomatitis aphtosa mit schmerzhaften Erosionen läßt sich durch lokal wirkende Analgetika, kühle Getränke, Wassereiswürfel, zurückhaltendes Salzen und Würzen mildern.

– Eine leichte Übelkeit, oft konditioniert, soll durch überwiegend peripher wirkende Antiemetika (z. B. Metoclopramid, 2–4mal 5–20 mg eine Viertelstunde vor dem Essen eingenommen) und nach einem festen Stundenplan behandelt werden [3].

– Die chronische Anorexie läßt sich durch eine Kombination von Kortikosteroiden und Anabolika (z. B. Prednison 20 mg morgens nach dem Frühstück und Primobolan S®, 25 mg abends und morgens zum Essen) fast immer deutlich bessern [27]. Die hochdosierte Gabe von Progesteronderivaten kann zwar zu mitunter erheblicher Gewichtszunahme führen, läßt aber den Appetit sowie einen, den Genuß des Essens fördernden Effekt vermissen und wird von uns daher nur bei besonderen Indikationen, insbesondere im Zusammenhang mit der Tumortherapie endokrin manipulierbarer Malignome, empfohlen. Nicht wenigen Patientinnen selbst mit chronisch progredientem Tumorleiden ist eine durch diese Progesterontherapie induzierte Gewichtszunahme unwillkommen.

– Bei Durchfall wie Erbrechen muß auf eine ausreichende Flüssigkeitszufuhr und den Ausgleich von Kalium- und Kochsalzverlusten geachtet werden. Zusätzlich zur gewürzten und gesalzenen Bouillon, zu Bananen, Karotten, Haferschleim u. a. können Verdauungstees, wie z. B. das Oral-Pädon® angenehm wirken. Eine medikamentöse Therapie des Durchfalls nach sorgfältiger gastroenterologischer wie onkologischer Diagnostik kann teils diätetisch (s. o.), teils durch Medikamente wie Imodium®, 2 mg nach jedem ungeformten Stuhl – Höchstdosis 8 mg pro Tag –

oder Reasec® 3mal 2–4 Tabletten und mehr vor dem Essen behandelt werden. Vor einer Gabe von Imodium® unter einer Strahlentherapie des Abdomens möchten wir insbesondere bei Darmstenosen warnen, da wir wiederholt schwere Schleimhautreizungen bis hin zum paralytischen Sub-Ileus beobachtet haben.

– Blähungen, Meteorismus, Flatulenz, Darmkrämpfe usw. lassen sich durch eine schlacken-, evtl. vorübergehend kohlenhydratarme und passierte Kost lindern, wobei die eigene Erfahrung des Patienten mit seiner Diät zu betonen ist. Enzympräparate, auch als Granulat oder Saft gegeben (z. B. Enzym-Lefax®, Panzynorm® usw.), sind gegen diese Beschwerden anzutitrieren. Immer wieder wichtig zu betonen ist eine Ernährungsanamnese, da die im vorausgegangenen Kapitel dargestellte «Vollwertkost», «makrobiotische Diät» und andere «Kuren» die Ursache sein können.

– Obstipation, vor allem wenn sie bei Darmstenosen zu Beschwerden führt, läßt sich durch geeignete Auswahl von Obst und Getreide (Müesli, Pflaumensaft, Karotten, Weizenkleie etc.), vor allem aber durch Milchzucker (Lactulose, 1–3mal 30–50 ml) sicher beeinflussen, so daß die medikamentöse Laxanzientherapie die Ausnahme darstellen sollte.

– Saures Aufstoßen, gastritische Beschwerden lassen sich durch Antazida und/oder Metoclopramid, das zur Erhöhung des Kardiasphinktertonus mit beschleunigter Dünndarmpassage beiträgt, günstig beeinflussen [28].

– Singultus, sofern er nicht einer kausalen Therapie zugeführt wird, bedarf der Gabe von Psychopharmaka, wie z. B. Chlorpromazin (Megaphen®), oder eines Versuchs mit Atropinum sulfuricum (1–2 mg i.v.) oder auch Isomethepten (Octicum®, Knoll, Schweiz, 100 mg langsam i.v.).

Man kann nicht müde werden zu betonen, daß all die genannten gastrointestinalen Beschwerden von Patient zu Patient wie von Episode zu Episode beim gleichen Patienten immer wieder neu der sorgfältigen Diagnostik bedürfen. Hierzu bedarf auch der versierte medizinische Onkologe des Rates durch den Gastroenterologen (bei dem u. U. mancher Kranke mit intraktablen Tumoren des Pankreas oder der Gallenwege besser aufgehoben sein mag).

Schlußbetrachtung

Die optimale Ernährung des Tumorkranken kann nicht früh genug Gegenstand sorgfältiger ärztlicher und diätetischer Beratung sein. Es gilt nach Tumorstadium und Verlauf besondere Aspekte zu berücksichtigen. Dabei die psychologische Dimension zu übersehen, eine ggf. medikamentöse Stützung zu vernachlässigen, bedeutet für den Kranken, aufgegeben zu werden. Beschwerden des Gastrointestinaltraktes bedürfen immer wieder der sorgfältigen gastroenterologischen wie onkologischen Diagnostik und Behandlung. Mit einer umfassenden Beratung, die auch die Angehörigen mit einbezieht, kann unnötigen Belastungen, nicht zuletzt auch die Suche nach Pseudokrebsdiäten entgegengewirkt werden. Wichtiger als eine «Umstellung» der Ernährung des krebskranken Patienten ist die Gesundheitserziehung vom Kindesalter an, die darauf abzielen muß, vermeidbare, diätbedingte Risiken unserer Ernährung zu senken. Immer gilt es aber auf individuelle Wünsche Rücksicht zu nehmen.

Literatur

1 Kleeberg UR: Ernährung von Tumorkranken. Med Klin 1987;82:80–83.
2 Merckle NM: Zur Bedeutung des Ernährungsstatus chirurgischer Patienten und der unmittelbar postoperativen enteralen Ernährung nach Operationen am Intestinaltrakt. Habilitationsschrift, Universität Ulm, 1983.
3 Kleeberg UR: Anorexie, Nausea, Erbrechen bei Krebskranken. Onkol 1984;7(suppl 1):19–22.
4 Copeland EM III, Dudrick SJ: Cancer: Nutritional Concepts. Sem Oncol 1975;2: 329–335.
5 Hartlapp JH, Illiger HJ, Wolter H: Onkologische Diätetik – Behandlung von Anorexie und Kachexie. Onkol 1984;7(suppl 1):23–27.
6 Berg JW: Nutrition and Cancer. Sem Oncol 1976;3:17–23.
7 Grünert A: Pathophysiologie der Anorexie und Kachexie, in Drings P, Schreml W (eds): Supportive Maßnahmen bei der internistischen Tumorbehandlung. München, Zuckschwerdt, 1983, vol 7, pp 3–10.
8 Kohlschütter B: Indikationen zur parenteralen Ernährung bei onkologischen Patienten, in Reissigl H (ed): Parenterale Ernährung in der Onkologie. Melsungen, Bibliomed, 1981, pp 19–21.
9 Neumann G: Paramedizin – eine Wachstumsbranche in diesen schlechten Zeiten. Hamb Ärztebl 1984;4:157–158.
10 Kleeberg UR, Oepen J: Homöopathie aus onkologischer Sicht, in Nagel GA (ed): Aktuelle Onkologie. München, Zuckschwerdt, 1986, vol 25, pp 135–152.
11 Kleeberg UR: Krebsmedikamente mit fraglicher Wirksamkeit. Med Klinik 1986;81: 433–434.
12 Bachmann C: Die Krebsmafia. Monaco, Tomek, 1981.
13 Jungi WF: Diätetik bei Krebserkrankungen. Internist 1988;29:492–498.
14 Warburg O: Über den Stoffwechsel der Carzinomzelle. Klin Wschr 1925;4:534.
15 Anemueller H: Die Bedeutung der Ernährung in der Behandlung der Tumorkranken. Ärztez Naturheilverf 1986;27:33–39.

16 Kuhl J: Schach dem Krebs. 14. Auflage. Bern, Humata.
17 Jochems R: Krebsheilung durch die Dr. Moerman-Diät und -Therapie. St. Gallen, Fachmed, 1987.
18 Gerson M: The cure of advanced cancer by diet therapy: A summary of 30 years of clinical experimentation. Physiol Chem Phys 1978;10:449–486.
19 Cameron E, Pauling L: The orthomolecular treatment of cancer. I The role of ascorbic acid in host resistance. Chem Biol Interact 1974;9:273–283.
20 Kushi M: Die Kushi Diät. München, Droemer Knaur, 1984.
21 Ohler J: Endogener Stoffwechsel. Heidelberg, Fischer, 1976.
22 Creagan ET, Moertel CG, O'Fallon JR, Schutt AJ, O'Connell MJ, Rubin J, Erytak S: Failure of high-dose vitamin C therapy to benefit patients with advanced cancer. N Engl J Med 1979;301:687–690.
23 Moertel CG, Fleming TR, et al: High dose vitamin C versus placebo in the treatment of patients with advanced cancer who have had no prior chemotherapy. N Engl J Med 1985;312:137–141.
24 Budwig J: Krebs – ein Fettproblem. Freiburg, Hyperion, 1956.
25 Sauer H: Enzyme und Krebs, in Jungi WF, Senn HJ (eds): Krebs und Alternativmedizin. Akt Onkol 1985;32:270–279.
26 Aker SN, Lensson P, Schumacher K: Leitfaden zur optimalen Ernährung bei Tumorkrankheit – inbesondere während und nach Chemotherapie und Radiotherapie. Stuttgart, Schattauer, 1985.
27 Kleeberg UR, Erdmann H, Richter-von Arnauld HP: Vademecum der Zytostatika-Therapie. Freiburg, Kehrer, 1982.
28 Kleeberg UR, Ziegler J, Erdmann H, Brockmann P, Haupt W, Pingoud A: Metoclopramid in hoher Dosierung bei Zytostatika-induziertem, toxischen Erbrechen. Tumordiagn Ther 1982;2:45–100.

Schauder P (Hrsg): Ernährung und Tumorerkrankungen.
Basel, Karger, 1991, pp 660–693.

Komplikationen der Ernährungstherapie

Gunter Kleinberger

Landeskrankenhaus Steyr

Komplikationen der parenteralen Ernährung

Komplikationen der Cava-Katheterisierung

Punktionskomplikationen
Bei der Plazierung eines zentralvenösen Katheters können durch Fehlpunktion Arterien, Nerven, die Pleura, benachbarte Organe und der Ductus thoracicus verletzt werden. Nach Arterienpunktionen (0,5 % Jugularis interna und 1 % Subclavia) treten in der Regel nur kleine Hämatome auf, die sich ohne Folgen wieder zurückbilden. Je kleiner die Punktionskanüle ist, desto seltener und kleiner sind die Hämatome. Dies gilt besonders für die Seldinger-Technik, bei der die Vene zuerst mit einer Stahlkanüle punktiert und danach über eine Spirale der Venenkatheter eingeführt wird. In Einzelfällen können lebensbedrohliche Blutungen in die Weichteile bzw. in den Pleuraraum (Hämatothorax) auftreten. Bei Jugularis-interna-Katheter können Halsblutungen zu einer Kompression der Trachea führen. Beim Versuch, eine solche Blutung durch Kompression zu stillen, ist zu beachten, daß die Arterie nicht zu stark komprimiert und dadurch der Blutfluß zum Gehirn kritisch vermindert wird.

Die häufigste Komplikation beim Punktionsversuch der Vena subclavia ist der Pneumothorax. Diese Komplikation tritt besonders bei Patienten mit Kachexie bzw. chronisch obstruktiver Lungenerkrankung auf. Bei diesen liegt die Pleurakuppe dem Gefäßstrang sehr nahe, so daß eine Pleurapunktion und Verletzung der Lunge (Emphysemblase) sehr leicht möglich ist. Mit einem Pneumothorax muß beim Subclavia- in 1 % und beim Jugularis-Katheterismus in 0,4 % gerechnet werden. Nach einer Fehlpunktion ist vor dem nächsten Punktionsversuch der V. jugularis bzw.

Komplikationen der Ernährungstherapie

subclavia eine Röntgenuntersuchung des Thorax durchzuführen, um einen Pneumothorax auszuschließen und einen beiderseitigen Pneumothorax zu verhindern. Bei einseitiger Lungenerkrankung (Pleuraerguß, Pneumonie) muß der erste Punktionsversuch der Vene auf der kranken Lungenseite erfolgen, damit beim Auftreten eines Pneumothorax und Kollaps der Lunge die Einschränkung der Atemfunktion nicht so groß ist.

Bei zu lateralem Zugang der Subclavia-Punktion kann der Plexus brachialis verletzt werden, was mit präkordialen Schmerzen oder Armschmerzen einhergeht. Bei zu proximaler Punktion und bei überstrecktem Hals kann es bei der Jugularis-Punktion zur Verletzung des N. hypoglossus kommen (Zungendeviation, Schluckstörungen). Nicht so selten sind Läsionen des N. phrenicus, die vorübergehend sind.

Punktionen von Umgebungsorganen (Trachea, Thymus, Schilddrüse) sind selten und zumeist harmlos. Eine Verletzung des Ductus thoracicus tritt fast nur bei der Jugularis-Punktion auf. Es kommt zum Chylothorax (hoher Lymphozyten- und Triglyzeridanteil). Um eine andere Ätiologie des Pleuraergusses auszuschließen, soll die Pleuraflüssigkeit histochemisch und bakteriologisch untersucht werden. Da täglich 2 Liter Chylus produziert werden, soll mit einer Operation (transzervikale oder thorakale Ligatur) nicht zu lange gewartet werden.

Luftembolie

Bei Hypovolämie (negativer zentraler Venendruck) und aufrecht sitzendem Patienten entsteht eine Druckdifferenz, die bei offener Vene zum Lufteintritt führt. Bei negativem zentralen Venendruck soll man den Patienten bei Öffnung der Kanüle pressen lassen oder (bei bewußtlosem Patienten) den Katheter in Kopftieflage einführen. Durch die Verwendung von Führungssonden beim Vorschieben des Katheters, Anwendung der Seldinger-Technik bzw. bei indirekter Punktion mit geschlossenen Sets kann das Risiko einer Luftembolie weiter vermindert werden.

Katheterembolie

Eine Katheterembolie tritt durch fehlerhafte Punktionstechnik z. B. durch Zurückziehen des Katheters bei Verwendung von Stahlnadeln mit innenliegendem Katheter auf. Eine Durchtrennung des Katheters kann auch bei Knickbildungen desselben oder beim Durchschnüren an der Nahtfixation auftreten. Eine periphere Embolie ist ungefährlich und durch sofortige Gefäßfreilegung leicht behebbar. Bei zentraler Embolie sind die Folgen von der Größe, dem Gewicht und der Gestalt (Schlingen-

oder Knäuelbildung) des Katheters abhängig. In den bewegten Teilen des Herzens können Rhythmusstörungen, Thromben und Klappenschäden auftreten. Meist werden die Katheter in die Arteria pulmonalis geschwemmt. Bei abwartender Haltung beträgt die Letalität 40–70%, bei operativer Entfernung dagegen nur 2%. Bei herznaher Position soll versucht werden, den Katheter unter röntgenologischer Kontrolle mit Greifinstrumenten (Schlinge, Fogarty-Katheter) zu entfernen. Wenn dies mißlingt, ist die Thorakotomie angezeigt.

Katheterfehllagen

Nach Plazierung eines zentralen Venenkatheters muß die richtige Position unbedingt durch Thoraxröntgen sicher (Kontrastmittelfüllung des Katheters) beurteilt werden. Bei richtiger Lage soll die Katheterspitze in der oberen Hohlvene liegen. Hierbei projiziert sich die Katheterspitze im Thoraxröntgen 2 cm unterhalb des Sternoklavikulargelenkes oder in der Höhe des Aortenbogens. Bei der Druckmessung soll der Druck atemsynchron schwanken. Bei pulssynchroner Schwankung besteht der Verdacht, daß die Katheterspitze im Vorhof liegt. Bei Plazierung der Katheterspitze knapp oberhalb des Sinusknotens kann durch chemische Reizung eine Sinustachykardie ausgelöst werden. Bei Vorschieben des Katheters in das Herz können durch mechanische Irritation des Myokards Rhythmusstörungen bis zum Kammerflimmern entstehen.

Bei Punktion der Subclavia-Vene ist das Hochschlagen des Katheters in die Jugularis-Vene am häufigsten (zirka 50% der Fehllagen). Da durch die Infusion der hyperosmolaren Nährlösungen Endothelschäden und Thrombosen auftreten können, muß diese Fehllage unbedingt behoben werden. Schlingen und Schlaufenbildung des Katheters durch dessen Abgleiten zur Gegenseite und Rücklaufen zur Punktionsseite müssen ebenfalls behoben werden. Bei ungeschicktem Manipulieren der Katheterschlingen können Knoten entstehen, die mitunter eine chirurgische Intervention erfordern. Bei Jugularis-Punktion ist die Fehllage der Katheterspitze im Vorhof oder der Vena cava inferior am häufigsten.

Perforationen

Gefäßperforationen mit paravasaler Lage der Katheterspitze sind durch die gestörte Blutaspiration bzw. das Paravasat im Thoraxröntgen erkennbar. Eine solche Komplikation kann bei mehrlumigen Kathetern der Aufmerksamkeit entgehen, wenn nicht am Lumen, das an der Katheterspitze endet, aspiriert bzw. kontrastiert wird.

Eine Herzperforation ist selten. Bei den beschriebenen Fällen hat der Katheter meist den rechten Vorhof perforiert. Die Infusion in das Mediastinum kann von außen den Vorhof komprimieren und den Rückfluß des Blutes zum Herzen beeinträchtigen. Noch seltener ist die Ventrikelperforation, an die man immer dann denken muß, wenn plötzlich ein ungeklärter kardiogener Schock auftritt. Eine sofortige Punktion der Perikards ist lebensnotwendig.

Thrombosierungen

Die Thromboserate ist abhängig vom gewählten Zugangsweg, von der Punktionstechnik und vom Kathetermaterial (Tab. 1).

Der Zugang über die Vena femoralis soll wegen der hohen Thromboserate nicht mehr durchgeführt werden. Die Thrombosebereitschaft wird durch einen reduzierten Allgemeinzustand, Hypozirkulation und lokale Hautveränderungen begünstigt. Die Zahl der Punktionsversuche, eine Kompression der Vene durch ein Hämatom bzw. Intimaläsion durch einen zu groß gewählten Katheterdurchmesser steigern die Thromboserate. Ferner können mechanische Irritationen der Gefäßintima durch unvorsichtiges Katheterverschieben, wandständige Katheterlage, zu hartes Kathetermaterial und nicht vergütete Katheterspitzen auftreten. Eine chemische Irritation tritt durch hyperosmolare Lösungen und ungenügende Verdünnung durch den Blutstrom auf.

Bei peripheren Venenkathetern besteht eine enge Korrelation zwischen der Liegedauer und der Venenthrombose. So soll die Liegezeit eines Basilika-Katheters auf wenige Tage beschränkt sein und beim Auftreten von Arm- oder Schulterschmerzen umgehend entfernt werden. Die prophylaktische Hemmung der Blutgerinnung hat nur einen geringen Einfluß auf die Entstehung einer Thrombose.

Tabelle 1. Thromboserate

Zugangsweg	%
V. femoralis	16,5
V. basilica	7,6
V. subclavia	0,3
V. jugularis externa	1,8
V. jugularis interna	0,4

Infusionsbedingte Infektionen

Infusionsbedingte Infektionen sind Lokal- oder Allgemeininfektionen, die durch Kontamination eines Teils des Infusionssystems verursacht wurden. Die Besiedelung eines Venenkatheters, eines Infusionsbesteckes oder einer Infusionslösung mit Mikroorganismen (Kontamination) kann entweder zum Zeitpunkt ihrer Herstellung (primäre Kontamination) bzw. ihrer Zubereitung und Verwendung am Patienten (sekundäre Kontamination) erfolgen [37, 38].

Katheterinfektionen

Als Katheterinfektionen werden Infektionen der Punktionsstelle, der kathetertragenden Vene oder der Katheterspitze bezeichnet. Ihre Folgen können eine Sepsis und Abszedierung in katheterfernen Organen sein. Eine Infektion an der Punktionsstelle eines Katheters zeigt die typischen Zeichen der Entzündung (Rötung, Schwellung, Druckschmerzhaftigkeit). Diese können mit einer Phlebitis – meist einer Thrombophlebitis – verbunden sein. Das äußere Aussehen einer Venenentzündung erlaubt jedoch nicht immer einen Rückschluß auf das Ausmaß der Infektion. Ein benigne aussehender Arm kann den Keim einer therapieresistenten Sepsis enthalten und eine Thrombophlebitis erst zwei bis vier Tage nach Entfernung des Katheters auftreten. Andererseits kann eine klinisch imponierende Entzündung steril sein (abakterielle Reizthrombophlebitis).

Die Kontamination einer Katheterspitze soll nicht sofort einer Kathetersepsis gleichgesetzt werden. Der Katheter kann bei seiner Entfernung kontaminiert worden oder der Keim apathogen gewesen sein. Der Befund «kontaminierte Katheterspitze» muß durch folgende Fragen auf seine klinische Relevanz überprüft werden:
1. Fiebert der Patient?
2. Besteht eine Leukozytose?
3. Sind metabolische Zeichen einer Sepsis vorhanden (Glukoseverwertungsstörung, gesteigerter Katabolismus)?
4. Störungen von Organfunktionen (Niere, Leber)?
5. Liegt eine positive Blutkultur, die aus einer blanden Vene entnommen wurde, vor?

Von einer Kathetersepsis soll erst gesprochen werden, wenn bei einem Patienten mit dem klinischen Zeichen einer Sepsis eine positive Katheterspitze und eine positive Blutkultur mit demselben Keim innerhalb von 48 Stunden nach Entfernung des Katheters vorliegt.

Infektionsmodus

Die Kontamination eines Venenkatheters kann beim Einführen des Katheters durch unzureichende Desinfektion der Haut oder unsterile Arbeitsweise erfolgen. Während der Liegedauer können sich die Keime von der Punktionsstelle her durch Migration entlang des Punktionskanals, durch eine kontaminierte Infusionslösung oder vom Blut her am Katheter ansiedeln. Die Möglichkeit einer hämatogenen Besiedelung des Katheters soll nicht eine mangelhafte Katheterpflege decken. So stimmen nur in zehn bis 15 % die Keime, die an einer Katheterspitze nachgewiesen wurden, mit jenen, die gleichzeitig an anderen Abnahmeorten (Harn, Bronchialsekret, Blut) nachgewiesen wurden, überein [7].

Eine Kontamination bei Herausziehen des Katheters kann angenommen werden, wenn der Patient afebril war und von der Punktionsstelle und Katheterspitze derselbe Keim gezüchtet wurde. Zwischen dem Keim, der durch Abstrich der Punktionsstelle gezüchtet wurde und jenem der Katheterspitze bestand in 40 % Übereinstimmung.

Faktoren, die die Katheterinfektion begünstigen

Kathetertechnik: Die entscheidende Herabsetzung der Inzidenz der Katheterinfektionen durch Verbesserung der Kathetertechnik und -pflege weisen darauf hin, daß nicht die Beeinträchtigung der Infektabwehr der Patienten, sondern der Umgang mit dem Katheter für die Kontaminationsrate entscheidend ist. Technische Mängel beim Autoklavieren und ungeeignetes Verpackungsmaterial als Ursache einer primären Kontamination eines Katheters sollten beim heutigen Stand der Technik nicht mehr auftreten. Materialbedingte Ursachen, wie Undichtigkeiten der Ansatzstücke und Bruchstellen entlang des Katheters, die unerlaubterweise mit den verschiedensten Tricks repariert werden, fördern den Eintritt von Mikroorganismen. Ein Wegbereiter für die Entstehung einer Infektion in der katheterbedingten Vene sind Thrombosen, die durch die Thrombogenität des Kathetermaterials, mechanische Irritation des Endothels oder chemische Reizung durch die ausfließende Infusionslösung entstehen.

Die Größe der punktierten Vene bestimmt in einem hohen Maße die Thrombophlebitisrate. So beträgt diese bei Verwendung einer Vene in der Ellbeuge 11,5 %, am Unterarm 21,2 %, an der Hand 31,6 % und am Unterschenkel 31,1 % [8]. Diese Ergebnisse sind ein wesentlicher Grund, warum für längerfristige Infusionstherapien oder die Applikation endothelschädigender Lösungen der zentrale Zugang verwendet wird.

Den äußeren Umständen beim Einführen eines Venenkatheters wurde lange Zeit eine große Bedeutung beigemessen und hierbei ein Vorgehen wie bei einer Operation empfohlen. Vergleichende Untersuchungen haben jedoch gezeigt, daß kein Zusammenhang zwischen der Räumlichkeit (Operationssaal oder Krankenstation), in der der Katheter eingeführt, und der Kontaminationsrate der Katheterspitze besteht [7]. Wesentlich scheint die Erfahrung und Geschicklichkeit des Punkteurs zu sein. Mehrfach fehlgeschlagene Punktionen, Durchbohren der Venenwand, Abscheren des Endothels und Hämatome steigern die Infektionsrate [4]. Vorgeschädigte Haut (Verbrennung) und Hautdefekte durch Rasieren sind ebenfalls mit einer höheren Kontaminationsrate verbunden.

Katheterpflege: Der Verbandwechsel muß nicht routinemäßig erfolgen, sondern kann dem Bedarf angepaßt werden. Der Verbandwechsel soll vorgenommen werden, wenn der Verband defekt oder verunreinigt ist (Wundsekret, Speichel, Erbrochenes). Als Desinfektionsmittel für die Punktionsstelle hat sich Polybactrim® und Betaisodona® bewährt. Das Verbandsmaterial soll wasserabweisend und luftdurchlässig sein, um keine feuchte Kammer zu bilden.

Manipulationen am Katheter, wie Blutabnahmen, Messen des zentralen Venendrucks, i.v. Injektionen, Wechsel des Infusionsbestecks und Durchspülen oder Durchstochern von verstopften Kathetern steigern die Infektionsrate. Eine allgemeine Antibiotikaprophylaxe vermag die so verursachten Katheterinfektionen nicht zu verhindern.

Art der Infusionstherapie: Die Kontamination eines Venenkatheters wird auch vom vorgeschalteten Infusionsregime beeinflußt. Die Trennung zwischen Katheter- und Infusionsfieber ist dann meist nicht exakt möglich. Infusionslösungen können entweder durch Heranbringen von Keimen oder durch die Schaffung wachstumsfördernder Bedingungen die Entstehung einer Katheterinfektion fördern. Häufig ausgesprochene Empfehlungen sind die getrennte Infusion von Blutprodukten und Nährlösungen, die Heparinisierung der Nährlösungen und deren kontinuierliche Infusion mit Infusionspumpen, um die Entstehung von Fibrinbeschlägen und Thromben im Katheter zu verhindern.

Liegedauer: Die Liegedauer der Katheter ist besonders bei peripherer Einführung wichtig und soll 48 Stunden nicht wesentlich überschreiten. Peripher eingeführte Venenkatheter verursachen bei einer Liegedauer über 48 Stunden eine Thrombophlebitisrate von 36% und weisen eine Kontaminationsrate von 28,4% und eine Sepsisrate von 3% auf [7]. Bei zentral eingeführten Venenkathetern beeinflußte die Liegedauer bei entsprechender Technik die Kontaminationsrate nicht wesentlich. Bei spezieller Technik ist eine Liegedauer von mehreren Monaten möglich [47, 48].

Entfernung des Katheters: Ein Venenkatheter soll entfernt werden, wenn die Indikation nicht mehr gegeben ist, Störungen der Katheterfunktion (Leck, Verstopfung) aufgetreten sind oder der Verdacht auf eine Katheterinfektion besteht. Ein Katheter soll auch entfernt werden, wenn derselbe während einer Notsituation (Reanimation) unter unsterilen Bedingungen gelegt worden war, und wenn katheterbezogene Schmerzen bzw. entzündliche Zeichen an der Eintrittsstelle oder entlang der kathetertragenden Vene auftreten. Ebenso soll seine Entfernung bei unklarem Fieber erwogen werden.

Infektion durch ein kontaminiertes Infusionsbesteck
Primäre Kontamination

Die primäre Kontamination eines Infusionsbesteckes bei seiner Fabrikation oder beim Transport an seinen Verbrauchsort durch unzureichendes Verpackungsmaterial ist heute selten.

Sekundäre Kontamination

Die sekundäre Kontamination eines Infusionsbesteckes im Krankenhaus bei dessen Zusammensetzung und Verwendung am Patienten ist häufig. Einmal erfolgt, hängt der Fortbestand der Keimbesiedlung nur von den Wachstumsbedingungen, die die Keime vorfinden, ab. Bevorzugte Brutstellen sind strömungsfreie oder fibrin- und blutbedeckte Stellen, an denen sie sich ansiedeln, vermehren und von denen sie kontinuierlich oder bolusartig verbreitet werden. Der Wechsel der Infusionsflasche und das Durchströmen einer sterilen Infusionsflüssigkeit reinigen nicht das kontaminierte Infusionsbesteck. Die Entfernung des verunreinigten Bestecks ist die wirksamste Behandlungsmaßnahme.

Schwachstellen des Infusionssystems: Die Ursachen einer sekundären Kontamination eines Infusionsbestecks sind vielfältig und können konstruktionsbedingt oder manipulationsbedingt sein. Fehlerhafte Konstruktionseigenheiten und schadhafte Stellen des Infusionssystems erhöhen das Kontaminationsrisiko. Bei einem offen Infusionssystem (ZDV-Leitung, Luftventil an der Tropfkammer) gelangen die Keime direkt in das Infusionsbesteck. Die Kontaminationsrate eines Infusionsbestecks wird durch dessen Vielgestaltigkeit (Zahl der Konnexionen, Tropfkammern, Verbindungsstücke, Dreiweghähne) erhöht.

Die kontaminationsgefährdetste Stelle im Infusionssystem ist der Anschluß zwischen dem Infusionsgerät und dem Katheter bzw. der Verweilkanüle. Die Ursache ist die Nähe zur Haut des Patienten und die häufigen Manipulationen an dieser Stelle. Hierbei sind Konnexionsstellen häufig schon vor dem Anschluß kontaminiert (10 von 146) [46]. Luer-Lock-Anschlüsse retinieren in den Windungen Flüssigkeit und Blutreste, die schwer zu entfernen sind. Ferner steigert jede Manipulation (Applikation von Zusatzmedikamenten in den Infusionsschlauch, Wechseln der Infusionsflaschen, Anschluß von Druckmessungen, Verabreichen von Blut und Blutprodukten und Einführung von Stöpseln) am Infusionsbesteck das Infusionsrisiko. Durch Zusatz eines Medikaments steigt das Kontaminationsrisiko um 0,4% durch ein zweites um 2,5% [51].

Eine untergeordnete Bedeutung hat die retrograde Kontamination des Infusionsbestecks vom Patienten her. Sie kann jedoch nicht vollständig vernachlässigt werden. Mikroorganismen können etwa 1,5 m/Tag gegen die Schwerkraft einer kontinuierlich fließenden Infusionslösung wandern. Ferner können sie durch zurückfließendes Blut bei Abschluß des Infusionsbestecks in diese gelangen. Aus diesen und anderen Gründen (Kontamination der Konnexion) soll nach Dekonnexion und Kontakt der Ansatzstücke mit unsterilen Flächen das Infusionsbesteck stets erneuert werden.

Infusionssepsis
Unter einer Infusionssepsis versteht man eine Allgemeininfektion, die durch eine unsterile Infusionslösung verursacht wurde.

Infektionsmodus
Die Kontamination einer Infusionslösung erfolgt entweder in der Fabrik bei der Herstellung der Infusionslösung (primäre Kontamination) oder im Krankenhaus bei der Zubereitung der Infusionsflasche und ihrer Verwendung am Patienten (sekundäre Kontamination).

Primäre Kontamination: Obwohl vielfach angenommen wird, daß frische Infusionsflaschen und intravenös applizierbare Medikamente bezüglich bakterieller und mykotischer Verunreinigungen sakrosankt seien, dürfen diese nicht vorbehaltlos als steril bezeichnet werden. Technische Mängel beim Autoklavieren, schadhafte Infusionsflaschen und mangelhafte Flaschenverschlüsse bewirken die Kontamination der Infusionslösungen. Durch lange Lagerzeiten (ein bis zwei Jahre) adaptieren sich die Keime an die nicht optimalen Wachstumsbedingungen und vermehren sich soweit, daß sie ein echtes Infektionsrisiko für die Patienten bilden.

In der Regel ist nur ein gewisser Prozentsatz einer Infusionscharge kontaminiert und führt entsprechend der Verteilung der verunreinigten Infusionsflaschen an verschiedene Krankenhäuser und Stationen zum Auftreten scheinbar nicht zusammenhängender Sepsisfälle. Die Aufdeckung einer solchen «Sepsisepidemie» ist bei fehlender Infektionskontrollstelle, die alle erhobenen Befunde eines Krankenhauses auswertet, dem Zufall überlassen.

Die bisher größte infusionsbedingte Sepsisepidemie entstand durch mangelhafte Flaschenverschlüsse und führte (1969/70) an 25 Krankenhäusern der USA innerhalb von acht Monaten zu insgesamt 412 gesicherten Septikämien [31]. Die Aufdeckung dieser Epidemie war nur dem Umstand zu verdanken, daß es sich bei dem «Epidemiekeim» (Erwinia) um einen völlig ungewöhnlichen Spitalskeim handelte [31].

Sprünge in Glasflaschen (Haarrisse) können so fein sein, daß Bakterien eindringen, jedoch keine Flüssigkeit austritt. Haarrisse entstehen beim Autoklavieren durch rasche Temperaturschwankungen und beim unvorsichtigen Handhaben der Infusionsflasche. Die lange Lagerzeit von Infusionsflaschen, die ein bis zwei Jahre und mehr beträgt, reicht aus, um eine geringe Anzahl bestimmter Keime wesentlich zu vermehren.

Sekundäre Kontamination: Die Gefahr einer primären Kontamination bei Herstellung von Infusionslösungen ist durch das Einhalten der «GMP»-Richtlinien der WHO (Good Manufacturing Practice) durch die Industrie und Krankenhausapotheken extrem selten geworden. Beim Auftreten einer infusionsbedingten Infektion wird in erster Linie eine sekundäre Kontamination die Ursache sein.

Aerogene Kontamination: Durch Einströmen der Luft beim Anstekken einer Infusionsflasche bzw. während der Infusion durch das Luftventil (Druckausgleich) können Keime in die Infusionsflasche eingebracht werden. Die aerogene Kontamination einer Infusionslösung ist abhängig vom Keimgehalt der Luft, die die Flasche umgibt. Die Spitalsluft hat ca. 1 Keim/cm^3, wobei 25% der Spitalkeime gramnegativ Bakterien oder Pilze sind [31]. Die Luft in der Umgebung einer nichtgewaschenen Hand hat einen Keimgehalt, der um 15% höher liegt als der der Luft [31]. Beim Öffnen einer Einliterflasche treten bei fehlendem Vakuum 6,5 ml und bei Vakuum 100–150 ml Luft in die Flasche ein [31].

Das Risiko einer aerogenen Kontamination nimmt zu, wenn der Luftfilter an der Tropfkammer fehlt, schmutzig oder feucht ist. Die einströmende Luft, die durch ein Glasrohr in die Flasche eindringt, ist weniger gefährlich als Luftblasen, die von einer Tropfkammer durch die Infusionslösung aufsteigen und dadurch ihre Keime gleichmäßig in der Infusionsflasche verteilen. Die aerogene Kontamination von Infusionsflaschen hat keine große klinische Bedeutung. Zahl und Art (vorwiegend grampositiv) der eingebrachten Keime, die Wachstumskinetik und Dauer der Verwendung einer Infusionsflasche limitieren das klinische Infektionsrisiko. Angaben, ob die Kontaminationsrate bei Glasflaschen oder Plastikbeuteln höher ist, sind zur Zeit noch widersprüchlich. In bezug auf die Infusionshygiene erscheinen Plastikbeutel mit geschlossenem Infusionssystem vorteilhaft, da keine Luft einströmen muß, um wie bei Glasflaschen den Druckausgleich zu bewirken.

Die mikrobakterielle Verunreinigung von Infusionsflaschen wurde entweder unmittelbar nach Zubereitung oder nach Beendigung der Infusion untersucht (Tab. 2). Die Frage, ob Infusionsflaschen durch die Zubereitung unter einer sterilen Werkbank (Laminar Air Flow) weniger kontaminiert werden als ohne dieselbe im Betrieb der Krankenstation, wurde mehrfach untersucht (Tab. 3).

Bei der Beurteilung der veröffentlichten Zahlen muß die Kontamina-

Tabelle 2. Kontaminationsrate von Infusionsflaschen mit Nährlösungen nach Ende der Infusion

Literatur		n	%
Deep	1971 [9]	85	38
Duma	1971 [11]	68	3,0
Sanderson	1973 [43]	550	2,1
Ernerot	1973 [12]	171	3,0
Maki	1973 [31]	94	10

Tabelle 3. Kontaminationsrate von Infusionsflaschen, die an der Krankenstation oder unter Laminar Air Flow (LAF) zubereitet wurde. Die Untersuchung erfolgte unmittelbar nach der Zubereitung

Literatur		Krankenstation		Laminar air flow	
		n	%	n	%
Miller	1971 [36]	55	7,0	67	12,2
Steckl	1973 [50]			69	5,7
Gaßner	1978 [14]	100	14,5	100	0

tion bei der Probengewinnung mit berücksichtigt werden. Diese wird zwischen 1,4% und 4,5% angegeben [12, 36].

Schmierinfektion: Bei der sekundären Kontamination einer Infusionsflasche spielen die Manipulationen an derselben eine wesentliche Rolle. Solche Manipulationen sind neben der Applikation von Zusatzmedikamenten, auch das Wechseln der Infusionsflaschen, bei dem durch Umstecken der Tropfkammer die Keime in die frische Infusionsflasche eingebracht werden können [21].

Schwachstellen des Infusionssystems: Neben den vermeidbaren Ursachen einer sekundären Kontamination eines Infusionssystems gibt es auch eine Reihe von unvermeidbaren. Diese sind Konstruktionsfehler der Infusionssysteme. Die meisten großtechnisch hergestellten Systeme haben heute keine gravierenden Konstruktionsfehler mehr. Diese waren die Ursache hoher Kontaminationsraten, die wir in der englischsprachigen Literatur zu lesen bekamen [32].

Wachstum von Bakterien in Nährlösungen

Die einzelnen Mikroben wachsen durch Zellteilung, die zu einer Zellvermehrung führt. Eine Anhäufung von Mikroorganismen nennt man eine Kultur. Die Wachstumsgeschwindigkeit von Mikroorganismen läßt sich in Phasen einteilen. Die sogenannte Latenzzeit ist die Zeit vom Einbringen des Keimes in das Milieu bis zum Beginn des logarithmischen Wachstums. Die Dauer der Latenzzeit, in der sich die Keime in ihrer Zahl nicht vermehren, ist unabhängig von der Art des Keimes, dem Milieu, in dem er sich zuvor befunden hat, und dem neuen Milieu. Letzteres wird besonders durch die Temperatur, den pH-Wert und die Nährstoffzusammensetzung bestimmt. Die Geschwindigkeit des Keimwachstums wird durch die Generationszeit beschrieben. Das ist jene Zeit, in der sich die Keimzahl verdoppelt. Je besser das Kulturmedium, desto kürzer ist die Generationszeit.

Grampositive Kokken (Staph. epidermidis und aureus) wachsen in den meisten Infektionslösungen schlecht. Daraus erklärt sich das Überwiegen der gramnegativen Keime bei infusionsbedingten Infektionen. Candida albicans ist der einzige klinisch relevante Keim, der bei Zimmertemperatur innerhalb der ersten 24 Stunden ein signifikantes Wachstum zeigt. Infusionslösungen sind Medien, an die sich die Mikroorganismen unterschiedlich gut adaptieren. Inokkuliert man eine Mischflora, so gehen am besten Candida und Serratia und danach Klebsiella und Pseudomonas an. Bei langer Lagerzeit, die bei primärer Kontamination Monate bis

Jahre betragen kann, verwischen sich die Wachstumsunterschiede zwischen den einzelnen Keimen.

Kontaminierte Infusionslösungen zeigen bei Aufbewahren im Kühlschrank (4°C) kein Wachstum und verhalten sich nach Wiedereinbringung in Zimmertemperatur wie frisch kontaminierte Lösungen. Bei Lagerung bei Zimmertemperatur (20°C) wachsen Bakterien langsamer als bei 37°C, der Unterschied ist jedoch nach drei Tagen aufgehoben.

Bakterien haben für ihr Wachstum einen sehr engen pH-Bereich von ca. 0,5 pH-Einheiten, der bei neutral oder nahezu neutral liegt. Alkalisches Milieu ist für das Überleben der Mikroben günstig. Pilze wachsen auch bei niedrigem pH. In 5%igen Glukoselösungen (pH ca. 4,0) ist das Keimwachstum gehemmt, es vermehren sich hier nur Klebsiella, Enterobacter, Serratia und Citrobacter species. Eine physiologische Kochsalzlösung (pH 6,1) begünstigt dagegen das Keimwachstum [3, 32, 34, 35]. Hyperosmolare Lösungen hemmen das Keimwachstum. Synthetische Aminosäurengemische sind wesentlich schlechtere Nährmedien als Hydrolysate (besonders Kaseinhydrolysate), die durch ihren Peptidgehalt ein besseres Milieu schaffen.

Die Zusätze von Elektrolyten und Vitaminen haben einen wachstumshemmenden Effekt auf Bakterien. Auf Candida albicans ist dieser Effekt nicht so ausgeprägt bzw. nicht nachweisbar. Der wachstumshemmende Effekt der Vitamine beruht möglicherweise auf den Konservierungsmitteln, die diesen Präparaten beigesetzt sind.

Symptomatik der Infusionssepsis

Das Leitsymptom der Infusionssepsis ist das ungeklärte Fieber, das von der Reaktionsfähigkeit des Patienten, den Eigenschaften und der Zahl der infundierten Keime, der Toxinbildung (Pyrogene) und der Dauer der «Bakterien- und Toxininfusion» abhängt. Aus dem Verlauf der Fieberkurve und der Beziehungen eines Schüttelfrostes zum Beginn des Temperaturanstieges kann in gewissen Fällen ein Rückschluß auf den Infektionsmodus der Infusionslösung gezogen werden.

Bei einer primär kontaminierten Infusionsflasche haben sich die Keime durch die lange Lagerzeit der Infusionsflasche bis zu ihrer maximalen Keimzahl vermehrt und Toxine gebildet. Bei Applikation einer solchen Infusionslösung kommt es ein bis zwei Stunden nach Beginn der Infusion zu einem plötzlich einsetzenden Schüttelfrost und Anstieg der Axillartemperatur über 39°C (Endotoxinschock). Wenn die kontaminierte Infusionsflasche nicht sofort entfernt wird, kommt es durch die kontinuierliche

Infusion von Bakterien und Bakterientoxinen zu einem hektischen Auf und Ab der Temperaturkurve, die erst nach Entfernung des gesamten Infusionssystems in den Normalbereich zurückkehrt.

Bei einer sekundären Kontamination, die bei umsichtiger Arbeitsweise immer gering sein wird, steigt die Körpertemperatur mit der Vermehrung der Keime allmählich an und sinkt nach der Beseitigung der leeren Infusionsflaschen wieder ab. Wenn hierbei nicht gleichzeitig das Infusionsbesteck entfernt wird, können die Keime in diesem ein eigenständiges Leben beginnen und die Infektion aufrechterhalten. Andererseits können die Keime beim Wechsel der Infusionsflasche durch die kontaminierte Tropfkammer in die neue Infusionsflasche gelangen. Handelt es sich hierbei um dieselbe Infusionslösung, so haben die Keime sich bereits an die Wachstumsbedingungen adaptiert und vermehren sich nun wesentlich rascher (explosionsartig). Der typische Fieberverlauf bei sekundär kontaminierten Infusionsflaschen ist die Synchronisation mit dem Flaschenwechsel und der allmähliche Fieberanstieg, der am Ende der Infusionsflasche (größte Keimzahl bzw. Endotoxingehalt/ml) am höchsten ist.

Vorgehen bei Verdacht auf Infusionssepsis
Trotz strenger Beachtung der Hygiene werden Infusionsseptikämien weiter vorkommen und müssen bei unklarem Fieber in die Differentialdiagnose einbezogen werden. In einem solchen Falle sollen die Infusionsflaschen auf Sprünge, Trübungen und Niederschläge untersucht werden. Bei visueller Untersuchung kann jedoch erst ein Keimgehalt ab 10^6 pro ml als Trübung erkannt werden [44]. Anschließend soll ein Protokoll über das gesamte Infusionsregime mit Zusammensetzung der Lösungen und den hierbei verwendeten Chargen erhoben werden. Erst danach sollen Proben für die bakteriologische Untersuchung abgezogen und das gesamte Infusionssystem entsorgt werden. Gleichzeitig soll aus einer blanden Vene eine Blutkultur entnommen werden. Bronchialsekret und Harn sollen ebenfalls bakteriologisch untersucht werden.

Wenn bei einem unklaren fieberhaften Zustandsbild die Infusionstherapie über einen zentralen Venenkatheter erfolgte und die Einführung eines neuen Subklavia-Katheters an der kontralateralen Seite ein übergroßes Risiko für den Patienten bedeutet, so ist es vertretbar, nach Austausch des übrigen Infusionssystems abzuwarten, ob sich die Körpertemperatur normalisiert. Ist dies innerhalb von sechs bis zehn Stunden nicht der Fall, so muß auch der zentrale Venenkatheter entfernt werden. Die «großen Sepsisepidemien» in den USA haben gezeigt, daß in 90% der

Fälle eine suffiziente Antibiotikatherapie solange wirkungslos war, bis die kontaminierte Infusionsflasche entweder absichtlich oder völlig zufällig entfernt worden war.

Verhütung von Infusionsseptikämien
Man ist heute vielerorts der Auffassung, daß die Verhinderung einer Kontamination des Infusionssystems der entscheidende Punkt ist, und hat versucht, die Durchführung der Infusionstherapie besser zu organisieren. Zu diesem Zweck wurden Infusionsteams gegründet. Ein solches Infusionsteam kann je nach den Bedürfnissen und Möglichkeiten des Krankenhauses unterschiedlich organisiert werden. In der Regel setzt es sich aus Vertretern der Krankenhausapotheke, den an der parenteralen Ernährung interessierten Ärzten und aus Schwestern und Pflegern zusammen. Trotz bester Organisation sind infusionsbedingte Infektionen nicht vollständig abwendbar.

Hygienerichtlinien: Vor Anschluß eines Infusionsbesteckes an den Infusionsbehälter soll durch Sichtkontrolle die Unversehrtheit des Behälters und des Verschlusses erfolgen. Danach soll die Deckkappe vom sterilen Gummiverschluß der Infusionsflasche entfernt und der Verschluß und die Zuspritzvorrichtung mit einer Sprühdesinfektion behandelt werden. Der Anschluß des Infusionsbesteckes an den Infusionsbehälter muß stets senkrecht erfolgen und darf keinesfalls schräg oder bei hängender Flasche erfolgen. Hierbei besteht die Gefahr, daß der Luftfilter benetzt wird. Durchbohren der Perforationsstelle des Behälterverschlusses während der Applikation der Infusion soll nicht erfolgen, da es so nicht nur zur bakteriellen Kontamination kommt, sondern auch Partikel eingebracht werden können.

Ein Blutrückstau im Infusionssystem soll unbedingt vermieden und wenn dieser vorkommt, das Infusionsbesteck erneuert werden. Infusionsbestecke sollen grundsätzlich nur für einen Infusionsbehälter gebraucht werden, da die Kontaminationsgefahr beim Umstecken eines Infusionsbesteckes von einer gebrauchten auf eine neue Flasche ausgesprochen hoch ist. Angebrochene Infusionslösungen sind sofort zu verwenden, überschüssige Infusionslösungen müssen verworfen werden. Mischlösungen dürfen bei entsprechender Zubereitung im Kühlschrank bei 4°C längere Zeit aufbewahrt werden.

Filter: Um das Einschwemmen von Mikroorganismen zu verhindern, wurde die Verwendung von Infusionsfiltern empfohlen. Diese haben eine Porengröße von 0,22 oder 0,45 μ, wobei nur erstere eine wirkliche Barriere gegen die Passage von Mikroorganismen bilden. Der geringe Porendurchmesser bedingt jedoch einen beträchtlichen Widerstand gegen den Durchfluß von Infusionslösungen und verhindert einen solchen von Fettemulsionen, kolloidalen Lösungen und Blutprodukten.

Die maximale Durchflußgeschwindigkeit durch Infusionsfilter beträgt 10–30% jener Geschwindigkeit, die ohne Filter erzielt wird [10, 53]. Eine 0,9%ige NaCl-Lösung fließt mit einer Maximalgeschwindigkeit von 29,5 ml/min und eine 50%ige Glukoselösung von 4 ml/min [13].

Die Infusionsfilter werden häufig durch Luft, präzipitierte Medikamente, Blutprodukte und Fett verlegt (Filterblockade). Ferner treten Filterrisse, die dann zu Bakterienembolien führen, auf. Beim Pflegepersonal sind die Infusionsfilter wegen der häufigen Dekonnexionen, die besonders bei Verwendung von Infusionspumpen auftreten, unbeliebt und haben sich daher in der Praxis nicht durchgesetzt.

Komplikationen durch technologische Probleme

Durch die Empfehlungen der WHO (Good Manufacturing Practice) ist der heutige Standard der von der Industrie abgegebenen Infusionslösungen so hoch, daß Komplikationen durch technologische Probleme bei der Herstellung von Infusionslösungen und Infusionszubehör ganz selten geworden sind. Die primäre bakterielle Kontamination wurde bereits an anderer Stelle besprochen. Erwähnt werden sollen die Färbung und die partikulären Verunreinigungen von Infusionslösungen.

Färbung von Infusionslösungen

Die Färbung von Infusionslösungen muß durch die Inhaltsstoffe begründbar sowie standardisiert sein. Die Kontrolle der Färbung von Infusionslösungen wird durch Vergleich mit standardisierten Vergleichslösungen durchgeführt, um den Gehalt an gefärbten Verunreinigungen festzustellen [6]. Die Gelbfärbung bei glukose- und fruktosehaltigen Lösungen entsteht während des Sterilisierungsprozesses, bei dem die nicht thermostabilen Zucker in minimalen Mengen zu intensiv gelb gefärbten Karamelisationsprodukten umgewandelt werden. Die Intensität der Farbe, d. h. der Gehalt an farbigen Abbauprodukten, ist abhängig von der Zuckerkonzentration, dem Sterilisationsverfahren, dem pH der Lösung und von Inhaltsstoffen der Infusionslösung, welche eine Umsetzung begünstigen, z. B. Essigsäure. Das Optimum der Glukosestabilität, d. h. der geringste Anteil an farbigen Verunreinigungen, liegt bei einem pH von 3,5.

Allergische Reaktionen durch Zusätze

Infusionslösungen werden mitunter Hilfsstoffe zugesetzt, die die Stabilität der Lösung sichern. Alle eingesetzten Hilfsstoffe müssen in der gewählten Konzentration unter Berücksichtigung der zu applizierenden Dosis physiologisch unbedenklich sein. Art und Menge von Hilfsstoffen sollten dem Anwender der Infusionslösung von seiten des Herstellers bekanntgemacht werden [39]. Die Vergangenheit hat gezeigt, daß nicht alle Hilfsstoffe deklariert wurden. Treten nach Applikation von Infusionslösungen Allergien oder andere Unverträglichkeitsreaktionen auf, sollte daran gedacht werden, daß diese auf Hilfsstoffe zurückgeführt werden könnten, die nicht deklariert worden sind [39].

Partikuläre Verunreinigungen

Die partikuläre Verunreinigung kann beim Herstellungsprozeß, während der Lagerung sowie bei der Anwendung entstehen. Es ist technisch unmöglich, absolut partikelfreie Lösungen herzustellen. Jede Infusionsflasche wird daher auf partikuläre Verunreinigung überprüft und bei Überschreiten definierter Grenzwerte eliminiert. Klinisch relevante partikuläre Verunreinigungen entstehen eigentlich nur bei der Anwendung. Die stärkste Quelle partikulärer Verunreinigungen sind die bei Glasflaschen üblichen Gummistopfenverschlüsse. Beim Einstechen des Infusionssystems in die Infusionsflasche entsteht am Gummistopfen ein Abrieb, der in dem für Tropfkammern vorgeschriebenen Flüssigkeitsfiltern zurückgehalten wird [39].

Eine partikuläre Belastung sollte eigentlich nur durch Zusatzinjektionen von Medikamenten in den patientennahen Latexansatz des Infusionssystems entstehen. Es handelt sich hierbei um durch Einstechen freigesetzte Latexpartikel, Glaspartikel aus den zugesetzten Ampullen sowie Schwebeteilchen aus Plastik-Einmalspritzen. Bei nachlässiger Handhabung der Infusionstherapie kann es in Abhängigkeit von Anzahl und Größe der Partikel sowie von deren chemischer und physikalischer Beschaffenheit zu Mikroembolien in die Lungen und faktisch alle anderen Organe kommen [20, 52].

Inkompatibilitäten

Inkompatibilitäten können in der Infusionstherapie auftreten, wenn Infusionslösungen oder Fettemulsionen miteinander gemischt bzw. wenn zu Infusionslösungen Zusätze zugespritzt werden. Hierbei kann es durch Produkte von Inkompatibilitätsreaktionen zu toxischen Effekten auf einzelne Organe oder den Gesamtorganismus kommen. Durch Entmischen (Ausflocken) von Emulsionen können Embolisationen, durch pH-Verschiebungen Gewebsreizungen und Veränderungen der Pharmakokinetik und Pharmakodynamik der infundierten Substanzen auftreten [39]. Inkompatibilitäts-Produkte entstehen aufgrund verschiedener chemischer und physikalischer Reaktionen und Umsetzungen, wobei die Veränderung einer Infusionslösung entweder makroskopisch (visuell sichtbar, manifest) oder nur mit speziellen analytischen Methoden (larviert) nachweisbar ist.

Die Gefahr von Unverträglichkeitsreaktionen ist bei Infusionslösungen besonders groß, da diese z. T. instabile Systeme sind, in denen chemische Reaktionen leicht ablaufen. Zudem enthalten Infusionslösungen reaktionsfähige Substanzen, die zum Teil mangels Deklarationspflicht nicht bekanntgegeben werden [39]. Fast alle Bestandteile von Infusionslösungen (Elektrolyte, Kohlenhydrate, Aminosäuren, Fettemulsionen, Vitamine, Insulin) können an Inkompatibilitätsreaktionen teilnehmen (siehe Übersichtsarbeit [39]). Um diese zu vermeiden, sollten bei jeder Erstanwendung einer Infusionsmischung die Kompatibilität der Bestandteile genau abgeklärt werden [40, 41]. Zudem sollten Medikamente prinzipiell nicht zu Fettemulsionen, Aminosäurengemischen und hochprozentigen Kohlenhydraten zugespritzt werden. Pharmaka, die mit Hilfe von Motorspritzen kontinuierlich appliziert werden, sollten nicht in der gleichen Infusionsleitung wie Nährlösungen verabreicht werden. Mehrlumige Venenkatheter erleichtern heute die Durchführung dieser Forderung.

Komplikationen durch Infusionspumpen

Die Infusionsgeschwindigkeit von Nährlösungen für die parenterale Ernährung muß wegen der hohen Konzentration der Substrate kontrolliert erfolgen. Aus diesem Grunde ist die normale Schwerkraftinfusion über Rollklemmen nicht exakt genug, und die Steuerung der Infusionsgeschwindigkeit soll pumpenunterstützt erfolgen. Der Mechanismus der kontrollierten Infusionsgeschwindigkeit ist entweder die elektronisch überwachte Regelung einer Schwerkraftinfusion (Infusionsregler durch Tropfenzählung) oder ein volumenkontrollierter Pumpmechanismus (Infusionspumpe). Die heute angebotenen Infusionspumpen sind elektronische Rollenpumpen mit zeitgesteuerter Applikation bestimmter Infusionsmengen; elektronisch geregelte und tropfenzahlgesteuerte Peristaltikpumpen bzw. Kolben- oder Membranpumpen.

Ungenaue Infusionsgeschwindigkeit

Pumpenspezifische Komplikationen können durch die ungenaue Applikation der Infusionsflüssigkeit entstehen. Ungenaue Infusionsvolumina sind bei jenen Pumpen zu erwarten, die nach dem Prinzip der Tropfenzählung arbeiten. Die Tropfengröße kann um 30% oder mehr variieren, wobei die physikalischen Eigenschaften der Infusionslösung (z. B. spezifisches Gewicht, Oberflächenspannung), Tropffrequenz, Kalibrierung des Abtropfrohres in der Tropfkammer und das Herabfließen von Infusionslösung an der Wand der Tropfkammer das Tropfenvolumen beeinflussen (Tab. 4 [19]).

Luftembolie

Die Gefahr einer Luftembolie bei gleichzeitiger Verwendung einer Druck- und Schwerkraftinfusion oder bei Beschädigung des Silikonschlauches bei Rollenpumpen ist stets gegeben. Es muß daher nach der Pumpe eine Lichtschranke angeordnet sein. Bei allen Tropfenzählsystemen droht die Gefahr der Luftembolie trotz intaktem System bei Anschluß eines neuen Infusionssystems. Das Gerät löst auch bei noch völlig lufthaltigem Infusionssystem oder bei fehlendem Flüssigkeitsspiegel in der Tropfenkammer keinen Alarm aus, da der Sensor Tropfen zählt. Nach Applikation gefärbter Lösungen, z. B. Blut oder Fettemulsionen, ist eine Luftembolie nach Auslaufen möglich, da der gefärbte Flüssigkeitsbelag an der Lichtschranke einen Alarm vermindert [18].

Paravasale Infusion

Bei intravenös applizierten gewebereizenden Substanzen ist die Vermeidung von paravasalen Infusionen wichtig. Die verschiedenen Infusionspumpen haben daher Vorrichtungen, die den Pumpmechanismus bei paravenöser Infusion sofort unterbrechen.

Tabelle 4. Dosiergenauigkeit von Infusionspumpen [mod. nach 18]

System	Dosiergenauigkeit
Tropfengeregelt	
– Bezogen auf Tropfen/Zeit	1– 2%
– Bezogen auf ml/Zeit	20–30%
Volumengesteuert	10%

Komplikationen der Ernährungstherapie

Metabolische Komplikationen

Die intravenöse Zufuhr von Nährstoffen erlaubt eine gezielte Dosierung von Nährstoffen, die bei der Ernährungstherapie und Pharmakotherapie mit Substraten viele Vorteile bringt. Hierbei kann es jedoch zu Fehldosierungen kommen, die sich kurz- oder langfristig auswirken können. Die meisten metabolischen Komplikationen sind heute vermeidbar. Einerseits ist das Wissen um den Bedarf an den verschiedenen Nährstoffen bekannt und andererseits können viele der zugeführten Substrate durch routinemäßige Laboratoriumskontrollen überwacht werden [15, 24, 45].

Störungen des Wasser- und Elektrolythaushaltes
Die täglich empfohlene Zufuhr der wichtigsten Elektrolyte muß bei der parenteralen Ernährung von Patienten mit Erkrankungen der Nieren, der Leber und des Herz-Kreislaufsystems variiert werden. Bei chirurgischen Patienten sind es in erster Linie die variablen exogenen Wasser- und Elektrolytverluste durch Sequestration, Sonden und Drainagen, die bei der Infusionstherapie berücksichtig und Anlaß von Elektrolytentgleisungen sein können.

Störungen des Natriumstoffwechsels
Die normale Ausscheidungskapazität der Nieren für Natrium ist so groß, daß eine Nierenfunktionsstörung oder ein anhaltend starker Einfluß auf den Wasser- und Elektrolythaushalt vorliegen muß, um eine gravierende Entgleisung des Serumnatriums unter 125 bzw. über 160 mmol/l zu entsteht.

Hyponatriämie: Eine Hyponatriämie entsteht durch Zufuhr natriumarmer Nährlösungen und bildet selten ein gravierendes Problem.

Hypernatriämie: Im Rahmen einer Ernährungstherapie kann die Ursache einer Hypernatriämie durch eine osmotische Diurese (Glukose, Harnstoff) oder durch eine sondennahrungsinduzierte Diarrhö bedingt sein. Bei mittelschwerer bis schwerer Hypernatriämie treten metabolische Störungen und klinische Symptome auf. Bei hypernatriämischer hyperosmolarer Dehydratation besteht gleichzeitig eine Glukoseverwertungsstörung, die die Elimination exogen zugeführter Glukose beeinträchtigt und dadurch die Hyperkaliämie und Glukosurie unterhält. Bei mittelschwerer bis schwerer Hypernatriämie treten zentralnervöse Störungen auf, die bis zu vollständigem Bewußtseinsverlust führen. Das Ausmaß der Vigilanzstörung und die begleitenden neuropsychiatrischen Symptome hängen außer von unmittelbaren Auswirkungen der Hypernatriämie und den Begleiterkrankungen vom Ausmaß und der Geschwindigkeit ab, mit der sich der hypernatriämisch-hyperosmolare Zustand entwickelt. Bei rascher Entstehung der Hypernatriämie bildet sich ein Konzentrationsgradient zwischen dem extra- und intrakraniellen Raum aus und bewirkt eine Dilatation der zerebralen Kapillaren und durch deren Ruptur umschriebene intrazerebrale Blutungen.

Eine hohe Natriumkonzentration steigert die Erregbarkeit der Nervenzellen. Die Steigerung der Krampfbereitschaft ist nicht natriumspezifisch; es kann vielmehr angenommen werden, daß die zentralnervösen Störungen bei Hypernatriämie auf die Hyperosmolarität zurückzuführen sind. Am Beginn der Behandlung eines hypernatriämisch-hyperosmolaren Komas steht die symptomatische Intensivtherapie zur Sicherstellung der Vitalfunktionen [5, 28]. Neben der ausreichenden Ventilation und Herz-Kreislauffunktion müssen die extremen metabolischen Entgleisungen korrigiert werden. Auf eine Einschränkung der Nierenfunktion muß besonders geachtet werden, da die Niere bei der Ausscheidung überschüssiger osmotisch wirksamer Substanzen eine große Bedeutung hat. In zweiter Linie steht die Wiederherstellung der Homöostase [5, 28].

Störungen des Kaliumstoffwechsels

Hypokaliämie: Kalium ist das wichtigste intrazelluläre Kation. Eine Zunahme des Zellvolumens und der Muskelmasse durch Glukose und Insulin bewirkt einen Einstrom von Kalium vom Extra- in den Intrazellulärraum. Bei fehlender Substitution kommt es zu einer Hypokaliämie, die Muskelschwäche, Herzrhythmusstörungen, Obstipation und Ileus auslösen kann.

Hyperkaliämie: Eine Hyperkaliämie kommt vor, wenn endogen gebildetes (Azidose, Katabolie) bzw. exogen zugeführtes Kalium durch eine Niereninsuffizienz bzw. die therapeutische Gabe von Aldosteronantagonisten renal nicht entsprechend eliminiert wird.

Störungen des Phosphatstoffwechsels

Hypophosphatämie: Das Phosphat wurde lange Zeit mit dem Kalziumstoffwechsel gemeinsam betrachtet. Erst im Rahmen der parenteralen Ernährung wurde wieder erkannt, daß das Phosphat eine Eigenständigkeit besitzt [27]. Der Phosphatbedarf parenteral ernährter Patienten hängt im wesentlichen von den renalen Phosphatverlusten und der Eiweißbilanz ab. Bei normalernährten Patienten liegt der Phosphatbedarf bei 5–10 mmol/1000 Nicht-Protein-kcal. Bei kachektischen Patienten, die unter einer parenteralen Ernährung Muskelmasse und Leberglykogen bilden, liegt der Phosphatbedarf deutlich höher und soll 10–15 mmol/ 1000 Nicht-Protein-kcal betragen [27].

Bei unzureichender Phosphatzufuhr entstehen bei Serumphosphatwerten unter 0,3 mmol/l Phosphatmangelerscheinungen, die verschiedene wichtige Stoffwechselbereiche betreffen. Bei Phosphatmangel entstehen neuromuskuläre Störungen. Parästhesien entwickeln sich meist an den Füßen und Händen und steigen zu den Lippen und der Zunge auf. Die Muskelschwäche, die bevorzugt die Extremitäten, Nackenmuskulatur und danach Kau- und Atemmuskulatur erfaßt, führt zu Gangstörungen und in extremen Fällen zu Atemlähmung. Zeichen der Beeinträchtigung des zentralen Nervensystems sind ferner Veränderungen im EEG, Verlangsamung der Nervenleitgeschwindigkeit und, neben einer Hypo- und Areflexie, die Verminderung der Tiefensensibilität, das Auftreten einer gesteigerten zerebralen Irritabilität bis zu Krampfanfällen.

In den Erythrozyten führt Phosphatmangel durch die Blockierung der Glykolyse zu einem Abfall der ATP- und 2,3-DPG-Konzentration, wodurch in den Erythrozyten funktionelle und strukturelle Veränderungen entstehen. Es kommt zu einer Verschiebung der Sauerstoffdissoziation des Hämoglobins nach links, wodurch die Sauerstoffabgabe in der Peripherie abnimmt. Bei Anämie und bei Kreislaufinsuffizienz kann sich die verminderte Verfügbarkeit des hämoglobingebundenen Sauerstoffs deletär auswirken. Die Beeinträchtigung des Energiestoffwechsels der Erythrozyten vermindert zusätzlich die Stabilität und Verformbarkeit der Erythrozyten, wodurch diese mikrosphärozytär werden und leicht hämolysieren.

Bei den Leukozyten geht eine Hypophosphatämie mit einer Depression der Chemotaxis, Phagozytose und bakteriziden Aktivität einher. Diese Störungen bewirken eine Beeinträchtigung der Infektabwehr, die nach Korrektur der Hypophosphatämie reversibel ist. Eine Hypophosphatämie verursacht eine Verkürzung der Überlebensdauer bis auf ein Viertel der Norm, eine Hemmung der Thrombozytenretraktion und dadurch erhöhte Blutungsbereitschaft.

Die Behandlung des Hypophosphatämiesyndroms kann durch eine Soforttherapie mit 10 mmol Glukose-1-Phosphat i.v. und die anschließende Gabe von 50–100 mmol Glukose-1-Phosphat mit einer Motorspritze erfolgen. Danach kann die weitere Behandlung des Phosphatmangels über die erhöhte Zufuhr von Phosphat (30–50 mmol/die) über die Nährlösung erfolgen. Hierbei soll das Serumphosphat zwischen 0,5 und 1,0 mmol/l eingestellt werden [27].

Störungen des Magnesiumstoffwechsels
Magnesium spielt eine wichtige Rolle bei Enzymreaktionen und bei der neuromuskulären Übertragung.

Hypomagnesiämie: Patienten mit ungenügender peroraler Ernährung (z. B. bei Malnutrition, Alkoholismus) haben nicht selten einen Magnesiummangel, der bei magnesiumfreier, parenteraler Ernährung klinische Symptome verursachen kann. Bei vorbestehendem guten Ernährungszustand braucht es mehrere Wochen einer magnesiumfreien parenteralen Ernährung, bis es zu einer symptomatischen Hypomagnesiämie kommt.

Störungen des Kalziumstoffwechsels
Hypokalziämie: Durch den großen Kalziumspeicher in der Skelettmuskulatur bildet die Hypokalziämie durch eine kalziumfreie parenterale Ernährung nur äußerst selten ein klinisches Problem. Bei Eiweißmangelzuständen kann die Konzentration des Gesamtkalziums ohne Neigung zur Tetanie absinken («Pseudohypokalziämie»). Hierbei bleibt das metabolisch aktive freie Kalzium normal.

Komplikationen bei Infusion von Kohlenhydratlösungen

Metabolische Komplikationen durch Kohlenhydratinfusionen
Glukoseintoleranz: Hyperglykämie: Eine zu rasche und zu hohe Glukosezufuhr kann zu einer Hyperglykämie und zu einem hyperosmolaren Koma führen. Besonders gefährdet sind Patienten mit einer pathologischen Glukoseverwertung (Postaggressionsstoffwechsel) bzw. Diabetes mellitus. Eine krankheitsbedingte Verschlechterung der Glukosetoleranz wird durch die vermehrte Ausschüttung der gegeninsulinären Hormone (Streßhormone), die eine Insulinresistenz verursachen, bewirkt. Auch die therapeutisch notwendige exogene Zufuhr von kontrainsulinären Hormonen (Glukagon, Kortison und Adrenalin) kann die Verwertung exogen zugeführter Glukose beeinträchtigen. Durch Zusatz von Insulin in die Glukoseinfusion kann am wirkungsvollsten und sichersten einem Insulinmangel bzw. einer Insulinresistenz begegnet werden [22, 23]. Die physikochemisch bedingten Insulinverluste durch Adsorption an der Infusionsflasche (Beutel) bzw. am Infusionsbesteck spielen in Relation zum schwankenden, krankheitsbedingten individuellen Insulinbedarf keine Rolle und werden durch geringgradige (ca. 10%) Steigerung der Insulindosis kompensiert.

Die Insulindosis, die den Nährlösungen zugesetzt wird, hängt stark vom verwendeten Ernährungsregime (gleichzeitige Zufuhr von Fett, kontinuierliche Zufuhr der Nährlösung über 24 Stunden, usw.) ab und soll den entsprechenden Empfehlungen entnommen werden [17, 22, 23]. Bei Schwerstkranken kann eine glukoseinduzierte Hyperglykämie durch hohe und höchste Dosen nicht korrigiert werden. Dies wird durch einen Postrezeptordefekt verursacht und erfordert eine Reduzierung der Glukosezufuhr, wobei eine Insulindosis von 400 IE/Tag nicht überschritten werden soll [17]. Krankheitsbedingte Glukoseverwertungsstörungen sind kein Argument gegen eine Insulinzufuhr. Die Insulinzufuhr bei Hyperglykämie ist nicht riskant, und die Verwendung von Humaninsulin ist aus immunologischer Sicht unbedenklich [17].

Hyperosmolares Koma: Das hyperosmolare, hyperglykämische Koma wurde erstmals bei Patienten mit Typ II Diabetes bekannt. Es hat eine Mortalität von mehr als 40%. Es kann als Komplikation einer unbehandelten Hyperglykämie infolge parenteraler Ernährung auftreten. Meistens ist sie jedoch nicht durch parenterale Ernährung, sondern durch Zweiterkrankungen bedingt.

Hyperpnoe: Eine hohe Glukosezufuhr steigert die CO_2-Produktion und bedingt dadurch eine vertiefte Atmung ohne Hypokapnie. Die erhöhte CO_2-Produktion bei ausschließlicher Kohlenhydraternährung ist besonders bei Patienten mit respiratorischer Insuffizienz ungünstig. Sie kann durch den teilweisen Ersatz von Kohlenhydraten durch Fettemulsion reduziert werden.

Hyperlaktatämie: Bei zu hoher Zufuhrrate an Glukose steigt in der Muskulatur die Konzentration von Triosephosphat an. Dieses muß dehydriert werden und bildet hierbei im Zytosol Wasserstoff in Form von NADH. Da die oxydative Dehydrierung von NADH in den Mitochondrien (Atmungskette) limitiert ist, staut sich das NADH im Zytosol an und kann nur durch die Reduktion von Pyruvat zu Laktat wieder zu NAD regeneriert werden. Die Folge einer Überdosierung von Glukose ist daher ein vermehrter Laktatausstrom aus der Muskulatur, der zu einer Hyperlaktatämie führen kann.

Fettleber: Eine Infusionstherapie mit zu hohen Glukosemengen (über 500 g/d) über einen längeren Zeitraum hinweg führt zur Fettleber. Es ist daher unter normalen Stoffwechselbedingungen die Gesamtzufuhr von Glukose auf 350–400 g/Tag zu beschränken [6]. Die Limitierung ergibt sich aus der maximalen Oxydationsrate für Glukose.

Metabolische Komplikationen von Nicht-Glukose-Kohlenhydraten:

Seit den frühen 60er Jahren beschäftigten sich zahlreiche deutschsprachige Autoren mit der Anwendung von Nicht-Glukose-Kohlenhydraten, insbesondere mit deren Mischlösungen. Diese wurden für die parenterale Ernährung von Patienten mit Glukoseverwertungsstörung einzeln oder in Kombination (Mischlösungen) als Energielieferant empfohlen und eingesetzt. Hierbei wurde besonders die insulinunabhängige Aufnahme in die Leber und die verzögerte Umwandlung zu Glukose mit wesentlich geringerem Anstieg und Schwankungen der Blutglukosekonzentration als Vorteil genannt. Die Nutzen-Risiko-Beurteilung der Nicht-Glukose-Kohlenhydrate wurde in der Folge immer wieder diskutiert, wobei von den Gegnern dosisab- und unabhängige Nebenwirkungen ins Treffen geführt wurden.

Hereditäre Fruktoseintoleranz: Die Infusion von Fruktose oder Sorbit kann bei Patienten mit angeborener Fruktose-Intoleranz zu lebensbedrohlichen Reaktionen führen. Der angeborenen Fruktose-Intoleranz liegt ein Mangel an Fruktose-1-Phosphat-Aldolase zu Grunde, wodurch Fruktose-1-Phosphat nicht weiter zu Glyzerinaldehyd und Dioxoazetonphosphat abgebaut wird. Es kommt zu einer Anreicherung von Fruktose-1-Phosphat. Der Glukosegehalt im Blut sinkt ab, so daß ein hypoglykämischer Schock mit metabolischer Azidose ausgelöst werden kann.

Klinische Zeichen wie Übelkeit, Erbrechen, Hyperventilation und Hypotonie kennzeichnen das Vollbild und erfordern intensivmedizinische Maßnahmen. Trotz intensiv betriebener Aufklärung der Ärzteschaft wurden weitere Zwischenfälle mit tödlichem Ausgang berichtet. Es besteht heute allgemeine Übereinstimmung, daß Fruktose und Sorbit in der Pädiatrie und an Notfallstationen, an denen Patienten zur Behandlung kommen, bei denen die Erhebung einer Anamnese erschwert oder nicht möglich ist, nicht infundiert werden dürfen.

Dosisabhängige Störungen: Hyperlaktatämie: Fruktose, Sorbit und Xylit werden insulinunabhängig in die Leber aufgenommen und steuern dosisabhängig durch die Dehydrierung der Polyole und Triosephosphate die NADH-Bildung im Zytoplasma der Leberzellen. Dieses wird durch die Reduktion von Pyruvat zu Laktat regeneriert. Die hepatale Laktatabgabe führt zu einer Hyperlaktatämie, die bei Einhaltung der Dosierungsrichtlinien noch nie zu einer metabolischen Azidose geführt hat [1].

Hyperbilirubinämie: Bei der Infusion von allen Kohlenhydraten steigt das Bilirubin im Serum an. Am stärksten bei Xylit und am geringsten bei Infusion von Glukose. Der Bilirubinanstieg bleibt aus, wenn Kohlenhydrate gemeinsam mit Aminosäuren infundiert werden [33].

Oxalatbildung: Bei Patienten, bei denen im Biopsiematerial bzw. bei Obduktionen Oxalatablagerungen in Niere und Gehirn nachgewiesen wurden, stellten die Autoren einen Zusammenhang zu verabreichten Xylitinfusionen her. Andere Autoren konnten bei traumatisierten Patienten keinen Zusammenhang zwischen Xylitinfusionen und Oxalatablagerungen finden.

Adeninnukleotid- und Harnsäurestoffwechsel: Stoßinfusionen von Fruktose oder Xylit führen zu einem Abfall von ATP und gesteigerter Harnsäureproduktion in der Leber [33]. Diese metabolischen Veränderungen treten bei Dosen von 0,5 g Fruktose/kg KG/h nicht auf [30].

Stellungnahmen von Arzneimittelkommissionen: 1972 empfahl die Arzneimittelkommission der deutschen Ärzteschaft Höchstinfusionsdosen der Zuckeraustauschstoffe [33] und 1975 wurde in einer Gemeinschaftspublikation herausgearbeitet, daß die Nicht-Glukose-Kohlenhydrate nach Ausschluß einer Fruktoseintoleranz und bei Einhaltung von Dosierungsrichtlinien für die parenterale Ernährung geeignet sind [1]. Das Bundesgesundheitsamt nahm 1990 neuerlich Stellung und empfahl die Elimination von Fruktose und Sorbit aus allen Elektrolytlösungen und gab diese nur für parenterale Ernährung von Patienten an Intensivstationen frei [6]. Unter Berücksichtigung der Dosierungsrichtlinien kann Xylit sowohl in einfachen Elektrolyt- als auch in Kombinationslösungen für die periphervenöse oder zentralvenöse Ernährung verwendet werden [2].

1975 hat die Schweizerische Interkantonale Kontrollstelle für Heilmittel (IKS) beschlossen, Infusionslösungen, welche Sorbit, Xylit und Fruktose entweder in Kombination oder zusammen mit Aminosäuren enthalten, nicht mehr zu registrieren [16]. Später hat sie die absolute Restriktion wieder fallen lassen, 1989 jedoch wiederholt. Im April 1991 kam in Österreich der Ausschuß für Arzneimittelsicherheit der Bundesregierung zu dem Schluß, daß Fruktose, Sorbit und Xylit in der Infusionstherapie verzichtbar sind und verboten werden sollten, und empfahl für die Infusionstherapie und parenterale Ernährung ein allgemeines Verbot dieser Substrate innerhalb eines Jahres.

Komplikationen bei Infusion von Aminosäurengemischen
Aminosäurentoxizität

Toxische Wirkungen bei der Überinfusion von Aminosäuren sind für Methionin, das zu Wachstumsverzögerungen und degenerativen Prozessen in der Leber, Milz, Pankreas und Niere führt, bekannt. Eine Überdosierung von Phenylalanin führt zu einer Abnahme der Serotoninkonzentration im Gehirn. Eine Überdosierung von Glutamat führt zum «China Restaurant Syndrom» (Kopfschmerzen, Übelkeit und Erbrechen). Ähnliche Effekte wurden auch bei einer Überdosierung von Alanin beobachtet [42].

Aminosäurenimbalanz
Durch eine zu geringe Zufuhr einer die biologische Wertigkeit limitierenden Aminosäure kann es zu einer Imbalanz auf Grund einer in der Verwertung nachfolgenden Aminosäure kommen.

Aminosäurenantagonismus
Die Aminosäuren konkurrieren um gemeinsame Transportsysteme. Bei Überangebot einer Aminosäure wird die Aufnahme der anderen in die Zelle behindert (z. B. neutrale Aminosäuren: Valin, Leuzin, Isoleuzin, Phenylalanin, Tyrosin und Tryptophan) [25, 26].

Metabolische Azidose
Kristalline Aminosäurenlösungen, bei denen der Großteil der Aminosäuren in Chlorid- oder Hydrochloridform vorliegt, können eine metabolische Azidose durch das HCl oder HOCl hervorrufen. Eine Pufferung mit Na- oder K-Azetat (Laktat) und gegebenenfalls mit Bikarbonat kann dieser Azidose entgegenwirken. Die meisten modernen Aminosäurengemische haben ausreichend Azetat und Phosphat, um diese metabolische Azidose zu vermeiden.

Hyperammonämie
Eine zu rasche Infusion von Aminosäuren kann bei Neugeborenen oder Patienten mit Leberinsuffizienz zu einer Hyperammonämie führen. Eine Hyperammonämie wurde auch nach Applikation von Aminosäurenlösungen, die kein Arginin enthalten, beschrieben. Arginin ist für die Ammoniakentgiftung über den Harnstoffzyklus notwendig. Eine Zufuhr von 2 mmol/kg/Tag von Argininglutamat oder 3 mmol/kg/Tag von Argininhydrochlorid behebt diese Art der Hyperammonämie.

Komplikationen bei Infusion von Fettemulsionen
In der Geschichte der intravenösen Zufuhr von Fettemulsionen gab es schwerwiegende Komplikationen, die lange Zeit die Verbreitung der Fettemulsionen verzögerten. Heute stehen Fettemulsionen zur Verfügung, die bei Berücksichtigung von Kontraindikationen (Störungen des

Fettstoffwechsels und Schock) und Dosierungsrichtlinien keine klinisch relevanten Nebenwirkungen mehr aufweisen. Komplikationen treten jedoch bei Destabilisierung der Fettemulsion durch zu hohe Elektrolytkonzentrate, Konservierungsmittel und Vitamingemische und Zuspritzen von Medikamenten auf [22, 23, 29].

Hypertriglyzeridämie
Bei Überschreitung der Triglyzeridclearance steigt deren Serumkonzentration an. Der obere empfohlene Grenzwert ist 350 mg/dl, und die Konzentration, die nicht überschritten werden sollte, beträgt 500 mg/dl. Bei dieser Konzentration sind alle Rezeptoren der Lipoproteinlipase besetzt, und die Elimination 1. Ordnung geht in eine solche 0. Ordnung über. Bei zu hoher fettinduzierter Hypertriglyzeridämie nimmt man an, daß die Phagozytose der Liposomen im RES zunimmt und dadurch die Infektabwehr gestört wird.

Mangel an essentiellen Fettsäuren
Die fehlende Zufuhr von essentiellen Fettsäuren kann nach mehrwöchiger parenteraler Ernährung bei vorbestehender Malnutrition zu Mangelerscheinungen führen.

Komplikationen bei Infusion von Vitaminen
Bei Mangelernährten und bei langfristiger künstlicher Ernährung treten bei unzureichender Vitaminsubstitution Mangelerscheinungen auf, die durch Vitaminzufuhr rasch behoben werden. Da heute galenisch stabile Vitaminpräparate verfügbar sind [22, 23], sind Vitaminmangelzustände eine Seltenheit. Überrascht ist man gelegentlich von der Geschwindigkeit, mit der sich ein Vitamin-K-Mangel ausbilden kann und dadurch eine Koagulopathie entsteht, die durch den Abfall der Prothrombinzeit gekennzeichnet ist.

Komplikationen bei Infusion von Spurenelementen
Zinkmangel
Chronische Malnutrition und Krankheit mit Verlust von gastrointestinalen Sekreten (z.B. Ileostomie) können zu einem symptomatischen Zinkmangel führen. Dieser äußert sich z.B. durch eine Störung der Immunabwehr und Wundheilung oder durch eine Akrodermatitis enteropatica. In solchen Fällen soll Zink in einer Dosis von 50–100 mmol/die zusätzlich zugeführt werden.

Komplikationen der Sondenernährung

Die enterale Ernährung ist mit einer Reihe von Komplikationen behaftet.

Gastrointestinale Komplikationen

Nährstoffbedingte Durchfälle
Durchfälle sind das häufigste Problem bei enteraler Sondenernährung und beruhen zumeist auf inadäquater Zusammensetzung oder falscher Applikation der Sondenahrung. Diese betreffen meist eine zu hohe Osmolarität der Sondennahrung oder zu rasche und kalte Applikation der Lösung. Zu tiefe Sondenlage bei nicht dafür geeigneten Präparaten und eine Intoleranz von Laktose bzw. Fett können Ursache von Durchfall sein. Bakterielle Kontamination der Sondennahrung und begleitende Antibiotikatherapie können zu einer bakteriellen Fehlbesiedelung des Darms und zu Durchfall führen.

Bei Auftreten von Durchfall ist es mitunter notwendig, eine kurze Teepause einzulegen oder die Konzentration der Sondennahrung durch Teebeigaben zu vermindern. In Einzelfällen muß zur Unterbrechung des Durchfalles ein Antidiarrhoikum (Immodium®, Tinctura opii) gegeben werden. Die fehlende Nahrung muß durch parenterale Ernährung ersetzt werden. Nach Sistieren des Durchfalls muß die Sondennahrung vorsichtig wieder aufgebaut werden.

Unverträglichkeitserscheinungen
Pylorospasmus und Störungen der Darmmotilität, die bei zu hoher Osmolarität der Sondennahrung, zu rascher Zufuhr oder zu kalter Nahrung auftreten, können zu Erbrechen mit Aspiration, Völlegefühl, Bauchkrämpfen, Singultus, Blähungen, Schwitzen, Blutdruck- und Pulsanstieg (Früh-Dumping-Syndrom) führen. Das Früh-Dumping-Syndrom tritt besonders bei rascher intraduodenaler Nahrungszufuhr auf und wird durch das Fehlen von Schlackenstoffen, die die Resorption verzögern, verstärkt. Die Therapie besteht hier in einem langsameren Nahrungsaufbau mit evtl. kontinuierlicher Applikation.

Wegen der Gefahr des Erbrechens und der Aspiration soll bei der bolusartigen Gabe vor jeder neuerlichen Nahrungszufuhr der Nahrungsrest aus dem Magen abgesaugt werden. Überschreitet der Nahrungsrest die zugeführte Nahrungsmenge oder kommt es zu einem stärkeren Reflux, so muß die weitere Nahrungszufuhr unterbrochen und wie bei Durchfall die Sondenernährung neu aufgebaut werden. Neben der ursächlichen Therapie des Erbrechens durch Beseitigung der auslösenden Ursachen können begleitende Maßnahmen (Paspertin®) eine Besserung herbeiführen.

Obstipation
Obwohl die meisten Sondennahrungen ballaststofffrei sind, zeigt sich nur selten das Bild der Obstipation. Tritt diese auf, dann können die üblichen bewährten Maßnahmen wie Dunstwickel, Laktulose oder Klysmen eingesetzt werden.

Infektionen
Sondenbedingte Infektionen
Die Qualität der kommerziellen Sondennahrung ist heute so groß, und es gibt für alle Indikationen Spezialanfertigungen, daß es nur wenige Gründe gibt, die Sondennahrung in der eigenen Küche anzufertigen. Im wesentlichen sind es die schwankende Qualität der Küchensondennahrung, der personelle Aufwand und die höhere Rate an bakteriellen Kontaminationen, die zu sondenbedingten Infektionen führen. Bei Verdünnung einer Sondennahrung soll stets frisch abgekochtes Wasser oder zubereiteter Tee verwendet werden. Da die Sondennahrung einen idealen Keimboden darstellt, sollte sie sofort nach Fertigung in sterile Applikationssysteme gefüllt werden [49]. Eine Vorbereitung von Sondenkost für mehrere Tage darf nicht erfolgen. Eine Aufbewahrung nicht vollständig verwendeter Sondennahrung soll stets im Kühlschrank bei 4°C und so rasch wie möglich erfolgen. Die Menge einer Sondennahrung sollte so bemessen sein, daß ihre Verwendung am Patienten (bei Zimmertemperatur) nicht länger als 24 Stunden dauert.

Aspiration und Aspirationspneumonie
Bei nicht intubierten, bewußtlosen Patienten kann es durch einen gastroösophagealen Reflux zur Aspiration und Pneumonie kommen. Die Aspirationsgefahr kann durch Erhöhung des Kopfendes des Bettes vermindert werden.

Otitis media
Das Fremdkörpergefühl durch die Sonde kann zu häufigem Schlukken und dadurch zu einem Unterdruck im Mittelohr führen. In seltenen Fällen entwickelt sich dadurch eine Otitis media.

Metabolische Komplikationen

Hypertone Dehydration («Tube-feeding-Syndrom»)
Durch Sondennahrung werden kleinmolekulare Substanzen zugeführt, durch die eine osmotische Diarrhö und Diurese mit relativ verminderter Natriumexkretion entstehen kann. Durch die Dehydratation steigen die Natriumkonzentration, Osmolalität und die Harnstoffkonzentration im Serum an. Die hypersomolare Dehydratation führt zu einer Niereninsuffizienz und Einschränkung der Vigilanz bis hin zum Koma (Tube-feeding-Syndrom). Die Entstehung dieses Syndroms wird durch einen hohen Protein- und Natriumgehalt der Sondennahrung begünstigt.

Die Therapie besteht in der Zufuhr von freiem Wasser durch Ersatz der Sondennahrung durch Tee bzw. parenterale Flüssigkeitszufuhr. Nach Korrektur der metabolischen Entgleisung soll die Sondennahrung wieder aufgebaut werden und hierbei soll die Sondennahrung auf ihre Osmolarität und den Gehalt an Protein und Natrium überprüft und gegebenenfalls durch eine besser geeignete Kost ersetzt werden.

Diabetische Stoffwechselstörung
Die heute am Markt befindlichen Sondennahrungen enthalten einen großen Anteil an Kohlenhydraten, der bis zu 80% der Gesamtenergie beträgt. Diese werden enteral rasch absorbiert und können bei Diabetikern zur Hyperglykämie und Glukosurie führen. Um eine hyperglykämische hyperosmolare Dehydratation zu vermeiden, muß einerseits die Blutglukose kontrolliert und andererseits der Insulinmangel substituiert werden. Dieser erfolgt bei kontinuierlicher pumpenunterstützter Sondenernährung durch die zweimal täglich s.c. Injektion eines Langzeitinsulins.

Hypoosmolares Syndrom
Eine hypoosmolare Stoffwechselstörung ist bei enteraler Sondenernährung selten. Beschrieben wird sie bei Beatmungspatienten, bei denen die ADH-Sekretion inadäquat vermehrt sein kann. Auch bei Gabe von Opiaten, Barbituraten oder Sedativa wird das inadäquate ADH-Syndrom beobachtet. Bei einzelnen Sondennahrungen ist der Natriumgehalt niedrig (40 mmol/l). Dadurch kann die Entstehung einer Hyponatriämie begünstigt werden. Diese führt zur Adynamie, zum Blutdruckabfall und zur Niereninsuffizienz. Die Therapie besteht in einer Einschränkung der Flüssigkeitszufuhr, einer Medikation mit Vasopressinpräparaten und einer Natriumsubstitution (Salzen der Sondennahrung).

Ödeme

Ödeme mit bzw. ohne Herzinsuffizienz werden bei hochvolumiger Sondennahrung bzw. hoher Kochsalzzufuhr und eingeschränkter Nieren- bzw. Herzfunktion beobachtet.

Mechanische Komplikationen

Sondenverstopfung durch Diät

Sondennahrungen mit einem hohen Anteil an Sacchariden können zu Verstopfung der filiformen Sonde führen. Deshalb sollte bei Bolusapplikation die Sonde mit Wasser oder Tee nachgespült und bei kontinuierlicher pumpenunterstützter Applikation dreimal täglich die Sonde gespült werden. Um Sondenverstopfungen zu vermeiden, muß der Sondendurchmesser der Viskosität der Sondenflüssigkeit adäquat sein.

Schleimhautläsionen (Pharynx, Ösophagus, Magen)

Beim Legen einer nasogastralen, duodenalen oder jejunalen Ernährungssonde kann es zu Schleimhautverletzungen im Nasenbereich, Pharynx, Ösophagus, Magen oder Duodenum kommen. Vor Einführung der filiformen Sonden kam es in der weiteren Folge solcher Erosionen häufig zu Druckulzera. Diese Läsionen können Eintrittsort von Bakterien sein und zu sondenbedingten Septikämien führen. Das Sondenmaterial sollte daher weich, geschmeidig und gewebeneutral sein, z. B. aus Silikonkautschuk, um Irritationen der Mukosa zu vermeiden.

Bei Dünndarmsonden fällt zusätzlich die bakterizide Wirkung des Magensaftes weg, die auch unter Therapie mit Antazida oder H_2-Antagonisten gemindert werden kann. Durch Ausfall dieser körpereigenen Abwehrmechanismen kann eine Ernährungstherapie mit mikrobiell kontaminierter Sondennahrung schwere Infektionen verursachen.

Literatur

1 Ahnefeld FW, Dick W, Dölp R, et al: Die Eignung von Nicht-Glukose-Kohlenhydraten für die parenterale Ernährung. Infusionsther 1975;2:227–238.
2 Arzneimittelkommission der deutschen Ärzteschaft: Dtsch Ärztebl 1972;69:3399.
3 Band JD, Maki DG: Safety of changing intravenous system delivery at longer than 24 hours interval. Ann intern Med 1979;91:173–178.
4 Bernard RW, Stahl WW, Chase RM: Subclavian vein catheterization: a prospective study II: Infectious complications. Ann Surg 1971;173:191–198.
5 Bratusch-Marrain P, Kleinberger G, Pichler M: Das hypernatriämisch-hyperosmoalere Syndrom. Klinische Aspekte. Dtsch med Wschr 1981;106:210–214.

6   Bundesgesundheitsamt: Zulassung von Infusionslösungen. Fruktoseintoleranz und Dosierungsbegrenzungen für Kohlenhydratinfusionen. Dtsch Apotheker Ztg 1990;130:2611.
7   Burri C, Gasser D: Der Vena Cava-Katheter. Anaesthesiology und Resuscitation. Berlin, Springer, 1971, vol 54.
8   Burri C, Ahnefeld FW: Cava-Katheter. Berlin, Springer, 1977.
9   Deep EN, Natsios GA: Contamination of intravenous fluids by bacteria and fungi during preparation and administration. Am J Hosp Pharm 1971;28:764–767.
10 Collin J, Tweedle DEF, Venables CW, Constable FL, Johnston ID: Effect of a millipore filter on – complications of intravenous infusion – prospective clinical trial. Br Med J 1973;4:456–458.
11 Duma RJ, Warner JF, Dalton H: Septicemia from intravenous infusions. N Engl J Med 1971;284:257–260.
12 Ernerot L, Thoren S, Sandell E: Studies on microbial contamination of infusion fluids arising from drug additions and administration. Act Pharm S 1973;10:141–146.
13 Freeman JB, Lemire A, MacLean LD: Intravenous alimentation and septicemia. Surg Gynec Obstet 1972;135:708–712.
14 Gaßner A, Deutsch E, Kleinberger G, Lochs H, Pall H, Pichler M, Spitzy KH: Bakterielle Kontamination von Infusionslösungen für die parenterale Ernährung. Intensivmed 1978;15:99–100.
15 Hackl JM, Mitterschiffthaler G: Durchführung der enteralen Ernährung, in Reissigl H (ed): Handbuch der Infusionstherapie und klinischen Ernährung. Basel, Karger, 1985, vol 2, pp 211–236.
16 IKS: Ersatzzucker für die parenterale Ernährung. Bern, Monatsbericht der Interkantonalen Kontrollstelle (IKS) für Heilmittel, 1975;10:589–590.
17 Keller U: Metabolische Komplikationen der parenteralen Ernährung, in Ahnefeld FW, Hartig W, Holm E, Kleinberger G (eds): Klinische Ernährung. München, Zuckschwerdt, 1983, vol 10, pp 71–77.
18 Kilian J: Infusionspumpen, in Kleinberger G, Dölp R (eds): Klinische Ernährung. München, Zuckschwerdt, 1982, vol 10, pp 51–61.
19 Kilian J: Probleme der Infusionstechnik bei der parenteralen Ernährung, in Ahnefeld FW, Hartig W, Holm E, Kleinberger G: Klinische Ernährung. München, Zuckschwerdt, 1983, vol 11, pp 21–30.
20 Klaus E: Materielle Verunreinigungen in Infusionslösungen, in Ahnefeld FW, Bergmann H, Burri C, Dick W, Halmagyi M, Rügheimer E (eds): Infusionslösungen – Technische Probleme in der Herstellung und Anwendung. Klinische Anästhesiologie und Intensivtherapie. Springer, Heidelberg 1977, vol 14, pp 55–69.
21 Kleinberger G, Kotzaurek R, Pall H, Pichler M, Raberger G, Szeless S: Klebsiellasepsis durch eine kontaminierte Infusionslösung. Wien klin Wschr 1974;86:702–703.
22 Kleinberger G, Druml W, Gaßner A, Lochs H, Pichler M: Parenterale Ernährung bei internistischen Intensivpatienten. Krankenhausarzt 1981;54:20–32.
23 Kleinberger G: Gesamtnährlösungen für die intravenöse Ernährung. Ernähr 1982; 6:17–21.
24 Kleinberger G: Liver dysfunction during total parenteral nutrition. An introductory lecture. Nutr 1983;7:644–648.
25 Kleinberger G, Riederer P: Metabolic and clinical effects of complete parenteral nutrition supplemented by l-valine in hepatic coma, in Kleinberger G, Ferenci P, Riederer P,

Thaler H (eds): Advances in hepatic encephalopathy and urea cycle diseases. Basel, Karger, 1984, pp 572–584.

26 Kleinberger G, Druml W, Lochs H, Pamperl H, Widhalm K: Fetthaltige Gesamtnährlösungen für die parenterale Ernährung. Ernähr 1984;8:143–153.

27 Kleinberger G: Schwere Störungen des Wasser- und Elektrolythaushaltes, in Reissigl H (ed): Handbuch der Infusionstherapie und klinischen Ernährung; Basel, Karger, 1985, vol 2, pp 139–153.

28 Kleinberger G: Störungen des Laktatstoffwechsels (Laktatazidose), in Reissigl H (ed): Handbuch der Infusionstherapie und klinischen Ernährung. Basel, Karger, 1985, vol 2, pp 154–160.

29 Kleinberger G: New aspects of parenteral nutrition with fat emulsions in injured patients. World J Surg 1986;10:20–32.

30 Mäenpää PH, Raivio KO, Kekomäki MP: Liver adenine nucleotides: Fructoseinduced depletion and its effect on protein metabolism. Science 1969;161:1253–1254.

31 Maki DG, Goldmann IA, Rhame FS: Infection control in intravenous therapy. Ann intern Med 1973;79:867–887.

32 Maki DG: Sepsis arising from extrinsic contamination of the infusion and measures of control; in Phillips I, Meers PD, D'Arcy PF (eds), Microbiological hazards of infusion therapy. Lancaster, MTP Press, 1976, pp 99–141.

33 Matzkies F, Heid H, Fekl W: Wirkungen einer Kohlenhydratkombinationslösung auf den Stoffwechsel bei hochdosierter Kurzinfusion. Z Ernähr Wiss 1975;14:64–71.

34 Meers PD, Calder MW, Mazhar MM, Lawrie GM: Intravenous infusion of contaminated dextrose solution. The Davenport report. Lancet 1973;II:1189–1192.

35 Melly AM, Meng HC, Schaffner W: Microbial growth in lipid emulsions used in parenteral nutrition. Arch Surg 1975;110:1479–1481.

36 Miller, WA, Smith GL, Latiolais CJ: A comparative evaluation of compounding costs and contamination trades of intravenous admixture system. Drug Intel Clin Pharm 1971;5:51–60.

37 Mitterschiffthaler G: Parenterale Applikationstechniken, in Reissigl H (ed): Handbuch der Infusionstherapie und klinischen Ernährung. Basel, Karger, 1985, vol 2, pp 186–210.

38 Mitterschiffthaler G, Hackl JM: Infektionsgefährdung bei Infusionstherapie und enteraler Ernährung, in Reissigl H (ed): Handbuch der Infusionstherapie und klinischen Ernährung. Basel, Karger, 1985, vol 2, pp 254–263.

39 Ollenschläger G: Technologische Probleme bei Infusionslösungen, in Reissigl H (ed): Handbuch der Infusionstherapie und klinischen Ernährung. Basel, Karger, 1985, vol 2, pp 147–185.

40 Pamperl J, Kleinberger G: In-vitro-Kompatibilität von Fettemulsionen mit Aminosäuren, Kohlenhydraten und Elektrolyten, in Eckart F, Wolfram G (eds): Fett in der parenteralen Ernährung. München, Zuckschwerdt, 1982, vol 2, pp 77–83.

41 Pamperl H, Kleinberger G: Morphological changes of intralipid 20% liposomes in all-in-one solutions during prolonged storage. Infusionsther 1982;9:86–91.

42 Roth E: Stoffwechsel der Nährsubstrate, in Reissigl H (ed): Handbuch der Infusionstherapie und klinischen Ernährung. Basel, Karger, 1985, vol 2, pp 55–113.

43 Sanderson I, Deitel M: Intravenous hyperalimentation without sepsis. Surg Gynec Obstet 1973;136:577–585.

44 Schmitt D: Sterilität und Partikelgehalt von Infusionslösungen. Anaesthesie, Intensivmed, Notfallmed 1981;16:96–102.

45 Schmitz ER, Laubenthal H: Komplikationen der parenteralen Infusionstherapie. In Ahnefeld FW, Hartig W, Holm E, Kleinberger G: Klinische Ernährung. München, Zuckschwerdt, 1977, vol 10, pp 62–70.
46 Schmitz JE, Ahnefeld FW: Risiken der Infusionstherapie, in Ahnefeld FW, Schmitz JE (eds): Systematisierung von Infusionslösungen und Grundlagen der Infusionstherapie. Beitr Infusionsther klin Ernähr. Basel, Karger, 1980, vol 5, p 49.
47 Scribner BH, Cole JJ, Christopher TG, Vizzo JE, Atkins RC, Blagg CR: Long-term total parenteral nutrition. The concept of an artificial gut. J Am med Ass 1970;212:457–463.
48 Solassol C, Joyeux H, Etco L, Pujol H, Romieu C: New techniques for longterm intravenous-feeding-artificial gut in 75 patients. Ann Surg 1974;179:519–522.
49 Stanek G: Risiko der bakteriellen Infektion durch Sondendiäten, in Ahnefeld FW, Hartig W, Holm E, Kleinberger G: Klinische Ernährung. München, Zuckschwerdt, 1983, vol 12, pp 41–47.
50 Steckel SC, Conik M, Martens PJ, Patel JA, Curtis EG, Ho NFH: Kinetics of microbial growth in bulk parenteral solutions. I.S. faecalis and B. subtilis in dextrose-saline and hyperalimentation solution. Drug Intel Clin Pharm 1973;7:177–182.
51 Walter CW: Cross infection and the anesthesiologist. Anesth Analg (Curr Res) 1974;53:631–644.
52 Walport H, Franke RP, Burchard WG, Müller FG: Partikuläre Kontamination im Rahmen der Infusionstherapie, in Ahnefeld FW, Hartig W, Holm E, Kleinberger G (eds): Klinische Ernährung. München, Zuckschwerdt, 1986, vol 22, pp 99–106.
53 Wilmore DW, Dudrick SJ: An inline filter for intravenous solutions. Arch Surg 1969;99:462.

Sachwortverzeichnis

A

Aflatoxin   4, 35, 66, 154, 171
Alkohol
  DNA-Stoffwechsel   69
  Hepatitis B   73
  Krebspromotion   36
  Leberkarzinom   64
  Leberzirrhose   73
  Magenkarzinom   39
  Mammakarzinom   39
  Nitrosaminstoffwechsel   67
  Pankreaskarzinom   39
  Rektumkarzinom   39
Ames-Test   178
ANE-Syndrom   525, 526, 591, 647
Anorexie   9, 209, 415, 514, 538, 553, 647
  Medikamentöse Behandlung   514, 656
Antioxidantien   122, 133, 139, 174
Arachidonsäure
  Immunkompetenz   243
  Prostaglandinsynthese   243, 389, 449
Arginin   385
  Krebswachstum   238, 386, 463, 469
  Makrophagenaktivität   238, 386
  T-Lymphozyten   238, 385
  Wundheilung   238
Asparaginasetherapie   291, 299
Azetaldehyd   79

B

Bronchialkarzinom
  Eisenmangel   157
  Enterale Ernährung   405
  Fettverzehr   37
  Gewichtsverlust bei   214, 224
  Gewichtsverlust, prognostische Bedeutung   227

Glutamat   272
Grundumsatz   264, 265
Parenterale Ernährung   401

C

Cholesterin
  Krebsrisiko   95, 104
  Krebsrisiko und Diätintervention   100
  Krebsrisiko und medikamentöse Intervention   102, 280

D

Diätverordnung   411, 483, 545, 549, 636

E

Eisen
  Karzinogenese   156
  Empfohlene Zufuhr   610
  Immunkompetenz   247
Elektrolytgehalt in Körperflüssigkeiten 607
Endoperoxide   389
Energiebedarf   370, 541, 605
Erbrechen
  Antiemetika   531
  Physiologie   527
  Serotoninrezeptorantagonisten   531, 532
  Tumortherapie-induziertes   528
Ernährung   168, 537, 605
  Aminosäuren   605
  Elektrolyte   542, 607
  Empfohlene Kalorienverteilung   541, 543, 606
  Fett   539, 606
  Karzinogene   35, 60, 66, 168
  Kohlenhydrate   539, 606
  Peptide   538

Sachwortverzeichnis

Protein 537
Spurenelemente 542, 610
Vitamine 542, 613
Ernährungsanamnese 477, 549
　Dietary History-Methode 479
　Food records 481
　Food-Frequency-Methode 480
　Precise Weighing-Methode 481
　Protokolle in Haushaltsmaßen 482
　Recall-Methode 478
　Weighed Inventory-Methode 481
Ernährungsstatus 364, 490, 626
　Anthropometrie 497
　Biochemische Analysen 506
　Bioelectrical Impedance Analysis 366, 504
　Dilutionstechniken 502
　Ernährungsindex 366
　Gesamtkörper-Kalium 503
　Immunstatus 508
　Körperkompartimente 491
　Prognostic Nutritional Index 364
　Verlaufskontrolle 627
Ernährungstherapie
　Begleitmedikation 514, 655
　Ethische Gesichtspunkte 434
　Formen 1, 477, 536, 560, 578, 601, 623
　Häusliche Betreuung 649
　Indikation 10, 537, 601, 623
　Lebenserwartung 427
　Lebensqualität 7, 343, 431, 435, 555, 644
　Nebenwirkungen 437
　Nutzen 12, 427, 438, 602, 637
　Prinzipien 1, 4, 11, 51, 536, 578, 601, 644, 657
　Tumorassoziierte Malnutrition 227, 343, 363, 384, 399, 411, 427, 601
　Tumorprävention 3, 28, 57, 133, 168
　Tumortherapie 5, 291
Experimentelle Tumoren 109, 238, 457

F
Fett
　Autoimmunerkrankungen 243
　Empfohlene Zufuhr 539, 605, 606

Immunkompetenz 242
Krebsrisiko 37, 243, 448
Transplantatabstoßung 243, 392
n-3-Fettsäuren 298, 391
Fleischverzehr
　Kolonkarzinom 36
　Mammakarzinom 36
　Rektumkarzinom 36
　Tumorgenese 175, 177
Flüssigkeitsbedarf 541, 606
Früherkennungsmaßnahmen 2

G
Glutamat
　AIDS 273
　Immunsuppressive Wirkung 273
　Plasmaspiegel 272, 291
Glutamin
　Energiesubstrat 290, 468
　Enterozyten 14, 290
　Glutaminolyse 295
　Interleukin-2-Sekretion 15
　Lymphozytenstoffwechsel 15, 290
　Plasmaspiegel 291
Glutathionperoxidase 158

H
Hirntumoren
　Cholesterin 105
　Grundumsatz 263, 264
　Spurenelementgehalt 150, 151
Hungerstoffwechsel 8, 200
Hydrazinsulfat 518
Hypernephrom
　Cholesterin 106
　Grundumsatz 263
Hypervitaminose 118

I
Immunkompetente Zellen
　B-Lymphozyten
　　Eisen 248
　　Malnutrition 235
　　Malnutrition, Kinder 630
　　Prostaglandine 389
　　Vitamin A 241

Sachwortverzeichnis

Granulozyten
   Prostaglandin E 243, 389
LAK-Zellen 271
Lymphozyten
   Interleukin-2-Produktion 15
   Zystein-Fluß 277
Makrophagen
   Arginin 238
   Laktat 279
   Leukotriene 244
   Prostaglandine 243, 389
   Selen 153
   Tumorzellen 239
   Vitamin A 240
   Zystein-Fluß 277
Natural Killer-Zellen
   Arginin 238
   Prostaglandin E 243
   Selen 153
   Vitamin A 241
   Zink 245
T-Lymphozyten
   Arginin 238, 385
   Eisen 249
   Erkennung von Tumorantigenen 271
   Interleukin-2 15
   β-Karotin 240
   Leukotrien B_4 244
   Malnutrition 235
   Malnutrition, Kinder 630
   Prostaglandine 389
   Zink 245
Immunkompetenz
   Arginin 385
   Biguanide 280
   Clofibrat 102, 280
   Kalorienmangelernährung 237
   Laktat 279
   Nahrungszusammensetzung 28, 57, 94, 114, 133, 168, 393
   Nukleotide 386
   Proteinmangelernährung 236
   Vitamin A 116, 241
Insulin
   Appetitsteigerung 517
   Postaggressionsstoffwechsel 376

Tumorkachexie 201, 218
Interferon 238, 385
Interleukin-1 221, 234, 297
   Anorexie 221
   Eisen 249
   n-3-Fettsäuren 298, 391
   Produktion nach TNF 202
   Prostaglandin E 243
   Vitamin A 241
   Zink 246
Interleukin-2 234
   Glutamin 15
   Laktat 279
   Nukleotide 387
   Prostaglandine 389
   Tumortherapie 15
Interleukin-6 297

K

Kachexie, siehe auch Mangelernährung
   Biochemische Folgen 216, 217, 234
   Genese 198, 209, 214, 221
   Hormonelles Milieu 201, 203
   Immunkompetenz 7, 234, 629, 631
   Körperzusammensetzung 204, 215
   Lebensqualität 7, 343
   Letalität 7, 223, 235
   Postoperative Komplikationen 370
   Tumorprognose 7, 223
Kanzerogenese 34, 57, 139, 168
   Alkohol 59, 70, 77
   Vitamin A 117, 126
   Vitamin B-Gruppe 119
   Vitamin C 124, 135, 140
   Vitamin D 120
   Vitamin E 122, 135, 141
Karzinogene 35, 60, 66, 168
   Lebensmittelzusatzstoffe 174
   Mykotoxine 171, 172, 173
   Nitrosamin 67, 134, 138, 175
   Pflanzeninhaltsstoffe 169, 170
   PKA 175
   Pyrolyseprodukte 176
   Vinylchlorid 66
Kinder, tumorkranke 623

Diagnostik des Ernährungszustandes 631
Diätetik gastrointestinaler Störungen 636
Tumorinzidenz 624
Orale Ernährung 634
Parenterale Ernährung 403, 637
Protein-Energie-Malnutrition 625
Sondenernährung 636
Zytostatikanebenwirkungen 626
Kolonkarzinom 104
  Alkohol 39
  Ballaststoffe 47
  Enterale Ernährung 405
  Fettverzehr 37
  Gemüseverzehr 43
  Gewichtsverlust bei 214, 224
  Gewichtsverlust, prognostische Bedeutung 229
  Grundumsatz 263
  Parenterale Ernährung 400, 465
Krebsdiäten 440, 644, 650
  Gerson-Diät 441, 652
  Makrobiotik 442
  Nutritional and metabolic antineoplastic diet 444
  Vegetarische Ernährung 449
Krebsinzidenz 7, 28, 57, 623
  Ballaststoffe 41
  Fördernde Nahrungsfaktoren 28, 57, 94, 168
  Im Kindesalter 624
  Protektive Nahrungsfaktoren 28, 114, 133, 147
  Radioaktive Belastung von Nahrungsmitteln 185
  Übergewicht 37
  Vitamin C 137
  Vitamin E 139
Krebsmortalität 2, 29

L
Laktat 271, 286, 464
Lebensqualität
  Definition 8, 344
  Ernährung 428, 434, 555

Karnofsky-Index 350
Linear analogue self assessment 356
Mangelernährung 7, 343, 355
Quality of life study index 352
WHO-Performance-Status 351
Leberkarzinom 5, 64
  Aflatoxin 5, 35, 154
  Alkohol 64
  Grundumsatz 263, 264, 265
Leukämie 552
  Cholesterin 106
  Gewichtsverlust bei 224
  Grundumsatz 263
  Orale Ernährung, Lebensqualität 355
  Parenterale Ernährung 403
Linolensäure 449
Linolsäure 448

M
Magenkarzinom
  Alkohol 39
  Gewichtsverlust bei 214, 224
  Gewichtsverlust, prognostische Bedeutung 230
  Grundumsatz 263, 264, 265
  Vitamin C 137
Maillardprodukte 178
Mammakarzinom
  Alkohol 39, 81
  Fettverzehr 37
  Gewichtsverlust bei 214, 224
  Gewichtsverlust, prognostische Bedeutung 230
  Glutamat 272
  Grundumsatz 263
  β-Karotin 43
  Übergewicht 37
  Vitamin A 43
  Vitamin D 448
Mangelernährung, siehe auch Kachexie
  Alkohol 70
  Diagnose 10, 490, 537
  Inzidenz 7, 19, 224
  Konsequenzen 7, 225, 235, 631
  Malignome im Kindesalter 628
  Ursachen 9, 538

Sachwortverzeichnis

Megestrolazetat 518
Mittelkettige Triglyzeride (MCT) 390, 469, 605
Mutagenitätsprüfung 170

N
Nukleotide 386

O
Oral-enterale Ernährung
  Chemotherapie 550, 591
  Indikation 537, 578
  Richtlinien 545
  Strahlentherapie 405, 411, 553, 593
  Tumorchirurgie 378, 595, 554
  Tumorkranke Kinder 634
Ösophaguskarzinom
  Alkohol 59
  Gemüseverzehr 43
  Grundumsatz 265
  β-Karotin 43
  Vitamin C 137
Ovarialkarzinom
  Fettaufnahme 37
  Glutamat 272
  Grundumsatz 263

P
Pankreaskarzinom
  Alkohol 39
  Gewichtsverlust bei 214
  Gewichtsverlust, prognostische Bedeutung 230
  Grundumsatz 263, 265
Pädiatrische Onkologie 623
Parenterale Ernährung
  Chemotherapie 400, 429
  Heimernährung 616
  Indikation 11, 601
  Infektionen 615, 664, 669
  Inkompatibilitäten 676
  Katheterkomplikationen 615, 616, 660, 664
  Komplikationen, metabolisch 613, 660, 679, 683, 686
  Peripher venöse 543, 602

Pumpenfehler 677
Strahlentherapie 429
Totale 11, 604, 606
Tumorchirurgie 373, 374, 430
Überwachung 614
Phosphor
  ATP-Gewinnung 608
  2,3-DPG-Gewinnung 608, 681
  Empfohlene Zufuhr 607
  Hypophosphatämie, Behandlung 681
  In Körperflüssigkeiten 607
  Mangelsymptome, klinische 609, 681
  Nutritional recovery syndrome 608
Polyamine 78
Postaggressionsstoffwechsel 375, 376
Prostata-Blasenkarzinom
  Fettverzehr 37
  Grundumsatz 265
  β-Karotin 43
  Vitamin A 43
  Zinkgehalt 155

R
Radioaktivität
  Körper 194
  Künstliche 187
  Lebensmittel 189
  Natürliche 194
Reaktive Sauerstoffspezies 121, 127, 141, 142
Reaktorunfall 187
Rektumkarzinom 74, 80

S
Selen
  Empfohlene Zufuhr 610
  Gehalt in Tumorgeweben 150
  Immunkompetenz 140, 153
  Karzinogenese 140, 152
  Krebsletalität 153
Serotoninrezeptoren 527
Sondenplazierung
  Katheterjejunostomie 572, 579
  Komplikationen 571, 588, 692
  Nasogastrale Plazierung 561, 579
  Nasointestinale Plazierung 561, 579

Sachwortverzeichnis

Perkutane endoskopische Gastrostomie 543, 560, 566, 579
  Sondentypen 574
  Witzelfistel 564
  Zervikale Ösophagostomie 564
Sondenernährung
  Aspirationspneumonie 690
  Chemisch definiert 543, 585
  Diarrhö 589, 688
  Nährstoffdefiniert 543, 547, 583
  Opstipation 689
  Resorption 579
  Selbstgefertigt 546
Spurenelemente
  Empfohlene Zufuhr 610
  Gehalt in Tumorgeweben 151
  Tumorgenese 147–167
Stabile Isotope
  ^{13}C-Gehalt in Nahrungsmitteln 325
  Fettstoffwechsel 319
  Kohlenhydratstoffwechsel 319
  Meßtechniken 307, 312
  Natürliches Vorkommen 307
  Poolumsatzraten 309, 328, 331
  Präkursorpool 309
  Proteinsynthese 327
  Proteolyse 327
  Substratfluß 314
Stoffwechsel, Tumorgewebe
  Aerobe Glykolyse 278
  Aminosäurenoxidation 289
  Fasten 455
  Freisetzung von Glutamat 289
  Laktat 278, 286
  Sezernierte Substanzen 201
  Totale parenterale Ernährung 455
Stoffwechsel, Tumorwirt
  Aminosäuren 218, 286, 289
  Energiestoffwechsel 205, 220, 260, 294
  Fett 200, 207, 219, 293, 469
  Glukose 200, 208, 218, 293, 294, 469, 517
  Grundumsatz 260
  Körperzusammensetzung 216
  LDL-Cholesterin 110
  LDL-Katabolismus 107

LDL-Rezeptoren 108, 110
Protein 200, 209, 218, 286
Strahlenenteritis 419, 553, 594, 604
Strahlentherapie 411, 553, 593
  Enteritis 419, 553, 594
  Gastritis 418
  Geschmacksverlust 415, 553, 593
  Karies 412, 553
  Mukositis 414
  Mundtrockenheit 412
  Ösophagitis 417
  Proktitis 422
  Schluckbeschwerden 415, 553, 593
Superoxid-Dismutase 158

T
Tumor und Ernährung
  Bedeutung in der Weltliteratur 19
  Mutagene 168
Tumorchirurgie 363, 536, 578
  Nährstoffverwertung 555
  Postoperative Ernährung 375, 544, 554, 595
  Präoperative Ernährung 368
Tumornekrosefaktor 202, 234, 297, 521
  Anorexie 221
  Eisen 249
  Fettstoffwechsel 202, 221, 293
  Glukosestoffwechsel 202
  Immunologische Effekte 202
  Laktat 279
  n-3-Fettsäuren 298, 391
  Pathogenese der Kachexie 297
  Proteinstoffwechsel 202

V
Vitamin A
  Antioxidative Wirkung 240
  B-Lymphozyten 241
  Immunkompetenz 116, 126, 241
  Infektanfälligkeit 241
  Leberzirrhose 71
  Makrophagen 240
  Natural Killer-Zellen 241
  Parenterale Ernährung 613
  Tumorinzidenz 43, 240

Sachwortverzeichnis

Tumorprophylaxe 43, 240, 447
Vitamin B_6 72, 115, 120, 613
Vitamin C 125, 133, 444, 446, 613, 653
Vitamin D 120, 447, 613
Vitamin E 115, 122, 135, 138, 141, 447, 613

Z
Zink
  Bedarf 610
  Enzymfunktion 244, 611
  Gehalt in Tumorgeweben 150

Immunkompetenz 244, 246
Karzinogenese 62, 152
Klinische Mangelsymptome 245, 611, 687
Parenterale Ernährung 610
Zytokine 201, 221, 234, 297, 384
Zytostatikatherapie
  ANE-Syndrom 530, 591, 647
  Erbrechen 530
  Ernährungstherapie 399, 552, 591, 626, 635
  Protein-Energie-Malnutrition 626